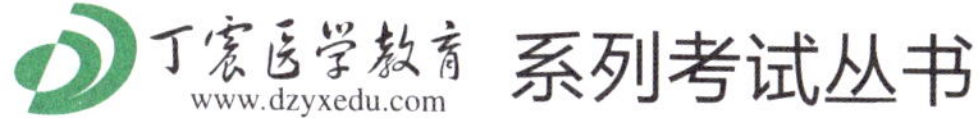

药学（师）应试指导及历年考点串讲

YAOXUE（SHI）YINGSHI ZHIDAO JI LINIAN KAODIAN CHUANJIANG

总主编　丁　震

主　编　吕竹芬　吴红卫

副主编　刘佐仁　陈艳芬

编　者（以姓氏笔画为序）

马玉卓　卢　群　吕竹芬　吕小迅　刘佐仁
刘志挺　江　涛　吴红卫　邹忠杰　汪　胜
宋粉云　张　蜀　张丽蓉　陈艳芬　陈丽丽
陈晓鹤　周　漩　唐春萍　谢清春　赖　莎

北京航空航天大学出版社
BEIHANG UNIVERSITY PRESS

图书在版编目（CIP）数据

药学（师）应试指导及历年考点串讲 / 吕竹芬，吴红卫主编. —北京：北京航空航天大学出版社，2018.10

（丁震医学教育系列考试丛书）

ISBN 978-7-5124-2882-9

Ⅰ. ①药… Ⅱ. ①吕… ②吴… Ⅲ. ①药物学—资格考试—自学参考资料 Ⅳ. ① R9

中国版本图书馆 CIP 数据核字 (2018) 第 254018 号

药学（师）应试指导及历年考点串讲

总主编：丁　震

主　编：吕竹芬　吴红卫

责任编辑：熊晓然　田　苏

*

北京航空航天大学出版社出版发行

北京市海淀区学院路 37 号（邮编 100191）　http：//www.buaapress.com.cn

发行部电话：（010）82317024　传真：（010）82328026

读者信箱：yxbook@buaacm.com.cn　邮购电话：（010）82316936

艺堂印刷（天津）有限公司印装　各地书店经销

*

开本：787×1092　1/16　印张：31.75　字数：813 千字

2018 年 11 月第 1 版　2018 年 11 月第 1 次印刷

ISBN 978-7-5124-2882-9　定价：88.00 元

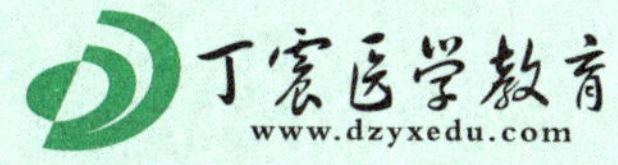

内容简介

本书是全国卫生专业技术资格（中初级）药学（师）考试的复习指导教材。全书按照大纲要求，在分析历年数千道考试题、认真总结考试命题规律的基础上精心编写而成。内容包括生理学、生物化学、病理生理学、微生物学、天然药物化学、药物化学、药物分析、药剂学、药事管理、药理学、医院药学综合知识与技能等。每节内容后，对历年考试的命题点作了详细串讲。编写精练且紧扣历年命题重点是本书的突出特点，使考生能够更准确地把握考试的方向和细节，提高复习效率。与本书配套出版的还有《药学（师）模拟试卷及解析》和《药学（师）考前冲刺必做4套卷》。

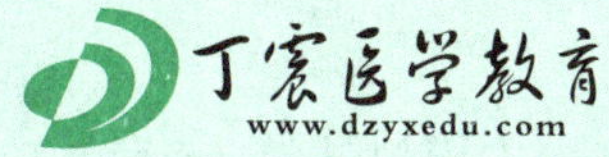

前 言

全国卫生专业技术资格（中初级）以考代评工作从2001年开始正式实施，参加并通过考试是单位评聘相应技术职称的必要依据。目前，除原初级护士并轨、独立为全国护士执业资格考试外，全国卫生专业技术资格（中初级）考试涵盖了护理、临床医学、药学、检验、影像、康复、预防医学、中医药等118个专业。考试涉及的知识范围广，有一定难度，考生对应考复习资料的需求较强烈。

2009年由我提出策划方案、组织全国数百名作者参与编写的全国卫生专业技术资格考试及护士执业资格考试丛书在人民军医出版社出版，共50余本，内容覆盖了护士、护理学（师）、护理学（中级）、药学、检验、临床医学等上百个考试专业。由于应试指导教材精练、准确，模拟试卷贴近考试方向、命中率高，已连续畅销10年，深受全国考生认可。

在图书畅销的同时，我和编写本套丛书的作者团队却感到深深的无奈，因为我们发现，市场上有相当比例的同类考试书和某些培训机构的网上试题都在抄袭我们的创作成果，有些抄袭的试题顺序都没有变。而市场上盗印、冒用“军医版”图书的情况更加严重，由我策划编著的《护考急救包》《单科一次过》等经典考试图书目前已有多个冒用版本在销售，使考生难辨“李逵”和“李鬼”。这些侵权、盗印、冒用出版物的质量粗劣，欺骗、误导考生，使原创作者和读者两方的利益都受到严重侵害。

因此，请考生一定认清，丁震是原人民军医出版社考试中心主任，原军医版的护士、护理学（师）、护理学（中级）及药学、检验、临床医学等职称考试图书均为丁震策划编写。人民军医出版社已从2017年后停止出版护理类及医学职称考试图书，丁震与原班作者队伍继续修订和出版本套考试图书，只有丁震编著的护理类或担任总主编的职称考试图书为原军医版的合法延续，目前市场上其他众多的“军医版”“军医升级版”等考试图书均属冒用、盗印或侵权行为，我们将保留追究其法律责任的权利！

为了使本套考试书已经形成的出版价值得到进一步延续和提升，更好地为全国考生服务，2019年，由我编著的40本护理类考试图书和我担任总主编的84本卫生专业技术资格（中初级）考试图书全部授权北京航空航天大学出版社独家出版。

84本卫生专业技术资格（中初级）考试图书包括药学9本，临床医学检验学与技术10本，临床医学内科和外科及其亚专业（心血管内科、消化内科、呼吸内科、普通外科、骨外科、泌尿外科）、妇产科、全科、麻醉、眼科共28本，医学影像学含放射医学技术、放射医学和超声波医学共 13 本，中药学和中医内科学共 10 本，康复医学技术 7 本，预防医学与技术 5 本，口腔医学和口腔医学技术共 2 本。

我们为以上多数考试专业的考生提供了“一本应试指导教材 + 一本模拟试卷（5 套）+ 冲刺试卷（4 套）”的三本套图书应考方案，使考生能更加系统、全面地应考。

购买正版图书还可享受专业、丰富的网络增值服务，如人机对话练习、考后诊断分析报告、全程答疑、全国模考等。

2019 年版几乎所有试卷都做到了“全解析”，即每道试题都配有解析，对有干扰价值的选项逐一解析，以达到“举一反五”的目的；且根据近几年考试情况，删除了部分不常考的老题，增加了部分新题，尤其是临床医学专业，增加了大量案例分析题。

由于编写和出版的时间紧、任务重，书中如仍有不足，请广大考生批评指正。

总主编　丁　震

2018 年 11 月于北京

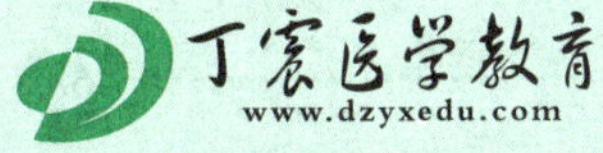

目　录

第一部分　基础知识

第二部分　相关专业知识

第三部分　专业知识

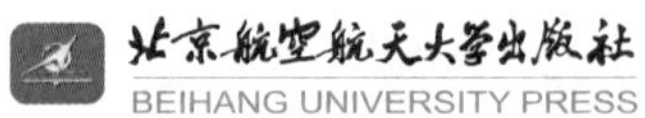
北京航空航天大学出版社
BEIHANG UNIVERSITY PRESS

第四部分　专业实践能力

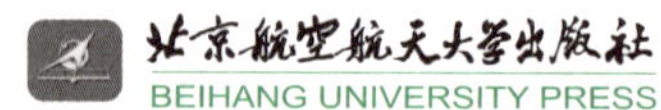

第一部分　基础知识

第一章　生理学

第一节　细胞的基本功能

一、细胞膜的结构和物质转运功能

细胞是人体的基本结构和功能单位。细胞膜把细胞内容物和细胞周围环境分隔开，主要由脂质和蛋白质组成，还有少量糖类物质。关于细胞膜的分子结构，目前广为接受的是“液态镶嵌模型”学说。这一学说认为，液态的脂质双分子层构成膜的基架，不同结构和功能的蛋白质镶嵌在其中，糖类分子与脂质、蛋白质结合并附在膜的外表面。

细胞内外的小分子物质或离子进行跨膜转运的途径有被动转运和主动转运。

1. 被动转运　其特点是物质顺浓度梯度或电位梯度跨膜转运，不需要细胞消耗能量。

（1）单纯扩散：即脂溶性高的小分子物质由膜的高浓度一侧向低浓度一侧的转运。如 O_2、CO_2、乙醇、尿素、类固醇激素等。

（2）易化扩散：指非脂溶性的小分子物质或带电离子在膜蛋白的帮助下，顺浓度梯度或电位梯度进行的跨膜转运。根据跨膜蛋白不同可分为经通道和经载体的易化扩散两种形式。

①经通道的易化扩散：主要对不同的离子如 Na^+，K^+，Ca^{2+}，Cl^- 的转运，膜上有结构特异的通道蛋白质参与，包括 Na^+ 通道、K^+ 通道、Ca^{2+} 通道等。离子通道具有离子选择性和门控特性（电压、化学和机械门控通道）。

②经载体的易化扩散：如葡萄糖、氨基酸等的转运。膜中存在称为载体的蛋白质分子，可与被转运物结合，载体发生变构作用，使被转运物由膜的一侧转向另一侧。其特点是：结构特异性、饱和现象和竞争性抑制。

2. 主动转运　指某些物质在膜蛋白的帮助下，由细胞代谢提供能量而进行逆浓度梯度或电位梯度的跨膜转运。根据膜蛋白是否直接消耗能量，可分为原发性和继发性主动转运。

（1）原发性主动转运：在转运过程中，细胞直接利用代谢产生的能量。如在哺乳动物的细胞膜上普遍存在的离子泵—钠-钾泵，简称钠泵，也称 Na^+-K^+-ATP 酶，可以分解 ATP 释放能量，逆浓度差转运 Na^+ 和 K^+，以造成和维持细胞内高 K^+ 和细胞外高 Na^+ 浓度。对胞质内许多代谢反应以及细胞生物电活动的产生、细胞的正常形态和功能具有重要的生理意义。

（2）继发性主动转运：不直接消耗 ATP 分解产生的能量，而是利用原发性主动转运建立的 Na^+ 或 H^+ 的浓度梯度，在 Na^+ 或 H^+ 离子顺浓度梯度扩散的同时使其他物质逆浓度梯度或电位梯度跨膜转运。如葡萄糖和氨基酸在小肠黏膜上皮细胞的吸收和在肾小管上皮细胞被重吸收的过程。

二、细胞的跨膜信号转导

细胞的跨膜信号转导是指生物学信息（兴奋或抑制）在细胞间转换和传递，并产生生物效应的过程。根据膜受体的特性可分为G-蛋白耦联受体、离子受体和酶耦联受体介导的信号转导等。

1. G-蛋白耦联受体介导的信号转导　指被配体激活后，作用于与之耦联的G蛋白，再引发一系列以信号蛋白为主的级联反应而完成跨膜信号转导。

2. 离子受体介导的信号转导　指配体与受体结合时，离子通道开放引起离子跨膜移动的变化，实现跨膜信号转导。

3. 酶耦联受体介导的信号转导　指被配体激活后，本身具有酶活性或与酶相结合的膜受体产生生物效应的跨膜信号转导。

三、细胞的生物电现象

1. 静息电位　在相对安静时，存在于细胞膜内外两侧的电位差称为静息电位。通常表现为膜外带正电，膜内带负电，这种状态称为极化状态。静息电位的产生主要是由于安静时细胞膜对K^+通透性最高，且细胞内K^+浓度高于细胞外，细胞内K^+外流形成。

2. 动作电位　是指细胞在静息电位的基础上接受有效刺激后产生一个迅速的、可向周围扩布的膜电位波动。动作电位由除极相（上升支）、复极相（下降支）和后电位组成。

（1）动作电位的意义及特点：动作电位是细胞兴奋的标志，是神经细胞、肌细胞和腺细胞这些可兴奋细胞发生兴奋时共有的特征性表现。

动作电位的特点包括“全或无”现象；不衰减传播；脉冲式发放（不会融合）。

（2）产生机制：引起细胞或组织发生兴奋反应的最小刺激，称为阈刺激，阈刺激所具有的强度称为阈强度，简称阈值。阈值与兴奋性成反比关系，是衡量兴奋性高低的常用指标。

①除极相：细胞接受有效刺激（阈刺激或阈上刺激），使静息电位达到阈电位，引起细胞膜上的Na^+通道大量激活开放，膜外Na^+快速大量内流，中和膜内负电位除极，并进一步出现正电位，形成动作电位上升支。

②复极相：由于钠通道失活关闭，这时膜对K^+的通透性增大，引起膜内K^+顺浓度差和电位差向膜外扩散，使膜内电位由正值又向负值发展，即复极，直至回到静息电位水平。故动作电位的下降支复极相主要由细胞内K^+快速外流形成。

③后电位：当细胞膜恢复到静息电位时，通过钠泵作用，逆浓度差泵出流入的Na^+，泵入流出K^+，恢复安静时细胞内外的离子分布。

四、肌细胞的收缩

1. 神经－骨骼肌接头处的兴奋传递过程　神经-肌接头分为接头前膜、接头间隙和接头后膜（终板膜）。

当运动神经元兴奋，动作电位沿神经纤维传到接头前膜（轴突末梢），前膜上电压门控Ca^{2+}通道开放，细胞外Ca^{2+}内流，诱发前膜内乙酰胆碱囊泡与末梢膜融合，通过出胞作用释放乙酰胆碱到间隙，与接头后膜（终板膜）上乙酰胆碱受体（N_2型受体）结合，引起Na^+内流为主，使终板膜内负电位绝对值减小发生除极。这一电位变化称为终板电位。

当具有局部反应特征的终板电位使邻旁肌细胞膜达到阈电位水平，使之爆发动作电位，即触发肌肉收缩。与此同时，乙酰胆碱可被终板膜上的胆碱酯酶迅速水解破坏，失去活性，结束兴奋传递过程。

2. 兴奋－收缩耦联基本过程　将肌细胞产生动作电位的电兴奋过程和肌丝滑行的机械收缩联系起来的中介机制，称为兴奋 - 收缩耦联。当肌膜兴奋时，动作电位沿横管膜传至肌细胞内部，可使横管两侧的终末池膜对 Ca^{2+} 通透性突然增大，Ca^{2+} 便顺着浓度差向肌浆扩散，导致肌浆中 Ca^{2+} 浓度升高。因此，Ca^{2+} 是重要的耦联因子。

3. 骨骼肌的收缩机制　肌肉收缩和舒张的最基本功能单位是肌节。

肌丝滑行学说的主要内容是：骨骼肌的肌原纤维是由粗、细肌丝组成。肌节的缩短和伸长通过粗、细肌丝在肌节内相互滑动而发生，肌丝本身的长度不变。

Ca^{2+} 与细肌丝中肌钙蛋白的 C 亚基（Ca^{2+} 受体）部分结合，通过 I 亚基传递信息给原肌凝蛋白，使其构型改变并发生移位，原来安静时盖着的肌纤蛋白上的粗肌丝横桥结合点暴露，解除了横桥和肌纤蛋白的隔离作用，横桥立即与肌纤蛋白结合，激活横桥上的 ATP 酶，作用于 ATP 放出能量，导致横桥向暗带中央的M线方向摆动，细肌丝向粗肌丝中间滑动，使肌节缩短，产生肌肉收缩。

当肌浆中 Ca^{2+} 浓度降低，Ca^{2+} 与肌钙蛋白的亚基单位分离，原肌凝蛋白重新掩盖在肌纤蛋白上的横桥结合点，解除了肌凝蛋白的横桥与肌纤蛋白结合点的结合，结果使横桥停止摆动，细肌丝恢复原来位置，肌节恢复到原来长度，肌细胞舒张。

历年考点串讲

细胞的基本功能历年必考，其中细胞膜的物质转运功能，细胞的生物电和神经 - 骨骼肌接头的兴奋传递过程为考试重点，应掌握。

常考的细节有：

1. 被动转运的特点是物质做顺浓度梯度或电位梯度跨膜转运，不需要细胞消耗能量。包括单纯扩散和易化扩散。

2. 原发性主动转运，如钠 - 钾泵，简称钠泵，可以分解 ATP 释放能量，逆浓度差转运 Na^+ 和 K^+。继发性主动转运，如葡萄糖和氨基酸在小肠黏膜上皮的重吸收。

3. 神经细胞静息电位主要是由细胞内 K^+ 外流形成。

4. 动作电位是细胞兴奋的标志。其特点包括：具有“全或无”现象；不衰减性传导；相继产生的动作电位不发生重合（或总和）。

5. 动作电位上升支除极相主要由 Na^+ 快速大量内流形成，下降支复极相主要由细胞内 K^+ 快速外流形成，后电位由钠钾泵的作用形成。

6. 神经骨骼肌接头前膜释放乙酰胆碱，引起终板膜以 Na^+ 内流为主的电位变化即终板电位。

7. 乙酰胆碱可被终板膜上的胆碱酯酶迅速水解破坏，失去活性。

第二节　血　液

一、血细胞的组成与生理功能

正常成年人血量相当于体重的 7% ～ 8%。血液由血浆和血细胞组成。血细胞包括红细胞、白细胞和血小板。血细胞所占全血的容积百分比，称为血细胞比容。

1. 红细胞生理　正常成年人红细胞数目男性为（4.0 ～ 5.5）$\times 10^{12}$/L，女性为（3.5 ～ 5.0）$\times 10^{12}$/L。

红细胞的生理功能有：运输 O_2 和 CO_2；对酸碱变化起一定的缓冲作用。

红细胞的生理特性包括：悬浮稳定性，通常用红细胞沉降率（或血沉）衡量其大小；渗透脆性，是指红细胞对低渗溶液所表现的抵抗力大小；可塑变形性。

红细胞生成的调节：红细胞一般的寿命为120天，红细胞的正常数量的维持是不断生成和不断破坏的结果。红细胞生成的主要原料包括蛋白质和铁，辅助因子主要是维生素 B_{12} 和叶酸。如果机体缺乏维生素 B_{12} 和叶酸，细胞核的成熟的就会发生障碍，发生巨幼细胞性贫血。临床上多见于胃溃疡患者行胃大部分切除术后。

2. 白细胞生理 正常成年人白细胞数目为（4～10）$\times 10^9$/L。可分为中性、嗜酸性、嗜碱性粒细胞以及单核细胞和淋巴细胞。具有吞噬和免疫功能，实现对机体的防御、保护作用。

（1）中性粒细胞：主要作用是吞噬外来病原微生物、异物和机体本身的坏死组织。临床上白细胞总数增多和中性粒细胞百分率增高，往往提示为急性化脓性细菌感染。

（2）嗜酸性粒细胞：限制嗜碱性粒细胞在速发性变态反应中的作用；能抑制嗜碱性粒细胞合成和释放活性物质；参与对蠕虫的免疫反应。

（3）嗜碱性粒细胞：与某些异物引起的速发性变态反应有关。嗜碱性粒细胞能产生组胺、过敏性慢作用物质和肝素。前两种物质可使小血管扩张，毛细血管通透性增加，细支气管平滑肌收缩等引起哮喘、荨麻疹等各种变态反应症状；肝素有抗凝作用。

（4）单核细胞：单核细胞穿过毛细血管壁进入组织，分化成巨噬细胞时，吞噬能力大为提高，参与机体防御功能。

（5）淋巴细胞：参与特异性免疫。分为T淋巴细胞和B淋巴细胞两类。前者主要参与细胞免疫，后者主要留在淋巴组织，主要参与体液免疫。

3. 血小板生理 我国健康成年人血小板数目为（100～300）$\times 10^9$/L。

（1）血小板具有黏着、聚集和释放缩血管物质的生理特性，主要是参与生理止血过程。

（2）修复血管受损的内皮细胞，维护血管壁的完整性。

二、生理性止血

1. 生理性止血 是指小血管破损后引起的出血在几分钟内就会自行停止。其基本过程包括：血管收缩、血小板血栓形成、纤维蛋白血凝块的形成与维持。

2. 血液凝固与生理性抗凝物质 血液由流动状态变为不流动的胶冻状态过程，称为血液凝固。其基本过程有：凝血酶原复合物的形成；凝血酶的形成；纤维蛋白的形成。

血浆与组织中直接参与凝血的物质统称为凝血因子。血凝块收缩，释出淡黄色的液体称为血清。

凝血酶原激活物的形成始于内源性途径和外源性途径，前者起始于因子Ⅻ激活；后者起始于因子III的释放。血液中还存在天然抗凝血物质，主要是抗凝血酶III和肝素。它们可对抗凝血酶等凝血因子的作用。纤溶系统可将已形成的纤维蛋白水解为可溶性纤维蛋白降解产物，有助于维持血管的通畅。

正常情况下，血管内的血液不会发生凝血，原因如下。

（1）血管内膜光滑，凝血系统不易启动。

（2）血流速度快，血小板不易黏附聚集。

（3）正常血液中含有抗凝血物质对抗血液凝固，其中血浆中最重要的抗凝物质是抗凝血酶和肝素。

（4）体内含有纤维蛋白溶解系统。

历年考点串讲

血液历年常考，其中，血细胞的功能、生理性止血、血液凝固基本步骤与生理性抗凝物质为考试重点，均应熟练掌握。

常考的细节有：

1. 正常成年人血量相当于体重的 7% ～ 8%。
2. 红细胞的主要生理功能是运输 O_2 和 CO_2。
3. 正常成年人白细胞数目为（4 ～ 10）$\times 10^9$/L。
4. 中性粒细胞的主要功能是吞噬外来病原微生物、异物和机体本身的坏死组织。
5. 嗜酸性粒细胞的主要功能是限制嗜碱性粒细胞在速发型变态反应中的作用。
6. 淋巴细胞功能是参与特异性免疫。
7. 血凝块收缩，释出淡黄色的液体称为血清。
8. 正常情况下，血管内的血液不会发生凝血的原因包括：血管内膜光滑；血流速度快；正常血液中含有抗凝血物质；体内含有纤维蛋白溶解系统。

第三节　循　环

一、心脏的生物电活动

1. 工作细胞（包括心房肌和心室肌）

（1）静息电位：心室肌细胞的静息电位约为 -90mV，主要是细胞内 K^+ 外流形成。

（2）工作细胞动作电位的形成机制和特点：心室肌细胞动作电位分为以下 5 个时期。

① 0 期：主要是细胞膜上的 Na^+ 通道激活，造成大量 Na^+ 迅速内流形成。

②复极 1 期：主要是 K^+ 一过性外流形成。

③复极 2 期：又称为平台期，几乎停滞在零电位水平，持续时间最长，是心肌细胞区别于神经或骨骼肌细胞动作电位的主要特征，是心肌有效不应期长的主要原因，使心肌不发生强直收缩。主要是由于 Ca^{2+} 缓慢持久内流的同时有 K^+ 外流形成。

④复极 3 期：主要是 K^+ 快速外流所致。

⑤ 4 期为静息期：依靠 Na^+-K^+ 泵和 Na^+-Ca^{2+} 交换作用，恢复细胞内外 Na^+，K^+，Ca^{2+} 的正常浓度差，保持心肌细胞的正常兴奋能力。

2. 自律细胞的跨膜电位　窦房结细胞其自动节律性最高，是心脏活动的正常起搏点。窦房结细胞动作电位分为 4，0，3 这 3 个时期。

（1）4 期：电位不稳定可自动除极，是产生自动节律兴奋的主要原因。主要是由于 3 期复极末期 K^+ 外流随时间进行性衰减，而 Na^+ 内流递增，产生缓慢自动除极。

（2）0 期：主要是 Ca^{2+} 缓慢内流所致。

（3）3 期：是由 K^+ 快速外流所形成。

二、心脏的泵血功能

1. 心动周期　心脏一次收缩和舒张，构成一个机械活动周期，称为心动周期。心动周期的长短与心率成反比关系。其特点是：

（1）有全心舒张期，无全心收缩期。

（2）心房和心室收缩期均短于舒张期。

2. 心脏的泵血过程

（1）心室收缩期：包括等容收缩期和射血期。

①等容收缩期：这一时期相当于房室瓣开始关闭到半月瓣即将开放之间的时程。心房进入舒张期后，心室开始收缩，心室内压力升高超过房内压，但仍低于主动脉压。心室容积不变。

②射血期：等容收缩期末，心室内压超过主动脉压，血液顺压力梯度向主动脉方向流动，主动脉瓣被打开，进入射血期。

射血期开始的时候，心室肌强烈收缩，心室内压继续上升达顶峰，射血速度很快，心室容积迅速缩小，称为快速射血期。历时约 0.1 秒，由心室射入主动脉血液量占总射血量的 80% ～ 85%。

随着大量血液进入主动脉，主动脉压相应增加，同时，随着心室内血液的减少，心室容积缓慢缩小，心室肌收缩力量随之减弱，射血速度也逐步减慢，这段时期称为减慢射血期。在这时期，心室内压和主动脉压都相应由顶峰逐步下降，心室内压稍低于主动脉压，血液是依惯性作用逆着压力梯度继续射入主动脉内。

（2）心室舒张期：包括等容舒张期和充盈期。

①等容舒张期：这一时期相当于从主动脉瓣关闭到房室瓣即将打开之间的时程。心室肌由收缩转为舒张，室内压急剧下降低于主动脉压，但仍高于心房压。心室的容积不变。

②充盈期：心室继续舒张，室内压力下降，容积迅速扩大引起室内压更进一步下降，明显低于房内压，心房和大静脉内的血液被心室“抽吸”而迅速流入心室，房室瓣打开，这时称为快速充盈期。在这时期内，进入心室的血液约为总充盈量的 2/3；是心室充盈的主要阶段。

随着心室内血液充盈增多，随后血流速度减慢，称为减慢充盈期。在心室舒张的最后 0.1 秒心房收缩，使心室的血液进一步充盈。

3. 心脏泵血功能的评价指标

（1）每搏输出量指一次心跳一侧心室射出的血液量，称每搏输出量。正常成年人，搏出量为 60 ～ 80ml。

（2）每分输出量是指一侧心室每分钟射出的血液量，等于心率与搏出量的乘积，也称心输出量。

4. 影响心输出量的因素　包括心肌的前负荷（心室舒张末期血液充盈量）、心肌的后负荷（大动脉血压）、心肌收缩能力、心率。

三、心血管活动的调节

1. 神经调节

（1）心脏的神经支配：心脏的传出神经为心交感神经和心迷走神经。

①心交感神经：其节后神经纤维末梢释放的递质为去甲肾上腺素，作用于心肌细胞膜上的 β_1 肾上腺素能受体，引起心率加快，传导速度加快，心肌收缩力增强。这些效应可被 β_1 受体阻断剂美托洛尔所阻断。

②心迷走神经：其节后纤维末梢释放的递质为乙酰胆碱，作用于心肌细胞膜 M 型胆碱能受体，对心脏的活动起抑制作用，表现为心率减慢，房室传导速度减慢，心房肌收缩力减弱。应用 M 受体拮抗剂阿托品可阻断心迷走神经的作用。

（2）血管的神经支配：支配血管平滑肌的神经纤维可分为缩血管神经纤维和舒血管神经纤维两大类，人体内多数血管只接受交感缩血管纤维的单一神经支配。

交感缩血管神经节后纤维末梢释放的递质为去甲肾上腺素，作用于血管平滑肌细胞 α 和 β 两类肾上腺素能受体。与 α 肾上腺素能受体结合，导致血管平滑肌收缩；与 β_2 肾上腺素能受体结合，使血管平滑肌舒张。由于对前者作用较强，故缩血管纤维兴奋时引起缩血管效应为主。

（3）心血管中枢：在生理学中将与控制心血管活动相关的神经元集中的部位称为心血管中枢。一般认为，最基本的心血管中枢位于延髓。

（4）心血管反射：最重要的是颈动脉窦和主动脉弓压力感受性反射。

压力感受性反射的基本过程：当动脉血压升高时，颈动脉窦和主动脉弓血管外膜下的压力感受器的兴奋作用加强，传入冲动增多，通过延髓心血管的中枢机制，使心迷走紧张性加强，心交感紧张性和交感缩血管紧张性减弱，其效应为心率减慢，心输出量减少，外周血管阻力降低，故动脉血压下降。

压力感受性反射的意义：属于负反馈调节，对维持动脉血压的相对稳定和保持心脑重要器官的正常血液供应起着极为重要作用。

2. 体液调节　循环血液中的肾上腺素和去甲肾上腺素主要来自肾上腺髓质的分泌。

肾上腺素可与 α 和 β 两类肾上腺素能受体结合。与心脏 β_1 肾上腺素能受体结合，使心率加快，心肌收缩力增强，心输出量增加。在皮肤、肾、胃肠的血管平滑肌上以 α 肾上腺素能受体占优势，肾上腺素能使这些器官的血管收缩；在骨骼肌和肝的血管，以 β_2 肾上腺素能受体占优势，小剂量的肾上腺素常以兴奋 β_2 肾上腺素能受体的效应为主，引起血管舒张，大剂量时也兴奋 α 肾上腺素能受体，引起血管收缩。

去甲肾上腺素主要与血管平滑肌上 α 肾上腺素能受体结合，也可与心肌的 β_1 肾上腺素能受体结合，但和血管平滑肌的 β_2 肾上腺素能受体结合的能力较弱。故静脉注射去甲肾上腺素，可使动脉血压升高。

历年考点串讲

循环历年必考，其中，心脏的泵血功能和心血管活动的调节为考试重点，应掌握，心脏的生物电活动应了解。

常考的细节有：

1. 心肌兴奋性的特点是有效不应期特别长，所以心肌不会产生强直收缩。

2. 窦房结细胞动作电位 4 期主要是由于 3 期复极末期 K^+ 外流随时间进行性衰减，而 Na^+ 内流递增，产生缓慢自动除极。

3. 心室肌细胞动作电位 0 期主要是由于大量 Na^+ 迅速内流形成；2 期平台期主要是由于 Ca^{2+} 缓慢内流和 K^+ 外流形成。

4. 心动周期长短与心率成反比关系。

5. 等容舒张期房室瓣和半月瓣都处于关闭状态，心室内压超过房内压，低于主动脉压，心室容积不变。

6. 快速射血期心室内压超过主动脉压，血液顺压力梯度向主动脉方向流动，主动脉瓣被打开。

7. 影响心排血量的因素包括心室舒张末期血液充盈量（即心脏的前负荷）、大动脉血压（即心脏的后负荷）、心肌收缩能力、心率。

8. 心交感神经节后神经纤维末梢释放的递质为去甲肾上腺素，心迷走神经节后纤维末梢释放的递质为乙酰胆碱。交感缩血管纤维节后神经纤维末梢释放去甲肾上腺素。

9. 肾上腺素可与 α 和 β 两类肾上腺素能受体结合，去甲肾上腺素主要与血管平滑肌上 α 肾上腺素能受体结合。

第四节　呼　吸

一、肺通气

机体与外界环境之间的气体交换过程称为呼吸。呼吸全过程包括 3 个环节：外呼吸（包括肺通气和肺换气）；气体在血液中运输；内呼吸（组织换气）。

1. 肺通气原理　外界空气与肺泡之间的气体交换，称为肺通气。其动力包括：呼吸运动；肺内压；胸膜腔负压。其中原动力是呼吸运动。

（1）呼吸运动的过程：呼吸肌收缩和舒张所造成的胸廓扩大和缩小，称为呼吸运动。

平静呼吸时，当吸气肌（膈肌和肋间外肌）收缩或舒张，引起胸廓扩大或缩小，肺随之扩大或缩小，导致肺内压降低或升高，肺内压低于大气压，外界空气进入肺泡即吸气；肺内压高于大气压时气体排出肺即呼气。

在平静呼吸过程中，吸气末和呼气末肺内压等于大气压。吸气过程是主动的，呼气过程是被动的。机体在活动的过程中，辅助呼吸肌和呼气肌将参与呼吸过程，呼吸将加深加快，称为用力呼吸。此时吸气和呼气均为主动过程。

（2）胸膜腔内压：是指胸膜腔内的压力，吸气时负压更负。胸膜腔负压的生理意义如下：维持肺泡扩张，有利于肺通气和肺换气。有利于胸腔大静脉中血液和淋巴液的回流。

（3）肺通气的阻力：分为弹性阻力和非弹性阻力（主要是气道阻力），前者包括肺的弹性阻力和胸廓的弹性阻力。肺的弹性阻力是使肺泡缩小的力，主要来自以下两种力。

①肺的弹性回缩力。

②肺泡表面张力，约占 2/3。由肺泡Ⅱ型细胞分泌的肺泡表面活性物质，主要成分是二棕榈酰卵磷脂，其生理作用是降低肺泡表面张力，防止肺水肿的发生。

2. 肺容量和肺通气功能的指标

（1）潮气量：每次吸入或呼出的气体量。正常成年人为 400 ～ 600ml。

（2）肺活量：用力吸气后，再用力呼气，所能呼出的气体量。肺活量＝补吸气量＋潮气量＋补呼气量。正常成年人男性约为 3.5L，女性为 2.5L。

（3）用力呼气量：指用力吸气后，再用力并以最快的速度呼出，在头几秒钟内所呼出的气体量占用力肺活量的百分数。正常成年人一般第 1 秒：呼出其用力肺活量 83%，第 2 秒为 96%，第 3 秒为 99%。

（4）每分通气量：每分钟进肺或出肺的气体总量。每分通气量＝潮气量 × 呼吸频率。

（5）肺泡通气量：是指每分钟吸入肺泡的新鲜空气量，肺泡通气量＝（潮气量－无效腔气量）× 呼吸频率，是反映肺通气效率的重要指标。

二、肺换气

1. 肺换气的基本原理和过程　当高 CO_2 和低 O_2 的静脉血流经肺部时，与肺泡气之间存在较大的分压差，O_2 从肺泡向静脉血扩散，而 CO_2 则由静脉向肺泡扩散。经气体交换后，静脉血变成动脉血，实现肺换气。

2. 影响肺换气的因素

（1）气体分压差：分压差是气体扩散的动力，分压差越大，气体扩散越快。

（2）气体的分子量和溶解度。

（3）呼吸膜的厚度和面积：呼吸膜由含表面活性物质的极薄的液体层、肺泡上皮细胞层、上皮的基底膜层、肺泡上皮与毛细血管壁之间的间隙、毛细血管的基膜和毛细血管内皮细胞层 6 层结构组成。气体扩散与呼吸膜的厚度成反比。与其面积成正比。

（4）通气 / 血流比值：正常为 0.84，表示流经肺部的静脉血全部变为动脉血。比值增大，意味着肺泡无效腔增大；比值减少，则意味着出现了功能性动 - 静脉短路。

历年考点串讲

呼吸历年常考，其中，肺通气为考试重点，应掌握，肺换气应了解。

常考的细节有：

1. 外呼吸包括肺通气和肺换气。
2. 肺通气的原动力是呼吸运动。
3. 平静呼吸时，吸气过程是主动的，呼气过程是被动的。
4. 吸气时，肺内压低于大气压时外界空气进入肺泡，呼气时肺内压高于大气压，气体排出肺。
5. 吸气末和呼气末肺内压等于大气压。
6. 胸膜腔负压吸气时负压更负。其生理作用是维持肺泡扩张，有利于肺通气和肺换气；有利于胸腔大静脉中血液和淋巴液的回流。
7. 肺活量＝补吸气量＋潮气量＋补呼气量。
8. 用力呼气量正常成年人一般第 1 秒呼出其用力肺活量的 83%。
9. 肺泡通气量是反映肺通气效率的重要指标。
10. 经肺换气后，静脉血变成动脉血。

第五节 消 化

一、胃内消化

1. 胃液的成分和作用 重要成分有盐酸、胃蛋白酶原、黏液、内因子、碳酸氢盐和水。

（1）盐酸的作用：由胃腺的壁细胞分泌，其作用如下。

①激活胃蛋白酶原，并为胃蛋白酶发挥作用提供适宜的酸性环境。

②使蛋白质变性，易于消化。

③杀菌作用。

④促进胰液、肠液、胆汁分泌。

⑤盐酸造成小肠的酸性环境有利于对铁、钙的吸收。

（2）胃蛋白酶原的作用：由胃腺主细胞分泌，在盐酸的作用下，转为胃蛋白酶，水解蛋白质为 和胨、少量氨基酸和多肽。

（3）黏液和碳酸氢盐：可溶性黏液构成胃液的一部分，不溶性黏液覆盖在胃黏膜的表面，具有润滑和保护胃黏膜的作用。胃内的碳酸氢盐与胃黏液结合在一起形成黏液 - 碳酸氢盐屏障，抵抗胃酸侵蚀作用。

（4）内因子：由胃腺壁细胞分泌，与维生素 B_{12} 结合形成复合物，使维生素 B_{12} 不被消化液所破坏，具有促进和保护维生素 B_{12} 在回肠黏膜吸收的作用。

2. 胃的运动形式

（1）容受性舒张：当咀嚼和吞咽时，食物对咽、食管等处感受器的刺激反射性地引起胃头区肌肉的舒张，使胃腔容量增加。胃的容受性舒张使胃能容纳咽入的食物，它适应于大量食物的摄入，而胃内压变化不大。该反射活动的传入和传出神经均为迷走神经，属于迷走 - 迷走反射。

（2）蠕动：胃的蠕动使食物与胃液充分混合，有利于机械与化学性消化，并促进食糜从胃排入十二指肠，实现胃排空。

（3）紧张性收缩：胃壁平滑肌经常处于一定程度的缓慢持续收缩状态，能使胃保持一定的形状和位置，防止胃下垂。紧张性收缩还是其他运动形式的基础。

二、小肠内消化

1. 胰液的成分和作用　胰液成分包括水、无机物和多种分解三大营养物质的消化酶。

（1）HCO_3^-的作用：中和进入十二指肠的盐酸，保护肠黏膜免受强酸的侵蚀，为小肠内消化酶提供最适 pH 环境。

（2）胰淀粉酶的作用：分解淀粉为糊精和麦芽糖。

（3）胰脂肪酶的作用：与辅脂酶一起水解中性脂肪为脂肪酸、单酰甘油和丙三醇（甘油）。

（4）胰蛋白酶和糜蛋白酶的作用：胰蛋白酶原被肠液中的肠致活酶激活为胰蛋白酶。胰蛋白酶又激活糜蛋白酶原。胰蛋白酶和糜蛋白酶共同分解蛋白质为多肽和氨基酸。

由于胰液中含有三种主要营养成分的消化酶，因此是最重要的消化液。食物在小肠内也随之被分解为可被吸收的小分子物质，故消化和吸收的主要部位在小肠。

2. 胆汁的成分和作用　胆汁中不含消化酶，胆汁的作用主要是胆盐的作用，主要功能是促进脂肪的消化和吸收，在脂溶性维生素的吸收中起重要作用。

3. 小肠的运动形式　包括紧张性收缩、分节运动和蠕动。分节运动是小肠特有的一种运动形式。以环行肌为主收缩和舒张运动，使食糜与消化液充分混合，并与肠黏膜紧密接触，利于消化和吸收。

历年考点串讲

消化历年常考，其中，胃内消化为考试重点，应掌握，小肠内消化应了解。

常考的细节有：

1. 盐酸由胃腺的壁细胞分泌。其作用包括激活胃蛋白酶原；使蛋白质变性，易于消化；杀菌作用；促进胰液、肠液、胆汁分泌；有利于小肠对铁、钙的吸收。

2. 内因子由胃腺的壁细胞分泌，具有促进和保护维生素 B_{12} 吸收的作用。

3. 胰蛋白酶原被肠液中的肠致活酶激活为胰蛋白酶。

4. 胰液是消化液中最重要的一种消化液。

5. 消化和吸收的主要部位在小肠。

6. 胆汁的作用主要是胆盐的作用，主要功能是促进脂肪的消化和吸收。

7. 分节运动是小肠特有的运动形式，有利于消化和吸收。

第六节　体温及其调节

一、体　温

1. **体温的定义**　生理学所说的体温是指机体深部的平均温度，即体核温度。临床上常用腋窝、口腔和直肠等处的温度代表体温。人体这三处的正常值分别为36.0～37.4℃，36.7～37.7℃，36.9～37.9℃。测定腋窝温度时，时间至少需要10分钟左右，而且腋窝处在测温时还应保持干燥。

2. **体温的生理性变异**　在生理情况下，体温可随昼夜、性别、年龄和运动等因素而发生波动，但这种波动幅度一般不超过1℃。此外，情绪激动、精神紧张和进食等因素也可影响体温。

（1）体温的日节律：体温在一昼夜之间有周期性波动，表现为清晨2～6时体温最低，午后1～6时最高。

（2）性别的影响：通常，成年女子的体温平均比男子的高约0.3℃，而且育龄期女性的基础体温随月经周期而变化。

（3）年龄的影响：儿童和青少年的体温较高，老年人因基础代谢率低而体温偏低。新生儿，特别是早产儿，由于其体温调节机构发育还不完善，调节体温的能力差，故体温易受环境因素的影响而发生变动，因而需注意保温护理。

（4）运动的影响：运动时肌肉活动能使代谢增强，产热量增加，体温升高。

3. **产热器官**　机体在安静时主要的产热器官是内脏器官，其中主要是肝。劳动或运动时主要产热器官是肌肉。

4. **散热的基本过程**　机体的主要散热部位是皮肤。散热的方式如下。

（1）辐射散热：是指机体体热以热射线的形式传给外界较冷物体。

（2）传导散热：是指机体的热量直接传给予其接触的较冷物体的一种散热方式。利用其原理可用冰帽、冰袋为高热患者降温。

（3）对流散热：是指通过气体流动来交换热量的一种散热方式。

（4）蒸发散热：但当环境温度等于或超过机体皮肤温度时，唯一的散热方式是蒸发散热。液体汽化而带走热量称为蒸发散热，分为不感蒸发和发汗。临床上，给高热患者采用酒精（75%乙醇）擦浴，通过酒精蒸发散热，起降温作用。

二、体温的调节

1. **温度感受器的类型**　包括外周和中枢温度感受器，前者分布在皮肤、黏膜和内脏，后者分布在脊髓、脑干网状结构以及下丘脑，包括冷敏神经元和热敏神经元。

2. **体温调节中枢与调定点学说**　体温调节的基本中枢位于视前区-下丘脑前部，起着调定点的作用。当体温高于该值时，热敏神经元兴奋，使产热减少，皮下血管舒张、发汗等一系列散热活动加强，使体温回到调定点水平。

历年考点串讲

体温历年偶考，其中，以体温的生理性变异、产热和散热为考试重点，应熟练掌握，体温的调节应了解。

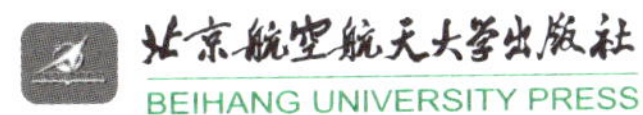

常考的细节有：

1. 生理学所说的体温是指机体深部的平均温度，临床上常用腋窝、口腔和直肠的温度代表体温。

2. 机体在安静时主要的产热器官是内脏器官。

3. 劳动或运动时主要的产热器官是肌肉。

4. 机体的主要散热部位是皮肤。

5. 当环境温度等于或超过机体皮肤温度时，唯一的散热方式是蒸发散热。

6. 临床上，给高热患者采用乙醇拭浴，利用乙醇蒸发散热起降温作用。

7. 温度感受器的类型包括外周和中枢温度感受器。

8. 体温调节的基本中枢位于视前区 - 下丘脑前部，起着调定点的作用。

第七节　尿的生成和排泄

一、肾小球的滤过功能

尿生成过程包括：肾小球的滤过；肾小管与集合管的重吸收；肾小管与集合管的分泌。血液经过肾小球毛细血管时，血浆中的水和小分子溶质，滤入肾小囊囊腔形成原尿，此过程称为肾小球滤过。原尿是血浆的超滤液，进入肾小管称小管液。

单位时间内（每分钟）两肾生成的超滤液量（原尿）称为肾小球滤过率。经测定，正常成年人肾小球滤过率约为 125ml/min。肾小球滤过率与肾血浆流量的比值称为滤过分数，正常成年人约为 19%。肾小球滤过率和滤过分数可作为衡量肾功能的重要指标。

1. 滤过膜及其通透性　滤过膜由毛细血管的内皮细胞、基膜和肾小囊的上皮细胞三层结构组成，其中基膜是滤过的主要屏障。滤过膜超微结构中的孔道，构成了物质滤过的机械屏障。此外，在滤过膜各层表面上覆盖着许多带负电荷的成分，主要为糖蛋白，构成了物质滤过的静电屏障。病理情况下，机械或电学屏障作用减弱，将使滤过膜的通透性增大，大分子物质则被滤过。

2. 有效滤过压　肾小球滤过的动力是有效滤过压。肾小球有效滤过压＝肾小球毛细血管压－(血浆胶体渗透压＋肾小囊内压)。

在血液流经肾小球毛细血管时，在不断生成原尿的同时，血液中血浆蛋白浓度也逐渐增加，血浆胶体渗透压随之升高。因此，有效滤过压逐渐下降。当有效滤过压下降到零，滤过达到平衡，停止滤过。如果滤过平衡越靠近入球小动脉端，有效滤过的毛细血管长度就越短，有效滤过压和面积就越小，肾小球滤过率就越低。

3. 影响肾小球滤过的因素

（1）滤过膜的通透性和滤过面积：滤过膜对物质分子大小和分子电荷都起选择性过滤器的作用。肾炎患者由于滤过膜上负电荷物质减少，导致带负电荷的血浆蛋白滤出增加，引起蛋白尿。

（2）肾小球毛细血管血压：肾血流量具有自身调节作用，当动脉血压在 80 ～ 180mmHg 范围内变动时，肾小球毛细血管血压相对稳定，使肾小球滤过率基本保持不变。但当动脉血压降到 80mmHg 以下，如大出血，肾小球毛细血管血压将相应下降，有效滤过压降低，肾小球滤过率减少，出现少尿或无尿。

（3）囊内压：在肾盂或输尿管结石、肿瘤压迫或其他原因引起的输尿管阻塞时，可使囊内压显著

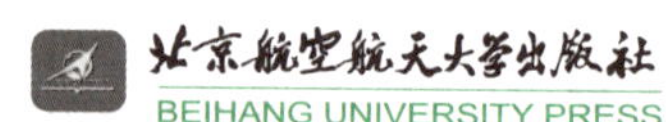

升高，引起有效滤过压降低，原尿生成减少，尿量减少。

（4）血浆胶体渗透压：静脉快速注入生理盐水，引起血浆蛋白浓度减少，血浆胶体渗透压降低，有效滤过压升高，肾小球滤过率增加而引起尿量增多。

（5）肾血浆流量：主要影响滤过平衡的位置，从而影响肾小球滤过率。

二、肾小管和集合管的物质转运功能

1. 物质转运的方式与途径 小管液中的物质转运到血液的过程，称为重吸收。重吸收方式有 2 种。

（1）主动重吸收：一般来说，阳离子、葡萄糖、氨基酸（特殊：近端小管后半段、髓袢升支细段的 Na^+ 为被动重吸收）主要通过主动重吸收。

（2）被动重吸收：一般来说阴离子、水和尿素（特殊：髓袢升支粗段 Cl^- 为继发性主动重吸收）通过被动重吸收。

2. 肾小管和集合管中各种物质的转运

（1）近端小管：原尿流经近端小管，滤液中约 65% ～ 70% 的 Na^+、Cl^-、K^+、H_2O；85%HCO_3^-（以 CO_2 形式）；葡萄糖和氨基酸全部被重吸收；H^+ 分泌到小管腔。重吸收的机制是以原发性主动转运的方式重吸收 Na^+，以继发性主动转运方式同向转运葡萄糖和氨基酸。通过 Na^+-H^+ 交换体主动重吸收 Na^+，分泌 H^+，以 CO_2 形式重吸收 HCO_3^-。H_2O 通过渗透作用而被动重吸收。

（2）髓袢：约 20%Na^+、Cl^-、K^+ 和约 15%H_2O 等物质被进一步重吸收。

（3）远曲小管和集合管：重吸收大约 12% 滤过液中的 Na^+，Cl^-，20% 的水和分泌 K^+、H^+ 和 NH_3。重吸收量与机体的含钠量及含水量有关。其 Na^+ 的重吸收量和 K^+ 的分泌量主要受肾上腺皮质球状带分泌的醛固酮调节，醛固酮具有保 Na^+ 排 K^+ 作用。

远曲小管和集合管对水的重吸收主要受血管升压素的调节，血管升压素是由下丘脑的视上核和室旁核的神经元合成，由神经垂体贮存释放。它的作用主要是促进远曲小管和集合管上皮细胞对水的重吸收，使尿液浓缩，尿量减少。

调节血管升压素释放的主要因素是血浆晶体渗透压和循环血量、动脉血压。如大量发汗、严重呕吐或腹泻等情况使机体失水时，血浆晶体渗透压升高，可引起血管升压素分泌增多，使肾对水的重吸收活动明显增强，导致尿液浓缩和尿量减少。相反，大量饮清水后，尿液被稀释，尿量增加，从而使机体内多余的水排出体外，这种现象称为水利尿。

3. 小管液中溶质浓度对肾小管功能的调节 小管液溶质浓度增加，渗透压增大，将妨碍肾小管特别是近端小管对水的重吸收，引起尿量增多。近端小管对葡萄糖的重吸收有一定限度，当血液中葡萄糖浓度超过 160 ～ 180mg/100ml 时，有一部分肾小管对葡萄糖的吸收已达到极限，尿中便开始出现葡萄糖，此时的血糖浓度称为肾糖阈。

糖尿病患者由于小管液中葡萄糖含量增多，不能被肾小管完全重吸收，使小管液渗透压增高，妨碍了水的重吸收而引起多尿。临床上给患者使用肾小球滤过而又不被肾小管重吸收的物质，如甘露醇通过提高小管液中溶质浓度，达到利尿和消除水肿目的。这种利尿方式称为渗透性利尿。

三、尿的排放

尿的排放是一种反射性活动，其初级中枢在骶髓，大脑皮质等排尿反射的高级中枢对初级排尿中枢有易化和抑制性影响，从而控制排尿反射活动。

1. 感受器 当膀胱内容量充盈到一定程度时，便刺激了膀胱壁牵张感受器。

2. 传入神经与中枢 冲动沿盆神经传入骶髓的排尿反射初级中枢，同时上传到大脑皮质的排尿反射高级中枢而产生排尿欲。

3. 传出神经与效应器 冲动沿盆神经传出，引起逼尿肌收缩，内括约肌松弛，压迫尿液进入后尿道，并刺激后尿道的感受器，反射性抑制阴部神经，尿道外括约肌舒张，尿液在膀胱内压作用下被驱出。

排尿时尿液不断刺激尿道感受器，可反射性地不断加强排尿中枢活动，引起逼尿肌进一步收缩，这一正反馈活动，直至膀胱排空为止。

历年考点串讲

尿的生成和排出历年必考，其中，以肾小球的滤过功能为考试重点，应熟练掌握，小管液中溶质浓度对肾小管功能的调节应了解。

常考的细节有：

1. 血浆中的水和小分子溶质滤入肾小囊囊腔形成原尿，此过程称为肾小球滤过。
2. 肾小球有效滤过压＝肾小球毛细血管压＝（血浆胶体渗透压＋肾小囊内压），是肾小球滤过的动力。
3. 滤过膜对物质分子大小和分子电荷都起选择性过滤的作用。
4. 肾炎的患者，由于滤过膜上负电荷物质减少，导致带负电荷的血浆蛋白滤过增加，引起蛋白尿。
5. 在肾盂或输尿管结石引起的输尿管阻塞时，囊内压显著升高，引起有效滤过压降低，尿量减少。
6. 血浆胶体渗透压降低，有效滤过压升高，肾小球滤过率增加而引起尿量增多。
7. 原尿流经近端小管，滤液中约65%～70%的Na^+、Cl^-、K^+、H_2O，85%的HCO_3^-，全部葡萄糖和氨基酸被重吸收。
8. 调节血管升压素释放的主要因素是血浆晶体渗透压，促进远曲小管和集合管上皮细胞对水的重吸收，使尿量减少。
9. 小管液溶质浓度增加，渗透压增大，将妨碍肾小管对水的重吸收，引起尿量增多，如糖尿病患者出现的多尿。

第八节 神 经

经典的突触传递

突触是神经元神经元之间，或与其他类型细胞之间的功能联系部位。经典的突触由突触前膜、突触间隙和突触后膜三部分组成。

1. 经典突触传递的基本过程 当突触前神经元的兴奋传到轴突末梢，引起突触前膜除极，前膜上电压门控钙通道开放，Ca^{2+}内流进入突触小体，触发递质囊泡的出胞。递质释放到突触间隙后，经扩散到达突触后膜，并与后膜上的特异性受体相结合，改变突触后膜对某些离子的通透性，使突触后膜产生局部除极或超极电位，这种突触后膜上的电位变化称为突触后电位，可分为兴奋性突触后电位和抑制性突触后电位两种。

2. 兴奋性突触后电位

（1）突触后膜的局部除极电位称为兴奋性突触后电位（EPSP）。EPSP 属于局部兴奋。

（2）产生机制：神经元兴奋冲动传到轴突末梢→突触前膜兴奋并释放兴奋性化学递质→递质经突触间隙扩散与突触后膜的特异性受体相结合→突触后膜对 Na^+，K^+ 等离子（尤其是 Na^+）的通透性增高，产生局部除极。

3. 抑制性突触后电位

（1）突触后膜的局部超极电位称为抑制性突触后电位（IPSP）。

（2）产生机制：抑制性神经元兴奋→其神经末梢释放抑制性递质→递质经突触间隙扩散与后膜的特异性受体结合→突触后膜对 K^+，Cl^- 等离子（尤其是 Cl^-）的通透性增高→致使膜电位增大而出现超极。

历年考点串讲

神经历年常考，其中，以兴奋性突触后电位为考试重点，应掌握，抑制性突触后电位应了解。

常考的细节有：

1. 动作电位沿着神经轴突传到神经末梢，引起突触前膜兴奋，细胞外 Ca^{2+} 内流诱发神经递质释放到突触间隙，作用于突触后膜相应的受体，引起突触后膜对一价正离子（主要是 Na^+）的通透性升高，引起 Na^+ 内流，产生局部除极的电位变化，这种电位称为兴奋性突触后电位。

2. 引起 Cl^- 的内流（为主）和 K^+ 的外流，使膜内负电位更负，这种超极化电位称为抑制性突触后电位。

第九节　内分泌

一、概　述

内分泌系统通过分泌各种激素调控机体生命活动。内分泌系统是由内分泌腺和散在分布的内分泌细胞组成。人体重要的内分泌腺有垂体、甲状腺、甲状旁腺、肾上腺、胰岛、性腺等。内分泌细胞单独分散分布于组织或器官内，如消化道黏膜、心、肺、肾及中枢神经系统等处。

1. 激素的概念　激素是由内分泌腺或器官组织的内分泌细胞所合成和分泌的高效能生物活性物质，它以体液为媒介，在细胞之间递送调节信息。

2. 激素的作用方式

（1）远距分泌：大多数激素经血液运输至远距离的靶组织而发挥作用。

（2）旁分泌：有一些内分泌细胞所分泌的激素可通过细胞间隙组织液弥散作用于邻近细胞。

（3）自分泌：内分泌细胞所分泌的激素在局部扩散又反馈作用于该内分泌细胞本身。

（4）神经分泌：下丘脑内有一些神经细胞能合成激素，激素随神经轴突的轴浆流至末梢，由末梢释放入血。

3. 激素的分类　根据激素的化学结构可分为胺类、多肽或蛋白质类、脂类激素三大类。

（1）胺类激素：多为氨基酸的衍生物，如肾上腺素、去甲肾上腺素、甲状腺激素。

（2）多肽或蛋白质类激素：包括下丘脑调节性多肽、垂体激素、胰岛素等，这些激素均易被胃肠道消化酶水解，药用时不宜口服，应予以注射。

（3）脂类激素：如皮质醇、醛固酮、雌激素、孕激素及雄激素等。

二、下丘脑和脑垂体

（一）下丘脑调节肽的种类和主要作用

1. 促甲状腺激素释放激素　促进腺垂体分泌促甲状腺激素，而后者可促进甲状腺生长发育和分泌甲状腺激素，对维持甲状腺的正常功能有极为重要的作用。

2. 促性腺激素释放激素　促进腺垂体分泌卵泡刺激素（FSH）和黄体生成素（LH）。FSH 和 LH 对促进女性和男性性腺产生卵子、精子以及分泌雌、雄性激素有重要作用。

3. 生长抑素和生长素释放激素　主要抑制或促进腺垂体分泌生长激素。

4. 促肾上腺皮质激素释放激素　促进腺垂体分泌促肾上腺皮质激素。而后者主要是促进肾上腺皮质生长发育和分泌糖皮质激素和性激素。

5. 催乳素释放抑制因子与释放因子　对腺垂体分泌催乳素有抑制和促进作用。催乳素可促进发育完全并具有泌乳条件的乳腺在分娩后分泌乳汁，并维持泌乳。

6. 促黑素细胞激素释放因子与抑制因子　促进或抑制促黑素细胞激素的释放。后者作用于黑色素细胞，合成黑色素，使皮肤、毛发颜色加深。

（二）腺垂体激素的种类和主要作用

1. 生长激素

（1）促进生长：生长激素对几乎所有组织和器官的生长都有促进作用，特别对骨骼、肌肉和内脏器官的影响更明显。人幼年期生长激素分泌不足，则生长发育迟缓，甚至停滞，身材矮小，但智力发育不受影响，称为侏儒症；相反，幼年期生长激素分泌过多，则引起巨人症。成年后生长激素分泌过多，由于骨骺已闭合，长骨不再生长，只能刺激肢端骨和面骨异常增生，以致形成肢端肥大症。

（2）调节代谢：生长激素促进蛋白质合成，利于组织修复与生长。抑制糖的氧化和利用，血糖升高，若生长激素分泌增多时可出现糖尿，称为垂体性糖尿。生长激素还能促进脂肪分解，加速脂肪酸氧化，为机体提供能量，GH 过多时血中脂肪酸和酮体增多。

2. 催乳素　主要作用包括促进乳腺生长发育，发动并维持乳腺泌乳；调节性腺功能；参与应激反应；调节免疫功能等。

3. 促激素　腺垂体分泌的促激素有促甲状腺激素（TSH）、促肾上腺皮质激素（ACTH）、促性腺素包括卵泡刺激素（FSH）与黄体生成素（LH）。促激素具有促进相应的靶腺增生和分泌功能，分别作用于各自的靶腺形成下丘脑 - 垂体 - 靶腺轴调节方式。

另外，神经垂体不含腺细胞，无分泌功能。神经垂体贮存和释放的激素有血管升压素（抗利尿激素）和催产素两种。血管升压素的生理作用主要是抗利尿，也可引起外周小动脉收缩，维持一定血压。催产素的主要作用是促进排乳及刺激子宫收缩。

三、甲状腺激素

甲状腺是人体最大的内分泌腺，主要分泌四碘甲腺原氨酸（T_4）和三碘甲腺原氨酸（T_3）。T_4 的分泌量最大，但 T_3 的生物活性最强。

1. 甲状腺激素的生理作用

（1）促进生长发育：主要促进脑、长骨和生殖器官的生长发育。先天性或幼年时缺乏甲状腺激素，出现明显的智力发育迟缓、身材矮小、牙齿发育不全等症状，称为克汀病（呆小症）。患者必须在出生后 3 个月左右补充甲状腺激素。

（2）促进新陈代谢

①产热效应：甲状腺激素能增加体内大多数组织细胞的耗氧量和产热量，提高机体基础代谢率，以维持体温的恒定具有重要意义。

②对三大营养物质的代谢：促进小肠对糖吸收和肝糖原的分解，以及外周组织对糖利用。在生理情况下，促进蛋白质的合成，所以成年时甲状腺功能低下，引起“黏液性水肿”。大剂量情况下，可加速蛋白分解，特别是骨骼肌蛋白，所以甲状腺功能亢进的患者出现消瘦无力。在脂肪代谢方面，主要是加速分解。

（3）其他方面作用：可提高中枢神经系统的兴奋性；直接作用于心脏，引起心率加快。

2. 下丘脑－腺垂体－甲状腺轴对甲状腺分泌的调节　体内外的各种刺激可促进或抑制下丘脑促甲状腺激素释放激素分泌，控制腺垂体分泌促甲状腺激素，进而调节甲状腺分泌甲状腺激素。血中甲状腺激素的浓度可反馈调节促甲状腺激素的分泌，这种负反馈调节是维持甲状腺功能相对稳定的重要环节。

历年考点串讲

内分泌历年常考，其中激素的概念、作用方式为考试重点，应熟练掌握，腺垂体激素和甲状腺激素应了解。

常考的细节有：

1. 激素是指由内分泌腺或内分泌细胞所分泌的具有高效能的生物活性物质。
2. 促甲状腺激素释放激素促进腺垂体分泌促甲状腺激素。
3. 卵泡刺激素和黄体生成素由腺垂体分泌。
4. 生长激素的主要作用是促进生长发育，促进骨骼的生长使身材高大，促进蛋白质合成使肌肉发达。
5. 幼年期生长激素分泌不足，引起侏儒症；幼年期生长激素分泌过多，则引起巨人症。成年后生长激素分泌过多，会形成肢端肥大症。
6. 甲状腺激素具有产热效应，促进体内物质氧化，增加机体耗氧量和产热量。
7. 甲状腺激素在生理情况下，促进蛋白质的合成。
8. 甲状腺激素在脂肪代谢方面，主要是加速分解。
9. 甲状腺激素主要促进脑、长骨和生殖器官的生长发育。
10. 先天性或幼年时缺乏甲状腺激素，可引起“呆小症”。患者必须在出生后 3 个月左右补充甲状腺激素。

（汪　胜）

第二章　生物化学

第一节　蛋白质的结构和功能

一、蛋白质分子组成

1. 蛋白质样品中的平均含氮量　组成蛋白质的元素主要有碳、氢、氧、氮和硫，其中含氮量平均为16%。因此，测定生物样品中蛋白质的含量为：每克样品含氮的克数 ×6.25 ＝蛋白质的克数 / 克样品。

2. 氨基酸的结构通式　氨基酸是组成蛋白质的基本单位。人体内有20种，均为*L*-α 氨基酸（除甘氨酸外）。

3. 20种*L*－α－氨基酸的分类　20种天然氨基酸分为4类。

（1）非极性R基团氨基酸：包括丙氨酸、缬氨酸、亮氨酸、异亮氨酸、苯丙氨酸、蛋氨酸、脯氨酸、色氨酸8种。

（2）极性不带电荷R基氨基酸，包括甘氨酸、丝氨酸、酪氨酸、半胱氨酸、天冬酰胺、谷氨酰胺、苏氨酸7种。

（3）带负电荷R基氨基酸（酸性氨基酸）：包括天冬氨酸和谷氨酸。

（4）带正电荷R基氨基酸（碱性氨基酸）：包括赖氨酸、精氨酸、组氨酸。

二、氨基酸的性质

在某一pH溶液中，氨基酸解离成正、负离子的趋势相等，即成为兼性离子，氨基酸所带的正电荷和负电荷相等，净电荷为零，此溶液的pH称为该氨基酸的等电点。色氨酸和酪氨酸在280nm波长处有最大光吸收，大多数蛋白含有这2种氨基酸，因此，紫外吸收法是分析溶液中蛋白质含量的简便方法。

三、蛋白质的分子结构

1. 肽单元　参与肽键的6个原子——$C_{\alpha1}$，C，O，N，H，$C_{\alpha2}$ 位于同一平面，$C_{\alpha1}$ 和 $C_{\alpha2}$ 在平面上所处的位置为反式构型，此同一平面上的6个原子构成肽单元。

2. 蛋白质的一级结构　多肽链中氨基酸的排列顺序称为蛋白质的一级结构，蛋白质一级结构中的主要化学键是肽键，有些蛋白质还包含二硫键。蛋白质一级结构是高级结构的基础，但不是唯一决定因素。

3. 蛋白质的二级结构　蛋白质分子中某一段肽链的局部空间结构，也就是该肽链主链骨架原子的相对空间位置，并不涉及氨基酸残基侧链的构象。蛋白质二级结构包括α- 螺旋、β- 折叠、β- 转角和无规卷曲。其中以α- 螺旋、β- 折叠为主要形式。维持蛋白质二级结构的化学键是氢键。

4. 蛋白质的三级结构　整条肽链中全部氨基酸残基的相对空间位置，即整条肽链所有原子在三维空间的排布位置称蛋白质三级结构。稳定主要靠次级键——疏水作用，离子键、氢键和 van der

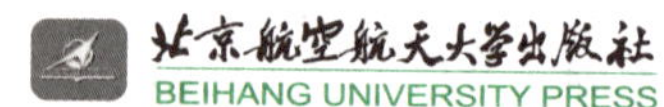

Waals 等。

5. **蛋白质的四级结构**　蛋白质中每一条多肽链都有其完整的三级结构，称为蛋白质的亚基。亚基与亚基之间呈特定的三维空间分布，亚基接触部位的布局和相互作用称为蛋白质的四级结构。

四、蛋白质结构与功能关系

1. **血红蛋白质分子结构**　血红蛋白（Hb）由 2 条 α 链和 2 条 β 链和血红素辅基组成，其功能是通过血红素中的 Fe^{2+} 与氧结合，行使运输氧的作用。4 个亚基间通过 8 个盐键，紧密结合形成亲水的球状蛋白。

2. **血红蛋白质空间结构与运氧功能关系**　血红蛋白在肌体中起运输氧的功能。未结合 O_2 时，α_1 与 β_1，α_2 与 β_2 呈对角排列，结构紧密，称紧张态（T 态），Hb 与 O_2 亲和力小。当第 1 个亚基 Fe^{2+} 与 O_2 结合后，促进第二、第三、第四个亚基与 O_2 结合。随着与 O_2 的结合，4 个亚基间的盐键断裂，二、三、四级结构发生剧烈的变化，Hb 结构变得松弛，称为松弛态（R 态），最后 4 个亚基全处于 R 态。

3. **协同效应、别构效应的概念**　协同效应指一个亚基与其配体结合后，能影响此寡聚体中另一亚基与配体的结合能力，如果是促进作用，则称为正协同效应，反之则为负协同效应。别构效应指一个蛋白质与它的配体（或其他蛋白质）结合后，蛋白质的构象发生变化，使它更适于功能需要，这一类变化称为别构效应，如 Hb 是别构蛋白，小分子 O_2 是 Hb 的别构剂或效应剂。

五、蛋白质的性质

1. **蛋白质的两性电离**　蛋白质分子在一定条件下可解离成带正电荷或负电荷的基团。在某一 pH 溶液中，蛋白质解离成正、负离子的趋势相等，即成为兼性离子，蛋白质所带的正电荷和负电荷相等，净电荷为零，此溶液的 pH 称为该蛋白质的等电点。

2. **蛋白质的胶体性质**　蛋白质分子颗粒大小在 1 ～ 100nm 胶体范围之内。维持蛋白质溶液稳定的因素：水化膜；同种电荷。

3. **蛋白质的变性**　在某些物理和化学因素（如加热、强酸、强碱、有机溶剂、重金属离子及生物碱等）作用下，其特定的空间构象被破坏，从而导致其理化性质的改变和生物活性的丧失，称为蛋白质的变性。沉淀蛋白质的方法常有：

（1）盐析法：如硫酸铵、硫酸钠或氯化钠等。

（2）丙酮沉淀法。

4. **蛋白质的紫外吸收**　由于蛋白质分子中含有色氨酸和酪氨酸，在 280nm 波长处有特征性吸收峰，可做蛋白质定量测定。

历年考点串讲

蛋白质的结构与功能历年必考，其中，蛋白质的组成、性质是考试的重点，应熟练掌握。蛋白质的结构、结构与功能的关系应了解。

常考的细节有：

1. 蛋白质中含氮量平均为 16%。
2. 人体内有 20 种氨基酸，均为 *L*-α- 氨基酸（除甘氨酸外）。
3. 蛋白质一级结构中的主要化学键是肽键。维持蛋白质二级结构的化学键是氢键。维持

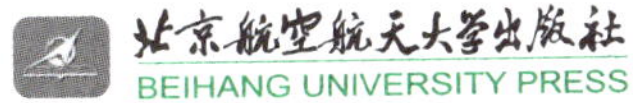

蛋白质三级结构的化学键是次级键。

4. 蛋白质中每一条多肽链都有其完整的三级结构，称为蛋白质的亚基。

5. 血红蛋白（Hb）由 2 条 α 链、2 条 β 链和血红素辅基组成，其功能是通过血红素中的 Fe^{2+} 与氧结合，行使运输氧的作用。

6. 协同效应指一个亚基与其配体结合后，能影响此寡聚体中另一个亚基与配体的结合能力，如果是促进作用，则称为正协同效应，反之则为负协同效应。别构效应指一个蛋白质与它的配体（或其他蛋白质）结合后，蛋白质的构象发生变化，使它更适于功能需要，这一类变化称为别构效应。

7. 蛋白质分子在一定条件下可解离成带正电荷或负电荷的基团。在某一 pH 溶液中，蛋白质解离成正、负离子的趋势相等，即成为兼性离子，蛋白质所带的正电荷和负电荷相等，净电荷为零，此溶液的 pH 称为该蛋白质的等电点。

8. 维持蛋白质胶体溶液稳定的因素有水化膜和同种电荷。

第二节　核酸的结构和功能

一、核酸的化学组成及一级结构

1. 核苷酸结构　核酸有两类，一类为脱氧核糖核酸（DNA），另一类为核糖核酸（RNA）。核苷酸是核酸的基本组成单位，而核苷酸则包含碱基、戊糖和磷酸 3 种成分。

（1）碱基、嘌呤（A，G）、嘧啶（T，C，U）。

（2）戊糖、β-*D*-核糖、β-*D*-2-核糖。

（3）磷酸：一级结构是指在多核苷酸链中，核苷酸的排列顺序。脱氧核苷酸或核苷酸的连接是前一核苷酸的 3′-OH 与下一位核苷酸的 5′- 磷酸间形成 3′，5′- 磷酸二酯键。

2. DNA 与 RNA 组成的异同

（1）碱基不同：DNA 中含的是 A，T，G，C；RNA 中含的是 A，U，G，C。

（2）戊糖不同：DNA 中是脱氧核糖，RNA 中是核糖。

二、DNA 的空间结构

1. DNA 双螺旋结构模式的要点

（1）DNA 是一反向平行的双链结构，脱氧核糖和磷酸骨架位于双链的外侧，碱基位于内侧，两条链的碱基之间以氢键相连接。A 与 T 配对，形成两个氢键，G 与 C 配对，形成 3 个氢键。碱基平面与线性分子结构的长轴相垂直。一条链的走向是 5′ → 3′，另一条链的走向是 3′ → 5′。

（2）DNA 是右手螺旋结构。螺旋每旋转一周包含 10.5bp。碱基平面之间相距 0.34nm，螺距为 3.54nm，螺旋直径为 2nm。DNA 双螺旋分子存在一个大沟和一个小沟。维持双螺旋稳定的主要力是碱基堆积力（纵向）和氢键（横向）。

2. DNA 超螺旋结构　DNA 超螺旋结构是在双螺旋二级结构基础上可盘曲成紧密的空间结构。DNA 螺旋链再盘绕形成超螺旋结构，盘绕方向与 DNA 双螺旋方向一致为正超螺旋，与双螺旋方向相反为负超螺旋。超螺旋的形成，其主要意义是有规律压缩分子体积，减少所占空间，而不是形成某些特定功能。原核生物的 DNA 大多是以共价封闭的环状双螺旋分子形成存在于细胞。真核生物细胞核内，由 DNA 和蛋白质构成染色质。

3. DNA 的功能 DNA 的功能是生物遗传信息复制和基因转录的模板，它是生命遗传繁殖的物质基础，也是个体生命活动的基础。

三、RNA 的结构与功能

1. 信使 RNA 功能是在细胞核内转录 DNA 基因序列信息，自身成为遗传信息载体即信使，由核内合成后转移到胞液，指导蛋白质分子的合成。真核生物的 mRNA 结构特点：帽子结构；多聚 A 尾。

2. 转运 RNA 功能是作为各种氨基酸的转运载体在蛋白质合成中转运氨基酸原料。结构特点如下。

（1）富含稀有碱基，包括双氢尿嘧啶（DHU）、假尿嘧啶（ψ）和甲基化的嘌呤（^{m}G，^{m}A）等。tRNA 的 5′- 末端大多数为 pG，而 tRNA 的 3′- 末端都是 CCA。

（2）tRNA 的二级结构是三叶草型结构。含有二氢尿嘧啶环、反密码环、可变环、TψC 环、氨基酸臂（携带氨基酸的部位）。

（3）tRNA 的三级结构是倒 L 型，使 tRNA 有较大的稳定性。

3. 核糖体 RNA 功能是与核糖体蛋白组成核糖体或称为核蛋白体，在细胞质作为蛋白质的合成场所。

四、核酸的理化性质

1. 融解温度（T_m） DNA 的变性从开始解链到完全解链，是在一个相当窄的温度范围内完成的，在这一范围内，紫外光吸收值达到最大值的 50% 时的温度称为 DNA 的解链温度（融解温度）（T_m）。

2. 增色效应 当 DNA 变性时双螺旋松解，在 260nm 处紫外吸收，OD_{260} 将增加为增色效应；除去变性因素后，单链 DNA 变双链，OD_{260} 值减小称为减色效应。

3. DNA 复性 热变性的 DNA 经缓慢冷却后，两条互补链可重新恢复天然的双螺旋构象，这一现象称为复性，也称退火。

4. 核酸分子杂交 在 DNA 变性后的复性过程中，如果将不同来源的 DNA 单链分子或 RNA 分子放在同一溶液中，只要两种单链分子之间存在着一定程度的碱基配对关系，在适宜的条件下，就可以在不同的分子间形成杂化双链。杂化双链可以在不同的 DNA 与 DNA 之间形成，也可以在 DNA 和 RNA 分子间或者 RNA 与 RNA 分子间形成。这种现象称为核酸分子杂交。

历年考点串讲

核酸的结构与功能历年常考，其中，核酸的组成、结构、结构与功能的关系及理化性能应了解。

常考的细节有：

1. 核苷酸是核酸的基本组成单位。核酸有两类，一类为脱氧核糖核酸（DNA），另一类为核糖核酸（RNA）。核苷酸是核酸的基本组成单位，而核苷酸则包含碱基、戊糖和磷酸 3 种成分。

2. DNA 与 RNA 组成的异同。碱基不同，如 DNA 中含的是 A，T，G，C，RNA 中含的是 A，U，G，C。戊糖不同，如 DNA 中是脱氧核糖，RNA 中是核糖。

3. DNA是一反向平行的双链结构，两条链的碱基之间以氢键相连接。A与T，G与C配对。碱基平面与线性分子结构的长轴相垂直。DNA是右手螺旋结构，螺旋每旋转一周包含10bp，螺距为3.54nm。DNA双螺旋分子存在一个大沟和一个小沟。维持双螺旋稳定的主要力是碱基堆积力（纵向）和氢键（横向）。

4. DNA超螺旋结构是在双螺旋二级结构基础上可盘曲成紧密的空间结构。DNA螺旋链再盘绕形成超螺旋结构，盘绕方向与DNA双螺旋方向一致为正超螺旋，与双螺旋方向相反为负超螺旋。

5. 信使RNA功能是在细胞核内转录DNA基因序列信息，自身成为遗传信息载体，具有帽子结构和多聚A尾。转运RNA功能是在蛋白质合成中转运氨基酸原料，二级结构是三叶草型结构，三级结构是倒L型。

第三节　酶

一、酶的分子结构与功能

1. 结合酶、辅酶与辅基的概念　酶按分子组成分为单纯酶和结合酶。单纯酶：仅由氨基酸残基构成。结合酶：由蛋白质（酶蛋白）和非蛋白质（辅助因子）组成，全酶＝酶蛋白＋辅助因子。辅助因子包括小分子有机化合物和金属离子。辅酶：与酶蛋白以非共价键疏松结合，可用透析等简单方法分离；辅基：与酶蛋白以共价键牢固结合，不能用透析等简单方法分离。

2. 酶活性中心、必需基团的概念　酶分子中的必需基团在空间结构上彼此靠近，组成特定空间结构的区域，能与底物结合，并将其转变为产物，该区域称酶的活性中心。活性中心的必需基团有两种：一种是结合基团，结合底物形成复合物；另一种是催化基团，催化底物转化为产物。

二、酶促反应的特点

1. 酶的特异性　一种酶仅作用于一种或一类化合物，或一定的化学键，催化一定的化学反应并生成一定的产物。酶的这种特性称为酶的特异性或专一性，由酶蛋白决定，特异性为3类。

（1）绝对特异性：酶只作用于特定结构的底物，生成一种特定结构的产物。

（2）相对特异性：酶可作用于一类化合物或一种化学键。

（3）立体异构特异性：一种酶仅作用于立体异构体中的一种。

2. 酶促反应特点

（1）酶促反应具有极高的效率，原因是酶能降低反应活化能。

（2）酶促反应具有高度的特异性。

（3）酶促反应的可调节性。

三、酶促反应动力学

1. 底物浓度对反应速度的影响、米氏常数 K_m 及最大反应速度 V_{max}　底物浓度很低时，反应速度与底物浓度成正比；底物浓度再增加，反应速度的增加趋缓；当底物浓度达某一值后，反应速度达最大，不再增加。米-曼氏得出米氏方程式：V_{max} 为最大反应速度，K_m 为米氏常数。K_m 与 V_{max} 的意义：

（1）K_m 等于反应速度为最大速度一半时的底物浓度。

（2）K_m 可表示酶与底物的亲和力。

（3）K_m 为酶的特征性常数，K_m 值与酶的浓度无关。

（4）V_{max} 是酶完全被底物饱和时的反应速度，与酶总浓度成正比。

2. pH 及温度对反应速度的影响、最适 pH 及最适温度

（1）温度对反应速度的影响：温度增加可加快酶促反应速度，同时也会加速酶蛋白变性，酶促反应速度降低。酶促反应速度最快时的环境温度称为该酶促反应的最适温度。

（2）pH 对酶促反应速度的影响：酶促反应速度最快时的环境 pH 称为酶促反应的最适 pH。环境 pH 高于或低于最适 pH，酶活性都降低。不同酶有不同的最适 pH。

3. 竞争性抑制剂的作用特点　抑制剂与底物结构相似，可与底物竞争酶的活性中心，阻碍酶与底物结合形成中间产物，抑制酶的活性。增加底物浓度，可减弱竞争性抑制剂的抑制作用。竞争性抑制存在时 V_{max} 不变、K_m 值增大。如丙二酸与琥珀酸的结构相似，丙二酸是琥珀酸脱氢酶的竞争性抑制剂。如磺胺类药物的作用机制：磺胺类药物与对氨基苯甲酸的结构类似，是二氢叶酸合成酶竞争性抑制剂。

四、酶的调节

1. 酶原与酶原激活　酶的无活性前体称为酶原。酶原变为活性酶的过程称为酶原激活。酶原激活通过水解一个或若干个特定的肽键，酶的构象发生改变，形成活性中心构象。

2. 变构酶　一些代谢物与某些酶活性中心外的调节部位非共价可逆地结合，使酶发生构象改变，引起催化活性改变。这种调节方式称为变构调节。受变构调节的酶称变构酶。

3. 同工酶　指催化相同的化学反应，但酶蛋白的分子结构、理化性质、免疫学性质不同的一组酶。

历年考点串讲

酶历年必考，其中，酶原、酶原激活、变构酶、同工酶的概念是考试的重点，应熟练掌握。酶的分子结构、酶促反应动力学、酶促反应的特点、共价修饰、酶含量的调节应了解。

常考的细节有：

1. 结合酶是由蛋白质（酶蛋白）和非蛋白质（辅助因子）组成，全酶＝酶蛋白＋辅助因子。

2. 酶分子中的必需基团在空间结构上彼此靠近，组成特定空间结构的区域，能与底物结合，并将其转变为产物，该区域称酶的活性中心。

3. 酶蛋白部分决定酶的特异性，分绝对特异性、相对特异性、立体异构特异性 3 类。

4. 酶促反应具有极高的效率，原因是酶能降低反应活化能。

5. 底物浓度很低时，反应速度与底物浓度成正比；底物浓度再增加，反应速度的增加趋缓；当底物浓度达某一值后，反应速度达最大，不再增加。

6. 酶原激活通过水解一个或若干个特定的肽键，酶的构象发生改变，形成活性中心构象。

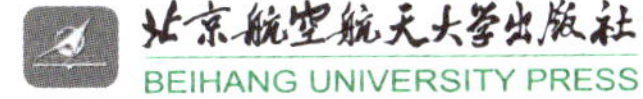

第四节　糖代谢

一、糖的无氧分解

1. 糖酵解的主要过程　在细胞内液进行，分两个阶段：葡萄糖生成 2 分子磷酸丙糖；磷酸丙糖转变为丙酮酸。氧供应不足时，糖酵解途径生成的丙酮酸在乳酸脱氢酶催化下，由 $NADH+H^+$ 提供氢，还原成乳酸，同时生成 2 个 ATP。

2. 糖酵解途径有 3 个关键酶　反应有 3 个不可逆反应，分别由己糖激酶（或葡萄糖激酶）、6-磷酸果糖激酶 -1 和丙酮酸激酶催化，这 3 种酶是糖酵解过程中的关键酶。

3. 调节方式

（1）6- 磷酸果糖激酶 -1 为别构酶，别构激活剂有 F-2，6-BP，F-1，AMP 和 ADP，别构抑制剂为 ATP 和柠檬酸。

（2）丙酮酸激酶为别构酶，F-1；6-BP 是别构激活剂，ATP 为别构抑制剂。

（3）己糖激酶受 G-6-P 反馈抑制，葡萄糖激酶受长链脂酰 CoA 别构抑制，而胰岛素可诱导其基因表达，使其合成增加。

二、糖的有氧氧化

葡萄糖在有氧条件下氧化成水和二氧化碳的过程称为有氧氧化。分 3 个阶段：糖酵解途径生成丙酮酸，在胞液中进行；乙酰 CoA 的生成，在线粒体中进行；三羧酸循环和氧化磷酸化，在线粒体中进行。

1. 三羧酸循环　又称柠檬酸循环，每次三羧酸循环氧化 1 分子乙酰 CoA，同时发生 2 次脱羧产生 2 分子 CO_2；有 4 次脱氢，其中 3 次产生 $NADH+H^+$，一次产生 $FADH_2$；有一次底物水平磷酸化生成 GTP；产生 10 分子 ATP。

2. 关键酶　柠檬酸合酶、α- 酮戊二酸脱氢酶复合体、异柠檬酸脱氢酶。

3. 三羧酸循环的生理意义

（1）氧化供能，1 分子葡萄糖彻底氧化共生成 30 或 32 个 ATP。

（2）是三大营养物质彻底氧化分解的共同途径，又是三大物质代谢的互相联系通路。

（3）为其他合成代谢提供小分子前体。

三、磷酸戊糖途径

磷酸戊糖途径的生理意义：

1. 产生 $NADPH+H^+$

（1）是体内许多合成代谢的供氢体。

（2）参与体内羟化反应。

（3）$NADPH+H^+$ 维持谷胱甘肽的还原性状态。

2. 产生 5- 磷酸核糖　参与核苷酸及核酸的合成。

四、糖原合成与分解

1. 肝糖原的合成　UDP- 葡萄糖（UDPG）为合成糖原的活性葡萄糖。在糖原合成酶催化下，UDPG 将葡萄糖基转移给小分子的糖原引物，合成糖原。糖原合成酶为关键酶。

2. 糖原分解　糖原可分解生成 1- 磷酸葡萄糖和葡萄糖，磷酸化酶为关键酶。葡糖 -6- 磷酸酶只存在于肝、肾中，因此，肌组织糖原不能分解成葡萄糖。

3. 酶调节　糖原合酶和磷酸化酶都是受共价修饰和变构调节。

（1）使糖原合酶 a 磷酸化为糖原合酶 b 失活。

（2）使糖原磷酸化酶 b 激酶磷酸化激活再使磷酸化酶 b 磷酸化为活性的磷酸化酶 a。

（3）使磷蛋白磷酸酶的抑制物磷酸化为有活性的抑制物抑制磷蛋白磷酸酶 -1，阻止已被磷酸化的酶蛋白脱磷酸。

五、糖异生

1. 糖异生概念、基本过程、生理意义

（1）糖异生的概念：由非糖物质乳酸、丙酮酸、丙三醇、生糖氨基酸等转变成糖原或葡萄糖的过程称为糖异生。

（2）基本过程：糖酵解中由 6- 磷酸果糖激酶 -1、己糖激酶、丙酮酸激酶催化的是不可逆反应，糖异生需由 4 个关键酶，即丙酮酸羧化酶、PEP 羧激酶，果糖双磷酸酶 -1 和葡萄糖 6- 磷酸酶，催化 3 个相应反应绕过能障和线粒体膜障碍，完成糖异生。

（3）生理意义

①空腹或饥饿时将非糖物质异生成糖，维持血糖浓度恒定。

②参与补充或恢复肝糖原储备。

③肾糖异生促进泌氨排酸维持酸碱平衡。

2. 乳酸循环的概念　肌肉组织肌糖原可经酵解产生乳酸，乳酸通过血液运到肝，在肝内乳酸经糖异生转化成葡萄糖，葡萄糖进入血液又可被肌肉摄取利用，此过程称乳酸循环。

六、血糖及其调节

1. 血糖水平　血糖指血液中的葡萄糖，正常值为 3.89 ～ 6.11mmol/L。

2. 胰岛素、肾上腺素对血糖的调节机制

（1）胰岛素：胰岛素是体内唯一降低血糖的激素。主要机制如下。

①促进葡萄糖通过葡萄糖载体进入肌肉、脂肪细胞。

②降低 cAMP 水平，促进糖原合成、抑制糖原分解。

③激活丙酮酸脱氢酶加速糖的有氧氧化。

④抑制肝内糖异生。

⑤减少脂肪动员。

（2）肾上腺素：肾上腺素可升高血糖。主要机制为通过 cAMP-PKA 级联抑制糖原合成促进肝糖原分解，肌糖原酵解为乳酸后通过乳酸循环间接升高血糖，在应激状态下发挥作用。

历年考点串讲

糖代谢历年必考，其中，糖异生、糖原合成与分解、血糖及其调节是考试的重点，应熟练掌握。糖的无氧分解、糖的有氧氧化、磷酸戊糖途径应了解。

常考的细节有：

1．糖酵解的过程在细胞内液进行，1 分子葡萄糖最终生成 2 个 ATP。

2．三羧酸循环发生在线粒体中，关键酶是柠檬酸合酶、α- 酮戊二酸脱氢酶复合体和异柠檬酸脱氢酶。每次三羧酸循环氧化 1 分子乙酰 CoA，产生 10 分子 ATP。1 分子葡萄糖彻底氧化成 CO_2 和 H_2O，总共生成 30 或 32 个 ATP。

3．磷酸戊糖途径的生理意义是产生 $NADPH+H^+$ 和 5- 磷酸核糖。

4．UDP- 葡萄糖（UDPG）为合成糖原的活性葡萄糖；肝糖原的合成关键酶糖原合成酶；糖原分解关键酶是磷酸化酶。葡糖 -6- 磷酸酶只存在于肝、肾中，只有肝糖原能分解成葡萄糖。

5．由非糖物质乳酸、丙酮酸、甘油、生糖氨基酸等转变成糖原或葡萄糖的过程称为糖异生。关键酶是丙酮酸羧化酶、磷酸烯醇丙酮酸羧激酶、果糖双磷酸酶 -1 和葡萄糖 -6- 磷酸酶。

6．血糖是指血液中的葡萄糖，正常值为 3.89 ～ 6.11mmol/L。

7．胰岛素是体内唯一降低血糖的激素，能抑制肝内糖异生。肾上腺素可升高血糖。

第五节　脂类代谢

一、脂类的消化吸收

1．胆汁酸盐及辅脂酶的作用　食物中的脂类在胆汁酸盐、胰脂酶、磷脂酶 A_2、ATP、载脂蛋白、胆固醇酯酶及辅脂酶的共同作用下，被水解为 2- 单酰甘油、脂酸、胆固醇及溶血磷脂等而被吸收。

2．乳糜微粒的形成　长链脂酸及 2- 单酰甘油、溶血磷脂、胆固醇等在小肠黏膜上皮细胞重新合成甘油三酯、磷脂、胆固醇酯，与载脂蛋白 B48，C，AI，AIV 等形成乳糜微粒，经淋巴进入血循环。

二、甘油三酯代谢

1．脂肪动员的概念、限速酶及调节

（1）脂肪动员：贮存在脂肪细胞中的脂肪被脂肪酶逐步水解为游离脂酸和丙三醇（甘油）并释放入血以供其他组织氧化利用的过程称为脂肪动员。

（2）限速酶：激素敏感性甘油三酯脂肪酶（HSL）为限速酶。

（3）调节：该酶受多种激素调节，肾上腺素、高血糖素等可激活该酶，促进脂肪动员，为脂解激素，而胰岛素为抗脂解激素。

2．甘油代谢、脂肪酸 β－氧化、关键酶及能量生成

（1）甘油代谢：甘油在甘油激酶的催化下转变为 3- 磷酸甘油，脱氢生成磷酸二羟丙酮，沿糖酵解途径分解代谢或经糖异生作用转变为糖。

（2）脂肪酸 β- 氧化

①脂肪酸活化生成脂酰 CoA，消耗 2 个 ATP。

②脂酰 CoA 在线粒体膜的肉碱脂酰转移酶作用下进入线粒体。

③在线粒体中，脂酰 CoA 进行 β- 氧化，经过脱氢（辅酶为 FAD）、加水、再脱氢（辅酶为 NAD^+）、硫解四步反应，生成 1 分子乙酰 CoA 及比原来少 2 个碳原子的脂酰 CoA。后者再进入 β- 氧化重复上述过程，最终生成乙酰 CoA。

（3）关键酶：肉碱脂酰转移酶 I 是限速酶。

（4）能量生成：乙酰 CoA 可通过三羧酸循环和电子传递链彻底氧化，以 ATP 形式供能。

1 分子 16C 软脂酸进行β- 氧化需经 7 次循环，产生 8 分子乙酰 CoA，最终彻底氧化产生：7×1.5+7×2.5+8×10 ＝ 108 分子 ATP，最终净生成 106 分子 ATP。

3. 酮体的概念、合成及利用和生理意义

（1）酮体：乙酰乙酸、β- 羟丁酸、丙酮三者通称酮体。

（2）生成：肝内合成以乙酰 CoA 为原料，首先缩合为 HMG-CoA，进而裂解生成乙酰乙酸，由 NADH 供氢被还原为β- 羟丁酸，或脱羧生成丙酮。HMG-CoA 合成酶是关键酶。

（3）利用：肝外利用。肝缺乏氧化酮体的酶，因此，肝内不能利用酮体，必须经血液运输到肝外组织进一步氧化分解。

（4）生理意义：酮体是脂肪酸在肝内代谢产物，是肝输出能源的一种形式。当长期饥饿时，脑组织不能氧化利用脂肪酸，而利用酮体氧化来提供能源。酮体的利用可减少肝外组织对血糖的摄取，维持血糖恒定。

4. 脂肪酸合成的原料、关键酶　线粒体中乙酰 CoA 为原料，通过柠檬酸 - 丙酮酸循环机制转运至胞质中参与脂酸的合成。NADPH 主要来自磷酸戊糖途径。乙酰 CoA 羧化酶是脂酸合成的关键酶。

三、磷脂的代谢

1. 磷脂的分类　磷脂分为甘油磷脂和鞘脂。甘油磷脂是构成生物膜脂双层的基本组分，参与脂类的消化吸收，在细胞信息传递中起作用。鞘脂是生物膜的重要组分，参与细胞识别及信息传递。

2. 甘油磷脂的合成及降解途径　全身各组织细胞内质网均可利用脂酸、丙三醇（甘油）、磷酸盐、胆碱、丝氨酸、肌醇、ATP 及 CTP 等合成甘油磷脂。多种磷脂酶作用于甘油磷脂分子中不同的酯键，使甘油磷脂水解。

四、胆固醇代谢

1. 胆固醇合成的原料、关键酶　以乙酰 CoA 及 NADPH 等为原料合成胆固醇，以肝合成能力最强。HMG-CoA 还原酶是限速酶。

2. 胆固醇的转化　胆固醇可转化为胆汁酸、类固醇激素及维生素 D 等生理活性物质，或酯化为胆固醇酯贮存于胞液中。

五、血浆脂蛋白代谢

1. 血浆脂蛋白分类及组成　血浆脂蛋白用电泳法将脂蛋白分为α，前β，β及乳糜微粒（CM）4 类；用超速离心法分为乳糜微粒（CM）、极低密度脂蛋白（VLDL）、低密度脂蛋白（LDL）、高密度脂蛋白（HDL）4 类。各类血浆脂蛋白均由蛋白质、甘油三酯（TG）、磷脂（PL）、胆固醇（CH）及其酯等组成，但组成比例及含量却大不相同。

2. 载脂蛋白（Apo）的生理作用

（1）结合和转运脂质，稳定脂蛋白结构。

（2）调节脂蛋白代谢关键酶的活性：如 Apo A Ⅰ激活 LCAT；Apo C Ⅱ激活 LPL。

（3）参与脂蛋白受体的识别：如 Apo A Ⅰ识别 HDL 受体；Apo B100 识别 LDL 受体。

（4）参与脂蛋白间脂质交换：包括胆固醇酯转运蛋白（CETP）；磷脂转运蛋白（PTP）。

3. 4 种脂蛋白代谢概况　CM：运输外源性甘油三酯及胆固醇的主要形式。VLDL：运输内源性甘油三酯的主要形式。LDL：转运肝合成的内源性胆固醇的主要形式。HDL：将外周胆固醇运至肝代谢。

历年考点串讲

脂代谢历年常考，其中，磷脂的分类是考试的重点，应熟练掌握。甘油三酯代谢、胆固醇代谢、磷脂的代谢、血浆脂蛋白代谢应了解。

常考的细节有：

1. 贮存在脂肪细胞中的脂肪被脂肪酶逐步水解为游离脂酸和甘油，并释放入血以供其他组织氧化利用的过程称为脂肪动员。

2. 脂肪酸β-氧化在线粒体中进行，经过脱氢（辅酶为FAD）、加水、再脱氢（辅酶为NAD^+）、硫解4步反应，生成1分子乙酰CoA及比原来少2个碳原子的脂酰CoA。后者再进入β-氧化重复上述过程，最终生成乙酰CoA。

3. 乙酰乙酸、β-羟丁酸、丙酮三者统称酮体。肝内合成，肝外利用。

4. 脂肪酸合成的原料为乙酰CoA，乙酰CoA羧化酶是合成的关键酶。

5. 磷脂分为甘油磷脂和鞘脂。甘油磷脂作为构成生物膜脂双层的基本组成成分，参与促进脂类的消化吸收及转运，在细胞信息传递中起作用。鞘脂是生物膜的重要组成成分，参与细胞识别及信息传递。

6. 胆固醇合成的原料为乙酰CoA，关键酶是HMG-CoA还原酶。

7. 用电泳法将脂蛋白分为α脂蛋白、前β脂蛋白、β脂蛋白及乳糜微粒（CM）4类；用超速离心法分为乳糜微粒、极低密度脂蛋白(VLDL)、低密度脂蛋白(LDL)、高密度脂蛋白(HDL)4类。

8. CM是运输外源性甘油三酯及胆固醇的主要形式。VLDL是运输内源性甘油三酯的主要形式。LDL是转运肝合成的内源性胆固醇的主要形式。HDL将外周胆固醇运至肝代谢。

第六节 氨基酸代谢

一、蛋白质的营养作用

必需氨基酸及氮平衡的概念。

1. **必需氨基酸** 机体不能合成或合成量很少，必须由食物供给的氨基酸称为营养必需氨基酸。人体内有8种：缬氨酸、亮氨酸、异亮氨酸、苏氨酸、赖氨酸、色氨酸、苯丙氨酸和蛋氨酸。

2. **氮平衡**

（1）氮总平衡：摄入氮＝排出氮。

（2）氮正平衡：摄入氮＞排出氮。儿童、孕妇及恢复期患者属于此种情况。

（3）氮负平衡：摄入氮＜排出氮。饥饿或消耗性疾病患者见于此种情况。

二、氨的代谢

1. **氨的来源和去路**

（1）氨的来源

①组织中氨基酸脱氨基作用，是氨的主要来源。

②肠道吸收的氨。

③肾小管上皮细胞分泌的氨，主要来自谷氨酰胺的水解。

（2）氨的去路：体内的氨主要在肝合成尿素，少部分氨在肾以铵盐形式由尿排出。

（3）氨的转运：血液中氨主要以无毒的丙氨酸及谷氨酰胺两种形式运输。肌肉中的氨通过丙氨酸-葡萄糖循环以丙氨酸形式运输到肝；谷氨酰胺是脑、肌肉等组织向肝运输氨的重要形式。

2. 尿素循环过程、部位及关键酶　尿素循环（鸟氨酸循环）。

（1）CO_2 和氨在氨基甲酰磷酸合成酶Ⅰ（CPS-Ⅰ）催化下生成氨基甲酰磷酸，在线粒体内进行，消耗 2 分子 ATP。

（2）氨基甲酰磷酸和鸟氨酸缩合成瓜氨酸，瓜氨酸通过线粒体膜至胞液。

（3）瓜氨酸与天冬氨酸缩合成精氨酸代琥珀酸，后者裂解为精氨酸和延胡索酸。

（4）精氨酸释放 1 分子尿素和鸟氨酸，完成尿素循环。2 分子的 NH_3 和 1 分子 CO_2 通过鸟氨酸循环生成 1 分子尿素，第二分子的 NH_3 来源于天冬氨酸。合成 1 分子尿素消耗 4 个高能键。部位：尿素合成部位在肝。关键酶：氨基甲酰磷酸合成酶Ⅰ。

历年考点串讲

氨基酸代谢历年必考，其中，蛋白质的营养作用是考试的重点，应熟练掌握。氨基酸的一般代谢应了解。

常考的细节有：

1. 机体不能合成，必须由食物供给的氨基酸称为营养必需氨基酸。人体内有 8 种必需氨基酸：缬氨酸、亮氨酸、异亮氨酸、苏氨酸、赖氨酸、色氨酸、苯丙氨酸和蛋氨酸。

2. 孕妇及恢复期患者属于氮正平衡。

3. α-酮酸主要代谢途径包括通过转氨基作用合成非必需氨基酸；转变成糖、脂类；氧化供能。

4. 血液中氨主要以无毒的丙氨酸及谷氨酰胺两种形式运输。谷氨酰胺是脑、肌肉等组织向肝运输氨的重要形式。

5. 尿素合成部位在肝，2 分子的 NH_3 和 1 分子 CO_2 经尿素循环生成 1 分子尿素，第 2 分子的 NH_3 来源于天冬氨酸。

第七节　核苷酸代谢

一、嘌呤核苷酸合成代谢

1. 脱氧核苷酸的生成　脱氧核苷酸的合成 dNTP 是由相应的核糖核苷二磷酸（NDP）经核糖核苷酸还原酶体系作用，直接还原生成 dNDP，dNDP 经激酶作用由 ATP 再提供一个磷酸基而生成 dNTP。

2. 嘌呤核苷酸分解代谢的终产物　主要发生在肝、小肠及肾，代谢终产物是尿酸。黄嘌呤氧化酶是分解代谢中重要的酶。

3. 嘌呤核苷酸抗代谢物作用　嘌呤核苷酸的代谢中的一些类似物阻碍正常代谢的过程。

（1）嘌呤类似物，如巯嘌呤、6-巯鸟嘌呤、8-氮杂鸟嘌呤等。

（2）氨基酸类似物，如氮杂丝氨酸、6- 重氮 -5- 氧正亮氨酸等，氮杂丝氨酸类似谷氨酰胺。

（3）叶酸类似物，如氨蝶呤及甲氨蝶呤（MTX）。

4. 痛风症的原因及治疗原则　嘌呤代谢异常导致尿酸过多引起痛风症。临床上常用别嘌醇来治疗，别嘌醇与次黄嘌呤结构类似，可以抑制黄嘌呤氧化酶、消耗 PRPP，减少嘌呤核苷酸生成，抑制尿酸生成。

二、嘧啶核苷酸的代谢

1. 嘧啶核苷酸从头合成途径的概念、原料、关键酶及关键步骤　在肝中，合成的原料是天冬氨酸、谷氨酰胺、CO_2 等。关键酶在不同生物体内不同，在细菌中是天冬氨酸氨基甲酰转移酶；在哺乳动物细胞中是氨基甲酰磷酸合成酶Ⅱ。嘧啶核苷酸从头合成的特点是先合成氨基甲酰磷酸再合成嘧啶环，再磷酸核糖化生成核苷酸。

2. 脱氧胸腺嘧啶核苷酸的生成　脱氧胸腺嘧啶核苷酸（TMP）由脱氧尿嘧啶核苷酸（dUMP）经甲基化生成。

3. 嘧啶核苷酸抗代谢物作用　嘧啶核苷酸的代谢中的一些类似物阻碍正常代谢的过程。

（1）嘧啶类似物：主要有 5- 氟尿嘧啶，在体内转变为 FdUMP 或 FUTP 后发挥作用。

（2）氨基酸类似物：同嘌呤抗代谢物。

（3）叶酸类似物：同嘌呤抗代谢物。

（4）阿糖胞苷：抑制 CDP 还原成 dCDP。

历年考点串讲

核苷酸代谢历年偶考，其中，嘌呤核苷酸代谢、嘧啶核苷酸的代谢应了解。

常考的细节有：

1. 嘌呤核苷酸分解代谢主要发生在肝，代谢终产物是尿酸。

2. 嘌呤代谢异常导致尿酸过多引起痛风症。别嘌醇与次黄嘌呤结构类似，可以抑制黄嘌呤氧化酶、消耗 PRPP，减少嘌呤核苷酸生成，抑制尿酸生成，治疗痛风症。

3. 脱氧胸腺嘧啶核苷酸（TMP）由脱氧尿嘧啶核苷酸（dUMP）经甲基化生成。

（卢　群）

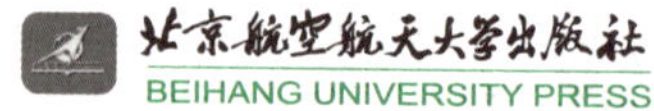

第三章　病理生理学

第一节　总　论

一、绪　论

病理生理学是一门研究疾病发生发展规律和机制的学科，主要任务是研究患病机体功能、代谢变化及其机制，探讨疾病的本质，为疾病的防治提供理论和实验依据。病理生理学与基础医学多个学科密切相关，相互交叉，而且与临床医学也关系紧密。

病理生理学主要内容包括：绪论和疾病概论，主要介绍病理生理学课程和学科发展的基本情况，讨论疾病的概念、发生发展的基本机制和转归。基本病理过程：指多种疾病共同的、成套的功能代谢变化，如水、电解质和酸碱平衡紊乱、缺氧、休克、DIC 等。各论或系统病理生理学：指机体主要系统的某些疾病在发生、发展中可能出现的一些共同的病理过程，如心功能不全、呼吸功能不全等。

二、疾病概论

1. 健康和疾病的概念　世界卫生组织提出，健康不仅是没有病痛，精神上和社会上也是处于完好的状态。疾病相对于健康而言，是指机体在一定条件下，病因与机体相互作用而产生的一个损伤与抗损伤斗争的过程，机体发生一系列异常的生命活动，出现一系列功能、代谢和形态的改变，临床上表现出相应的症状与体征。

2. 疾病发生发展的一般规律　对损伤做出抗损伤反应是生物机体的重要特征，损伤与抗损伤的斗争贯穿于疾病的始终，两者相互联系又相互斗争，是推动疾病发展的基本动力。在疾病发展过程中，原因和结果之间可以相互交替和相互转化。这种因果交替的过程是疾病发展的重要形式。机体局部的任何疾病基本上都有整体的反应，而机体的整体反应又可影响局部病变的发展，两者互相影响。

3. 疾病发生的基本机制　神经、体液、细胞和分子水平的调节是所有疾病发生发展中存在的共同机制。疾病时机体常有神经系统的变化，一些致病因子可通过神经反射引起相应器官组织的功能代谢变化，导致器官功能障碍；致病因素可引起体液因子数量和活性的变化，作用于全身或局部造成内环境的紊乱；致病因素可损伤细胞的代谢、功能和结构，从而引起细胞的自稳调节紊乱；从分子水平研究疾病和揭示疾病的机制形成了分子病理生理学。

三、水、电解质代谢紊乱

1. 低渗性脱水的概念、原因和机制、对机体的影响

（1）概念：低渗性脱水也称为低容量性低钠血症，特点是失钠多于失水，血清 Na^+ 浓度低于 130mmol/L，血浆渗透压低于 280mmol/L，伴有细胞外液量减少。

（2）原因和机制：常见的原因是机体丢失大量的液体后处理措施不当，如只给水而未补充电解质平衡液。

①如长期使用利尿药、肾上腺皮质功能不全、慢性间质性肾疾患、肾小管酸中毒等，可造成肾大

量丢失水钠。

②呕吐、腹泻可经消化道大量丢失水钠。

③胸腔积液、腹水等可造成液体分布异常。

④大量出汗、大面积烧伤可经皮肤大量丢失水钠。

（3）对机体的影响

①细胞外液减少，同时由于低渗状态，水分可从细胞外液向渗透压相对较高的细胞内转移，细胞外液的量进一步减少，易发生低血容量性休克。

②无口渴感，故机体虽然缺水，但却不思饮，难以自觉口服补充液体。

③由于血浆渗透压下降，ADH 分泌减少，早期可出现多尿。

④有明显的失水体征如皮肤弹性减退等。

2. 高渗性脱水的概念、原因和机制、对机体的影响

（1）概念：高渗性脱水又称低容量性高钠血症，特点是失水多于失钠，血清 Na^+ 浓度高于 150mmol/L，血浆渗透压高于 310mmol/L，细胞内、外液量均减少。

（2）原因和机制

①水摄入不足：如水源断绝，禁食、进食困难等。

②水丢失过多：如癔症、代谢性酸中毒等由于过度通气可经呼吸道大量失水；大量应用利尿药等可经肾大量失水；呕吐、腹泻、消化道引流等可经消化道大量丢失水；高热、大量出汗、甲状腺功能亢进等可通过皮肤大量失水。

（3）对机体的影响

①口渴。

②由于细胞外液高渗，可使渗透压相对较低的细胞内液向细胞外转移，引起细胞脱水、细胞皱缩。

③由于细胞外液渗透压增高，ADH 分泌增加，尿量减少，尿比重增高。

④严重的患者，由于细胞外液高渗，导致脑细胞严重脱水，可引起一系列中枢神经系统功能障碍，包括嗜睡、肌肉抽搐、昏迷等。

3. 水肿的概念、发病机制和水肿的特点

（1）概念：水肿是指过多液体在组织间隙或体腔内积聚的病理过程。按水肿波及的范围可分为全身性水肿和局部性水肿。

（2）水肿的发病机制

①血管内外液体交换平衡失调引起组织液增加。主要原因包括毛细血管流体静压增高、血浆胶体渗透压降低、微血管壁通透性增加、淋巴回流受阻。

②体内外液体交换平衡失调引起钠、水潴留。主要原因有肾小球滤过率下降、肾小管重吸收钠水增多。

（3）水肿的特点

①水肿液的性状：根据蛋白含量的不同分为漏出液和渗出液。

②水肿的皮肤特点：皮下水肿是全身或躯体局部水肿的重要体征。

③全身性水肿的分布特点：最常见的全身性水肿包括心性水肿、肾性水肿和肝性水肿，不同类型的全身性水肿出现的部位各不相同。心性水肿首先出现在身体低垂部位，肾性水肿先表现为眼睑或面部水肿，肝性水肿以腹水多见。这些特点与重力效应、组织结构特点、局部血流动力学因素有关。

4. 低钾血症的概念、原因和机制、对机体的影响

（1）概念：低钾血症是指血清钾浓度低于 3.5mmol/L。

（2）原因和机制

①细胞外钾转移到细胞内：如碱中毒、β 受体激动剂、使用外源性胰岛素、钡中毒等。

②钾摄入不足：如手术后禁食、厌食的患者。

③钾丢失过多：是引起低钾血症最常见的原因。如耗钾类利尿药、肾小管性酸中毒、盐皮质激素过多、镁缺失等可造成肾大量丢失钾；腹泻、呕吐、胃肠减压、肠瘘等可造成胃肠道大量丢失钾；大量出汗也可造成钾的丢失。

（3）对机体的影响

①对心肌生理特性的影响：可引起心肌兴奋性升高、传导性下降、自律性升高，轻度低钾血症时，心肌的收缩性增强，但严重的低钾血症可导致心肌的收缩性下降。机体可出现各种心律失常，如窦性心动过速、阵发性心动过速、期前收缩等。心电图改变：T 波低平、U 波增高、ST 段下降等。

②对神经肌肉的影响：主要是骨骼肌和胃肠道平滑肌，严重时可累及躯干、上肢肌肉和呼吸肌，可造成兴奋性降低，出现肌无力甚至麻痹。

5. 高钾血症的概念、原因和机制、对机体的影响

（1）概念：高钾血症是指血清钾浓度高于 5.5mmol/L。

（2）原因和机制

①肾排钾障碍：如肾衰竭、休克等引起肾小球滤过减少；肾上腺皮质功能不全可造成肾小管分泌 K^+ 功能障碍。

②细胞内钾转移到细胞外：如酸中毒时，钾离子向细胞外转移；高血糖合并胰岛素不足，细胞内钾外移增加；β 受体阻滞剂、洋地黄类药物可干扰 Na^+-K^+-ATP 酶的功能妨碍细胞摄取钾；高钾性周期性麻痹，发作时细胞内钾外移。

③摄钾过多：如静脉输入钾过多。

④假性高钾血症：如采集的血样发生溶血。

（3）对机体的影响

①对心肌生理特性的影响：急性高钾血症时，心肌兴奋性的改变随血钾浓度升高的程度不同而有所不同，急性轻度高血钾，心肌的兴奋性增高，但严重的高钾血症心肌兴奋性反而下降；传导性下降；自律性下降；收缩性减弱。可出现各种心律失常特别是一些致死性的心律失常如心搏骤停、心室纤颤。心电图改变：T 波高尖等。

②对神经肌肉的影响：同心肌一样，骨骼肌的兴奋性随血钾逐步升高亦经历先升高后降低的过程。

6. 低镁血症的概念、原因和机制、对机体的影响

（1）概念：低镁血症是指血清镁浓度低于 0.75mmol/L。

（2）原因和机制

①摄入不足：如长期禁食、厌食患者。

②排出过多：如严重呕吐、腹泻、持续胃肠引流可经消化道大量丢失镁；长期使用利尿药、原发性和继发性醛固酮增多、某些肾疾患、甲状腺功能亢进等可造成肾大量丢失镁。

③吸收障碍：如肠道部分手术切除、急性胰腺炎等。

④细胞外液镁转入细胞内：如患者应用胰岛素。

⑤其他：如肝硬化、心肌梗死、低钾血症等。

（3）对机体的影响

①对神经 - 肌肉和中枢神经系统的影响：镁对中枢神经系统具有抑制作用，低镁血症时，神经 - 肌肉系统和中枢神经系统应激性增高，表现为肌肉震颤、反射亢进、幻觉、精神错乱，甚至惊厥、昏迷等。

②对心血管系统的影响：可表现为心律失常、高血压、冠心病等。

③对代谢的影响：可致低钙血症、低钾血症。

7. 高镁血症的概念、原因和机制、对机体的影响

（1）概念：高镁血症是指血清镁浓度高于 1.25mmol/L。

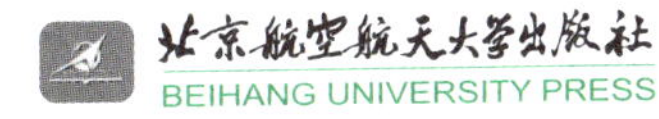

（2）原因和机制

①镁摄入过多。

②肾排镁过少：如肾衰竭、严重脱水等引起尿量减少等。

③细胞内镁外移过多：如组织细胞严重损伤或分解代谢亢进等。

（3）对机体的影响

①对神经 - 肌肉和中枢神经系统的影响：镁能抑制神经 - 肌肉接头处的兴奋传递和中枢神经系统的突触传递，故高血镁的患者，可出现肌无力，甚至迟缓性麻痹、嗜睡或昏迷等，严重者可因呼吸肌麻痹而死亡。

②对心血管的影响：镁能抑制房室和心室内传导，降低心肌的兴奋性，故可引起传导阻滞和心动过缓，严重时可发生心搏骤停。

③对平滑肌的影响：镁对平滑肌亦有抑制的作用，可引起血压下降等。

8. 低钙血症的概念、原因和机制、对机体的影响

（1）概念：当血清蛋白浓度正常时，血钙低于 2.2mmol/L，或血清 Ca^{2+} 低于 1mmol/L，称为低钙血症。

（2）原因和机制

①维生素 D 代谢障碍：如维生素 D 摄入不足、维生素 D 活化障碍。1,25-（OH）$_2D_3$ 减少可影响肠道对钙的吸收。

②慢性肾衰竭：由于肾排磷减少，血磷升高，肠道内磷可影响钙的吸收；肾衰竭时维生素 D 活化障碍，肠道对钙的吸收减少；体内蓄积的毒物损伤肠道，影响钙的吸收。

③低镁血症。

④甲状旁腺功能减退。

⑤急性胰腺炎：胰腺炎症坏死时释放的脂肪酸可影响肠道吸收钙。

（3）对机体的影响

①对神经肌肉的影响：低血钙时神经、肌肉兴奋性增高，出现肌肉痉挛、惊厥等。

②对骨骼的影响：可引起骨质疏松、骨质软化和纤维性骨炎等。

③对心肌的影响：低血钙对内流的膜屏障作用减小，心肌的兴奋性、传导性增高。

④其他：如婴幼儿免疫力下降，慢性缺钙可导致皮肤干燥、脱屑、指甲易脆等。

9. 高钙血症的概念、原因和机制、对机体的影响

（1）概念：当血清蛋白浓度正常时，血钙高于 2.75mmol/L，或血清 Ca^{2+} 高于 1.25mmol/L，称为高钙血症。

（2）原因和机制

①甲状旁腺功能亢进：甲状旁腺素可促进溶骨，引起高血钙。

②某些恶性肿瘤如白血病、多发性骨髓瘤等，可分泌破骨细胞激活因子，激活破骨细胞导致高血钙。

③维生素 D 中毒。

④甲状腺功能亢进：甲状腺素可促进溶骨。

⑤其他：如维生素 A 摄入过量。

（3）对机体的影响

①对神经肌肉的影响：高血钙可使神经、肌肉的兴奋性下降，表现为乏力、表情淡漠、腱反射减弱，严重可出现精神障碍、昏迷等。

②对心肌的影响：Ca^{2+} 对心肌细胞 Na^+ 内流具有竞争性抑制作用，高血钙时膜屏障作用增强，可使心肌兴奋性、传导性降低。

③其他：如肾小管损害、多处异位钙化灶形成等。

10. 低磷血症的概念、原因和机制、对机体的影响

（1）概念：血清无机磷浓度低于 0.8mmol/L，称为低磷血症。

（2）原因和机制

①磷吸收减少：如禁食、呕吐、腹泻、活性维生素 D 不足等导致肠道对磷的吸收减少。

②磷排出增多：如乙醇中毒、甲状旁腺功能亢进、代谢性酸中毒、糖尿病等可导致肾排磷增多。

③磷转移到细胞内：如使用胰岛素、雄性激素等。

（3）对机体的影响：通常无特异症状。低磷血症主要引起 ATP 合成不足和红细胞内 2,3-DPG 减少，轻者无症状，重者可出现肌无力、感觉异常、易激惹、抽搐等。

11. 高磷血症的概念、原因和机制、对机体的影响

（1）概念：成人血清磷＞ 1.61mmol/L，儿童＞ 1.90mmol/L 称为高磷血症。

（2）原因和机制

①肾排磷减少：如肾小球滤过率明显下降、甲状旁腺功能低下。

②磷吸收增加：如维生素 D 中毒可导致肠道与肾重吸收磷增加。

③磷转移到细胞外：如酸中毒、骨骼肌破坏及恶性肿瘤化疗等。

④其他：如甲状腺功能亢进。

（3）对机体的影响：临床表现与高磷血症诱导的低钙血症和异位钙化有关。

四、酸碱平衡紊乱

1. 酸、碱的概念及酸、碱物质的来源　酸是指能释放 H^+ 的物质，碱是指能接收 H^+ 的物质。体内的酸性物质分类如下：

（1）挥发酸：CO_2 是糖、脂肪和蛋白质氧化分解的最终产物，它可与 H_2O 结合生成 H_2CO_3，这是机体在代谢过程中产生最多的酸性物质，因 CO_2 经肺排出体外，故称为挥发酸。

（2）固定酸：如代谢过程中产生的磷酸、硫酸、尿酸等，此类酸性物质不能经肺排出，需经肾排出体外，故称为固定酸。

体内碱性物质的主要来源是食物中所含的有机酸盐，如柠檬酸盐、苹果酸盐和草酸盐等。机体在代谢过程中亦可生成少量碱性物质，如氨。

虽然机体在正常情况下不断生成和摄取酸或碱性物质，但血液 pH 却不发生显著的变化，这取决于机体对酸碱负荷的调节功能。机体对体液酸碱度的调节机制主要包括体液的缓冲、肺、组织细胞、肾对酸碱平衡的调节。

尽管机体对酸碱负荷有很大的缓冲能力和有效的调节功能，但很多因素可以引起酸碱负荷过度或调节机制障碍导致酸碱平衡紊乱。单纯性酸碱平衡紊乱可分为 4 种类型：代谢性酸中毒、呼吸性酸中毒、代谢性碱中毒、呼吸性碱中毒。临床上有些患者出现混合性酸碱平衡紊乱。

2. 代谢性酸中毒的概念、原因和机制、对机体的影响

（1）概念：代谢性酸中毒是指细胞外液 H^+ 增加和（或）HCO_3^- 丢失而引起的以血浆 HCO_3^- 原发性减少为特征的酸碱平衡紊乱。

（2）原因和机制

① HCO_3^- 量丢失：如严重腹泻、肠道引流；Ⅱ型肾小管性酸中毒；大量使用碳酸酐酶抑制剂；大面积烧伤等。

②肾分泌 H^+ 功能障碍：如严重肾衰竭、肾小管损伤等。

③固定酸产生过多：如乳酸酸中毒、酮症酸中毒等。

④固定酸摄入过多：如大量摄入水杨酸类药物。

⑤血液稀释：如快速大量输入不含 HCO_3^- 的液体。

⑥高血钾：使细胞内 H^+ 外移。

（3）对机体的影响：代谢性酸中毒主要引起心血管系统和中枢神经系统的功能障碍。

①心血管系统：心律失常，这与酸中毒时血钾升高有密切的关系；心肌收缩力降低；血管系统对儿茶酚胺的反应性下降。

②中枢神经系统：主要表现为意识障碍、乏力、知觉迟钝，甚至嗜睡或昏迷。

③骨骼系统：慢性代谢性酸中毒尤其是慢性肾功能衰竭伴酸中毒时，由于不断从骨骼释放钙盐以进行缓冲，造成骨质脱钙，可出现骨质疏松、纤维性骨炎等。

3. 呼吸性酸中毒的概念、原因和机制、对机体的影响

（1）概念：呼吸性酸中毒是指 CO_2 排出障碍或吸入过多引起的以血浆 H_2CO_3 浓度原发性升高为特征的酸碱平衡紊乱。

（2）原因和机制

①肺通气障碍，CO_2 排出受阻：如呼吸中枢抑制、呼吸道阻塞、呼吸肌麻痹、胸廓病变、肺部疾患等。

② CO_2 吸入过多：较少见，如在通风不良的环境。

（3）对机体的影响：由于 $PaCO_2$ 升高，可引起一系列血管运动和神经精神方面的障碍。

①高浓度的 CO_2 能直接引起脑血管扩张，血流量增加，颅内压增高，因此常可引起持续性头痛。

②对中枢神经系统功能的影响较代谢性酸中毒时更明显，患者可出现精神错乱、震颤、谵妄或嗜睡等。

③ H^+ 浓度增加及高血钾也可引起心律失常等。

4. 代谢性碱中毒的概念、原因和机制、对机体的影响

（1）概念：代谢性碱中毒是指细胞外液碱增多或 H^+ 丢失而引起的以血浆 HCO_3^- 原发性增多为特征的酸碱平衡紊乱。

（2）原因和机制

①酸性物质大量丢失：如剧烈呕吐、胃液引流可丢失大量胃酸；肾上腺皮质激素过多，可使肾丢失大量 H^+，重吸收大量 HCO_3^- 而导致代谢性碱中毒。

② HCO_3^- 过量摄入：如摄入过多 $NaHCO_3$，大量输入库存血等，库存血中的柠檬酸盐在体内可代谢成 HCO_3^-。

③ H^+ 向细胞内转移：如低钾血症，由于细胞内液的 K^+ 向细胞外转移，细胞外液的 H^+ 则向细胞内交换转移，导致代谢性碱中毒。

（3）对机体的影响

①中枢神经系统：碱中毒时，γ- 氨基丁酸转氨酶活性增高，而谷氨酸脱羧酶活性降低，γ- 氨基丁酸分解加强而生成减少，对中枢神经系统抑制功能减弱，患者烦躁不安、精神错乱等。

②血红蛋白氧离曲线左移：血红蛋白不易将结合的氧释放，造成组织细胞缺氧。

③对神经肌肉的影响：碱中毒时，血浆游离的钙减少，神经肌肉的应激性增高，可出现腱反射亢进、手足搐搦等。

④引起低钾血症。

5. 呼吸性碱中毒的概念、原因和机制、对机体的影响

（1）概念：呼吸性碱中毒是指肺通气过度引起的以血浆 H_2CO_3 浓度原发性减少为特征的酸碱平衡紊乱。

（2）原因和机制：凡能引起肺通气过度的原因均可引起呼吸性碱中毒。如低张性缺氧、某些肺疾患刺激肺牵张感受器、呼吸中枢受到直接刺激或精神障碍、人工呼吸机使用不当、机体代谢旺盛如高热、甲状腺功能亢进症等，均可引起肺通气过度，CO_2 排出过多而导致呼吸性碱中毒。

（3）对机体的影响：呼吸性碱中毒比代谢性碱中毒更易出现眩晕，四肢及口周围感觉异常，意识障碍和抽搐等。

6. 混合性酸碱平衡紊乱 由于血气分析在临床上的广泛应用，并有明确的代谢因素指标和呼吸因素指标，临床上有些患者不是单纯性的酸碱平衡紊乱，而是存在两种以上混合性的酸碱平衡紊乱。常见有呼吸性酸中毒合并代谢性酸中毒、呼吸性酸中毒合并代谢性碱中毒等。患者的病史和临床表现为判断酸碱平衡紊乱提供重要线索，血气检测结果是判断酸碱平衡紊乱类型的决定性依据。

五、缺 氧

1. 概念 因氧供应不足或利用氧障碍，导致组织细胞代谢、功能及形态结构发生异常变化的病理过程称为缺氧。

2. 分类 根据缺氧的原因和血氧变化的特点，可将缺氧分为 4 种类型。

（1）低张性缺氧：以动脉血氧分压降低、血氧含量减少为基本特征的缺氧称为低张性缺氧，又称为乏氧性缺氧。常见的原因有：吸入气中的氧分压过低、外呼吸功能障碍、静脉血分流入动脉等。低张性缺氧时，血液中的氧合血红蛋白含量减少，脱氧血红蛋白含量增多，当毛细血管血液中脱氧血红蛋白的平均浓度超过 5g/dl 时，皮肤和黏膜呈青紫色，称为发绀。

（2）血液性缺氧：由于血红蛋白含量减少或性质改变，使血液携带氧的能力降低或与血红蛋白结合的氧不易释出而导致的缺氧称为血液性缺氧。常见的原因有：一氧化碳中毒、亚硝酸盐中毒、严重贫血的患者。一氧化碳可与血红蛋白结合形成碳氧血红蛋白，使血红蛋白失去携带氧的能力。贫血患者皮肤、黏膜呈苍白色，一氧化碳中毒患者皮肤、黏膜呈樱桃红色。

（3）循环性缺氧：由于组织血流量减少引起的组织供氧不足称为循环性缺氧，又称低动力性缺氧。其中，因动脉血灌流不足引起的缺氧称为缺血性缺氧，因静脉血回流障碍引起的缺氧称为淤血性缺氧。常见的原因有：休克、心力衰竭、血栓形成等。缺血性缺氧时组织器官颜色苍白，淤血性缺氧时组织器官呈暗红色，易出现发绀。

（4）组织性缺氧：在组织供氧正常的情况下，因组织细胞利用氧的能力减弱而导致的缺氧称为组织性缺氧。如氰化物中毒、砷化物中毒、维生素 B_1 缺乏等。由于细胞利用氧障碍，毛细血管中的氧合血红蛋白较正常时的多，患者皮肤可呈红色或玫瑰红色。

六、发 热

1. 发热、过热的概念

（1）发热：由于致热原的作用使体温调定点上移而引起调节性体温升高（超过正常值 0.5℃）时，称之为发热。由于调定点上移，体温调节在高水平上进行。

（2）过热：过热又称非调节性体温升高，是由于体温调节障碍（如体温调节中枢损伤），或散热障碍（如环境高温所致的中暑、先天性汗腺缺乏）及产热器官功能异常（如甲状腺功能亢进症）等，体温调节中枢不能将体温控制在与调定点相适应的水平上，是被动性体温升高，这类体温升高称为过热。非调节性体温升高时，调定点未发生改变。

2. 发热的病因和发病机制 发热是由发热激活物作用于机体，激活产内生致热原细胞产生和释放内生致热原（EP），再经一些后续环节引起体温升高。

（1）发热的病因

①发热激活物：发热激活物包括外致热原如细菌、病毒、真菌、螺旋体等，和某些体内产物如抗原抗体复合物、类固醇和机体组织大量破坏。

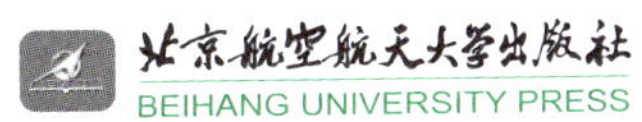

②内生致热原：产 EP 细胞在发热激活物的作用下，产生和释放的能引起体温升高的物质。如白细胞介素 -1、肿瘤坏死因子、干扰素等。能产生 EP 的细胞包括单核细胞、巨噬细胞、内皮细胞、淋巴细胞、某些肿瘤细胞等。

（2）发热的发病机制：来自体内外的发热激活物作用于产 EP 细胞，引起 EP 的产生和释放，EP 经血液循环到达颅内，作用于体温调节中枢，引起发热中枢介质的释放，后者相继作用于相应的神经元，使调定点上移。由于调定点高于中心温度，体温调节中枢对效应器进行调节，减少散热，增加产热，从而把体温升高到与调定点相适应的水平。同时，负调节中枢也被激活，产生负调节介质，正负调节的相互作用决定体温上升的水平。

七、应　激

1. 概念　应激是指机体在受到各种因素刺激时所出现的非特异性全身反应。刺激因素被称为应激原。适度应激反应有利于机体在变动的环境中维持自身的稳态，但过强或持续时间过长的应激反应可导致器官功能障碍和代谢紊乱。

2. 机体的基本表现　应激时神经内分泌的反应是机体发生各种功能和代谢变化的基础。应激时最重要的神经内分泌反应是交感 - 肾上腺髓质系统和下丘脑 - 垂体 - 肾上腺皮质系统的强烈兴奋。实际上，应激涉及从整体到细胞多个层面的改变，细胞、体液甚至基因水平都有广泛的激活。细胞在应激原作用下，可表达具有保护作用的蛋白质，如急性期反应蛋白、热休克蛋白、酶或细胞因子等。

（1）交感 - 肾上腺髓质系统兴奋：该系统的主要中枢效应与应激时的兴奋、警觉有关，并可引起紧张、焦虑的情绪反应。该系统的外周效应主要表现为血浆肾上腺素、去甲肾上腺素浓度迅速升高，介导一系列的代谢和心血管代偿机制以克服应激原对机体的威胁或对内环境的干扰。如心率加快、心肌收缩力增强、心排血量增加、血液重分布、支气管扩张加强通气、促进糖原分解使血糖升高等。

（2）下丘脑 - 垂体 - 肾上腺皮质激素系统激活：该系统激活使糖皮质激素（GC）分泌增多是应激最重要的一个反应之一，对机体抵抗有害刺激起着极为重要的作用。

GC 的作用包括：

①促进蛋白质分解和糖异生将血糖维持在高水平。

②稳定溶酶体膜以减少对细胞的损害。

③维持心血管系统对儿茶酚胺的反应性。该系统的中枢效应与调控应激时的情绪、行为反应有重要的关系。

（3）急性期反应和急性期反应蛋白：应激时由应激原诱发的机体快速启动的防御性非特异反应，称急性期反应。伴随急性期反应，血浆某些增多的蛋白质称急性期反应蛋白，属分泌型蛋白质。急性期反应蛋白种类很多，其功能也相当广泛，如抑制蛋白酶的作用、抗感染、抗损伤等。

（4）热休克蛋白：指应激时细胞新合成或合成增加的一组蛋白质，它们主要在细胞内发挥功能，属非分泌型蛋白质，其基本功能是帮助新生蛋白质的正确折叠、移位、维持和受损蛋白质的修复、降解等，增强机体对多种应激原的抵抗能力。

八、凝血与抗凝血平衡紊乱

1. 概述

（1）机体的凝血系统及功能：凝血系统主要由凝血因子组成，凝血因子是指血浆与组织中直接参与凝血过程的物质。多数凝血因子在肝脏合成，并以无活性的酶原的形式存在于血浆中，除了 Ca^{2+} 和来自组织的组织因子。凝血是一系列凝血因子相继被激活的过程。血小板直接参与凝血过程。

（2）机体的抗凝功能：包括细胞抗凝系统和体液抗凝系统。前者指单核 - 吞噬细胞系统对凝血因子、组织因子、凝血酶原激活物以及可溶性纤维蛋白单体的吞噬、清除作用。后者包括血浆中的丝氨酸蛋白酶抑制物类物质、以蛋白质 C 为主体的蛋白酶类抑制物质及组织因子途径抑制物（TFPI）。

（3）纤溶系统及其功能：纤溶系统主要由纤溶酶原、纤溶酶、纤溶酶原激活物与纤溶抑制物组成。主要作用是纤溶酶溶解纤维蛋白凝块，保证血流通畅。另外，也与组织修复和血管再生有关。

（4）血管内皮细胞和各种血细胞：血管内皮细胞和各种血细胞的结构和功能正常在调节凝血、抗凝血和纤溶过程中具有重要的作用。

2. 弥散性血管内凝血（DIC）的概念　DIC 是指在某些致病因子的作用下，凝血因子和血小板被激活，凝血酶增加，微循环形成广泛的微血栓。继而因微血栓形成过程中大量消耗了凝血因子和血小板，同时纤溶系统功能继发性增强，导致患者出现明显的出血、休克、器官功能障碍和溶血性贫血等临床表现，是临床上一种危重的综合征。

3. 弥散性血管内凝血的原因和发病机制

（1）组织因子释放，启动凝血系统：严重的创伤、烧伤、大手术、产科意外等导致的组织损伤，可释放大量的组织因子入血，启动外源性凝血途径。

（2）血管内皮细胞损伤，凝血、抗凝调控失调：缺血缺氧、酸中毒、抗原 - 抗体复合物、严重感染、内毒素等原因，均可损伤血管内皮细胞，一方面启动凝血系统，另一方面血管内皮细胞的抗凝作用降低。

（3）血细胞的大量破坏，血小板被激活：如红细胞大量破坏，可释放大量磷脂、ADP，促进血小板黏附、聚集等，导致凝血；白血病患者放、化疗导致白细胞大量破坏时，可释放组织因子样物质。

（4）其他促凝物质进入血液：如急性坏死性胰腺炎时，大量胰蛋白酶入血，可激活凝血酶原，促进凝血酶生成。

4. 弥散性血管内凝血机体的功能代谢变化

（1）出血：出血常为 DIC 患者最初的表现。可有多部位、程度不同出血。导致出血的机制包括：

①凝血物质被消耗而减少。

②纤溶系统激活。

③纤维蛋白降解产物 FDP 的形成，FDP 有很强的抗凝血作用。

（2）器官功能障碍：全身微血管内微血栓形成，导致缺血性器官功能障碍，严重者可导致器官衰竭。

（3）休克：急性 DIC 时常出现休克，而休克晚期又可出现 DIC，二者互相影响，互为因果。

（4）贫血：DIC 患者可伴有一种特殊类型的贫血，即微血管病性溶血性贫血。主要是由于微血管内沉积的纤维蛋白网将红细胞割裂成碎片所致。

九、休　克

1. 休克的概念、病因及分类

（1）概念：休克是指机体在严重的失血、失液、感染、创伤等强烈致病因子的作用下，有效循环血量急剧减少，组织血液灌流量严重不足，导致各重要生命器官和细胞发生功能、代谢障碍以及结构损伤的全身性危重病理过程。

（2）病因：常见的有失血与失液、烧伤、创伤、感染、过敏、强烈的神经刺激、心脏和大血管病变如大面积心肌梗死和心肌炎等。

（3）常见的分类方法

①按病因不同，分为失血性休克、失液性休克、烧伤性休克、创伤性休克、感染性休克、过敏性休克、心源性休克和由于强烈神经刺激引起的神经源性休克等。

②按休克发生的始动环节，分为 3 类：低血容量性休克指失血、失液、烧伤等引起血容量减少所

致的休克；血管源性休克指过敏、强烈的神经刺激等引起外周血管扩张，血管床容量增大所致；心源性休克指由于心脏泵血功能衰竭所致，如大面积心肌梗死、心肌炎等。

2. 休克的发展过程及发病机制　以典型的失血性休克为例，根据微循环变化的特点，休克分为3期。

（1）休克Ⅰ期（微循环缺血期）

①微循环的改变：微动脉、后微动脉、毛细血管前括约肌、微静脉收缩，微循环少灌少流，灌少于流。真毛细血管网关闭，直捷通路和动 - 静脉吻合支开放。

②微循环改变的机制：各种致休克因素均可通过不同途径引起交感 - 肾上腺髓质系统强烈兴奋，使儿茶酚胺大量释放入血，作用于α受体，使皮肤、内脏血管痉挛；作用于β受体，使动 - 静脉吻合支开放。此外，其他体液因子如血管紧张素Ⅱ、抗利尿激素（ADH）等释放增加，也有收缩血管、加重微循环障碍作用。

（2）休克Ⅱ期（微循环淤血期）

①微循环的改变：微动脉、后微动脉、毛细血管前括约肌收缩性减弱甚至扩张，真毛细血管网大量开放，毛细血管后阻力大于前阻力，微循环灌多流少，微循环淤血。

②微循环改变的机制：微循环缺血缺氧、酸中毒，血管平滑肌对儿茶酚胺的反应性降低，微血管舒张；缺血缺氧，导致局部舒张血管的代谢产物如激肽、组胺、腺苷等生成增多；血液流变学改变：如血液黏度增高、血流速度减慢等。

（3）休克Ⅲ期（微循环衰竭期）

①微循环的改变：血管平滑肌松弛、麻痹，对血管活性药物失去反应性，微循环血流停止，不灌不流，微循环内可有大量微血栓形成，易发生DIC。

②微循环改变的机制：由于微循环淤血，血液进一步浓缩，血细胞积聚、血黏度增加，使血液处于高凝状态；长时间严重缺氧、酸中毒等可损伤血管内皮细胞，使组织因子大量释放；血管内皮细胞损伤还可暴露胶原纤维，均可激活凝血系统，促进DIC的发生。

3. 休克各期主要临床表现

（1）休克Ⅰ期：由于交感 - 肾上腺髓质系统强烈兴奋，皮肤、内脏血管收缩明显，上述微循环的变化对整体有一定的代偿作用，可减轻血压的下降（但严重大出血可引起血压明显下降），心、脑血流量能维持正常。患者表现为脸色苍白，四肢湿冷，出冷汗，脉搏加快，脉压减小，尿量减少，烦躁不安。休克Ⅰ期为休克的可逆期，应尽快消除休克动因，及时补充血容量，恢复循环血量。

（2）休克Ⅱ期：由于微循环淤血，微循环血管床大量开放，血液淤滞在各内脏器官中，导致有效循环血量锐减，回心血量减少，心排血量进行性下降，患者表现为血压进行性下降，少尿甚至无尿，皮肤黏膜发绀或出现花斑，冠状动脉和脑血管灌流不足，出现心、脑功能障碍，患者表情淡漠，甚至昏迷。

（3）休克Ⅲ期：由于微循环血流停止，不灌不流，微循环内有大量微血栓形成，循环衰竭，患者可出现进行性顽固性低血压，升压药难以恢复，脉搏细弱而频速，静脉塌陷。本期常可并发DIC，出现出血、贫血、等DIC典型临床表现，重要器官功能障碍或衰竭。

4. 器官功能变化与多器官功能障碍　休克过程中由于微循环障碍以及全身炎症反应综合征，常引起肺、肾、肝、心、脑等器官受损，甚至导致多器官功能障碍综合征（休克严重时，可同时或先后引起多个器官功能受损）。

（1）肺功能的变化：肺是休克时引起多器官功能障碍最常累及的器官，病情严重可发展为急性呼吸窘迫综合征（ARDS）。肺部主要的病理变化为急性炎症导致的呼吸膜损伤。

（2）肾功能的变化：急性肾功能障碍发生率仅次于肺和肝。表现为少尿、无尿，同时伴有高钾血症、代谢性酸中毒和氮质血症。休克早期发生的急性肾功能衰竭，以肾血液灌流量不足、肾小球滤过率减少为主要原因，为功能性肾衰竭，如果能及时恢复肾血液灌流量，就可能使肾功能恢复，尿量增加。病情继续发展可出现急性肾小管坏死，为器质性肾功能衰竭。

（3）脑功能的变化：随着休克的发展，休克晚期血压进行性下降可引起脑的血液供应不足，再加上出现 DIC，使脑循环障碍加重，导致脑组织严重缺血缺氧、酸中毒、细胞内外离子转运紊乱等，导致一系列神经功能损害。患者可出现神志淡漠，甚至昏迷。

（4）心功能的变化：发生率较低。但随着休克的发展，血压进行性下降，冠状动脉血流量减少，心肌缺血缺氧，可发生急性心力衰竭。

十、缺血 – 再灌注损伤

1. 概念　在动物实验和临床观察中发现，缺血组织器官恢复血液再灌注后，部分动物或患者细胞功能代谢障碍及结构破坏反而会加重，因而将这种在缺血基础上恢复血液再灌注后组织缺血性损伤进一步加重，甚至发生不可逆损伤的现象称为缺血 - 再灌注损伤。

2. 缺血 – 再灌注损伤的发生机制

（1）自由基的作用：缺血 - 再灌注时氧自由基生成增多，自由基的性质非常活跃，可引起：细胞膜脂质过氧化增强，破坏膜的正常结构和功能；损伤蛋白质的结构和功能；破坏核酸及染色体；促进自由基和其他生物活性物质的产生。

（2）钙超载：细胞内钙含量异常增多，导致细胞功能、代谢障碍和结构损伤，称为钙超载。严重时可造成细胞死亡。缺血 - 再灌注时，细胞外 Ca^{2+} 大量内流，引起细胞内钙超载。钙超载引起缺血 - 再灌注损伤的主要机制。

①激活多种 Ca^{2+} 依赖性酶，如磷脂酶，可造成细胞膜结构损伤。

②线粒体功能损伤。

③促进氧自由基生成。

④引起再灌注性心律失常。

⑤破坏心肌结构。

（3）白细胞的作用：缺血 - 再灌注时，由于趋化因子、黏附分子等的作用，引起缺血组织内大量白细胞聚集和激活，释放大量的致炎物质，造成微血管、周围组织细胞损伤。

3. 防治缺血 – 再灌注损伤的病理生理学基础

（1）减轻缺血性损伤，控制再灌注条件。可采用低流、低温以及低压灌注。

（2）改善缺血组织的代谢。

（3）清除自由基。

（4）减轻钙超载。

（5）其他：如细胞保护剂的应用等。

历年考点串讲

绪论、疾病概论、水、电解质代谢紊乱、酸碱平衡紊乱，缺氧、发热、应激、凝血与抗凝血功能紊乱、休克、缺血 - 再灌注损伤历年必考或常考，其中，疾病发生的基本机制、水、钠代谢紊乱、钾代谢紊乱、单纯性酸碱平衡紊乱、缺氧的基本概念、发热和缺血 - 再灌注损伤的概念及发病机制、应激的基本表现、DIC 及休克的概念、常见病因、发病机制以及对机体的影响为考试重点，应熟练掌握。钙、镁、磷代谢障碍、休克的概念及分类为熟悉，其他一般了解。

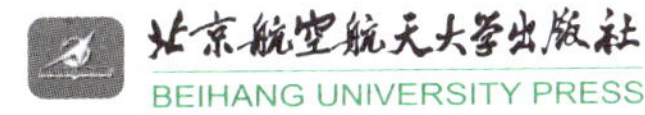

第二节　各　论

一、心功能不全

1. 心力衰竭的原因及诱因　在各种致病因素的作用下，心脏的收缩和（或）舒张功能发生障碍，心排血量绝对或相对下降，以致不能满足机体代谢需要的病理生理过程或综合征称为心力衰竭。

（1）心力衰竭的原因

①心肌舒缩功能障碍：如病毒、硒缺乏、心肌缺血缺氧等均可直接造成心肌细胞死亡，使心肌的舒缩功能下降。

②心脏负荷过重：心脏负荷包括：压力负荷和容量负荷。压力负荷是指心脏收缩时承受的负荷，也称后负荷。如高血压、主动脉流出道受阻可引起左心室压力负荷过重；肺动脉高压、肺动脉瓣狭窄可致右心室压力负荷过重。容量负荷是指心脏舒张时所承受的负荷，也称前负荷。常见于主（肺）动脉瓣或二（三）尖瓣关闭不全、高动力循环状态等，如三尖瓣关闭不全可造成右心室容量负荷增加。

（2）诱因：凡能增加心脏负荷，使心肌耗氧量增加和（或）供血供氧减少的因素都可能成为心力衰竭的诱因。常见的诱因如下：

①感染，特别是呼吸道感染。感染引起的发热可导致交感神经兴奋，增加心率和心肌耗氧量；致病微生物及其产物可以直接损伤心肌；呼吸道炎症水肿可使肺循环阻力增加，加重右心的负荷。

②酸碱平衡及电解质代谢紊乱，如酸中毒、钾代谢紊乱。

③心律失常，尤其是快速型心律失常，可使心肌耗氧量增加。

④妊娠与分娩。

2. 心力衰竭的发病机制

（1）心肌收缩功能降低：心肌细胞正常的收缩功能依赖于于收缩有关的蛋白质的结构和功能的正常、心肌细胞正常的能量代谢、心肌正常的兴奋 - 收缩耦联。造成心肌收缩功能降低的主要原因如下：

①心肌收缩相关蛋白质破坏：如心肌细胞坏死、心肌细胞凋亡。

②心肌能量代谢障碍：如心肌缺血、冠心病、休克等。

③心肌兴奋 - 收缩耦联障碍：如过度肥大的心肌 Ca^{2+} 转运过程障碍。

（2）心室舒张功能异常：心室肌的舒张功能正常，可保证心室血液充盈，进而保证有足够的心排出量。造成心室舒张功能障碍的原因如下。

①钙离子复位延缓：如心肌缺血缺氧，ATP 不足，使肌浆网和肌膜的钙泵功能降低，舒张期胞质内的 Ca^{2+} 浓度下降延缓。

②肌球 - 肌动蛋白复合体解离障碍：任何原因造成的心肌能量供应不足，都会造成横桥的解离障碍。

③心室舒张势能减少。

④心室顺应性降低。

（3）心脏各部舒缩活动的不协调性：心脏各部的活动处于高度协调的工作状态，才能保持心功能的稳定。各种原因引起的心律失常是破坏心脏舒缩活动协调性最常见的原因。

二、肺功能不全

1. 呼吸衰竭的原因及发病机制　由于外呼吸功能严重障碍，导致 PaO_2 降低或伴有 $PaCO_2$ 增高的病理过程称为呼吸衰竭。外呼吸包括肺通气和肺换气，呼吸衰竭的发病机制是肺通气和（或）肺换气功能严重障碍的结果。

（1）肺通气功能障碍

①限制性通气不足：吸气时肺泡扩张受限引起的肺泡通气不足。如呼吸肌功能障碍（如低血钾）、胸廓和肺的顺应性降低（如胸廓损伤、肺纤维化、肺泡表面活性物质减少）、气胸、胸腔积液等，均可导致肺泡扩张受限。

②阻塞性通气不足：由于气道狭窄或阻塞所引起的通气障碍。如呼吸道炎症、水肿或纤维化，呼吸道被黏液、分泌物、异物等阻塞，肺组织弹性降低等，均可引起阻塞性通气不足。

（2）肺换气功能障碍

①弥散障碍：指由于肺泡膜面积严重减少或肺泡膜异常增厚引起的气体交换障碍。如肺叶切除、肺实变、肺不张、肺水肿、肺泡透明膜形成、肺纤维化等。

②肺泡通气与血流比例失调：血液流经肺泡能否使血液动脉化，还取决于肺泡通气量（V_A）与血流量（Q）的比例。如肺的总通气量正常，但肺通气和（或）血流不均匀，造成部分肺泡 V_A/Q 失调，也可引起气体交换障碍。这是肺部疾患引起呼吸衰竭最常见和最重要的机制。

2. 呼吸衰竭时主要的功能代谢变化

（1）酸碱平衡及电解质紊乱：如呼吸性酸中毒、代谢性酸中毒、呼吸性碱中毒等，临床上以混合性酸碱平衡紊乱多见。

（2）呼吸系统变化：PaO_2 降低时，可刺激外周化学感受器，反射性的增强呼吸运动。但缺氧对呼吸中枢有直接抑制作用，当 $PaO_2 < 30mmHg$ 时，抑制作用大于反射性兴奋作用而使呼吸功能抑制。$PaCO_2$ 升高则主要作用于中枢化学感受器使呼吸中枢兴奋，引起呼吸加深加快。但当 $PaCO_2 > 80mmHg$ 时则可抑制呼吸中枢，临床上在这种情况下，氧疗时吸氧浓度不宜过高（一般 30% 的氧），以免缺氧完全纠正后反而呼吸抑制。

呼吸系统疾病本身也会影响呼吸功能。如中央气道的胸外部位阻塞（如严重的喉头水肿），可引起吸气性呼吸困难。呼吸中枢功能障碍时，可以出现呼吸节律紊乱，如潮式呼吸、叹气式呼吸等；呼吸肌疲劳后可出现浅而快的呼吸。

（3）循环系统变化：一定程度的 PaO_2 降低和 $PaCO_2$ 升高，可兴奋心血管运动中枢，但严重时则对中枢起抑制作用，导致心肌收缩力下降、心律失常、血压下降等。呼吸衰竭可影响心脏的功能，引起右心室肥大甚至右心衰竭，即肺源性心脏病。肺源性心脏病的发病机制包括：

①缺氧导致肺小动脉收缩，阻力增加。

②肺小动脉长期收缩，管壁增厚硬化，形成稳定的肺动脉高压。

③有些肺部的病变造成肺毛细血管床大量破坏，也使肺动脉压增高。

④长期缺氧红细胞代偿性增多，血液的黏度增高。

⑤用力呼气时胸内压增大，影响心脏的舒张功能。

⑥用力吸气，胸内压降低可增加心脏的收缩负荷。

（4）中枢神经系统变化：大脑对缺氧最敏感，当 PaO_2 降至 60mmHg 时，可出现智力和视力轻度减退。如 PaO_2 迅速降至 40 ～ 50mmHg 以下，可引起一系列神经精神症状，如头痛、烦躁、精神错乱、抽搐、嗜睡甚至昏迷。严重的 CO_2 潴留也会影响中枢神经系统的功能，患者出现头痛、头晕、烦躁、精神错乱、嗜睡、抽搐、呼吸抑制等。继发于呼吸衰竭的大脑功能障碍称为肺性脑病。肺性脑病的发病机制如下：

①缺氧、酸中毒使脑血管扩张，血管通透性增高，脑水肿，颅内压增高。

②缺氧、酸中毒使脑细胞内酸中毒，一方面使 γ- 氨基丁酸生成增多，中枢抑制；另一方面增强磷脂酶活性，引起神经组织和细胞的损伤。

（5）肾功能变化：严重呼吸衰竭可引起急性肾衰竭，一般为功能性肾衰竭。肾衰竭的发生主要是由于 PaO_2 降低、$PaCO_2$ 增高反射性地兴奋交感神经，使肾血管收缩、肾血流量严重减少所致。

（6）胃肠功能变化：严重缺氧可使胃血管收缩，使胃黏膜缺血缺氧，屏障功能减弱，$PaCO_2$ 增高可刺激胃酸的分泌，故患者可出现胃肠黏膜糜烂、坏死、出血与溃疡。

三、肝功能不全

1. 概念　各种病因严重损害肝细胞，使其代谢、分泌、合成、解毒与免疫功能发生严重障碍，机体往往出现黄疸、出血、继发性感染、肾功能障碍及肝性脑病等一系列临床综合征，称为肝功能不全。肝衰竭一般是指肝功能不全的晚期阶段。继发于严重肝功能障碍的一系列严重的神经精神综合征称为肝性脑病。

2. 肝性脑病的发病机制

（1）氨中毒学说：临床上 60% ～ 80% 的肝硬化和肝性脑病患者可检测到血氨增高，经降血氨治疗后，其肝性脑病的症状明显得到缓解，这是氨中毒学说的依据。

该学说认为，当肝功能发生障碍，可使血氨增高，主要原因如下：

①肝功能严重障碍，氨合成尿素减少，氨的清除不足。

②血氨主要来源于肠道细菌分解蛋白质、尿素所产的氨，肝功能严重障碍时，肠道消化吸收功能降低，肠道细菌活跃，产氨增加。

增多的血氨通过血 - 脑屏障进入脑内，进而产生如下影响：

a．干扰脑细胞的能量代谢。

b．使脑内兴奋性神经递质（如谷氨酸、乙酰胆碱）减少，而抑制性神经递质（如谷氨酰胺、γ-氨基丁酸）增多。

c．干扰神经细胞膜上的 Na^+-K^+-ATP 酶的活性，影响神经细胞内外的 Na^+，K^+ 分布，进而影响膜电位和干扰神经传导活动。

（2）假性神经递质学说：在肝功能障碍时，由于肝的解毒功能低下，在脑干网状结构的神经细胞内，苯乙醇胺和羟苯乙醇胺生成增多。这两种物质可竞争性地取代去甲肾上腺素和多巴胺，但由于生理作用较正常神经递质弱得多，故称为假性神经递质。由于假性神经递质造成脑干网状结构上行激动系统的唤醒功能不能维持，从而使机体昏睡、昏迷。

（3）氨基酸失衡学说：肝功能障碍时，由于肝细胞灭活胰岛素和胰高血糖素的功能降低，使芳香族氨基酸增多，支链氨基酸减少，芳香族氨基酸竞争进入脑组织增多。苯丙氨酸、酪氨酸在脑内经芳香族氨基酸脱羧酶和 β- 羟化酶的作用，分别生成苯乙醇胺和羟苯乙醇胺，造成脑内这些假性神经递质明显增多，从而干扰正常神经递质的功能。

3. 肝肾综合征的概念　肝疾病患者在无肾原发疾病的情况下发生的一种进行性功能性肾衰竭，称为肝肾综合征。肝肾综合征大多由消化道出血、大量放腹水等诱发，很多资料证明，肝肾综合征主要是由于肾血管收缩，血流量减少，肾小球滤过率降低所致。

四、肾功能不全

1. 急性肾功能不全的概念、病因和发病机制

（1）概念：急性肾衰竭（ARF）是指各种原因在短期内引起肾泌尿功能急剧障碍，以致机体内环境出现严重紊乱的病理过程，临床表现有氮质血症、高钾血症、代谢性酸中毒和水中毒等综合征。包括少尿型 ARF 和非少尿型 ARF。

（2）病因

①肾前因素：有效循环血量减少、心排出量下降及引起肾血管收缩等因素均可导致肾血液灌流不足，肾小球滤过率减少。如休克、心力衰竭、严重脱水、创伤等患者。

②肾的实质性病变：最常见于肾缺血和再灌注损伤、肾毒物等引致的急性肾小管坏死；肾本身疾患如急性肾小球肾炎等。

③尿路急性梗阻：见于泌尿道结石、盆腔肿瘤和前列腺肥大、前列腺癌等。

（3）发病机制

①肾小球因素：肾血液灌流减少和肾小球病变均可导致肾小球滤过率降低。

②肾小管因素：在持续肾缺血或肾毒物等作用下，肾小管上皮细胞可出现变性、坏死、脱落，引起肾小管阻塞、原尿回漏，使肾小球滤过率下降。肾小球滤过率下降是引起急性肾衰竭的中心环节，导致少尿或无尿。

2. 急性肾衰竭时机体功能代谢变化　少尿型的急性肾衰竭发展过程可分为少尿期、多尿期和恢复期 3 个阶段。

（1）少尿期

①少尿或无尿、尿比重低、尿钠高、管型尿等。

②水中毒：因少尿等原因，体内水钠潴留、稀释性低钠血症和细胞水肿。

③高钾血症：这是急性肾功能衰竭最危险的变化。原因包括：少尿致排钾减少；组织损伤和分解代谢增强，钾大量释放到细胞外液；酸中毒使细胞内钾离子外逸等。

④代谢性酸中毒：由于肾小球滤过率下降，酸性代谢产物在体内蓄积；肾小管功能障碍，分泌 H^+ 和 NH_3 能力降低，碳酸氢钠重吸收减少。

⑤氮质血症。

（2）多尿期：进入多尿期，说明肾小管上皮细胞已有再生，病情趋向好转。但在多尿期早期，由于肾功能尚未彻底恢复，氮质血症、高钾血症、代谢性酸中毒等不能立即得到改善。后期，由于水电解质大量排出，易发生脱水、低血钾、低钠血症等情况。临床上仍需注意水、电解质和酸碱平衡紊乱的情况。

（3）恢复期：多尿期过后，肾功能显著改善，尿量逐渐恢复正常，水、电解质和酸碱平衡紊乱得到纠正。

3. 慢性肾衰竭的概念、原因　各种慢性肾疾病，随着病情恶化，肾单位进行性破坏，残存的肾单位不足以充分排出代谢废物和维持内环境稳定，进而发生泌尿功能障碍和内环境紊乱，包括代谢废物和毒物的潴留，水、电解质和酸碱平衡紊乱，并伴有一系列临床症状的病理过程，称为慢性肾衰竭（CRF）。凡能造成肾实质进行性破坏的疾病，均可引起慢性肾衰竭。如慢性肾小球肾炎、肾小动脉硬化、慢性肾盂肾炎等。

4. 慢性肾衰竭时的功能代谢变化

（1）尿的变化：多尿、夜尿、等渗尿、管型尿等。

（2）氮质血症：由于肾小球滤过率下降导致含氮的代谢终产物在体内蓄积，进而引起血中非蛋白氮含量增高，称为氮质血症。

（3）代谢性酸中毒：发病机制如下：

①肾小管上皮细胞产 NH_3 减少，使肾小管排 NH_4^+ 和 H^+ 减少。

②肾小球滤过率下降导致酸性代谢产物滤出减少而在体内蓄积。

③肾小管重吸收 HCO_3^- 减少。

（4）高磷血症：由于 GFR 下降，肾排磷减少，血磷升高，血钙下降，结果使甲状旁腺功能亢进，甲状旁腺激素（PTH）分泌增加。PTH 可抑制健存肾单位肾小管对磷的重吸收，但随着病情的发展，健存肾单位逐渐减少，不能维持磷的充分排出，加上 PTH 还有溶骨作用使大量骨磷释放入血，使血磷进一步升高。

（5）低钙血症

①由于血磷升高，磷从肠道排出增加，与食物中钙结合，妨碍钙的吸收。

②肾实质破坏，1,25-$(OH)_2D_3$ 生成不足，肠道钙吸收减少。

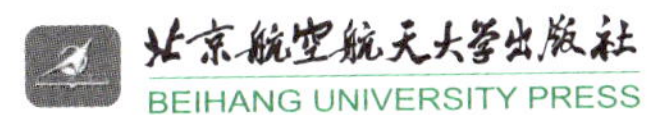

③体内毒素损害肠黏膜，影响肠道吸收钙。

（6）肾性高血压：因肾实质病变引起的高血压称为肾性高血压。发病机制如下：

①钠水潴留。

②肾素分泌增加。

③肾分泌的降压物质如 PGE_2 等减少。

（7）肾性骨营养不良：包括幼儿的肾性佝偻病、成人骨软化、纤维性骨炎、骨质疏松等。发生机制如下。

①低血钙、高血磷及继发甲状旁腺功能亢进，PTH 的溶骨作用使骨质脱钙，血钙降低导致骨质钙化障碍。

②维生素 D 活化障碍，导致肠道钙吸收减少和骨盐沉积障碍。

③酸中毒促进骨盐溶解。

（8）肾性贫血：慢性肾衰竭患者大多伴有贫血，发生机制包括：

①促红细胞生成素减少。

②血液中毒性物质（如甲基胍）抑制骨髓造血功能，红细胞生成减少。

③毒性物质使红细胞破坏加速。

④铁的再利用障碍。

⑤出血。

（9）出血倾向：主要是由于体内蓄积的毒性物质抑制血小板的功能所致。

5. 尿毒症的概念、机体功能代谢的变化　尿毒症是急慢性肾衰竭的最严重阶段，除水、电解质、酸碱平衡紊乱和肾内分泌功能失调外，还出现内源性毒性物质蓄积而引起的一系列自身中毒症状，故称之为尿毒症。尿毒症期可出现各器官系统功能及代谢障碍所引起的临床表现。

（1）神经系统：可表现中枢神经系统功能紊乱，发生尿毒症性脑病。也可出现周围神经病变。神经系统功能障碍的机制如下：

①某些毒性物质的蓄积引起神经细胞变性。

②电解质和酸碱平衡紊乱。

③脑神经细胞变性和脑水肿。

（2）消化系统：症状出现最早，表现为食欲缺乏、厌食、恶心、呕吐和腹泻等。

（3）心血管系统：主要表现为充血性心力衰竭和心律失常，晚期可出现尿毒症心包炎。

（4）呼吸系统：可出现酸中毒固有的深大呼吸。尿素经唾液酶分解生成氨，故呼出气可有氨味。严重还可发生尿毒症肺炎、肺水肿、纤维素性胸膜炎或肺钙化等病变。

（5）免疫系统：常并发免疫功能障碍，以细胞免疫异常为主。

（6）皮肤变化：患者常出现皮肤瘙痒、干燥、脱屑和颜色改变等。尿素随汗液排出，在汗腺开口处形成的细小白色结晶，称为尿素霜。

（7）代谢障碍

①糖代谢：约半数病例伴有葡萄糖耐量降低。

②蛋白质代谢：患者常出现负氮平衡的体征。

③脂肪代谢：患者可出现高脂血症。

五、脑功能不全

1. 概念　脑功能不全通常是指脑中枢结构和功能受损而导致认知和（或）意识障碍的病理过程。认知障碍是指与学习、记忆以及思维判断等有关的大脑高级智能加工过程出现异常。意识障碍是指不能正确认识自身状态和（或）客观环境，不能对环境刺激做出恰当反应的一种病理过程。其病理学基础为大脑皮质、丘脑和脑干网状结构系统功能异常。意识障碍主要表现形式有：谵妄；精神错乱，似睡似醒状态；昏睡，强刺激可睁眼；昏迷等。

2. 意识障碍的病因和发病机制

（1）急性脑损伤：炎症、外伤、出血、高血压等可致大脑弥漫性炎症、水肿、坏死等反应，导致颅压升高，造成脑干网状结构受损。脑干内脑桥上端以上部位受损并累及脑干网状结构是导致意识障碍的主要机制。

（2）急性脑中毒

①内源性毒素：如尿毒症毒素、肝性脑病、肺性脑病、感染性毒素等，引起神经递质合成、释放障碍，能量代谢障碍和神经细胞膜损伤，而导致意识障碍。

②外源性毒素：常见于工业毒物、药物等。神经冲动传递过程中，最易受药物、毒物影响的部位是突触，许多神经系统类药物都是选择性作用于某一类型突触而影响神经功能的。

（3）颅内占位性和破坏性损伤：如肿瘤、脑脓肿等。

历年考点串讲

心力衰竭、呼吸衰竭、肝性脑病、肾功能衰竭历年必考或常考。脑功能不全偶考。其中，心力衰竭的病因、呼吸衰竭的原因和发病机制、肝性脑病、肾衰竭为考试重点，应熟练掌握，应熟悉心力衰竭的诱因、呼吸衰竭时功能代谢的变化，其他一般了解。

常考的细节有：

1. 心力衰竭

（1）压力负荷是指心脏收缩时承受的负荷。如主动脉瓣狭窄可引起左心室压力负荷过重。

（2）容量负荷是指心脏舒张时所承受的负荷。如三尖瓣关闭不全可引起右心室容量负荷过重。

（3）心肌细胞坏死及凋亡、心肌能量代谢障碍、心肌兴奋 - 收缩耦联障碍可降低心肌收缩性引起心力衰竭。

（4）引起心室舒张功能异常的主要原因包括钙离子复位延缓、肌球 - 肌动蛋白复合体解离障碍、心室舒张势能减少、心室顺应性降低。

2. 呼吸衰竭

（1）吸气时肺泡扩张受限引起肺泡通气不足称为限制性通气不足。呼吸中枢抑制、低血钾、肺的顺应性降低、气胸等是引起限制性通气不足的常见原因。

（2）由于气道狭窄或阻塞所致的通气障碍称为阻塞性通气不足。如慢性支气管炎、支气管哮喘、支气管异物等。

（3）呼吸衰竭可累及心脏，主要引起右心肥大与衰竭，即肺源性心脏病。发病机制包括：缺氧、酸中毒导致肺小动脉收缩，管壁增厚硬化；长期缺氧红细胞增多，血液的黏度增高；有些肺部的病变造成肺毛细血管床大量破坏；用力呼吸加重心脏的负荷等。

（4）由呼吸衰竭引起的脑功能障碍称为肺性脑病。发病机制包括：缺氧、酸中毒使脑血管扩张，血管通透性增高，脑水肿；脑细胞内 γ - 氨基丁酸生成增多等。

3. 肝性脑病

（1）肝功能障碍时血氨增高，增多的血氨通过血 - 脑屏障进入脑内，通过干扰脑细胞的能量代谢、干扰脑神经细胞膜的功能、使脑内兴奋性神经递质减少等引起肝性脑病。

（2）假性神经递质通过竞争性地取代正常神经递质而影响大脑功能。

（3）肝肾综合征的发生主要是由于肾血管收缩，血流量减少，肾小球滤过率降低所致。

4. 急性肾衰竭

（1）急性肾衰竭是指各种原因在短期内引起肾泌尿功能急剧障碍，以致机体内环境出现严重紊乱的病理过程。

（2）休克时由于肾血液灌流不足，肾小球滤过率减少是引起急性肾衰竭常见的肾前因素。

（3）肾毒物可引起急性肾小管坏死，引起肾小管阻塞、原尿回漏、肾小球滤过率下降而导致急性肾衰竭。

（4）急性肾衰竭少尿期可出现代谢性酸中毒，同时由于尿钾排出减少、组织损伤和分解代谢增强使细胞钾大量释放到细胞外液、酸中毒细胞内钾离子外逸等可引起高血钾。

5. 慢性肾衰竭

（1）凡能造成肾实质进行性破坏的疾患，均可引起慢性肾衰竭，如慢性肾小球肾炎等。

（2）慢性肾衰竭可引起血磷升高，血钙降低。

（3）由于体内蓄积的毒性物质抑制血小板的功能，可致机体出现出血倾向。

（4）由于体内钠水潴留、肾素分泌增加、肾降压物质生成减少等可致机体出现高血压。

（5）由于低血钙、继发甲状旁腺功能亢进、维生素D活化障碍、酸中毒等可引起机体出现肾性骨营养不良。

6. 脑病理生理学　意识障碍是指不能正确认识自身状态和（或）客观环境，不能对环境刺激作出恰当反应的一种病理过程。

（张丽蓉）

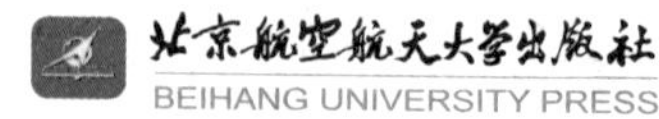

第四章　微生物学

第一节　微生物学总论

一、绪　论

1. 微生物概述　微生物是一群形体微小、结构简单、肉眼不能直接观察到的微小生物的总称，须借助光学显微镜或电子显微镜放大数千倍，甚至数万倍才能观察到。

按照微生物的形态结构不同，从细胞水平可将微生物分为3大类。

（1）非细胞型微生物：非细胞型微生物是最小的一类微生物，无典型细胞结构，仅由核酸（DNA或RNA）和蛋白质组成，必须在活细胞内通过复制方式繁殖，如病毒。

（2）原核细胞型微生物：原核细胞型微生物仅有原始核质，无核膜和核仁等结构，不进行有丝分裂；细胞器不完善，同时含有两类核酸，具有胞膜。包括细菌、放线菌、支原体、衣原体、立克次体和螺旋体。

（3）真核细胞型微生物：细胞核分化程度高，有核膜和核仁，进行有丝分裂；细胞器完整，同时含有两类核酸，如真菌。

2. 医学（病原）微生物学　在众多微生物中，少数对人类和动植物具有致病性的微生物称为病原微生物。主要研究病原微生物的生物学性状、感染与免疫机制、特异性诊断与防治等的科学称为医学微生物学。

二、细菌的基本形态和结构

1. 细菌的基本形态　细菌个体微小，通常以微米（μm）为测量单位。细菌的形态比较简单，在一定的条件下也相对稳定，按外形可将细菌分为球菌、杆菌和螺形菌3种基本形态。球菌的单个菌体呈球形或近似球形，根据细菌分裂的平面和菌体之间排列方式的不同，可分为双球菌、四联球菌、八叠球菌、链球菌和葡萄球菌等。杆菌的外形呈杆状，各种杆菌的大小、长短、粗细差异较大；有的菌体较短，称球杆菌，也有的两头尖细呈梭状，或末端膨大呈棒状，或两端平切呈竹节状。根据菌体弯曲数目的不同，螺形菌可分为2类：

（1）弧菌：菌体只有一个弯曲，呈弧形或逗点状，如霍乱弧菌。

（2）螺菌：菌体有数个弯曲，或菌体弯曲呈螺旋状。

2. 细菌的基本结构和特殊结构　各种细菌共同具有的结构称为基本结构，包括细菌的细胞壁、细胞膜、细胞质及核质。

（1）细胞壁：位于细菌细胞的最外层，是包裹在细胞膜外侧的坚韧而有弹性的膜状结构。细胞壁的主要功能如下：保护菌体、维持细菌外形；物质交换；决定细菌的抗原性。

革兰阳性菌和革兰阴性菌细胞壁的共同组成成分是肽聚糖，又称黏肽。

革兰阳性菌肽聚糖由聚糖骨架、四肽侧链和甘氨酸五肽桥构成机械强度非常大的三维空间网络结构，层数可达40～50层，而某些抗生素（如青霉素）和酶对细菌的抑制和杀灭作用正是通过作用于肽聚糖来实现的。除肽聚糖外，革兰阳性菌的细胞壁还具有称为磷壁酸的独特结构。磷壁酸是结合在革兰阳性菌细胞壁上的酸性多糖链状聚合物，可分为膜磷壁酸和壁磷壁酸2种。

革兰阴性菌细胞壁较薄但化学结构较复杂。其特点是细胞壁中肽聚糖含量低，只有 1 ～ 3 层。由于没有肽桥，只能形成二维平面网络结构。在革兰阴性菌细胞壁的肽聚糖外还有一层独特的结构称为外膜，外膜又可以分为 3 层结构，由内向外依次为脂蛋白、脂质双层和脂多糖，脂多糖的组分之一脂质 A 是革兰阴性菌内毒素的主要组分。

（2）细胞膜：是紧密包绕在细胞质外面的一层柔软、脆弱、具有一定弹性的半透性膜。细菌细胞膜具有十分重要的生理功能：选择性物质转运作用；屏障作用；细胞呼吸作用；参与细菌分裂。

（3）细胞质：细胞膜内的无色、半透明胶状物质，基本成分为水（80%）、蛋白质、核酸和脂类，还含有少量的糖和无机盐。细胞质是细菌的内环境，是细菌新陈代谢的主要场所。

（4）核质：细菌的遗传物质，是原核生物特有的无核膜结构、无固定形态的原始细胞核。

某些细菌具有的非细菌生活所必需的结构称为细菌的特殊结构，包括荚膜、鞭毛、菌毛和芽胞。

①荚膜：某些细菌在生活过程中，能够向细胞壁外分泌一层疏松、透明的黏液状物质，称为黏液层，当黏液层达到一定厚度，通过特殊染色能在光学显微镜下观察到时，称为荚膜。荚膜主要由水、多糖或多肽组成。荚膜具有抗原性，同时和细菌的致病性也有密切的关系。

②鞭毛：鞭毛是某些细菌细胞壁外着生有的细长、弯曲的丝状物，为细菌的运动器官。通过鞭毛染色可在光学显微镜下观察细菌的鞭毛。根据鞭毛的数目及位置可将鞭毛菌分为 4 类，即单毛菌、双毛菌、丛毛菌、周毛菌。鞭毛具有抗原性，可用于对细菌进行鉴定和分类。

③菌毛：着生于细菌表面的、极为纤细，短而直的丝状物称为菌毛，多数革兰阴性菌和少数革兰阳性菌都具有此结构。菌毛的主要成分是蛋白质，具有抗原性。根据其功能可将菌毛分为普通菌毛和性菌毛。普通菌毛主要与细菌的黏附性有关，导致感染的发生。性菌毛仅见于革兰阴性菌，该类菌毛与细菌细胞间的结合、传递某些遗传物质有关。

④芽胞：芽胞是细菌的细胞质脱水浓缩，在菌体内部形成的一折光性强的圆形或椭圆形小体。芽胞是细菌的休眠状态，细菌形成芽胞后失去繁殖能力，但保持细菌的全部生命活性。当环境适宜时，芽胞能发育成细菌的繁殖体而致病。芽胞结构复杂、层多而致密，对外界环境抵抗力极强，成为某些传染病的重要传染源。在实际工作中，常以是否能够杀灭芽胞作为灭菌是否彻底的标准。

三、细菌的增殖与代谢

1. 细菌的生长繁殖

（1）细菌生长繁殖的条件：影响细菌生长的环境因素主要有营养物质、温度、酸碱度（pH）和气体等。

①营养物质：细菌的主要营养物质包括水分、碳源、氮源、无机盐和生长因子。

②温度：温度对细菌生长速度影响最大。根据细菌生长所需的温度范围不同，可将细菌分为低温菌、中温菌和高温菌，大多数致病性细菌生长的最适温度为 37℃。

③酸碱度（pH）：大多数细菌的最适 pH 为 6.8 ～ 7.4，少数细菌在偏酸或偏碱的环境中生长良好，如霍乱弧菌的最适 pH 为 8.8 ～ 9.0。

④气体：细菌生长所需的气体有氧气和二氧化碳，根据对氧气需求的不同，可将细菌分为专性需氧菌、微需氧菌、兼性厌氧菌、专性厌氧菌四大类。

（2）细菌的繁殖方式：细菌以无性二分裂法，通过菌体细胞自身分裂完成繁殖，大多数细菌 20 ～ 30 分钟就能分裂 1 次，即繁殖一代；少数细菌繁殖速度较慢，如结核杆菌，繁殖一代所需的时间为 18 ～ 24 小时。

（3）细菌的生长曲线：细菌群体的生长具有一定的规律性，将一定量的细菌接种至一定容积的液体培养基中进行培养，以时间为横坐标，以细菌数目的对数为纵坐标进行作图，这种描述细菌群体在整个培养期间细菌数变化规律的曲线称为细菌的生长曲线。

典型的细菌生长曲线可分为 4 个期，即迟缓期、对数期、稳定期、衰亡期。

（1）迟缓期：此期细菌细胞不分裂，细菌数目没有增加，主要是细菌适应新环境，为下一阶段的细胞分裂做准备。

（2）对数期：又称指数生长期，这一时期细菌的繁殖速度最快，细菌数目按几何级数递增。此期细菌的形态、染色性及生理特性都比较典型。

（3）稳定期：细菌的快速繁殖导致营养物质消耗，毒性代谢产物堆积，使生长环境逐步不适宜于细菌生长。此期细菌仍在繁殖，但活菌数量并不增加，即细菌分裂增加的细菌数等于死亡的细菌数。

（4）衰亡期：此期细菌繁殖速度减慢甚至停止，细菌衰老并出现自溶，活菌数量不断减少。

2. 细菌的新陈代谢

（1）细菌新陈代谢的类型：细菌的代谢主要由分解代谢和合成代谢两个过程组成。细菌的分解代谢主要是为细菌提供能量和用于合成生物大分子的前体物质，各种细菌能利用的营养物质种类和对营养物质的利用程度是不同的。合成代谢是一个消耗能量的过程，细菌进行的最重要的合成代谢是细菌细胞物质的合成，包括核酸、蛋白质、多糖和脂类的合成。

（2）细菌的分解代谢产物：不同细菌细胞内的酶系统不完全相同，对同一营养物质的代谢途径和代谢产物也不相同，因此，可以通过检测细菌对各种营养物质的代谢作用及代谢产物，对细菌种类进行鉴定，称为细菌的生化反应。常用的细菌生化反应有糖发酵试验、吲哚试验、甲基红试验、VP 试验、枸橼酸盐利用试验等。

（3）细菌的合成代谢产物：细菌的合成代谢产物中，有些可用于细菌的鉴定，有些与细菌的致病性有关，在医学上具有重要意义。较重要的细菌合成代谢产物有热原质、毒素和侵袭酶类、细菌素、色素、抗生素、维生素等。

3. 细菌的人工培养

（1）培养基：人工配制的满足微生物生长繁殖的营养基质称为培养基。配制培养基必须注意以下几点。

①根据微生物种类的不同选择适宜的培养基配方。

②调整培养基的 pH 至适宜范围。

③培养基本身应无菌。根据培养基的营养组成和用途不同，可以将培养基分为基础培养基、营养培养基、选择培养基、鉴别培养基、厌氧培养基等。按照培养基的物理状态，又可分为液体培养基、半固体培养基和固体培养基。

（2）细菌的培养方法：取标本或细菌接种于适宜培养基上，置 37℃培养箱内孵育 18 ～ 24 小时，即有大量细菌生长繁殖。

（3）细菌的生长现象：细菌在不同的培养基中表现出不同的生长现象。

①液体培养法：大多数细菌在液体培养基中呈均匀生长，使液体变成浑浊状态，少数表现为沉淀生长或浮在液体表面生长，形成菌膜。

②半固体培养法：常用于观察细菌的动力，在半固体培养基中，无鞭毛的细菌沿穿刺线生长，有鞭毛的细菌沿穿刺线生长并向周围扩散，使培养基出现浑浊。

③固体培养法：在固体培养基表面，单个细菌大量繁殖后可形成肉眼可见的细菌群体，叫菌落。不同的细菌其菌落的大小、形态、颜色、表面光滑程度等不相同，可用于细菌的初步分类和鉴定。

四、噬菌体

1. 概念　噬菌体是指侵袭细菌、真菌、螺旋体等微生物的病毒。

2. 特点　噬菌体具有以下生物学特点。

（1）体积微小，在电镜下才可看见。

（2）无细胞结构，主要由蛋白质构成的衣壳和包含于其中的核酸组成。

（3）只能在活细胞内以复制的方式增殖，有严格的寄生性和宿主范围。噬菌体常见的有蝌蚪状、微球状和杆状 3 种形态。

3．类型　按照噬菌体感染宿主菌以后的结果，可将噬菌体分为 2 种。

（1）毒性噬菌体：感染后立即在宿主菌细胞内增殖，产生大量子代噬菌体，使宿主细胞溶解死亡的噬菌体称为毒性噬菌体。

（2）温和噬菌体：感染宿主菌后不增殖，而将噬菌体的基因整合到宿主细胞基因组中，随细菌的分裂遗传给子代，这种噬菌体称为温和噬菌体。整合于细菌染色体上的噬菌体基因组称为前噬菌体，带有前噬菌体的细菌称为溶原性细菌。

五、细菌的遗传变异

1．细菌的遗传物质及变异的机制

（1）细菌的遗传物质

①染色体：细菌的染色体是一条裸露的未闭合环状双螺旋 DNA，控制细菌的遗传特性，其编码产物为细菌生命所必需。

②质粒：质粒是独立存在于细菌染色体以外的双股环状 DNA，控制细菌的生命非必需性状。质粒可自主复制，或随细菌的分裂传给子代细菌，也可整合在细菌的染色体上改变细菌的遗传性状，并可通过结合等方式在细菌间转移。

③噬菌体：噬菌体并不是细菌的结构成分，但温和噬菌体感染细菌后，其基因可整合在细菌染色体上，从而使宿主细菌获得某种新的性状。

（2）细菌变异的机制：细菌遗传性变异的机制包括突变和基因的转移与重组。

①突变：指细菌基因结构发生的突然而稳定的改变，导致细菌性状的改变，并可将这种改变遗传给子代。突变有基因突变（点突变）和染色体畸变两种类型。

②基因的转移与重组：某种细菌（受体菌）从其他细菌（供体菌）获得基因片段，导致自身的基因发生改变，产生新的性状，这种现象称为细菌基因的转移与重组。基因转移与重组的形式有转化、转导、溶原性转换、接合和原生质体融合 5 种。

2．细菌变异的实际意义　常见的细菌的变异现象有以下几种。

（1）形态结构变异

①菌体形态的变异，如在某些条件下细菌出现的不规则多形态。

②细菌细胞壁的变异，如某些细菌在抗生素作用下，形成细胞壁缺陷的细菌 L 型。

③特殊结构的变异，如细菌荚膜或鞭毛的丢失。

（2）菌落变异：新从患者体内分离的菌株通常形成光滑型菌落（S 型），在人工培养基上多次传代后可逐渐变成粗糙型（R 型），这种菌落的变异称为 S → R 变异。

（3）毒力变异：包括两个方面，一是从无毒力的细菌变为有毒力的细菌，如白喉棒状杆菌感染相应温和噬菌体，成为溶原性细菌后，获得了产生毒素的能力；二是细菌的毒力在人工培养条件下逐渐减弱甚至消失，如卡介苗的制备。

（4）耐药性变异：细菌对某种抗生素或其他抗菌药物由敏感变为耐受甚至依赖的现象，称为耐药性变异。

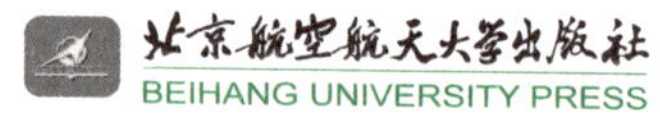

六、消毒与灭菌

1. 消毒、灭菌、无菌和无菌技

（1）消毒：消毒指利用理化因素杀死物体上或环境中的病原微生物，消毒并不一定杀死细菌芽胞或非病原微生物。

（2）灭菌：灭菌指利用理化因素杀灭物体上所有微生物，包括杀灭细菌的繁殖体和芽胞、病原微生物和非病原微生物。彻底灭菌的标志就是杀灭细菌芽胞。

（3）无菌：无菌指不含任何活菌的状态，多是灭菌的结果。

（4）无菌技术：防止细菌进入人体或物品，人体或物品也不污染操作环境的技术即无菌技术。例如外科手术或分离、转种及培养细胞或微生物时，均为无菌操作。

2. 物理消毒灭菌法　物理消毒灭菌法是指用物理因素杀灭或控制微生物生长的方法。主要包括热力灭菌法、辐射、超声波、滤过除菌法等。

（1）热力灭菌法：热力灭菌法是指利用高温杀死微生物的方法，包括干热灭菌和湿热灭菌 2 类。

①巴氏消毒法：适用于食品、饮料的消毒。

②高压蒸气灭菌法：杀灭细菌芽胞最有效的方法，适用于一切耐高温的物品灭菌。

③焚烧与烧灼。

（2）日光与紫外线：日光和紫外线穿透能力弱，用于物体表面和空气的消毒。

（3）超声波：通过高频震动使溶液产生空穴，当悬液内的微生物接近或进入空穴区时，细胞内外的压力差导致细胞破裂，达到杀菌的目的。

（4）滤过除菌法：通过滤菌器将液体或空气中的细菌除去的方法，主要用于不耐高温的血清、抗毒素、细胞培养液、生物制品以及空气的除菌。

3. 化学消毒灭菌法　化学消毒灭菌法是指用化学药物杀灭微生物或抑制微生物生长繁殖的方法。用于消毒灭菌的化学药品称为消毒剂或防腐剂，同一药品在低浓度下可作为防腐剂，在高浓度时则为消毒剂。消毒剂对人体细胞也有损伤作用，故只能外用，一般用于体表、机械、食具和环境等的消毒。消毒剂的杀菌机制主要有 3 种。

（1）使菌体蛋白质变性、凝固，如酚类、醇类、醛类、重金属离子等，乙醇的常用消毒浓度为 70% ～ 75%。

（2）干扰细菌酶系统，影响细胞正常代谢，如氧化剂、重金属盐类等。

（3）损伤细菌的细胞壁等保护结构，如酚类（低浓度）、脂溶剂等。

七、细菌的致病性和机体的抗感染免疫

1. 细菌的致病性　病原菌的致病性由其毒力、侵入机体的数量和侵入途径等因素决定。

（1）细菌的毒力：致病菌致病能力的大小称为细菌的毒力，由侵袭力和毒素两方面组成。

①侵袭力：侵袭力指病原菌突破机体的防御功能，在体内定居、生长、繁殖并蔓延扩散的能力。构成细菌侵袭力的因素主要有细菌的荚膜、黏附素和侵袭性物质。黏附是细菌感染的关键步骤，细菌的黏附能力与其致病性密切相关。病原菌表面的荚膜和黏附素等可以帮助细菌黏附于宿主细胞表面；侵袭性物质主要是指病原菌合成的一些侵袭性酶，如玻璃酸酶、链激酶、胶原酶等。

②毒素：毒素是细菌致病性的关键因素，分为外毒素和内毒素两种。

外毒素主要由革兰阳性菌产生，是病原菌在生长繁殖过程中产生并释放到菌体外的毒性蛋白质。外毒素的毒性非常强，作用于特定的靶组织，引起特定临床症状。外毒素能刺激机体产生抗体（称为抗毒素），也可脱毒为类毒素用于人工自动免疫；根据外毒素作用机制不同，可分为神经毒素、细胞

毒素和肠毒素三大类。

内毒素为革兰阴性菌细胞壁结构成分，是细菌死亡裂解后释放出的毒性脂多糖。内毒素的毒性比外毒素要弱，各种细菌的内毒素成分基本相同，致病作用也相似，主要表现为发热反应、白细胞反应、弥散性血管内凝血（DIC）、内毒素血症与休克。内毒素性质稳定，不易被高温破坏，但内毒素的免疫原性很弱，不能刺激机体产生抗体，也不能脱毒成为类毒素。

（2）细菌的侵入数量：通常说来，病原菌的致病能力与其侵入的数量成正比，病原菌的毒力越强，引起机体感染所需的菌量就越少；反之所需要的菌量就越大。

（3）细菌的侵入途径：病原菌的侵入途径与其致病性关系密切，有的病原菌要通过特定的侵入途径才能引起感染，如破伤风梭菌只能通过破损皮肤伤口感染；也有的病原菌可以通过多种途径感染机体，如结核分枝杆菌。

2. 机体的抗感染免疫　抗感染免疫是指机体免疫系统抵抗病原微生物感染的防御功能，包括非特异性免疫和特异性免疫两大组成部分。非特异性免疫（又称固有免疫）是生物物种在长期的种系发育过程和进化过程中逐渐形成的一系列防御机制。非特异性免疫不针对特定病原体，可以遗传，故又称固有免疫。非特异性免疫由屏障结构、吞噬细胞、正常体液和组织中的免疫分子等组成。

（1）屏障结构：屏障结构主要有皮肤黏膜屏障、血 - 脑屏障和胎盘屏障。

①皮肤黏膜屏障：覆盖在体表的皮肤及覆盖在与外界相通管腔的黏膜构成皮肤黏膜屏障，通过机械阻挡、分泌杀菌物质、正常菌群的拮抗作用等完成其功能。

②血 - 脑屏障：由软脑膜、脉络膜、脑毛细血管和星状胶质细胞等组成，通过脑毛细血管内皮细胞层的紧密连接和吞饮作用，阻挡病原体及其毒性产物从血流进入脑组织，保护中枢神经系统。

③胎盘屏障：由母体子宫内膜的基蜕膜和胎儿绒毛膜共同组成，防止妊娠母亲感染的病原微生物进入胎儿体内，保护胎儿免受感染。

（2）吞噬细胞：吞噬细胞通过非特异性地吞噬、杀伤和消化侵入的病原体而清除病原微生物，是重要的效应细胞，其杀伤机制主要是通过细胞内的各种氧化酶完成。

①中性粒细胞：属小吞噬细胞，主要存在于外周血中，数量众多。

②单核巨噬细胞：属大吞噬细胞，包括血液中的单核细胞和组织器官中的巨噬细胞。

③自然杀伤细胞：属于另一类非特异性杀伤细胞，可以直接杀伤感染了细胞内寄生病原体的靶细胞和肿瘤细胞。

（3）正常体液和组织中的免疫分子：机体体液和正常组织中存在的免疫分子主要包括补体、溶菌酶、肽抗生素和细胞因子。

特异性免疫（又称适应性免疫）是生物个体在生活过程中接受抗原物质刺激后产生的免疫机制，针对特异的病原体或其毒素，不能遗传给子代，所以又称为适应性免疫，在机体抗感染免疫中占有重要地位。特异性免疫由体液免疫和细胞免疫组成。

①体液免疫：由免疫球蛋白（抗体）介导的免疫称为体液免疫。抗体的抗感染作用主要表现为抑制病原体黏附、调理吞噬、中和细菌外毒素作用等。

②细胞免疫：即由 T 细胞介导的免疫，主要的效应细胞为细胞毒性 T 细胞（CTL）和 Th1 细胞。CTL 通过特异性直接杀伤受感染的靶细胞，进而杀伤细胞内感染的病原微生物；Th1 细胞通过分泌多种细胞因子，参与对细胞内寄生病原微生物的杀灭作用。

3. 细菌感染的发生、发展和结局　细菌克服机体的防御功能，侵入机体的特定部位，与机体相互作用，引起不同程度的病理生理变化过程称为感染或传染。感染的发生发展决定于病原微生物的致病性和机体的免疫能力。

（1）感染的来源：根据引起人体感染的病原菌来源不同可将感染分为两类。

①外源性感染：来自宿主体外的病原菌所引起的感染称为外源性感染。

②内源性感染：自身体内或体表的病原菌所引起的感染称为内源性感染。

（2）感染的类型：按病原菌感染后是否出现临床症状分为隐性感染、潜伏感染、显性感染和带菌状态 4 种类型。

①隐性感染：病原体侵入机体后不出现典型临床症状的感染类型即为隐性感染，机体可以通过隐性感染获得某种特异性免疫能力。

②潜伏感染：当机体与病原体暂时处于平衡状态、无临床症状时称为潜伏感染；一旦机体免疫力下降，潜伏的病原菌则大量繁殖，导致发病。

③显性感染：感染后导致组织病理改变，出现典型临床症状的称为显性感染。按病情缓急不同，显性感染可分为急性感染和慢性感染；按病变发生部位不同，可分为局部感染和全身感染。临床上常见的全身感染有菌血症、毒血症、败血症和脓毒血症 4 种类型。

④带菌状态：机体感染后，病原菌在体内持续存留一段时间并不断排出，但机体并无临床症状，称为带菌状态。处于带菌状态的个体称为带菌者，是重要的传染源。

八、病毒概论

1. 病毒的形态与结构

（1）病毒的概念：病毒是一类体积微小、结构简单的非细胞型微生物。病毒无细胞结构，只含有一种类型的核酸（DNA 或 RNA），必须在活细胞内通过复制方式繁殖。完整的成熟病毒颗粒称为病毒体，具有典型的形态结构，并有感染性。

（2）病毒的大小与形态：病毒比细菌小得多，其测量单位是纳米（nm，为 1/1000μm），大多数病毒大小在 100nm 左右。病毒的形态大多呈球形或近似球形，少数为子弹状或砖块状。

（3）病毒的结构：病毒的基本结构包括核心和衣壳，二者构成核衣壳，又称裸露病毒。核心位于病毒体的中心，是病毒的核酸，控制病毒的遗传和变异，为 DNA 或 RNA，可以是双链，也可以是单链；衣壳是包围在病毒核酸外面的蛋白质颗粒，其主要功能是保护病毒核酸；衣壳蛋白具有抗原性，并与病毒的致病性密切相关。有的病毒在衣壳外还有一层包膜，称为包膜病毒。

2. 病毒的繁殖方式　病毒的繁殖方式称为复制，是病毒在易感细胞中繁殖的过程。病毒的复制不同于其他微生物的二分裂繁殖，而是以病毒基因组为模板，借助宿主细胞的核酸与蛋白质合成系统，并利用宿主细胞的低分子物质和能量，复制病毒的基因组，并转录、翻译出相应的病毒蛋白，最终装配成子代病毒释放，这一过程称为病毒的复制周期。

病毒的复制周期是一个复杂的连续过程，可以将其分为 5 个步骤。

（1）吸附：吸附是指病毒通过其表面的蛋白质与易感细胞表面受体特异结合的过程。

（2）穿入：穿入指吸附在易感细胞表面的病毒通过不同方式进入细胞内的过程，包括胞饮、融合等方。

（3）脱壳：穿入细胞质中的核衣壳脱去衣壳蛋白质、裸露病毒基因组的过程称为脱壳。

（4）生物合成：病毒基因利用宿主细胞合成病毒蛋白质和核酸的过程称为生物合成。

（5）组装、成熟与释放：合成的病毒核酸和蛋白质装配成子代病毒，并以不同方式从细胞内释放的过程。

3. 病毒的感染与免疫

（1）病毒的感染：病毒通过多种途径侵入机体后，借助病毒表面的蛋白与易感细胞结合，进而进入细胞内。在细胞内，病毒增殖及由病毒诱导的超敏反应导致细胞溶解、组织损伤。因此，病毒的致病性表现为对机体的整体作用和对细胞的作用。

①整体水平：病毒具有两种感染机体的方式，其一是病毒通过呼吸道、消化道、泌尿生殖道等在不同个体之间传播，称为水平传播；其二是病毒通过胎盘或产道由亲代直接传给子代，称为垂直传播。

病毒感染机体后，根据病毒的种类、毒力和机体免疫力的不同，可表现为隐性感染、显性感染和持续性感染。

②细胞水平：病毒在敏感细胞内增殖，对细胞的影响可以表现为溶解细胞、稳定状态感染、诱导细胞增生与转化等不同形式。

（2）抗病毒免疫：病毒感染机体后，机体通过固有免疫和适应性免疫共同发挥抗病毒作用。

①非特异性免疫：具有抗病毒作用的非特异性免疫因素有干扰素、NK 细胞和巨噬细胞等，干扰素是由干扰素诱生剂诱导机体细胞所产生的一种蛋白质，具有抗病毒、抗肿瘤等多种生物学活性。干扰素的抗病毒作用是通过诱导靶细胞产生抗病毒蛋白来完成的。

②特异性免疫：特异性抗体通过与病毒结合可消除病毒的感染能力，称为中和病毒作用，具有此作用的抗体称为中和抗体；对于已经进入宿主细胞的病毒，则主要由细胞免疫通过杀伤靶细胞清除病毒。

九、真菌概述

1. 真菌的生物学特性及致病性

（1）概念：真菌是一大类不含叶绿素，不分根、茎、叶的真核细胞型微生物，具有完整的细胞结构。

（2）真菌的形态与结构：真菌分为单细胞真菌和多细胞真菌两大类，前者又称为酵母菌，后者为多细胞的丝状物，俗称霉菌。真菌比细菌大几倍至几十倍，在光学显微镜下放大几十倍就可观察。

①单细胞真菌：呈圆形或椭圆形，以芽生方式繁殖。

②多细胞真菌：由菌丝和孢子组成，菌丝由真菌孢子长出芽管、再延长呈丝状而形成，菌丝形态各异，可作为鉴别真菌的依据。按照菌丝的功能，可将其分为营养菌丝和生殖菌丝。孢子是多细胞真菌的繁殖器官，由生殖菌丝产生。不同的真菌孢子的大小和形态不同，也可作为真菌鉴定和分类的依据。

（3）真菌的培养：真菌营养比较简单，普通培养基上生长良好，培养真菌的最适 pH 为 4.0 ～ 6.0，最适温度为 22 ～ 28℃，某些深部感染真菌在 37℃中生长良好。

（4）主要病原性真菌：大多数真菌对人无害，只有少数能引起人类疾病，称为病原性真菌。根据感染部位的不同，将其分为 2 类。

①浅部感染真菌，主要感染皮肤、毛发和指甲，导致各种癣的发生。

②深部感染真菌，可引起皮下组织感染、全身性感染和机会性感染。

2. 真菌与药学的关系

（1）真菌与药物生产

①抗生素：抗生素是指由微生物产生的、极微量即具有选择性地抑制其他微生物或肿瘤细胞的天然有机化合物。不少抗生素是由真菌生产的，如青霉素、头孢菌素、先锋霉素等。

②免疫抑制药：免疫抑制药主要用于抑制机体的免疫反应，真菌可以产生的免疫抑制药包括环孢素及 FK-506 等。

③药用真菌：有些真菌可直接食用或药用，如灵芝和各种菇类。

（2）真菌与药品质控：在药物的生产和保藏过程中，很容易受到真菌的污染。药品被真菌污染后，不仅使药物变质，影响药品的质量甚至失去疗效，还会引起患者的不良反应。真菌可以通过以下环节污染药物：空气、生产用水、药物原材料、生产设备和人员。

（3）真菌毒素：人类食用某些真菌以后，可导致急性或慢性中毒，引起中毒的物质可以是真菌本身，但主要是真菌生长后产生的各种真菌毒素，其中有些真菌毒素还与肿瘤的发生有密切关系，例如黄曲霉菌产生的黄曲霉素。

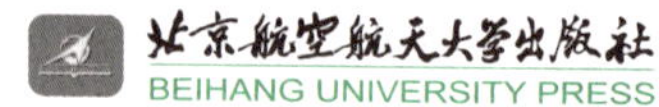

十、其他微生物

1. 支原体　支原体是一类没有细胞壁，呈高度多形态性，可用人工培养基培养增殖的最小的原核细胞型微生物，与医学关系较大的是肺炎支原体，主要引起支原体肺炎。

2. 衣原体　衣原体是一类体积微小、专性活细胞寄生、有独特发育周期的原核细胞型微生物，在繁殖发育周期内，可见有 2 种形态。

（1）原体：存在于细胞外，是衣原体的典型形态，有感染性。

（2）始体：存在于细胞内，为衣原体的分裂象，无感染性。引起的疾病常见的有沙眼病、肺炎等。

3. 螺旋体　螺旋体是一类细长、柔软、弯曲、运动活泼的原核细胞型微生物，其基本结构及生物学特性与细菌相似。螺旋体所致的疾病主要有梅毒（梅毒螺旋体引起的一种性传播疾病）和钩端螺旋体病（钩端螺旋体引起的一种自然疫源性疾病）

4. 立克次体　立克次体是一类专性活细胞寄生的原核细胞型微生物，生物学性状与革兰阴性菌相似。立克次体种类较多，常见的主要有普氏立克次体、恙虫热立克次体，分别引起流行性斑疹伤寒和恙虫病。

十一、药物的抗菌试验与药品的微生物学质量控制

1. 药物的抗菌试验　在体内或体外测定微生物对药物敏感程度的试验目的是检查药物的抗微生物效能。抗菌药物抑制或杀灭病院微生物的能力称为抗菌活性，药物完全抑制某种微生物生长所需的最低浓度为最低抑菌浓度（MIC），药物完全杀灭某种微生物所需的最低浓度称为最低杀菌浓度（MBC）。

2. 药品的微生物学质量控制

（1）药品生产中的微生物污染：药品生产过程中，污染药品的微生物可来自以下几个方面。

①生产环境：如空气、土壤。

②厂房建筑和生产设备：如容器、包装纸。

③药物原材料和生产用水。

④生产人员。

（2）药品生产过程中防止微生物污染的措施

①加强药品生产管理。

②在药品生产各环节进行微生物学检验。

③使用合格的防腐剂。

④药品生产的 GMP 验证。

3. 药品的微生物学检查　药品的微生物学检查包括无菌产品的无菌检验和非无菌产品的微生物限度检查。

历年考点串讲

绪论、细菌的基本形态和结构、细菌的增殖与代谢、噬菌体、细菌的遗传变异、消毒与灭菌历年必考，其中，微生物的分类、细菌的基本结构和特殊结构、消毒、灭菌为考试重点，应熟练掌握。细菌的生长繁殖、细菌的新陈代谢、人工培养、噬菌体、遗传变异、物理消毒灭菌应熟悉。其他做一般了解。

常考的细节如下：

1．微生物的分类：从细胞水平可将微生物分为 3 大类，即非细胞型微生物，如病毒和类病毒等；原核细胞型微生物，可分为细菌、放线菌、支原体、衣原体、立克次体和螺旋体等 6 种；真核细胞型微生物，如真菌。

2．细菌细胞壁的成分、结构及功能：细胞壁位于细菌细胞的最外层，是包裹在细胞膜外侧的坚韧而有弹性的膜状结构。革兰阳性菌和革兰阴性菌细胞壁的共同组成成分是肽聚糖，又称黏肽。革兰阳性菌肽聚糖由聚糖骨架、四肽侧链和甘氨酸五肽桥构成三维空间网络结构，除肽聚糖外，革兰阳性菌细胞壁还具有称为磷壁酸的独特结构。革兰阴性菌细胞壁较薄但化学结构较复杂，细胞壁中肽聚糖含量低，为二维平面网络结构，但在肽聚糖外还有一层独特的外膜，外膜含有革兰阴性菌内毒素的毒性组分。细胞壁的主要功能有：保护菌体、维持细菌外形；物质交换；决定细菌的抗原性。

3．细菌的鞭毛和芽胞：鞭毛是某些细菌细胞壁外附着生有的细长、弯曲的丝状物，为细菌的运动器官，并可根据鞭毛的抗原性对细菌进行鉴定和分类。芽胞是细菌的细胞质脱水浓缩，在菌体内部形成的一折光性强的圆形或椭圆形小体。芽胞是细菌的休眠状态，芽胞对外界环境抵抗力极强，成为某些传染病的重要传染源。在实际工作中，常以是否能够杀灭芽胞作为灭菌是否彻底的标准。

4．细菌的生长曲线及其分期：将一定量的细菌接种至一定容积的液体培养基中进行培养，以时间为横坐标，以细菌数目的对数为纵坐标进行作图，这种描述细菌群体在整个培养期间的菌数变化规律的曲线就是细菌的生长曲线。典型的细菌生长曲线可分为 4 个期，即迟缓期、对数期、稳定期、衰亡期。

5．常用的消毒灭菌方法：常用有物理消毒灭菌和化学消毒灭菌两类消毒灭菌方法，考生应根据对象的不同选择不同的消毒灭菌方法。

第二节　免疫学基础

一、抗原与抗体

1．抗原

（1）抗原的概念与基本特性：能刺激机体产生免疫应答产物（抗体和淋巴细胞），并能与相应免疫应答产物结合的物质称为抗原。抗原具有 2 个基本特性。

①免疫原性：免疫原性指刺激机体产生抗体和淋巴细胞的能力。

②免疫反应性：免疫反应性指抗原与抗体或淋巴细胞特异性结合的能力。同时具备这两个特性的物质称为完全抗原，简称抗原；只具有免疫反应性而没有免疫原性的物质称为半抗原，多为小分子物质如药物、类脂和多糖等。

（2）构成抗原的条件具有以下 3 个条件的物质，对机体才具有良好的免疫原性。

①异物性：在免疫学中，异物是指“在胚胎晚期未与免疫细胞充分接触过的物质”。

②大分子物质：抗原的分子量通常＞ 10kD，分子量越大，抗原性越强。

③一定的化学组成：抗原物质必须具备复杂的化学组成和一些特殊的化学基团。

（3）临床常见的抗原

①病原微生物。

②细菌外毒素和类毒素：类毒素是由外毒素经过甲醛处理使其丧失毒性、保留抗原性而获得的物质。

③抗毒素：抗毒素是由类毒素免疫动物而来的特异性抗体，对人体具有两重性，一方面可与外毒素特异性结合，中和其毒性；另一方面，作为异种蛋白，抗毒素对人体是良好的抗原。

④同种异体抗原：同种异体抗原是指同一物种不同个体之间的抗原，如血型抗原。

⑤自身抗原。

2. 抗体

(1)抗体与免疫球蛋白的概念：抗体是B细胞接受抗原刺激、增殖分化为浆细胞后所产生的球蛋白，免疫球蛋白是指具有抗体活性或化学结构与抗体相似的球蛋白。所以抗体都是免疫球蛋白，而免疫球蛋白不是都是抗体。由于抗体主要存在于血清等体液中，故将抗体介导的免疫称为体液免疫。

(2)免疫球蛋白的基本结构与分类：免疫球蛋白的基本结构（单体结构）由两条相同的重链和两条相同的轻链通过二硫键链接而成，形成一个“Y”形结构。重链由450～550个氨基酸残基组成，轻链由210个氨基酸残基组成。根据重链氨基酸组成的不同，可以将免疫球蛋白分为5类，即IgG，IgM，IgA，IgD和IgE，其中IgM由5个单体分子组成一个五聚体，是分子量最大的抗体，IgA有单体分子和二聚体两种存在形式。

(3)抗体的生物学功能：主要表现在以下几个方面。

①特异性识别和结合抗原。

②激活补体。

③调理作用。

④通过胎盘和黏膜。

3. 非特异性免疫与特异性免疫　相关内容见第四章第一节“总论”“七、细菌的致病性和机体的抗感染免疫”中的机体的抗感染免疫。

二、补体系统与细胞因子

1. 补体系统

(1)补体的概念与组成：补体是指存在于人或动物血清中的一组与免疫功能有关的蛋白质。补体系统由补体固有成分、补体调节蛋白和补体受体等组成。

(2)补体系统的激活途径：补体的激活途径主要有3条：经典激活途径；旁路途径；甘露聚糖凝集素途径。3条激活途径具有共同的终末途径和生物学效应。

(3)补体的生物学功能：补体系统活化后所产生的共同终末效应及补体活化过程中产生的裂解产物，具有多种生物学功能。

①细胞毒作用，包括溶菌、溶解细胞和溶解病毒。

②调理作用。

③炎症介质作用。

④清除免疫复合物。

⑤参与特异性免疫。

2. 细胞因子

(1)概念：细胞因子是指由机体细胞合成并分泌的一类具有多种生物学活性的小分子物质。

(2)生物学作用：细胞因子的生物学作用主要有以下几点。

①参与免疫调节。

②参与炎症反应。

③调节细胞凋亡。

④刺激造血功能。

三、超敏反应

1. 概念　正常情况下，机体的免疫反应表现为清除抗原、维持机体环境稳定。但是，当机体受某种抗原刺激后出现以机体损伤或生理功能紊乱为主的免疫反应时，就称为超敏反应，又称变态反应。

2. 分类　根据超敏反应的发生机制和临床特点，将超敏反应分成4型。其中，Ⅰ型、Ⅱ型、Ⅲ型超敏反应由体液免疫介导，Ⅳ型超敏反应由细胞免疫介导。

（1）Ⅰ型超敏反应：即速发型超敏反应，主要由IgE介导产生，其特征如下。

①反应发生快，消退也快。

②以生理功能紊乱为主，无组织细胞损伤。

③超敏反应的发生有明显的个体差异和遗传背景。临床常见Ⅰ型超敏反应有药物过敏性休克、血清过敏性休克、呼吸道超敏反应、消化道超敏反应和皮肤超敏反应。

（2）Ⅱ型超敏反应：即细胞毒型或细胞溶解型超敏反应，由IgG或IgM抗体与靶细胞表面的抗原结合后，在补体和吞噬细胞参与下，引起的以靶细胞溶解或组织损伤为主的免疫反应。引发Ⅱ型超敏反应的抗原可以是靶细胞固有抗原（如血型抗原），也可以是外来抗原（如药物）吸附在靶细胞表面。临床常见的Ⅱ型超敏反应有输血反应、新生儿溶血症、药物过敏性血细胞减少症；此外，甲状腺功能亢进是一种特殊的Ⅱ型超敏反应，当相应抗体与靶细胞结合后，表现为靶细胞（甲状腺细胞）功能亢进，而不是靶细胞被破坏。

（3）Ⅲ型超敏反应：即免疫复合物型超敏反应，由中等大小可溶性免疫复合物沉积于毛细血管基底膜后，通过激活补体，在效应细胞（中性粒细胞、血小板等）的共同参与下所致的以充血水肿、局部坏死和中性粒细胞浸润为主要特征的炎症反应和组织损伤。临床常见的Ⅲ型超敏反应有血清病、肾小球肾炎、类风湿关节炎等。

（4）Ⅳ型超敏反应：即迟发型超敏反应，Ⅳ型超敏反应是一种病理性的细胞免疫反应，出现以单个核细胞浸润核组织损伤为主要特征的炎症反应。此型超敏反应发生速度较慢，一般在接触抗原24小时后出现症状，48～72小时达到高峰，故称迟发型超敏反应。临床常见Ⅳ型超敏反应有移植排斥反应、接触性皮炎等。

四、免疫学应用

1. 免疫检测　应用免疫学原理、技术和方法，可对抗原、抗体、免疫细胞、免疫复合物等进行定性或定量分析，协助对传染病、免疫缺陷病、移植排斥反应、超敏反应及肿瘤等进行诊断。免疫检测的技术和方法很多，进展非常迅速，目前常用的方法如下：

（1）检测抗原或抗体：利用抗原抗体可以在体外特异性结合的性质，既可用已知抗原检测未知抗体，也可用已知抗体检测未知抗原，具体的方法有凝集反应、沉淀反应、补体结合反应和免疫标记技术等。

（2）免疫细胞测定：通过检测淋巴细胞表面标志，观察各种淋巴细胞和数量和功能，可以了解机体的免疫状态。

2. 免疫预防　免疫预防的方法包括人工主动免疫和人工被动免疫。

（1）人工主动免疫：人工主动免疫是给机体注射疫苗等抗原性物质，使机体自身产生特异性免疫的方法。注射疫苗2～3周后，机体才能产生特异性免疫能力，但免疫能力较强，维持时间也较久，常用于疾病的预防。

（2）疫苗：疫苗是细菌性制剂、病毒性制剂以及类毒素等人工主动免疫制剂的统称。传统疫苗有3类：

灭活疫苗（死疫苗）、减毒活疫苗、类毒素。新型疫苗包括亚单位疫苗、结合疫苗、合成肽疫苗和重组疫苗等。

（3）人工被动免疫：人工被动免疫是给机体注射函特异抗体的免疫血清制剂（如抗毒素、丙种球蛋白、抗菌血清等），使机体立即获得某种免疫能力，用于疾病的治疗或紧急预防。

3. 免疫治疗　是指用免疫学原理、技术和方法对相关疾病进行的一种生物治疗策略，可分为免疫增强疗法和免疫抑制疗法。

历年考点串讲

抗原与抗体、超敏反应、免疫应用历年必考，其中，抗原的概念与特性、抗体的概念、生物学功能、超敏反应的概念与常见疾病、

人工主动免疫为考试重点，应熟练掌握。抗原的构成条件、免疫球蛋白的基本结构、补体的概念、人工被动免疫、疫苗应熟悉。其他一般了解。

常考的细节如下：

1. 能刺激机体产生免疫应答产物（抗体和淋巴细胞），并能与相应免疫应答产物结合的物质称为抗原。

2. 抗原具有 2 个基本特性，免疫原性和免疫反应性，只有免疫反应性而没有免疫原性的物质称为半抗原。抗原的构成条件有以下 3 个：异物性；大分子物质；一定的化学组成。

3. 抗体是 B 细胞接受抗原刺激、增殖分化为浆细胞后所产生的糖蛋白，具有激活补体、结合抗原、中和毒素等功能，并可通过胎盘。

4. 抗体的生物学功能有：特异性识别和结合抗原；激活补体；调理作用；通过胎盘和黏膜。

5. 当机体受到某种抗原刺激后，出现以机体损伤或生理功能紊乱为主的免疫反应时，就称为超敏反应，超敏反应可分成 4 型。

第三节　微生物学各论

一、病原性球菌

1. 葡萄球菌属　葡萄球菌是最常见的引起化脓性感染的病原菌。

（1）生物学性状：菌体呈球形，革兰染色阳性，呈葡萄串状排列。无鞭毛，无芽胞，一般不形成荚膜。营养要求不高、易培养；对外界因素的抵抗力比其他无芽胞细菌强。

（2）抗原结构：抗原结构复杂，其中最重要的是葡萄球菌 A 蛋白（SPA），为细菌细胞壁上的一种表面蛋白，90% 以上的金黄色葡萄球菌有此抗原。SPA 与 IgG 结合后的复合物具有抗吞噬，促细胞分裂、损伤血小板和引起超敏反应等生物学活性。

（3）分类：根据产生色素、生化反应等不同，可将葡萄球菌分为金黄色葡萄球菌、表皮葡萄球菌和腐生葡萄球菌 3 种，其中金黄色葡萄球菌致病能力最强，表皮葡萄球菌和腐生葡萄球菌偶可致病。

（4）致病物质：金黄色葡萄球菌侵袭力强，可产生多种侵袭性酶和毒素。葡萄球菌的主要致病物质有凝固酶、葡萄球菌溶素，杀白细胞素、肠毒素和表皮剥脱毒素。

（5）所致疾病：葡萄球菌引起 2 种类型的疾病。

①侵袭性疾病：主要有体表局部或内脏器官的化脓性感染和全身感染，如败血症、脓毒血症。

②毒素性疾病：包括食物中毒、假膜性肠炎和烫伤样皮肤综合征。

2. 链球菌属　链球菌属是另一大类常见的化脓性球菌，分布广泛，其中少数为致病性链球菌。

（1）生物学性状：菌体呈球形，链状排列，革兰染色阳性。无鞭毛，无芽胞，一般不形成荚膜，营养要求较高。根据链球菌溶血能力的不同分，可将链球菌分为为 3 类：甲型溶血性链球菌、乙型溶血型链球菌和丙型链球菌，其中乙型溶血型链球菌致病能力最强，甲型溶血型链球菌为条件致病菌，丙型链球菌一般不致病。

（2）致病性：链球菌的致病物质主要有以下 3 类。

①细胞壁成分：如脂磷壁酸、M 蛋白和肽聚糖。

②侵袭性酶类。

③外毒素：如致热外毒素、溶血毒素等。所致疾病有化脓性感染、毒素性疾病和超敏反应性疾病 3 类。

3. 脑膜炎奈瑟菌　脑膜炎奈瑟菌是流行性脑脊髓膜炎（流脑）的病原体。

脑膜炎奈瑟菌为革兰阴性球菌，常呈双排列，无鞭毛，无芽胞，有菌毛和荚膜。专性需氧，营养要求高，抗原结构复杂。在患者脑脊液中，多位于中性粒细胞内。患者和带菌者是主要的传染源，通过飞沫或直接接触传播。致病物质主要有荚膜、菌毛和内毒素，引起流行性脑脊髓膜炎。

二、肠道杆菌

1. 大肠埃希菌

（1）生物学性状：大肠埃希菌是埃希菌属最常见的细菌。革兰染色阴性，多数有周鞭毛，能运动，有菌毛，营养要求不高，易培养，多数能发酵乳糖产酸产气，可用于细菌鉴别。

（2）致病性：大肠埃希菌的致病物质有：黏附素，帮助大肠埃希菌黏附在泌尿道和肠道的细胞表面；内毒素，为革兰阴性菌细胞壁成分；外毒素（肠毒素），大肠埃希菌能产生多种典型的外毒素。所致疾病有 2 类。

①肠道外感染以化脓性感染和泌尿道感染最为常见，多为肠道内正常菌群寄居部位改变而引起的内源性感染。

②某些致病性大肠埃希菌可通过污染水源和食物引起人类胃肠炎，为外源性感染。

（3）卫生细菌学检查：大肠埃希菌随粪便排出，可污染周围环境、水源和食品等，样品中检出的大肠埃希菌越多，表示被粪便污染越严重，间接表明可能有肠道致病菌污染。因此，卫生细菌学以“大肠菌群数”作为饮水、食品和药品等被粪便污染的指标之一。

2. 伤寒沙门菌　沙门菌属是寄生在人类和动物肠道中的一群革兰阴性杆菌，周身鞭毛，多数有菌毛。广泛分布于自然界，多数不引起人类疾病，只有少数具有致病性。大多数沙门菌宿主范围广泛，也有少数主要只感染人类，如引起肠热症的伤寒沙门菌（伤寒杆菌）、甲型副伤寒沙门菌等。

沙门菌属抗原构造复杂，主要有 O 抗原、H 抗原和菌体表面的 Vi 抗原。沙门菌属的致病物质包括毒性强烈的内毒素和侵袭力，少数菌株可以产生外毒素，所致疾病有 4 种。

（1）肠热症：肠热症包括伤寒沙门菌引起的伤寒和甲型、乙型副伤寒沙门菌引起的副伤寒。主要破坏大肠黏膜细胞，造成不同程度的肠道溃疡、出血、穿孔等并发症。

（2）胃肠炎（食物中毒）：为最常见的沙门菌感染。

（3）败血症：以猪霍乱沙门菌等常见。

（4）无症状带菌者常是重要的传染源，常用肥达试验对肠热症进行辅助诊断。

3. 痢疾杆菌　志贺菌属是人类细菌性痢疾的病原菌，通称痢疾杆菌，为革兰阴性杆菌，无鞭毛，有菌毛。能分解葡萄糖，不分解乳糖。按其不同的抗原结构，可分为 A，B，C，D4 群。

志贺菌感染大多限于肠道，很少侵入血液。致病物质包括侵袭力和内毒素，少数菌株能产生外毒素。其内毒素毒性强烈，主要破坏肠黏膜，形成肠道炎症和溃疡，产生典型的脓血黏液便。根据发病情况不同，可将痢疾分为急性细菌性痢疾和慢性细菌性痢疾。

三、厌氧性细菌

1. 概述　厌氧性细菌是一群必须在无氧环境下才能生长繁殖的细菌。根据能否形成芽胞，可将厌养性细菌分为两大类：厌氧芽胞梭菌、无芽胞厌氧菌。前者包括破伤风梭菌、产气荚膜梭菌和肉毒梭菌；后者包括一大类革兰染色阳性或阴性的杆菌和球菌。

2. 厌氧芽胞梭菌　厌氧芽胞梭菌是一群革兰染色阳性、能形成芽胞的大杆菌，菌体呈梭状。严格厌氧，对理化因素有强大的抵抗力。引起人类疾病的有破伤风梭菌、产气荚膜梭菌和肉毒梭菌。

（1）破伤风梭菌：破伤风梭菌的菌体细长呈杆状，有周身鞭毛，芽胞呈圆形，位于菌体顶端，使菌体呈鼓槌状。细菌通过皮肤破损伤口（如外伤、污染的创口、不洁分娩等）侵入局部创面，引起外源性感染，芽胞发芽，细菌增殖，释放外毒素而导致破伤风。破伤风外毒素称为痉挛毒素，毒性强烈，主要引起骨骼肌强直性痉挛，患者可因窒息或呼吸衰竭而死亡。

（2）产气荚膜梭菌：产气荚膜梭菌广泛存在于土壤、人和动物肠道中，菌体粗大，革兰染色阳性，在人体内可形成荚膜；芽胞呈椭圆形，小于菌体。产气荚膜梭菌产生多种外毒素，可引起气性坏疽、食物中毒等疾病。

（3）肉毒梭菌：肉毒梭菌主要存在于土壤中，革兰阳性粗短杆菌，芽胞呈椭圆形，位于菌体的次极端，使细菌呈网球拍状。肉毒梭菌的致病物质是肉毒毒素，是已知最强烈的神经外毒素，所致疾病主要有食物中毒、创伤感染中毒和婴儿肉毒中毒。

3. 无芽胞厌氧菌　无芽胞厌氧菌是一大类寄生于人和动物体内的正常菌群，包括革兰阳性和革兰阴性的球菌和杆菌。主要分布于皮肤、口腔、上呼吸道、泌尿生殖道，在人体正常菌群中占有绝对优势，致病能力不强，一定条件下可导致内源性感染。无芽胞厌氧菌主要致病条件如下。

（1）寄居部位改变，如手术等导致细菌侵入非正常寄居部位。

（2）正常菌群失调，由于抗生素使用不当等原因，使厌氧菌的拮抗菌明显减少，厌氧菌大量繁殖。

（3）机体免疫力降低，在某些疾病如肿瘤、糖尿病或使用免疫抑制药情况下，易引起内源性感染。

（4）局部厌氧环境，如局部组织坏死等厌氧环境，有利厌氧菌生长。

四、弧菌属与弯曲菌属

1. 霍乱弧菌　霍乱弧菌为致病性弧菌的代表菌，是烈性传染病霍乱的病原体，曾在世界上引起多次大流行，病死率高。

（1）生物学性状：菌体呈弧形或逗点状，革兰阴性，一端有单鞭毛，运动活泼，耐碱不耐酸，最适 pH 为 8.8 ～ 9.0，营养要求不高。

（2）致病性：霍乱弧菌所致的疾病为霍乱。其致病物质有：

①霍乱肠毒素。霍乱肠毒素是最为强烈的致泻毒素，作用于小肠黏膜上皮细胞，使其大量分泌，产生严重的呕吐与腹泻，导致水和电解质的紊乱。

②鞭毛与菌毛。鞭毛运动有助于细菌穿过肠黏液层，菌毛使细菌黏附在肠壁细胞表面。

2. 弯曲菌　弯曲菌是一类菌体细长呈弧形或 S 形的革兰阴性菌，又称螺杆菌。微需氧，菌体一端或两端有鞭毛，运动活泼。空肠弯曲菌和幽门螺杆菌为常见致病菌。

（1）空肠弯曲菌：禽类肠道正常寄生菌，人通过接触禽类和患者粪便或污染食物、水感染。可产生肠毒素，引起食物中毒、肠炎等，也可引起腹泻的暴发流行和集体食物中毒。

（2）幽门螺杆菌：多存在于胃部，致病机制尚不清楚，与胃炎、十二指肠溃疡的发生密切相关，可能与胃癌的发生也有关。幽门螺杆菌感染非常普遍，人是唯一的传染源，传播途径未完全明确，致病机制也未完全清楚。

五、肠道病毒

1. 肠道病毒的特点　肠道病毒属于小 RNA 病毒科，通过污染饮水和食物，经消化道传播。肠道病毒主要包括 1 型、2 型、3 型脊髓灰质炎病毒、A 及 B 两组柯萨奇病毒、轮状病毒和新肠道病毒等。

肠道病毒的生物学特性具有共性，表现为：病毒呈球形，无包膜；病毒核酸为 RNA；耐酸，对外界环境有较强的抵抗力，污水中能存活 4 ～ 6 个月；主要经粪 - 口途径传播，但临床表现并不局限于肠道疾病。

肠道病毒感染所致的疾病主要有：

（1）脊髓灰质炎，由脊髓灰质炎病毒引起。

（2）无菌性脑膜炎、脑炎和轻瘫，几乎所有的肠道病毒都与无菌性脑膜炎、脑炎和轻瘫有关。

（3）疱疹性咽峡炎，多由 A 组柯萨奇病毒引起。

（4）心肌炎和心包炎等，主要由 B 组柯萨奇病毒引起。

2. 脊髓灰质炎病毒　脊髓灰质炎病毒分为 3 型，是脊髓灰质炎的病原体，其中 85% 由 I 型脊髓灰质炎病毒引起。脊髓灰质炎病毒通过粪 - 口途径感染人体后，侵犯脊髓前角运动神经细胞，导致迟缓性麻痹，多见于儿童，故又称小儿麻痹症。病毒感染后，机体免疫力的强弱显著影响其结局，90% 以上的感染者表现为隐性感染，1% ～ 2% 的患者产生非麻痹性脊髓灰质炎或无菌性脑膜炎，只有 0.1% ～ 0.2% 的患者产生严重的结局，包括暂时性肢体麻痹、永久性迟缓肢体麻痹等，甚至危及生命。接种减毒活疫苗可以获得良好的免疫效果。

六、呼吸道病毒

1. 流行性感冒病毒　流行性感冒病毒简称流感病毒，有甲、乙、丙 3 型，引起人和动物的流行性感冒。流感病毒外形呈球形或线状，核心为分节段的 RNA，包膜表面镶嵌有两种病毒蛋白质，即血凝素，血凝素（HA）能与人和多种动物的红细胞结合，引起凝集；神经氨酸酶，神经氨酸酶（NA）能水解宿主细胞表面的神经氨酸，帮助成熟的病毒释放和扩散。

流感病毒 HA 和 NA 易发生变异，其变异形式有如下 2 种。

（1）抗原漂移：是一种小变异，即亚型内变异，引起流感的局部中、小流行。

（2）抗原转换：是一种大变异，属于质变，出现新的病毒亚型，引起流感世界性大流行。患者和隐性传染者是主要的传染源，通过飞沫、气溶胶等在人群之间传播。人群普遍易感，起病急，易发生细菌性并发感染，危及婴幼儿和老年人生命。

2. 风疹病毒　风疹病毒属披膜病毒科，是风疹（又称德国麻疹）的病原体。风疹病毒形态为不规则球形，核心为 RNA，衣壳外有包膜，包膜表面有小刺突。人是风疹病毒的唯一自然宿主，病毒主要通过呼吸道感染引起风疹，儿童易感，主要症状为发热、麻疹样皮疹，耳后和枕下淋巴结肿大，成年人感染则症状较重，还可出现关节炎等。若妊娠早期感染风疹病毒，病毒可通过胎盘感染胎儿，引起垂直传播，导致先天性风疹综合征。

3. 禽流感病毒　禽流感病毒是人禽共患传染病禽流感的病原体，分为高致病性、低致病性和无致病性等型，主要引起禽（包括家禽、候鸟等）流感，近年也不断感染人类并导致患者死亡，但其机制尚不清。禽流感病毒一般为球形，直径 80 ～ 120nm，也有同样直径、长短不一的丝状形态，病毒表面有 10 ～ 12nm 的密集钉状物或纤突。

到目前为止，禽流感主要在亚洲地区传播，禽类感染高致病性禽流感病毒后，表现为发病急、传播快，致死率高。禽流感的大面积暴发不仅会给家禽养殖业造成巨大损失，同时，H5N1 型禽流感病毒还可通过病死家禽或候鸟，将高致病性禽流感传染给人，目前尚未发现高致病性禽流感人 - 人传播的现象。

七、肝炎病毒

肝炎病毒是一类主要感染肝细胞，引起病毒性肝炎的病原体，肝炎病毒分别属于不同的病毒科属，致病特点也各不相同。其中甲型肝炎病毒由消化道传播，引起急性肝炎，不转为慢性肝炎；乙型肝炎病毒和丙型肝炎病毒主要由血液和血制品传播，除引起急性肝炎外，可致慢性肝炎，并与肝硬化和肝癌有关。

1. 甲型肝炎病毒（HAV）

（1）生物学性状：HAV 呈球形，属于小 RNA 病毒科，只有一个血清型，无包膜，对外界有较强的抵抗力。

（2）HAV 的传染源为患者和隐性感染者，主要由粪 - 口途径传播，最终侵犯肝而发病。

（3）特异性预防用减毒活疫苗或灭活疫苗，效果良好。

2. 乙型肝炎病毒（HBV） 为乙型肝炎的病原体，全球 HBV 携带者达 3.5 亿。我国约有 1.2 亿。

（1）病毒形态：患者血清中有 3 种形态的病毒颗粒，即大球形颗粒（Dane 颗粒）、小球形颗粒和管形颗粒，其中 Dane 颗粒是具有感染性的乙肝病毒颗粒，小球形颗粒和管形颗粒由病毒复制后剩余的 HBsAg 装配而成。

（2）抗原组成：乙型肝炎病毒主要有表面抗原（HBsAg）、核心抗原（HBcAg）和 e 抗原（HBeAg）3 种抗原。HBsAg 存在于血中，是 HBV 感染的标志，可刺激机体产生保护性抗体；HBcAg 为病毒的内衣壳成分，不易在血液中检出，抗 HBc 抗体的检出常提示 HBV 处于复制状态；HBeAg 是 HBV 复制和具有强感染性的指标，抗 HBe 抗体的出现是预后良好的标志。

（3）致病性：HBV 的传染源是患者和无症状携带者，主要经血液、血制品、性接触和母婴垂直传播。感染后临床表现呈多样性，可表现为无症状携带者、急性肝炎、慢性肝炎或重症肝炎，其中部分慢性肝炎可演变成肝硬化或肝癌。临床上常通过检测 HBV 抗原或抗体，来了解和判断疾病的状态。乙型肝炎的预防可接种疫苗。

3. 丙型肝炎病毒（HCV） 主要经血液或血制品传播，可引起急性肝炎、慢性肝炎或无症状携带者。目前尚无疫苗可预防。

八、乙型脑炎病毒

流行性乙型脑炎病毒简称乙脑病毒，通过蚊子传播，引起流行性乙型脑炎（乙脑）。此病毒有包膜，其表面有血凝素，能凝集禽类的红细胞。蚊子是乙脑病毒的传播媒介，又是病毒的长期储存宿主。人被带病毒的蚊虫叮咬后，绝大多数表现为隐性感染或仅出现轻微症状，只有少数典型病例发生乙脑，临床表现为高热、剧烈头痛、频繁呕吐、惊厥或昏迷等严重的中枢神经系统症状，病死率高。部分患者恢复后可留有后遗症。疫苗接种的免疫保护效果较好。

九、疱疹病毒

单纯疱疹病毒：单纯疱疹病毒（HSV）是疱疹病毒的典型代表，由于在感染急性期发生水疱性皮疹而得名。病毒的主要特点是宿主范围广，复制周期短，致病作用强，在神经节中易形成潜伏感染等。与人类感染有关的主要有单纯疱疹病毒 1 型（HSV-1）和 2 型（HSV-2）。人是单纯疱疹病毒的自然宿主，传染源是患者和健康病毒携带者，通过密切接触和性接触 传染，HSV-1 主要引起腰以上部位感染，HSV-2 主要导致腰以下感染，并与宫颈癌的发病有关。

十、其他病毒

1. 人乳头瘤病毒 人乳头瘤病毒（HPV）为乳多空病毒科中的一个属。病毒呈球形，核心为双链 DNA，无包膜。人类是 HPV 的唯一自然宿主，通过直接接触或共用毛巾、游泳而传播，生殖器感染主要由性生活传播。病毒感染仅侵犯人的皮肤和黏膜，导致不同程度的增生病变，引起良性疣和纤维乳头瘤，常见有寻常疣、扁平疣等。某些型别的 HPV 与肿瘤的发生密切相关。

2. 微小病毒 人类微小病毒 B_{19} 属微小病毒科，是红细胞病毒属的一种，为单链 DNA 病毒，对热、干燥、冻融等稳定。病毒主要通过呼吸道和密切接触传播，也可通过血液制品和垂直传播感染。感染后最常见的疾病是儿童传染性红斑，典型表现为面颊部边界清晰的红斑即“掌拍颊”，躯干及肢体近端一过性网状斑丘疹出现，出疹前 1 周可能有发热、轻微呼吸道症状和周身不适，易与麻疹或其他儿童出疹性疾病相混；病毒也可通过胎盘侵袭胎儿，引起流产。

3. 人类免疫缺陷病毒 人类免疫缺陷病毒（HIV）属逆转录病毒科慢病毒亚科，是获得性免疫缺陷综合征（AIDS，艾滋病）的病原体，HIV 主要有两型，世界上的艾滋病大多数由 HIV-1 引起，HIV-2 在西非局部流行。

AIDS 的传染源是 HIV 携带者和患者，病毒主要存在于血液、精液和阴道分泌物中，传播途径有性接触、血液（输血、血液制品、器官移植、注射等）传播和母婴垂直传播，$CD4^{+}T$ 细胞是 HIV 感染的主要细胞。患者感染病毒后，潜伏期从数月到数年，随后出现 AIDS 相关症候群，表现为持续发热、体重减轻、慢性腹泻、全身淋巴结肿大、真菌感染等免疫缺陷症状，进一步发展为典型 AIDS，机会感染和恶性肿瘤是患者死亡的重要原因。

历年考点串讲

微生物学各论中细菌学部分历年必考，其中，葡萄球菌属、链球菌属、厌氧性细菌为考试重点，应熟练掌握。大肠埃希菌、伤寒沙门菌、霍乱弧菌应熟悉。对其他细菌做一般了解。

常考的细节有：

1. 葡萄球菌的致病物质及所致疾病：葡萄球菌的主要致病物质有凝固酶、葡萄球菌溶素、杀白细胞素、肠毒素和表皮剥脱毒素。葡萄球菌引起 2 种类型的疾病：①侵袭性疾病，主要有体表局部或内脏器官的化脓性感染和全身感染，如败血症、脓毒血症；②毒素性疾病，包括食物中毒、假膜性肠炎和烫伤样皮肤综合征。

2. 链球菌的致病物质及所致疾病：链球菌的致病物质主要有：细胞壁成分，如脂磷壁酸、M 蛋白和肽聚糖；侵袭性酶类；外毒素，如致热外毒素、溶血毒素等。所致疾病有化脓性感染、毒素性疾病和超敏反应性疾病 3 类。

3. 大肠埃希菌的卫生细菌学检查意义：大肠埃希菌随粪便排出，污染周围环境、水源和食品等，因此，卫生细菌学以“大肠菌群数”作为饮水、食品和药品等被粪便污染的指标之一。

4. 厌氧芽胞梭菌的生物学性状特点：厌氧芽胞梭菌是一群革兰染色阳性、能形成芽胞的大杆菌，菌体呈梭状。生物学特点主要是严格厌氧，对理化因素有强大的抵抗力。

（吕小迅）

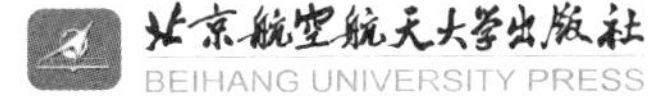

第五章　天然药物化学

第一节　总　论

一、绪　论

1. 天然药物化学研究内容　天然药物化学主要研究天然药物（主要来源于植物，其次源于动物、矿物和微生物等）中具有生物活性或能起防病治病作用的化学成分，即有效成分的结构特点、理化性质、提取分离方法、结构鉴定、生物合成途径和必要的化学结构修饰或改造等。有效成分是指具有生理活性、能够防病治病的单体物质。有效部位是指具有生理活性的多种成分的组合物。

2. 天然药物化学在药学事业中的地位

（1）可以开辟药源，为创新化学药物提供先导化合物。

（2）探讨中药治病的物质基础，建立和完善中药及其制剂的质量评价标准。

（3）促进中药药效理论研究的深入，为中药炮制及复方配伍的现代科学研究奠定基础。

二、提取方法

1. 溶剂提取法　溶剂提取法是根据相似相溶的原则，依据被提取成分的溶解性能，选用合适的溶剂和方法来提取。

（1）常用溶剂：亲脂性有机溶剂、亲水性有机溶剂和水。

①极性大小顺序：水＞甲醇＞乙醇＞丙酮＞正丁醇＞乙酸乙酯＞三氯甲烷＞乙醚＞苯＞己烷（石油醚）。

②各类溶剂溶解特性见表 1-5-1。

（2）提取方法

①浸渍法：用于有效成分遇热易破坏或挥散，以及含多量淀粉、树胶、果胶质、黏液质药材的提取。

②渗漉法：由于在进行过程中一直保持浓度差，因此，除了具有浸渍法不用加热的优点外，还具有提取效率高的特点。但此法溶剂消耗量大，耗时长。

③煎煮法：药材中加入水后加热煮沸，此法简便但含挥发性成分或有效成分遇热易分解的中药材不宜用此法。

表 1-5-1　各类溶剂溶解特性

溶　剂	组　成	溶解特性
亲脂性有机溶剂	石油醚、乙醚、三氯甲烷、乙酸乙酯、正丁醇等	中小极性化合物如游离的甾体、萜类、生物碱、有机酸、黄酮及香豆素等。正丁醇可以萃取苷类化合物
亲水性有机溶剂	甲醇、乙醇和丙酮	大极性成分如苷类、生物碱或有机酸盐类等
水	水	糖类、氨基酸、蛋白质、生物碱盐、无机盐类等

④回流提取法：易挥发的有机溶剂加热提取中药成分的方法，对热不稳定的成分不宜用此法，且溶剂消耗量大，操作繁杂。

⑤连续回流提取法：弥补了回流提取法中溶剂消耗量大，操作繁杂的不足，实验室常用索氏提取器来完成本法操作，但此法时间较长。

⑥超临界流体萃取法：常用的超临界流体物质如二氧化碳，因同时具有液体和气体的双重特性，对许多物质有很强的溶解能力。此法可以防止某些对热不稳定的成分被破坏或逸散，且萃取物中无有机溶剂残留。

⑦超声波提取法：此法利用空化现象加速中药材中有效成分的溶解，同时缩短提取时间。

⑧微波提取法：把微波作为提取能源，既加速了有效成分热运动，提升了提取率，又降低了提取温度，适于对热不稳定成分的提取。

2. 水蒸气蒸馏法　水蒸气蒸馏法用于能随水蒸气蒸馏且不被破坏的挥发性成分，主要用于挥发油的提取。

3. 升华法　升华法用于中药中一些具有升华性成分的提取。如茶叶中的咖啡因、游离的醌类化合物。

三、分离与精制方法

1. 溶剂萃取法的原理及应用　溶剂萃取法是利用混合物中各成分在两种互不相溶的溶剂中分配系数的不同而达到分离的方法。此法中的两相常是互相饱和的水相与有机相。

2. 沉淀法的原理及应用　根据物质溶解度差异进行分离的方法。

（1）溶剂沉淀法：利用溶液中加入另一种溶剂使极性改变，某些成分溶解度改变而析出沉淀。

①水 / 醇法：药材水提取浓缩液加入数倍量乙醇，水溶性大分子（多糖、淀粉、树胶、果胶、黏液质、蛋白质、无机盐等）被沉淀。

②醇 / 水法：药材醇提取浓缩液加入数倍量水，静置，沉淀除去树脂、叶绿素等脂溶性杂质。

③醇 / 醚（丙酮）法：药材醇提取浓缩液加入数倍量醚（丙酮），可使皂苷析出，脂溶性杂质等留在母液中。

（2）酸碱沉淀法：某些酸、碱或两性化合物可采用加入酸、碱调节溶液的 pH，分子的状态（游离型或解离型）变化，使其溶解度改变。如提取黄酮、蒽醌、酚酸性成分，可采用碱提酸沉法。如一些生物碱的提取可以采用酸提碱沉法。

（3）盐析法：自三颗针中提取小檗碱就是加入氯化钠促使盐酸小檗碱析出沉淀的。

历年考点串讲

提取方法历年必考。其中，溶剂提取法为考试的重点，要熟练掌握。水蒸气蒸馏法要掌握。升华法了解。

常考的细节有：

1. 溶剂提取法是根据被提取成分的溶解性能，选用合适的溶剂和方法来提取。

2. 常用溶剂的极性大小顺序。

3. 各种提取方法各自的特点及应用范围，如连续回流提取法与回流提取法比较，其优越性是什么；不加热而提取效率较高的方法；自中药中提取含挥发性成分时不宜采用的方法；提取受热易破坏的成分最简单的方法；以乙醇作提取溶剂时，不能用的提取方法等。

4. 水蒸气蒸馏法用于能随水蒸气蒸馏且不被破坏的挥发性成分，主要用于挥发油的提取。

5. 升华法用于中药中一些具有升华性成分的提取。

6. 溶剂萃取法是利用混合物中各成分在两种互不相溶的溶剂中分配系数的不同而达到分离目的的方法。

7. 溶剂沉淀法为如加入另一种溶剂改变溶液极性，使部分物质沉淀分离的方法；中药的水提液加乙醇后不沉淀的成分；除去水提取液中多糖、蛋白质成分可选用的方法。

8. 酸碱沉淀法可用碱提酸沉法提取的成分；可用酸提碱沉法提取的成分。

第二节 苷 类

1. 苷的定义 苷类是糖或糖的衍生物与另一非糖物质通过糖的端基碳原子连接而成的一类化合物，又称为配糖体。苷中的非糖部分称为苷元或配基，连接的键则称为苷键，从构型上分为α及β苷两种。

2. 苷的分类、结构特点及典型化合物

(1)根据苷键原子的不同，苷类可以分为氧苷、硫苷、氮苷和碳苷。氧苷是数量最多、最常见的苷类。

①氧苷：苷元通过氧原子和糖相连接而成。根据形成苷键的苷元羟基类型不同又可分为醇苷（如红景天苷、毛茛苷、强心苷和皂苷）、酚苷（如天麻苷、水杨苷、蒽醌苷、香豆素苷、黄酮苷）、氰苷（如苦杏仁苷）、酯苷（如山慈菇苷A）。

②氮苷：糖上的端基碳与苷元上氮原子相连接而成。如巴豆苷、腺苷和鸟苷。

③硫苷：糖的半缩醛羟基与苷元上巯基缩合而成。如萝卜苷、黑芥子苷。

④碳苷：糖基的端基碳原子直接与苷元碳原子相连接而成。如牡荆素、芦荟苷、葛根素。

(2）根据苷类在植物体内的存在状况分类

①原生苷：原存在于植物体内的苷，如苦杏仁苷。

②次生苷：原生苷水解失去一部分糖后生成的苷，如苦杏仁苷在酶或酸的作用下，可失去一分子葡萄糖生成野樱苷，野樱苷是次生苷。

(3）其他分类方法：按苷元的化学结构类型（如香豆素苷、蒽醌苷、黄酮苷、吲哚苷等）；按苷的生理作用（如强心苷）；按苷的特殊物理性质（如皂苷）。

3. 苷的理化性质

(1）性状：多是固体，多具有吸湿性，一般稍有苦味，但也有极苦的，如龙胆苦苷；也有非常甜的，如甜菊苷。

(2）旋光性：多数苷类呈左旋。

(3）溶解度：亲水性随糖基的增多而增大，苷类在甲醇、乙醇、含水的丁醇中溶解度较大。

(4）苷键的裂解

①酸催化水解：常用的催化剂是稀盐酸、稀硫酸等。按苷键原子不同，苷被酸水解的难易顺序是碳苷＞硫苷＞氧苷＞氮苷。

②碱催化水解：碱催化水解多用于酯苷、酚苷的水解。

③酶催化水解：酶催化水解反应条件温和，具有专属性。如麦芽糖酶只能水解α-葡萄糖苷，杏仁苷酶只能水解β-葡萄糖苷。

④ Smith降解法：氧化开裂法中最常用的一种。此法适用于一些苷元结构不太稳定的苷类和难水解的碳苷的水解。

（5）检识：Molish 反应可检识糖及苷类化合物的存在。Molish 反应的试剂是浓硫酸和 α- 萘酚，在硫酸与供试液的界面处产生紫色环。

4. 苷的提取

（1）原生苷的提取：提取原生苷需要抑制或破坏酶的活性，一般常用的方法是：在中药中加入一定量的无机盐（如碳酸钙），采用沸水、甲醇或 70% 以上乙醇提取，同时在提取过程中要注意避免与酸或碱接触。

（2）次生苷的提取：根据具体的产品要求，有目的地控制和利用酶、酸或碱的水解作用，采取诸如有水条件下 30 ～ 40℃发酵、选择性部分水解的方法处理药材。

历年考点串讲

苷的理化性质历年常考。其中，苷键的裂解和检识要熟练掌握，溶解度要掌握，性状和旋光性要了解。

常考的细节有：

1. 对苷溶解度较大的溶剂。
2. 苷被酸水解的难易顺序是碳苷＞硫苷＞氧苷＞氮苷。
3. 酶催化水解反应条件温和，具有专属性。
4. Molish 反应可检识糖及苷类化合物的存在。
5. Molish 反应所用的试剂是浓硫酸和 α- 萘酚，在硫酸与供试液的界面处产生紫色环。

第三节　苯丙素类

一、苯丙酸

典型化合物及生物活性：植物中分布的苯丙酸大多含有酚羟基。

1. **绿原酸**　也称为 3- 咖啡酰奎宁酸，具有抗菌利胆的作用。

2. **阿魏酸**　具有抗血小板聚集的作用，临床应用为其钠盐的片剂、注射剂形式。

3. **丹参素、丹酚酸 B**　丹参治疗冠心病的有效成分，具有耐缺氧、增加冠脉流量、抑制凝血和促进纤溶作用。

二、香豆素

1. **结构类型**　香豆素的母核为苯骈 α- 吡喃酮，基本骨架的碳数是 C_6-C_3。

（1）简单香豆素：只在苯环一侧有取代，多数天然香豆素成分在 7 位有含氧基团，故伞形花内酯常可视为香豆素类的母体。

（2）呋喃香豆素：7 位羟基和 6（或 8）位取代异戊烯基缩合形成呋喃环，如补骨脂素、甲氧沙林、白芷内酯（异补骨脂素）。

（3）吡喃香豆素：7 位羟基和 6（或 8）位取代异戊烯基缩合形成吡喃环，如美花椒内酯、邪蒿内酯。

2. **理化性质**

（1）性状：游离香豆素类成分多为结晶性物质，分子量小的游离香豆素类化合物多具有芳香气味与挥发性，能随水蒸气蒸馏出来，且具升华性。香豆素苷类一般呈粉末或晶体状，无香味，不具挥发性，也不能升华。

（2）溶解性：游离香豆素类成分易溶于乙醚、氯仿、丙酮、乙醇、甲醇等有机溶剂，也能部分溶于沸水，但不溶于冷水。香豆素苷类成分易溶甲醇、乙醇，可溶于水，难溶于乙醚、氯仿等低极性有机溶剂。

（3）与碱的作用：香豆素类分子具内酯结构，在碱性条件下可水解开环，生成顺式邻羟基桂皮酸的盐而溶于水，该水解产物经酸化至中性或酸性又可闭环恢复为内酯结构而沉淀析出。

3. 显色反应

（1）荧光性质：香豆素衍生物在紫外光下大多具有荧光，在碱液中荧光增强。

（2）异羟肟酸铁反应：香豆素具有内酯结构，在碱性条件下，与盐酸羟胺缩合成异羟肟酸，再于酸性条件下与三价铁离子络合成盐而显红色。

（3）Gibb’s 反应 /Emerson 反应：香豆素类成分在碱性条件（pH9 ～ 10）下内酯环水解生成酚羟基，如果其对位（6 位）无取代，与 2，6- 二氯苯醌氯亚胺（Gibb’s 试剂）或 4- 氨基安替比林和铁氰化钾（Emerson 试剂）反应而显蓝色或红色。利用此反应可判断香豆素分子中 C_6 位是否有取代基存在。

4. 典型化合物及生物活性

（1）七叶内酯及七叶苷：中药秦皮治细菌性痢疾的有效成分。

（2）羟甲香豆素：利胆药。

（3）蛇床子素：抑制乙型肝炎表面抗原（HBsAg）。

（4）海棠果内酯：抗凝血。

（5）补骨脂素：与长波紫外线联合使用治疗银屑病和白癜风等皮肤病。

三、木脂素

典型化合物及生物活性：木脂素是一类由苯丙素双分子聚合而成的天然产物。

1. **鬼臼毒素**　属于芳基四氢萘内酯木脂素，显著抑制癌细胞的增殖。

2. **五味子素、五味子醇**　五味子果实中提取的联苯环辛烯类木脂素，具有保肝和降低血清谷丙转氨酶的作用，临床上作为治疗肝炎的药物应用。

3. **水飞蓟宾**　黄酮木脂素类，具有保肝作用。

第四节　醌　类

1. 结构类型

（1）苯醌类：可分为邻苯醌和对苯醌 2 类。辅酶 Q_{10} 已经用于治疗高血压、心脏病及癌症。维生素 K 也属于苯醌类。

（2）萘醌类：中药紫草和软紫草中的有效成分为紫草素及异紫草素衍生物，具有止血、抗感染、抗菌、抗癌及抗病毒等作用。

（3）菲醌类：包括邻菲醌（丹参酮Ⅰ、丹参酮ⅡA）和对菲醌（丹参新醌甲、乙、丙）两种类型。丹参醌类成分具有抗菌及扩张冠状动脉的作用。丹参酮ⅡA 磺酸钠注射液已应用于临床，用于治疗冠心病、心肌梗死。

（4）蒽醌类

①羟基蒽醌类：羟基蒽醌类是蒽醌类数量最多的一种，大黄和虎杖中的有效成分大黄素、大黄酸、大黄酚、大黄素甲醚、芦荟大黄素均属于这一类型，对多种细菌具有抗菌作用。

②蒽酚或蒽酮类：蒽酚或蒽酮类为互变异构体。

a．芦荟苷：蒽酮类成分，属于碳苷类化合物，是芦荟中致泻的主要有效成分。

b．柯桠素：对真菌具有较强的杀灭作用，用于治疗疥癣等皮肤病。

③二蒽酮类：两分子蒽酮在 C_{10}-C'_{10} 位或其他位脱氢而形成，番泻苷 A，B，C，D 等为大黄及番泻叶中致泻的有效成分。

2．醌类的理化性质及显色反应

（1）理化性质

①性状：天然醌类多为有色晶体。苯醌及萘醌多以游离状态存在，蒽醌往往结合成苷。

②升华性：游离的醌类多具升华性，小分子的苯醌类及萘醌类具有挥发性，能随水蒸气蒸馏。

③溶解性：游离醌类多溶于乙醚、苯、氯仿等有机溶剂。而醌类成苷后，极性增大，易溶于甲醇、乙醇、热水，几乎不溶于苯、乙醚等非极性溶剂。

④酸性：蒽醌的酸性强弱与取代基位置关系为含－COOH ＞含 2 个以上 β-OH ＞含 1 个 β-OH ＞含 2 个 α-OH ＞含 1 个 α-OH。可从有机溶剂中依次用 5%$NaHCO_3$，5%Na_2CO_3，1%NaOH 及 5%NaOH 水溶液进行梯度萃取，达到分离的目的。

（2）显色反应

① Feigl 反应：醌类衍生物在碱性条件下经加热能迅速与醛类及邻二硝基苯反应，生成紫色化合物。

②碱液呈色反应（Borntrager 反应）：羟基醌类及其苷类在碱性溶液中呈红色或紫红色。

3．醌类的提取与分离

（1）提取：甲醇、乙醇作为提取溶剂，把不同类型、性质各异的蒽醌类成分提取出来。对于含有酚羟基、羧基显酸性的醌类化合物可用碱提酸沉法。对于具挥发性的小分子苯醌及萘醌类化合物的提取可用水蒸气蒸馏法。

（2）分离：两相溶剂萃取法分离游离蒽醌和蒽醌苷类；依据酸性不同，pH 梯度萃取法最常用。

历年考点串讲

香豆素历年必考。其中，香豆素的结构类型、理化性质及显色反应要掌握，典型化合物及生物活性要熟练掌握。

常考的细节有：

1．香豆素的母核为苯骈 α- 吡喃酮，基本骨架的碳数是 C_6—C_3。

2．各种类型香豆素的典型代表。

3．香豆素的理化性质是考试的重点，如能使游离香豆素和香豆素苷类分离的溶剂；所有游离香豆素均可溶于热的氢氧化钠溶液，其结构因素；可用水蒸气蒸馏法提取的香豆素成分。

4．香豆素的荧光性质。

5．异羟肟酸铁反应的作用基团及呈现的颜色。

6．中药秦皮治细菌性痢疾的有效成分是七叶内酯及七叶苷。

第五节 黄 酮

1. 黄酮的定义 黄酮类化合物的经典概念是指以 2- 苯基色原酮为基本母核的一系列化合物，目前泛指 2 个苯环（A- 环与 B- 环）通过中央三碳链相互连接而成的一系列化合物。黄酮类化合物具有 C_6-C_3-C_6 的基本骨架。

2. 结构类型

（1）黄酮类：以 2- 苯基色原酮为基本母核，3 位无氧取代基。黄芩及中成药“双黄连注射液”的主要活性成分黄芩苷，具有抗菌、消炎的作用。

（2）黄酮醇类：以 2- 苯基色原酮为基本母核，3 位有含氧取代基，如槐米中的槲皮素及其苷芦丁，芦丁可用作高血压的辅助治疗剂。从银杏叶中分离出的山萘酚、槲皮素等具有扩张冠状血管和增加脑血流量的作用。

（3）二氢黄酮（醇）类：黄酮（醇）类的 2，3 位双键被氢化即为二氢黄酮（醇）类，如陈皮中的橙皮苷用于治疗冠心病。

（4）异黄酮类：其 B 环连接在 3 位上，如葛根中的大豆素、大豆苷及葛根素等具有增加冠状动脉血流量及降低心肌耗氧量等作用。

（5）查耳酮类：该类化合物的两苯环之间的三碳链为开链结构，如红花中红花黄素用于治疗心血管疾病。

（6）花色素类：又称花青素，是一类水溶性色素，多以苷的形式存在。

（7）黄烷醇类：又称儿茶素类化合物，如中药儿茶的主要成分是（+）- 儿茶素。

3. 理化性质及显色反应

（1）性状

①形态：黄酮类化合物多为结晶性固体，少数（如黄酮苷类）为无定形粉末。

②旋光性

a. 游离的苷元中，除二氢黄酮、二氢黄酮醇、黄烷及黄烷醇有旋光性外，其余均无光学活性。

b. 黄酮苷类由于在结构中引入了糖分子，故均有旋光性，且多为左旋。

③颜色：与分子中是否有交叉共轭体系及助色团（-OH、-OCH_3 等）的种类、数目、取代位置有关。7 位及 4′ 位引入 -OH 及 -OCH_3 等助色团后，颜色加深。

a. 黄酮、黄酮醇及其苷类多显灰黄至黄色。

b. 查耳酮为黄至橙黄色。

c. 二氢黄酮、二氢黄酮醇及异黄酮因不具有交叉共轭体系或共轭链较短，所以不显色（二氢黄酮及二氢黄酮醇）或显浅黄色（异黄酮）。

（2）溶解性

①黄酮、黄酮醇、查耳酮等平面性强的分子，因分子与分子间排列紧密，分子间引力较大，故更难溶于水。

②二氢黄酮及二氢黄酮醇等，因系非平面性分子，溶解度稍大。

③花色素类以离子形式存在，具有盐的通性，故亲水性较强。

④羟基糖苷化后，水溶度相应加大。

（3）酸性与碱性

①酸性：黄酮类化合物因分子中多具有酚羟基，故显酸性。

a. 酸性由强至弱的顺序是：7，4′- 二羟基 > 7-OH 或 4′-OH > 一般酚羟基 > 5-OH。

b. 7 位和 4′ 位同时有酚羟基者，可溶于碳酸氢钠水溶液；7 位或 4′ 位上有酚羟基者，只溶于

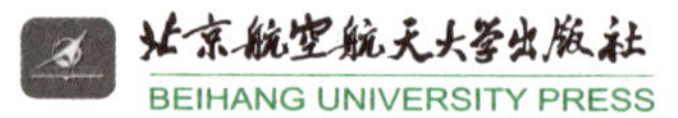

碳酸钠水溶液，不溶于碳酸氢钠水溶液；具有一般酚羟基者只溶于氢氧化钠水溶液。

②碱性：γ- 吡喃酮环上的醚氧原子可与强无机酸成盐，表现有微弱的碱性。

（4）显色反应

①盐酸 - 镁粉（或锌粉）反应：为鉴定黄酮类化合物最常用的颜色反应。多数黄酮、黄酮醇、二氢黄酮类化合物显橙红至紫红色，少数显紫至蓝色，当 B 环上有 -OH 或 $-OCH_3$ 取代时，呈现的颜色亦即随之加深。但查耳酮、儿茶素类则无该显色反应。异黄酮类除少数例外，也不显色。由于花青素及查耳酮等在浓盐酸酸性下也会发生色变，故须预先做空白对照试验。

②四氢硼钠（钾）反应：$NaBH_4$ 是对二氢黄酮类化合物专属性较高的一种还原剂，与二氢黄酮类化合物产生红至紫色。其他黄酮类化合物均不显色，可与之区别。

③金属盐类试剂的络合反应

a．铝盐：常用试剂为 1% 三氯化铝或硝酸铝溶液。生成的络合物多为黄色并有荧光。

b．锆盐：用来区别黄酮类化合物分子中 3-OH 或 5-OH 的存在。加 2% 二氯氧锆（$ZrOCl_2$）溶液到样品的甲醇溶液中，若黄酮类化合物分子中有游离的 3-OH 或 5-OH 存在时，均可反应生成黄色的锆络合物。3-OH，4- 酮基络合物的稳定性比 5-OH，4- 酮基络合物的稳定性强。当反应液中接着加入枸橼酸后，5- 羟基黄酮的黄色溶液显著褪色，而 3- 羟基黄酮溶液仍呈鲜黄色。

c．三氯化铁反应：多数黄酮类化合物因分子中含有酚羟基，可呈蓝色。

4．提取与分离

（1）提取

①溶剂提取法：乙醇和甲醇是最常用的黄酮化合物提取溶剂。热水仅限于提取黄酮苷类。

②碱提酸沉法：由于黄酮类化合物大多具有酚羟基，有弱酸性，易溶于碱性水，故可用碱性水（如碳酸钠、氢氧化钠、氢氧化钙水溶液）提取，浸出液经酸化后可使黄酮类化合物游离，或沉淀析出，或用有机溶剂萃取。芦丁、橙皮苷、黄芩苷均可用此法提取。

（2）分离

① pH 梯度萃取法：适合于酸性强弱不同的黄酮苷元的分离。将混合物溶于有机溶剂（如乙醚）中，依次用 5%$NaHCO_3$ 可萃取出 7,4′ - 二羟基黄酮、5%$NaCO_3$ 可萃取出 7- 或 4′ - 羟基黄酮、0.2%NaOH 可萃取出具有一般酚羟基的黄酮、4%NaOH 可萃取出 5- 羟基黄酮。

②柱色谱法：填充剂有硅胶和聚酰胺。

a．硅胶柱色谱：应用范围较广，主要适宜分离异黄酮、二氢黄酮、二氢黄酮醇及高度甲基化或乙酰化的黄酮及黄酮醇类。

b．聚酰胺柱色谱：对各种黄酮类化合物（包括黄酮苷和游离黄酮）有较好的分离效果，且其容量比较大，适合于制备性分离。分离机制一般认为是“氢键吸附”，即聚酰胺的吸附作用是通过其酰胺羰基与黄酮类化合物分子上的酚羟基形成氢键缔合而产生的。

历年考点串讲

黄酮的结构类型历年常考，其中，黄酮、黄酮醇、二氢黄酮、异黄酮和查耳酮要掌握，花色素和黄烷醇要了解。

黄酮的理化性质及显色反应历年必考。其中，酸性与碱性、显色反应要熟练掌握，溶解性要掌握，性状要了解。

常考的细节有：

1．各类化合物的典型代表，黄芩和双黄连注射液的主要成分；槐米的有效成分；橙皮苷、大豆素、葛根素和红花黄素等的结构类型归属。

2. 具有旋光性的黄酮类化合物。

3. 黄酮类化合物的颜色与结构的关系。

4. 黄酮类化合物的酸性与结构的关系。

5. 黄酮类化合物可与强无机酸形成盐是因为其分子中含有氧原子。

6. 盐酸 - 镁粉（或锌粉）反应为鉴定黄酮类化合物最常用的颜色反应。

7. $NaBH_4$ 是对二氢黄酮类化合物专属性较高的一种还原剂。

8. 区别黄酮与黄酮醇可以用锆盐 - 枸橼酸反应。

第六节　萜类与挥发油

一、萜的结构与分类

1. 萜的定义　凡是由甲戊二羟酸衍生，且分子式符合（C_5H_8）$_n$ 通式的衍生物称为萜类。

2. 单萜　由 2 个异戊二烯单元聚合而成的化合物及其衍生物，是挥发油的主要组分。

（1）薄荷醇：单环单萜，薄荷油的主要成分，具有镇痛、止痒、局部麻醉的作用。

（2）辣薄荷酮：亦称为胡椒酮，单环单萜，具有松弛平滑肌的作用，是治疗支气管哮喘的有效成分。

（3）龙脑：俗名冰片，双环单萜，具有发汗、止痛、镇痉和防虫腐作用。

（4）梓醇苷：环烯醚萜类，是地黄中降血糖的有效成分之一，并有利尿、缓泻作用。

3. 倍半萜　由 3 个异戊二烯单元聚合而成的化合物及其衍生物。

（1）青蒿素：具过氧结构的倍半萜内酯，具有抗恶性疟疾的作用，青蒿素及其衍生物青蒿素琥珀酯、蒿甲醚等均已应用于临床。屠呦呦因此获得诺贝尔科学奖。

（2）莪术醇：双环倍半萜类，具有抗肿瘤作用。

4. 二萜　由 4 个异戊二烯单元聚合而成的化合物及其衍生物。

（1）穿心莲内酯：双环二萜类，具有抗菌、抗感染作用。穿琥宁注射液主要成分是脱水穿心莲内酯琥珀酸半酯单钾盐，临床上用治疗感冒、流感病毒引起的上呼吸道感染、支气管炎症等。

（2）银杏内酯：双环二萜，是银杏制剂治疗心血管疾病的有效成分之一。

（3）紫杉醇：三环二萜，具有抗癌活性。

（4）甜菊苷：四环二萜，其甜度为蔗糖的 300 倍，广泛应用于医药与食品行业，作为糖尿病患者用药与食品添加剂。

5. 三萜　基本骨架由 6 个异戊二烯单位、30 个碳原子组成。成苷后大多可溶于水，振摇后可产生持久性泡沫，因此称为皂苷。三萜皂苷常含有羧基，因此，又称为酸性皂苷。

（1）四环三萜：具有环戊烷骈多氢菲的基本母核，如人参皂苷 Rg_1 有轻度中枢神经兴奋作用及抗疲劳作用。

（2）五环三萜：由 22 个碳原子组成 5 个六元环。甘草中的甘草酸，也称甘草甜素，具有促肾上腺皮质激素（ACTH）样活性。甘草酸单铵、甘草酸二铵（甘利欣）作为抗肝炎药已应用于临床。甘草流浸膏是复方甘草口脓液和复方甘草片的主要有效成分。

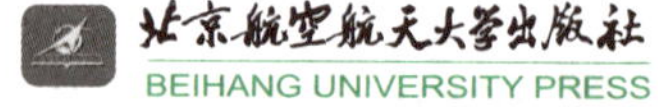

二、挥发油

1. 定义　挥发油又称为精油，是存在于植物中的一类具有芳香气味、可随水蒸气蒸馏出来而又与水不相混溶的挥发性油状成分的总称。

2. 化学组成　成分比较复杂，一种挥发油中常常由数十种至数百种化合物组成。

（1）萜类成分：挥发油中的萜类成分主要是单萜和倍半萜类化合物。它们的含氧衍生物多具有较强的生物活性，并且是挥发油芳香气味的主要组成成分，如樟脑油中的樟脑（50%）。

（2）芳香族化合物：多为苯丙素类含氧衍生物，如丁香油中抑菌、镇静作用的丁香酚，桂皮油中的桂皮醛等均属此类。

（3）脂肪族成分：多为一些小分子化合物，鱼腥草挥发油中的癸酰乙醛，亦称鱼腥草素，具有抗菌活性。

3. 通性

（1）性状

①挥发油大多为无色或淡黄色液体，有些挥发油溶有色素因而显特殊颜色。

②挥发油在常温下为透明液体。在低温放置，挥发油所含主要成分可能析出结晶。这种析出物习称为“脑”，如薄荷脑（薄荷醇）、樟脑等。

③挥发油具有特殊的气味，大多数为香味，也有少数挥发油具有异味，如鱼腥草挥发油有鱼腥味。

（2）挥发性：挥发油均具有挥发性，可随水蒸气蒸馏，该性质不但用以区别脂肪油，还可以用于提取。

（3）溶解性：挥发油难溶于水，可溶于高浓度乙醇，易溶于乙醚、二硫化碳、石油醚等亲脂性有机溶剂，在低浓度乙醇中溶解度较小。

（4）物理常数

①挥发油比重一般为 0.850 ～ 1.065，多数挥发油比水轻，习称为“轻油”；也有少数挥发油比水重，习称为“重油”，如丁香油、桂皮油均为“重油”。

②挥发油具有较强的折光性，其折光率一般为 1.43 ～ 1.61。

③几乎均有旋光性，比旋度在 $+97^{\circ}$ ～ $+117^{\circ}$ 范围内。

④沸点一般在 70 ～ 300℃之间。

（5）不稳定性：挥发油长时间与空气接触会逐渐氧化变质，颜色加深，相对密度增加，失去原有香味，形成不能随水蒸气蒸馏的树脂样物质。要装入棕色容器内密封低温保存。

4. 提取方法

（1）水蒸气蒸馏法：是最常用的方法。该法操作简单，收率较高，但受热时间较长，对有些挥发油的质量可能有一定的影响。

（2）超临界流体萃取法

①超临界流体的密度接近液体，黏度类似气体，扩散力、渗透性优于液体。因此，有更佳的溶解力，有利于溶质的萃取。

②超临界流体萃取法最常用二氧化碳。

③优点是易于操作、无毒、价廉、来源容易、不易燃、性质稳定，生产安全；可以防止挥发油中易热解成分的破坏，提高产品质量，同时还可以提高收率。

④缺点是需专门仪器，成本较高。

5. 分离方法

（1）冷冻法：在低温放置，挥发油所含主要成分可能析出结晶。这种析出物习称为“脑”，如薄荷脑（薄荷醇）、樟脑等。

（2）分馏法：单萜、倍半萜等各类成分的沸点不同。

历年考点串讲

萜的结构与分类历年常考，挥发油历年必考。

常考的细节有：

1. 凡是由甲戊二羟酸衍生，且分子式符合（C_5H_8）$_n$ 通式的衍生物称为萜类。

2. 要熟练掌握各类萜代表型化合物及其生物活性。青蒿素具有抗恶性疟疾的作用，结构中具有特殊的过氧结构；具有抗菌、抗感染作用的穿心莲内酯；具有抗癌活性的紫杉醇；甘草中的甘草酸，也称甘草甜素，具有促肾上腺皮质激素（ACTH）样活性。

3. 萜类所含有的碳原子数。

4. 挥发油的组成；挥发油中的萜类成分主要是单萜和倍半萜类化合物；具有挥发性的芳香族成分。

5. 挥发油的通性。

6. 区别挥发油和脂肪油的简单方法。

7. 挥发油比重一般为 0.850～1.065；挥发油具有较强的折光性，其折光率一般为 1.43～1.61。

8. 提取挥发油的方法。

9. 超临界流体萃取法提取挥发油的优、缺点；超临界流体萃取法最常用二氧化碳。

10. 分离挥发油中脑类成分最常用的方法。

11. 分馏法分离挥发油的依据。

第七节　甾体及其苷类

一、强心苷

1. 结构特点与分类

（1）强心苷元特点：可分为甾体母核和不饱和内酯环两部分。

（2）强心苷元的类型：依据 C17 不饱和内酯环的不同可分为 2 类。

①甲型强心苷元：C17 连有五元不饱和内酯环，也称为强心甾烯。

②乙型强心苷元：C17 连有六元不饱和内酯环，也称为海葱甾二烯或蟾蜍甾二烯。

（3）糖的类型：根据 C2 位上有无羟基可以分成 α- 羟基糖（2- 羟基糖）和 α- 去氧糖（2- 去氧糖）两类。

① α- 羟基糖：除 D- 葡萄糖、L- 鼠李糖外，还有 6- 去氧糖如 L- 夫糖；6- 去氧糖甲醚如 D- 洋地黄糖。

② α- 去氧糖：有 2，6- 二去氧糖如 D- 洋地黄毒糖；2，6- 二去氧糖甲醚如 D- 加拿大麻糖。

（4）苷元与糖的连接方式

Ⅰ型：苷元 -（2,6- 二去氧糖）$_x$-（D- 葡萄糖）$_y$，如紫花洋地黄苷 A。

Ⅱ型：苷元 -（6- 去氧糖）$_x$-（D- 葡萄糖）$_y$，如黄夹苷甲。

Ⅲ型：苷元 -（D- 葡萄糖）$_y$，如绿海葱苷。

2. 理化性质

（1）性状：大多是无色结晶或无定形粉末，具有旋光性，味苦，对黏膜有刺激性。

（2）溶解性：与分子所含糖的数目、种类、苷元所含的羟基数及位置有关。强心苷一般可溶于水、醇、丙酮等极性溶剂，不溶于乙醚、石油醚等极性小的溶剂。原生苷由于分子中含糖基数目多，而比其次生苷和苷元的亲水性强。

（3）苷键水解

①酸催化水解

a．温和的酸水解法：此法常用 0.02 ～ 0.05mol/L 的盐酸或硫酸，在含水醇中经短时间（半小时至数小时）加热回流，Ⅰ型强心苷中 2- 去氧糖或 2- 去氧糖之间的苷键易被酸水解，但葡萄糖与 2- 去氧糖之间的苷键在此条件下不易断裂。

b．强烈的酸水解法：Ⅱ型和Ⅲ型强心苷以温和酸水解较困难，必须增高酸的浓度（3% ～ 5%），增加作用时间或同时加压，才能水解得到定量的糖，但在此条件下常得到脱水苷元。

②酶催化水解：在含强心苷的植物中，有水解葡萄糖的酶存在。

3．检识反应

（1）甾体母核的反应：醋酐浓硫酸反应、三氯醋酸反应、三氯化锑反应。

（2）不饱和五元内酯环呈色反应：亚硝酰铁氰化钠（Legal）反应（呈深红色并逐渐褪去，表示可能存在甲型强心苷）。

（3）2- 去氧糖的鉴别反应：三氯化铁 - 冰醋酸（Keller-Kiliani）反应（如有 2- 去氧糖存在，冰醋酸层逐渐为蓝色，界面处呈红棕色或其他颜色）。

4．代表性化合物及生物活性　毛花苷 C（西地兰）、异羟基洋地黄毒苷（地高辛）、毒毛花苷 K、洋地黄毒苷、去乙酰毛花苷等以注射液或片剂的形式应用于临床。这些强心药物能增强心肌收缩力，常用以治疗急、慢性充血性心力衰竭与节律障碍等疾患。

二、甾体皂苷

1．结构分类

（1）甾体皂苷元的结构特征：由 27 个碳原子组成，共有 A，B，C，D，E，F　6 个环，E 环与 F 环以螺缩酮形式连接，共同组成螺甾烷。

（2）类型：按螺甾烷结构中 C25 的构型和 F 环的环合状态分类。

①螺甾烷醇类：25 位上的甲基位于 F 环平面上处于直立键，C25 的绝对构型为 S 型。

②异螺甾烷醇类：25 位上的甲基位于 F 环平面下处于平伏键，C25 的绝对构型为 R 型。

③呋甾烷醇类：F 环为开链型衍生物。

2．理化性质

（1）性状：分子量较大，不易结晶，多为无色、白色无定形粉末，具有吸湿性。多数皂苷有苦和辛辣味，对人体黏膜有刺激性。

（2）溶解性

①多数皂苷极性较大，一般可溶于水，易溶于热水、稀醇。

②次级皂苷在水中溶解度降低，易溶于醇、丙酮、乙酸乙酯等。

③甾体皂苷元易溶于石油醚、氯仿、乙醚等亲脂性有机溶剂。

（3）表面活性：皂苷水溶液经强烈振摇能产生持久性泡沫，且不因加热而消失。

（4）溶血性

①皂苷水溶液与红细胞接触时，红细胞壁上的胆甾醇与皂苷结合，生成不溶于水的复合物沉淀，破坏了血红细胞的正常渗透性，使细胞内渗透压增加而发生崩解，从而导致溶血现象，所以不能作为注射剂应用。

②并非所有皂苷都有溶血作用，一般单糖链皂苷溶血作用较明显，双糖链皂苷溶血作用较弱或无溶血作用，酸性皂苷（三萜皂苷）则显示中等程度的溶血作用。

3. 皂苷、皂苷元的提取

（1）皂苷的提取通法：醇提取浓缩 - 脱脂 - 正丁醇萃取法。乙醚脱去脂溶性杂质，皂苷转溶于正丁醇，收集正丁醇溶液，减压蒸干，得粗制的总皂苷。

（2）甾体皂苷元的提取：酸水解有机溶剂提取法。

4. 分离与精制方法及应用

（1）胆甾醇沉淀法。与皂苷形成复合物的甾醇结构特点要求 C3 位有 β-OH。

（2）柱色谱法：填充剂有硅胶、大孔吸附树脂、葡聚糖凝胶 SephadexLH-20。

5. 检识

（1）泡沫试验：水溶液强烈振摇 1 分钟，如产生持久性泡沫，可能含有皂苷。含蛋白质和黏液质的水溶液虽也能产生泡沫，但其泡沫加热后即可消失或明显减少。

（2）溶血试验：皂苷可产生溶血现象，应注意，某些皂苷没有溶血作用。植物中的某些萜类、胺类也有溶血作用。

（3）呈色反应：具有甾体母核的颜色反应 -Liebermann-Burchard 反应所用试剂为醋酐 - 浓硫酸，甾体皂苷反应液产生黄 - 红 - 紫 - 蓝 - 绿 - 污绿等颜色，最后逐渐褪色。

6. 典型化合物生物活性与用途

（1）薯蓣皂苷：地奥心血康胶囊主要成分之一，用以治疗冠心病、心绞痛等病症。

（2）菝葜皂苷：具显著的抗真菌作用。

（3）蜘蛛抱蛋皂苷：具有较强的杀螺活性。

（4）重楼皂苷Ⅰ和Ⅳ：细胞毒活性，云南白药原料重楼的有效成分。

（5）剑麻皂苷元：合成激素的原料。

历年考点串讲

强心苷历年常考。其中，强心苷的结构特点与分类、理化性质要掌握，检识反应、代表性化合物及生物活性要熟练掌握。甾体皂苷历年常考。其中，甾体皂苷的结构分类、典型化合物生物活性与用途要熟练掌握，理化性质和检识要掌握，提取分离要了解。

常考的细节有：

1. 甲型和乙型强心苷结构的主要区别。
2. 2- 去氧糖的代表化合物 D- 洋地黄毒糖。
3. Ⅰ型强心苷的连接。
4. 温和酸水解法常用 0.02 ～ 0.05mol/L 的盐酸或硫酸。
5. 温和酸水解法可以水解的苷键类型。
6. 区别甲型和乙型强心苷的反应。
7. 2- 去氧糖的鉴别反应。
8. 强心苷代表性化合物西地兰、地高辛及其生物活性。
9. 甾体皂苷的结构特征。
10. 黄山药中甾体皂苷为原料研制的地奥心血康，用以治疗冠心病、心绞痛等病症。
11. 皂苷的一般性质。
12. 活性皂苷化合物一般不做成针剂的原因。
13. 皂苷溶血作用的原因。

14. 提取总皂苷的优良溶剂。
15. 与皂苷形成复合物的甾醇结构特点要求：C3 位有 β-OH。
16. Liebermann-Burchard 反应所用试剂为醋酐 - 浓硫酸。

第八节　生物碱

一、生物碱的含义与分类

1. 含义　生物碱是指天然产的一类含氮的有机化合物(不包括低分子胺类、氨基酸、维生素类等)，多数具碱性且能和酸结合生成盐；大部分化合物为杂环化合物且氮原子在杂环内；多数有较强的生物活性。

2. 分类及典型生物碱性质、生物活性或用途

（1）有机胺类：氮原子结合在侧链上。

①麻黄碱和伪麻黄碱：芳烃仲胺类生物碱，有些性质和生物碱类的通性不完全一样，游离时可溶于水，也能与酸生成稳定的盐，有挥发性，不易与大多数生物碱沉淀试剂反应生成沉淀。麻黄碱有平喘、收缩血管、兴奋中枢神经的作用。伪麻黄碱能选择性的收缩上呼吸道毛细血管，有解热镇痛作用。

②秋水仙碱：氮原子在侧链上成酰胺状态，碱性近中性。临床上用以治疗急性痛风，并有抑制癌细胞生长的作用。

（2）吡啶衍生物

①简单吡啶类生物碱，如烟碱。

②喹诺里西啶类是由 2 个哌啶共用 1 个氮原子的稠环衍生物，如苦参碱、氧化苦参碱，二者均能抑制肉瘤的生成，其中氧化苦参碱含有配位键，可溶于水。

（3）莨菪烷（颠茄烷类）衍生物

①莨菪碱为左旋体，消旋化后成为阿托品，二者均有解痉镇痛和散瞳、解磷中毒作用。

②东莨菪碱与莨菪碱生物活性相似，常作为防晕和镇静药物应用。

（4）异喹啉衍生物：数量较多且结构复杂，如存在于黄连、黄柏、三颗针中，具有抗菌作用的小檗碱，防己中粉防己碱、汉防己乙素，吗啡碱、可待因均属于此类型生物碱。其中汉防己乙素、吗啡碱又是酚性生物碱。

二、理化性质

1. 性状

（1）大多数生物碱为结晶，少数为非晶形粉末，个别为液体，如烟碱、槟榔碱。

（2）少数液体状态及个别小分子固体生物碱如麻黄碱、烟碱等具挥发性，可用水蒸气蒸馏提取。咖啡因等个别生物碱具有升华性。

（3）生物碱一般无色，少数分子中有较长共轭体系及助色团的生物碱有颜色，如小檗碱、蛇根碱呈黄色。

（4）生物碱多有苦味，如苦参碱，有的具有辣味，如胡椒碱，个别的生物碱有甜味，如甜菜碱。

2. 旋光性　多数生物碱具有旋光性，且多呈左旋，一般左旋体活性显著强于右旋体。

3. 碱性及其表示方法

(1)碱性的来源：生物碱分子中含有N原子，N原子上有一孤对电子，能接受质子，因而表现出碱性，与酸结合成盐。

（2）碱性的表示方法：生物碱的碱性强弱一般用pKa表示，pKa是指碱的共轭酸（即生物碱盐）的解离常数。pKa越大，表示生物碱的碱性越强。碱性的强弱顺序：强碱，pKa＞12，如胍类、季铵碱类；中强碱，pKa7～12，如脂胺类、脂氮杂环类；弱碱，pKa2～7，如芳胺类、六元芳氮杂环类；近中性碱，pKa＜2，如酰胺类、五元芳氮杂环类生物碱。

4. 溶解性

（1）亲脂性生物碱：大多数叔胺碱和仲胺碱为亲脂性，一般能溶于有机溶剂如氯仿、乙醚、乙酸乙酯等，难溶于水，溶解脂溶性生物碱最好的溶剂是氯仿。

（2）亲水性生物碱：亲水性生物碱主要指季铵碱、含N→O配位键的生物碱（如氧化苦参碱），这些生物碱可溶于水、甲醇、乙醇，难溶于亲脂性有机溶剂。

（3）特殊官能团生物碱：酸碱两性生物碱除能溶于酸水外，由于分子中有酸性基团还能溶于碱水，如含有酚羟基的吗啡除了溶于酸水外，还可溶于氢氧化钠溶液。

（4）生物碱盐：一般易溶于水，可溶于醇类，难溶于亲脂性有机溶剂。一般生物碱无机酸盐水溶性＞有机酸盐；无机酸盐中含氧酸盐的水溶性大于卤代酸盐；小分子有机酸盐大于大分子有机酸盐。

5. 沉淀反应

（1）生物碱沉淀试剂：生物碱沉淀试剂最常用碘化铋钾试剂（Dragendorff试剂），产生橘红色沉淀。

（2）沉淀反应的条件：生物碱沉淀反应的条件是酸水溶液。

三、提取分离

1. 总碱的提取方法与特点

（1）酸水提取法：具有一定碱性的生物碱在植物体内都以盐的形式存在，常用无机酸水提取，以便将生物碱有机酸盐置换成无机酸盐，增大溶解度。一般用1%～5%的硫酸、盐酸或醋酸为溶剂。该法提取水溶性杂质较多，常采用有机溶剂萃取法和强酸型阳离子交换树脂柱法富集纯化。

（2）醇类溶剂提取法：生物碱及其盐都能溶于甲醇或乙醇，所以常用甲醇或乙醇为溶剂。以渗漉法、浸渍法、回流法、连续回流法提取。此法优点是对不同碱性生物碱或其盐均可选用，另外水溶性杂质如多糖、蛋白质较少提出。但其缺点是脂溶性杂质多。可配合酸水-碱化-萃取法处理去除。

（3）亲脂性有机溶剂提取法：大多数游离生物碱都是亲脂性的，所以可用氯仿等亲脂性有机溶剂提取。提取前应先用少量碱水（氨水、石灰乳等）与原料拌匀至湿润，使生物碱由盐转为游离碱，再用上述溶剂提取。此法优点是水溶性杂质少，缺点为溶剂价格高，安全性差。

2. 生物碱的分离方法与应用

（1）利用生物碱的碱性差异进行分离：pH梯度萃取法是利用生物碱的碱性差异进行分离。

①将总碱溶于酸水，逐步加碱调pH使之由低到高，每调1次pH后，即用氯仿等亲脂性有机溶剂萃取1次。生物碱按由弱到强顺序，分别游离转溶于有机溶剂中。

②将总碱溶于氯仿等，用pH由高到低的酸性缓冲液依次萃取，使生物碱按碱度由强至弱的顺序萃取出来，然后将各部分缓冲液碱化，转溶于有机溶剂，回收溶剂即得到各部分生物碱。

（2）利用生物碱及其盐的溶解度差异进行分离：苦参碱因其极性小于氧化苦参碱能溶于乙醚，后者难溶于乙醚；草酸麻黄碱溶解度小于草酸伪麻黄碱。

（3）利用生物碱的特殊功能基进行分离：吗啡碱具有酚羟基能溶于氢氧化钠溶液，借此可与可待因分离。

（4）色谱法：吸附色谱、分配色谱、高效液相色谱。

四、典型化合物

生物活性与用途

1. 麻黄中的麻黄碱有类似肾上腺样作用，能增加汗腺及唾液腺（涎腺）分泌，缓解平滑肌痉挛。
2. 黄连中的小檗碱具有抗菌、抗病毒作用。
3. 苦参总生物碱具有消肿利尿、抗肿瘤、抗病原体、抗心律失常等作用。
4. 洋金花中的东莨菪碱具有镇静麻醉作用。

历年考点串讲

生物碱的含义与分类历年常考。其中，生物碱的分类及典型生物碱性质、生物活性或用途要熟练掌握，含义要掌握。生物碱的理化性质历年必考。其中，生物碱的旋光性、碱性、溶解性和沉淀反应要掌握，性状要了解。生物碱的提取分离历年必考。其中，提取与分离方法要了解。生物碱的典型化合物历年常考。生物活性与用途要熟练掌握。

常考的细节有：

1. 生物碱的结构特征。
2. 生物碱的类型及代表性的化合物。
3. 生物碱的一般性质。
4. 生物碱多有苦味。
5. 可用水蒸气蒸馏法分离得到的生物碱。
6. 生物碱的碱性强弱一般用 pK_a 表示。
7. 碱性最强的生物碱。
8. 溶解脂溶性生物碱的最好溶剂是氯仿。
9. 水溶性生物碱主要指季铵碱。
10. 将中药中所含生物碱盐和游离生物碱都提取出来，应选用的溶剂。
11. 用亲脂性有机溶剂提取生物碱时，如何处理药材。
12. 从苦参总碱中分离苦参碱和氧化苦参利用的性质。
13. 将总碱溶于酸水，逐步加碱调 pH，使之由低到高，每调 1 次 pH 后，即用氯仿等亲脂性有机溶剂萃取 1 次。生物碱按由弱到强顺序，分别游离转溶于有机溶剂中。
14. 用乙醇提取中药中生物碱可采用的方法。
15. pH 梯度萃取法是利用生物碱的碱性差异进行分离。
16. 酸水法提取生物碱是常用的提取方法，要求生物碱具有碱性，常用的酸有盐酸、硫酸、醋酸等，该方法是提取生物碱的主要原理。
17. 分离纯化酸水提取液中的生物碱采用的方法。
18. 代表性化合物的生物活性。

第九节　其他成分

一、鞣　质

1. **定义**　又称单宁，是存在于植物界的一类结构比较复杂的多元酚类化合物。

2. **结构与分类**　根据鞣质的化学结构及其是否被酸水解的性质，可将鞣质分为两大类。

（1）可水解鞣质：可水解鞣质是由酚酸与多元醇通过苷键和酯键形成的化合物，其组成的基本单位是没食子酸，可水解鞣质可被酸、碱和酶催化水解。如中药五倍子的主要有效成分五倍子鞣质即是可水解鞣质。

（2）缩合鞣质：缩合鞣质不能被酸水解，经酸处理后反而缩合成不溶于水的高分子鞣酐，又称鞣红。缩合鞣质的基本组成单元是黄烷-3-醇类，最常见的是儿茶素。

3. **除鞣质的方法**

（1）热处理冷藏法：先将药液蒸煮，然后冷冻放置，滤过，即可除去大部分鞣质。

（2）石灰沉淀法：在中药的水提取液中加入氢氧化钙，使鞣质沉淀析出。

（3）明胶沉淀法：水提取液中加入适量4%明胶溶液，使鞣质沉淀完全。

二、有机酸

1. **定义**　有机酸是一类含羧基的化合物（不包括氨基酸），多数与金属离子或生物碱结合成盐的形成存在，也有结合成酯的形式存在。

2. **结构与分类**

（1）芳香族有机酸：主要是苯丙酸及其衍生物。

①绿原酸为3-咖啡酰奎宁酸，是金银花抗菌有效成分和茵陈利胆有效成分。

②广防己、青木香、关木通等药材中含有马兜铃酸，可导致急性肾衰竭、急性肾小管坏死等严重不良反应。

③水杨酸以其二乙铵盐或镁盐的形式作为非甾体抗炎药应用于临床。

（2）脂肪族有机酸：如枸橼酸、苹果酸、酒石酸、琥珀酸等普遍存在于中药中。

（3）萜类有机酸：如甘草次酸、齐墩果酸等。

3. **提取与分离**

（1）有机溶剂提取法：游离有机酸易溶于亲脂性有机溶剂而难溶于水。

（2）离子交换法：将中药的水提取液直接通过强碱型阴离子交换树脂柱，使有机酸根离子交换到树脂柱上，碱性成分和中性成分则流出树脂柱而被除去。

三、氨基酸、蛋白质

1. **氨基酸**　既含氨基又含羧基的化合物，可用茚三酮检识。

（1）天门冬素：具有镇咳和平喘作用。

（2）田七氨酸：具有止血作用。

2. **蛋白质**　天花粉中的天花粉蛋白有引产作用，临床用于中期妊娠引产。半夏鲜汁中的半夏蛋白具有抑制早期妊娠作用。

四、多　糖

多糖是由 10 个以上的单糖分子通过苷键聚合而成。一般采用水提醇沉法从植物中提取多糖。

1. 香菇多糖、灵芝多糖等有抗肿瘤的作用。
2. 黄芪多糖可增强机体的免疫功能。
3. 昆布多糖有治疗动脉粥样硬化的作用。
4. 银耳多糖能有效的保护肝细胞。

历年考点串讲

鞣质历年偶考。其中，结构与分类、除鞣质的方法要掌握，定义要了解。有机酸历年偶考。其中，有机酸的定义、结构与分类、提取与分离要了解。氨基酸、蛋白质历年偶考。

氨基酸、蛋白质要了解。多糖历年偶考。多糖要了解。

常考的细节有：

1. 可水解鞣质由酚酸与多元醇通过苷键和酯键形成的化合物，其组成的基本单位是没食子酸。
2. 除鞣质的方法。
3. 广防己、青木香、关木通等药材中含有马兜铃酸，可导致急性肾衰竭、急性肾小管坏死等严重不良反应。
4. 有机酸可以采用强碱型阴离子交换树脂柱法纯化。
5. 天花粉中的天花粉蛋白有引产作用，临床用于中期妊娠引产。
6. 香菇多糖、灵芝多糖等有抗肿瘤的作用。

（邹忠杰）

第六章　药物化学

第一节　绪　论

一、药物化学的研究内容和任务

1. 药物化学的研究内容　化学药物的化学结构、理化性质、合成工艺、构效关系、体内代谢、作用机制及寻找新药的途径和方法。

2. 药物化学的任务

（1）为有效利用现有化学药物提供理论基础。

（2）为生产化学药物提供先进、经济的方法和工艺。

（3）为新药创制探索新的途径和方法。

二、药物名称

1. 通用名　是新药开发者在新药申报时向世界卫生组织申请并被批准和推荐使用的正式名称，不受专利和行政保护，也是文献、资料、教材以及药品说明书中标明有效成分的名称，又称为国际非专利药品名称（INN）。中国药品通用名称（CADN）是我国药典委员会以 INN 为依据编写并制定，是中国药品命名的依据，尽量与英文 INN 相对应，可采取音译、意译或音、意合译，以音译为主，长音节可减缩。

2. 化学名　英文化学名为国际通用的名称，以美国化学文摘（CA）为依据，根据化学结构式进行命名。中文化学名以《中华人民共和国药典》收载药品化学名为依据，并可参考《英汉化学化工词汇》（科学出版社）。化学命名的基本原则是选取一特定的部分作为母体，规定母体的位次编排法，将母体以外的其他部分均视为取代基，然后标出其他取代基的位置和名称。对于手性化合物规定其立体构型或几何构型。

第二节　麻醉药

麻醉药主要分为全身麻醉药和局部麻醉药，本节主要叙述局部麻醉药。

1. 局部麻醉药的分类和构效关系

（1）分类：按化学结构分为芳酸酯类、酰胺类、氨基醚类、氨基酮类及其他类（如氨基甲酸酯类、醇类和酚类等）等。

（2）构效关系：局麻药的基本骨架由 3 部分构成，即亲脂性部分、中间连接链和亲水性部分，其中，亲脂性部分为局部麻醉药的必需部分，可为取代的芳环或芳杂环，以苯环的衍生物作用最强。苯环上引入给电子基如氨基、羟基或烷氧基时麻醉作用增强，而引入吸电子基作用减弱。中间连接链部分与麻醉作用持续时间及作用强度有关，其作用时间顺序为 $-C(O)-CH_2- > -C(O)-NH- > -C(O)-S-$

> $-C(O)-O-$，其麻醉作用强度顺序为 $-C(O)-S- > -C(O)-O- > -C(O)-CH_2- > -C(O)-NH-$。亲水性部分一般为氨基部分，以叔胺最常见，易形成可溶性的盐类。氮原子上的取代基以碳原子总和为 3 ～ 5 作用最强。亲水性部分如为杂环，以哌啶环作用最强。局部麻醉药的亲水性和亲脂性应保持适当平衡，才有利于发挥其麻醉作用。

2. 盐酸普鲁卡因

（1）结构特征：含苯甲酸酯、芳伯氨基、叔胺结构。

（2）性质

①为白色结晶或结晶性粉末，易溶于水。

②含有酯键易水解，温度和 pH 影响水解速度。

③含有芳伯氨基易氧化变色，制备注射剂时应调 pH 为 3.3 ～ 5.5，控制灭菌温度和时间，以 100℃流通蒸气灭菌 30 分钟为宜，安瓿通入惰性气体，加抗氧化剂、稳定剂、除金属离子或加入金属离子掩蔽剂，避光、密闭、放置阴凉处。

④含有芳伯氨基可发生重氮化 - 偶合反应，即在稀盐酸中与亚硝酸钠反应生成重氮盐，加碱性 β-萘酚试液生成橙（猩）红色偶氮化合物。

（3）用途：为芳酸酯类局部麻醉药，主要用于浸润麻醉和传导麻醉，一般不用于表面麻醉。

3. 盐酸丁卡因

（1）性质

①不含芳伯氨基，为仲胺，不易氧化变色，亦不能用重氮化 - 偶合反应鉴别。

②含有苯甲酸酯基易水解，但速度稍慢。

（2）用途：临床常用的强效局麻药，多用于黏膜麻醉和硬膜外麻醉。

4. 盐酸利多卡因

（1）结构特征：含有酰胺、叔胺结构，酰胺基的邻位有 2 个甲基。

（2）性质

①酰胺键空间位阻大，对酸和碱较稳定，一般条件下难水解，比盐酸普鲁卡因稳定。

②叔胺结构具有生物碱样性质，与三硝基苯酚试液生成白色沉淀。

③水溶液加氢氧化钠试液可析出利多卡因白色沉淀（mp. 66 ～ 69℃）。

（3）用途：为酰胺类局部麻醉药，用于各种局部麻醉和治疗心律失常。

历年考点串讲

局部麻醉药历年常考，其中，局部麻醉药的分类、局麻药盐酸普鲁卡因和盐酸利多卡因的结构特征、性质和用途是考试的重点，应熟练掌握。局麻药的构效关系及盐酸丁卡因的性质和用途应熟悉。

常考的细节有：

1. 盐酸普鲁卡因属于芳酸酯类局麻药，易溶于水；结构中所含酯键易水解；芳伯氨基易氧化变色且芳伯氨基可发生重氮化 - 偶合反应，应控制温度、pH、紫外线和重金属离子等影响稳定性的因素。

2. 盐酸利多卡因属于酰胺类局部麻醉药，结构中含有酰胺键且空间位阻大，对酸和碱较稳定，一般条件下难水解，比盐酸普鲁卡因稳定。用于各种局部麻醉和治疗心律失常。

3. 盐酸丁卡因结构中含有苯甲酸酯基易水解，但速度稍慢。

第三节　镇静催眠药、抗癫痫药和抗精神失常药

一、镇静催眠药

1. 镇静催眠药的分类　按化学结构分为巴比妥类、苯二氮䓬类、非苯二氮䓬类 $GABA_A$ 受体激动剂及其他类等。

2. 巴比妥类药物的理化通性

（1）一般为白色结晶或结晶性粉末，具有升华性。含硫巴比妥类药物有不适之臭。

（2）空气中较稳定，通常情况下遇酸、氧化剂和还原剂环不会破裂。

（3）为丙二酰脲即巴比妥酸的衍生物，存在内酰亚胺（烯醇式）- 内酰胺（酮式）互变异构现象，烯醇式呈弱酸性，可与碱金属碳酸盐或氢氧化物形成水溶性的盐类，但不溶于碳酸氢钠。

（4）比碳酸酸性弱，钠盐水溶液遇 CO_2 析出沉淀，故钠盐配制注射液时要防止吸收空气中的 CO_2。注射液不能与酸性药物配伍。

（5）具双内酰亚胺结构，易水解开环，其钠盐注射剂应配成粉针剂。

（6）含双缩脲结构，其水溶性钠盐可与某些重金属离子形成难溶性盐类或有色配合物，用于鉴别。在碳酸钠的碱性条件下与硝酸银试液反应形成可溶于碳酸钠或氨试液的一银盐，继续加入过量的硝酸银时则生成不溶性的二银盐沉淀；与吡啶和硫酸铜反应显紫堇色，含硫巴比妥显绿色；与钴盐反应显紫堇色。

3. 巴比妥类药物的构效关系　属于结构非特异性药物，作用主要取决于药物的理化性质，即作用强弱和快慢与药物的解离常数 pK_a 和脂水分配系数有关，作用时间与 5 位取代基在体内的代谢过程有关。

（1）为丙二酰脲即巴比妥酸的衍生物，只有当 C5 位上 2 个氢原子均被烃基取代才呈现活性，且 2 个取代基的碳原子总数在 4 ～ 8 为最好。

（2）5 位取代基为支链烷烃或不饱和烃基时作用时效短；为饱和直链烷烃或芳烃时作用时间长。

（3）1,3 位 2 个氮上只能一处被取代，引入甲基起效快，作用时间短，引入 2 个甲基引起惊厥。

（4）2 位氧原子以硫取代，脂溶性高，起效快，作用时间短。

4. 苯巴比妥

（1）结构

H_3C / NH / NH / O / O / O

（2）性质

①具有巴比妥类药物的理化通性。

②极微溶于水，其饱和水溶液显酸性，能溶于氢氧化钠或碳酸钠溶液。

③具酰亚胺结构，易水解开环。其钠盐水溶液显碱性，易水解生成 2- 苯基丁酰脲沉淀，其钠盐注射剂应配成粉针剂。

④含苯环，遇甲醛 - 硫酸界面显玫瑰红的环（Marquis 反应）。

⑤可发生硝化反应，生成黄色的二硝基衍生物；与亚硝酸钠和硫酸发生亚硝基化反应，生成橙黄色的亚硝基苯衍生物，随即转为橙红色。可区别于不含苯环的巴比妥类药物。

（3）用途：有镇静、催眠和抗惊厥作用，用于治疗失眠、惊厥和癫痫大发作。

5. 硫喷妥钠的作用特点　含 2 位硫原子，脂溶性大，易通过血 - 脑屏障，起效快，作用时间短，为超短时作用的巴比妥类药物。在体内脱硫代谢生成戊巴比妥。

6. 苯二氮䓬类药物的理化通性

（1）为白色或类白色结晶性粉末。

（2）具有苯环和七元亚胺内酰胺环骈合而成的苯二氮䓬母核，在酸或碱中加热会发生 1,2 位酰胺键和 4,5 位亚胺键水解开环反应。4,5 位开环是可逆性水解，在酸性条件下开环，在中性和碱性条件下闭环，因此 4,5 位间开环不影响药物的生物利用度。

（3）去甲西泮类（如奥沙西泮）的水解产物具有芳伯氨基，经重氮化后与 β- 萘酚偶合生成橙色的偶氮化合物。

（4）1,2 位骈合杂环（如三氮唑环）增加水解稳定性和对受体的亲和力（如艾司唑仑）。

（5）为目前临床用于镇静催眠的首选用药。

7. 地西泮

（1）结构特征：具有 1,4- 苯并二氮杂䓬母核结构，环上有内酰胺和亚胺结构。

（2）用途：为苯二氮䓬类镇静催眠药，主要治疗焦虑症、失眠症和神经官能症以及用于抗癫痫和抗惊厥。

8. 唑吡坦

（1）结构特征：具有咪唑并吡啶母核。

（2）作用特点：选择性地与苯二氮䓬 ω_1 受体亚型结合，属于非苯二氮䓬类 $GABA_A$ 受体激动剂，选择性高，剂量小，时效短，在正常治疗周期内耐受性和身体依赖性极少，已成为主要的镇静催眠药。

二、抗癫痫药

1. 抗癫痫药的分类　按化学结构分为酰脲类（包括巴比妥类、乙内酰脲类及其同型物）、苯二氮䓬类、二苯并氮杂䓬类、GABA 类似物、脂肪羧酸类和磺酰胺类等。

2. 苯妥英钠

（1）结构

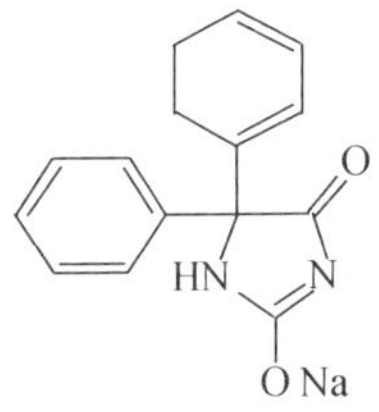

（2）稳定性

①易溶于水，有吸湿性。

②水溶液呈碱性，放置空气中可吸收二氧化碳而析出游离的苯妥英使呈现浑浊，常制成粉针剂并加入无水碳酸钠，忌与酸性药物配伍。

③具有环状酰脲（乙内酰脲）结构，易水解开环。本品及其水溶液应密闭保存或新鲜配制。

④与吡啶硫酸铜试液反应生成蓝色配位化合物（巴比妥类显紫色）；与二氯化汞试液作用生成不溶于氨试液的白色沉淀。

（3）用途：为乙内酰脲类抗癫痫药，治疗癫痫大发作和局限性发作的首选药物，对小发作无效。

3. 卡马西平

（1）性质

①为类白色结晶性粉末，干燥状态及室温下较稳定。

②片剂在潮湿环境中可生成二水合物，使片剂表面硬化，药效降低。

③长时间光照导致部分环化形成二聚体和氧化成 10,11- 环氧化物，固体表面由白色变橙黄色，需避光密闭保存。

（2）用途：为二苯并氮杂䓬类抗癫痫药，对大发作最有效，可抗癫痫及外周神经痛。

4. 奥卡西平

（1）结构特点：与卡马西平同属于二苯并氮杂䓬类结构类型，10 位引入羰基。

（2）作用特点：为前药。因不能代谢成 10,11- 环氧化物，没有其引起的副作用，不良反应低，毒性小。

5. 普洛加胺

（1）结构特点：γ- 氨基丁酰胺与载体部分相连而成的拟 GABA 药。

(2)作用特点：γ-氨基丁酰胺的前药，载体部分增加亲脂性，便于透过血-脑屏障发挥中枢神经作用。

6. 丙戊酸钠

（1）性质

①为白色结晶性粉末或颗粒。

②吸湿性强，通常加少量有机酸使二者形成复合物以改善吸湿性。

（2）用途：为脂肪羧酸类广谱抗癫痫药，用于治疗其他抗癫痫药无效的各型癫痫。

三、抗精神病药

1. 抗精神病药的分类　按结构分为吩噻嗪类、噻吨类（硫杂蒽类）、丁酰苯类、二苯并氮䓬类和取代苯甲酰胺类等。

2. 盐酸氯丙嗪

（1）结构

（2）稳定性

①为白色或乳白色结晶性粉末，有引湿性。

②水溶液显酸性，遇碱生成氯丙嗪游离体沉淀，忌与碱性药物配伍。

③含吩噻嗪母环，易氧化变色，在空气或日光中放置渐变为红棕色。加入对氢醌、连二亚硫酸钠、亚硫酸氢钠或维生素 C 等抗氧化剂可阻止变色。

④日光作用下引起氧化反应，使注射液 pH 降低。

⑤部分患者在口服或注射给药后于日光强烈照射下会发生严重的光化毒反应。

（3）代谢途径：体内代谢极为复杂，主要有硫原子氧化、苯环羟基化、侧链 N- 去甲基和侧链的氧化等，氧化产物和葡萄糖醛酸结合排泄。

（4）用途：为吩噻嗪类抗精神病药，主要用于精神分裂症和躁狂症，亦治疗神经官能症的焦虑和紧张状态、镇吐、低温麻醉和人工冬眠等。

3. 氟哌啶醇

（1）结构类型：属于丁酰苯类抗精神病药物。

（2）用途：用于治疗急、慢性精神分裂症和躁狂症，反应性精神病及其他具有兴奋、躁动、幻觉和妄想等症状的重症精神病。

4. 氯氮平

（1）结构

（2）稳定性：为淡黄色结晶性粉末。

（3）代谢途径：口服吸收良好，但存在首关效应。主要代谢产物有 N- 去甲基氯氮平和氯氮平 N- 氧化物等。

（4）用途：为二苯并二氮䓬类非经典抗精神病药，能阻断脑内多巴胺受体、5- 羟色胺受体及许多非多巴胺能部位的受体，可治疗多种类型精神分裂症。锥体外系反应较轻，典型不良反应是粒细胞缺乏症。

四、抗抑郁药

1. 盐酸阿米替林

（1）稳定性

①水溶液不稳定，加入 0.1% 乙二胺四乙酸二钠可增加稳定性。

②所用安瓿质量会影响注射液的稳定性。

(2)代谢途径：主要有 N- 去甲基、N- 氧化和羟基化。N- 单去甲基代谢物如去甲替林为活性代谢物，其本身常被用作抗抑郁药。

(3)用途：抑制神经突触对去甲肾上腺素和 5- 羟色胺的重摄取，用于治疗焦虑性或激动性抑郁症。

2. 盐酸氟西汀、盐酸帕罗西汀和草酸艾司西酞普兰

(1)盐酸氟西汀：为选择性的 5- 羟色胺重摄取抑制剂（SSRI），能明显改善抑郁症状以及焦虑和睡眠障碍。用于抗抑郁，选择性强，安全性大。

(2)盐酸帕罗西汀：属于四环类 5- 羟色胺重摄取抑制剂（SSRI）抗抑郁药，选择性地抑制突触对 5-HT 的重吸收，适合于伴有焦虑症的抑郁症患者。

(3)草酸艾司西酞普兰：为 5- 羟色胺重摄取抑制剂（SSRI），用于治疗抑郁障碍，治疗伴有或不伴有广场恐怖症的惊恐障碍。

历年考点串讲

1. 镇静催眠药历年常考，其中，巴比妥类和苯二氮䓬类药物的理化通性、苯巴比妥的结构和性质、硫喷妥钠的结构特点和作用特点、地西泮的结构特征是考试的重点，应熟练掌握。镇静催眠药的分类、巴比妥类药物的构效关系、苯巴比妥和地西泮的用途应熟悉。唑吡坦的结构特征和作用特点应了解。

常考的细节有：

(1)巴比妥类药物为丙二酰脲即巴比妥酸的衍生物，存在内酰亚胺（烯醇式）- 内酰胺（酮式）互变异构现象，烯醇式呈弱酸性，但比碳酸酸性弱，故钠盐配制注射液时要防止吸收空气中的 CO_2；具双内酰亚胺结构易水解开环，其钠盐注射剂应配成粉针剂，注射液不能与酸性药物配伍；含双缩脲结构，其水溶性钠盐可与某些重金属离子形成难溶性盐类或有色配合物，例如在碳酸钠的碱性条件下与硝酸银试液反应形成可溶于碳酸钠或氨试液的一银盐，继续加入过量的硝酸银时则生成不溶性的二银盐沉淀。

(2)巴比妥类药物属于结构非特异性药物，作用主要取决于药物的理化性质，即作用强弱和快慢与药物的解离常数 pK_a 和脂水分配系数有关，作用时间长短与 5 位取代基在体内的代谢过程有关。巴比妥类药物为丙二酰脲即巴比妥酸的衍生物，只有当 C5 位上 2 个氢原子均被烃基取代才呈现活性，且 5 位取代基为支链烷烃或不饱和烃基时作用时效短，为饱和直链烷烃或芳烃时作用时间长。

(3)硫喷妥钠含 2 位硫原子，脂溶性大，起效快，作用时间短；在体内脱硫代谢生成戊巴比妥。

(4)地西泮等苯二氮䓬类药物具有 1,4- 苯并二氮杂䓬母核结构，在酸或碱中加热会发生 1,2 位酰胺键和 4,5 位亚胺键水解开环反应，其中 4,5 位开环是可逆性反应，因此 4,5 位间开环不影响药物的生物利用度；1,2 位骈合杂环（如三氮唑环）增加水解稳定性和对受体的亲和力。为目前临床用于镇静催眠的首选用药。

2. 抗癫痫药历年偶考，其中，苯妥英钠的结构、稳定性和用途及卡马西平的性质和用途是考试的重点，应熟练掌握。抗癫痫药的分类及丙戊酸钠的性质和用途应熟悉。奥卡西平和普洛加胺的结构特点和作用特点应了解。

常考的细节有：

（1）抗癫痫药按化学结构分为酰脲类（包括巴比妥类、乙内酰脲类及其同型物）、苯二氮䓬类、二苯并氮杂䓬类、GABA 类似物、脂肪羧酸类和磺酰胺类等。

（2）苯妥英钠的结构；水溶液呈碱性，放置空气中可吸收二氧化碳而析出游离的苯妥英使呈现浑浊，常制成粉针剂并加入无水碳酸钠，忌与酸性药物配伍；具有环状酰脲（乙内酰脲）结构，易水解开环，本品及其水溶液应密闭保存或新鲜配制；与吡啶硫酸铜试液反应生成蓝色配位化合物（巴比妥类显紫色）；与二氯化汞试液作用生成不溶于氨试液的白色沉淀。为乙内酰脲类抗癫痫药，治疗癫痫大发作和局限性发作的首选药物，对小发作无效。

（3）卡马西平片剂在潮湿环境中可生成二水合物，使片剂表面硬化，药效降低；长时间光照导致部分环化形成二聚体和氧化成 10,11- 环氧化物，固体表面由白色变橙黄色。为二苯并氮杂䓬类抗癫痫药，对大发作最有效，可抗癫痫及外周神经痛。

（4）丙戊酸钠吸湿性强，通常加少量有机酸使二者形成复合物以改善吸湿性。为脂肪羧酸类广谱抗癫痫药。

3. 抗精神病药历年偶考，其中，盐酸氯丙嗪和氯氮平的结构、稳定性和用途是考试的重点，应熟练掌握。盐酸氯丙嗪和氯氮平的代谢途径及氟哌啶醇的结构类型和用途应熟悉。抗精神病药的分类应了解。

常考的细节有：

（1）盐酸氯丙嗪的结构；结构中含有吩噻嗪母环易氧化变色，在空气或日光中放置渐变为红棕色，加入抗氧化剂可阻止变色；部分患者在服药后于日光强烈照射下会发生严重的光化毒反应。代谢途径主要有硫原子氧化、苯环羟基化、侧链 N- 去甲基和侧链的氧化等。为吩噻嗪类抗精神病药。

（2）氟哌啶醇属于丁酰苯类抗精神病药物。

（3）氯氮平的结构；为二苯并二氮䓬类非经典抗精神病药，锥体外系反应较轻。

4. 抗抑郁药历年偶考，其中，盐酸阿米替林的作用用途是考试的重点，应熟练掌握。盐酸阿米替林的稳定性和代谢途径应熟悉。盐酸氟西汀、盐酸帕罗西汀和草酸艾司西酞普兰的作用特点应了解。

常考的细节有：盐酸阿米替林通过抑制神经突触对去甲肾上腺素和 5- 羟色胺的重摄取起作用，用于治疗焦虑性或激动性抑郁症。

第四节　解热镇痛药、非甾体抗炎药和抗痛风药

一、解热镇痛药

1. **解热镇痛药的分类**　按结构分为水杨酸类、苯胺类和吡唑酮类。

2. **阿司匹林**

（1）结构

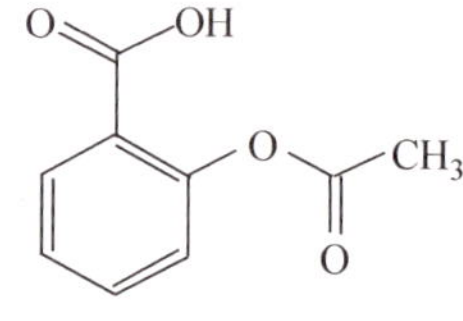

（2）性质

①为白色结晶或结晶性粉末；无臭或微带醋酸臭，味微酸；微溶于水，易溶于乙醇。

②含游离羧基，呈弱酸性，易溶于氢氧化钠或碳酸钠溶液。

③含有酯键，在干燥空气中稳定，遇湿气缓慢水解生成水杨酸和醋酸，之后水杨酸再被氧化使片剂变成黄至红棕色等。

④其水溶液遇三氯化铁试液不显色；水解产物含酚羟基遇三氯化铁显紫堇色。

⑤原料中可能带入的脱羧产物苯酚在生产过程中转化成不能溶于碳酸钠溶液的醋酸苯酯、水杨酸苯酯和乙酰水杨酸苯酯等杂质，以此区别于阿司匹林。

⑥合成中产生的少量乙酰水杨酸酐副产物可引起变态反应。

(3)用途：为水杨酸类药物，抑制环氧合酶，可解热镇痛和抗炎抗风湿。小剂量使用可预防血栓形成。

3. 对乙酰氨基酚

（1）结构

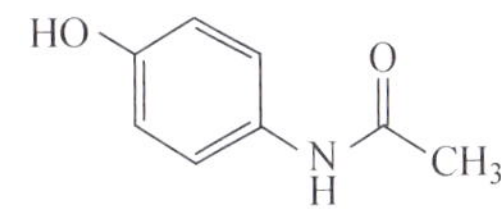

（2）性质

①为白色结晶或结晶性粉末，易溶于氢氧化钠溶液。

②含酰胺键，干燥空气中稳定，遇潮湿空气可水解成对氨基酚，酸性和碱性条件下均能促进其水解，pH6.0 时最稳定。水解产物对氨基酚含芳伯氨基，可发生重氮化偶合反应，生成橙红色偶氮化合物。

③含酚羟基，遇三氯化铁试液显蓝紫色。

（3）代谢：主要在肝代谢，大部分与葡萄糖醛酸及硫酸形成结合物，儿童主要成硫酸酯，成年人主要成葡糖醛酸酯。少量代谢生成 N- 羟基乙酰氨基酚，进一步转化成毒性代谢物 N- 乙酰亚胺醌。正常情况下乙酰亚胺醌可与内源性的谷胱甘肽结合而解毒，但大剂量服用本品时会耗尽肝脏中的谷胱甘肽，然后乙酰亚胺醌与肝蛋白结合引起肝坏死等。此时可服用含巯基的药物 N- 乙酰半胱氨酸作为解毒剂。

（4）用途：为苯胺类解热镇痛药，无抗炎作用。

二、非甾体抗炎药

1. 非甾体抗炎药的分类　按结构分为吡唑酮类、芳基烷酸类（包括芳基乙酸类和芳基丙酸类）、N- 芳基邻氨基苯甲酸类（灭酸类）、1,2- 苯并噻嗪类（如吡罗昔康）和其他类。

2. 吲哚美辛和双氯酚酸钠

（1）吲哚美辛

①结构特征：属于芳基（吲哚）乙酸结构类型，含酰胺键、羧基、吲哚环。

②用途：为强力镇痛抗炎药，对炎症性疼痛效果显著，对痛风性关节炎疗效较好，但不良反应较严重。

（2）双氯芬酸钠

①结构特征：具有 N- 苯基邻氨基苯乙酸结构，含氯原子、钠盐。

②用途：适合于治疗类风湿关节炎、神经炎及各种原因引起的发热。

3. 布洛芬

（1）性质：为白色结晶或结晶性粉末，可溶于氢氧化钠或碳酸钠溶液。

（2）用途：为芳基丙酸类抗炎药，可用于治疗风湿性及类风湿关节炎和骨关节炎等。

（3）旋光异构体活性：药效主要来自 *S*（+）- 异构体，无效的 *R*（－）- 异构体可在体内经酶作用转化成 *S*（+）- 异构体，两种异构体在体内的活性等价。药用消旋体。

4. 萘普生

（1）性质：为白色结晶性粉末，可溶于氢氧化钠或碳酸钠溶液。

（2）用途：为芳基丙酸类抗炎药，适用于治疗风湿性和类风湿关节炎、痛风等。

（3）旋光异构体活性：药用 *S*（+）- 异构体。

5. 美洛昔康

（1）作用特点：为 COX-2 的高选择性抑制剂，对慢性风湿性关节炎的抗炎、镇痛效果与吡罗昔康相同，胃肠道不良反应少。

（2）用途：为 1,2- 苯并噻嗪类非甾体抗炎药，可用于长期治疗类风湿关节炎。

三、抗痛风药

丙磺舒的结构和用途如下：

1. 结构

2. 用途　可促进尿酸排泄，用于治疗慢性痛风和痛风性关节炎。与阿司匹林合用产生拮抗作用，能抑制青霉素、对氨水杨酸等的排泄，延长药效，故为其增效剂。

历年考点串讲

1. 解热镇痛药历年常考，其中，阿司匹林和对乙酰氨基酚的结构、性质和用途及对乙酰氨基酚的代谢是考试的重点，应熟练掌握。解热镇痛药的分类应熟悉。

常考的细节有：

（1）阿司匹林的结构；为白色结晶或结晶性粉末；无臭或微带醋酸臭，味微酸；微溶于水，易溶于乙醇；含游离羧基，呈弱酸性，易溶于氢氧化钠或碳酸钠溶液；含有酯键，遇湿气缓慢水解生成水杨酸和醋酸，之后水杨酸再被氧化使片剂变成黄至红棕色等；其水溶液遇三氯化铁试液不显色，水解产物含酚羟基遇三氯化铁显紫堇色。为水杨酸类药物，可解热镇痛和抗炎抗风湿，小剂量使用可预防血栓形成。

（2）对乙酰氨基酚的结构；含酰胺键，可水解成对氨基酚，后者含芳伯氨基，可发生重氮化偶合反应；含酚羟基，遇三氯化铁试液显蓝紫色。体内大部分与葡萄糖醛酸及硫酸形成结合物（儿童主要成硫酸酯，成年人主要成葡糖醛酸酯），少量代谢生成 N- 羟基乙酰氨基酚，进一步转化成毒性代谢物 N- 乙酰亚胺醌，但大剂量服用本品时会耗尽肝中的谷胱甘肽，然后乙酰亚胺醌与肝蛋白结合引起肝坏死等，此时可服用含巯基的药物 N- 乙酰半胱氨酸作为解毒剂。为苯胺类解热镇痛药，无抗炎作用。

2. 非甾体抗炎药历年偶考，其中，非甾体抗炎药的分类以及布洛芬、萘普生、吲哚美辛和双氯酚酸钠的结构类型或结构特征是考试的重点，应熟练掌握。以上药物的用途和美洛昔康的作用特点应熟悉。

常考的细节有：

（1）非甾体抗炎药按结构分为吡唑酮类、芳基烷酸类（包括芳基乙酸类和芳基丙酸类）、邻氨基苯甲酸类（灭酸类）、1,2- 苯并噻嗪类和其他类。

（2）吲哚美辛为芳基（吲哚）乙酸结构类型的镇痛抗炎药。双氯芬酸钠为具有 N- 苯基邻氨基苯乙酸结构的抗炎药。

（3）布洛芬为芳基丙酸类抗炎药，药效主要来自 S（+）- 异构体，无效的 R（-）- 异构体可在体内经酶作用转化成 S（+）- 异构体，两种异构体在体内的活性等价，药用消旋体。

（4）萘普生为芳基丙酸类抗炎药，药用 S（+）- 异构体。

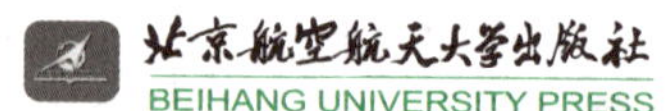

（5）美洛昔康为COX-2的高选择性抑制剂，1,2-苯并噻嗪类非甾体抗炎药，胃肠道不良反应少。

3．抗痛风药历年偶考，其中，应熟悉丙磺舒的结构和用途。

常考的细节有：丙磺舒为抗痛风药，还可竞争性地抑制弱有机酸类药物排泄，如可延长阿司匹林、青霉素、对氨水杨酸等药效，故为其增效剂。

第五节　镇痛药

一、镇痛药概述

镇痛药的结构特点

1．具有一个平坦的芳香结构，与受体的平坦部分通过范德华力相互作用。

2. 具有一个碱性中心，在生理pH下部分电离为阳离子并通过静电力与受体表面的阴离子部位结合。

3．碱性中心和平坦的芳香结构共平面并且烃基部分（乙胺链部分）凸出于平面的前方，恰好可以嵌入受体中的凹槽部位产生疏水性结合。

二、天然生物碱类

盐酸吗啡的结构特点、性质、代谢、用途和构效关系。

1．结构特点

（1）为5个稠杂环组成的刚性分子，含多氢菲环、苯并呋喃环、4-苯基哌啶环、碱性叔胺结构、酸性酚羟基、烯醇式羟基、7,8-双键。

（2）有5个手性碳原子（C5、C6、C9、C13和C14），具旋光性。天然品为左旋体。

（3）B/C环呈顺式，C/D环呈反式，C/E环呈顺式。

2．性质

（1）为白色、有丝光的针状结晶或结晶性粉末。

（2）显酸碱两性。

（3）含酚羟基具还原性，光照下可被空气氧化成伪吗啡（双吗啡，毒性较大）和N-氧化吗啡，还造成注射液放置过久颜色变深，应采取避光密闭保存、加入抗氧化剂、金属离子络合剂、调pH为5.6～6.0和控制灭菌温度等措施。

（4）在酸性溶液中加热，可脱水并重排生成阿扑吗啡，后者具邻苯二酚结构，易氧化为红色邻二醌化合物。并且阿扑吗啡为多巴胺受体激动剂，可用作催吐药。

（5）遇甲醛-硫酸试液呈蓝紫色（Marquis反应）；遇钼硫酸试液呈紫色、蓝色，最后为绿色（Frohde反应）；含酚羟基，遇三氯化铁试液显蓝色（区别于可待因）。

3．代谢　大部分与硫酸或葡萄糖醛酸结合后随尿排出，少量生成活性低毒性大的去甲基吗啡。

4．用途　为μ受体强效激动剂，具有镇静、镇痛、镇咳及抑制肠蠕动作用，主要用作镇痛药、麻醉辅助药。有成瘾性、耐受性、依赖性和呼吸抑制等不良反应。

5．构效关系　17位叔胺氮原子是影响镇痛活性的关键基团，氮原子引入不同取代基可使激动剂转变为拮抗剂，如纳洛酮的17位为烯丙基，成为阿片受体拮抗剂；3位酚羟基被醚化或酰化，活性和成瘾性均降低；6位醇羟基被氢化、酯化、氧化或去除后，活性和成瘾性均增加；7,8-双键被还原，活性和成瘾性均增加。

三、半合成镇痛药

磷酸可待因的性质和用途如下：

1．性质

（1）为白色针状结晶性粉末，空气中逐渐风化，易溶于水，水溶液显酸性，具左旋性。

（2）为将吗啡的3位酚羟基甲基化得到的半合成衍生物，无游离酚羟基，比吗啡稳定，但遇光易变质，需避光保存。

（3）不能直接与三氯化铁作用显色，可区别于吗啡。

2．用途　为弱的μ受体激动剂半合成镇痛药，用于中等疼痛的止痛。多用作中枢麻醉性镇咳药治疗各种剧烈干咳，有轻度成瘾性。

四、合成镇痛药

1．盐酸哌替啶

（1）结构

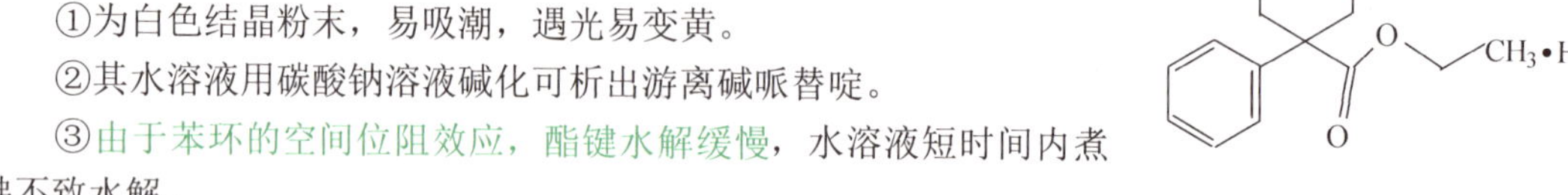

（2）性质

①为白色结晶粉末，易吸潮，遇光易变黄。

②其水溶液用碳酸钠溶液碱化可析出游离碱哌替啶。

③由于苯环的空间位阻效应，酯键水解缓慢，水溶液短时间内煮沸不致水解。

④与甲醛-硫酸试液反应显橙红色；遇苦味酸乙醇溶液生成黄色哌替啶苦味酸盐沉淀。

（3）代谢：在肝代谢，代谢物主要有去甲哌替啶、哌替啶酸和去甲哌替啶酸，并与葡萄糖醛酸结合排泄。其中仅去甲哌替啶有弱的镇痛活性，而惊厥作用较大。可透过胎盘，也能随乳汁分泌，孕期和哺乳期妇女不宜使用。

（4）用途：为苯基哌啶类μ受体激动剂合成镇痛药，主要用于创伤、术后和癌症晚期的剧烈疼痛，亦可麻醉前给药起镇静作用，成瘾性较吗啡弱，但不宜长期使用。

2．盐酸美沙酮

（1）性质

①为白色结晶性粉末，仅左旋体有效，药用外消旋体。

②由于羰基位阻较大，通常不能发生一般羰基的反应。

③水溶液遇生物碱试剂如甲基橙试液生成黄色复盐沉淀，用于鉴别。

（2）用途：为氨基酮类μ受体激动剂合成镇痛药，可口服，适用于各种剧烈疼痛，也用于戒除吗啡类药物成瘾性的替代疗法。

历年考点串讲

镇痛药的结构特点历年偶考，其中，应熟悉镇痛药的结构特点。

常考的细节有：

1．镇痛药的结构中具有一个平坦的芳香结构；具有一个碱性中心；碱性中心和平坦的芳香结构共平面并且烃基部分（乙胺链部分）凸出于平面的前方。

2．盐酸吗啡结构中含有酸性酚羟基、烯醇式羟基和碱性叔胺结构，显酸碱两性。

3．酚羟基具还原性，可被氧化成伪吗啡（双吗啡，毒性较大）和 N- 氧化吗啡，还造成注射液放置过久颜色变深。

4．在酸性溶液中加热，可脱水并重排生成阿扑吗啡。

5．吗啡的 17 位叔胺氮原子是影响镇痛活性的关键基团，如纳洛酮的 17 位为烯丙基，成为阿片受体拮抗剂；3 位酚羟基被醚化或酰化，活性和成瘾性均降低；6 位醇羟基被氢化、酯化、氧化或去除后，活性和成瘾性均增加；7,8- 双键被还原，活性和成瘾性均增加。

6．磷酸可待因为将吗啡的 3 位酚羟基甲基化得到的半合成衍生物，比吗啡稳定；不能直接与三氯化铁作用显色，可区别于吗啡。

7．为弱的 μ 受体激动剂半合成镇痛药，多用作中枢麻醉性镇咳药治疗各种剧烈干咳，有轻度成瘾性。

8．盐酸哌替啶的结构；易吸潮，遇光易变黄；由于苯环的空间位阻效应，酯键水解缓慢，水溶液短时间内煮沸不致水解；与甲醛 - 硫酸试液反应显橙红色；遇苦味酸乙醇溶液生成黄色哌替啶苦味酸盐沉淀。代谢物主要有去甲哌替啶、哌替啶酸和去甲哌替啶酸，其中仅去甲哌替啶有弱的镇痛活性，而惊厥作用较大；可透过胎盘，也能随乳汁分泌，孕期和哺乳期妇女不宜使用。为苯基哌啶类 μ 受体激动剂合成镇痛药。

9．盐酸美沙酮由于结构中羰基位阻较大，通常不能发生一般羰基的反应。为氨基酮类 μ 受体激动剂合成镇痛药，适用于各种剧烈疼痛，也用于戒除吗啡类药物成瘾性的替代疗法。

第六节　拟胆碱药和抗胆碱药

一、拟胆碱药

1．拟胆碱药的分类　按作用机制分为胆碱受体激动剂、胆碱酯酶抑制剂与胆碱酯酶复活剂。

2．M 胆碱受体激动剂的构效关系

（1）一个带正电荷的基团，常为三甲基季铵结构。

（2）一个富电子中心，如酯基等。

（3）季铵氮原子与酰基末端氢原子之间相隔 5 个原子的中间链。

3．硝酸毛果芸香碱、碘解磷定、溴化新斯的明和加兰他敏

（1）硝酸毛果芸香碱：为 M 胆碱受体激动剂，作用于汗腺和涎腺，缩小瞳孔，眼压降低，用于治疗原发性青光眼。

（2）碘解磷定：为胆碱酯酶复活剂，用于解救有机磷中毒。

（3）溴化新斯的明：为可逆性胆碱酯酶抑制剂，用于治疗重症肌无力及手术后腹气胀、尿潴留等。

（4）加兰他敏：为长效可逆性胆碱酯酶抑制剂，用于治疗小儿麻痹后遗症、进行性肌营养不良及重症肌无力。由于不具有季铵结构，易透过血 - 脑屏障，已被 FDA 和 MCA 批准用于治疗老年痴呆。

二、抗胆碱药

1．抗胆碱药的分类　分为 M 受体拮抗剂和 N 受体拮抗剂。

2. **茄科生物碱类的构效关系**　均为氨基醇酯类化合物，区别只是有无6,7位氧桥和6位或莨菪酸α位羟基，它们影响药物的中枢作用。氧桥增大亲脂性，中枢作用增强；而羟基增强分子极性，中枢作用减弱。东莨菪碱有氧桥，中枢作用最强，用作镇静药，是中药麻醉的主要成分，并且兴奋呼吸中枢。阿托品无氧桥，无羟基，仅兴奋呼吸中枢。樟柳碱有氧桥，但莨菪酸α位还有羟基，综合结果是中枢作用弱于阿托品。山莨菪碱有6位羟基，中枢作用最弱。

3. **硫酸阿托品**

（1）结构特点：为莨菪醇、莨菪酸结合成的酯，含叔胺，有4个手性碳原子（C1、C3、C5和α位），可有椅式和船式两种稳定构象，通常表示成能量较低的椅式构象。莨菪醇内消旋不产生旋光性。天然莨菪酸为S构型，在提取时易发生消旋化，阿托品为左旋莨菪碱的外消旋体。

（2）性质

①为白色结晶性粉末。

②水溶液呈中性，100℃下加热30分钟仍稳定。

③含有酯键，弱酸性和近中性条件下较稳定（pH 3.5～4.0最稳定），碱性条件下易水解生成莨菪醇和消旋莨菪酸。制备注射液时应调整pH，加1%氯化钠作稳定剂，用硬质中性玻璃安瓿，注意灭菌温度。

④可发生莨菪酸的专属反应（Vitali反应），即经发烟硝酸加热处理后，加入氢氧化钾醇液和一小粒固体氢氧化钾，初显紫堇色，继变为暗红色，最后颜色消失。

⑤与硫酸和重铬酸钾加热时，水解生成的莨菪酸被氧化成有苦杏仁味的苯甲醛。

⑥可与多种生物碱显色剂和沉淀剂反应。当与氯化汞反应时，先生成黄色氧化汞沉淀，加热后变为红色氧化汞。

（3）用途：拮抗外周及中枢M胆碱受体，用于治疗各种内脏绞痛、麻醉前给药及散瞳等；治疗盗汗；抗心律失常和抗休克，治疗各种感染中毒性休克和心动过缓；解救有机磷中毒。

4. **哌仑西平和泮库溴铵**

（1）哌仑西平：为选择性M胆碱受体拮抗剂，适用于治疗胃和十二指肠溃疡，中枢神经系统不良反应小，与西咪替丁、雷尼替丁合用效果更好。

（2）泮库溴铵：为非除极型神经肌肉阻断剂，作为大手术辅助药使肌肉松弛。

5. **氯琥珀胆碱**

（1）稳定性：为二元羧酸酯，易分步水解最后生成2分子氯化胆碱和1分子琥珀酸。pH 3～5时稳定，碱性条件下和温度升高时水解加快。制备注射剂时应调pH至5，冷藏于4℃。丙二醇作溶剂可延缓水解或制成粉针。

（2）用途：除极型肌松剂，作用时间短，易于控制，用于外科小手术和气管插管，也可缓解破伤风的肌肉痉挛。

第七节　肾上腺素能药物

一、肾上腺素受体激动剂

1. **结构类型**　按结构分为苯乙胺类（包括肾上腺素、去甲肾上腺素、异丙肾上腺素、多巴胺和沙美特罗等）和苯异丙胺类（包括麻黄碱和甲氧明等）。

2. 构效关系

（1）具 β- 苯乙胺基本结构。

（2）侧链氨基上取代基大小与受体选择性相关。取代基由甲基到叔丁基，α 受体效应减弱，β 受体效应增强，且对 β_2 受体的选择性也提高。

（3）苯环上 3,4- 二羟基（儿茶酚结构）可增强活性。儿茶酚胺的极性较大，外周作用较强，但易代谢失活；若无酚羟基作用减弱，但中枢作用增强，作用时间延长。

（4）苯乙胺侧链氨基的 β 位有羟基取代，活性体为 *R* 构型左旋体。

（5）β 位无羟基的苯丙胺类化合物极性弱，拟交感作用也弱，中枢兴奋作用较强，如毒品左甲苯丙胺，按一类精神药品管理。

（6）侧链氨基 α 位碳上引入甲基成为苯异丙胺类，甲基的位阻效应使作用时间延长，但使活性降低，中枢毒性增大。

3. 肾上腺素

（1）结构

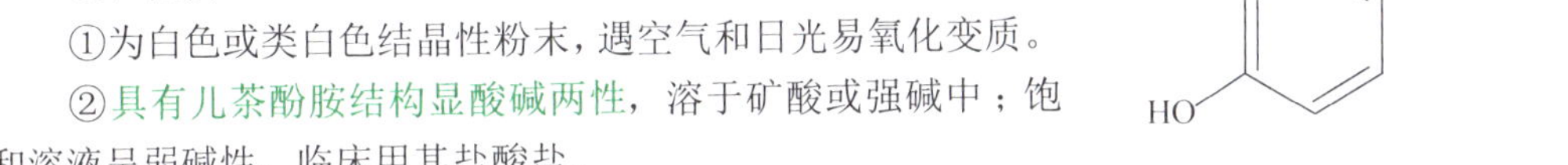

（2）性质

①为白色或类白色结晶性粉末，遇空气和日光易氧化变质。

②具有儿茶酚胺结构显酸碱两性，溶于矿酸或强碱中；饱和溶液呈弱碱性，临床用其盐酸盐。

③含 1 个手性碳，为 *R*- 构型左旋体，水溶液加热或室温放置后发生消旋化，使活性降低，pH 4 以下消旋速度快。

④肾上腺素、去甲肾上腺素、多巴胺和异丙肾上腺素均含儿茶酚结构，具还原性，尤其是在光、热和金属离子等因素的影响下极易自动氧化，在空气中或遇其他弱氧化剂易氧化变质，生成红色的肾上腺素红，再聚合成棕色多聚体。

⑤因性质不稳定，不能口服使用，注射液调 pH 2.5 ～ 5.0，加抗氧化剂和金属离子络合剂，避光并避免与空气和金属接触，用二氧化碳或氮气饱和的注射用水配制。

⑥含有酚羟基，遇三氯化铁试液产生紫红色。

（3）用途：激动 α 和 β 受体。用于治疗急性心力衰竭、支气管哮喘及心脏骤停的抢救。与局部麻醉药合用可减少其不良反应，可减少手术部位出血。

4. 盐酸异丙肾上腺素、重酒石酸去甲肾上腺素、盐酸多巴胺、盐酸甲氧明和沙美特罗

（1）盐酸异丙肾上腺素：侧链氨基上为异丙基取代，为 β 受体激动剂。用于治疗支气管哮喘、过敏性哮喘、慢性肺气肿及低血压等。

（2）重酒石酸去甲肾上腺素：主要兴奋 α 受体。主要用于升压，静脉滴注用于治疗各种休克，口服用于治疗消化道出血。

（3）盐酸多巴胺：为多巴胺受体激动剂，口服无效。用于各种类型休克。

（4）盐酸甲氧明：为 α 受体激动剂。用于外伤和周围循环功能不全时低血压的急救。

（5）沙美特罗：为新型选择性长效 β_2 受体激动剂，还可强烈抑制肺肥大细胞释放过敏介质，为治疗哮喘夜间发作和哮喘维持治疗的理想药物。

5. 盐酸麻黄碱

（1）性质

①为白色针状结晶或结晶性粉末。水溶液呈左旋性。

②不含酚羟基，性质较稳定，遇光、空气和热不易氧化破坏。

③有 2 个手性碳原子，4 个光学异构体，药用品为活性最强的（1*R*,2*S*）-（－）赤藓糖型体。

（2）用途：激动 α 和 β 受体。主要治疗慢性轻度支气管哮喘，预防哮喘发作，治疗鼻塞等，有中

枢兴奋作用，应严格控制生产和使用。

二、肾上腺素受体阻滞剂

1. 盐酸哌唑嗪

（1）性质：为白色或类白色结晶性粉末。

（2）用途：为选择性突触后 α_1 受体阻滞剂。用于治疗轻中度高血压或肾性高血压，也适用于顽固性心功能不全。

2. 盐酸普萘洛尔

（1）性质

①为白色结晶性粉末。

②含 1 个手性碳原子，*S*- 构型左旋体的活性强，药用外消旋体。

③对热稳定，对光、酸不稳定，酸性条件下异丙氨基侧链氧化。

④杂质主要是生产过程中带入的未反应完全的 α- 萘酚，可用与对重氮苯磺酸盐反应呈橙红色进行检查。

（2）用途：为非选择性 β 受体阻滞剂，用于治疗心绞痛、心房扑动及颤动等。支气管哮喘患者忌用。

3. 阿替洛尔

（1）性质：为白色粉末。

（2）用途：为选择性肾上腺 β_1 受体阻滞剂。用于治疗高血压、心绞痛和心律失常等。

历年考点串讲

肾上腺素受体激动剂历年常考，其中，肾上腺素受体激动剂的结构类型、构效关系及肾上腺素的结构、性质和用途以及盐酸麻黄碱的性质和用途是考试的重点，应熟练掌握。盐酸异丙肾上腺素、重酒石酸去甲肾上腺素、盐酸多巴胺、盐酸甲氧明和沙美特罗的用途应熟悉。

常考的细节有：

1. 肾上腺素受体激动剂按结构分为苯乙胺类（包括肾上腺素、去甲肾上腺素、异丙肾上腺素、多巴胺和沙美特罗等）和苯异丙胺类（包括麻黄碱和甲氧明等）。

2. 肾上腺素受体激动剂具有β- 苯乙胺基本结构；侧链氨基上取代基大小与受体选择性相关，取代基由甲基到叔丁基，α 受体效应减弱，β 受体效应增强，且对 β_2 受体的选择性也提高。

3. 肾上腺素的结构；具有儿茶酚胺结构显酸碱两性；为 *R*- 构型左旋体，水溶液加热或室温放置后发生消旋化，使活性降低；肾上腺素、去甲肾上腺素、多巴胺和异丙肾上腺素均含儿茶酚结构，具还原性，尤其是在光、热和金属离子等因素的影响下极易自动氧化；性质不稳定，不能口服使用，注射液调 pH 2.5 ～ 5.0，加抗氧化剂和金属离子络合剂，避光并避免与空气和金属接触，用二氧化碳或氮气饱和的注射用水配制；含有酚羟基，遇三氯化铁试液产生紫红色。激动 α 和 β 受体，用于治疗急性心力衰竭、支气管哮喘及心脏骤停的抢救。

4. 盐酸异丙肾上腺素为 β 受体激动剂。

5. 盐酸麻黄碱结构中不含酚羟基，遇光、空气和热不易氧化破坏。有中枢兴奋作用，应严格控制生产和使用。

第八节　心血管系统药物

一、调血脂药

1. 调血脂药的分类　分为羟甲戊二酰辅酶 A（HMG-CoA）还原酶抑制剂、苯氧乙酸及其类似物、烟酸类及其他类。

2. 洛伐他汀

（1）性质

①为白色或类白色结晶或结晶性粉末。

②有 8 个手性中心，具旋光性。

③结晶固体贮存过程中，六元内酯环（吡喃环）上羟基氧化生成吡喃二酮衍生物。

④为前体药物，在体内内酯环水解开环形成的稳定的β-羟基酸是体内作用的主要形式。

（2）用途：竞争性地抑制羟甲戊二酰辅酶 A（HMG-CoA）还原酶，用于治疗原发性高胆固醇血症和冠心病，也可预防冠状动脉粥样硬化。

3. 苯氧乙酸类调血脂药的构效关系　结构分为芳基和脂肪酸两部分。

（1）结构中的羧酸或在体内可水解成羧酸的部分是具有活性的必要结构。

（2）脂肪链上季碳原子不是必要结构。

（3）芳基部分保证药物的亲脂性，并可与作用部位的某些部分互补使活性增强。

（4）苯环对位的氯并不重要，芳环对位的其他取代基可能增强对乙酰辅酶 A 羧化酶的抑制作用。

（5）在α-碳原子上引入其他芳基或芳氧基可显著降低甘油三酯水平。

（6）以硫取代芳基与羧基之间的氧较含氧类似物更好。

4. 吉非贝齐

（1）性质：为白色结晶性粉末；室温稳定；可溶于稀碱。

（2）用途：为非卤代的苯氧戊酸衍生物，用于治疗高脂血症。

二、抗心绞痛药

1. 抗心绞痛药的分类　按结构分为硝酸酯和亚硝酸酯类、钙通道阻滞剂（包括二氢吡啶类、苯并硫氮杂䓬类、芳烷基胺类和二苯哌嗪类）和β受体阻滞剂。

2. 硝苯地平

（1）结构

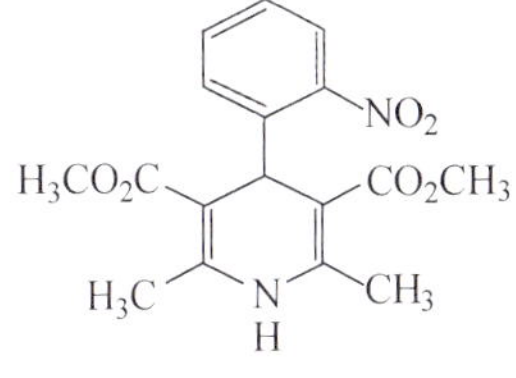

（2）性质

①为黄色结晶性粉末，无吸湿性。

②遇光极不稳定，在光催化下发生分子内歧化反应，即二氢吡啶芳构化同时硝基转化成亚硝基，产生亚硝基苯吡啶衍生物。氧化剂存在下氧化成硝基苯吡啶衍生物。

（3）用途：为二氢吡啶类钙通道阻滞剂，用于防治冠心病、各型心绞痛和顽固性、重度高血压。

3. 尼群地平

（1）结构

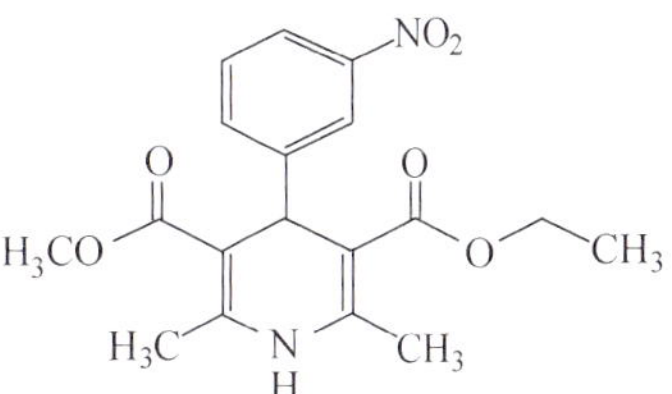

（2）性质

①为黄色结晶或结晶性粉末。

②遇光发生分子内歧化反应，生成亚硝基吡啶衍生物。

③ 4 位碳原子具手性，临床用外消旋体。

（3）用途：作用于血管平滑肌的二氢吡啶类选择性钙通道阻滞剂，用于治疗冠心病、高血压、充血性心力衰竭。

4. 氨氯地平的作用特点　起效慢，持续时间长，为长效二氢吡啶类钙通道阻滞剂抗高血压、抗心绞痛药物。

5. 盐酸地尔硫䓬

（1）性质

①为白色结晶或结晶性粉末。

②含 2 个手性碳原子，具有 4 个光学异构体，临床用活性最高的 2*S*,3*S*- 顺式异构体。

（2）用途：为苯并硫氮杂䓬类高选择性钙通道阻滞剂。用于治疗冠心病中各型心绞痛，也有减缓心率的作用。长期服用可预防发生心血管意外病症。

6. 硝酸异山梨酯

（1）性质

①为白色结晶性粉末，微溶于水。

②室温干燥状态下较稳定，受到撞击和高热会发生爆炸。

③酸碱性条件下会水解。

④加水和硫酸会水解生成硝酸，缓缓加入硫酸亚铁试液接界面显棕色。

（2）用途：为硝酸酯类长效抗心绞痛药。用于防治心绞痛、冠心病和心肌梗死等。

三、抗高血压药

1. 抗高血压药的分类　可分为作用于自主神经系统的药物［包括作用于神经末梢的药物（如利血平）、作用于中枢神经系统的药物（如甲基多巴）、作用于毛细小动脉的药物（如肼屈嗪）、神经节阻断剂和肾上腺素 α_1 受体阻断剂（如哌唑嗪）］、作用于肾素 - 血管紧张素 - 醛固酮（RAS）系统的药物［包括血管紧张素转化酶抑制剂（ACEI，如卡托普利）、血管紧张素Ⅱ（AⅡ）受体拮抗剂（如氯沙坦）和肾素抑制剂］和作用于离子通道的药物（包括钙通道阻滞剂和钾通道开放剂）。

2. 卡托普利

（1）性质

①为白色或类白色结晶性粉末，有类似蒜的特臭。

②含 2 个手性中心，均为 *S* 构型。

③含 -COOH 和 -SH 2 个酸性基团，显酸性。

④结晶固体稳定性好，遇光或在水溶液中可通过巯基双分子键合自动氧化产生二硫化物，加入螯合物或抗氧化剂可延缓氧化。

⑤ -SH 有还原性，在碘化钾和硫酸中易被氧化，可用于含量测定。

⑥酰胺键在较强烈条件下可水解。

⑦含有 -SH，可引起皮疹和味觉丧失等。

（2）用途：为血管紧张素转化酶抑制剂，用于治疗高血压和充血性心力衰竭，与小剂量利尿药合用可提高降压效果。

3. 甲基多巴

（1）稳定性：含有儿茶酚结构，易氧化变色，制剂中常加入亚硫酸氢钠或维生素 C 等还原剂以增加稳定性，同时应避光保存。

（2）用途：可用于治疗轻、中度原发性高血压，对严重高血压也有效；静脉滴注可控制高血压危象；与利尿药合用增加降压效果。有脑卒中、冠心病或尿潴留的高血压患者更宜于使用。

4. 氯沙坦　为第一个上市的血管紧张素Ⅱ受体拮抗剂。临床用于抗高血压和充血性心力衰竭等。无 ACE 抑制剂的干咳不良反应。

四、抗心律失常药

1. 抗心律失常药的分类　按 Vaughan Williams 分类法分为Ⅰ类即钠通道阻滞剂（又分为 $Ⅰ_A$、$Ⅰ_B$ 和 $Ⅰ_C$ 类）、Ⅱ类即 β 受体阻断剂、Ⅲ类即延长动作电位时程药物和Ⅳ类即钙通道阻滞剂。也可按作用机制分为离子通道阻滞剂（包括钠、钾和钙通道阻滞剂）和 β 受体阻断剂。

2. 非特异性抗心律失常药物的构效关系　具有 3 个结构特征。

（1）芳香环或环系统，插入膜磷脂的烷基链中。

（2）氨基（形成阳离子），与膜多肽的阴离子结合。

（3）极性取代基，与膜磷脂的极性端形成氢键。在同一系列化合物中非特异性抗心律失常药物的活性大小与脂水分配系数有关，脂溶性越大活性越强。

3. 盐酸胺碘酮

（1）性质

①为白色至微黄色结晶性粉末。

②含有羰基，加乙醇溶解后，加2,4-二硝基苯肼的高氯酸溶液生成胺碘酮2,4-二硝基苯腙黄色沉淀。

③为碘代化合物，加适量硫酸微热，产生紫色碘蒸汽。

（2）用途：属于Ⅲ类抗心律失常药即钾通道阻滞剂，兼有钠、钙通道和 β 受体阻滞作用，为广谱抗心律失常药，可用于其他药物无效的严重心律失常。

五、强心药

1. 强心药的分类　包括强心苷类（如地高辛）、拟交感胺（β 受体激动剂）类（如多巴酚丁胺）、磷酸二酯酶抑制剂（如米力农和氨力农）和钙敏化剂等。

2. 地高辛

（1）性质

①为白色结晶或结晶性粉末。

②由糖苷基和糖配基两部分组成，糖配基甾核的立体结构对强心作用影响大。

（2）用途：用于各种急慢性心功能不全及室上性心动过速、心房颤动和扑动等，为历史悠久的经典的强心药。安全范围小，个体差异大。不宜与酸、碱类药物配伍。

历年考点串讲

抗高血压药历年偶考，其中，卡托普利的稳定性和用途及氯沙坦的作用用途是考试的重点，应熟练掌握。抗高血压药的分类及甲基多巴的稳定性和用途应熟悉。

常考的细节有：

1. 抗高血压药可分为作用于自主神经系统的药物（包括作用于神经末梢的药物、作用于中枢神经系统的药物、作用于毛细小动脉的药物、神经节阻断剂和肾上腺素 $α_1$ 受体阻断剂）、

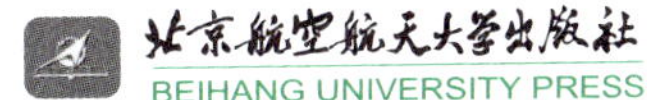

作用于肾素-血管紧张素-醛固酮（RAS）系统的药物［包括血管紧张素转化酶抑制剂（ACEI）、血管紧张素Ⅱ（AⅡ）受体拮抗剂和肾素抑制剂］和作用于离子通道的药物（包括钙通道阻滞剂和钾通道开放剂）。

2. 卡托普利有类似蒜的特臭；含2个手性中心，均为S构型；含-COOH和-SH 2个酸性基团；结晶固体稳定性好，遇光或在水溶液中可通过巯基双分子键合自动氧化产生二硫化物；-SH有还原性，在碘化钾和硫酸中易被氧化，可用于含量测定；酰胺键在较强烈条件下可水解；含有-SH，可引起皮疹和味觉丧失等。为血管紧张素转化酶抑制剂抗高血压药。

3. 甲基多巴有儿茶酚结构，易氧化变色。为作用于中枢神经系统的降压药。

4. 氯沙坦为血管紧张素Ⅱ受体拮抗剂抗高血压药。

第九节　中枢兴奋药和利尿药

一、中枢兴奋药

1. 中枢兴奋药的分类　按作用分为大脑皮质兴奋药（如咖啡因）、延髓兴奋药（如尼可刹米）、脊髓兴奋药、反射性兴奋药和用于治疗老年性痴呆的药物（如吡拉西坦）。

按结构和来源分为生物碱类、酰胺类、苯乙胺类和其他类。

2. 咖啡因

（1）结构

（2）性质

①为白色或带极微黄绿色有丝光的针状结晶，可风化，受热易升华。

②碱性极弱，与强酸也不能形成稳定的盐，但可用有机酸或其碱金属盐（如苯甲酸钠、水杨酸钠）形成电子转移复合物增加溶解度。安钠咖为苯甲酸钠和咖啡因以近似1:1形成的复盐，可制成注射剂，为严格管制的精神药品。

③具酰脲结构，与碱共热水解为咖啡啶，但弱碱性的石灰水不导致分解。

④可发生黄嘌呤生物碱的特征鉴别反应（紫脲酸铵反应），即与盐酸、氯酸钾在水浴上加热蒸干，所得残渣遇氨生成紫色四甲基紫脲酸铵，再加氢氧化钠，紫色消失。

⑤饱和水溶液与碘试液及稀盐酸反应生成溶于过量氢氧化钠试液的红棕色沉淀。

⑥水溶液遇鞣酸试液生成可溶于过量鞣酸试液的白色沉淀。

（3）代谢：主要在肝代谢分解产生3个初级代谢产物，即副黄嘌呤、可可碱和茶碱。

（4）用途：为黄嘌呤生物碱类中枢兴奋药。用于中枢性呼吸衰竭、循环衰竭以及麻醉药、催眠药等中毒引起的中枢抑制。

3. 尼可刹米

（1）结构

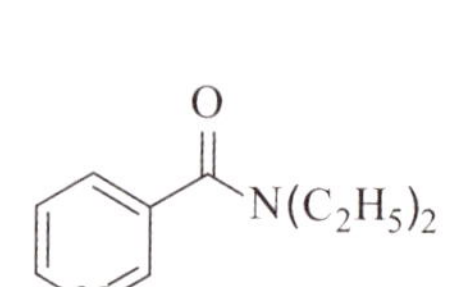

（2）性质

①为无色或淡黄色的澄明油状液体，有引湿性。

②含有酰胺结构，一般条件下稳定，但与碱液共沸时可水解。

③与钠石灰共热可水解脱羧生成吡啶。

（3）用途：为酰胺类中枢兴奋药，用于治疗中枢性呼吸及循环衰竭。

4. 吡拉西坦

（1）性质

①为白色结晶性粉末。

②具五元杂环内酰胺结构，为 GABA 的衍生物。

（2）用途：为酰胺类中枢兴奋药，可改善轻度及中度老年性痴呆患者的认知能力，还可治疗脑外伤所致记忆障碍及儿童弱智。无精神药物的不良反应。

二、利尿药

1. 利尿药的类型　包括有机汞化合物、多羟基化合物（如甘露醇）、磺酰胺（如呋塞米）及苯并噻嗪类［如氯噻嗪类和氢氯噻嗪类（如氢氯噻嗪）］、含氮杂环类［包括嘌呤类、蝶啶类（如氨苯蝶啶）、吡啶并哒嗪类和嘧啶并哒嗪类等］、苯氧乙酸类（如依他尼酸）和醛固酮拮抗剂（如螺内酯）。

2. 苯并噻嗪类利尿药的构效关系

（1）苯并噻嗪环上的磺酰氨基为利尿作用的必要基团，且位于 7 位时疗效最好。

（2）6 位以吸电子基 Cl、CF_3 等取代时作用增强，若 6 位以供电子基如 $-NH_2$ 取代活性降低。

（3）6 位的吸电子基和 7 位的磺酰氨基处于邻位，若位子改变作用消失。

（4）3,4 位双键饱和可提高作用，3 位氢以亲脂性基团取代可增加活性。

（5）2 位以烷基取代延长作用时间。

3. 氢氯噻嗪

（1）结构

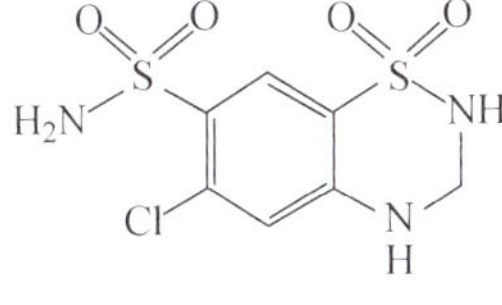

（2）性质

①为白色结晶性粉末，固体状态稳定。

②磺酰氨基显弱酸性，可溶于碱性溶液中，加热迅速水解，水解产物具有游离的芳伯氨基，可发生重氮化 - 偶合反应，用于鉴别。不宜与碱性药物配伍。

（3）用途：为中效利尿药，用于治疗各种类型水肿和高血压。大剂量或长期应用时应与氯化钾同服，也可与氨苯蝶啶合用。

4. 呋塞米和甘露醇

（1）呋塞米

①性质：为白色或类白色结晶粉末，含苯甲酸和磺酰氨基结构，具有酸性，不溶于水，可溶于碱性溶液。其氢氧化钠溶液与硫酸铜反应生成绿色沉淀。

②用途：为强效利尿药。用于其他利尿药无效的严重病例，预防急性肾衰竭和药物中毒，加速药物排泄。

（2）甘露醇

①性质：为白色结晶或结晶性粉末，为单糖。

②用途：为渗透性利尿药，用于治疗组织脱水、降低眼内压等。

5. 螺内酯

（1）代谢：在肝脏代谢，脱去乙酰巯基，生成坎利酮和坎利酮酸。坎利酮为活性代谢物，也是醛固酮受体拮杭剂。

（2）用途：为具有甾体结构的醛固酮拮抗剂，利尿作用弱，缓慢而持久，但降压作用明显，用于治疗与醛固酮升高有关的顽固性水肿，与氢氯噻嗪合用效果好。

第十节　抗过敏药和抗溃疡药

一、抗过敏药

1. 抗过敏药物的分类，H_1 受体拮抗剂的结构类型

（1）抗过敏药的分类：按作用环节分为 H_1 受体拮抗剂（包括经典的 H_1 受体拮抗剂和非镇静性 H_1 受体拮抗剂）、过敏介质释放抑制剂、白三烯拮抗剂和缓激肽拮抗剂。

（2）H_1 受体拮抗剂的结构类型：根据结构分为乙二胺类（如曲吡那敏）、氨基醚类（如苯海拉明）、丙胺类（如马来酸氯苯那敏）、哌嗪类（如西替利嗪）、三环类（如赛庚啶）和哌啶类（如阿司咪唑）等。

2. 盐酸西替利嗪

（1）结构特点：含哌嗪环、羧基、醚键、二苯亚甲基。有 1 个手性中心，左旋体活性强，药用消旋体。

（2）作用用途：作用强而持久。易离子化，不易透过血 - 脑屏障，为非镇静性选择性 H_1 受体拮抗剂。

3. 马来酸氯苯那敏

（1）性质

①为白色结晶性粉末，易溶于水，有升华性。

②马来酸酸性较强，水溶液呈酸性。

③含 1 个手性中心，*S*- 构型右旋体活性高于左旋体，药用消旋体。

④马来酸具有不饱和双键，能使酸性高锰酸钾红色消失，生成二羟基丁二酸。

⑤有叔胺特征反应：与枸橼酸 - 醋酐试液共热，产生红紫色；与苦味酸生成黄色沉淀。

（2）用途：为丙胺类组胺 H_1 受体拮抗剂，主要用于过敏性鼻炎、皮肤黏膜过敏和药物或食物引起的过敏性疾病。不良反应有嗜睡、口渴、多尿等。

4. 盐酸赛庚啶

（1）性质

①为白色至微黄色的结晶性粉末。

②含 1.5 分子结晶水，溶解时产生乳化现象，若以干燥品溶解则溶液澄明。

（2）用途：为较强效的三环类 H_1 受体拮抗剂，适用于荨麻疹、湿疹、皮肤瘙痒症等。尚有刺激食欲的作用。

二、抗溃疡药

1. 抗溃疡药的分类　按作用机制分为 H_2 受体拮抗剂（按结构分为咪唑类如西咪替丁、呋喃类如雷尼替丁、噻唑类如法莫替丁、哌啶类如罗沙替丁和吡啶类如依可替丁）、H^+/K^+-ATP 酶（质子泵）抑制剂 [按结构分为苯并咪唑类（如奥美拉唑和兰索拉唑）和杂环并咪唑类] 和前列腺素类（按结构分为 PGE_1 类如米索前列醇、PGE_2 类和前列烷酸类）。

2. 奥美拉唑

（1）性质

①为白色或类白色结晶。

②具有弱碱性和弱酸性。

③水溶液中不稳定，对强酸也不稳定，应低温避光保存。

④制剂为肠溶衣胶囊，也可使用钠盐制注射剂。

⑤亚砜的 S 有手性，药用外消旋体。

⑥ *S*- 异构体代谢速率很慢，生物利用度和血浆浓度比 *R*- 型异构体高，活性强，已单独用于临床，

名为埃索美拉唑、左旋奥美拉唑。

（2）用途：为 H^+/K^+-ATP 酶（质子泵）抑制剂，抑制胃酸分泌的最后一步，作用强而持久，迅速缓解疼痛、疗程短、病变愈合率高。

3. 法莫替丁

（1）性质

①为白色结晶性粉末，可形成 A 及 B 两种晶型，A 型较稳定，B 型疗效优于 A 型。

②稳定性较好，可与 5% 葡萄糖或 0.9% 氯化钠溶液配伍。

③可发生硫原子的鉴别反应。

（2）用途：为噻唑类高效 H_2 受体拮抗剂，用于治疗胃及十二指肠溃疡、反流性食管炎、上消化道出血及卓 - 艾综合征。

4. 米索前列醇

（1）性质

①为淡黄色油状物。

②为 C16 位的外消旋体，其中 11*R*，16*S* 异构体为药效成分。

③稳定性好，不易代谢失活，作用时间延长且口服有效。

（2）用途：为前列腺素类胃黏膜保护剂，抑制胃酸分泌作用强，能扩张血管、促进胃黏液和碳酸氢盐的分泌，保护胃黏膜。

历年考点串讲

中枢兴奋药历年偶考，其中，咖啡因的结构、性质、代谢和用途及紫脲酸铵反应和安钠咖的组成是考试的重点，应熟练掌握。尼可刹米的结构、性质和用途及吡拉西坦的性质和用途应熟悉。中枢兴奋药的分类应了解。

常考的细节有：

1. 中枢兴奋药按作用分为大脑皮质兴奋药、延髓兴奋药、脊髓兴奋药、反射性兴奋药和用于治疗老年性痴呆的药物。按结构和来源分为生物碱类、酰胺类、苯乙胺类和其他类。

2. 咖啡因的结构；碱性极弱，可用有机酸或其碱金属盐形成电子转移复合物增加溶解度制成注射剂（安钠咖为苯甲酸钠与咖啡因形成的复盐）；具酰脲结构，与碱共热可水解，但弱碱性的石灰水不导致分解；具有黄嘌呤结构，可发生黄嘌呤生物碱的特征鉴别反应即紫脲酸铵反应。为黄嘌呤生物碱类中枢兴奋药。

3. 尼可刹米的结构；若与碱液共沸可水解。为酰胺类中枢兴奋药。

4. 吡拉西坦为酰胺类中枢兴奋药，可改善轻度及中度老年性痴呆患者的认知能力。

第十一节　降血糖药

一、胰岛素

1. **结构特征**　由 11 种 21 个氨基酸的 A 链与 15 种 30 个氨基酸的 B 链以 2 个二硫键连接而成，共含有 26 种 51 个氨基酸。包括传统胰岛素、单峰胰岛素、单组分胰岛素及胰岛素类似物等。猪胰岛素与人胰岛素结构最为相似，常代替人胰岛素用于临床治疗。

2. **用途** 在体内调节血糖、脂肪及蛋白质的代谢，为治疗糖尿病的有效药物。治疗 1 型糖尿病主要采取胰岛素补充疗法。

二、口服降血糖药

1. **口服降血糖药的分类** 分为胰岛素分泌促进剂（包括磺酰脲类（如格列本脲、格列齐特）和非磺酰脲类（如瑞格列奈）、胰岛素增敏剂（分为噻唑烷二酮类（如吡格列酮、罗格列酮）和双胍类（如二甲双胍））、α- 葡糖苷酶抑制剂（如阿卡波糖）及二肽基肽酶 -IV 抑制剂（如西格列汀和维格列汀）。

2. **格列本脲**

（1）性质

①为白色结晶性粉末。

②常温、干燥环境下稳定。

③酰脲结构在潮湿环境中可水解。

（2）用途：为第 2 代磺酰脲类口服降糖药的第 1 个代表药物，主要通过与胰腺 β 细胞膜的受体结合，促进胰岛素释放。强效降糖药，用于治疗中、重度 2 型糖尿病。

3. **盐酸二甲双胍**

（1）性质

①为白色结晶或结晶性粉末。

②胍结构具有高于一般脂肪胺的强碱性。

③盐酸盐的水溶液显氯化物鉴别反应。

（2）用途：为双胍类胰岛素增敏剂，用于治疗 2 型糖尿病，特别适用于过度肥胖并对胰岛素耐受的患者。有时会出现体重减轻的现象。

4. **吡格列酮**

（1）性质：为白色晶体粉末。

（2）用途：为噻唑烷二酮类胰岛素增敏剂口服降糖药。

历年考点串讲

胰岛素历年偶考，其中，胰岛素的用途是考试的重点，应熟练掌握。胰岛素的结构特征应了解。

常考的细节有：

1. 胰岛素是治疗糖尿病的有效药物。治疗 1 型糖尿病主要采取胰岛素补充疗法。猪胰岛素与人胰岛素结构最为相似，常代替人胰岛素用于临床治疗。

口服降血糖药历年偶考，其中，口服降血糖药的分类及格列本脲、盐酸二甲双胍和吡格列酮的类型和用途是考试的重点，应熟练掌握。以上药物的性质应熟悉。

2. 口服降血糖药分为胰岛素分泌促进剂（包括磺酰脲类和非磺酰脲类）、胰岛素增敏剂 [分为噻唑烷二酮类和双胍类（如二甲双胍）]、α- 葡糖苷酶抑制剂及二肽基肽酶 -IV 抑制剂。

3. 格列本脲为第 2 代磺酰脲类口服降糖药的第 1 个代表药物。盐酸二甲双胍为双胍类胰岛素增敏剂。吡格列酮为噻唑烷二酮类胰岛素增敏剂口服降糖药。

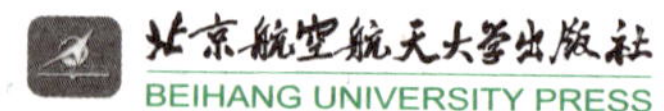

第十二节　甾体激素药物

一、甾体激素

甾体激素的基本母核和分类　甾体是稠合四环脂烃化合物，具有环戊烷骈多氢菲母核。雌性激素以 5α- 雌甾烷为母体；雄性激素和蛋白同化激素一般以 5α- 雄甾烷为母体；孕激素和肾上腺皮质激素以 5α- 孕甾烷为母体。

二、肾上腺皮质激素

1. 结构特点和分类

（1）分类：按作用分为糖皮质激素和盐皮质激素。

（2）结构特点

①具有孕甾烷母核，含 4- 烯 -3,20- 二酮和 21- 羟基。

②糖皮质激素同时具有 17α-OH 和 11- 氧（羟基或氧代）；而盐皮质激素不同时具有 17α-OH 和 11- 氧（羟基或氧代）。

2. 糖皮质激素的构效关系

（1）21- 羟基酯化为前药后活性不变，作用时间延长且稳定性增加。

（2）引入 1 位双键使抗炎活性增强，副作用减小。

（3）9α 位引入氟原子，抗炎作用增强，盐代谢作用增强更显著。

（4）6 位引入氟原子与 9α 位引入氟原子产生同样效果且可阻滞 6 位氧化失活。

（5）16 位引入羟基或甲基可以消除在 9α 位引入氟原子所致的钠潴留作用。C16 位甲基使 17α 位羟基及 C20 位羰基在血浆中稳定性增加，抗炎活性增强。

（6）16α 位甲基转换成 β- 甲基，活性有所升高。

3. 醋酸地塞米松

（1）结构

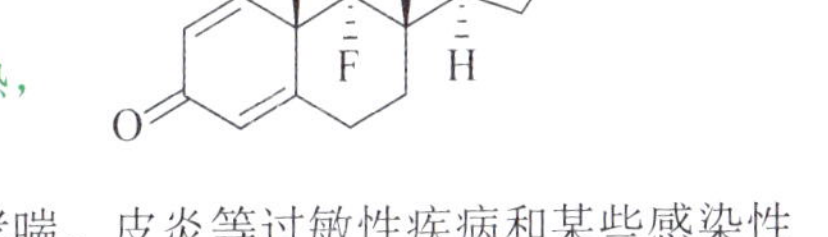

（2）性质

①为白色或类白色结晶性粉末，固体在空气中稳定，但需避光保存。

② C17 位含有 α- 羟基酮结构，在甲醇中与碱性酒石酸铜共热，生成红色氧化亚铜沉淀。

（3）用途：用于类风湿关节炎、全身性红斑狼疮、支气管哮喘、皮炎等过敏性疾病和某些感染性疾病的综合治疗，为目前已经使用的抗炎作用最强的糖皮质激素之一。

4. 醋酸氢化可的松

（1）结构

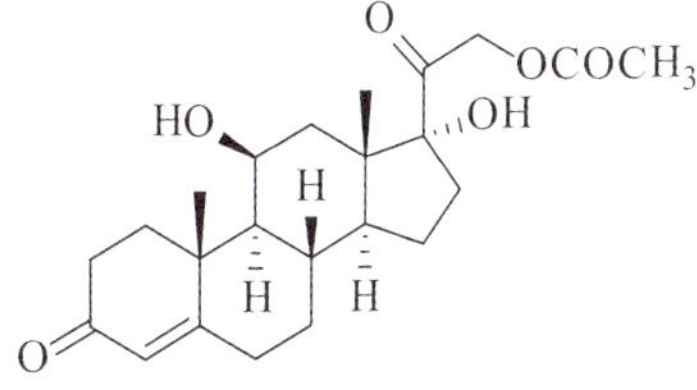

（2）性质

①为白色或几乎白色的结晶性粉末。

②遇光变质。

（3）用途：具有抗炎、抗过敏、抗休克和免疫抑制作用，用于肾上腺皮质功能不足的补充替代疗法及自身免疫性疾病和过敏性疾病的治疗。主要用于抢救危重中毒感染。

三、性激素

1. 雄激素、雌激素和孕激素的结构特点

（1）雄激素：母体为雄甾烷，含4-烯-3-酮、17β-羟基、C18甲基、C19甲基。

（2）雌激素：母体为雌甾烷，A环为芳环，含3-羟基、17β-羟基或17-酮、C18甲基，无C19甲基。

（3）孕激素：母体为孕甾烷，含4-烯-3,20-二酮、C18甲基、C19甲基。

2. 睾酮、雌二醇和黄体酮的结构改造

（1）睾酮的结构改造

①将17β位羟基酯化可延长睾酮的作用时间。

②17α位引入甲基得甲睾酮，稳定性增加，有口服活性，舌下给药更有效。

③去19位甲基、A环取代或骈环等修饰可降低雄性活性和增加蛋白同化活性。

（2）雌二醇的结构改造：

①将3位和17β位羟基酯化，成为长效肌内注射药物。

②雌二醇酯仍不能口服，可将3位羟基醚化，在17α位引入取代基（如乙炔基）来增大空间位阻以稳定17β位羟基，代谢减慢，口服有效。

（3）黄体酮的结构改造

①在黄体酮17α位引入羟基，作用降低，将羟基酰化，作用增强而持久，有一定口服活性。

②以17α位羟基酰化物为基础，在6位引入甲基、双键或卤素等可阻止药物的代谢，提高活性。

3. 炔雌醇

（1）性质

①为白色或类白色结晶性粉末。

②含2个羟基，可溶于氢氧化钠水溶液。

③17α位引入乙炔基增强口服活性。

④其乙醇液遇硝酸银试液产生白色炔雌醇银盐沉淀。

（2）用途：为口服甾体避孕药中最常用的雌激素组分。与孕激素合用有抑制排卵的协同作用，与炔诺酮或甲地孕酮配伍可作口服避孕药。

4. 黄体酮

（1）性质

①为白色结晶性粉末。

②有Δ^4-3-酮特征紫外吸收。

③与羰基试剂（如盐酸羟胺）反应生成二肟；与异烟肼反应生成浅黄色的异烟腙。

（2）用途：为孕激素，口服无效，常制成油溶液注射使用，用于黄体功能不足引起的先兆性流产和习惯性流产、月经不调等。

5. 己烯雌酚

（1）性质

①为无色结晶或白色结晶性粉末。

②可溶于氢氧化钠溶液。

③含两个酚羟基，与三氯化铁反应呈色。

④易氧化变质。

⑤反式体有效，顺式无效。

（2）用途：口服有效的非甾体雌激素，是合成的雌激素代用品，作用与雌二醇相同，用于补充体内雌激素不足。

6. 米非司酮

（1）性质：为白色或类白色结晶。

（2）用途：为孕激素拮抗剂，与前列腺素药物合用抗早孕。

历年考点串讲

性激素历年偶考，其中，性激素的结构特点及睾酮、雌二醇和黄体酮的结构改造是考试的重点，应熟练掌握。炔雌醇、黄体酮、己烯雌酚和米非司酮的性质和用途应熟悉。

常考的细节有：

1. 雌激素以 5α 雌甾烷为母体；雄激素和蛋白同化激素一般以 5α- 雄甾烷为母体；孕激素和肾上腺皮质激素以 5α- 孕甾烷为母体。

2. 将睾酮 17β 位羟基酯化可延长作用时间；17α 位引入甲基得甲睾酮，稳定性增加，有口服活性；去 19 位甲基、A 环取代或骈环等修饰可降低雄性活性和增加蛋白同化活性。

将雌二醇 3 位和 17β 位羟基酯化，成为长效肌内注射药物；雌二醇酯仍不能口服，可将 3 位羟基醚化，在 17α 位引入取代基（如乙炔基）来增大空间位阻以稳定 17β 位羟基，代谢减慢，口服有效。

将黄体酮 17α 位引入羟基，作用降低，将羟基酰化，作用增强而持久，有一定口服活性；以 17α 位羟基酰化物为基础，在 6 位引入甲基、双键或卤素等可阻止药物的代谢，提高活性。

3. 炔雌醇为口服甾体避孕药中最常用的雌激素组分，所含乙炔基增强口服活性。其乙醇液遇硝酸银试液产生白色炔雌醇银盐沉淀。

4. 黄体酮为孕激素，口服无效，常制成油溶液注射使用。

5. 己烯雌酚为口服有效的非甾体雌激素，是合成的雌激素代用品。反式体有效。

6. 米非司酮为孕激素拮抗剂，与前列腺素药物合用抗早孕。

第十三节　抗肿瘤药物

一、烷化剂

1. 烷化剂药物的类型　按化学结构分为氮芥类[（分为脂肪氮芥、芳香氮芥、氨基酸及多肽氮芥（如氮甲）、杂环氮芥（如环磷酰胺和甾体氮芥）]、乙撑亚胺类（如噻替哌）、磺酸酯（如白消安）及多元醇类、亚硝基脲类（如卡莫司汀）、二氮烯咪唑类和肼类等。

2. 氮芥类药物

（1）结构特点：为双 β- 氯乙胺类化合物，结构分烷基化（氮芥基）即双（β- 氯乙氨基）部分和载体部分。

（2）作用原理：烷基化部分是抗肿瘤活性功能基，载体部分可改善药物在体内的吸收、分布和稳定性等药动学性质，提高选择性和抗肿瘤活性，降低毒性。β- 氯乙氨基在体内可因 β- 氯原子离去形成高度活泼的乙撑亚胺离子或碳正离子中间体，再以共价键与细胞成分的亲核中心起烷化作用，属于细胞毒类药物，选择性差。

3. 环磷酰胺

（1）性质

①为白色结晶或结晶性粉末，失去结晶水即液化为油状液体。

②可溶于水，水溶液不稳定，遇热更易分解，应在溶解后短期内使用。

（2）代谢：为前药，经代谢生成磷酰氮芥、丙烯醛和去甲氮芥发挥抗肿瘤作用。

由于分子中氮芥基连接在吸电子基团磷酰基上，降低了氮原子上的电子云密度，即降低了氮原子亲核性，也使氯乙基的烷基化能力降低，比其他氮芥类药物毒性低。

在体内正常组织中可经酶促反应转化成无毒性代谢物，故对正常组织一般无影响。而肿瘤细胞中因缺乏正常组织所具有的酶，不能进行上述相应的代谢，而是分解成有细胞毒性的磷酰氮芥。

（3）用途：为杂环氮芥类烷化剂广谱抗肿瘤药，用于恶性淋巴瘤、急性淋巴细胞白血病、多发性骨髓瘤、肺癌和神经细胞瘤等。一些患者有膀胱毒性，可能与代谢物丙烯醛有关。

4. 卡莫司汀

（1）性质

①为无色或微黄色结晶或结晶性粉末。

②对酸、碱均不稳定，可分解放出氮气和二氧化碳。

③脂溶性较高，其注射液为聚乙二醇的灭菌溶液。

（2）用途：为亚硝基脲类烷化剂。脂溶性高，用于治疗脑瘤、转移性脑瘤、中枢神经系统肿瘤及恶性淋巴瘤等。

5. 噻替哌

（1）性质

①为白色结晶性粉末。

②含有体积较大的硫代磷酰基，脂溶性大。

③对酸不稳定，不能口服，须静脉注射给药。

（2）用途：为乙撑亚胺类烷化剂。用于治疗卵巢癌、乳腺癌、膀胱癌和消化道癌。可直接注入膀胱，为治疗膀胱癌的首选药物。

二、抗代谢物

1. 抗代谢药物

（1）类型：分为嘧啶类拮抗剂（包括尿嘧啶类和胞嘧啶类）、嘌呤类拮抗剂和叶酸类拮抗剂等。

（2）作用原理：抗代谢物的化学结构与正常代谢物相似，可与代谢必需的酶竞争性结合以抑制酶的功能，或作为伪代谢物掺入到 DNA 或 RNA 中，形成假的无功能生物大分子，导致致死合成，抑制肿瘤细胞生存和复制必需的代谢途径，使肿瘤细胞丧失功能而死亡。

2. 氟尿嘧啶

（1）结构

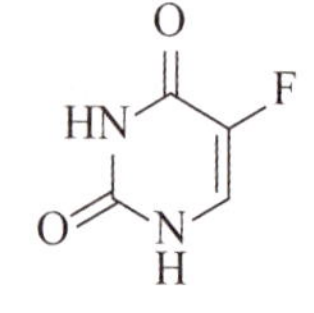

（2）性质

①为白色或黄白色结晶或结晶性粉末。

②可溶于稀盐酸或氢氧化钠溶液。

③在空气和水溶液中稳定；在亚硫酸钠溶液中较不稳定；在强碱中开环。

④为基于电子等排置换原理用氟原子取代尿嘧啶中的氢原子得到的嘧啶类抗代谢物，由于氟原子和氢原子半径相近，氟化物的体积与尿嘧啶几乎相等，且 C-F 键特别稳定，在代谢过程中不易分解，在分子水平代替正常代谢物，因而是胸腺嘧啶合成酶（TS）抑制剂。

（3）用途：为嘧啶类抗代谢物，抗瘤谱广，对绒毛膜上皮癌和恶性葡萄胎疗效显著，为治疗实体肿瘤的首选药物，毒性较大。

3. 卡莫氟

（1）代谢：为前药，侧链的酰胺键在体内水解释放出氟尿嘧啶。

（2）用途：抗瘤谱广，用于治疗胃癌、结肠癌、直肠癌和乳腺癌等，尤其对结肠癌和直肠癌疗效较高。

4. 盐酸阿糖胞苷

（1）代谢：为前药，在体内转化为活性的三磷酸阿糖胞苷发挥抗癌作用。

（2）用途：为胞嘧啶衍生物抗代谢物，主要用于治疗急性粒细胞白血病，与其他抗肿瘤药合用可提高疗效。

5. 巯嘌呤

（1）结构

（2）性质

①为黄色结晶性粉末。

②遇光易变色。

③分子中的巯基可与铵反应成铵盐而溶解；遇硝酸银试液生成不溶于热硝酸的巯嘌呤银白色沉淀。

（3）用途：为嘌呤类抗代谢抗肿瘤药，用于治疗急性白血病、绒毛膜上皮癌和恶性葡萄胎。

三、金属铂配合物

顺铂的性质和用途如下：

1. 性质

（1）为亮黄色或橙黄色结晶性粉末。

（2）在室温条件下稳定，对光和空气不敏感。加热至 270℃分解成金属铂，药用冷冻干燥粉。

（3）水溶液中可逐渐水解和转化为反式，生成水合物，进一步水解生成无抗肿瘤活性却有剧毒的低聚物，低聚物在 0.9% 氯化钠中又可重新迅速完全转化为顺铂。

2. 用途　用于治疗膀胱癌、前列腺癌、肺癌、头颈部癌、乳腺癌、恶性淋巴癌和白血病等，是治疗睾丸癌和卵巢癌的一线药物。

四、天然抗肿瘤药

1. 博来霉素的用途　多肽类抗肿瘤抗生素，又称争光霉素。对鳞状上皮细胞癌、宫颈癌和脑癌均有效。

2. 多柔比星的用途　蒽醌类抗肿瘤抗生素，又称阿霉素。广谱抗肿瘤药，主要治疗乳腺癌、甲状腺癌、肺癌、卵巢癌、肉瘤等实体瘤。

3. 硫酸长春新碱的用途　天然抗肿瘤植物药有效成分，对淋巴白血病治疗作用较好。

4. 紫杉醇的用途　天然抗肿瘤植物药有效成分，对难治性乳腺癌和卵巢癌有效。

五、新型分子靶向抗肿瘤药物

1. 甲磺酸伊马替尼的作用用途　为转化医学的一个经典案例，人类第一个分子靶向肿瘤生成机制，即首个靶向 Bcr-Abl 非受体型蛋白酪氨酸激酶的小分子抑制剂抗癌药。用于治疗慢性粒细胞白血病（CML）。为口服连续使用，不良反应比传统化学治疗药物显著减小。

2. 吉非替尼的作用用途　为首个获准上市的表皮生长因子受体（EGFR）抑制剂，用于对铂剂和多西他赛等治疗无效的局部晚期或转移性非小细胞肺癌。2015 年吉非替尼以新的适应证获准重新上市，用于经检测存在 EGFR 突变的非小细胞肺癌患者。

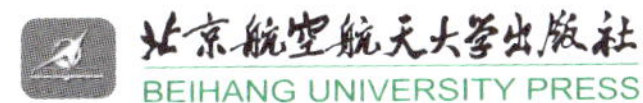

历年考点串讲

烷化剂药物历年偶考，其中，烷化剂药物的类型及环磷酰胺的性质、代谢和用途是考试的重点，应熟练掌握。氮芥类药物的结构特点和作用原理及卡莫司汀和噻替哌的性质和用途应熟悉。

常考的细节有：

1．烷化剂按化学结构分为氮芥类（分为脂肪氮芥、芳香氮芥、氨基酸及多肽氮芥、杂环氮芥和甾体氮芥）、乙撑亚胺类、磺酸酯及多元醇类、亚硝基脲类、二氮烯咪唑类和肼类等。氮芥类为双β-氯乙胺类化合物。

2．环磷酰胺可溶于水，水溶液不稳定，遇热更易分解，应在溶解后短期内使用。为前药，经代谢生成磷酰氮芥、丙烯醛和去甲氮芥发挥抗肿瘤作用；比其他氮芥类药物毒性低；在体内正常组织中可经酶促反应转化成无毒性代谢物，故对正常组织一般无影响，而肿瘤细胞中因缺乏正常组织所具有的酶，不能进行上述相应的代谢，而是分解成有细胞毒性的磷酰氮芥。为杂环氮芥类烷化剂广谱抗肿瘤药。膀胱毒性可能与代谢物丙烯醛有关。

3．卡莫司汀为亚硝基脲类烷化剂，脂溶性高，适用于治疗脑瘤等。

4．噻替哌为乙撑亚胺类烷化剂，为治疗膀胱癌的首选药物。

第十四节　抗感染药物

一、β-内酰胺类抗生素

1．β－内酰胺类抗生素的分类和基本结构

（1）β-内酰胺类抗生素的分类：按化学结构分为青霉素类、头孢菌素类、青霉烯类、碳青霉烯类、氧青霉烷类和单环β-内酰胺类。

（2）青霉素类和头孢菌素类的基本结构

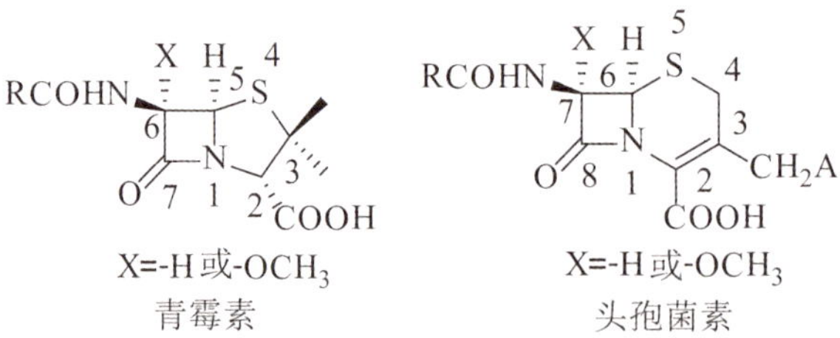

青霉素　　头孢菌素

2．半合成青霉素的类型、结构特点和构效关系

（1）半合成青霉素的类型和结构特点

①耐酸青霉素：在6位侧链的α碳上含有吸电性取代基，例如青霉素V侧链上存在电负性的氧原子，耐酸可口服。

②耐酶青霉素：在分子中适当部位引入空间位阻较大的基团，如在侧链引入大取代基或6α位引入甲氧基或甲酰氨基。

③广谱青霉素：改变药物极性，如在酰胺侧链α位上引入极性亲水性基团 $-NH_2$，$-COOH$，$-SO_3H$ 等。如氨苄西林是第1个用于临床的口服广谱抗生素。

（2）半合成青霉素的构效关系

①四元环与五元环的骈合是活性必需的。

② 2 位羧基是活性必需的，简单酯化可失活，有时做成前药。变为硫代酸或酰胺可不失活，还原成醇失活。

③ 3 位两个甲基不是活性必需的。

④ 6α 位氢用甲基或甲氧基取代活性降低，但甲氧基取代增加对 β- 内酰胺酶稳定性。

⑤ 3 个手性中心构型为 2*S*,5*R*,6*R* 是必需的。

⑥ 6 位侧链是结构修饰的主要部位，能产生各种各样的作用。

3. 半合成头孢菌素的构效关系

（1）7 位侧链引入亲脂性基团可增强抗菌活性，扩大抗菌谱。

（2）7 位酰胺侧链的 α 位引入极性基团得到广谱头孢菌素。

（3）带有 7β- 顺式甲氧亚氨基 -2- 氨基噻唑侧链可提高对 β- 内酰胺酶稳定性和扩大抗菌谱。

（4）7 位侧链肟型甲氧基变为羧基可避免交叉过敏。

（5）7α 位引入甲氧基得到头霉素类抗生素，增加对 β- 内酰胺酶的稳定性。

（6）氢化噻嗪环的 S 原子影响抗菌效力。

（7）3 位取代基影响抗菌效力和药动学性质。3 位乙酰氧甲基被甲基、氯原子或含氮杂环取代，活性增强或改变药动学性质。以带正电荷的季铵基团取代，可增加药物对细胞膜的穿透力，对 β- 内酰胺酶亲和性低。

（8）2,3 位双键移位无活性。

（9）2 位羧基是活性必需基团。

（10）四元环与六元环不在同一平面。

4. 青霉素钠

（1）结构

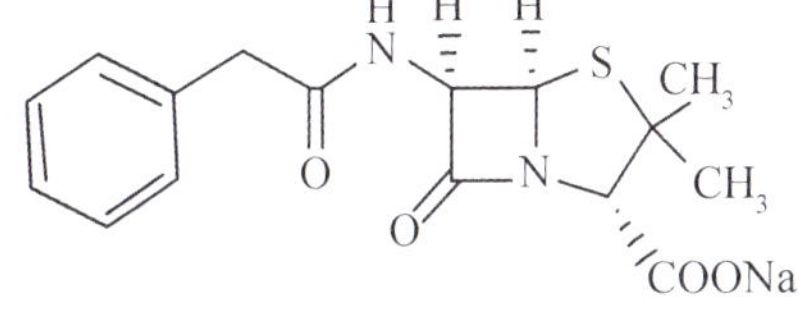

（2）稳定性

①为白色结晶性粉末，有吸湿性。

②结构中含有 β- 内酰胺环，化学性质不稳定，在酸、碱或 β- 内酰胺酶存在下均易发生水解和重排反应，使 β- 内酰胺环分解开环而失去抗菌活性。

③为强碱弱酸盐，水溶液显碱性，室温条件下易分解，不能口服，须制成粉针剂，临用时现配制。

④遇到胺和醇时生成青霉酰胺和青霉酸酯。

⑤ β- 内酰胺类抗生素的过敏原有外源性和内源性两类，外源性过敏原主要来自 β- 内酰胺类抗生素在生物合成时带入的残留量的蛋白多肽类杂质，内源性过敏原可能来自于生产、贮存和使用过程中 β- 内酰胺环开环自身聚合生成的高分子聚合物。青霉素中过敏原的主要抗原决定簇是青霉噻唑基，由于不同侧链的青霉素类都能形成相同结构的抗原决定簇青霉噻唑基，因此，青霉素类抗生素之间能发生强烈的交叉过敏反应。

⑥经注射给药后能够快速吸收，并很快以游离酸的形式排泄。

（3）用途：为第 1 个用于临床的抗生素，主要用于治疗革兰阳性菌如链球菌、葡萄球菌等引起的感染。只能注射，抗菌谱窄、半衰期短以及易产生耐药性和变态反应。

5. 苯唑西林钠

（1）性质

①为白色结晶性粉末。

②在弱酸性条件和微量铜离子催化下可发生分子重排，在 339 nm 有最大吸收峰。

（2）用途：为第1个耐酸耐酶青霉素，口服、注射均可，主要用于耐青霉素的金黄色葡萄球菌和表皮葡萄球菌感染，抗菌谱类似青霉素。

6. 阿莫西林

（1）性质

①为白色或类白色结晶性粉末。

②含酸性羧基、弱酸性酚羟基和碱性氨基，为两性化合物，水溶液显弱酸性，在pH 6.0时较稳定。

③侧链为对羟基苯甘氨酸，带有1个手性碳原子，药用*R*构型右旋体。

④可发生降解反应和聚合反应，且聚合速度比氨苄西林快。

（2）用途：为广谱半合成青霉素，用于敏感菌所致的泌尿系统、呼吸系统和胆道等的感染，口服吸收较好。

7. 头孢哌酮

（1）性质

①临床用其钠盐，为白色或类白色结晶性粉末，有吸湿性。

② 7位取代基上有1个手性碳原子，*R*构型活性较强。

③ 7位侧链含有苯酚基团，可与重氮苯磺酸试液发生偶合反应，显橙红色。

（2）用途：为第三代耐酶广谱头孢菌素。用于治疗敏感菌所致的呼吸道、尿路和肝胆系统感染。

8. 头孢曲松

（1）性质：为白色或类白色结晶性粉末。

（2）用途：为第三代头孢菌素。抗菌谱与头孢噻肟相似，用于敏感菌所致的下呼吸道、尿路、胆道感染等。单剂可治疗单纯性淋病。

9. 亚胺培南、氨曲南、克拉维酸和舒巴坦

（1）亚胺培南：为碳青霉烯类广谱β-内酰胺类抗生素，抗菌活性和抑制β-内酰胺酶作用比甲砜霉素强。用于敏感菌所致的腹膜炎、肝胆感染、腹腔脓肿、骨和关节感染及败血症等。常与西司他汀合用防止被肾脱氢肽酶分解失活。

（2）氨曲南：第1个全合成单环β-内酰胺类抗生素，对需氧革兰阴性菌活性很强，对需氧革兰阳性菌和厌氧菌作用小，耐β-内酰胺酶，能透过血-脑屏障，不良反应少。用于治疗呼吸道、尿路、软组织感染和败血症等。

（3）克拉维酸：属于氧青霉烷类，为第1个临床有效的β-内酰胺酶抑制剂。本身抗菌活性弱，常与β-内酰胺类抗生素联合使用协同增效。

（4）舒巴坦：为青霉烷砜类广谱的、不可逆竞争性β-内酰胺酶抑制剂。当与氨苄西林合用时，能显著提高抗菌作用。用于治疗对氨苄西林耐药的金黄色葡萄球菌、脆弱拟杆菌、肺炎杆菌、普通变形杆菌引起的感染。口服吸收差，一般注射用药。

二、四环素类抗生素

1. 性质

（1）干燥条件下较稳定，遇光可变色。

（2）含酸性酚羟基和烯醇羟基及碱性二甲胺基，为两性化合物。

（3）含多个羟基和羰基，能与多种金属离子形成有色络合物。与钙离子形成黄色络合物体内沉积在骨骼和牙齿上，小儿服用后牙齿变黄，抑制骨骼生长。

（4）酸性条件下发生消除反应，生成无活性橙黄色脱水物；在pH 2～6条件下，C4位二甲胺基易差向异构化生成活性极低且毒性较大的差向异构体，再进一步脱水成为脱水差向异构化产物；在碱

性条件下生成内酯异构体。

2. 用途　目前临床上使用的四环素类有金霉素、多西环素和米诺环素等，为口服广谱抗生素，各药物抗菌谱基本相似，对某些立克次体、滤过性病毒和原虫也有作用。耐药现象较严重，毒副作用较多。

三、氨基糖苷类抗生素

1. 硫酸链霉素　为第 1 个氨基糖苷类抗生素，主要用于各种结核病。对尿道、肠道感染和败血症等也有效，与青霉素联合应用有协同作用。易耐药，有耳毒性和肾毒性。

2. 阿米卡星　为卡那霉素的半合成衍生物，具有抗铜绿假单胞菌活性，抗菌谱广，注射给药。主要适用于对卡那霉素或庆大霉素耐药的革兰阴性杆菌所致尿路、下呼吸道、生殖系统等部位感染以及败血症等。

四、大环内酯类抗生素

1. 红霉素

（1）性质

①为白色或类白色的结晶或粉末，微有吸湿性。

②为 14 元大环内酯环以苷键与去氧氨基糖等缩合成的碱性苷。

③含多个羟基及 9 位羰基，干燥状态稳定，水溶液中性或微碱性时稳定。在碱性条件下内酯环水解开环，在酸性条件下苷键水解和发生分子内脱水环合失去抗菌活性。

④水溶性小，只能口服，但易被胃酸破坏，生物利用度差。

（2）用途：对各种革兰阳性菌作用强，对革兰阴性菌如百日咳杆菌、流感杆菌、淋球菌和脑膜炎球菌等也有效。为耐药金黄色葡萄球菌和溶血性链球菌感染的首选药物。

（3）结构改造

①与乳糖醛酸成盐，以增加水溶性用于注射。

②与硬脂酸成盐得到红霉素硬脂酸盐不溶于水，但在酸中较红霉素稳定，适于口服。

③将 5 位去氧氨基糖的 2″-OH 酯化可提高稳定性并适于口服（如红霉素碳酸乙酯、红霉素硬脂酸酯、依托红霉素和琥乙红霉素）。

④对分子中参与酸催化脱水环合的 C9 位酮、C6 位羟基及 C8 位氢进行改造可增加稳定性和抗菌活性，得到一系列新药物。罗红霉素为红霉素 C9 位肟衍生物，克拉霉素为红霉素 6 位羟基甲基化衍生物，阿奇霉素为红霉素肟经重排、扩环、还原、N- 甲基化得到的十五元环含氮化合物。

2. 阿奇霉素　具有较好的药动学性质，组织浓度高，半衰期长，作用较强，可用于治疗多种病原微生物感染，特别是性传染疾病如淋球菌等的感染。

3. 克拉霉素　耐酸，血药浓度高而持久，体内活性明显高于红霉素，毒性低，用量小。

五、其他抗生素

1. 氯霉素

（1）性质

①为白色或微带黄绿色结晶性粉末。

②含 2 个手性碳，有 4 个光学异构体，药用有抗菌活性的 1R,2R-D（-）异构体。

③性质稳定，耐热。

④在强酸或强碱条件下可引起酰胺键和二氯键水解。

（2）用途：为人类发现的第一种广谱抗生素，主要治疗伤寒、副伤寒、斑疹伤寒等。若长期和多次应用可损害骨髓的造血功能，引起再生障碍性贫血。

2. 万古霉素

（1）性质：为白色或类白色粉末。

（2）用途：为具有多肽结构特征的抗生素，主要对革兰阳性菌有效，用于葡萄球菌（包括耐青霉素和耐新青霉素株）、难辨梭状芽胞杆菌等所致的系统感染和肠道感染。不易产生耐药性，和其他抗生素之间不会发生交叉耐药性。

六、喹诺酮类抗菌药

1. 氟喹诺酮类抗菌药的特点　第三代喹诺酮类药物有诺氟沙星、依诺沙星、环丙沙星、氧氟沙星、洛美沙星、左氧氟沙星和斯帕沙星等，其结构中引入 6 位氟原子，7 位仍保留哌嗪基，因此也称为氟喹诺酮类。抗菌谱广，组织渗透性好，已成为当前临床上最常用的合成抗菌药。

2. 喹诺酮类抗菌药的作用机制和构效关系

（1）作用机制：抑制细菌 DNA 拓扑异构酶 II（即 DNA 螺旋酶）和 IV。

（2）构效关系：

①吡啶酮酸的 A 环为抗菌活性必需的基本药效基团，变化较小。其中 3 位羧基和 4 位酮基为活性不可缺少的部分。

② B 环可作较大变化，可为骈合的苯环（X=Y=CH）、吡啶环（X=N，Y= CH）和嘧啶环（X=Y =N）等。

③ 1 位以脂肪烃基、脂环烃基取代活性增加，其中以乙基、氟乙基或环丙基取代较佳。

④ 2 位引入取代基活性降低或消失。

⑤ 5 位引入氨基对活性影响不大，但有利吸收和组织分布。

⑥ 6 位引入氟原子增大活性，改善对细胞的通透性。

⑦ 7 位引入五元或六元杂环明显增加抗菌活性，以哌嗪基最好。

⑧ 8 位引入氟、甲氧基等或与 1 位成氧烷基环使活性增加，但光毒性也增加。

3. 诺氟沙星

（1）结构

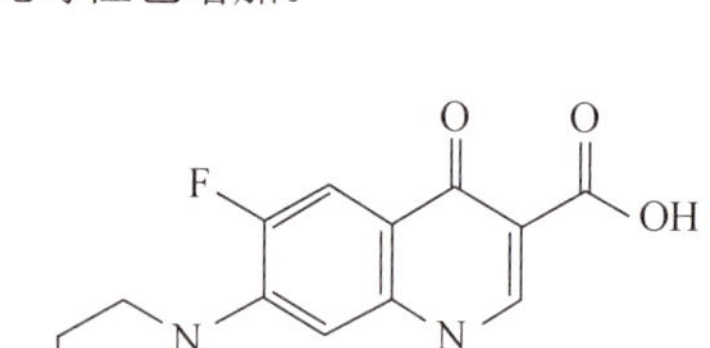

（2）性质

①为类白色或淡黄色结晶性粉末，易吸潮。

②易溶于盐酸或氢氧化钠溶液。

③遇光色渐变深。

④极易与金属离子如钙、镁、铁和锌等螯合，降低抗菌活性，同时使体内的金属离子流失，不宜与牛奶等含钙、铁等的食物和药品同时服用，老年人和儿童也不宜多用。

（3）用途：为最早用于临床的第三代氟喹诺酮类药物，用于敏感菌所致泌尿道、肠道、妇科、外科和皮肤科等感染性疾病。

4. 环丙沙星和左氧氟沙星

（1）环丙沙星：为第三代氟喹诺酮类广谱抗菌药，可用于治疗呼吸系统、泌尿系统、消化系统、皮肤、软组织和耳鼻喉等部位感染，可口服。

（2）左氧氟沙星：为第三代氟喹诺酮类抗菌药，为氧氟沙星的左旋异构体，活性是右旋体的 8 ～ 12

倍，是外消旋体的 2 倍，比氧氟沙星不良反应低，水溶性大，主要用于革兰阴性菌所致呼吸系统、泌尿系统、消化系统及生殖系统感染，预防免疫损伤患者的感染。不良反应是已上市喹诺酮类药物中最小的。

七、抗结核病药

1. 抗生素类抗结核病药 包括氨基糖苷类（如链霉素等）和大环内酰胺类（如利福平和利福喷丁等）。

2. 异烟肼

（1）结构

（2）性质

①为白色至类白色结晶性粉末，遇光渐变质。

②含酰肼，在酸或碱性条件下可水解，生成的游离肼使毒性增加。

③肼基具有较强还原性，与硝酸银作用时被氧化，同时将银离子还原，产生银镜反应。

④与金属离子络合形成有色配合物，配制注射剂时应避免与金属容器接触。

（3）代谢：食物和各种耐酸药特别是含铝的耐酸药可干扰或延误吸收，应空腹服用。其大部分代谢物为失活物。主要代谢物为 N- 乙酰异烟肼，另一种代谢途径是异烟酸和肼，异烟肼与甘氨酸结合被排出。N- 乙酰异烟肼也可水解为异烟酸和乙酰肼，乙酰肼可导致形成可引起肝坏死的乙酰肝蛋白。乙酰肼可再酰化为双乙酰肼。

（4）用途：常用的抗结核药。常与链霉素、卡那霉素和对氨基水杨酸钠合用，减少结核杆菌耐药性的产生。

3. 盐酸乙胺丁醇

（1）性质

①为白色结晶性粉末，略有引湿性。

②含 2 个构型相同的手性碳，有 3 个旋光异构体，药用活性高的右旋体。

③其氢氧化钠溶液与硫酸铜试液反应，生成深蓝色络合物。

（2）用途：用于治疗对异烟肼、链霉素耐药的结核杆菌引起的各型肺结核及肺外结核，多与异烟肼、链霉素合用以减少结核杆菌耐药性的产生。

4. 利福平

（1）性质

①为鲜红色或暗红色结晶性粉末。有两种晶型，Ⅰ型结晶稳定性好，活性高。

②含 1,4- 萘二酚结构，遇光易变质，在碱性条件下易氧化成醌型化合物损失效价。

③含醛缩氨基哌嗪，强酸中易在 C=N 分解成为缩合前的醛基和氨基哌嗪。

（2）用途：为大环内酰胺类（利福霉素等）半合成抗结核抗生素，与异烟肼、乙胺丁醇合用有协同作用，延缓耐药性产生。

八、磺胺类药物

1. 磺胺类药物的基本结构、作用机制和构效关系

（1）基本结构：磺胺类药物的基本结构为对氨基苯磺酰胺。

（2）作用机制：磺胺类药物的基本结构与细菌生长所必需的对氨基苯甲酸（PABA）相似，从而产生竞争性拮抗，抑制细菌的二氢叶酸合成酶，阻断二氢叶酸的合成。

（3）构效关系

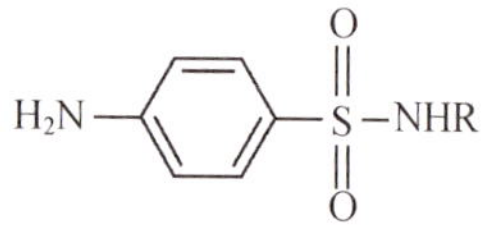

①对氨基苯磺酰胺为必要结构，即芳伯氨基与磺酰胺基必须互成对位，在邻位或间位无抑菌作用。

②用其他环代替苯环或在苯环上引入其他基团都将使抑菌作用降低或消失。

③磺酰氨基 N- 单取代，大多为吸电子基团取代，可使抑菌作用增强。N,N- 双取代化合物一般均丧失活性。

④芳氨基的氮原子上一般没有取代基，若有取代基则必须在体内易被酶分解或还原为游离的氨基才有效。

2. 磺胺嘧啶

（1）结构

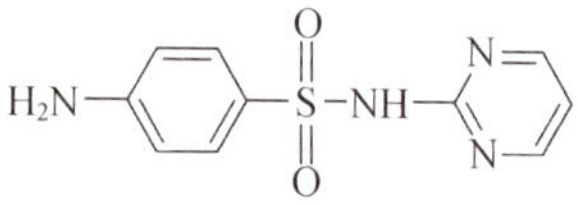

（2）性质

①为白色或类白色结晶性粉末，遇光色渐变暗。

②具酸碱两性，可溶于稀盐酸、氢氧化钠或氨试液中。其钠盐水溶液能吸收空气中的二氧化碳，析出磺胺嘧啶沉淀。

③含芳伯氨基，可发生重氮化 - 偶合反应。

④与硝酸银溶液反应生成磺胺嘧啶银，具有抗菌和收敛作用，用于烧伤、烫伤创面的抗感染，特别对铜绿假单胞菌有抑制作用。

（3）用途：易通过血 - 脑屏障进入脑脊液，为治疗和预防流行性脑膜炎的首选药物。

3. 磺胺甲噁唑（SMZ，又名新诺明）

（1）结构

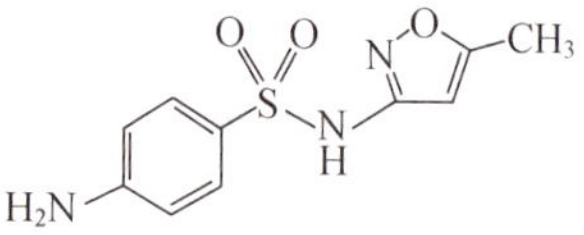

（2）性质

①为白色结晶性粉末，易溶于稀盐酸、氢氧化钠或氨试液中。其钠盐水溶液能吸收空气中的二氧化碳，析出沉淀。

②含芳伯氨基，可发生重氮化 - 偶合反应。

③体内乙酰化代谢率较高（60%），乙酰化代谢物溶解度低，易在肾小管析出结晶损伤尿路，故长期使用时应与 $NaHCO_3$ 同服以碱化尿液，提高乙酰化代谢物的溶解度。

（3）用途：与抗菌增效剂甲氧苄啶合用组成复方制剂，称为复方新诺明（复方磺胺甲噁唑），为目前应用较广的磺胺类药物。

4. 甲氧苄啶　可逆性地抑制二氢叶酸还原酶，与磺胺药物合用可使细菌的叶酸代谢受到双重阻断，从而增强磺胺药物的抗菌作用，为磺胺药物的抗菌增效剂，还可增强四环素和庆大霉素的抗菌作用。

九、抗真菌药

1. 氟康唑

（1）性质：为白色或类白色结晶性粉末。

（2）用途：为第三代三氮唑类广谱可口服抗真菌药。特点是蛋白结合率较低，生物利用度高，可穿透中枢。

2. 特比萘芬　为丙烯胺类广谱抗真菌药，作用强，毒性低、不良反应小，不仅外用，还可以口服。

十、抗病毒药

1. 阿昔洛韦

（1）结构

（2）性质

①为白色结晶性粉末。

② 1 位氮上的氢显弱酸性，可成钠盐并溶于水。

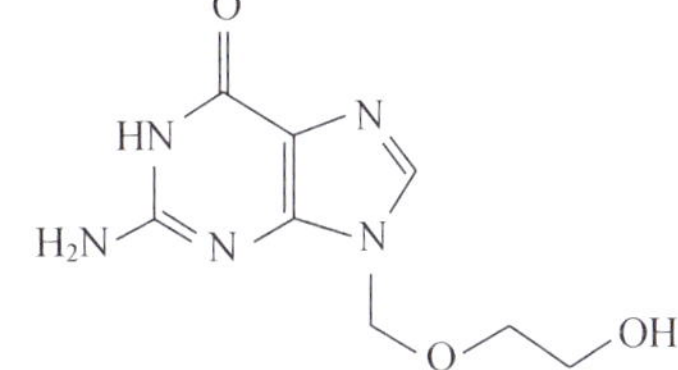

（3）用途：为开环核苷类广谱抗病毒药，抗疱疹病毒的首选药物，也用于治疗乙型肝炎。

2. 盐酸金刚烷胺和利巴韦林

（1）盐酸金刚烷胺：为三环胺类抗病毒药。防治所有 A 型流感病毒感染，尤其对 A2 型亚洲流感病毒感染有效。

（2）利巴韦林：为核苷类广谱抗病毒药。还抑制免疫缺陷病毒感染者出现艾滋病前期症状。

3. 抗艾滋病药的分类　按作用机制分为逆转录酶抑制剂（分核苷类和非核苷类）和 HIV 蛋白酶抑制剂两类。

4. 齐多夫定和沙奎那韦

（1）齐多夫定：为核苷类逆转录酶抑制剂，主要治疗艾滋病及其相关症状，有骨髓抑制等不良反应。

（2）沙奎那韦：为第 1 个上市治疗艾滋病的 HIV 蛋白酶抑制剂，与核苷类逆转录酶抑制剂联合使用治疗晚期 HIV 感染。

历年考点串讲

β- 内酰胺类抗生素历年常考，其中，青霉素 G 钠的结构、稳定性和用途及苯唑西林钠、阿莫西林、头孢哌酮、头孢曲松的性质和用途以及亚胺培南、氨曲南、克拉维酸和舒巴坦的用途是考试的重点，应熟练掌握。β- 内酰胺类抗生素的分类、青霉素类和头孢菌素类的基本结构及半合成青霉素的类型、结构特点和构效关系以及半合成头孢菌素的构效关系应熟悉。

常考的细节有：

1. 在 6 位侧链的 α 碳上含有吸电性取代基得到耐酸青霉素，例如青霉素 V 侧链上存在电负性的氧原子，耐酸可口服；在分子中适当部位引入空间位阻较大的基团得到耐酶青霉素；改变药物极性，如在酰胺侧链 α 位上引入极性亲水性基团 $-NH_2$ 等可扩大抗菌谱，如氨苄西林是第 1 个用于临床的口服广谱抗生素。

2. 青霉素 G 钠的结构中含有 β- 内酰胺环，化学性质不稳定，在酸、碱或 β- 内酰胺酶存在下均易发生水解和重排反应，使 β- 内酰胺环分解开环而失去抗菌活性；为强碱弱酸盐，水溶液显碱性，室温条件下易分解，不能口服，须制成粉针剂，临用时现配制；遇到胺和醇时生成青霉酰胺和青霉酸酯。β- 内酰胺类抗生素的过敏原有外源性和内源性两类，外源性过敏原主要来自 β- 内酰胺类抗生素在生物合成时带入的残留量的蛋白多肽类杂质，内源性过敏原可能来自于生产、贮存和使用过程中 β- 内酰胺环开环自身聚合生成的高分子聚合物，青霉素中过敏原的主要抗原决定簇是青霉噻唑基，青霉素类抗生素之间能发生强烈的交叉过敏反应。为第 1 个用于临床的抗生素，主要用于治疗革兰阳性菌如链球菌、葡萄球菌等引起的感染。只能注射，抗菌谱窄、半衰期短以及易产生耐药性和变态反应。

3. 苯唑西林钠为第 1 个耐酸耐酶青霉素，口服、注射均可。

4. 阿莫西林可发生降解和聚合反应，为广谱半合成青霉素，口服吸收较好。

5. 头孢哌酮 7 位取代基上有 1 个手性碳原子，*R* 构型活性较强；7 位侧链含有苯酚基团，可与重氮苯磺酸试液发生偶合反应，显橙红色。为第三代耐酶广谱头孢菌素。

6. 头孢曲松为第三代头孢菌素。单剂可治疗单纯性淋病。

7. 亚胺培南为碳青霉烯类广谱β-内酰胺类抗生素。常与西司他汀合用防止被肾脱氢肽酶分解失活。

8. 氨曲南为第1个全合成单环β-内酰胺类抗生素。

9. 克拉维酸属于氧青霉烷类，为第1个临床有效的β-内酰胺酶抑制剂。本身抗菌活性弱，常与β-内酰胺类抗生素联合使用协同增效。

10. 舒巴坦为青霉烷砜类广谱的、不可逆竞争性β-内酰胺酶抑制剂。

第十五节　维生素

一、脂溶性维生素

1. 维生素的含义和分类

（1）含义：参与机体多种代谢过程所必需的微量有机物质，在体内以辅酶或辅基的形式参与各种酶促反应，主要作用于机体的能量转移和代谢调节。

（2）分类：按溶解度分为脂溶性维生素（包括维生素A、维生素D、维生素E和维生素K等）和水溶性维生素（包括维生素B_1、维生素B_2、维生素B_6、维生素B_{12}和维生素C等）。

2. 维生素A

（1）性质

①维生素A为一类维生素的总称，临床上使用的主要是活性最强且最稳定的维生素A_1的全反式异构体，药用其稳定性更好的醋酸酯。

②含有β-紫罗兰酮环和共轭多烯醇侧链，对紫外线不稳定，且易被空气氧化成环氧化物，在酸性介质中再重排生成呋喃型氧化物。应充氮气密封贮存于铝制容器中，置阴凉干燥处保存，也常溶于含维生素E的油中或加入稳定剂如对羟基叔丁基茴香醚、对叔丁基苯甲酸等。

③长期贮存可部分发生异构化使活性下降，应避光保存于棕色瓶中。

④具烯丙醇结构，遇Lewis酸或无水氯化氢乙醇液可脱水生成脱水维生素A，活性下降。

⑤植物中仅含有维生素A原如胡萝卜素，在体内15,15'-加氧酶的作用下分解成2分子的视黄醇。

⑥维生素A醋酸酯在体内被酶水解成维生素A，进而氧化生成视黄醛和视黄酸，视黄醛可互变异构成11Z型视黄醛，参与视觉形成。视黄酸，即维生素A酸（又称维甲酸），可阻止体内亚硝胺的合成，预防早期癌变和诱导分化白血病的癌细胞。

（2）用途：用于防治维生素A缺乏症，如角膜软化症、眼干症、夜盲症、皮肤干燥及皮肤硬化症等。

3. 维生素D_3

（1）性质

①为无色针状结晶或白色结晶性粉末。

②遇光或空气易变质。

③本身没有活性，需在体内经羟基化代谢成1α,25-$(OH)_2$维生素D_3，即活性维生素D（骨化三醇）才能发挥作用。

（2）用途：用于治疗儿童佝偻病、骨软化病和老年骨质疏松。

4. 维生素E

（1）性质

①为一类与生育有关的维生素的总称，通常以活性最强的α-生育酚为代表。天然品为右旋体，3个手性碳均为R构型，合成品为消旋体，活性为天然品的40%。

②含酚羟基，临床上使用的为α-生育酚的醋酸酯，遇光色渐变深。

③结构中的酯键在碱性条件下易水解成α-生育酚，后者含酚羟基具还原性，可被氧化成对生育醌失去活性。

④在无氧条件下对热稳定，但遇光和空气可被氧化成α-生育醌和α-生育酚二聚体。

⑤侧链上的叔碳原子（C4′、C8′、C12′）易自动氧化生成相应的羟基化合物。

（2）用途：有抗不孕作用，用于治疗习惯性流产、不育症、进行性肌营养不良、抗衰老、心血管疾病、脂肪肝、新生儿硬肿症等。

5. 维生素 K_1

（1）性质

①为黄色至橙色澄清的黏稠液体。

②性质较稳定，耐酸、耐热，但遇光易分解。

③为2-甲萘醌类药物，具有弱氧化性。

（2）用途：用于治疗凝血酶过低症、维生素 K_1 缺乏症、新生儿自然出血症及因过量服用双香豆素、水杨酸等引起的出血，以及镇痛、解痉。

二、水溶性维生素

1. 维生素 B_1（又名盐酸硫胺）

（1）性质

①为白色结晶性粉末，有吸湿性。

②干燥固体稳定，在碱性溶液中很快分解，噻唑环开环生成硫醇型化合物失效，不宜与碱性药物配伍。

③与空气长时间接触或遇氧化剂可氧化生成具有荧光的硫色素而失效。

④其水溶液与亚硫酸氢钠作用可分解，不能用亚硫酸氢钠作抗氧剂。

（2）用途：用于治疗脚气病、多发性神经炎和胃肠疾病。

2. 维生素 B_2（又名核黄素）

（1）性质

①为橙黄色结晶性粉末。

②含酰亚胺和叔胺结构，为两性化合物，可溶于酸和碱。

③水溶液呈黄绿色荧光，加入酸或碱则荧光消失。

④干燥固体性质稳定，但对光极不稳定，pH和温度影响分解速度，在酸性或中性溶液中分解为光化色素，在碱性溶液中分解为感光黄素。

（2）用途：用于治疗因缺乏维生素 B_2 引起的各种黏膜及皮肤炎症等。

3. 维生素 B_6

（1）性质

①为白色结晶性粉末，有升华性，水溶液显酸性。

②干燥品对空气和光稳定，水溶液可被空气氧化变色，但其酸性溶液较稳定，在中性或碱性溶液中氧化加速，颜色变黄而失效，如在中性溶液水中加热至120℃可发生聚合，生成2分子聚合物而失去活性。

③与2,6-二氯对苯醌氯亚胺试液作用生成蓝色化合物，几分钟后变为红色。

（2）用途：用于治疗妊娠呕吐、脂溢性皮炎和糙皮病等。

4．维生素 C

（1）结构

（2）性质

①为白色结晶性粉末。干燥固体较稳定，但遇光及湿气色渐变黄。

②含 2 个手性碳原子，有 4 个光学异构体，*L*（＋）- 抗坏血酸活性最强。

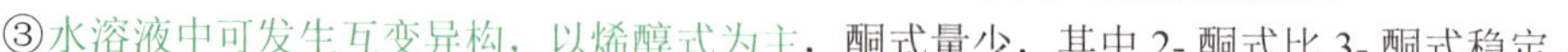

③水溶液中可发生互变异构，以烯醇式为主，酮式量少，其中 2- 酮式比 3- 酮式稳定。

④含连二烯醇结构显酸性，与碳酸氢钠或稀氢氧化钠溶液作用生成 3- 烯醇钠。

⑤连二烯醇结构具有还原性，易被空气中的氧或硝酸银等氧化剂氧化生成去氢抗坏血酸。后者在还原剂作用下又可还原为抗坏血酸，或进一步水解生成 2,3- 二酮古洛糖酸，再被氧化生成苏阿糖酸和草酸，故不宜与具有氧化性的药物配伍使用。

⑥遇强碱时内酯水解，生成酮酸盐，不宜与碱性药物配伍使用。

⑦去氢抗坏血酸在一定条件下容易发生脱水、水解和脱羧反应生成糠醛，以至聚合呈色，导致本品在生产贮存过程中会变色。应密闭避光贮存，配制注射液时应使用 CO_2 饱和的注射用水，pH 控制在 5.0 ～ 7.0 之间，并加入 EDTA 等络合剂及焦亚硫酸钠等作为稳定剂。

（3）用途：用于防治坏血病，预防冠心病，大剂量注射可治疗克山病。

历年考点串讲

水溶性维生素历年常考，其中，维生素 C 的结构、性质和用途是考试的重点，应熟练掌握。维生素 B_1、维生素 B_2 和维生素 B_6 的性质和用途应熟悉。脂溶性维生素历年偶考，其中，维生素的分类应熟练掌握；维生素 A、维生素 D_3、维生素 E 和维生素 K_1 的性质和用途应熟悉；维生素的含义应了解。

常考的细节有：

1．维生素 C 的结构含 2 个手性碳原子，*L*（＋）- 抗坏血酸活性最强；水溶液中可发生互变异构，以烯醇式为主，酮式量少；含连二烯醇结构显酸性；连二烯醇结构具有还原性，易被氧化剂氧化，不宜与具有氧化性的药物配伍使用；遇强碱时内酯水解，不宜与碱性药物配伍使用。用于防治坏血病，预防冠心病，大剂量注射可治疗克山病。

2．维生素 B_1 又名盐酸硫胺，在碱性溶液中很快分解，不宜与碱性药物配伍；与空气长时间接触或遇氧化剂可氧化生成具有荧光的硫色素而失效；不能用亚硫酸氢钠作其抗氧剂。用于治疗脚气病、多发性神经炎和胃肠疾病。

3．维生素 B_2 又名核黄素，含酰亚胺和叔胺结构，为两性化合物；对光极不稳定。用于治疗因缺乏维生素 B_2 引起的各种黏膜及皮肤炎症等。

4．维生素 B_6 干燥品对空气和光稳定，水溶液可被空气氧化变色，但其酸性溶液较稳定，在中性或碱性溶液中加速氧化变黄而失效；与 2,6- 二氯对苯醌氯亚胺试液作用生成蓝色化合物，几分钟后变为红色。用于治疗妊娠呕吐、脂溢性皮炎和糙皮病等。

（马玉卓）

第七章　药物分析

第一节　药品质量标准

一、概述

1. **药品质量控制目的与质量管理的意义**　药品是用于治病救人、保护健康的特殊商品，与人的生命密切相关，且具有社会公共福利性，确保药品的质量非常重要，应对药物的质量进行全面检验与控制，保证用药的安全、有效。

2. **全面控制药品质量**　为保证药品质量与用药的安全有效，应对药物的研究、开发、生产、经营、使用等多方面、多学科密切协作，全程对药物进行质量监控。

二、药品质量标准

1. **药品质量标准**　为确保药品质量，制定的用以检测药品质量是否达到用药要求的技术性规定为药品质量标准。“药品必须符合国家药品标准”。国务院药品监督管理部门颁布的《中华人民共和国药典》和药品标准为国家药品标准。

2. **中国药典**　《中华人民共和国药典》简称《中国药典》，英文缩写为 chP。新中国成立以来，我国已出版了 10 版药典，第 1 版药典是《中国药典》（1953 年版）。现行使用的是《中国药典》（2015 年版），分为一部、二部、三部和四部。其中，中药收载于“一部”，化学药物收载于“二部”，生物制品收载于“三部”，通则收载于“四部”。《中国药典》2015 年版由凡例、正文其引用的通则组成。

美国药典、英国药典、日本药局方、国际药典、欧洲药典的英文缩写分别为 USP、BP、JP、Ph.Int、Ph.Eur。

3. **制定药品质量标准的基本原则**　药品质量标准制定应体现“科学性、先进性、规范性、权威性”的原则。

药品质量标准的主要内容：名称、性状、鉴别、检查、含量测定、类别、规格、贮藏和制剂。

三、常用的分析方法

1. **药物的定性鉴别**　药物的鉴别是根据药物的结构与性质，采用物理、化学或生物学方法来判断药物的真伪。中国药典各药品正文项下的鉴别，为证实待检药物是否为标示药物，而不是对未知物进行定性分析。

药物鉴别常用方法有化学法、光谱法、色谱法和生物学法。化学鉴别法包括制备衍生物测定熔点、呈色反应、沉淀反应、荧光反应、气体生成反应以及使试剂褪色反应等。光谱鉴别法主要包括紫外光谱鉴别法和红外光谱鉴别法，此外还有质谱法、核磁共振波谱法、原子吸收法以及 X 射线衍射法等。色谱鉴别法包括 TLC 法、HPLC 法和 GC 法。生物学法是利用微生物或实验动物进行实验，从而鉴别药物。

影响鉴别反应的主要影响因素有被测物浓度、试剂用量、溶液的温度、pH、反应时间和干扰物质等。

2. 药物的含量测定　含量测定是指用规定的方法测定药物中有效成分的含量，常用的含量测定可分为基于药物理化性质的“含量测定”与基于生物活性的“效价测定”。含量测定方法主要包括容量分析法、光谱分析法和色谱分析法；效价测定则包括生物检定法、微生物检定法与酶法。

容量分析法亦称滴定分析法，是化学原料药含量测定的首选方法。药典中常用的容量分析法有酸碱滴定法、沉淀滴定法、配位滴定法、氧化还原滴定法和非水溶液滴定法。

紫外-可见分光光度法的定量方法有对照品比较法、吸收系数法、计算分光光度法。紫外-可见分光光度法测定时，供试溶液的吸光度读数在 0.3～0.7 范围内误差较小。

色谱法中高效液相色谱法与气相色谱法常用于含量测定，其中高效液相色谱法是制剂含量测定的首选方法。原料药一般用百分含量表示含量测定结果，制剂一般用标示量百分含量表示含量测定结果。

历年考点串讲

药品质量标准历年必考，其中，以药典知识为考试重点，应熟练掌握；应了解药品质量标准的概念及其制定的基本原则。

常考的细节有：

1. 我国药品质量标准包括国务院药品监督管理部门颁布的《中华人民共和国药典》和药品标准。

2.《中国药典》的沿革与组成。

3.《中国药典》中凡例的各项规定（如物理常数、滴定液的浓度单位、原料药的上限、乙醇的浓度、精密称定的概念、各种温度的描述、恒重等）。

4. 常见国外药典的英文缩写。

5. 制定药品质量标准的基本原则。

第二节　药品质量控制

一、通　则

1. 药检的任务和技术要求　药检工作是药品监督管理和药品质量控制的重要组成部分，药检工作包括常规的检验、药物生产过程的质量控制、药物贮存过程的质量考察和临床药物分析工作。药品检验可分为：抽检、委托检验、复核检验、注册检验、仲裁检验和进出口检验。

2. 药品检验程序　药品检验程序一般为取样、性状、鉴别、检查、含量测定、写出检验报告。

取样应具有科学性、真实性和代表性。取样的基本原则应该是均匀、合理。

药物的性状一般包括外观、溶解度与物理常数，其中物理常数的测定结果不仅具有鉴别意义，还能反映药物的纯度。

药品的鉴别是判断已知药物及其制剂的真伪。一般选用 2～4 个项目全面评价一个药物，化学法与仪器法相结合。

药物的检查项下包括有效性、均一性、纯度要求与安全性 4 个方面。

含量测定应在鉴别与检查项目符合规定的基础上进行。

检验报告应按规范格式书写，是具有法律效力的技术文件。

3. 药物制剂质量控制的常见通用项目

（1）重（装）量差异检查：重（装）量差异是指按规定称量方法测得每片（粒）的重量与平均片重（装量）之间的差异程度。重（装）量差异检查方法及判断：20 片（粒）中超出限度的片（粒）≤ 2 片（粒），且不得有 1 片（粒）超出限度 1 倍。

（2）含量均匀度检查法：除另有规定外，片剂、硬胶囊剂、颗粒剂或散剂等，每一个单剂标示量＜ 25mg 或主药含量小于每一个单剂重量 25% 者；药物间或药物与辅料间采用混粉工艺制成的注射用无菌粉末；内充非均相溶液的软胶囊；单剂量包装的口服混悬液、透皮贴剂和栓剂等品种项下规定含量均匀度应符合要求的制剂，均应检查含量均匀度。

含量均匀度检查法除另有规定外，取供试品 10 片（个）进行检查。凡检查含量均匀度的制剂不再检查重（装）量差异。

（3）崩解时限：用于检查口服固体制剂在规定条件下的崩解情况。片剂、胶囊剂、滴丸剂均要检查崩解时限。方法：在升降式崩解仪中，取 6 片（粒）检查，温度一般为 37℃ ±1℃，固体制剂应全部崩解溶散或成碎粒，除不溶性包衣材料或破碎的胶囊壳外，应全部通过筛网。

（4）溶出度与释放度：指活性药物从片剂、胶囊剂或颗粒剂等普通制剂在规定条件下溶出的速率和程度，在缓释制剂、控释制剂、肠溶制剂及透皮贴剂等制剂中也称释放度。

检查方法：第一法为篮法，第二法为浆法，第三法为小杯法，第四法为浆碟法，第五法为转筒法。除另有规定外，取 6 片（粒、袋）进行检查，温度为 37℃ ±0.5℃，至规定时间取溶出液并测定溶出量。溶出限度（Q）一般为标示量的 70%。

凡规定检查溶出度、释放度或分散均匀性的制剂，不再进行崩解时限检查。

（5）融变时限：融变时限是检查栓剂、阴道片等固体制剂在规定条件下的融化、软化或溶散情况。除另有规定外，取供试品 3 片（粒）进行检查。

（6）微生物限度：微生物限度检查用于检查非无菌制剂及其原科药、辅料等是否符合相应的微生物限度标准，检查方法有微生物计数法和控制菌检查法。

（7）无菌检查法：无菌检查法系用于检查药典要求无菌的药品、生物制品、医疗器具、原料、辅料及其他品种是否无菌的一种方法。检查方法有薄膜过滤法和直接接种法。

二、片剂与胶囊剂的质量要求

片剂大多应做重量差异和崩解时限检查。糖衣片在包衣前检查重量差异，薄膜衣片在包衣后检查重量差异。口腔贴片应进行溶出度或释放度以及微生物限度检查；咀嚼片不进行崩解时限检查；分散片应进行溶出度和分散均匀性检查；阴道片应进行融变时限和微生物限度检查；阴道泡腾片应做发泡量和微生物限度检查；肠溶片、缓释片与控释片均应检查释放度。

《中国药典》规定胶囊剂的常规检查项目为水分、装量差异、崩解时限和微生物限度。

三、注射剂和滴眼剂的质量要求

1. 注射剂　注射剂分为注射液、注射用无菌粉末与注射用浓溶液。《中国药典》规定注射剂的常规检查项目：注射液的装量、注射用无菌粉末的装量差异、渗透压摩尔浓度、可见异物、不溶性微粒、中药注射剂有关物质、重金属及有害元素残留量、无菌、细菌内毒素或热原的检查。

（1）注射用无菌粉末的装量差异检查法：取供试品 5 瓶（支），每瓶（支）装量与平均装量比较，应符合有关规定。

（2）注射液或注射用浓溶液的装量检查：取供试品若干支（瓶），将内容物分别用相应体积的干燥注射器及注射针头抽尽，然后缓慢连续地注入经标化的量入式量筒内，在室温下检视。每支（瓶）的装量均不得少于其标示量。

（3）可见异物检查：可见异物系指存在于注射剂、眼用液体制剂和无菌原料药中，在规定条件下目视可以观测到的不溶性物质，其粒径或长度通常＞50μm。

可见异物检查法有灯检法和光散射法。一般常用灯检法，深色透明容器包装或液体色泽较深的品种可选用光散射法。

（4）热原检查：热原主要是细菌释放的一种内毒素，热原进入机体血液循环系统会引起发热等一系列不良反应，因此，注射剂热原或细菌内毒素检查是保证注射剂安全性的重要质量指标。

检查方法为将一定剂量的供试品，静脉注入家兔体内，在规定时间内，观察家兔体温升高的情况，以判断供试品中所含热原的限度是否符合规定。

（5）细菌内毒素检查：本法系利用鲎试剂来检测或量化由革兰阴性菌产生的细菌内毒素，以判断供试品中细菌内毒素的限量是否符合规定的一种方法。

检查方法有凝胶法和光度测定法，光度测定法包括浊度法和显色基质法。

（6）注射剂的检漏方法：一般应用灭菌检漏两用的灭菌器进行检漏，利用有颜色的水在负压状态下渗透进有缝隙的安瓿而将其检出。

（7）不溶性微粒：用以检查静脉用注射剂（溶液型注射液、注射用无菌粉末、注射用浓溶液）及供静脉注射用无菌原料药中不溶性微粒的大小及数量。检查方法包括光阻法和显微计数法。

2. 眼用制剂　《中国药典》规定眼用制剂的常规检查项目有：可见异物、粒度、沉降体积比、金属性异物、装量差异、装量、渗透压摩尔浓度、无菌。

滴眼剂应与泪液等渗，检查渗透压摩尔浓度；混悬型滴眼剂的沉降物不应结块或聚集，经振摇应易再分散，并应检查沉降体积比。

四、栓剂的质量要求

《中国药典》规定栓剂的常规检查项目：重量差异、融变时限、微生物限度。

五、软膏剂、乳膏剂的质量要求

《中国药典》规定软膏剂、乳膏剂的常规检查项目有：粒度、装量和微生物限度；用于烧伤或严重损伤的软膏剂，还应进行无菌检查。

六、气（粉）雾剂及喷雾剂的质量要求

《中国药典》规定气雾剂的常规检查项目：每瓶总揿次、递送剂量均一性、每揿主药含量、喷射速率、喷出总量、每揿喷量、粒度、装量、无菌、微生物限度。

《中国药典》规定粉雾剂的常规检查项目：含量均匀度、装量差异、排空率、每瓶总吸次、每吸主药含量、雾滴（粒）分布、微生物限度。

《中国药典》规定喷雾剂的常规检查项目：每瓶总喷次、每喷喷量、每喷主药含量、递送剂量均一性、微细粒子剂量、装量差异（单剂量喷雾剂）、装量（非定量喷雾剂）、无菌、微生物限度。

七、颗粒剂的质量要求

《中国药典》规定颗粒剂的常规检查项目：粒度、水分、干燥失重、溶化性、装量差异（单剂量包装）、

装量（多剂量包装）、微生物限度。

八、滴耳剂、滴鼻剂、洗剂、搽剂及凝胶剂的质量要求

《中国药典》规定耳用制剂的常规检查项目：沉降体积比、重（装）量差异、装量、无菌、微生物限度。

《中国药典》规定鼻用制剂的常规检查项目：沉降体积比、递送剂量均一性、装量差异、装量、无菌和微生物限度。

《中国药典》规定洗剂、搽剂均应进行装量和微生物限度的检查。

《中国药典》规定凝胶剂应进行粒度、装量、无菌、微生物限度的检查。

九、透皮贴剂的质量要求

《中国药典》规定贴剂的常规检查项目：含量均匀度、释放度、微生物限度。

十、复方制剂分析

复方制剂是含有 2 种及 2 种以上有效成分的药物制剂。复方制剂分析方法应重点考虑方法的专属性和灵敏度。

历年考点串讲

本节常考的细节有：

1. 药品检验的基本程序。
2. 药物分析取样的基本原则。
3. 药品的鉴别是判断已知药物及其制剂的真伪。
4. 重量差异、含量均匀度检查的概念及具体方法。
5. 崩解时限、溶出度的概念及具体方法。
6. 片剂的常规检查项目包括重量差异和崩解时限。
7. 注射剂的常规检查项目。

第三节　药物中的杂质及其检查

一、药物中的杂质

1. 药物中杂质的来源　生产过程中引入，贮藏过程中产生。

2. 杂质限量与限量检查　药物中所含杂质的最大允许量叫作杂质限量，通常用百分之几或百万分之几来表示。

药物中杂质限量检查不需测定杂质的准确含量，只需检查杂质是否超过规定限量。

3. 一般杂质与特殊杂质的概念

（1）一般杂质：如氯化物、硫酸盐、铁盐、重金属、砷盐、酸、碱、水分、易炭化物、炽灼残渣

等。一般杂质的检查方法收载在《中国药典》的通则中。

（2）特殊杂质：指某一个或某一类药物在生产或贮藏过程中引入的杂质，如阿司匹林中的游离水杨酸、异烟肼中的游离肼。

二、常见一般杂质检查方法与原理

1. 重金属检查方法及原理　重金属检查以铅为代表。《中国药典》（2015 年版）重金属检查共收载 3 种方法。

第一法为硫代乙酰胺法，其原理为硫代乙酰胺在弱酸性（pH 3.5 醋酸盐缓冲液）条件下水解产生硫化氢，与微量重金属离子生成黄色到棕黑色的硫化物均匀混悬液，与一定量标准铅（硝酸铅）在相同条件下所呈颜色进行比较。第一法适用于溶于水、稀酸和乙醇的药物。

注意：第一法为三管法，包括有供试管（供试品）、对照管（标准铅）和监控管（供试品 + 标准铅）。

第二法是将供试品经 500 ～ 600℃炽灼破坏、硝酸破坏等前处理后，再按第一法检查（无需监控管）。第二法适用于含芳环、杂环及难溶于水、稀酸及乙醇的药物。

第一法、第二法均是在 pH 3.5 的弱酸性溶液中，以硫代乙酰胺为显色剂进行检查。

第三法是在碱性条件下，以硫化钠作显色剂，使重金属离子生成有色混悬液。第三法适用于溶于碱溶液，而不溶于酸溶液的药物，如磺胺类、巴比妥类药物。

2. 砷盐检查方法及原理

（1）古蔡氏法（Gutzeit）：金属锌与酸作用产生新生态的氢，与药物中微量砷盐反应生成具挥发性的砷化氢，遇溴化汞试纸，产生黄色至棕色的砷斑，与 2ml 标准砷溶液所生成的砷斑比较，判定药物中砷盐是否符合限量规定。

砷盐检查需用特殊的检砷装置，其导气管应填装醋酸铅棉花，醋酸铅棉花的作用是消除锌粒及供试品中少量硫化物的干扰。供试品前处理中所加酸性氯化亚锡及碘化钾的作用主要为还原 As^{5+}为 As^{3+}，加快反应速度。

（2）Ag-DDC 法：前部分与古蔡氏法相同，但生成的砷化氢气体与 Ag-DDC 溶液作用，还原 Ag-DDC 为红色胶态银，直接比色或于 510nm 波长处测定吸收度进行判断。

（3）白田道夫法：在盐酸中氯化亚锡可将砷盐还原为棕褐色的胶态砷，与一定量标准砷溶液同法处理所生成的颜色比较。白田道夫法适合含锑药物中砷盐的检查。

3. 氯化物检查方法及原理　药物中微量的氯化物在硝酸酸性溶液中与硝酸银试液作用，生成氯化银的白色浑浊，与一定量标准氯化钠溶液在相同条件下生成的氯化银浑浊液比较，以判断供试品中氯化物是否超过限量。

4. 铁盐检查方法及原理　《中国药典》采用硫氰酸盐法检查铁盐。其原理为：铁盐在盐酸酸性溶液中与硫氰酸盐作用生成红色可溶性的硫氰酸铁配离子，与一定量标准铁溶液用同法处理后进行比色。

检查方法中加入过硫酸铵，其作用为氧化供试品中的亚铁离子为铁离子，以及防止光线使生成的硫氰酸铵分解或褪色。

5. 硫酸盐检查方法及原理　药物中微量的硫酸盐在稀盐酸酸性条件下与氯化钡反应，生成硫酸钡的白色浑浊，与一定量标准硫酸钾溶液在相同条件下产生的硫酸钡浑浊程度比较，判断供试品中硫酸盐是否符合限量规定。

6. 铵盐检查方法及原理　将供试品中的铵盐碱化后蒸馏出来，与碱性碘化汞钾试液反应而呈色，与标准氯化铵溶液同法显色进行比较。

7. 干燥失重检查　干燥失重是指药物在规定条件下经干燥后所减失的重量，主要是水分，也包括其他挥发性物质。干燥失重测定方法包括常压恒温干燥法、干燥剂干燥法、减压干燥法、恒温减压干燥法。

8. 水分检查 《中国药典》采用费休水分测定法、烘干法、减压干燥法、甲苯法及气相色谱法测定药物中残留水和结晶水的总和。

费休水分测定法是根据碘和二氧化硫在吡啶和甲醇溶液中与水定量反应的原理来测定水分，采用的标准滴定液称费休试液。测定必须保证干燥条件。

9. 残留溶剂检查 药品中的残留溶剂系指在原料药或辅料的生产中，以及在制剂制备过程中使用的，但在工艺过程中未能完全去除的有机溶剂。

残留溶剂采用气相色谱法测定，色谱柱有毛细管柱和填充柱。检测器通常为氢火焰离子化检测器（FID），对含卤素元素的残留溶剂如三氯甲烷等，采用电子捕获检测器（ECD）。测定方法：毛细管柱顶空进样等温法、毛细管柱顶空进样系统程序升温法和溶液直接进样法。

历年考点串讲

本节常考的细节有：

1. 重金属检查法三法的条件（pH 条件、显色剂等）。
2. 砷盐检查原理（古蔡法和 Ag-DDC 法）。
3. 砷盐检查中醋酸铅棉花的作用。
4. 氯化物检查原理及操作条件。
5. 铁盐检查原理，过硫酸铵的作用。
6. 干燥失重主要是检查水分和挥发性物质。

第四节　药物分析方法的要求

1. 准确度 准确度系指用分析方法测定的结果与真实值或参考值接近的程度，一般用百分回收率表示。

（1）含量测定方法的准确度

①原料药的含量测定：用已知纯度的对照品或供试品进行测定；或将待检分析方法的测定结果与已知准确度的另一方法结果比较。

$$回收率 = 测得量 / 加入量 \times 100\%$$

②制剂的含量测定：用含已知量被测物的模拟制剂进行测定；向制剂中加入已知量的被测物进行测定；或将待检分析方法的测定结果与已知准确度的另一方法结果比较。

$$回收率 =（测得-空白）/ 加入量 \times 100\%$$

（2）杂质定量测定方法的准确度：杂质定量测定一般采用色谱法，通过向原料药或制剂中添加已知量杂质测定。杂质定量测定结果应用单个杂质和杂质总量相当于主成分的比例来表示。

（3）数据要求：在规定范围内，至少用 9 个测定结果评价（如 3 个不同浓度，每个浓度平行 3 份供试品溶液）。

2. 精密度 精密度系指在规定的测试条件下，同一个均匀样品，经多次取样测定所得结果之间的接近程度。精密度一般用偏差、标准偏差或相对标准偏差（变异系数）表示。

（1）重复性：在相同条件下，由同一个分析人员测定所得结果的精密度为重复性。

（2）中间精密度：在同一个实验室，不同时间由不同分析人员用不同设备测定结果的精密度为中间精密度。

（3）重现性：在不同实验室由不同分析人员测定结果的精密度为重现性。法定标准采用的方法，应进行重现性试验。

（4）数据要求：取3个不同浓度，每个浓度分别制备3份供试品溶液进行测定；或取相当于100%水平浓度的供试品溶液，平行测定6次。

3. 专属性　专属性系指在其他成分（如杂质、降解产物、辅料等）可能存在的情况下，采用的方法能准确测定出被测物的特性。

（1）鉴别：与共存物质或相似结构化合物可区分。

（2）含量测定和杂质测定：色谱法应附分离图谱及分离度数据说明专属性。必要时可通过人为添加杂质或破坏样品来考察专属性。

4. 检测限　检测限系指试样中被测物能被检测出的最低浓度或最低量。检测限测定常用方法有目视法、信噪比法和标准偏差法。

信噪比为已知浓度试样测定得到的信号与空白基线噪声信号的比值。信噪比法测定时，一般以信噪比为3∶1或2∶1时相应浓度或注入仪器的量来确定检测限。

5. 定量限　定量限系指样品中被测物能被定量测定的最低量，其测定结果应具一定准确度和精密度。常用信噪比法确定定量限，一般以信噪比为10∶1时相应浓度或注入仪器的量来确定。

6. 线性　线性系指在设计的范围内，测试结果与试样中被测物浓度直接成正比关系的程度。应制备一系列由低到高浓度（至少5份）对照品溶液进行测定，以测得的响应信号对被测物浓度进行线性回归。

7. 范围　范围系指能达到一定精密度、准确度和线性，测试方法适用的高低限浓度或量的区间。

含量测定、含量均匀度、溶出度（释放度）、特殊元素或特殊杂质的定量检查等均需对范围进行验证，具体范围则应根据具体分析方法、线性、准确度、精密度结果确定。

8. 耐用性　耐用性系指在测定条件稍有变动时，测定结果不受影响的承受程度，为常规检验提供依据。

9. 检验项目与验证内容　药品质量标准分析方法验证的内容有：准确度、精密度（包括重复性、中间精密度和重现性）、专属性、检测限、定量限、线性、范围和耐用性。视具体项目拟定验证的内容。鉴别试验除专属性、耐用性2项指标有所要求外，其他都不要求；杂质的限量检查除专属性、检测限、耐用性3项指标有所要求外，其他都不要求；杂质的定量测定除检测限不必要求外，其他都要求；含量测定及溶出量测定除检测限、定量限2项指标不要求外，其他都要求。

历年考点串讲

本节常考的细节有：

1. 准确度是指用分析方法测定的结果与真实值或参考值接近的程度，一般用回收率表示。
2. 精密度（重复性、中间精密度、重现性）的概念。
3. 精密度一般用相对标准偏差（变异系数）表示。
4. 检测限的概念及测定方法（信噪比法）。
5. 定量限的概念及测定方法（信噪比法）。

第五节　典型药物的分析

一、巴比妥类药物的分析

1. 鉴别　巴比妥类药物分子中具有丙二酰脲结构，能够发生酮式结构与烯醇式结构互变，具有弱酸性，在不同 pH 下有不同的紫外光谱特征。

丙二酰脲结构在适当的 pH 溶液中，可与某些重金属离子反应产生沉淀或颜色，因此，巴比妥类药物可用与银盐、铜盐、钴盐、汞盐的反应鉴别。《中国药典》中收载丙二酰脲的银盐反应与铜盐反应为巴比妥类药物的一般鉴别反应。

丙二酰脲结构与碱溶液共沸水解生成氨气，生成的氨气可使红色石蕊试纸变蓝，因此，巴比妥类药物可用水解反应鉴别。

巴比妥类药物可与香草醛在浓硫酸存在下发生缩合反应，产生棕红色产物，可用于鉴别。

2. 杂质检查　苯巴比妥应进行酸度、乙醇溶液的澄清度及中性或碱性物质、有关物质等检查。

3. 含量测定　根据巴比妥类药物在适当的 pH 溶液中，可与重金属离子定量反应的性质，巴比妥类药物可用银量法测定含量，测定时以甲醇＋3% 无水碳酸钠为溶剂，电位法指示终点，反应摩尔比为 1 ∶ 1。

二、芳酸类药物的分析

1. 鉴别　三氯化铁反应：具有酚羟基或水解后能产生酚羟基的药物，在中性或弱酸性条件下，与三氯化铁试液反应，生成紫堇色铁配位化合物。

水杨酸、对乙酰氨基酚可直接鉴别；阿司匹林水解后可用三氯化铁反应进行鉴别。

2. 杂质检查　阿司匹林为乙酰水杨酸，在生产过程中乙酰化不完全，或在贮存过程中发生水解，易引入游离水杨酸，需进行限量控制。

3. 含量测定　酸碱滴定法：芳酸类药物具有游离的羧基，可采用酸碱滴定法测定含量。

阿司匹林原料药可采用直接酸碱滴定法（《中国药典》）或水解后剩余滴定法测定含量。

阿司匹林片剂因有酸性稳定剂（如酒石酸、枸橼酸）和酸性水解产物（水杨酸、醋酸）干扰测定，可采用两步滴定法。第一步为中和，消除酸性杂质的干扰；第二步为水解后剩余滴定测定含量。

三、芳胺类药物的分析

1. 鉴别　重氮化 - 偶合反应：具芳伯氨基的药物，在酸性溶液中，可与亚硝酸钠试液反应生成重氮盐，与碱性 β- 萘酚偶合产生橙红色沉淀。

苯佐卡因、盐酸普鲁卡因和盐酸普鲁卡因胺可直接鉴别；贝诺酯、对乙酰氨基酚和醋氨苯砜经酸性水解后再发生此反应。

2. 杂质检查　盐酸普鲁卡因为对氨基苯甲酸酯，应检查水解产物对氨基苯甲酸。

3. 含量测定　亚硝酸钠滴定法：具有芳伯氨基的药物在盐酸存在下，与亚硝酸钠定量地发生重氮化反应，根据滴定时消耗亚硝酸钠的量可计算药物的含量。

亚硝酸钠法以亚硝酸钠为滴定液，测定中一般向供试液中加入适量 KBr 加快反应速度；加入过量 HCl，加速反应；室温（10 ～ 30℃）条件下滴定；滴定方式为滴定管尖端插入液面下 2/3 处，滴定液一次大部分放下，近终点时方改为慢速滴定，可避免 HNO_2 的逸失。

亚硝酸钠法指示终点的方法可用永停法、内指示剂法、外指示剂法、电位法，《中国药典》采用永停滴定法。

四、杂环类药物的分析

1. 吡啶类药物

（1）鉴别：吡啶类药物可用吡啶环的开环反应鉴别，包括戊烯二醛反应和二硝基氯苯反应；可利用吡啶环的碱性与重金属盐生成沉淀鉴别。

异烟肼的酰肼基具有还原性，可与氨制硝酸银反应生成气泡、黑色银沉淀和银镜；酰肼基可与芳醛缩合生成腙，具有固定熔点。

（2）杂质检查：异烟肼在制备中反应不完全或贮藏过程中降解，可引入游离肼，《中国药典》采用薄层色谱法的杂质对照品法检查。

（3）含量测定：异烟肼具有还原性，可用溴酸钾滴定法或溴量法测定含量。《中国药典》采用HPLC 测定含量。

2. 苯并二氮杂䓬类药物

（1）鉴别：苯并二氮杂䓬类药物均为含氮杂环，可与生物碱沉淀试剂生成沉淀。

本类药物溶于硫酸或稀硫酸后，可呈现不同颜色的荧光。如地西泮溶于硫酸呈黄绿色荧光。

本类药物多为有机氯化物，可用氧瓶燃烧破坏后转为无机氯，显氯化物的鉴别反应。《中国药典》采用此法用于地西泮的鉴别。

（2）含量测定：本类药物具有弱碱性，原料药多采用非水碱量法测定含量。

五、托烷生物碱类药物的分析

1. 鉴别　托烷生物碱类药物的特征鉴别反应为 Vitaili 反应，其原理为阿托品等莨菪烷类生物碱的酯键水解生成莨菪酸，经发烟硝酸加热处理生成三硝基衍生物，再与醇制氢氧化钾作用生成醌式结构，显深紫色。

生物碱类药物在酸性水溶液中可与生物碱沉淀试剂反应生成沉淀进行鉴别。常用生物碱沉淀试剂：重金属盐类（如 $KI\text{-}I_2$、$KBiI_4$、$KHgI_2$、$HgCl_2$ 等）和大分子酸类（如磷钼酸、硅钨酸等）。

生物碱类药物可用显色反应鉴别，常用显色剂有浓硝酸、浓硫酸、甲醛硫酸等。

2. 杂质检查　硫酸阿托品为消旋体，无旋光性，其杂质莨菪碱为左旋体，可用旋光度测定法检查。

3. 含量测定　生物碱类药物分子结构中有碱性氮，原料药的含量测定主要采用非水溶液滴定法（非水碱量法）。非水碱量法测定时，最常用的溶剂为冰醋酸，滴定剂为高氯酸溶液，用结晶紫作指示剂指示终点或电位法指示终点。测定氢卤酸盐时，均预先在溶液中加入 $Hg(Ac)_2$ 溶液，以消除氢卤酸对滴定的干扰。直接滴定硫酸阿托品时，反应摩尔比为 1 ∶ 1；直接滴定硫酸奎宁时，反应摩尔比为 1 ∶ 3；硫酸奎宁片碱化、有机溶剂提取后，滴定时，反应摩尔比为 1 ∶ 4。硝酸盐的测定，因 HNO_3 具有氧化性，可使指示剂变色，一般电位法指示终点。

六、维生素类药物的分析

1. 维生素 A　特征鉴别反应为三氯化锑反应。《中国药典》采用紫外分光光度法中的“三点校正法”测定含量。

2. 维生素 B_1　特征鉴别反应为硫色素反应。《中国药典》原料药的含量测定采用非水溶液滴定法，片剂及注射液的含量测定采用紫外分光光度法。

3. 维生素 C

（1）鉴别：分子中具有烯二醇基，具有还原性，可被 $AgNO_3$ 氧化，产生黑色银沉淀；与 2,6- 二氯靛酚反应，使之颜色消失，因此，《中国药典》维生素 C 的鉴别试验为与硝酸银反应，与 2,6- 二氯靛酚反应。

（2）杂质检查：采用原子吸收分光光度法检查铁、铜离子。

（3）含量测定：原料及制剂含量测定方法均为碘量法；测定维生素 C 注射液时，先要加入丙酮，以消除注射液中含有的抗氧剂亚硫酸氢钠对测定的影响。

4. 维生素 E　可用硝酸反应鉴别；采用铈量法进行游离生育酚的检查；原料及制剂含量测定方法均为气相色谱法，内标法定量，检测器为氢火焰离子化检测器（FID），内标物为正三十二烷。

七、β–内酰胺类抗生素药物的分析

β- 内酰胺类抗生素包括青霉素类（青霉素、阿莫西林等）和头孢菌素类（头孢拉定、头孢克肟等）。

1. 鉴别　β- 内酰胺类抗生素的 β- 内酰胺结构可用羟肟酸铁反应鉴别，但本类药物《中国药典》主要采用 HPLC 法鉴别。

2. 杂质检查　本类抗生素易引入聚合物等高分子杂质，采用分子排阻色谱法检查。

3. 含量测定　多采用 HPLC 法。

八、甾体激素类药物的分析

甾体激素类药物分为肾上腺皮质激素、雄性与蛋白同化激素、孕激素与雌激素。

甾体激素类药物的母核能与硫酸、磷酸、高氯酸反应呈色，其中与硫酸的呈色反应较多用于本类药物的鉴别。

肾上腺皮质激素具有 α- 醇酮基，具有还原性，可与氨制硝酸银或碱性酒石酸铜反应。如《中国药典》中丁酸氢化可的松与碱性酒石酸铜反应生成红色的氧化亚铜沉淀。

甾体激素类药物原料和制剂的含量测定广泛采用 HPLC 法，该法同时还可用作甾体激素原料药中“有关物质”的检查。

九、强心苷类药物的分析

《中国药典》（2015 年版）地高辛采用 Keller-Kiliani 反应、HPLC 及 IR 进行鉴别，采用 HPLC 法进行有关物质的检查和含量测定。

历年考点串讲

芳酸类药物的分析历年必考，其中，三氯化铁反应、阿司匹林的含量测定方法是考试重点，应熟练掌握。

常考的细节有：

1. 三氯化铁反应用于鉴别阿司匹林。
2. 阿司匹林应检查游离水杨酸。
3. 阿司匹林的含量测定：原料药用直接酸碱滴定法，片剂用两步滴定法。

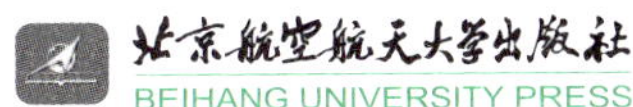

第六节　体内药物分析

一、生物样品前处理方法

体内药物分析的对象不仅是人体，也包括动物，具体为生物体的各种器官、组织和体液等，但实际上最常用的生物样品是比较容易得到的血液（血浆、血清、全血）、尿液和唾液。

在测定血样时，首先应去除蛋白质。去除蛋白质的方法为：

1．加入与水相混溶的有机溶剂，如乙腈、甲醇、乙醇、丙酮等。

2．加入中性盐，如饱和硫酸铵、硫酸钠和氯化钠等。

3．加入强酸，如 10% 三氯醋酸、6% 高氯酸、硫酸 - 钨酸混合液及 5% 偏磷酸等。

4．加入含锌盐及铜盐的沉淀剂，如 $CuSO_4$-Na_2WO_4、$ZnSO_4$-NaOH 等。

5．酶解法，最常用的酶是蛋白水解酶中的枯草菌溶素。

尿样测定前要进行缀合物的水解，常用酸水解或酶水解的方法。

提取法包括液 - 液提取法和液 - 固提取法。

二、常用的检测方法

色谱技术一直是研究体内药物及其代谢物最强有力的手段。特别是反相高效液相色谱法现已成为体内药物分析方法中最重要的方法，并常作为体内药物分析中评价其他方法的参比方法。

此外，常用测定方法还有免疫分析法和生物学方法。免疫分析法适合体内样品中生物大分子类药物的测定，生物学或微生物学方法适合体内样品中抗生素类药物的测定。

三、生物样品测定方法的基本要求

生物样品中药物及其代谢产物的定量分析方法首选色谱法，一般应采用内标法定量。

1. 专属性（特异性） 对于色谱法至少要提供空白生物样品色谱图、空白生物样品外加对照物质色谱图（注明浓度）及用药后的生物样品色谱图。

2. 标准曲线与线性范围 必须用至少 6 个浓度建立标准曲线，应使用与待测样品相同的生物介质，线性范围要能覆盖全部待测浓度。标准曲线不包括零点。

3. 精密度与准确度 要求选择 3 个浓度的质控样品进行考察。RSD 一般应＜ 15%，在 LLOQ 附近 *RSD* 应＜ 20%。准确度一般应在 85% ～ 115% 范围内，在 LLOQ 附近应在 80% ～ 120% 范围内。

4. 定量下限 定量下限是标准曲线上的最低浓度点，要求至少能满足测定 3 ～ 5 个半衰期时样品中的药物浓度，或 C_{max} 的 1/10 ～ 1/20 时的药物浓度，其准确度应在真实浓度的 80% ～ 120% 范围内，*RSD* 应＜ 20%，信噪比应＞ 5。

5. 样品稳定性 考察含药生物样品在室温、冰冻和冻融条件下以及不同存放时间的稳定性，以确定生物样品的存放条件和时间。

6. 提取回收率 应考察高、中、低 3 个浓度的提取回收率。

7. 质控样品 质控样品系将已知量的待测药物加入到生物介质中配制的样品。

8. 质量控制 每个未知样品一般测定 1 次。

四、体内药物分析在医院中的应用

在医院中的应用：药物滥用监测、治疗药物监测、临床毒性分析、临床疾病诊断、新药的药动学与生物药剂学研究。

历年考点串讲

体内药物分析历年偶考。其中，应掌握常见的生物样品种类，测定血样时蛋白质的去除方法；应熟悉生物样品测定方法的基本要求。

本节常考的细节有：

1. 常见的生物样品。
2. 测定血样时蛋白质的去除方法。
3. 生物样品中药物及其代谢产物定量分析首选色谱法。

（宋粉云　周　漩）

第八章　医疗机构从业人员行为规范与医学伦理学

第一节　医疗机构从业人员行为规范

1. 医疗机构从业人员基本行为规范

（1）以人为本，践行宗旨。坚持救死扶伤，防病治病的宗旨，发扬大医精诚理念和人道主义精神，以患者为中心，全心全意为人民健康服务。

（2）遵纪守法，依法执业。自觉遵守国家法律法规，遵守医疗卫生行业规章和纪律，严格执行所在医疗机构各项制度规定。

（3）尊重患者，关爱生命。遵守医学伦理道德，尊重患者的知情和隐私权，为患者保守医疗秘密和健康隐私，维护患者合法权益；尊重患者被救治的权利，不因种族、宗教、地域、贫富、地位、疾病等歧视患者。

（4）优质服务，医患和谐。言语文明，举止端庄，认真践行医疗服务承诺，加强与患者的交流与沟通，积极带头控烟，自觉维护行业形象。

（5）廉洁自律，恪守医德。弘扬高尚医德，严格自律，不索取和非法收受患者财物，不利用职业之便谋取不正当利益；不收受医疗器械、药品、试剂等生产、经营企业或人员以各种名义、形式给予的回扣、提成，不参加其安排、组织或支付费用的营业性娱乐活动；不骗取、套取基本医疗保障资金或为他人骗取、套取提供便利；不违规参与医疗广告宣传和药品医疗器械促销，不倒卖号源。

（6）严谨求实，精益求精。热爱学习，钻研业务，努力提高专业素养，诚实守信，抵制学术不端行为。

（7）爱岗敬业，团结协作。忠于职业，尽职尽责，正确处理同行同事间关系，互相尊重，互相配合，和谐共事。

（8）乐于奉献，热心公益。积极参加上级安排的指令性医疗任务和社会公益性的扶贫、义诊、助残、支农、援外等活动，主动开展公众健康教育。

2. 药学技术人员行为规范

（1）严格执行药品管理法律法规，科学指导合理用药，保障用药安全、有效。

（2）认真履行处方调剂职责，检查查对制度，按照操作规程调剂处方药品，不对处方所列药品擅自更改或代用。

（3）严格履行处方合法性和用药适宜性审核职责，对用药不适宜的处方，及时告知处方医师确认或者重新开具；对严重不合理用药或者用药错误的，拒绝调剂。

（4）协同医师做好药物使用遴选和患者用药适应证、使用禁忌、不良反应注意事项和使用方法的解释说明，详尽解答用药疑问。

（5）严格执行药品采购、验收、保管、供应等各项制度规定，不私自销售、使用非正常途径采购的药品，不违规为商业目的统方

（6）加强药品不良反应监测，自觉执行药品不良反应报告制度。

3. 医院药学伦理

（1）药剂工作人员道德要求：传统的医院药品采购、调剂（配发）、制剂等工作称为医院药剂工作。而药物是医务人员治疗疾病的主要武器之一。药剂科工作的质量与患者的康复、生命息息相关，为此

对药剂科人员提出的道德要求包括：态度和蔼，认真负责；严守规程，保证安全；严格奉公，忠于职守。

（2）医院制剂道德规范：医院自配制剂，必须坚持为医疗与科研服务的方向，坚持自用的原则，不得进入市场，其范围只限于医院临床、科研需要。其道德规范包括：坚持社会公益原则，遵守国家法律法规；确保质量，服务临床。

历年考点串讲

医疗机构从业人员行为规范近年考试偶考。但是考试大纲明确规定医疗机构从业人员行为规范是考试重点，要求熟悉掌握。

第二节　医学伦理道德

一、医患关系

1. 我国古代医患关系概述

（1）历史发展："伦"与"理"合用，最早见于《礼记·乐记篇》，"乐者，通伦理者也"。战国时期《黄帝内经》指出，医生容易犯医疗事故就在于"精神不专，志意不理，内外相失"，强调治病时要认真负责，做到"凡治病必察其下，适其脉，观其志意与其病也"。东汉张仲景在《伤寒杂病论》中指出，医药方术不可分贫富贵贱，它是"上可疗君之疾，下可救贫贱之厄，中可保身长全"的事业。唐朝孙思邈在《备急千金要方》中提出"人命至重，有贵千金，一方济之，德逾于此"。宋代张杲著《医说》中有"医以救人为心"篇；明代陈实功在《外科正宗》中对我国古代医德做了系统总结，概括的"医家五戒十要"篇中指出，医生在医务实践中，对贫富贵贱者要一视同仁；为妇女看病时应有侍者在旁，不可诋毁同道，不可离家游玩，对娼妓等视为良家妇女，不可不尊重。清代对医德的论述较多，如张石顽在《张氏医通》中的"医门十戒"篇中强调医生不应被坏的社会风气所污染，不要同流合污，不乘人之危索要钱物等。

（2）特点

①医患关系具有直接性。了解病情、提出治疗意见及实施治疗，都由医生直接进行。

②医患关系具有稳定性。患者把自己的生命和健康托付给医生，而医生则独自承担诊治患者的全部医疗责任。

③医患关系的主动性。在医疗活动中，医生要主动接近、关心和了解患者。总而言之，古代医学的基本特点是整体性，即医生对患者的病痛要全面考虑，整体负责。

2. 社会主义时期医患关系　社会主义医患关系与以往社会制度中医患关系有本质上的不同。

（1）社会主义医患关系是以社会主义的人道主义为原则形成和发展起来的。

（2）社会主义医患关系是在生产资料公有制基础上形成和发展起来的。

（3）社会主义医患关系是以社会主义法律为保障建立起来的。在我国社会主义建设时期，医学道德规范为处理医患关系确定了基本内容，这些规范主要包括以下基本内容：救死扶伤，忠于职守；钻研医术，精益求精；一视同仁，平等对待；语言文明，平等待人；廉洁奉公，遵纪守法；互尊互学，团结协作。

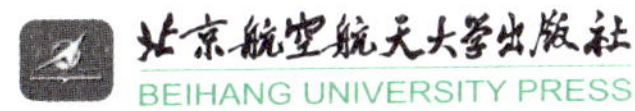

3. 医患关系的含义、内容、模式

（1）含义：广义的医患关系，“医”不仅仅是医生，还包括护士、医护人员以及医院的管理人员；“患”不仅仅是患者，还包括与患者有关联的亲属、监护人、单位组织等群体。狭义的医患关系，即医生和患者的关系，是特指医生与患者关系的一个专门术语。

（2）内容：医患关系的内容包括医患关系的非技术方面和医患关系的技术方面。医患关系的非技术方面，是关于医患交往中的社会、伦理、心理方面的关系。医患关系的技术方面是指医生在诊断治疗过程中，采取什么样的治疗措施以及在治疗措施执行的过程中，医务人员和患者的相互关系。

（3）模式：1956 年萨斯（Szass）和荷伦德（Hollender）两位作者首次在《内科学成就》中对医患关系的技术方面作了概括描述，被称为萨斯（Szass）/ 荷伦德（Hollender）模式。该模式根据医生与患者相互的地位，在治疗活动过程中主动性大小将医患关系分为 3 种模式类型：主动 - 被动型、指导 - 合作型、共同参与型。

4. 医患双方的权利与义务　医患之间体现为法律关系，这种关系体现在两个方面。一是体现为契约关系；二是体现为信托关系。医生的权利内容主要是：

（1）诊治权是医生从经过正规培训和严格考核被有关部门认可后而获得的。

（2）特殊干涉权是医生在特定情况下，为患者的健康状况负责，可以限制患者的独立自主活动。这种干涉权利以保护患者的利益为前提。

（3）宣告死亡权，患者的死亡是一个生物学过程，对于死亡的判断仍存在不同的标准，但是医生必须按照中国认定的死亡标准作出死亡判断。

（4）患者的隔离权，有些患者所患的某些疾病，对于社会他人是有威胁、有损害的，比如一些传染病患者，精神病发作期患者等，医生为了保护社会人群的健康和维护社会稳定，可以对患者进行隔离，但是这一权利只能在为维护他人健康和有利社会和谐才能使用。

医生的义务主要有：诊治的义务；解释病情和保密义务。

在诊治过程中，患者也有相应的权利与义务。患者的权利主要有：基本医疗权，知情同意权和知情选择权，保护隐私权，休息与免除一定的社会责任权，监督医疗权，要求赔偿权。患者在享受以上权利的同时，也要履行一些相对等的义务。患者的义务主要有：提供与病情有关信息；在医生的指导下与医生积极配合，保持和恢复健康的义务，按时、按数支付医疗费用。

5. 医患关系冲突的基本调节原则　引起医患冲突的主要原因有以下 3 个方面。

（1）服务态度问题，个别医生因受情绪、环境等的影响，对患者态度冷漠生硬，使患者产生了一种没有被当作“人”而是当作“患者”来看待的感觉。

（2）医疗事故和医疗差错。

（3）满足患者要求问题，患者的要求有时合理，可以满足；但有时要求合理，但难于满足；有时既不合理又无法满足。

医患关系的道德调节原则：尊重科学、相互协作原则；平等原则。

二、医疗行为中的伦理道德

1. 临床诊治行为中的基本道德原则　临床诊治行为中的基本道德原则主要包括：及时原则、准确原则、择优原则、知情同意原则、保密原则。

2. 临床诊断行为中基本道德要求　临床诊断的道德要求体现在询问病史、体格检查、辅助检查 3 个方面。

（1）询问病史的道德要求

①举止端庄，态度热情。

②语言亲切得当，通俗易懂。

③耐心倾听，正确引导。

④当询问与疾病有关的隐私时，要首先讲明目的及意义，以免产生不必要的误会。

（2）体格检查的道德要求

①全面系统，认真细致。

②关心体贴，严肃认真。

③尊重患者：医生在检查异性或畸形患者时要态度庄重，男医生检查女患者时应有女护士或第三者在场。

（3）辅助检查的道德要求

①坚持医学原则，不做无关检查。

②综合分析，切忌片面。

③知情同意，尽职尽责。

3. 临床治疗行为中的基本道德要求　临床治疗行为中的道德要求体现在药物治疗和手术治疗 2 个方面。

药物治疗的道德要求有：对症下药，剂量合理；合理配伍，细致观察；力求节约。

手术治疗的道德要求体现在手术之前、手术之中和手术之后。

（1）手术前准备的道德要求

①手术必须是具有指征和确实需要的。

②手术方案必须是最佳的。

③要让患者知情同意并进行术前承诺。

④帮助患者做好术前准备。

（2）手术中的道德要求

①严肃认真，一丝不苟。

②关心体贴患者。

③严密观察，处理得当。

④互相支持，团结协作。

（3）手术后的道德要求

①严密观察病情变化。

②重视术后心理治疗。

③正确对待差错事故。

4. 急救工作中的道德要求　急救工作中的基本要求如下。

（1）要争分夺秒积极抢救患者。

（2）要勇担风险，团结协作。

（3）要满腔热情，重视心理治疗。

（4）要全面考虑，维护社会公益。

5. 康复治疗工作中的道德要求　理解与尊重、关怀与帮助、联系与协作。

6. 心理治疗中的道德要求

（1）尊重患者人格，同情爱护患者。

（2）讲究语言文明，重视精神治疗。

（3）为患者保密。

（4）正确对待异性患者。

（5）精心照料，防止意外发生。

（6）要慎重、准确作出诊断。

（7）坚持原则，慎重出具精神疾患诊断证书。

三、医学伦理道德的评价和监督

1. 社会主义医学道德概述

（1）医学道德：是职业道德中的一种，亦称“医业道德”或“医务道德”，简称为“医德”，是指医务人员在医疗卫生服务的职业活动中应具有的品德，也是一般社会道德在医学实践活动中的特殊表现和基本要求。

（2）医德的基本原则：是医务人员在医疗工作中处理与患者、社会以及医务人员之间关系时应遵循的根本指导原则，它体现了具体规范体系的普遍要求和价值目标。社会主义医德的基本原则是和我们社会所倡导的共产主义道德原则联系在一起的，以集体主义为基础，以广大人民的最大利益作为出发点和归宿点，它的基本原则是全心全意为人民身心健康服务，救死扶伤，防病治病，实行社会主义的人道主义。

（3）医德规范：是在医德理论和基本原则指导下，从处理医疗工作中人们相互关系和医疗实践需要而制定的具体的行为准则，是医德基本原则的补充和进一步的展开，具体指导医务人员的医疗行为。

（4）社会主义医德规范的基本内容：

①政治坚定，敬业爱岗。

②救死扶伤，忠于职守。

③钻研医术，精益求精。

④一视同仁，平等待患。

⑤慎言守密，文明行医。

⑥廉洁奉公，遵纪守法。

⑦为民利民，方便群众。

⑧尊重同行，团结协作。

2. 医学道德评价

（1）医德评价的标准：医德评价标准是衡量医务人员的医疗行为善恶，及医疗行为社会效果优劣的依据。确定医德评价标准的基本原则：

①有利于防病、治病，解除或缓解患者病痛，使患者疾病痊愈，生命得到拯救。

②有利于医学科学的发展和揭示人类生命的奥秘。

③有利于人类生存环境的保护和改善。

（2）医德评价的依据

①动机与效果：要坚持动机与效果辩证统一的观点，坚持实践标准，作出正确的评价。

②目的与手段：根据目的而选择医疗手段，必须遵循如下4条原则：有效性原则、优化性原则、一致性原则、社会性原则。

③个人与集体：坚持个人和集体相统一。把集体和广大患者的利益放在第一位，要尊重个人，重视个人的力量和作用，关心和照顾个人正当的利益。

（3）医德评价的方式：分为社会舆论、内心信念和传统习俗三种方式，其中社会舆论和传统习俗是医德评价的客观形式，而内心信念则是医德评价的主观形式。

3. 医学道德监督

（1）医学道德监督的含义：通过各种有效途径和方法，去检查、评估医务人员的医疗行为是否符合医德原则和行为规范，从而帮助其树立良好医德风尚的活动。

（2）医德监督的方式：一般说来，进行医德监督的方式如下。

①法律监督。

②舆论监督。

③群众监督。

④制度监督。

⑤自我监督。

历年考点串讲

医患关系近年考试偶考。医患双方的权力与义务，医患关系的道德调节原则，医患关系的内容和模式是考试的重点，应熟练掌握；古代医患关系的特点，社会主义医德规范要熟悉。

医疗行为中的伦理道德近年考试偶考。临床诊治行为中的基本道德原则，临床治疗行为中的基本道德要求是考试的重点，要求熟练掌握运用；熟悉急救工作、康复工作、心理治疗中的道德要求。

医学伦理道德的评价和监督近年考试偶考。社会主义医德的基本原则和医德规范是考试的重点，要求熟练掌握，熟悉医德评价的依据和方式。

（陈晓鹤）

第二部分　相关专业知识

第一章　药剂学

第一节　绪　论

一、概　述

1. 药剂学的概念与任务

（1）概念：药剂学是将原料药制备成药物制剂并研究其基本理论、处方设计、制备工艺、质量控制与合理应用的一门综合性技术科学。

（2）任务：基本任务是将药物制成适用于临床应用的剂型，并能批量生产安全、有效、稳定、使用方便的制剂。药剂学的具体任务如下。

①药剂学基本理论的研究：包括制剂的处方设计、制备方法、质量控制、合理应用等理论研究。

②新剂型的研究与开发：缓控释和靶向制剂等新剂型的开发，与片剂、胶囊剂、注射剂等传统制剂相比，可以有效地提高药物疗效，满足高效低毒等要求。

③新技术的研究与开发：新技术为新剂型开发和制剂质量的提高奠定基础，如包衣技术、微囊化技术、固体分散技术、纳米技术等。

④新辅料的研究与开发：辅料是剂型的基础，新辅料的应用对新剂型和新技术的发展起着重要作用。

⑤中药新剂型的研究与开发：中药新剂型对提高药效和患者依从性具有重要意义，如颗粒剂、片剂、气雾剂等。

⑥生物技术药物制剂的研究与开发：现代生物技术药物的新产品对各种疑难病症有独特的治疗作用优势。如疫苗、人胰岛素、人生长激素等。

⑦制剂新机械和新设备的研究与开发：新制药机械与设备对新剂型和新制剂的研发具有重要意义。

2. 剂型、制剂、制剂学等名词的含义

（1）剂型：药物剂型是为适合于疾病的诊断、治疗或预防的需要而制备的不同给药形式，简称剂型。如散剂、颗粒剂、片剂、胶囊剂、注射剂、溶液剂、乳剂、栓剂、气雾剂、软膏剂、贴剂等。

（2）制剂：各剂型中的具体药品称为药物制剂，简称制剂，如阿司匹林片、胰岛素注射液、红霉素软膏等。一般把制剂的研究过程也称制剂。

（3）制剂学：研究制剂的理论和制备工艺的科学称为制剂学。

3. 药剂学的分支学科　药剂学是一门综合性技术科学，药剂学的快速发展形成了工业药剂学、物理药剂学、药用高分子材料学、生物药剂学、药动学、临床药剂学等分支学科体系。这些学科的出现和不断发展完善对于药剂学整体发展具有重要意义。

二、药物剂型与 DDS

1. 药物剂型的重要性　药物剂型是药物的传递体，临床使用的最终形式。一种药物可以制备多种剂型，药理作用相同，但给药途径不同可能产生不同的疗效。

（1）不同剂型改变药物的作用性质：如硫酸镁口服会产生泻下的作用，而注射则具有镇静的作用。

（2）不同剂型改变药物的作用速度：如注射剂、吸入气雾剂等，药物能直接入血或迅速在作用部位浓集，起效快，因此常用于急救。丸剂、缓控释制剂、置入剂等剂型作用缓慢，属长效制剂。

（3）不同剂型改变药物的毒副作用：如氨茶碱制备成栓剂腔道给药后可消除因片剂口服后引起心跳加快的副作用；制备成缓控释制剂也能减轻此副作用。

（4）有些剂型可产生靶向作用：如脂质体、微粒、微囊等含微粒结构的静脉注射剂对肝及脾具有靶向性。

（5）有些剂型则影响疗效，不同的剂型生物利用度不同，如片剂、颗粒剂等制备工艺不同导致其生物利用度不同。

2. 药物剂型的分类

（1）按给药途径分类

①经胃肠道给药剂型如散剂、片剂、颗粒剂、胶囊剂、溶液剂、乳剂、混悬剂等。

②非经胃肠道给药剂型注射给药剂型，如粉针剂、水针剂；呼吸道给药剂型，如气雾剂；皮肤给药剂型，如洗剂、贴剂；黏膜给药剂型，如眼膏、滴眼剂、滴鼻剂；腔道给药剂型，如栓剂。

（2）按分散系统分类：溶液型、胶体溶液型、乳剂型、混悬型、气体分散型、微粒分散型、固体分散型。

（3）按形态分类

①液体剂型，如溶液剂、注射剂等。

②气体剂型，如气雾剂、喷雾剂等。

③固体剂型，如散剂、丸剂、片剂、膜剂等。

④半固体剂型，如软膏剂、栓剂、糊剂等。

（4）按制备方法分类：这种分类方法不能包含全部剂型，因此不常用。形态相同的剂型，其制备工艺也比较相近。

3. 药物的传递系统　药物的传递系统（DDS）是为了监测药物在体内的吸收、分布、代谢和排泄等提出的新概念。目的是以适宜的剂型，用最小的剂量达到最好的治疗效果。因此，DDS 需要具备三种基本功能：一是时间的控制，即控制药物释放速度；二是量的控制，即改善药物的吸收量；三是空间的控制，即靶向给药技术。以脂质体、微囊、微球、纳米粒等作为药物载体进行靶向性修饰是目前制剂研究 DDS 的热点。

透皮传递系统（TDDS）指药物从特殊设计的装置释放，通过完整的皮肤吸收，进入全身血液系统的控释给药剂型。没有肝首关效应。

其他传递系统如口腔、鼻腔和肺部 3 种途径的给药，可避免药物的首关效应，避免胃肠道对药物的破坏，避免某些药物对胃肠道的刺激。

三、辅料在药剂中的应用

1. 药剂中使用辅料的目的

药物制剂是由活性成分的原料和辅料组成，使用辅料的目的是：有利于制剂形态的形成；使制备过程顺利进行；提高药物的稳定性；调节有效成分的作用或改善生理要求。

2. 液体和固体制剂中常用的辅料

（1）液体药剂中常用的辅料：表面活性剂有聚山梨酯（吐温）、脂肪酸山梨坦（司盘）、十二烷基硫酸钠、泊洛沙姆、磷脂、聚氧乙烯蓖麻油；另用于注射剂的缓释材料如聚乳酸（PLA）、聚乳酸聚乙醇酸共聚物（PLGA）等体内可降解材料，可用于开发新型长效缓释注射剂。

（2）固体药物制剂常用的辅料：如崩解剂有羧甲基淀粉钠、羟丙纤维素、交联聚维酮等；填充剂有微晶纤维素、可压性淀粉；透皮吸收促进剂如有月桂氮䓬酮（Azone）等。

四、微粒分散系的主要性质与特点

1. 微粒大小与测定方法及临床意义　微粒大小是微粒分散体系的重要参数，对其体内外性能有重要影响。微粒大小的测定方法有光学显微镜法、电子显微镜法、激光散射法、库尔特计数法、Stokes 沉降法、吸附法等。

临床意义：

（1）微粒粒径小，有助于提高药物的溶解速度及溶解度，提高难溶性药物的生物利用度。

（2）有利于提高药物在分散介质中的分散性。微粒在体内的分布具有一定的选择性，如特定大小的微粒在体内易被网状内皮系统识别并吞噬。

（3）微囊、微球等微粒可根据载体性质控制药物的释放速度，延长药物在体内的作用时间。

（4）微粒可改善药物在体内外的稳定性。

2. 絮凝与反絮凝　微粒表面具有扩散双电层，可使微粒表面带有同种电荷，在一定条件下因相互排斥而保持体系稳定。若在体系中加入一定量的某种电解质，可能会中和微粒表面的电荷，降低双电层的厚度，降低微粒表面所带的电量，使得微粒间的斥力降低，从而使微粒的物理稳定性下降，微粒聚集，出现絮凝状态，形成疏松的纤维状结构，振摇后可重新分散均匀。这种作用即为絮凝作用，加入的电解质为絮凝剂。

如果在微粒体系中加入某种电解质使微粒表面的电位升高，静电排斥力阻碍微粒之间的碰撞聚集，这一过程称为反絮凝，加入的电解质为反絮凝剂。

五、药典与药品标准简介

1. 药典

（1）概念：药典是一个国家记载药品标准、规格的法典。特点是：由国家药典委员会组织编纂、出版，并由政府颁布、执行，具有法律约束力；药典收载的品种是那些疗效确切、副作用小、质量稳定的常用药品及其制剂；一个国家药典在一定程度上反映这个国家药品生产、医疗和科技水平。

（2）发展历程：新中国成立后共颁布药典情况如下。颁布 10 次药典，分别是 1953 年、1963 年、1977 年、1985 年、1990 年、1995 年、2000 年、2005 年、2010 年、2015 年；从 1963 年版开始分为一部中药，二部化学药；国家药品标准由凡例与正文及其引用的通则共同构成。我国药典每 5 年修订 1 次。

《中华人民共和国药典》现行版为 2015 年版，分为四部，一部收载药材及饮片、植物油脂和提取物、成方制剂和单味制剂等；二部收载化学药品、抗生素、生化药品、放射性药品等；三部为生物制品；四部收载通则、药用辅料。除特别注明版次外，《中国药典》均指现行版《中国药典》，相配套的有《药典注释》和《临床用药须知》，后者现已发行到 2010 年版。

常供参考的国外药典有美国药典（The United States pharmacopoeia）简称 USP，英国药典（British pharmacopoeia）简称 BP，日本药局方（Pharmacopoeia of Japan）简称 JP，国际药典（Pharmacopoeia

International）简称 Ph．Int.，是世界卫生组织（WHO）为了统一世界各国药品的质量标准和质量控制方法而编纂的，对各国无法律约束力，仅作为各国编纂药典时的参考标准。

2. 药品标准　药品标准是国家对药品的质量、规格和检验方法所做的技术规定。药品标准是保证药品质量，进行药品生产、经营、使用、管理及监督检验的法定依据。药品的国家标准是指《中华人民共和国药典》和国家食品药品监督管理总局（CFDA）颁布的药品标准。

3. 处方药与非处方药　药物作为维护人类健康的特殊物品，在研制、生产、销售、使用的各个环节都受到相应法规的严格控制，参与这些环节的组织机构或者个人都要经过政府主管部门授予相应的权限。对药品的使用者，也就是药品消费者来说，获得和使用某些药品也不是任意的。根据消费者获得和使用药品的权限，目前国际均将药品分成处方药和非处方药。《中华人民共和国药品管理法》规定了国家实行处方药和非处方药分类管理制度。国家根据非处方药品的安全性，将非处方药分为甲类非处方药和乙类非处方药。

（1）处方药：是指凭执业医师和执业助理医师处方方可购买、调配和使用的药品。处方药可以在国务院卫生行政部门和药品监督管理部门共同指定的医学、药学专业刊物上介绍，但不得在大众传播媒介发布广告宣传。

（2）非处方药：是指由国务院药品监督管理部门公布的，不需要凭执业医师和执业助理医师处方，消费者可以自行判断、购买和使用的药品。在非处方药的包装上，必须印有国家指定的非处方药专用标识。目前，OTC 已成为全球通用的非处方药的简称。

处方药和非处方药仅是药品管理上的一种界定方法，并不是药品本质属性的区别，两者的安全性和有效性都是有保障性的。

4. GMP　《药品生产质量管理规范》简称 GMP（Good Manufacturing Practice），是控制与保持药品生产过程的一致性和确保产品优质水平的管理制度。GMP 是药品生产过程中，用科学、合理、规范化的条件和方法来保证生产优良药品的一整套系统的、科学的管理规范，是药品生产和管理的基本准则。适用于药品制剂生产的全过程和原料药生产中影响成品质量的关键工序，也是新建、改建和扩建医药企业的依据。药品是特殊的商品，推行和实施 GMP 认证制度的目的是使产品符合所期望的质量要求与标准。

GMP 的检查对象是：人、生产环境、制剂生产的全过程。

GMP 的三大要素是：人为产生的错误减小到最低、防止对医药品的污染和低质量医药品的产生、保证产品高质量的系统设计。

GMP 实施的主要内容：对厂房、设施、设备、环境等硬件的建设与改造；对管理制度、操作规程（SOP）、生产记录等软件明确建立和执行；对验证工艺的维护。

GMP 认证内容：主要包括认证申请报送资料、资料审查与现场审查、审批发证、监督管理，并明确认证程序。

六、制剂设计的基础

药物制剂的设计目的是根据临床用药的需要及药物的理化性质，确定合适的给药途径和药物剂型。选择合适的辅料、制备工艺，筛选制剂的最佳处方和工艺条件，确定包装，最终形成适合于生产和临床应用的制剂产品。

1. 给药途径和剂型的确定　药物制剂的设计目的是为了满足临床治疗和预防疾病的需要，临床疾病有的要求全身用药产生全身作用，而有的则要求局部用药以避免全身吸收而发生不良反应；有的要求快速吸收起效，而有的则要求缓慢吸收，达到缓释目的。因此，针对不同的疾病类型和特点，需要有不同的给药途径和相应的剂型。不同的给药途径对制剂的要求也不同。

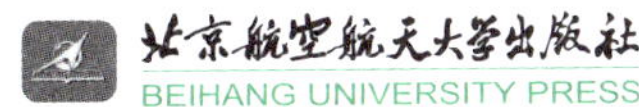

（1）口服给药：口服给药是指通过口服摄入药物，药物主要在胃肠道内吸收而转运至全身循环，是一种以全身治疗为目的的给药方式。其中片剂是目前临床应用最为广泛的口服剂型。口服剂型设计的要求包括：

①在胃肠道内吸收良好，具有良好的崩解、分散、溶出性能以利吸收。

②可避免胃肠道的刺激作用。

③克服首关效应。

④具有适宜的外部特征，如适宜大小及给药方法。

⑤适于特殊用药人群。

（2）注射给药：包括皮下、肌内、静脉内注射等。注射给药的特点是吸收起效快，可迅速地通过全身循环将药物送至全身各处，从而发挥药理作用。注射给药的缺点是患者的顺应性较差，在多数情况下不仅会有疼痛感或不适感，而且需要医护人员的帮助。

（3）皮肤或黏膜部位给药：制剂与皮肤有良好的亲和性、铺展性或黏着性，同时无明显的皮肤刺激性、不影响人体汗腺、皮脂腺的正常分泌及毛孔正常功能。

（4）药物的理化性质及给药途径和剂型的确定：药物理化性质是药物制剂设计中的基本要素之一。其中最重要的是药物的溶解度和稳定性。

2. 制剂设计的基本原则　剂型或制剂可影响药物的安全性、有效性、可控性、稳定性和顺应性等方面。制剂设计应可以提高或至少不影响药物本身所具有的药理活性，减少药物的刺激性、毒副作用或其他不良反应。药物制剂设计的基本原则主要包括：

（1）安全性：应能提高药物治疗的安全性，降低刺激性或毒副作用。药物的毒副反应主要来源于药物本身的化学结构，也与药物制剂的设计有关。对机体可能产生较强刺激性的药物，可以通过设计合适的剂型或调整制剂的处方组成，从而降低其对机体的刺激性。

（2）有效性：有效性是药品的前提。药物制剂的设计应增强或至少不能减弱药物治疗的有效性。采用制剂的手段可克服药物本身的弱点，充分发挥药物疗效。

（3）可控性：药品的治疗是决定其有效性与安全性的重要保证，因此制剂设计必须做到质量可控。可控性主要体现在制剂质量的可预知性和重现性。

（4）稳定性：药物制剂的稳定性包括物理、化学和生物学稳定性。可通过改变处方的组成、优化处方制备工艺或改善包装的方法来解决其稳定性。药物制剂的设计应使药物具有足够的稳定性。稳定性也是有效性和安全性的保证。

（5）顺应性：顺应性是指患者或医护人员对所用药物的接受程度。顺应性与制剂的使用方法、外观、大小、形状、色泽、臭味等方面有关。

3. 制剂的剂型与药物吸收　药物的吸收程度和速度是决定药理作用强弱快慢的主要因素之一。药物的吸收除了受到生理因素的影响外，跟剂型的因素有非常重要的关系。不同的剂型在体内的过程不同，吸收程度也不同。

（1）固体制剂与药物吸收：固体制剂中药物吸收的速度主要受药物的溶出过程及跨膜转运过程的限制。药物跨膜转运吸收与药物的分子量、脂 / 水溶性、药物的浓度等有关。对于难溶性药物的溶出，可以通过添加润湿剂或增溶剂促进药物的溶出，如十二烷基硫酸钠、泊洛沙姆。

（2）液体制剂与吸收：液体制剂的吸收速度相对较快。静脉注射剂不存在吸收过程，药物可直接进入全身循环；肌内注射药物由于肌肉组织的血流量大，因此吸收迅速；对于口服的液体制剂，其生物利用度＞固体制剂。

（3）皮肤、黏膜给药与吸收：药物经皮肤和黏膜表面吸收，均要穿越细胞类脂膜疏水区域，具有相似的吸收机制，但皮肤有一层致密的角质层强疏水结构，对药物穿越造成更大的屏障。

药物穿透生物膜的被动扩散程度，随着脂溶性的增大，其跨膜转运的药物量增加。药物的被动吸收速率与药物的扩散系数有关，药物分子量越大，其扩散阻力越大，扩散速率则降低。

4. 制剂的评价与生物利用度 在制剂的制造过程中，必须对制剂的质量进行评价，以确保应用于临床后发挥最佳疗效，降低毒性。

（1）毒理学评价：新制剂应进行毒理学研究，主要包括急、慢毒性。对于局部用药的制剂须进行刺激性实验。对于全身用药的大输液，还需进行过敏实验、溶血试验及热原检查。

（2）药效学评价：根据新制剂的适应证进行相应的药理学评价。

（3）药动学与生物利用度：药动学（pharmacokinetics）系应用动力学（kinetics）原理与数学模式，定量地描述与概括药物通过各种途径（如静脉注射，静脉滴注，口服给药等）进入体内的吸收（absorption）、分布（distribution）、代谢（metabolism）和排泄（elimination），即吸收、分布、代谢、排泄（ADME）过程的“量 - 时”变化或“血药浓度 - 时”变化的动态规律的一门科学。生物利用度是指制剂中药物被吸收进入人体循环的速度与程度。生物利用度是反映所给药物进入人体循环的药量比例，它描述口服药物由胃肠道吸收，及经过肝而到达体循环血液中的药量占口服剂量的百分比。包括生物利用程度与生物利用速度。

药动学与生物利用度研究是药物制剂评价的重要方面。

历年考点串讲

药剂学绪论历年偶考。其中，剂型的含义及重要性是考试重点，应熟练掌握，药典的含义及特点、国外常用药典以及 GMP、GLP 和 GCP 的概念应熟悉。

常考的细节有：

1. 一种药物可以制备多种剂型，给药途径不同可能产生不同的疗效。不同剂型改变药物的作用性质、作用速度、毒副作用、产生靶向作用、生物利用度等。

2. 第 1 版《中华人民共和国药典》为 1953 年版，现行版为 2015 年版。

第二节 液体制剂

一、药物溶液的形成理论

1. 药物溶剂的种类及性质

（1）药用溶剂的种类

①水：水是最常用的极性溶剂，其理化性质稳定，有很好的生理相容性，根据制剂的需要可制成注射用水、纯化水与制药用水来使用。

②非水溶剂：药物在水中溶解度过小时可选用适当的非水溶剂或使用混合溶剂，可以增大药物的溶解度，以制成溶液。常用的有：

a．醇与多元醇类，如乙醇、丙二醇、甘油、聚乙二醇 -200（400，600）、丁醇和苯甲醇等。

b．醚类，如四氢康醛聚乙二醇醚、二乙二醇二甲基醚等。

c．酰胺类，如二甲基甲酰胺、二甲基乙酰胺等。

d．酯类，如三醋酸甘油酯、乳酸乙酯、油酸乙酯、苯甲酸苄酯和肉豆蔻酸异丙酯等。

e．植物油类，花生油、玉米油、芝麻油、红花油等。

f. 亚砜类，如二甲亚砜，能与水和乙醇混溶。

（2）药用溶剂的性质：溶剂的极性直接影响药物的溶解度。溶剂的极性大小常以介电常数和溶解度参数的大小来衡量。

①介电常数：溶剂的介电常数表示将相反电荷在溶液中分开的能力，它反映溶剂分子的极性大小。介电常数借助电容测定仪，通过测定溶剂的电容值求得。

②溶解度参数：溶解度参数是表示同种分子间的内聚力，也是表示分子极性大小的一种量度。溶解度参数越大，极性越大。

2. 药物的溶解度与溶出度

（1）药物溶解度的表示方法：溶解度系指在一定温度（气体在一定压力）下，在一定溶剂中达饱和时溶解的最大药量，是反映药物溶解性的重要指标。溶解度常用一定温度下 100g 溶剂中（或 100g 溶液或 100ml 溶液）溶解溶质的最大克数来表示。例如咖啡因在 20℃水溶液中溶解度为 1.46%，即表示在 100ml 水中溶解 1.46g 咖啡因时溶液达到饱和。溶解度也可用物质的摩尔浓度 mol/L 表示。《中国药典》2015 年版关于药物溶解度有七种提法：极易溶解、易溶、溶解、略溶、微溶、极微溶解、几乎不溶和不溶。这些概念仅表示药物大致的溶解性能，至于准确的溶解度，一般以一份溶质（1g 或 1ml ）溶于若干毫升溶剂来表示。

（2）溶解度的测定方法：各国药典规定了溶解度的测定方法。《中国药典》2015 年版规定了详细的测定方法，参见药典有关规定。溶解达平衡的时间也因溶质分子与溶剂分子结合能力的不同而不同，从几秒钟到几十小时不等。在实际测定中要完全排除药物解离和溶剂的影响是不易做到的，尤其是酸、碱性药物。

（3）影响药物溶解度的因素

①药物溶解度与分子结构。

②溶剂化作用与水合作用。

③多晶型的影响。

④粒子大小的影响。

⑤温度的影响。

⑥ pH 与同离子效应。

⑦混合溶剂的影响。

⑧添加助溶剂的影响。

⑨添加增溶剂的影响等。

3. 药物溶液的性质与测定方法

（1）渗透压：半透膜是药物溶液中的溶剂分子可自由通过，而药物分子不能通过的膜。如果半透膜的一侧为药物溶液，另一侧为溶剂，则溶剂侧的溶剂透过半透膜进入溶液侧，最后达到渗透平衡，此时两侧所产生的压力差即为溶液的渗透压，此时两侧的浓度相等。渗透压对注射液、滴眼液、输液等剂型具有重要意义。渗透压测定可由冰点降低法间接求得。

（2）药物溶液的 pH 与 pH 测定：人体的各种组织液的 pH 不同，如血清的和泪液的 pH 约为 7.4，胰液的 pH 为 7.5 ～ 8.0 ，胃液的 pH 为 0.9 ～ 1.2 ，胆汁的 pH 为 5.4 ～ 6.9，血浆的 pH 为 7.4，一般血液的 pH 低于 7.0 或超过 7.8 会引起酸中毒或碱中毒，应避免将过低或过高 pH 的液体输入体内。

药物溶液的 pH 偏离有关体液正常 pH 太远时，容易对组织产生刺激，所以配制输液、注射液、滴眼液和用于伤口的溶液时，必须注意药液的 pH。在一般情况下，注射液 pH 应在 4 ～ 9 范围内，过酸或过碱在肌注时将引起疼痛和组织坏死；滴眼液 pH 应为 6 ～ 8，偏小或偏大均对眼睛有刺激。同时要考虑药物溶液 pH 对药物稳定性的影响，应选择药物变化速度小的 pH, 有关药物溶液 pH 在药典中有规定，如葡萄糖注射液的 pH3.2 ～ 5.5 ，这就是考虑了药物的稳定性与药物的溶解性。药物溶液

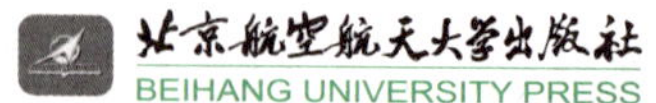

pH 的测定多采用 pH 计，以玻璃电极为指示电极，以甘采电极为参比电极组成电池进行测定。

药物的解离常数：弱电解质药物（弱酸、弱碱）在药物中占有较大比例，具有一定的酸碱性。药物在体内的吸收、分布、代谢和疗效以及对皮肤、黏膜、肌肉的刺激性都与药物的酸、碱性有关。pKa 值是表示药物酸碱性的重要指标，它实际上是指碱的共轭酸的 pKa 值，因为共轭酸的酸性弱，其共轭碱的碱性强，所以 pKa 值越大，碱性越强。药物的酸碱强度按 pKa 值可分为 4 级，pKa ＜ 2 为强酸，极弱碱；pKa 在 2 ～ 7 之间为中强酸，弱碱；pKa 在 7 ～ 12 之间为弱酸，中强碱；pKa ＞ 12 为极弱酸，强碱。

（3）药物溶液的表面张力：药物溶液的表面张力直接影响药物溶液的表面吸附及黏膜上的吸附，因此，对于黏膜给药的药物溶液需要测定表面张力。表面张力的测定方法很多，有最大气泡法、吊片法和滴重法。

药物溶液的黏度与注射液、滴眼液、高分子溶液等制剂的制备及临床应用密切相关，涉及药物溶液的流动性以及在给药部位的滞留时间；在乳剂、糊剂、混悬液、凝胶剂、软膏剂等处方设计、质量评价与工艺过程中，亦涉及药物制剂的流动性与稳定性。黏度有动力黏度、运动黏度和特性黏度等。黏度测定可使用黏度计，《中国药典》采用毛细管式和旋转式黏度计。

二、表面活性剂

1. 表面活性剂的概念与特点　一定条件下的任何纯液体都具有表面张力，20℃时，水的表面张力为 72.75mN/m。当溶剂中溶入溶质时，溶液的表面张力因溶质的加入而发生变化，水溶液表面张力的大小因溶质不同而改变，如一些无机盐可以使水的表面张力略有增加，一些低级醇则使水的表面张力略有下降，而肥皂和洗衣粉可使水的表面张力显著下降。使液体表面张力降低的性质即为表面活性。具有很强表面活性、能使液体的表面张力显著下降的物质称为表面活性剂。

表面活性剂分子一般由非极性烃链和一个以上的极性基团组成，烃链长度一般在 8 个碳原子以上，极性基团可以是解离的离子，也可以是不解离的亲水基团。极性基团可以是羧酸及其盐、磺酸及其盐、硫酸酯及其可溶性盐、磷酸酯基、氨基或胺基及其盐，也可以是烃基、酰胺基、醚键、羧酸酯基等。如肥皂是脂肪酸类（RCOO-）表面活性剂，其结构中的脂肪酸碳链（R-）为亲油基团，解离的脂肪酸根（COO-）为亲水基团。表面活性剂具有增溶、乳化、润湿、去污、杀菌、消泡和起泡等作用，这是与一般表面活性物质的重要区别。

2. 表面活性剂的分类　根据分子组成的特点和极性基团的解离性质，将表面活性剂分为离子表面活性剂和非离子表面活性剂。根据离子表面活性剂所带电荷，又可分为阳离子表面活性剂、阴离子表面活性剂和两性离子表面活性剂。

（1）阴离子表面活性剂：这类表面活性剂起表面活性作用的部分是阴离子。

①高级脂肪酸盐：系肥皂类，常见的有硬脂酸、油酸、月桂酸等。可分碱金属皂（一价皂）、碱土金属皂（二价皂）和有机胺皂（三乙醇胺皂）等，有良好的乳化性能和分散油的能力，但易被酸破坏，碱金属皂还可被钙、镁盐等破坏，电解质可使之盐析。一般只用于外用制剂。

②硫酸化物：主要是硫酸化油和高级脂肪醇硫酸酯类。

硫酸化油的代表是硫酸化蓖麻油，俗称土耳其红油，可与水混合，为无刺激性的去污剂和润湿剂，可代替肥皂洗涤皮肤，也可用于挥发油或水不溶性杀菌剂的增溶。

高级脂肪醇硫酸酯类常用的是十二烷基硫酸钠（SDS）等。乳化性较强，较肥皂类稳定，对黏膜有一定的刺激性，主要用于外用软膏的乳化剂，有时也用于片剂等固体制剂的润湿剂或增溶剂。

③磺酸化物：系指脂肪族磺酸化物和烷基芳基磺酸化物等，常用的品种有二辛基琥珀酸磺酸钠（阿洛索 -OT）、十二烷基苯磺酸钠等。

（2）阳离子表面活性剂：这类表面活性剂起作用的部分是阳离子，亦称阳性皂。

其分子结构的主要部分是一个五价的氮原子，以也称为季铵化物，水溶性强，在酸性与碱性溶液中较稳定，具有良好的表面活性作用和杀菌作用。常用品种有苯扎氯铵和苯扎溴铵等。

（3）两性离子表面活性剂：这类表面活性剂的分子结构中同时具有正、负电荷基团，在不同 pH 介质中可表现出阳离子或阴离子表面活性剂的性质。

在碱性水溶液中呈阴离子表面活性剂的性质，具有很好的起泡、去污作用；在酸性溶液中则呈阳离子表面活性剂的性质，具有很强的杀菌能力。如天然的两性离子表面活性剂卵磷脂、合成化合物氨基酸型和甜菜碱型表面活性剂。

（4）非离子表面活性剂：这类表面活性剂在水中不解离。

分子中构成亲水基团的是甘油、聚乙二醇和山梨醇等多元醇，构成亲油基团的是长链脂肪酸或长链脂肪醇以及烃基或芳基等，亲油基团以酯键或醚键与亲水基团结合。这类表面活性剂品种很多，广泛用于外用、口服制剂和注射剂，个别品种也用于静脉注射剂。

①脂肪酸甘油酯：主要有脂肪酸单甘油酣和脂肪酸二甘油酣，如单硬脂酸甘油酣等。表面活性较弱，HLB 为 3 ～ 4，一般作 W/O 型辅助乳化剂。

②多元醇型

蔗糖脂肪酸酯（简称蔗糖酯）：主要用做 O/W 型乳化剂、分散剂。

脂肪酸山梨坦（司盘，Spans）：根据反应的脂肪酸的不同，有多种型号，多与聚山梨酯配合使用。

聚山梨酯（吐温，Tween）：根据脂肪酸不同，有多种型号，常用作的增溶剂、乳化剂、分散剂和润湿剂。

③聚氧乙烯型

聚氧乙烯脂肪酸酯（卖泽，Myrij）：较强水溶性，乳化能力强，为水包油型乳化剂，常用的有聚氧乙烯 40 硬脂酸酯等。

聚氧乙烯脂肪醇醚（苄泽，Brij）：常用做增溶剂及 O/W 型乳化剂。

聚氧乙烯 - 聚氧丙烯共聚物（泊洛沙姆，poloxamer，普朗尼克，Pluronic）：分子量可在 1000 ～ 14 000，HLB 为 0.5 ～ 30。随聚氧丙烯比例增加，亲油性增强；相反，随聚氧乙烯比例增加，亲水性增强。

本类为高分子非离子表面活性剂，具有乳化、润湿、分散、起泡和消泡等多种优良性能，但增溶能力较弱。poloxamer188（pluronic F68）作为一种水包油型乳化剂，可用于静脉乳剂，能够耐受热压灭菌和低温冰冻而不改变其物理稳定性。

3. 表面活性剂的基本性质和应用

（1）临界胶束浓度：当表面活性剂的正吸附到达饱和后继续加入表面活性剂，其分子则转入溶液中，因其亲油基团的存在，水分子与表面活性剂分子相互间的排斥力远大于吸引力，导致表面活性剂分子自身依赖范德华力相互聚集，形成亲油基团向内、亲水基团向外、在水中稳定分散、大小在胶体粒子范围的胶束。

在一定温度和一定的浓度范围内，表面活性剂胶束有一定的分子缔合数，但不同表面活性剂胶束的分子缔合数各不相同，离子表面活性剂的缔合数在 10 ～ 100，少数＞ 1000。非离子表面活性剂的缔合数一般较大。

表面活性剂分子缔合形成胶束的最低浓度即为临界胶束浓度（critical micell concentration，CMC），不同表面活性剂的 CMC 不同。具有相同亲水基的同系列表面活性剂，若亲油基团越大，则 CMC 越小。在 CMC 时，溶液的表面张力基本上到达最低值。在 CMC 到达后的一定范围内，单位体积内胶束数量和表面活性剂的总浓度几乎成正比。

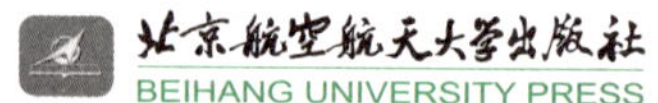

（2）亲水亲油平衡值

① HLB：表面活性剂分子中亲水和亲油基团对油或水的综合亲和力称为亲水亲油平衡值（HLB）。根据经验，将表面活性剂的 HLB 范围限定在 0 ～ 40，其中非离子表面活性剂的 HLB 范围为 0 ～ 20，即完全由疏水碳氢基团组成的石蜡分子的 HLB 为 0，完全由亲水性的氧乙烯基组成的聚氧乙烯的 HLB 为 20，既有碳氢链又有氧乙烯链的表面活性剂的 HLB 则介于两者之间。

表面活性剂的 HLB 与其应用性质有密切关系，HLB 在 3 ～ 6 的表面活性剂，适合用作 W/O 型乳化剂；HLB 在 8 ～ 18 的表面活性剂，适合用作 O/W 型乳化剂。作为增溶剂的 HLB 在 13 ～ 18，作为润湿剂的 HLB 在 7 ～ 9 等。

② HLB 值的计算：非离子表面活性剂的 HLB 具有加合性，简单的二组分非离子表面活性剂体系的 HLB 可计算如下

$$HLB=\frac{HLB_a\times W_a+HLB_b\times W_b}{W_a+W_b}$$

例：45% 司盘 60（HLB=4.7）和 55% 聚山梨酯 60（HLB=14.9）组成的混合表面活性剂的 HLB 为 10.31。但此式不能用于混合离子型表面活性剂 HLB 的计算。

（3）表面活性剂的增溶作用

①胶束增溶：表面活性剂在水溶液中达到 CMC 后，一些水不溶性或微溶性物质在胶束溶液中的溶解度可显著增加，形成透明胶体溶液，这种作用称为增溶。胶束增溶体系是热力学稳定体系，也是热力学平衡体系。在 CMC 以上，随着表面活性剂用量的增加，胶束数量增加，增溶量也相应增加。

②温度对增溶的影响：温度对增溶存在三方面的影响：影响胶束的形成、影响增溶质的溶解、影响表面活性剂的溶解度。

a．Krafft 点：是离子表面活性剂的特征值，Krafft 点也是表面活性剂应用温度的下限。只有在温度高于 Krafft 点时表面活性剂才能更大程度地发挥作用。例如，十二烷基硫酸钠和十二烷基磺酸钠的 Krafft 点分别约为 8℃和 70℃，因此，十二烷基磺酸钠在室温的表面活性不够理想。

b．起昙与昙点：加热聚氧乙烯型非离子表面活性剂溶液而发生浑浊的现象称为起昙，此时的温度称为浊点或昙点。大多数此类表面活性剂的浊点在 70 ～ 100℃，但很多聚氧乙烯类非离子表面活性剂在常压下观察不到浊点，如泊洛沙姆 108 和泊洛沙姆 188 等。

③表面活性剂增溶作用的应用

a．解离型药物的增溶：解离药物与带有相反电荷的表面活性剂混合时，可出现增溶、形成可溶性复合物和不溶性复合物等复杂情况。

解离药物与非离子表面活性剂配伍时，pH 可明显影响药物的增溶量。对于弱酸性药物，在偏酸性环境中有较大程度的增溶；对于弱碱性药物，则在偏碱性条件下有更多的增溶；作为两性离子则在等电点时有最大增溶量。

b．多组分增溶质的增溶：制剂中存在多种组分时，对主药的增溶效果取决于各组分与表面活性剂的相互作用，但增溶剂的增溶能力可因组分的加入顺序不同出现差别。

c．抑菌剂的增溶：抑菌剂或其他抗菌药物在表面活性剂溶液中往往被增溶而降低活性，在这种情况下必须增加用量。

d．表面活性剂的其他应用：表面活性剂还常用做乳化剂、润湿剂和助悬剂、起泡剂和消泡剂、去污剂、消毒剂或杀菌剂等。

④表面活性剂的复配：表面活性剂相互间或与其他化合物的配合使用称为复配。复配增加增溶能力，减少表面活性剂用量。表面活性剂可与中性无机盐、有机添加剂、水溶性高分子复配。

（4）表面活性剂增溶作用的应用

①解离型药物的增溶：当解离药物与带有相反电荷的表面活性剂混合时，在不同配比下可能出现

增溶、形成可溶性复合物和不溶性复合物等复杂情况。

②多组分增溶质的增溶：制剂中存在多种组分时，对主药的增溶效果取决于各组分与表面活性剂的相互作用。

③抑菌剂的增溶：抑菌剂或其他抗菌药物在表面活性剂溶液中往往被增溶而降低活性，在这种情况下必须增加用量。

4. 表面活性剂的生物学性质

（1）表面活性剂对药物吸收的影响：如果药物系被增溶在胶束内，药物从胶束中扩散的速度和程度及胶束与胃肠生物膜融合的程度有关。

（2）表面活性剂与蛋白质的相互作用：蛋白质分子结构中氨基酸的羧基在碱性条件下发生解离而带有负电荷，在酸性条件下结构中的氨基发生解离而带有正电荷。因此，在两种不同带电情况下，可分别与阳离子表面活性剂或阴离子表面活性剂发生电性结合。

（3）表面活性剂的毒性：一般而言，阳离子表面活性剂的毒性最大，其次是阴离子表面活性剂，非离子表面活性剂毒性最小。两性离子表面活性剂的毒性小于阳离子表面活性剂。非离子表面活性剂口服一般认为无毒性。

（4）表面活性剂的刺激性：各类表面活性剂都可以用于外用制剂，但长期应用或高浓度使用可能出现皮肤或黏膜损害。

三、液体制剂的简介概述

1. 液体制剂的特点　液体制剂系指药物分散在适宜的分散介质中制成的液态制剂，可供内服或外用。特点包括优点和缺点。

（1）优点

①药物以分子或微粒状态分散在介质中，分散度大，吸收快，与相应的固体剂型比较能迅速发挥药效。

②给药途径多，既可以内服也可以外用。

③能减少某些药物的刺激性。

④有利于提高药物的生物利用度。

⑤易于分剂量，服用方便，特别适用于婴幼儿和老年患者。

（2）缺点

①化学稳定性问题：不稳定的药物不宜制成液体制剂。

②物理稳定性问题：非均相液体制剂，药物的分散度大，存在一定程度的不稳定性。

③液体制剂体积较大，携带、运输、贮存都不方便。

④水性液体制剂容易霉变，需加入防腐剂。

2. 液体药剂的质量要求　均相液体制剂应是澄明溶液；非均相液体制剂药物微粒应分散均匀，口服的液体制剂应外观良好，口感适宜；外用的液体制剂应无刺激性；液体制剂应浓度准确、体系稳定并具有一定的防腐能力，保存和使用过程不应发生霉变；包装容器应适宜，利于保持体系稳定且方便患者携带及用药。

3. 液体制剂的分类与质量要求

（1）按分散系统分

①均相液体制剂，药物以分子状态分散在分散介质中形成的澄明溶液，是热力学稳定体系，包括低分子溶液剂和高分子溶液剂。低分子溶液剂简称溶液剂，指小分子药物分散在溶剂中制成的均匀分散的澄明液体溶液，体系稳定，药物粒子＜1nm。包括溶液剂、芳香水剂、糖浆剂、酊剂、醑剂、甘

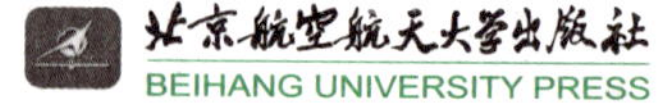

油剂、涂剂等。高分子溶液剂是由高分子化合物分散在分散介质中所形成的澄明液体制剂，也包括由表面活性剂形成的缔合胶体溶液，又称亲液胶体或缔合胶体溶液，分散相微粒 1 ～ 100nm，如明胶溶液、胃蛋白酶溶液等。

②非均相液体制剂，为多相分散体系，其中药物以多分子聚集体（1 ～ 100nm）、微粒（> 500nm）或乳滴（> 100nm）形式分散在分散介质中。属于不稳定体系，包括溶胶剂、混悬剂、乳剂。

（2）按给药途径分

①内用液体药剂：如合剂、糖浆剂、滴剂、口服液、乳剂、混悬剂等。

②外用液体药剂：皮肤用，如洗剂、搽剂等；五官科用，如滴耳剂、滴鼻剂、滴眼剂、洗眼剂、含漱剂等；直肠、阴道、尿道用，如灌肠剂、灌洗剂等。

4．液体药剂的质量要求　均相液体制剂应是澄明溶液；非均相液体制剂药物微粒应分散均匀，口服的液体制剂应外观良好，口感适宜；外用的液体制剂应无刺激性；液体制剂应浓度准确、体系稳定并具有一定的防腐能力，保存和使用过程不应发生霉变；包装容器应适宜，利于保持体系稳定且方便患者携带及用药。

5．液体制剂常用溶剂和附加剂

（1）常用溶剂：按介电常数大小将液体制剂常用溶剂分为极性溶剂、半极性溶剂和非极性溶剂。

①极性溶剂：常用的有水、丙三醇、二甲亚砜（DMSO）等。

②半极性溶剂：乙醇、丙二醇和聚乙二醇（PEG）300 ～ 600。

③非极性溶剂：在水中难溶解或不稳定的药物，可选用非极性溶剂（一般作外用），常用的有脂肪油、液状石蜡、醋酸乙酯等。

（2）常用附加剂

①增溶剂：增溶是指某些难溶性药物在表面活性剂的作用下，在溶剂中增加溶解度并形成溶液的过程。具有增溶能力的表面活性剂称增溶剂，常用的增溶剂为聚山梨酯类（吐温）和山梨醇酐脂肪酸酯类（司盘）等。

②助溶剂：系指难溶性药物与加入的第 3 种物质在溶剂中形成可溶性分子间的络合物、复盐或缔合物等，以增加药物在溶剂（主要是水）中的溶解度，这第 3 种物质称为助溶剂，多为低分子化合物。如碘化钾为助溶剂，可增加碘溶解度；二乙胺为茶碱的助溶剂；苯甲酸钠为咖啡因的助溶剂。

（3）潜溶剂：在混合溶剂中各溶剂达到某一比例时，药物的溶解度出现极大值，这种现象称潜溶，这种溶剂称潜溶剂，含有潜溶剂的混合溶剂能在溶剂内形成氢键。与水形成潜溶剂的有乙醇、丙二醇、丙三醇、聚乙二醇等。

（4）防腐剂：系指用于防止药物制剂由于微生物的污染而变质的添加剂。常用防腐剂有：

①羟苯酯类（尼泊金类），此类防腐剂混合使用有很好的协调作用。

②苯甲酸及其盐（最适 pH 是 4.0），此类防腐剂在水中溶解度小，常配成 20% 乙醇溶液备用。

③山梨酸（最适 pH 是 4.0），本品的防腐作用是未解离的分子，在 pH4 水溶液中效果较好。

④苯扎溴铵（新洁尔灭），为阳离子表面活性剂。

⑤醋酸氯己定（醋酸洗必泰），为广谱杀菌剂。

⑥其他防腐剂如邻苯基苯酚等。

（5）矫味剂：常用的有天然的和合成的甜味剂、芳香剂、胶浆剂、泡腾剂等。如天然甜味剂蔗糖、单糖浆等；合成甜味剂糖精钠等；芳香剂柠檬、薄荷挥发油等；胶浆剂明胶、阿拉伯胶和甲基纤维素等。

（6）着色剂：常用的有天然色素和合成色素。天然色素有苏木、甜菜红和胭脂红等；合成色素有柠檬黄和靛蓝等。

（7）其他附加剂：为增加稳定性，可需要加入抗氧剂、pH 调节剂、金属离子络合剂等。

四、低分子溶液剂与高分子溶液剂

溶液剂、芳香水剂与糖浆剂、醑剂、酊剂、甘油剂与涂剂

1. 溶液剂制备方法及注意问题

（1）溶液剂制备方法：有溶解法和稀释法。根据需要可加入助溶剂、抗氧剂、矫味剂、着色剂等附加剂。

①溶解法：药物溶解于适量溶剂中并稀释至所需浓度即得。

②稀释法：先将药物制成高浓度溶液，再用溶剂稀释至所需浓度即得；要注意浓度换算。

（2）应注意的问题

①对于溶解缓慢的药物，可在溶解过程中可采用粉碎、搅拌、加热等措施。

②对于易氧化的药物，可先将溶剂加热除去溶剂中氧气，放冷后再溶解药物，同时应加适量抗氧剂。

③对易挥发性药物应在最后加入，以避免在过程中挥发。

④处方中如有溶解度较小的药物，应先将其溶解后加入其他药物。

⑤难溶性药物可加入适宜的助溶剂或增溶剂。

2. 芳香水剂制备方法及注意问题　芳香水剂系指芳香挥发性药物的饱和或近饱和的水溶液。用乙醇和水混合溶剂制成的含大量挥发油的溶液，称为浓芳香水剂。芳香挥发性药物多数为挥发油。

（1）制备方法：挥发油或化学药物多用溶解法和稀释法，含挥发性成分的植物药材多用水蒸气蒸馏法提取挥发油，制成浓芳香水剂，临用时再稀释。

（2）应注意的问题

①应澄明，与原有药物具有相同的气味，不得有异臭、沉淀和杂质。

②多数芳香水剂不稳定，不宜大量配制和久贮以防分解、变质甚至霉变。

③芳香水剂可作矫味、矫臭和分散剂使用。

（3）糖浆剂制备方法及注意问题：糖浆剂系指含有药物的浓蔗糖水溶液，供口服用。纯蔗糖的近饱和水溶液称为单糖浆或糖浆，浓度为 85%（g/ml）或 64.7%（g/g）。

糖浆剂的制备方法有溶解法（包括热溶法、冷溶法）和混合法。不同性质的药物制备糖浆剂，药物加入的方法不同。

①水溶性固体药物，可先用少量纯化水溶解再与单糖浆混合。

②在水中溶解度小的药物可加少量适宜的溶剂使药物溶解再加入至单糖浆中，充分混匀。

③可溶性液体药物或药物液体制剂可直接与单糖浆混合。

④含乙醇的药物液体制剂，与糖浆混合时易发生浑浊，可加入适量丙三醇助溶。

⑤药物为水性浸出制剂，含有多种杂质，需纯化后再加到单糖浆中。

3. 醑剂、酊剂、甘油剂等的概念

（1）醑剂：系指挥发性药物的浓乙醇溶液，可供内服或外用。醑剂中药物浓度一般在 5% ～ 10%，乙醇浓度一般为 60% ～ 90%。可用溶解法和蒸馏法制备。

（2）酊剂：系指药物用规定浓度乙醇浸出或溶解而制成的澄清液体制剂，亦可用流浸膏稀释制成。可供内服或外用。制备方法有溶解法或稀释法、浸渍法和渗漉法 3 种。

（3）甘油剂：系指药物溶于丙三醇中制成的专供外用的溶液剂。可用溶解法制备。甘油吸湿能力较强，应密闭保存。

4. 高分子溶液剂的概念与性质

（1）概念：系指高分子化合物溶解于溶剂中制成的均匀分散的液体制剂，属于热力学稳定系统。高分子溶液剂以水为溶剂，称为亲水性高分子溶液剂，或称胶浆剂。以非水溶剂制备的高分子溶液剂，称为非水性高分子溶液剂。

（2）性质

①荷电性，溶液中高分子化合物因解离而带上正电或负电。

②渗透压与浓度相关。

③黏度与分子量有关，可根据溶液黏度来测定高分子化合物的分子量。

④高分子溶液的聚结特性：高分子化合物与水能形成牢固的水化膜，能阻止分子间的相互凝聚，但当水化膜的荷电发生变化时易出现聚结沉淀；加入大量的电解质会产生盐析、加入脱水剂（如乙醇等）或带相反电荷的高分子溶液时，会产生凝结沉淀、其他原因，如盐类、pH 及絮凝剂、射线等的影响，也会产生絮凝现象。

⑤胶凝性：一些亲水性高分子溶液，在温热条件下为黏稠性流动液体，但温度降低时，形成不流动的半固体状物，称为凝胶。

5. 高分子溶液剂的制备　高分子化合物的溶解过程是一个溶胀过程，包括有限溶胀和无限溶胀两个阶段。有限溶胀是指水分子渗进高分子结构空隙中；在有限溶胀阶段，要尽量加大高分子与溶剂的接触面积；无限溶胀是指高分子化合物完全分散在水中形成；在无限溶胀阶段，可控制温度来加快分散，形成高分子溶液的这一过程称为胶溶。

五、溶胶剂

1. 溶胶剂的概念、构造与性质　溶胶剂系指固体药物微细粒子分散在水中形成的非均匀状态的液体分散体系，又称疏水胶体溶液。溶胶剂中分散的微细粒子在 1 ～ 100nm，胶粒是多分子聚集体，有极大的分散度，属热力学不稳定系统。

（1）构造：溶胶的质点是多分子聚集体，粒径 1 ～ 100nm。

①质点具有双电层结构。

②具有电动电位（ζ 电位）。

③胶粒外有水化膜。

（2）性质

①光学性质：产生丁达尔效应。

②物理稳定性：属热力学不稳定系统，ζ 电位是估计溶胶剂稳定性的指标。ζ 电位越低溶胶聚集速度增大，越不稳定。加入电解质可降低 ζ 电位，溶胶产生沉降；加入保护胶体（亲水性高分子化合物）可增加稳定性；带相反电荷的溶胶互相混合会发生沉淀。

③动力学性质：粒子运动是布朗运动，是由于胶粒受溶剂水分子碰撞产生的；溶胶的动力学性质与胶粒的扩散速度、沉降速度及分散介质黏度有关。

2. 溶胶剂的制备方法

（1）分散法

①研磨法（机械分散法）。

②胶溶法（解胶法）。

③超声分散法。

（2）凝聚法：物理凝聚法、化学凝聚法。

六、混悬剂

1. 混悬剂的概念与性质

（1）混悬剂的概念：混悬剂系指难溶性固体药物以微粒状态分散于分散介质中形成的非均匀的液体制剂。混悬剂属于热力学不稳定的粗分散体系，微粒粒径为 0.5 ～ 10μm，分散介质大多数为水，也可用植物油。

（2）混悬剂的物理稳定性：混悬剂中药物微粒分散度大，使混悬微粒具有较高的表面自由能而处于不稳定状态。

①微粒的沉降：沉降速度服从 Stokes 定律。延缓微粒的沉降速度的措施：

a．减小微粒的半径（r）。

b．增加分散介质的黏度（η），可加入高分子助悬剂，能减小微粒与分散介质之间的密度差，同时微粒吸附助悬剂能增加亲水性。

②微粒的荷电与水化：微粒有双电层结构，表面带电（用ζ电位表示），微粒荷电及表面的水化膜，使微粒间产生排斥作用，阻止了微粒间的相互聚结，利于混悬剂的稳定。

③絮凝与反絮凝：混悬微粒形成疏松聚集体的过程称为絮凝，而向絮凝状态的混悬剂中加入电解质，使絮凝状态变为非絮凝状态的过程称为反絮凝。加入一定量的电解质（絮凝剂）后，可降低混悬剂的ζ电位，产生絮凝。混悬剂浓度很高时，加入适量电解质（反絮凝剂）可使微粒ζ电位升高，产生反絮凝。同一电解质可因用量的不同，在混悬剂中可以起絮凝作用（降低ζ电位）或起反絮凝作用（升高ζ电位）。

④结晶增长与转型：混悬剂中的药物微粒大小不可能完全一致，一般呈正态分布。放置过程中，小微粒数目减少，大微粒数目增加，微粒沉降速度加快，混悬剂的稳定性降低，加入抑制剂可阻止结晶的溶解和长大，保持混悬剂的物理稳定性。若药物是亚稳定型结晶，则在放置后可能会转变为稳定型结晶，出现微粒沉降或结块现象。

⑤微粒的润湿：加入适量的表面活性剂（称为润湿剂），可降低疏水性药物的固 - 液界面张力，增加药物与水的亲和力。

2. 混悬剂的稳定剂

（1）助悬剂：（其中有低分子化合物、高分子化合物；低分子化合物如丙三醇、糖浆等，外用混悬剂中常加入甘油；高分子化合物如阿拉伯胶、纤维素类、西黄蓍胶、海藻酸钠、甲基纤维素、羧甲基纤维素钠、羟丙基纤维素等）。

（2）润湿剂：系指能增加疏水性药物微粒被水湿润的附加剂，常用表面活性剂，HLB 在 7 ～ 11，如聚山梨酯类、聚氧乙烯蓖麻油类、泊洛沙姆等。

（3）絮凝剂与反絮凝剂：絮凝剂系指使混悬剂产生絮凝作用的附加剂，而反絮凝剂系指产生反絮凝作用的附加剂；不同种类的絮凝剂与反絮凝剂性质对絮凝与反絮凝能力影响很大，应在实验的基础上加以选择（如枸橼酸盐、酒石酸盐、磷酸盐等）。

3. 混悬剂的制备与质量评价

（1）混悬剂的制备

①分散法：系指将粗颗粒的药物粉碎成符合混悬剂微粒粒径要求的分散程度，再分散于分散介质中制备混悬剂的方法。常采用加液研磨法。亲水性药物（如氧化锌、炉甘石等），按药物与液体比例为 1 ：（0.4 ～ 0.6），研成糊状，分散均匀后加入处方中的剩余液体至全量；疏水性药物，加润湿剂与药物研匀后再加液研磨。小量制备可用乳钵，大量生产可用乳匀机、胶体磨等机械。

②凝聚法

a．物理凝聚法：用物理的方法降低药物的溶解度，使其聚集并从分散介质中析出，形成混悬剂。

b．化学凝聚法：用化学反应方法使两种药物生成难溶性的药物微粒，再混悬于分散介质的方法。

（2）混悬剂的质量评定方法：除制剂的常规要求（含量合格、化学性质稳定、卫生学合格）外，混悬剂的特殊质量要求还有：

①微粒大小：是评定混悬剂质量的重要指标，可用显微镜法、库尔特计数法、浊度法、光散射法、漫反射法等测定。

②沉降容积比（F）：F 愈大混悬剂愈稳定，F 在 1 ～ 0。

③絮凝度（β）：β 愈大，絮凝效果愈好。

④重新分散性：指沉降物重新均匀分散的难易程度。

⑤ζ 电位：一般 ζ 电位≤ 25mV，混悬剂呈絮凝状态；ζ 电位在 50 ～ 60mV 时，混悬剂呈反絮凝状态。

⑥流变学测定：大多数混悬剂为液体制剂，但也有干混悬剂，有利于解决混悬剂在保存过程中的稳定性问题，也解决不便于运输携带的问题。

七、乳　剂

1. 乳剂的概念与特点

（1）概念：乳剂系指互不相溶的两种液体混合，其中一相液体以液滴状态分散于另一相液体中形成的非均相的液体分散体系。形成液滴的液体称为分散相、内相或非连续相，另一液体则称为分散介质、外相或连续相。乳剂中的液滴具有很大的分散度，其总表面积大，表面自由能很高，属热力学不稳定体系。

（2）特点

①液滴的分散度大，生物利用度高。

②脂溶性药物制成乳剂能保证剂量准确，而且使用方便。

③水包油型乳剂可掩盖药物的不良臭味，并可加入矫味剂。

④外用乳剂能改善对皮肤、黏膜的渗透性，减少刺激性。

⑤静脉注射乳剂注射后分布较快、药效高、有靶向性。

⑥静脉营养乳剂，是高能营养输液的重要形式。

2. 乳剂的乳化剂

（1）基本要求：乳化力强、安全、稳定、受各种外界因素的影响小。

（2）分类

①阴离子型：如硬脂酸钠、硬脂酸钾、硬脂酸钙（W/O 型）、十二烷基硫酸钠、油酸钠、油酸钾等，常作外用乳剂的乳化剂。

②非离子型：O/W 型为聚山梨酯（吐温类）、卖泽类、苄泽类、泊洛沙姆、蔗糖脂肪酸酯类、单硬脂酸甘油酯等；W/O 型主要是山梨醇酐脂肪酸酯（司盘类）。

③辅助乳化剂：与乳化剂合并使用能增加乳剂稳定性的乳化剂。常用的有增加水相黏度，如甲基纤维素、西黄蓍胶、羧甲基纤维素钠、羟丙基纤维素、海藻酸钠等；增加油相黏度，如鲸蜡醇、单硬脂酸甘油酯、蜂蜡、硬脂酸、硬脂醇等。

3. 乳剂形成的理论

（1）乳剂形成的条件：有油相、水相与乳化剂 3 个基本成分存在；做乳化功，如搅拌、研磨、强烈振摇等；提供使乳剂稳定的必要条件。

①降低表面张力

a．使乳剂粒子自身形成球体。

b．加入的乳化剂最大限度地降低表面张力和表面自由能，使乳滴能稳定存在。

②加入适宜的乳化剂：降低表面张力或表面自由能，有利于形成和扩大新的界面，使乳剂保持一定的分散度和稳定性。

③形成牢固的乳化膜。

a．单分子乳化膜：乳化剂分子被吸附于乳滴表面，有规律地定向排列成单分子乳化剂层，增加了乳剂的稳定性。若乳化剂是离子型表面活性剂，乳化膜本身就会带有电荷，同种电荷互相排斥，使乳剂更加稳定。

b．多分子乳化膜：亲水性高分子化合物类乳化剂常在乳剂形成时被吸附乳滴表面形成多分子乳化剂层；强亲水性多分子乳化膜阻止乳滴的合并，增加分散介质的黏度，使乳剂更稳定；

c．固体微粒乳化膜：固体微粒在乳滴表面上排列成固体微粒膜，起阻止乳滴合并的作用，增加了乳剂的稳定性。

④有适当的相体积比：油、水两相的容积比简称相体积比。分散相浓度一般在 10% ～ 50%，分散相的浓度超过 50% 时，乳滴易发生碰撞而合并或引起转相。

（2）决定乳剂类型的因素

①乳化剂的性质：如乳化剂的 HLB 大，可形成 O/W 型乳剂。

②相体积比：内相体积在 10% ～ 50% 时，乳剂较稳定；当内相体积超过 74% 时，乳剂就转型或被破坏。

4．乳剂的稳定性　乳剂属热力学不稳定的非均匀相分散体系，乳剂常发生下列变化。

（1）分层：乳剂的分层系指乳剂放置后出现分散相粒子上浮或下沉的现象，又称乳析。乳滴上浮或下沉的速度符合 Stokes 公式。

（2）絮凝：乳剂中分散相的乳滴发生可逆的聚集现象称为絮凝。絮凝与电解质、离子型乳化剂、乳剂的黏度、相容积比、流变性等有密切关系；絮凝与乳滴合并是不同的，絮凝状态进一步就会引起乳滴合并。

（3）转相：由于某些条件的变化而改变乳剂类型的称为转相。转相原因如下。

①加入另一种物质，使乳化剂性质改变。

②相容积比改变，转相时两种乳化剂的量比称为转相临界点。

（4）合并与破裂：乳化膜破坏，分散相液滴合并成大液滴称为乳剂的合并，合并进一步发展，使乳剂分为油水两相称为乳剂的破裂。

（5）酸败：受外界因素及微生物的影响，乳剂中的油、乳化剂等发生质变的现象称为酸败。加入抗氧化剂和防腐剂，可防止氧化或酸败。

5．乳剂的制备与质量评价

（1）乳化剂的选择：乳化剂的选择应根据乳剂的使用目的、药物的性质、处方的组成、欲制备乳剂的类型、乳化方法等综合考虑，适当选择。

①根据乳剂的类型选择：主要参考乳化剂 HLB。

②根据乳剂的给药途径选择：口服乳剂应选用无毒的天然乳化剂或者某些亲水性的高分子乳化剂；外用乳剂应选用对局部无刺激性，长期使用无毒性的乳化剂；注射用乳剂应选用磷脂，泊洛沙姆等。

③根据乳化剂的稳定性选择：选用乳化能力强，受外界因素影响小，无毒无刺激性乳化剂。

④根据混合乳化剂的性质选择：混合乳化剂有更大的适应性。

a．调节 HLB：HLB 为表面活性剂的亲水亲油平衡值，HLB 愈小，亲油性愈强，HLB 愈大，亲水性愈强。混合乳化剂的 HLB 具有加合性。非离子型表面活性剂可混合使用（如山梨醇脂肪酸酯与聚山梨酯的混合使用）；非离子与离子型表面活性剂可混合使用，但阴离子型表面活性剂不能与阳离子表面活性剂混合使用。

b．形成稳定的复合凝聚膜，如水溶性与油溶性乳化剂混合使用。

c．增加乳剂的黏度。

（2）乳剂的制备

①乳化剂先与油相混合，再加入水乳化的方法称干胶法；本法适用于阿拉伯明胶。

②乳化剂先与水混合，再加入油乳化的方法，称湿胶法。以阿拉伯胶为乳化剂时要采用这两种方法。采用这两种方法时，均需先制初乳。初乳中油、水、胶需要一定比例，如以植物油、鱼肝油为油

相时，油、水、胶的比例是 4 ∶ 2 ∶ 1。

③直接混合法：将油、水、乳化剂混合搅拌制成乳剂；或将油及油性成分混合，加热至 70 ～ 80℃，水及水溶性成分混合加热至与油相相同的温度，然后将两相混合搅拌制成乳剂。如在油水两相界面发生化学反应生产乳化剂（如新生皂乳化剂），也可采用本法。

④机械法：将乳化剂、油相、水相混合后，用乳化机械制成乳剂。

⑤微乳的制备：微乳除含有油相、水相和乳化剂外，还含有辅助乳化剂，乳化剂与辅助乳化剂的比例在乳剂中占的比例高达 12% ～ 25%，采用机械法制备。

⑥复合乳剂的制备：采用二步乳化法。先制一级乳，再将一级乳作为内相，选择适当的乳化剂，制成二级乳。

（3）乳剂的制备设备

①搅拌乳化装置，如乳钵、搅拌机（低速或高速搅拌乳化装置）。

②乳匀机。

③胶体磨。

④超声波乳化装置。

（4）乳剂中药物的加入方法：脂溶性药物，可先溶于油中（水溶性药物，可先溶于水中），再与另一相及乳化剂混合，制成乳剂。

（5）乳剂的质量评定：除应符合液体制剂常规要求外，还可从以下几个方面考察乳剂的物理稳定性。

①乳滴大小的测定：显微镜法、库尔特计数器法、激光散射光谱（PCS）法、透射电镜（TEM）法测定。

②分层现象的观察：采用离心法试验。

③乳滴合并速度的测定：乳滴合并速度符合一级动力学规律。

④稳定常数（Ke）的测定：Ke 愈小乳剂愈稳定，是研究乳剂稳定性的定量方法。

八、不同给药途径用液体制剂

1. 搽剂、涂膜剂与洗剂

（1）搽剂：系指药物用乙醇、油或适宜的溶剂制成的溶液、乳状液或混悬液，供无破损皮肤揉擦用的液体制剂，可分为溶液型、混悬型、乳剂型；搽剂也可添加在敷料上贴于患处。

（2）涂膜剂：系指药物溶解或分散于含成膜材料的溶剂中，涂搽患处后形成薄膜的外用液体制剂。涂膜剂常用于无渗出液的损害性皮肤病。常用的成膜材料有聚乙烯缩甲乙醛、聚乙烯缩丁醛、火棉胶等，增塑剂常用邻苯二甲酸二丁酯等，溶剂一般为乙醇、丙酮或二者混合物。

（3）洗剂：系指含药物的溶液、乳状液、混悬液，供清洗或涂抹无损皮肤用的液体制剂。一般轻涂于皮肤上应用。洗剂的分散介质为水和乙醇，混悬型洗剂中常加入甘油和助悬剂。

2. 滴鼻剂、滴耳剂与含漱剂

（1）滴鼻剂：系指由药物与适宜辅料制成的澄明溶液、混悬液或乳状液，供滴入鼻腔用的液体制剂，可将药物以粉末、颗粒、块状或片状形式包装，另备溶剂，在临用前配成澄明溶液或混悬液。常用的分散介质为水、丙二醇、液状石蜡、植物油。滴鼻剂 pH 应为 5.5 ～ 7.5，应与鼻分泌液等渗。如盐酸麻黄碱滴鼻剂等。

（2）滴耳剂：系指由药物与适宜辅料制成的水溶液，或丙三醇或其他适宜溶剂和分散介质制成的澄明溶液、混悬液或乳状液，供滴入外耳道用的液体制剂。也可将药物以粉末、颗粒、块状或片状形式包装，另备溶剂，在临用前配成澄明溶液或混悬液。常用的分散介质为水、乙醇、丙三醇、丙二醇、聚乙二醇等。如氯霉素滴耳剂等。

（3）含漱剂：系指用于咽喉、口腔清洗的液体制剂。一般用药物的水溶液，也可含少量丙三醇和乙醇。溶液中常加适量着色剂，以示外用漱口，不可咽下。含漱剂一般要求微碱性，以利于除去口腔的微酸分泌物。

3. 合剂　系指以水为溶剂含有一种或一种以上药物成分的内服液体制剂。在临床上，除滴剂外，所有的内服液体制剂都属于合剂。合剂可以是溶液型、混悬型、乳剂型的液体制剂。单剂量包装的合剂又称口服液。

历年考点串讲

液体药剂历年必考。其中，各类液体制剂的分类、概念及特点、常用溶剂和附加剂、混悬剂和乳剂的制备及稳定性是考试的重点，应熟练掌握，溶胶的构造与性质、各种不同给药途径的液体制剂应熟悉。

常考的细节有：

1. 按分散系统分类，均相和非均相液体制剂中的药物粒径区分；按给药途径分类，各种常用液体制剂的概念。

2. 蔗糖的近饱和水溶液称为单糖浆或糖浆，浓度为 85%（g/ml）或 64.7%（g/g）。

3. 高分子溶液的制备方法，如甲基纤维素是溶于冷水中；胃蛋白酶是撒于水面使其自然溶胀；明胶是在水中浸泡 3 ～ 4 小时后加热搅拌。

4. 溶胶的光学特性是产生丁铎尔效应。

5. 混悬剂微粒的沉降速度服从 Stokes 定律，微粒沉降速度与微粒半径平方、微粒与分散介质的密度差成正比，与分散介质的黏度成反比。

6. 根据混悬剂的物理稳定性，常用的稳定剂有助悬剂（阿拉伯胶、纤维素类）、润湿剂（吐温类）、絮凝剂与反絮凝剂（枸橼酸盐、酒石酸盐）等。

7. 混悬剂沉降体积比（F），F 愈大混悬剂愈稳定，F 在 1 ～ 0。

8. 决定乳剂类型的主要因素有乳化剂的性质和相体积比。

9. 乳剂在放置后常发生分层（乳析）、絮凝、转相、合并与破裂、酸败等现象，以及引起上述现象的原因。干胶法与湿胶法制备乳剂，初乳如以植物油、鱼肝油为油相时，油、水、胶的比例是 4 ∶ 2 ∶ 1。

10. 助溶剂系指难溶性药物与加入的第 3 种物质在溶剂中形成可溶性分子间的络合物、复盐或缔合物等，以增加药物在溶剂（主要是水）中的溶解度，这第 3 种物质称为助溶剂。如碘化钾为助溶剂，可增加碘溶解度。

第三节　灭菌制剂与无菌制剂

一、灭菌与无菌制剂常用的技术

1. 灭菌制剂与无菌制剂的定义和分类　灭菌与无菌制剂主要是指直接注入体内或直接接触创伤面、黏膜等的一类制剂。药剂学中灭菌原则是既要除去或杀灭微生物，又要保证药物的稳定性、有效性与安全性。

（1）灭菌：系指用物理或化学等方法杀灭或除去所有微生物繁殖体和芽胞的手段。灭菌效果应以杀死芽胞为准。

（2）灭菌法：系指杀灭或除去所有微生物繁殖体和芽胞的方法或技术，使物品中微生物的存活率下降至预期的无菌保证水平。微生物包括细菌、真菌、病毒等。灭菌法包括物理灭菌法、化学灭菌法和无菌操作法。

（3）灭菌制剂：系指采用某一物理、化学方法杀灭或除去所有活的微生物繁殖体和芽胞的一类药物制剂。

（4）无菌：系指在任一指定物体、介质或环境中，不得存在任何活的微生物。

（5）无菌操作法：系指把整个操作过程控制在无菌条件下进行，避免被微生物污染的一种操作方法。

（6）无菌制剂：系指采用无菌操作方法或技术制备的不含任何活的微生物繁殖体和芽胞的一类药物制剂。

（7）防腐：系指用物理或化学方法抑制微生物生长与繁殖的手段，亦称抑菌；对微生物的生长与繁殖具有抑制作用的物质称抑菌剂或防腐剂。

（8）消毒：系指用物理或化学方法杀灭或除去病原微生物的手段。对病原微生物具有杀灭或除去作用的物质称消毒剂。

2．物理灭菌技术　物理灭菌法系指利用蛋白质与核酸具有遇热、射线不稳定的特性和过滤方法可杀灭或除去微生物的技术，又称物理灭菌技术。该技术包括热灭菌法、过滤灭菌法和射线灭菌法。

（1）热灭菌法：系指在热环境下将微生物进行消灭的灭菌技术，是常用且可靠的灭菌方法，包括干热灭菌法和湿热灭菌法。灭菌所需热量与灭菌量、灭菌时间、湿含量等有关。

①干热灭菌法：系指在干燥环境中利用干热空气达到杀灭微生物或消除热源物质的方法。

a．火焰灭菌法：用火焰灼烧灭菌的方法，不适宜药品的灭菌，而适用于金属、玻璃、陶瓷等物品与用具的灭菌。

b．干热空气灭菌法：在高温干热空气中灭菌的方法，适用于既耐热又不允许湿气穿透的物品的灭菌，如注射用油、油脂性基质、玻璃容器、耐高温的药粉等。但本法穿透力弱，灭菌温度较高，灭菌时间较长。《中国药典》（2015 年版）规定为 135 ～ 145℃灭菌 3 小时以上，160 ～ 170℃灭菌 2 小时以上，180 ～ 200℃灭菌 0.5 小时以上。

②湿热灭菌法：系指用高压饱和蒸汽、沸水或流通蒸汽进行灭菌的方法。分为热压灭菌法、流通蒸汽灭菌法、煮沸灭菌法和低温间歇灭菌法 4 种。

影响湿热灭菌的主要因素有：微生物的种类与数量、蒸气性质、药品性质和灭菌时间、介质 pH 等。

蒸汽有饱和蒸汽、湿饱和蒸汽和过热蒸汽。饱和蒸汽热含量较高，热穿透力较大，灭菌效率高；湿饱和蒸气因含有水分，热含量较低，热穿透力较差，灭菌效率较低；过热蒸汽温度高于饱和蒸气，但穿透力差，灭菌效率低，且易引起药品的不稳定性。因此，热压灭菌应采用饱和蒸汽。

a．热压灭菌法：系指用高压饱和水蒸气加热杀灭微生物的方法。特点是灭菌可靠，能杀灭所有细菌繁殖体和芽胞，应用广泛。灭菌条件 115℃（67kPa），30 分钟；121℃（97kPa），20 分钟；126℃（139kPa），15 分钟。适用范围能耐受高压蒸气的制剂（如输液、注射液、眼药水、合剂等）、玻璃、金属容器、瓷器、橡胶塞、膜滤过器等。

热压灭菌应注意灭菌时间由药液温度达到要求温度时算起；灭菌完毕后压力逐渐降到零，才能打开灭菌锅。

使用热压灭菌柜时，为保证灭菌的效率，应注意的事项包括：必须使用饱和蒸气；排尽灭菌柜内空气；灭菌时间以药液温度达到所要求温度时开始计时；灭菌结束后，先停止加热，减压，放出柜内蒸气，待柜内压力与大气压相等，逐渐打开灭菌柜，在 10 ～ 15 分钟内将灭菌柜全部打开。

b．流通蒸汽灭菌法：系指在常压下用 100℃流通蒸汽加热杀灭微生物的方法，通常灭菌时间为

30 ～ 60 分钟。此法使用于消毒及不耐高热制剂的灭菌，但不能保证杀灭所有的芽胞。

c．煮沸灭菌法：系指将物品置于沸水中加热灭菌的方法。煮沸时间通常为 30 ～ 60 分钟。常用于注射器、注射针等器皿的消毒。此法适用于一些不耐热且容量小的肌内注射剂，必要时可加入抑菌剂，以提高灭菌效果。

d．低温间歇灭菌法：系指将物品置于 60 ～ 80℃的水或流通蒸气中反复加热 60 分钟，直至杀灭所有芽胞的方法。此法适用于不耐高温的制剂的灭菌，但费时，且对芽胞的杀灭效果不理想，必要时应加入抑菌剂以提高灭菌效率。

影响湿热灭菌的主要因素包括：微生物的种类和数量；蒸汽的性质；药品性质和灭菌时间；其他方面包括介质 pH 对微生物的生长和活力的影响。

（2）过滤灭菌法：系指采用过滤法除去不能通过致密具孔滤材的微生物的方法。适合于对热不稳定的药物溶液、气体、水等物品的灭菌。

过滤灭菌应在无菌条件下进行操作。常用的除菌滤器有微孔薄膜滤器（孔径 0.22μm）或 G_6 号垂熔玻璃漏斗。其过滤效率与滤器的孔径相关，滤器孔径必须小于芽胞的体积（＞ 0.5μm）。

（3）射线灭菌法：系指采用辐射、微波和紫外线的方法，杀灭物品中的微生物和芽胞。

①γ 射线辐射灭菌法：适用于不耐热的物品的灭菌和包装好的制剂灭菌。如维生素、抗生素、生物制品等。

②微波灭菌法：采用微波（频率为 300MHz 至 300kMHz）照射产生的热能杀灭微生物和芽胞的方法。适合液态和固体物料的灭菌，且对固体物料具有干燥作用。

③紫外线灭菌法：采用紫外线照射杀灭微生物和芽胞的方法。属于表面灭菌，适合于物体表面、无菌室的空气及蒸馏水的灭菌，不适合于药液的灭菌。紫外灭菌的波长范围在 200 ～ 300nm，其中灭菌力最强的紫外线波长为 254nm。

3. 化学灭菌法技术　化学灭菌法系指用化学药品直接作用于微生物而将其杀死的方法。

（1）气体灭菌法：利用环氧乙烷气体、甲醛蒸汽、丙二醇蒸汽等杀菌性气体进行杀菌的方法。环氧乙烷可应用于粉末注射剂，不耐热的医用器具、设施、设备等。甲醛气体、丙二醇气体适用于操作室内的灭菌。不适合对产品质量有损害的场合。

（2）液体灭菌法：利用杀菌剂溶液杀灭微生物的方法。该法常应用于其他灭菌法的辅助措施。适合于皮肤、无菌器具和设备的消毒，如 75 % 乙醇、1 % 聚维酮碘溶液、0.1% ～ 0.2% 苯扎溴铵溶液、酚或煤酚皂溶液、75% 乙醇等。

4. 无菌操作法　是把整个过程控制在无菌条件下进行的一种操作方法。特点是必须在无菌操作室或无菌操作柜内进行，所制备的产品，最后一般不需灭菌，直接使用，用无菌操作法制备的注射液，大多需加入抑菌剂。

无菌操作适用于不耐热的药物制成注射剂、眼用溶液、眼用软膏、海绵剂和创伤制剂等。

（1）无菌操作室的灭菌：常采用紫外线、液体和气体灭菌法对无菌操作室环境进行灭菌。

①甲醛溶液加热熏蒸法是常用方法之一，灭菌较为彻底。

②紫外线灭菌是无菌室灭菌的常规方法。此法应用于间歇和连续操作过程中；液体灭菌，是无菌室常用的辅助灭菌方法，用于无菌室的空间、墙壁、地面等方面的灭菌。

③液体灭菌是无菌室较常用的辅助灭菌方法，主要采用 3% 酚溶液、2% 煤酚皂溶液 0.2% 苯扎溴铵或 75% 乙醇喷洒或擦拭，用于无菌室的空间、墙壁、地面、用具等方面的灭菌。

（2）无菌操作：无菌操作室、层流洁净工作台和无菌操作柜是无菌操作的主要场所。无菌操作所用的物品、器具及环境均需按灭菌法灭菌。操作人员进入无菌室之前应清洁并更换已灭菌的工作服和鞋子，不得外露除脸部外的其他部位，以免污染。

（3）灭菌参数：为保证产品无菌水平达到预期标准，有必要对灭菌方法的可靠性进行验证。F 与

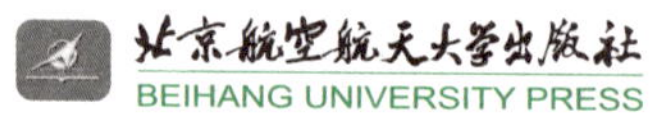

F0 即可作为验证灭菌可靠性的参数。

① D（微生物的耐热系数）：是指在一定温度下，将微生物杀灭 90% 或残存率为 10% 时所需的时间（分钟）。D 与微生物的种类、环境和灭菌温度相关。

② Z（灭菌的温度系数）：指某一种微生物的 D 减少到原来的 1/10（下降一个对数单位）时，所需升高的温度值（℃）。即灭菌时间减少到原来的 1/10 所需升高的温度或在相同灭菌时间内，杀灭 99% 的微生物所需提高的温度。

如 Z ＝ 10℃，即灭菌时间减少到原来灭菌时间的 10%，而具有相同的灭菌效果，所需升高的灭菌温度为 10℃。

③ F：在一定灭菌温度（T）下给定的 Z 所产生的灭菌效果与在参比温度（T_0）下给定的 Z 所产生的灭菌效果相同时所相当的时间，是验证干热灭菌法灭菌效果的参数，其参比温度是 170℃。

④ F_0:是相当于 121℃热压灭菌时，杀灭容器中全部微生物所需要的时间。F_0 目前仅限于热压灭菌。

物理 F_0:参比温度是 121℃，是以最耐热的嗜热脂肪芽胞杆菌作为微生物指示菌，该菌在 121℃时，Z 是 10℃。F_0 为一定灭菌温度（T）、Z 为 10℃所产生的灭菌效果与 121℃，Z 为 10℃所产生的灭菌效果相同所相当的时间。它是把各温度下的灭菌效果都转化为 121℃下灭菌的等效值。

F_0 是标准灭菌时间（分钟）。在灭菌过程中，只要记录灭菌温度与时间，就可算出 F_0。F_0 为 8 ～ 12 分钟。

生物 F_0：其值等于 $D_{121℃}$与微生物的对数降低值的乘积，初始微生物数量越大，灭菌时间越长。故制备过程中应尽量减少污染。

影响 F_0 的因素主要有：容器大小、形状及热穿透性等；灭菌产品溶液性质、充填量等；容器在灭菌器内的数量及分布等。

（4）空气净化技术

①概念：空气净化是指以创造洁净空气为主要目的空气调节措施。根据不同行业的要求和洁净标准，空气净化可分为工业净化和生物净化。工业净化系指除去空气中悬浮的尘埃，生物净化系指除去空气中的尘埃和微生物等以创造洁净的空气环境。

②意义：减少或消除由于异物污染对制剂质量的影响，保证制剂的安全性。

③方法：一般采用空气过滤法，当含尘空气通过多孔过滤介质时，粉尘被微孔截留或孔壁吸附，达到与空气分离的目的。

a. 过滤方式：空气过滤属于介质过滤，分为表面过滤和深层过滤。

b. 空气过滤机制：拦截作用和吸附作用，同时也有惯性作用、扩散作用和静电作用。

c. 影响因素：粒径、过滤风速、介质纤维直径和密实性、附尘等。

④洁净室空气净化标准：按每升空气中含粒径≥ 0.5μm 和粒径≥ 5.0μm 粒子的最大允许数为标准，洁净室的净化程度分为 A，B，C，D 级别。

A 级：高风险操作区，如灌装区、放置胶塞桶和与无菌制剂直接接触的敞口包装容器的区域及无菌装配或连接操作的区域，应当用单向流操作台（罩）维持该区的环境状态。

B 级：指无菌配制和灌装等高风险操作区域。A 级洁净区所处的背景区域。

C 级和 D 级：指无菌药品生产过程中重要程度较低操作步骤的洁净区。

二、注射剂（小容量注射剂）

1. 注射剂的分类和给药途径 系指药物制成的供注入体内的灭菌溶液、乳浊液、混悬液，以及无菌粉末或浓溶液。注射剂由药物、溶剂、附加剂及特制的容器所组成。

（1）分类

①溶液型：包括水溶液和油溶液。

②混悬型：水难溶性或要求延效给药的药物，可制成水或油的混悬液。

③乳剂型：水不溶性药物，根据需要可制成乳剂型注射液，如静脉营养脂肪乳注射液等。

④注射用无菌粉末：亦称粉针，是指采用无菌操作法或冻干技术制成的注射用无菌粉末或块状制剂。

（2）注射剂的给药途径

①皮内注射（0.2ml 以下），注射于表皮与真皮之间。

②皮下注射（1 ～ 2ml），注射于真皮与肌肉之间的松软组织内。

③肌内注射（1 ～ 5ml），注射于肌肉组织中。

④静脉注射，静脉滴注量可多至数千毫升，一般为水溶液，且静脉注射剂不得加抑菌剂。

⑤脊椎腔注（不可超过 10ml），注入脊椎四周蛛网膜下腔内。

⑥动脉内注射，注入靶区动脉末端。

⑦其他，注入心内、关节腔、滑膜腔、鞘内、穴位、腹腔等。

2. 注射剂的特点和一般质量要求

（1）特点

①优点：药效迅速、作用可靠，适用于不宜口服的药物、可发挥局部定位的作用、可产生定向作用等。

②缺点：使用不便且注射疼痛、研究和生产过程复杂、安全性低于口服制剂，价格较高等。

（2）一般质量要求

①含量。

②无菌。

③无热原（重要质量指标，特别是剂量大的、供静脉及脊椎腔注射的，用家兔法和鲎试剂法检查）。

④澄明度。

⑤不溶性颗粒。

⑥毒性与刺激性。

⑦稳定性。

⑧ pH（一般控制在 pH 4 ～ 9）。

⑨渗透压（如脊椎腔内注射的药液必须等渗，输液应等渗或稍偏高渗，其他注射剂原则上要求与血浆渗透压相等或接近）。

⑩降压物质检查以及特定的检查项目。

3. 注射剂的处方组成

（1）注射用原料：注射剂必须采用注射用原料，且必须符合药典或国家药品质量标准。

（2）注射用溶剂

①注射用水：制药用水包括纯化水、注射用水与灭菌注射用水。

a．纯化水：为饮用水经适宜方法包括蒸馏法、离子交换法及反渗透法等制得的供药用的水，可作为配制普通药物制剂的溶剂或试验用水，不得用于注射剂的配制。

b．注射用水：为纯化水经蒸馏所得的无热原水，为配制注射剂用的溶剂，又称重蒸馏水。

c．灭菌注射用水：为注射用水经注射剂生产工艺制备所得的水。主要用于注射用灭菌粉末的溶剂或注射液的稀释剂。

②注射用油：注射用油的质量要求：无异臭、无酸败味，色泽浅于黄色 6 号标准比色液，10℃时状态澄明，碘值在 79 ～ 128，皂化值在 185 ～ 200，酸值低于 0.56。常用的有植物油、油酸乙酯、苯甲酸苄酯等。

③其他注射用溶剂：水溶性非水溶剂（如乙醇、丙三醇、1，2- 丙二醇、PEG300 及 PEG400 等），一般可与水混合使用，以增加药物的溶解度或稳定性；油溶性非水溶剂（如苯甲酸苄酯、二甲基乙酰胺等）。

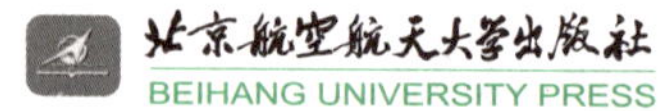

（3）注射剂的附加剂

①主要作用：增加药物的理化稳定性；增加主药的溶解度；抑制微生物生长，尤其对多剂量注射剂更要注意；减轻疼痛或对组织的刺激性等。

②常用附加剂

a．pH 调节剂，如盐酸等。

b．表面活性剂，可作增溶剂、润湿剂、乳化剂使用，如聚山梨酯类。

c．助悬剂，一般混悬型注射剂用，如明胶、甲基纤维素、羧甲基纤维素等。

d．延缓药物氧化，如抗氧化剂（亚硫酸氢钠，亚硫酸钠等）、金属螯合剂（EDTA-2Na）、惰性气体等。

e．等渗调节剂（如氯化钠、葡萄糖、丙三醇等）。

f．局部镇痛药（如利多卡因、盐酸普鲁卡因、苯甲醇、三氯叔丁醇）。

g．抑菌剂（如苯甲醇、羟丙丁酯，三氯叔丁醇、硫柳汞），只能在必要时加入，多剂量装的注射液，采取低温灭菌、滤过除菌或无菌操作法制备的注射液，应加入适宜的抑菌剂。静脉和脊椎注射禁用抑菌剂。1 次用量超过 5ml 的注射液应慎重选择。

（4）注射剂的等渗与等张调节：等渗溶液系指与血浆渗透压相等的溶液（如 0.9% NaCl 溶液），属于物理化学概念。等张溶液系指渗透压与红细胞膜张力相等的溶液，属于生物学概念。注射入机体内的液体要求具有等渗的特点，否则易产生刺激性或溶血等不良反应。等渗溶液不等于等张溶液。注射剂一般要求等渗，常用的等渗调节剂有氯化钠、葡萄糖和丙三醇。渗透压调整方法有冰点降低数据法和氯化钠等渗当量法。

①冰点降低法计算：将药液调整为等渗溶液需加入等渗调节剂的量。可用下式计算：

$$W = (0.52 - a)/b$$

W：配成等渗溶液中需加等渗调节剂的量（%，g/ml）

a：未经调整的药物溶液冰点下降摄氏度数（℃）（可由表查得或测定）

b：1% 等渗调节剂溶液的冰点下降摄氏度数（℃），若用氯化钠为等渗调节剂，则 $b = 0.58$

例 1．配制 2% 盐酸普鲁卡因注射液 100ml, 用氯化钠调节等渗，求所需氯化钠（1% 氯化钠溶液的冰点下降度为 0.58℃）的加入量为 0.48g。

②氯化钠等渗当量法计算：与 1g 药物呈等渗效应的氯化钠的量称氯化钠等渗当量，用 E 表示，可按下式计算：

$$X = 0.9\%V - EW$$

X：药物溶液中需加等渗调节剂的量（g）

V：欲配制药物溶液的体积（ml）

E：1g 药物的氯化钠等渗当量（可由表查得或测定）

W：溶液中药物的量（g）

例 2．配制 2% 盐酸麻黄碱（1g 盐酸麻黄碱的氯化钠等渗当簸为 0.28，无水葡萄糖的氯化钠等渗当量为 0.18）注射液 200ml，欲使其等渗，需加入 0.68g 氯化钠或无水葡萄糖 3.78g。

③等张调节：红细胞膜对很多药物水溶液来说可视为理想的半透膜，它可让溶剂分子通过，而不让溶质分子通过，因此，它们的等渗和等张浓度相等，如 0.9% 的氯化钠溶液。但一些药物如盐酸普鲁卡因、丙三醇、丙二醇等，即使根据等渗浓度计算出来而配制的等渗溶液还会发生不同程度的溶血现象。这类药物一般需加入氯化钠、葡萄糖等等渗调节剂调节成等张溶液。

4．注射剂的工艺流程

（1）注射剂的一般生产过程：包括容器的处理、注射液的配制、滤过、灌封、灭菌、检漏、质量检查、印刷包装等步骤。总流程由四部分组成：制水、安瓿前处理、配料、成品。

（2）对环境洁净度的要求：容器的干燥、灭菌应在控制区内进行，冷却应在洁净区内进行。注射液的精滤、灌装、封口应在洁净区内进行。

5. 注射用水的质量要求及其制备

（1）质量要求

①必须通过细菌内毒素（热原）检查。

②一般检查项目：pH 5.0 ～ 7.0、氨含量、氯化物、硫酸盐与钙盐、硝酸盐与亚硝酸盐、二氧化碳、易氧化物、不挥发物、重金属等（蒸馏水的检查项目）。

（2）制备

①原水的处理方法：包括离子交换法、电渗析法与反渗透法。电渗析法与反渗透法对原水进行预处理，供离子交换法使用，离子交换水主要供蒸馏法制备注射用水使用，也可用于洗瓶，但不得用于配制注射液。

②蒸馏法制备注射用水：主要有塔式和亭式蒸馏水器、多效蒸馏水器（较常用）和气压式蒸馏水器。

a. 塔式蒸馏水器由蒸发锅、隔沫装置、冷凝器三部分组成，优点是生产能力大。

b. 多效蒸馏水器由圆柱形蒸馏塔、冷凝器、控制元件组成，其特点是耗能低、产量高、质量优。

c. 气压式蒸馏水器利用离心泵将蒸汽加压，提高蒸气的利用率，但是耗能大，目前较为少用。

③收集与保存：收集时，初馏液应弃去一部分，并防止污染；保存时，应在 80℃以上或 65℃以上保温循环存放，或 4℃以下存放。

6. 热原

（1）概念：热原是能引起恒温动物体温异常升高的物质的总称。热原是微生物产生的一种内毒素，致热能力最强的是革兰阴性杆菌和真菌。热原是由磷脂、脂多糖和蛋白质组成的复合物，脂多糖是热原的主要成分和致热中心。大致可认为热原 = 内毒素 = 脂多糖。脂多糖组成因菌种不同而不同。

（2）性质

①耐热性：250℃，30 ～ 45 分钟；200℃，60 分钟或 180℃，3 ～ 4 小时能彻底破坏。通常注射剂的热压灭菌中热原不易被破坏。

②过滤性：热原体积小（1 ～ 5nm），可通过一般的滤器和微孔滤器，但可被活性炭吸附。

③不挥发性：热原不挥发，但蒸馏时，热原可随水蒸气中的雾滴带入蒸馏水中。

④水溶性：磷脂结构上有多糖，因此能溶于水。

⑤不耐酸碱性：热原能被强酸、强碱、强氧化剂、超声波破坏。

（3）污染途径

①从注射用水中带入，是热原的主要来源。

②从其他原辅料中带入，如生物制品，抗生素等药物；葡萄糖、乳糖等辅料。

③从容器、用具、管道和设备等带入。

④制备过程和制备环境，产品灭菌不及时或不合格，可能产生热原。

⑤从输液器带入，输液瓶、输液器、针头等污染而引起热原反应。

（4）除去方法

①高温法：适用于针筒、其他玻璃器皿。一般为 250℃，30 分钟。

②酸碱法：适用于玻璃容器、用具。用洗液或稀 NaOH 液处理，热原亦可被强氧化剂破坏。

③吸附法：适用于注射液。常用的吸附剂有活性炭 [0.05% ～ 0.5%*W*/*V*]、白陶土等。

④超滤法：适用于注射液。一般用 3 ～ 15nm 超滤膜出去热原，包括交联葡聚糖凝胶滤过、反渗透法滤过、超滤法滤过。

⑤反渗透法：通过三醋酸纤维膜出去热原。

⑥凝胶过滤法：用二乙胺基乙基葡聚糖凝胶制备无热原去离子水。

⑦离子交换法：采用弱碱性阴离子或弱酸性阳离子交换树脂。其他方法：有 2 次以上湿热灭菌法、

微波处理法等。

（5）检查方法

①家兔法：是体内热原试验法。

②鲎试剂法：是体外热原试验法，适用于不能用家兔法检验的品种，如放射性药物和肿瘤抑制药等。

7．注射剂的制备与质量检查　注射剂的生产总流程一般由制水、安瓿前处理、配料、成品四部分组成。制备过程所处的环境分为：控制区、洁净区。

（1）制水：原水经电渗析法与反渗透法进行预处理后，经供离子交换法制备得到离子交换水，主要供蒸馏法制备注射用水使用，也可用于洗瓶，但不得用于配制注射液。离子交换水经蒸馏法制备注射用水。

（2）注射剂容器的处理：容器的处理流程一般为检查→切割→圆口→安瓿的洗涤→干燥或灭菌。

①安瓿的种类和式样：玻璃安瓿或容器、塑料容器。式样有长颈安瓿、粉末安瓿和曲颈安瓿。目前安瓿大多为无色，主要是有利于药液澄清度的检查。对需要遮光的药物，可采用琥珀色玻璃安瓿进行包装。

②安瓿的切割与圆口：经过切割使安瓿颈具有一定的长度，便于灌药与熔封。圆口是利用火焰喷颈口截面使得熔融光滑。

③安瓿的洗涤：一般用离子交换水灌瓶蒸煮，较差的安瓿用0.5%醋酸水溶液灌瓶蒸煮热处理（100℃，30分钟）。常用的洗涤设备有喷淋式安瓿洗涤机组、气水喷射式安瓿洗涤机组、超声波安瓿洗涤机组3种。

④安瓿的干燥与灭菌：洗涤干净后，一般置于120～140℃烘箱内干燥。需无菌操作或低温灭菌的安瓿在180℃干热灭菌1.5小时。

（3）注射剂的配制

①原辅料的准备：原辅料必须符合《中国药典》规定，按处方组成核对所有原辅料的规格要求，计算投料量，分别准确称量。

②配液的方法：有浓配法和稀配法。稀配法适用于原料质量好的药品，浓配法适用于易产生澄明度问题的原料。

（4）滤过：滤过是指用多孔性介质（滤过介质、滤材），使固-液或固-气混合物分离的一种操作，用于液体药剂的除杂质、除沉淀、除细菌、空气的净化及除去溶剂。滤过是保证注射液澄明的关键操作。

①机制：通过介质的拦截作用，过滤方式有表面过滤（常用介质有微孔滤膜、超滤膜、反渗透膜等）和深层过滤（常用介质有砂滤棒、垂熔玻璃滤器、石棉滤过板等）。

②滤器的种类与选择：滤过一般采用三级组合滤器，即砂滤棒→垂熔玻璃滤球→微孔膜滤器。

a．一般漏斗类，适用于少量液体制剂的预滤，如脱炭过滤等。

b．垂熔玻璃滤器，常作精滤或膜滤器前的预滤。

c．砂滤棒，常作粗滤。

d．板框式压滤机，适用于含少量微粒的滤浆，多用于预滤。

e．微孔滤膜过滤器，滤膜孔径在0.65～0.8μm者，作一般注射液的精滤使用，滤膜孔径为0.3μm或0.22μm可作除菌过滤用。

（5）灌封：包括灌装和封口，是注射剂生产中最关键的操作。

（6）注射剂的质量检查

①澄明度检查。

②热原检查：药典法定的方法为家兔法，鲎试验法。

③无菌检查。

④其他检查：有装量检查、有关物质、降压物质检查、异常毒性检查、pH测定、刺激性、过敏

试验及抽针试验等。

8. 典型注射剂处方与制备工艺分析

（1）维生素 C 注射液（抗坏血酸）

〖处方〗

维生素 C（主药）	104g
依地酸二钠（络合剂）	0.05g
碳酸氢钠（pH 调节剂）	49.0g
亚硫酸氢钠（抗氧剂）	2.0g
注射用水	加至 1000ml

〖制备〗在配制容器中，加处方量 80% 的注射用水，通二氧化碳至饱和，加维生素 C 溶解后，分次缓缓加入碳酸氢钠，搅拌使完全溶解，加入预先配制好的依地酸二钠和亚硫酸氢钠溶液，搅拌均匀，调节药液 pH 6.0 ～ 6.2，添加二氧化碳饱和的注射用水至足量，用垂熔玻璃漏斗与膜滤器过滤，溶液中通二氧化碳，并在二氧化碳气流下灌封，最后于 100℃流通蒸汽 15 分钟灭菌。

〖处方及工艺分析〗

①维生素 C 分子中有烯二醇式结构，显强酸性，注射时刺激性大，产生疼痛，故加入碳酸氢钠（或碳酸钠）调节 pH，以避免疼痛，并增强本品的稳定性。

②本品易氧化水解，原辅料的质量，特别是维生素 C 原料和碳酸氢钠，是影响维生素 C 注射液的关键。空气中的氧气、溶液 pH 和金属离子（特别是铜离子）对其稳定性影响较大。因此处方中加入抗氧剂（亚硫酸氢钠）、金属离子络合剂及 pH 调节剂，工艺中采用充惰性气体等措施，以提高产品稳定性。但实验表明，抗氧剂只能改善本品色泽，对制剂的含量变化几乎无作用，亚硫酸盐和半胱氨酸对改善本品色泽作用显著。

③本品稳定性与温度有关。实验表明，用 100℃流通蒸汽 30 分钟灭菌，含量降低 3%；而 100℃流通蒸汽 15 分钟灭菌，含量仅降低 2%，故以 100℃流通蒸汽 15 分钟灭菌为宜。

（2）维生素 B_2 注射液

〖处方〗

维生素 B_2（主药）	2.575g
烟酰胺（助溶剂）	77.25g
乌拉坦（局麻剂）	38.625g
苯甲醇（抑菌剂）	7.5ml
注射用水	加至 1000ml

〖制备〗将维生素 B_2 先用少量注射用水调匀待用，再将烟酰胺、乌拉坦溶于适量注射用水中，加入活性炭 0.1g，搅拌均匀后放置 15 分钟，粗滤脱炭，加注射用水至约 900ml，水浴上加热至 80 ～ 90℃，慢慢加入已用注射用水调匀的维生素 B_2，保温 20 ～ 30 分钟，完全溶解后冷却至室温。加入苯甲醇，用 0.1mol/L 的 HCl 调节 pH 至 5.5 ～ 6.0，调整体积至 1000ml，然后在 10 ℃以下放置 8 小时，过滤至澄明、灌封，100℃流通蒸汽灭菌 15 分钟即可。

〖处方及工艺分析〗

①维生素 B_2 在水中溶解度小，0.5% 的浓度已为过饱和溶液，加入烟酰胺作为助溶剂。此外，还可用水杨酸钠、苯甲酸钠、硼酸等作为助溶剂。如 10% 的 PEG600 以及 10% 的甘露醇能增加其溶解度。

②维生素 B_2 水溶液对光极不稳定，在酸性或碱性溶液中都易降解。因此，应避光操作，产品避光保存。酰脲和水杨酸钠能防止维生素 B_2 的水解和光解作用。

③本品还可制成长效混悬注射剂，如加 2% 的单硬脂酸铝制成的维生素 B_2 混悬注射剂，一次注射 150mg，能维持疗效 45 天，而注射同剂量的水性注射剂只能维持药效 4 ～ 5 天。

（3）柴胡注射液

〖处方〗

北柴胡（主药）	1000g
氯化钠（等渗调节剂）	8.5g
聚山梨酯-80（增溶剂）	10ml
注射用水	加至 1000ml

〖制备工艺〗取柴胡（饮片或粗粉）1000g 加 10 倍的水，加热回流 6 小时后蒸馏，收集初蒸馏液 6000ml 后，重蒸馏至 1000ml 。含量测定后，加氯化钠和聚山梨酯 -80，使全部溶解，过滤、灌封，100℃灭菌 30 分钟即得。

〖处方及其工艺分析〗

①本品所用原料为伞形科柴胡属植物；柴胡根及果实中含挥发油并含脂肪酸约 2%，挥发油为柴胡醇。

②柴胡中挥发油用一般蒸馏法很难提尽，故先加热回流 6 小时后二次蒸馏，重蒸熘后的残液还可套用于下批药材。

③聚山梨酯 -80 为非离子型表面活性剂，对挥发油的增溶效果并不强，可用丙二醇代替。

历年考点串讲

灭菌制剂与无菌制剂之注射剂部分历年必考，其中，注射剂的分类及质量要求；注射用水的概念及质量要求；注射剂的附加剂；热原的概念、组成、性质、污染热原的途径及热原的除去方法；滤过的概念；渗透压的调节应熟练掌握，注射剂的概念、特点；滤过的原理、方法、影响因素及滤过器；注射剂的工艺流程及典型注射剂处方工艺，应熟悉。

三、输液（大容量注射剂）

1. 输液的分类与质量要求

（1）概述：输液是由静脉滴注输入体内的大剂量（一次给药在 100ml 以上）注射液。通常不含防腐剂或抑菌剂。使用时可通过输液器调整液滴的流速，从而持续稳定的输入人体静脉，以达到治疗或补充体液、电解质或提供营养物质效果。

（2）分类

①电解质输液（如氯化钠注射液）用以补充体内水分、电解质，纠正体内酸碱平衡。

②营养输液（糖类输液、氨基酸输液、脂肪乳输液等），用于不能口服吸收营养的患者。

③胶体输液（如右旋糖酐、淀粉衍生物、明胶、聚乙烯吡咯烷酮），用于调节体内渗透压。

④含药输液：含有治疗药物的输液，如甲硝唑等。

（3）质量要求：与注射剂基本上一致。

①无菌、无热原（十分重要）。

②澄明度与微粒，用微孔滤膜过滤法和库尔特计数法检查。

③含量、色泽、pH，其中 pH 力求接近人体血液的 pH。

④渗透压可为等渗或偏高渗，即不能引起血象的异常变化情况。

⑤不含异性蛋白及降压物质；不得添加抑菌剂。

2. 输液的制备与质量检查

（1）输液的制备：原药与辅料→称量→配制（用注射用水）→滤过→灌装→放膜→盖丁基胶塞→盖铝盖→扎铝盖→灭菌→质量检查→贴标签→包装→成品。

一般洗涤、配液、灌封室内洁净度为 B 级，洗瓶机、传送机、灌装机、盖膜、盖胶塞等关键部分，洁净度要求 B 级或 A 级。

（2）输液的质量检查

①澄明度与微粒检查：输液澄明度按《中国药典》规定的方法检查；不溶性微粒检查方法：将药物溶液用微孔滤膜过滤，然后在显微镜下测定微粒的大小和数目；采用库尔特计数器。除另有规定外，每 1ml 中含 10μm 以上的微粒不得超过 20 粒，含 25μm 以上的微粒不得超过 2 粒。

②热原与无菌检查。

③含量与 pH 及渗透压检查。

3. 输液主要存在的问题及解决方法　生产中主要存在澄明度、染菌和热原问题。

（1）澄明度问题：注射液中常出现的微粒，主要来源是：原料与附加剂、输液容器与附件、生产工艺以及操作、医院输液操作以及静脉滴注装置的问题。

（2）染菌：输液染菌后出现浑浊、云雾状等现象，也有无外观变化的染菌情况。解决办法是需要减少制备生产过程中的污染，严格灭菌条件，严密包装。

（3）热原反应：使用全套或一次性的输液器，可避免热原污染。

4. 典型输液处方与制备工艺分析

（1）5% 葡萄糖注射液

〖处方〗

注射用葡萄糖	50g
1% 盐酸	适量
注射用水	加至 1000ml

〖制法〗按处方量将葡萄糖投入煮沸的注射用水内，使成 50% ～ 70% 的浓溶液，加盐酸适量调节溶液的 pH 在 3.8 ～ 4.0，同时加浓溶液量的 0.1%（g/ml）的活性炭，混匀，加热煮沸约 20 分钟，趁热滤过脱炭。滤液加注射用水稀释至所需量，测定 pH 及含量合格后，反复滤过至澄明即可灌装封口，115℃，30 分钟热压灭菌。

〖处方及工艺分析〗

①葡萄糖注射液有时产生云雾状沉淀，一般是由于原料不纯或滤过时漏炭等原因造成，解决办法一般采用浓配法，滤膜滤过，并加入适量盐酸，中和胶粒上的电荷，加热煮沸使糊精水解，蛋白质凝聚，同时加入活性炭吸附滤过除去。

②葡萄糖注射液另一个不稳定的表现为：颜色变黄和 pH 下降。一般认为是葡萄糖在酸性溶液中，脱水形成 5- 羟甲基呋喃甲醛，然后进一步聚合而显黄色。影响本品稳定性的主要因素，是灭菌温度和溶液的 pH。因此，要严格控制灭菌温度与时间，同时调节溶液的 pH 在 3.8 ～ 4.0 较为稳定。

（2）静脉注射用脂肪乳

〖处方〗

精制大豆油（油相）	150g
精制大豆磷脂（乳化剂）	15g
注射用甘油（等渗调节剂）	25g
注射用水	加至 1000ml

〖制备工艺〗称取豆磷脂，高速组织捣碎机内捣碎后，加甘油及注射用水，在氮气流下搅拌至形成半透明状的磷脂分散体系；放入二步高压匀化机，加入精制豆油与注射用水，在氮气流下匀化多次

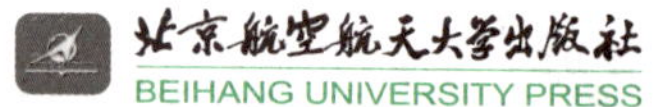

后经出口流入乳剂收集器内；乳剂冷却后，于氮气流下经垂熔滤器过滤，分装于玻璃瓶内，充氮气，瓶口中加盖涤纶薄膜、橡胶塞密封后，加轧铝盖；水浴预热 90 ℃左右，于 121℃旋转灭菌 15 分钟，浸入热水中，缓慢冲入冷水，逐渐冷却，置于 4 ～ 10℃下贮存。

〖处方及工艺分析〗

①制备此乳剂的关键是选用高纯度的原料及毒性低、乳化能力强的乳化剂。原料一般选用精制的植物油，如麻油、棉籽油、豆油等，乳化剂有蛋黄磷脂、豆磷脂、普朗尼克 F- 68 等。

②注射用乳剂除应符合注射剂项下各规定外，还应符合以下条件：90% 乳滴直径＜ 1μm，不得有＞ 5μm 乳滴；在贮存期内乳剂稳定，无副作用、无抗原性、无降压作用和溶血反应。

（3）右旋糖酐输液（血浆代用品）

〖处方〗

右旋糖酐（中分子）　60g

氯化钠　9g

注射用水　加至 1000ml

〖制备工艺〗将注射用水加热至沸，加入处方量的右旋糖酐，搅拌使溶解，配制成 12% ～ 15% 的溶液，加入 1.5% 的活性炭，保持微沸 1 ～ 2 小时，加压过滤脱炭，加注射用水稀释成 6% 的浓度，然后加入氯化钠使溶解，冷却至室温，测定含量和 pH（应控制在 4.4 ～ 4．9），再加活性炭 0.5%，加热至 70 ～ 80℃，过滤至药液澄明后灌装，112℃，30 分钟灭菌即得。

〖处方及工艺分析〗

①血浆代用液在有机体内有代替血浆的作用，但不能代替全血。

②右旋糖酐是用蔗糖经过特定细菌发酵后产生的葡萄糖聚合物，易夹杂热原，故活性炭用量较大。同时因本品黏度较大，需在高温下过滤，本品灭菌后分子量会下降，因此，受热时间不能过长，以免产品变黄。

③本品在贮存过程中易析出片状结晶，主要与贮存温度和分子量有关。

四、注射用无菌粉末

注射用无菌粉末又称粉针，系指药物与适宜辅料制成的供临床前用无菌溶液配制成注射液的无菌粉末或无菌块状物。分为注射用冷冻干燥制品（如生物制品类）和注射用无菌分装产品（如抗生素类）。适用于在水中不稳定的药物，特别是对湿热敏感的抗生素及生物制品。

由于多数情况下，制成粉针的药物稳定性差，因此，其制造过程一般不包括灭菌，因而对制备过程中的无菌操作具有严格要求，最好是采用层流洁净措施，以保证操作环境的清洁度。

1. 注射用无菌分装产品　将已经用灭菌溶剂法或喷雾干燥法精制而得的无菌药物粉末在避菌条件下分装而得，常见于抗生素药品，如青霉素。分装过程必须在洁净的无菌室中按无菌操作进行。药物分装及安瓿封口应在局部层流下进行，以避免染菌。

2. 注射用冻干制品

（1）制备工艺：包括配液、过滤、灌装、预冻、减压、升华、干燥、盖胶塞和铝盖、质量检查等几个过程。其中冷冻干燥的工艺过程为：预冻（恒压降温过程）、减压、升华干燥（恒温减压→恒压升温→固态水升华）、再干燥。

（2）存在的问题及处理方法

①含水量偏高，可采用旋转冷冻机及其他相应的方法解决。

②喷瓶，控制预冻温度在共熔点以下 10 ～ 20℃，同时加热升华时，温度不宜超过共熔点。

③产品外形不饱满或萎缩等，处理方法可采用控制预冻温度，加入适量甘露醇、氯化钠等填充剂，

和（或）采取反复预冻法。

五、眼用液体制剂

供洗眼、滴眼用以治疗或诊断眼部疾病的液体制剂，称为眼用液体制剂。有真溶液或胶体溶液，混悬液或油溶液。

1. 眼用液体制剂的吸收途径及影响吸收的因素

（1）吸收途径：药物溶液滴入结膜囊内后主要经过角膜和结膜两条途径吸收。

（2）影响吸收的因素

①药物从眼睑缝隙的损失。

②药物从外周血管消除。

③ pH 与 pK_a 影响药物通过角膜。

④刺激性：刺激性较大时影响药物的吸收利用，降低药效。

⑤表面张力：适量的表面活性剂有促进吸收的作用。

⑥黏度：增加黏度可使药物与角膜接触时间延长，有利于药物的吸收。

2. 滴眼剂与洗眼剂

（1）滴眼剂：系指供滴眼用的澄明溶液或混悬液，由药物与适宜辅料制成的供滴入眼内的无菌液体制剂。用于有眼外伤的滴眼剂要求绝对无菌，并不得加入抑菌剂；用于无眼外伤的滴眼剂要求无致病菌，要加入抑菌剂。

（2）洗眼剂：系将药物配成一定浓度的无菌澄明水溶液，供眼部冲洗、清洁用。如生理盐水、2%硼酸溶液等。

3. 滴眼剂的制备、处方及制备工艺分析　制备工艺与注射剂几乎相同。用于外伤和手术的滴眼剂按注射剂生产工艺制备，分装于单剂量容器中密封或熔封，最后灭菌，不应添加抑菌剂，一经开启，不能放置再用。一般滴眼剂应在无菌条件下配液、分装，可加入抑菌剂。

（1）氯霉素滴眼液

〖处方〗

氯霉素（主药）	0.25g
氯化钠（渗透压调节剂）	0.9g
羟苯甲酯（抑菌剂）	0.023g
羟苯丙酯（抑菌剂）	0.011g
蒸馏水	加至 100ml

〖制备〗 取羟苯甲酯、丙酯，加沸蒸馏水溶解，于 60℃时溶入氯霉素和氯化钠，过滤，加蒸馏水至足量，灌装，100℃，流通蒸汽，30 分钟灭菌。

〖处方及工艺分析〗

①处方中可加硼砂、硼酸作缓冲剂，亦可调节渗透压，同时还可增加氯霉素的溶解度，但此处不如用生理盐水为溶剂者更稳定及刺激性小。

②氯霉素对热稳定，配液时加热以加速溶解，用 100℃流通蒸汽灭菌。

（2）醋酸可的松滴眼液（混悬液）

〖处方〗

醋酸可的松（微晶）（主药）	5.0g
聚山梨酯 -80（表面活性剂）	0.8g
硝酸苯汞（抑菌剂）	0.02g

硼酸（渗透压调节剂）　　　20.0g

羧甲基纤维素钠（助悬剂）　2.0g

注射用水　　　　　　　　　加至 1000ml

〖制备工艺〗取硝酸苯汞溶于蒸馏水中，加热至 40 ～ 50℃ ，加入硼酸、聚山梨酯 -80 使溶解，3 号垂熔漏斗过滤待用；另将羧甲基纤维素钠溶于处方量 30% 的注射用水中，用垫有 200 目尼龙布的布氏漏斗过滤，加热至 80 ～ 90℃，加醋酸可的松微晶搅匀，保温 30 分钟，冷至 40 ～ 50℃，再与硝酸苯汞等溶液合并，加注射用水至足量，200 目尼龙筛过滤 2 次，分装，封口，100℃流通蒸汽灭菌 30 分钟。

〖处方及工艺分析〗

①醋酸可的松微晶的粒径应在 5 ～ 20μm 之间，过粗易产生刺激性，降低疗效，甚至会损伤角膜。

②羧甲基纤维素钠为助悬剂，配液前需精制。本滴眼液中不能加入阳离子型表面活性剂，因与羧甲基纤维素钠有配伍禁忌。

③为防止结块，灭菌过程中应振摇，或采用旋转无菌设备，灭菌前后均应检查有无结块。

④硼酸为 pH 和等渗调节剂，且能减轻药液对眼黏膜的刺激性。

⑤本品 pH 为 4.5 ～ 7.0。

4. 眼用制剂的新进展　用于眼部的药物以发挥局部作用为主，亦可发挥全身治疗作用。眼黏膜递药制剂系指直接作用于眼部发挥局部治疗作用或经眼部吸收进入体循环，发挥全身治疗作用的制剂。

滴眼剂滴入眼部后，药液滞留于泪膜中的时间很短，大约只有 5% 的药物能够被吸收进入角膜，因此，药物通过滴眼的方式给药很难到达眼后部的作用靶点，通常采用玻璃体内注射给药等方式，目前通过纳米粒靶向眼后部的眼部递药系统研究已取得重要进展。

六、其他灭菌与无菌制剂

1. 体内置入制剂　系指药物与辅料制成的供置入人体内的无菌固体制剂。

置入给药系统是一类经手术置入皮下或针头导入皮下的控制释放制剂。本系统给药后能作用时间长，但需在医生的帮助下进行置入和取出。

2. 创面用制剂

（1）溃疡、烧伤及外伤用溶液剂、软膏剂　属于灭菌制剂，必须在无菌条件下制备并应灭菌。对于伤口、眼部手术用的溶液、软膏剂的无菌检查和微生物限度检查，应符合 2015 版《中国药典》规定。

（2）溃疡、烧伤及外伤用气雾剂、粉雾剂　可用于保护创面、局部麻醉和止血等局部作用。用于创面保护和治疗的气雾剂，要求无刺激性、防止吸收中毒，有利于创面的恢复。

3. 手术用制剂

（1）海绵剂：冷冻或其他处理得质轻、疏松、坚韧且具强吸湿性的海绵状固体。主要用于外伤止血，属于灭菌制剂。

（2）骨蜡：骨科止血剂。在无菌状况下密封保存于玻璃瓶或铁盒中。

七、注射给药系统的新进展

注射用缓控释给药系统因可延长药物作用时间、减少给药频率以及改善患者的顺应性而成为药剂的研究热点。目前，脂质体、微球、原位凝胶以及纳米混悬剂等新剂型技术日趋成熟，已陆续有产品上市。

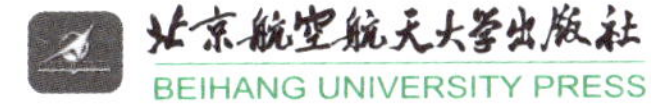

1. 静脉注射　直接用于静脉注射的缓控释给药系统主要包括脂质体和纳米粒。普通的脂质体或纳米粒静脉注射后，易被网状内皮系统摄取，从而迅速在循环系统中被清除掉，影响药物的疗效。

避免载体在静脉注射后被免疫系统所清除，延长载体在体内的循环时间是解决的办法之一。其中，通过改善载体的表面特性，如增加表面亲水性可有效提高载体在体内的循环时间。

2. 肌内注射　用于肌内注射的缓控释给药系统有微球、乳剂以及原位凝胶。注射后药物在肌肉内形成药物储库，从而达到缓释的目的。

3. 皮下注射　皮下组织的间隙较多，血管较少，所以药物吸收较慢。用于皮下注射的缓控释给药系统常见的剂型有微球、纳米粒、原位凝胶等。

4. 鞘内注射　鞘内注射可直接使药物经脊椎底部的蛛网膜腔而进入脑脊液中，从而提高脑内浓度，有利于相关疾病的治疗，如脑部肿瘤以及需经中枢系统发挥作用的镇痛药等。

5. 靶部位注射　用于靶部位注射治疗的剂型有微球、原位凝胶等。将药物直接注入靶部位如肿瘤内并且缓慢释药，可以得到很高的瘤内的药物浓度。

6. 其他部位注射　除以上介绍的几种缓控释给药系统外，还有眼内注射和受伤部位注射的缓控释给药系统。

注射用缓控释给药系统在提高患者顺应性的同时，也存在给药风险：药物一旦注射，难以撤回；对新型高分子材料在体内的长期毒性缺乏系统研究；因受载药量和给药途径的限制，药物长时间滞留在体内的安全性需在临床试验中密切关注。

历年考点串讲

常考的细节有：

1. 灭菌效果应以杀死芽胞为准。

2.《中国药典》（2015 年版）规定为 160 ～ 170℃，2 小时以上，170 ～ 180℃，1 小时以上或 250℃，45 分钟以上。热原经 250℃，30 分钟或 200℃，45 分钟以上可遭破坏。

3. 热压灭菌条件，115℃，30 分钟；121℃，20 分钟；126℃，15 分钟。

4. 过滤灭菌适合于对热不稳定的药物溶液、气体、水等物品的灭菌。

5. 紫外线灭菌法属于表面灭菌，适合于物体表面、无菌室的空气及蒸馏水的灭菌，不适合于药液的灭菌。灭菌力最强的紫外线波长为 254nm。

6. 气体灭菌常用的气体有环氧乙烷气体、甲醛蒸汽、丙二醇蒸汽。

7. F_0 是相当于 121℃热压灭菌时，杀灭容器中全部微生物所需要的时间，F_0 为 8 ～ 12 分钟。

8. 洁净室按每升空气中含粒径≥ 0.5μm 和粒径≥ 5.0μm 粒子的最大允许数为标准，洁净室的净化程度分为 A 级、B 级、C 级、D 级。

9. 制药用水包括纯化水、注射用水与灭菌注射用水。纯化水不得用于注射剂的配制，注射用水为纯化水经蒸馏所得的无热原水，为配制注射剂用的溶剂。

10. 附加剂中苯甲醇和三氯叔丁醇可作局部镇痛药和抑菌剂。

11. 等渗溶液系指与血浆渗透压相等的溶液（如 0.9%NaCl 溶液），等张溶液系指渗透压与红细胞膜张力相等的溶液。渗透压调整方法有冰点降低数据法和氯化钠等渗当量法（包括具体的计算方法）。

12. 注射用水保存时，应在 80℃以上或 65℃以上保温循环存放，或 4℃以下存放。

13. 热原是由磷脂、脂多糖和蛋白质组成的复合物，脂多糖是热原的主要成分和致热中心。

热原的性质有：耐热性、过滤性、被吸附性、水溶性、不耐酸碱性。药典法规定的热原检查方法为家兔法。

14. 注射液常用活性炭吸附剂除热原。

15. 滤过是保证注射液澄明的关键操作。

16. 维生素C注射液通常采用100℃流通蒸汽15分钟灭菌。

第四节　固体制剂

一、粉体学

1. 粉体学的性质　粉体是无数个固体粒子集合体的总称，粒子是粉体运动的最小单元。在一般情况下，粒径＜100μm时容易产生粒子间的相互作用而流动性较差，粒径＞100μm时粒子的自重大于粒子间相互作用而流动性较好。

（1）粒径与粒径分布：粒径大小是粉体的最基本的性质。形状规则的粒子的特征长度可直接表示粒子的大小，多数情况下各个粒子的形态不同且不规则，可按实际应用选择适当地测定方法，求其粒径大小。

①粒径的表示方法为几何学粒径、筛分径、有效径、比表面积等价径。

②粒度分布反映了粒子大小的均匀程度。

③平均粒子径指由不同粒径组成的粒子群的平均粒径，中位径是最常用的平均径，常用 D_{50} 表示。

④粒子径的测定方法光学显微镜法、电子显微镜法、筛分法、沉降法、摩尔特计数法、气体透过法和氮气吸附法等。

（2）粒子形态：系指粒子的轮廓或表面上各点所构成的图像。粒子形态可用形态指数和形态系数来描述。

（3）粒子的比表面积：系指单位体积或重量的表面积。测定方法有：气体吸附法和气体透过法等。

2. 粉体的密度和空隙率

（1）粉体的密度：系指粉体单位体积的质量。根据粉体体积分为真密度、颗粒密度（常采用水银置换法测定）和松密度（也叫堆密度，经振动或轻敲后测得的密度称为振实密度）3种。

①真密度：指粉体质量除以不包括颗粒内外空隙的体积求得的密度。

②颗粒密度：指粉体质量除以包括开口细孔与封闭细孔在内的颗粒体积所求得的密度。颗粒内存在的细孔径＜10μm时水银不能渗入，因此，往往采用水银置换法测定颗粒密度。

③松密度：指粉体质量除以该粉体所占容器的体积求得的密度，亦称堆密度。填充粉体时，经一定规律振动或轻敲后测得的密度称振实密度。

（2）孔隙率：是粉体中空隙所占的比率。分为颗粒内孔隙率、颗粒间空隙率和总孔隙率等，测定方法有密度计法、压汞法、气体吸附法等。

3. 粉体的流动性和填充性　粉体的流动性与粒子的形状、大小、表面状态、密度、孔隙率等有关，粉体的流动形式很多，如重力流动、振动流动、压缩流动、流态化流动等。

（1）粉体流动性的评价与测定方法

①休止角：粉体受力的作用达到平衡静止状态时，粉体堆积层的自由斜面与水平面所形成的最大角，即为休止角（θ）。常用方法有注入法、排出法、倾斜角法等，θ≤30°时流动性好，θ≤40°时

可满足制粒对流动性的需求。

②流出速度：根据单位时间内从容器的小孔中流出粉体的量来表示。

③压缩度：压缩度是粉体流动性的重要指标，其大小反映了粉体的凝聚性和松软状态。压缩度 20% 以下时流动性较好，压缩度增大时流动性下降，当压缩度值达到 40% ～ 50% 时粉体很难从容器中自动流出。

（2）粉体流动性的影响因素与改善方法：粒子间的黏着力、摩擦力、范德华力、静电力等作用阻碍粒子的自由流动，影响粉体的流动性。

改善粉体流动性的方法有增大粒子大小、对于黏附性的粉末粒子进行造粒；改善粒子形态及降低表面的粗糙度、干燥有利于减弱粒子间的作用力、加入助流剂等。

（3）粉体的填充性：充填性是粉体集合体的基本性质，常用孔隙率和松密度来表征，可反映粉体的填充状态，填充紧密时密度大，空隙小。在片剂、胶囊剂的装填过程中具有重要意义。

4. 粉体的吸湿性与润湿性

（1）吸湿性：吸湿性是指固体表面吸附水分的现象。粉体吸湿易发生不同程度的吸湿现象，可能会致使粉末流动性下降、固结、液化，甚至降低药物稳定性等。药物的吸湿特性可用吸湿平衡曲线来表示。

水溶性药物的吸湿性：在较低的相对湿度环境中其平衡水分含量较低，不吸湿，相对湿度增大时，吸湿量就急剧增加。一般把吸湿量开始急剧增加的相对湿度成为临界相对湿度（CRH）。

CRH 是水溶性药物固定的特征参数，是药物吸湿性大小的衡量指标；水溶性药物混合物的 CRH 约等于各成分 CRH 的乘积，而与各成分的量无关。水不溶性药物的吸湿性随着相对湿度变化而缓慢发生变化，没有临界点。水不溶性药物混合物的吸湿性具有加合性。

（2）润湿性：润湿性是固体界面由固 - 气界面变为固 - 液界面时所表现的性质。固体的润湿性用接触角表示，接触角越小润湿性越好，可根据接触角的大小，分为完全润湿（$\theta=0°$）、润湿（$0° < \theta \leq 90°$）、不润湿（$90° < \theta < 180°$）和完全不润湿（$\theta=180°$）。

5. 粉体的黏性、凝聚性与压缩性

（1）黏附性与凝聚性：在粉体的处理过程中经常发生黏附器壁或形成凝聚的现象。产生黏附性与凝聚性的主要原因是：

①干燥时范德华力与静电力相互作用。

②润湿时粒子表面吸附水分形成液体桥或水分减少而产生固体桥发挥作用。在液体桥中溶解的溶质干燥而析出结晶时形成固体桥，这正是吸湿性粉末容易固结的原因。

一般情况下，粒度越小的粉体越易发生黏附与凝聚，因而影响流动性、充填性。一般采用造粒方法加大粒径或加入助流剂等手段防止黏附与凝聚等现象。

（2）粉体的压缩特性：粉体具有压缩成形性，粉体的压缩性表示在压力下体积减小的能力，成形性表示物料紧密结合成一定形状的能力。片剂的制备过程就是将药物粉末或颗粒压缩成具有一定形状和大小的坚固聚集体的过程。

固体物料的压缩成形性的几种机制：

①压缩后粒子间的距离很近，从而在粒子间产生范德华力、静电力等引力。

②粒子在受压时产生的塑性变形使粒子间的接触面积增大。

③粒子受压破碎而产生的新生表面具有较大的表面自由能。

④粒子在受压变形时相互嵌合而产生的机械结合力。

⑤物料在压缩过程中由于摩擦而产生热，特别是颗粒间支撑点处局部温度较高，使熔点较低的物料部分地熔融，解除压力后重新固化而在粒子间形成“固体桥”。

⑥水溶性成分在粒子的接触点处析出结晶而形成“固体桥”等。

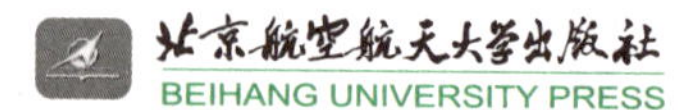

二、固体制剂简介

1. 固体制剂的共同特点　常用的固体剂型有散剂、颗粒剂、片剂、胶囊剂等，其共同特点是：

（1）与液体制剂相比，物理化学性质稳定。

（2）生产成本较低，服用与携带方便。

（3）能保证药物的均匀混合与剂量准确，剂型之间联系密切。

（4）药物在体内溶解后透过生物膜，才被吸收进入血液循环。

2. 固体制剂的制备工艺与体内吸收途径

（1）固体制剂的制备工艺：固体制剂的制备，需将药物进行粉碎与过筛后才能加工成各种剂型，粉碎、过筛、混合是保证药物的含批均匀度的主要单元操作。固体物料的良好流动性、充填性能保证产品的剂量准确，制粒或助流剂的加入是改善流动性、充填性的主要措施之一。

（2）固体制剂的体内吸收路径：固体制剂经口服给药后，需经过药物的溶解过程，才能被吸收进入血液循环中而发挥其治疗作用。固体制剂在体内首先分散成细颗粒是提高溶解速度，加快吸收速度的有效措施之一。

口服制剂吸收的快慢顺序一般是：溶液剂＞混悬剂＞散剂＞颗粒剂＞胶囊剂＞片剂＞丸剂。

3. Noyes-Whitney 方程　药物的溶出速度是决定固体制剂经口服吸收的关键。药物的溶出速度可用 Noyes-Whitney 方程来描述。

$$\frac{dC}{dt}=\mathrm{k}S（Cs-C）$$

式中，k 为溶出速度常数，C_s 为固体表面的饱和浓度；C 为溶液主体中药物的浓度；S 为溶出面积。由于体内环境中药物浓度通常较低，即 $C\rightarrow 0$，可简化上述公式为：$\frac{dC}{dt}=\mathrm{k}SCs$

Noyes-Whitney 方程表明药物的溶出速度与溶出速度常数 k、药物粒子表面积 S、药物溶解度 C_s 成正比。

改善药物溶出速度的方法为增大药物溶出面积（粉碎以减小粒径或加崩解剂）、增大溶出速度（增大搅拌速度）、提高药物的溶解度（提高温度、改变晶型和制成固体分散物等）。

三、散　剂

1. 散剂的概念与特点　散剂系指药物与适宜的辅料经粉碎、均匀混合制成的干燥粉末状制剂，根据应用方法与用途可分为溶液散、煮散、内服散、外用散、眼用散等。

（1）散剂的分类

①口服散剂一般溶于或分散于水或其他液体中服用，也可直接用水送服。

②局部用散剂可供皮肤、口腔、咽喉、腔道等处应用；专供治疗、预防和润滑皮肤的散剂也可称为撒布剂或撒粉。

③在小剂量的剧毒药中添加一定量的填充剂制成的稀释散称为“倍散”。剂量 0.1 ～ 0.01g 可配成 10 倍散（即 9 份稀释剂与 1 份药物混合），0.01 ～ 0.001g 配成 100 倍散，0.001g 以下应配成 1000 倍散。配制倍散时应采用逐级稀释法。

（2）散剂的特点

①散剂粉状颗粒的粒径小，比表面积大、容易分散、起效快。

②外用散的覆盖面积大，可同时发挥保护和收敛等作用。

③贮存、运输、携带比较方便。

④制备工艺简单，剂量易于控制，便于婴幼儿服用。

⑤应注意由于分散度大而造成的吸湿性、化学活性、气味、刺激性等方面的影响。

2. 散剂的制备　制备过程分为物料的粉碎、过筛、混合、分剂量、质量检查、包装、成品。

（1）粉碎

①粉碎的目的在于减小粒径，增加比表面积。

a. 可提高难溶性药物的溶出速度以及生物利用度。

b. 利于各成分混合均匀。

c. 可提高固体药物在液体、半固体、气体中的分散度。

d. 有助于从天然药物中提取有效成分等。

②粉碎设备常用方法有干法粉碎和湿法粉碎（即加液研磨法或水飞法）。常用的设备有研钵、球磨机、冲击式粉碎机、流能磨（气流粉碎机）。

（2）筛分：筛分是借助筛网孔径大小将物料进行分离的方法。筛分法操作简单 、经济而且分级精度较高，筛分设备一般为药筛（分为冲眼筛和编织筛）。我国工业用标准筛常用“目”数表示筛号，即以每一英寸（25.4mm）长度上的筛孔数目表示，孔径大小常用微米表示。药典规定标准筛 1 ～ 9 号（内孔径由大到小）。

（3）混合：把两种以上组分的物质均匀混合的操作统称为混合，以含量的均匀一致为目的，是保证制剂产品质量的重要措施之一。

①混合机制：混合机内粒子经随机的相对运动完成混合，混合机制有对流混合、剪切混合、扩散混合三种运动方式。一般来说，在混合开始阶段以对流与剪切混合为主导作用，随后扩散的混合作用增加。

②影响混合的因素

a. 物料粉体性质（粒径、粒子形态、密度等）。

b. 设备类型（如混合机的形状及尺寸）。

c. 操作条件（如物料的充填量、装料方式、混合比，混合机的转速及混合时间等）。

③混合应采取的措施

a. 各组分的混合比例相差过大时，难以混合均匀，此时应该采用等量递加混合法（又称配研法）进行混合。

b. 各组分的密度差异较大时，应将密度大者置于密度小者上面。

c. 各组分的黏附性与带电性：应将量大或不易吸附的药粉或辅料垫底，量少或易吸附者后加入。混合时摩擦起电的粉末不易混匀，通常加少量表面活性剂或润滑剂加以克服，如硬脂酸镁、十二烷基硫酸钠等具有抗静电作用。

d. 含液体或易吸湿成分的混合：可用处方中其他固体组分或吸收剂吸收该液体至不润湿为止。常用的吸收剂有磷酸钙、白陶土、蔗糖和葡萄糖等。

e. 形成低共熔混合物：可发生低共熔现象的常见药物有水合氯醛、樟脑、麝香草酚等，以一定比例混合研磨时极易润湿、液化，此时尽量避免形成低共熔物的混合比。

④混合方式与设备：实验室常用的混合方法有搅拌混合、研磨混合、过筛混合，在大批量生产时多采用搅拌（容器固定型）或容器旋转方式。

⑤分剂量：是将混合均匀的物料按剂量要求进行分装的过程，常用方法有目测法、重量法、容量法三种。为了保证剂量的准确性，药粉的流动性、吸湿性和密度差等特性是必须进行的必要实验考察。

3. 散剂的质量检查　除主药含量外，《中国药典》（2015 年版）收载的散剂质量检查项目还规定了粒度、外观均匀度、干燥失重（除另有规定外不得超过 2.0%）、装量差异、无菌（用于烧伤或创伤的局部用散剂）、微生物限度等重要项目。

四、颗粒剂

1. 颗粒剂的概念与特点

（1）概念：系指将药物与适宜的辅料混合而制成具有一定粒度的干燥颗粒状制剂。分为可溶颗粒（通称颗粒）、混悬颗粒、泡腾颗粒、肠溶颗粒、缓释颗粒和控释颗粒等，供口服用。

（2）特点：颗粒剂与散剂相比具有以下特点。

①飞散性、附着性、团聚性、吸湿性等均较少。

②服用方便。

③必要时可对颗粒进行包衣，根据包衣材料的性质可使颗粒具有防潮性、缓释性或肠溶性等。

④多种药物颗粒混合时，当各种颗粒的大小或粒密度差异较大时易产生离析现象，从而导致剂量不准确。

2. 颗粒剂的制备与质量检查

（1）颗粒剂的制备：包括药物的粉碎、过筛、混合、制软材（与稀释剂、崩解剂等混匀，加入黏合剂）、制粒、干燥（箱式干燥法、流化床干燥法等）、整粒（过筛）、质检、分剂量、包装。

（2）质量检查：除另有规定外，颗粒剂应进行粒度、水分、干燥失重、溶化性、装量差异、微生物限度等检查。

五、片　剂

1. 片剂的概念、特点与分类　片剂是指药物与辅料均匀混合后压制而成的片状制剂。外观包括圆形片和异形片（如椭圆形、三角形和菱形等）。

（1）片剂的特点

①优点

a. 剂量准确，含量均匀，以片数作为剂量单位。

b. 可根据包衣材料的性质进行包衣保护，化学稳定性较好。

c. 携带、运输、服用均较方便。

d. 机械化及自动化程度较高，产量大、成本及售价较低。

e. 可根据不同的临床治疗需要，制成不同类型的各种片剂，如分散（速效）片、控释（长效）片、肠溶包衣片、咀嚼片和口含片等。

②不足之处

a. 幼儿及昏迷患者不易吞服。

b. 处方中需加入辅料，可能影响药物的溶出和生物利用度。

c. 如含有挥发性成分，久贮含量有所下降。

（2）片剂的分类

①普通片：药物与辅料混合、压制而成的未包衣常释片剂。

②包衣片：在普通片的外表面包上一层衣膜的片剂。根据包衣材料不同可分为：糖衣片、薄膜衣片和肠溶衣片。

③泡腾片：含有泡腾崩解剂的片剂。泡腾崩解剂是指碳酸氢钠与枸橼酸等有机酸成对构成的混合物，遇水时两者反应产生大量二氧化碳气体，从而使片剂迅速崩解。

④咀嚼片：在口中嚼碎后再咽下去的片剂。

⑤分散片：遇水迅速崩解并均匀分散的片剂。在21℃±1℃水中3分钟即可崩解分散，并通过180μm孔径的筛网，可加入水中分散后饮用、咀嚼或含服。分散片中原料药应是难溶性的。

⑥缓释片或控释片：能够控制药物释放速度，以延长药物作用时间的一类片剂。具有血药浓度平稳、服药次数少及治疗作用时间长等优点。

⑦多层片：由两层或多层构成的片剂。根据不同药物间的配伍变化或控缓释效果进行分层压片。

⑧舌下片：指置于舌下能迅速溶化，药物经舌下黏膜吸收发挥全身作用的片剂。可避免肝对药物的首关效应。

⑨口含片含于口腔中缓慢溶化产生局部或全身作用的片剂。

⑩口腔粘贴片：贴在口腔黏膜，药物直接由黏膜吸收，发挥全身作用的片剂。适用于肝首过作用较强的药物，常用于口腔及咽喉疾病的治疗。

⑪口崩片：指在口腔内不需要用水即能迅速崩解或溶解的片剂。

⑫置入片：将无菌药片置入到皮下后缓缓释药，维持疗效几周、几个月直至几年的片剂。

⑬皮下注射用片 经无菌操作制作的片剂。用时溶解于灭菌注射用水中，供皮下或肌内注射的无菌片剂，现已很少使用。

⑭溶液片：临用前加水溶解成溶液的片剂。

⑮阴道片：供塞入阴道内产生局部作用的片剂。

2. 片剂常用的辅料　片剂由药物和辅料组成。辅料系指片剂内除药物以外的一切附加物料的总称，亦称赋形剂。常用的辅料一般包括填充剂、润湿剂、黏合剂、崩解剂及润滑剂等，根据需要还可加入着色剂、矫味剂等。

（1）稀释剂：亦称为填充剂，主要是用以增加片剂的重量或体积，如淀粉、糊精、乳糖、微晶纤维素、一些无机钙盐（如硫酸钙、磷酸氢钙及碳酸钙等）、糖粉、甘露醇、山梨醇等。

（2）润湿剂与黏合剂：润湿剂系指本身没有黏性，但能诱发待制粒物料的黏性，以利于制粒的液体。如蒸馏水、乙醇及水醇的混合物等常用的润湿剂。

黏合剂系指对无黏性或黏性不足的物料给予黏性，从而使物料聚结成粒的辅料。如淀粉浆（浓度一般为 8% ～ 15%）、聚维酮（PVP）溶液、糖粉与糖浆、聚乙二醇、胶浆及纤维素衍生物如甲基纤维素（MC）、羟丙纤维素（HPC）、羟丙甲纤维素（HPMC）、羧甲基纤维素钠（CMC-Na）、乙基纤维素（EC）等。

（3）崩解剂：崩解剂是促使片剂在胃肠液中迅速碎裂成细小颗粒的辅料。片剂的崩解过程经历润湿、虹吸、破碎。除了缓控释片、口含片、咀嚼片、舌下片、置入片等有特殊要求的片剂外，一般均需加入崩解剂。

常用崩解剂有：干淀粉、羧甲基淀粉钠（CMS-Na）、羟丙纤维素（HPC）、交联羧甲基纤维素钠（CCMC-Na）、交联聚维酮（CPVP）、泡腾崩解剂等。

崩解剂的加入方法有外加法、内加法和内外加法。外加法是将崩解剂加入于压片之前的干颗粒中；内加法是将崩解剂加入于制粒过程中；内外加法是内加一部分，外加一部分，可使片剂的崩解既发生在颗粒内部又发生在颗粒之间，从而达到良好的崩解效果。

在崩解剂用量相同时，片剂崩解速率的顺序为：外加法＞内外加法＞内加法；片剂溶出速率的顺序为：内外加法＞内加法＞外加法。通常内加崩解剂量占崩解剂总量的 50% ～ 75%，外加崩解剂量占崩解剂总量的 25% ～ 50%，崩解剂总量一般为片重的 5% ～ 20%。

（4）润滑剂：压片时为了能顺利加料和出片，并减少黏冲及降低颗粒与颗粒、药片与模孔壁之间的摩擦力，使片面光滑美观，在压片前一般均需在颗粒（或结晶）中加入适宜的润滑剂。

按其作用不同，润滑剂可分为以下三类，即助流剂、抗黏着（附）剂和润滑剂，如硬脂酸镁、微粉硅胶、滑石粉、氢化植物油、聚乙二醇类（PEG4000，PEG6000）、十二烷基硫酸钠（镁）等。

3. 片剂的制备方法与分类　压片过程的三大要素是流动性、压缩成形性和润滑性。这些要素的改善将有利于减小片重差异，防止裂片、松片及粘冲等现象。

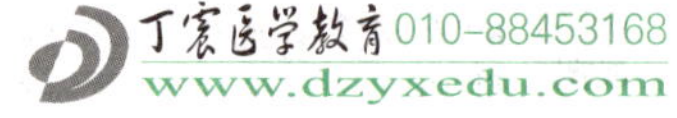

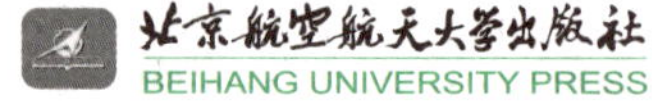

（1）湿法制粒压片法：是将湿法制粒的颗粒经干燥后压片的方法。对于热敏性、湿敏性、极易溶性等物料不适合。

（2）干法制粒压片法：是将药物和辅料的粉末混合均匀、压缩成大片状或板状后，粉碎成所需大小颗粒的方法。常用于热敏性物料、遇水易分解的药物，方法简单、省工省时。

（3）直接粉末压片法：是不经过制粒过程直接把药物和辅料的混合物进行压片的方法。适用于湿热不稳定的药物等，但可能存在粉末流动性差、片重差异大和易裂片等缺点。

（4）半干式颗粒压片法：是将药物粉末和预先制好的辅料颗粒（空白颗粒）混合进行压片的方法。适用于对湿热敏感不易制粒，而且压缩成形性差的药物。

4. 湿法制粒技术　湿法制粒是将药物和辅料的粉末混合后加入液体黏合剂制备颗粒的方法，制粒的目的是改善可压性和流动性。

（1）挤压制粒法：将药物与辅料混合后加入黏合剂制软材，将软材用强制挤压的方式通过筛孔而制粒的方法。制粒设备有螺旋挤压式、旋转挤压式、摇摆挤压式等。挤压式制粒机的特点有：

①粒的大小由筛网的孔径大小调节，粒度分布较窄，粒子形状多为圆柱状、角柱状。

②颗粒的松软程度可用不同黏合剂及其加入量调节，以适应压片的需要。

③制粒前必须混合、制软材等，程序多、劳动强度大，不适合大批量、连续生产。

④制备小粒径颗粒时筛网的寿命短等。

（2）转动制粒法：在药物与辅料混合后加入黏合剂，在转动、摇动、搅拌等作用下使粉末结聚成具有一定强度的球形粒子的方法。制粒过程有母核形成、母核成长、压实三个阶段。转动制粒法多用于药丸的生产，可制备 2 ～ 3mm 大小的药丸。

（3）高速搅拌制粒法：药物和辅料在高速搅拌制粒机中搅拌混匀后加入黏合剂的高速搅拌制粒的方法。搅拌器主要由容器、搅拌桨、切割刀组成。特点是：

①在一个容器内进行混合、捏合、制粒过程。

②操作简单、快速。

③制备颗粒可致密或松软，适应性广。

（4）流化床制粒法：物料保持悬浮的流化状态下，喷入黏合剂制颗粒的方法。特点如下。

①在一台设备内可完成混合、制粒、干燥等过程，又称“一步制粒”法。

② 制得的颗粒为多孔性柔软颗粒，密度小、强度小，且颗粒的粒度分布均匀，流动性、压缩成形性好。

流化床制粒的影响因素：黏合剂的选择；原料粒度；操作条件：如空气的空塔速度影响物料的流态化状态、粉粒的分散性、干燥的快慢；空气温度影响物料表面的润湿与干燥；黏合剂的喷雾量影响粒径的大小；喷雾速度影响粉体粒子间的结合速度及粒径的均匀性；喷嘴的高度影响喷雾均匀性与润湿程度等。

（5）复合型制粒法：是搅拌制粒、转动制粒、流化床制粒法等技术相结合，使混合、捏合、制粒、干燥、包衣等多个单元操作在一个机器内进行的新型方法，设备如复合型制粒机。

（6）喷雾制粒法：喷雾制粒是将药物溶液或混悬液喷雾于干燥室内，在热气流的作用下使雾滴中的水分迅速蒸发以直接获得球状干燥细颗粒的方法。如以干燥为目的时称喷雾干燥；以制粒为目的时称喷雾制粒。

5. 固体的干燥、整粒与混合

（1）干燥：系指利用热能使湿物料中的湿分（水分或其他溶剂）气化，并利用气流或真空带走气化了的湿分，从而获得干燥固体产品的操作。

①干燥方法：按操作方式分为间歇式、连续式；按操作压力分为常压式、真空式；按加热方式分为热传导干燥、对流干燥、辐射干燥、介电加热干燥等。

②干燥设备：箱式干燥器（为间歇式干燥器）、流化床干燥器（也称沸腾干燥器）、喷雾干燥器、

红外干燥器、微波干燥器。

③含水量的测定方法：常用干燥失重测定法、保干器干燥法、常压加热干燥法、减压干燥法等。精确测定微量含水量时，必须采用费休法或甲苯法。

（2）整粒与混合：整粒的目的是使干燥过程中结块、粘连的颗粒分散开，以得到大小均匀的颗粒。一般采用过筛法，所用筛孔要比制粒时的筛孔稍小一些。整粒后，向颗粒中加入润滑剂和外加的崩解剂，进行“总混”。

6. 压片（包括压片机的构造、片重计算及影响片剂成型的因素）

（1）压片机：常用压片机按其结构分为单冲压片机和旋转压片机；按压制片形分为圆形片压片机和异形片压片机；按压缩次数分为 1 次压制压片机和 2 次压制压片机；按片层分为双层压片机、有芯片压片机等。

（2）片重的计算

①按主药含量计算片重：压片前测定颗粒中主药的实际含量，按实际计算片重。

②按干颗粒总重计算片重：中药的片剂成分复杂，无法准确测定含量时，按实际投料量与预定片剂个数计算。

（3）影响片剂成型的因素：物料的压缩成型性、药物的熔点及结晶形态、润滑剂、水分压力等。

（4）片剂制备中可能发生的问题及原因分析

①裂片：片剂发生裂开的现象叫裂片，如果裂开的位置发生在药片的上部或中部，习惯上分别称为顶裂或腰裂，是裂片的常见形式。

处方因素有：物料中细粉太多、物料易脆碎和易弹性变形等。

工艺因素有：压片机、压片速度、片剂形状、压缩次数等。

解决措施有：选用弹性小、塑性大的辅料；选用适宜制粒方法；选用适宜压片机和操作参数等。

②松片：片剂硬度不够，稍加触动即散碎的现象称为松片。原因是物料黏性力差，压缩压力不足等。

③粘冲：片剂的表而被冲头粘去一薄层或一小部分，造成片面粗糙不平或有凹痕的现象称为黏冲。原因是颗粒含水量多、物料较易吸湿、润滑剂选用不当或用量不足、冲头表面锈蚀、粗糙不光或刻字等。

④片重差异超限：片项差异超过规定范围，即为片项差异超限。主要原因为颗粒流动性不好；颗粒内的细粉太多或颗粒的大小相差悬殊；加料斗内的颗粒时多时少；冲头与模孔吻合性不好等。

⑤崩解迟缓：主要原因为压缩力大；可溶性成分与润湿剂选择不当；物料的压缩成形性与黏合剂不适合；崩解剂选用不当。

⑥溶出超限：片剂不崩解；颗粒过硬；药物的溶解度差等造成。

⑦含量不均匀：小剂量的药物可能是混合不均匀，可溶性成分在颗粒之间的迁移等。

（5）片剂的质量检查与应用举例

①片剂的质量检查包括：外观性状、片重差异、硬度和脆碎度、崩解度（特殊片剂如缓控释片剂、口含片、咀嚼片等不作检查）、溶出度或释放度（溶出度检查用于一般的片剂，而释放度检查用于缓控释制剂）、含量均匀度（针对小剂量药物片剂）。

②片剂应用举例：复方阿司匹林片。

〖处方〗

阿司匹林	268g
对乙酰氨基酚（扑热息痛）	136g
咖啡因	33.4g
淀粉	266g
淀粉浆（15% ～ 17%）	85g
滑石粉	25g（5%）

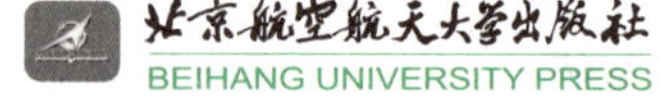

轻质液状石蜡　　2.5g
酒石酸　　2.7g
制成　　1000 片

〖工艺〗将咖啡因、对乙酰氨基酚与 1/3 量的淀粉混匀，加淀粉浆（15% ～ 17%）制软材 10 ～ 15 分钟，过 14 目或 16 目尼龙筛制湿颗粒，于 70℃干燥，干颗粒过 12 目尼龙筛整粒，然后将此颗粒与阿司匹林混合均匀，最后加剩余的淀粉（预先在 100 ～ 105℃干燥）及吸附有液状石蜡的滑石粉，共同混匀后，再过 12 目尼龙筛，颗粒经含量测定合格后，用 12mm 冲压片，即得。

〖处方及工艺分析〗

a．处方中的液状石蜡为滑石粉的 10%，可使滑石粉更易于黏附在颗粒的表面上，在压片振动时不易脱落。

b．淀粉的剩余部分作为崩解剂。

c．处方中加入酒石酸，可在湿法制粒过程中有效地减少阿司匹林的水解。

d．本品中 3 种主药混合制粒及干燥时易产生低共熔现象，所以采用分别制粒的方法。

e．阿司匹林的水解受金属离子的催化，因此采用尼龙筛网制粒，同时不得使用硬脂酸镁。

f．阿司匹林的可压性极差，采用淀粉浆（15% ～ 17%）作为黏合剂。

g．阿司匹林具有一定的疏水性，必要时可加入适宜的表面活性剂，如聚山梨酯－ 80 等，加快其崩解和溶出。

h．为了防止阿司匹林与咖啡因等的颗粒混合不匀，可将阿司匹林制成干颗粒，然后再与咖啡因等的颗粒混合。

六、包衣片剂

1．糖包衣工艺与材料

（1）隔离层：包不透水的隔离层可防止在后面的包衣过程中水分浸入片芯。材料有玉米朊、虫胶、邻苯二甲酸醋酸纤维素（CAP）、明胶等，一般包 3 ～ 5 层，操作时应注意防爆防火。

（2）粉衣层：可消除片剂的棱角，材料有糖浆和滑石粉，片芯形状应为很薄的双面凸形片。

（3）糖衣层：使粗糙、疏松的粉衣层表面光滑平整、细腻坚实。

（4）有色糖衣层：主要目的是为了便于识别与美观，一般包制 8 ～ 15 层。

（5）打光：增加片剂的光泽和表面的疏水性。一般用川蜡、硅油。

2．薄膜包衣工艺与材料

（1）包薄膜衣的生产工艺：常用的为有机溶剂包衣法和水分散体乳胶包衣法。

（2）薄膜包衣材料：薄膜包衣材料通常由高分子材料、增塑剂、速度调节剂、增光剂、固体物料、色料和溶剂等组成。

①高分子包衣材料：按衣层的作用分为普通型、缓释型和肠溶型 3 大类。

a．普通型：用于改善吸潮和防止粉尘污染等，材料有羟丙基甲基纤维素（HPMC）、甲基纤维素（MC）、羟乙基纤维素（HEC）、羟丙基纤维素（HPC）等。

b．缓释：常用中性的甲基丙烯酸酯共聚物和乙基纤维素（EC）不溶于水，也可与水溶性材料（如 HPMC，PEG）混合使用，这些材料具有溶胀性，对水及水溶性物质有通透性，可用于调整药物的释放。

c．肠溶型：肠溶性材料有耐酸性，常用醋酸纤维素酞酸酯（CAP）、聚乙烯醇酞酸酯（PVAP）、甲基丙烯酸共聚物、羟丙基纤维素酞酸酯（HPMCP）、丙烯酸树脂 EudragitS100 及 L100 等。

②增塑剂：可改变高分子薄膜的物理机械性质，使其更具柔顺性，有利于包衣。如丙三醇、丙二醇、PEG、二丁基癸二酸酯和邻苯二甲酸二丁酯（二乙酯）等。

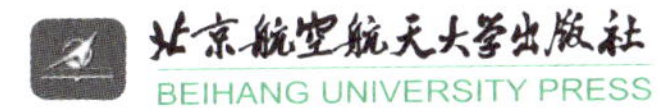

③释放速度调节剂：又称释放速度促进剂或致孔剂，一般为水溶性极好的小分子或高分子材料，如蔗糖、氯化钠、表面活性剂及 PEG 等。

④固体物料及色料：固体物料可防止颗粒或片剂的粘连，如滑石粉、硬脂酸镁、胶态二氧化硅等；色料可满足产品美观的要求，也有遮光作用。

（3）包衣的方法与设备：包衣方法有滚转包衣法、流化包衣法、压制包衣法。常用的方法为滚转包衣法。

包衣装置可分为：倾斜包衣锅和埋管包衣锅、高效水平包衣锅、转动包衣装置、流化包衣装置。压制包衣法一般采用两台压片机联合起来实施压制包衣。

①滚转包衣法：又称锅包衣法，包括普通锅包衣法（普通滚转包衣法）、改进的埋管包衣法及高效包衣锅法。常用设备为普通包衣锅、埋管式包衣锅及高效包衣锅。

②流化包衣法：片剂悬浮于包衣室中快速上升的空气流中进行包衣的方法，常用设备是流化床。

③压制包衣法：采用特殊的压片技术，使片芯压入包衣材料中间而形成压制的包衣片剂。一般采用 2 台压片机联合起来实施压制包衣，常用设备是包芯片压片机。

七、胶囊剂

1. 胶囊剂的概念、特点与分类

（1）概念：指将药物填装于空心硬质胶囊中或密封于弹性软质胶囊中而制成的固体制剂。

（2）特点

①优点

a. 能掩盖药物的不良臭味、提高药物稳定性，增加患者的顺应性。

b. 药物是以粉末或颗粒状态直接填装于囊壳中，不受压力等因素的影响，在胃肠道中迅速分散、溶出和吸收，药物在体内起效快，一般情况下其起效高于相应的丸剂、片剂等剂型。

c. 液态药物固体剂型化，服药方便。

d. 可延缓、控制药物的释放和定位释药。

②缺点：药物的水溶液或稀乙醇溶液，易风干或易潮解的药物、易溶性的刺激性药物等不宜制成胶囊剂。胶囊剂应贮存于阴凉干燥处。

（3）分类

①硬胶囊剂：系将一定量的药物及适当的辅料（也可不加辅料）制成均匀的粉末、颗粒、小片、小丸等，填装于空心硬胶囊中而制成。

②软胶囊剂：系将一定量的药物（或药材提取物）溶于适当液体辅料中，制成溶液、混悬液、半固体或固体，再用压制法（或滴制法）使之密封于软质胶囊中。其他还有根据特殊用途命名的肠溶胶囊剂和结肠靶向胶囊剂。

2. 胶囊剂的制备与质量检查

（1）硬胶囊剂：硬胶囊的制备分为空胶囊的制备和填充物料的制备、填充、封口等工艺过程。

①空胶囊的制备：主要成囊材料是明胶，由酸水解制得的明胶称为 A 型明胶，等电点 pH 为 7 ～ 9；由碱水解制得的明胶称为 B 型明胶，等电点 pH 为 4.7 ～ 5.2。

一般可加入增塑剂（如丙三醇、山梨醇、CMC-Na 及 HPC 等）；增稠剂以减小流动性，增加胶冻力（如琼脂等）；对光敏感药物，可加入遮光剂（如二氧化钛）；食用性着色剂和防腐剂（如尼泊金等）。

制备工艺：空胶囊系由囊体和囊帽组成，其主要制备流程为，溶胶→蘸胶（制坯）→干燥→拔壳→切割→整理。

规格：有 8 种规格，常用的为 0 ～ 5 号，随着号数由小到大，容积由大到小。

②填充物料的制备、填充与封口

物料的处理包括流动性好的药物，粉碎后可直接填充；流动性差的药物，可加入稀释剂、润滑剂等辅料直接填充或制成颗粒后填充。

填充与封口：依据待填充物料的堆密度计算应装剂量的容积（填充量）选择空胶囊的规格，将药物填充于囊体后，套合胶囊帽。锁口式胶囊不需封口，非锁口式胶囊（平口套合）需封口。

（2）软胶囊剂

①囊壁制备：具有可塑性与弹性，由明胶、增塑剂、水组成，其重量比例通常是干明胶：干增塑剂：水＝1 ∶ 0.4 ～ 0.6 ∶ 1。

a．囊壁组成的影响：若增塑剂用量过低（或过高），则囊壁会过硬（或过软），增塑剂具有调节囊壁可塑性与弹性的作用，能防止囊壁在贮存过程中损失水分，避免软胶囊硬化和崩解时间延长。常用的增塑剂有丙三醇、山梨醇或二者的混合物。

b．药物性质与液体介质的影响：对蛋白质性质无影响的药物和附加剂才能填充，填充物多为液体，pH 以 2.5 ～ 7.5 为宜，否则易使明胶水解或变性，导致泄漏或影响崩解和溶出，可选用磷酸盐、乳酸盐等缓冲液调整。但液体药物若含 5% 水或为水溶性挥发性、小分子有机物，如乙醇、酮、酸、酯等能使囊材软化或溶解释可使明胶变性等，均不宜制成软胶囊。

②囊芯液（即填充物）制备：可以是液体、混悬体、半固体和固体，多为液体。当用固体药物粉末混悬在油性或非油性液体介质（如 PEG400）中制备囊芯液时，可用“基质吸附率”来计算所需液体介质的量。公式如下：

基质吸附率 = 基质重量 / 固体药物重量

③软胶囊剂的制备：常用滴制法（由具双层滴头的滴丸机完成）和压制法（用钢板模或旋转模压制软胶囊的一种方法）。

（3）肠溶胶囊剂的制备：肠溶胶囊囊壁的制备有 2 种方法。

①明胶与甲醛作用生成甲醛明胶，甲醛明胶只能在肠液中溶解，但此处理方法的肠溶性极不稳定。

②在明胶壳表面包被肠溶衣料，此处理方法的肠溶性较为稳定。

3．胶囊剂的质量检查　胶囊剂的质量应符合药典“制剂通则”项下对胶囊剂的要求。

（1）外观：不得有黏结、变形、渗漏或囊壳破裂等现象，并应无异臭。

（2）水分（硬胶囊剂内容物的水分一般不得超过 9.0%）。

（3）装量差异：每粒装量与平均装量相比较，超出装量差异限度的不得多于 2 粒，并不得有一粒超出限度 1 倍（平均装量为 0.3g 以下，装量差异限度为 ±10.0%；0.3g 或 0.3g 以上，装量差异限度为 ±7.5%）。

（4）崩解度与溶出度（凡规定检查溶出度或释放度的胶囊不再检查崩解度）。

八、滴丸剂

1．滴丸剂的概念、特点

（1）概念：滴丸剂系指固体或液体药物与适当物质（一般称为基质）加热熔化混匀后，滴入不相混溶的冷凝液（如液状石蜡、植物油、二甲硅油和水等）中、收缩冷凝而制成的小丸状球形或类球制剂，主要供口服使用。

（2）特点

①设备简单、操作方便。

②工艺条件易于控制，质量稳定，剂量准确，受热时间短。

③可使液态药物固形化，如芸香油滴丸。

④用固体分散技术制备的滴丸，吸收迅速、生物利用度高。

⑤发展了耳、眼科用药的新剂型，可起到延效作用。

2. 滴丸剂常用基质及制备方法

（1）常用基质

①水溶性基质：常用的有 PEG 类（如 PEG6000 等）、肥皂类，硬脂酸钠及甘油明胶等。

②脂溶性基质：常用的有硬脂酸、单硬脂酸甘油酯、氢化植物油、虫蜡等。

（2）制备方法：滴丸剂的制备一般采用滴制法制备，将药物均匀分散在熔融的基质中，再滴入不相混溶的冷凝液里，收缩成丸。

九、膜 剂

1. 膜剂的概念与特点

（1）概念：系指药物溶解或均匀分散于成膜材料中加工成的薄膜制剂。膜剂可供口服、口含、舌下给药、眼结膜囊内或阴道内给药、皮肤和黏膜给药。

根据膜剂的结构类型分类，有单层膜、多层膜（复合）与夹心膜等。膜剂厚度一般为 0.1 ～ 0.2mm，面积为 $1cm^2$ 的可供口服，$0.5cm^2$ 的可供眼用。

（2）特点：工艺简单；成膜材料较其他剂型用量小；含量准确；稳定性好；吸收快；膜剂体积小，质量轻，应用、携带及运输方便。采用不同的成膜材料可制成不同释药速度的膜剂。缺点是载药量小，只适合于小剂量的药物，重量差异难控制，收率较低。

2. 膜剂的成膜材料

（1）成膜材料

①天然的高分子化合物：如明胶、虫胶、阿拉伯胶、琼脂等。

②聚乙烯醇（PVA，在载体内不分解亦无生理活性）。

③乙烯 - 醋酸乙烯共聚物（EVA，水不溶性高分子聚合物）。

④其他，如甲基丙烯酸酯 - 甲基丙烯酸共聚物等。

（2）制备工艺

①膜剂的组成：主药、成膜材料（如 PVA）、增塑剂（如丙三醇、山梨醇等）、表面活性剂（如聚山梨酯-80、十二烷基硫酸钠等）、填充剂（如 SiO_2，$CaCO_3$ 等）、着色剂（如色素、TiO_2 等）、脱膜剂（如液状石蜡）。

②制备方法：匀浆制膜法、热塑制膜法、复合制膜法。

历年考点串讲

本节常考的细节有：

1. 散剂粉状颗粒的粒径小，比表面积大、容易分散、起效快。

2. 混合以含量的均匀一致为目的。

3. 各组分的混合比例相差过大时，应该采用等量递加混合法进行混合。

4. 当混合的药物有黏附性与带电性时，应将量大或不易吸附的药粉或辅料垫底，量少或易吸附者后加入。

5. 片剂常用的稀释剂（填充剂），有如淀粉、乳糖、微晶纤维素等。

6. 常用的润湿剂有蒸馏水、乙醇及水醇的混合物等，黏合剂有淀粉浆、聚维酮（PVP）溶液、糖粉与糖浆、聚乙二醇、胶浆及纤维素衍生物［如甲基纤维素（MC）］、羟丙甲纤维素（HPMC）等。

7. 常用崩解剂有：干淀粉、羧甲基淀粉钠（CMS-Na）。

8. 为了能顺利加料和出片，并减少黏冲及降低颗粒与颗粒、药片与模孔壁之间的摩擦力，使片面光滑美观，在压片前一般均需在颗粒（或结晶）中加入适宜的润滑剂。常用的润滑剂有硬脂酸镁、滑石粉等。

9. 湿法制粒是将药物和辅料的粉末混合后加入液体黏合剂制备颗粒的方法，制粒的目的是改善可压性和流动性。

10. 舌下片可避免肝对药物的首关效应，分散片在水中能迅速崩解并均匀分散，药物应是难溶性的。分散片能增加难溶性药物的吸收和生物利用度，分散片应进行分散均匀性检查，一般在20℃左右的水中于3分钟内崩解。

11. 糖包衣中的隔离层不透水可防止在后面的包衣过程中水分浸入片芯。

12. 普通的薄膜包衣材料主要有羟丙基甲基纤维素、甲基纤维素、羟乙基纤维素、羟丙基纤维素等。肠溶型包衣材料有醋酸纤维素酞酸酯（CAP）、丙烯酸树脂 Eudragit S100 及 L100 等。

13. 阿司匹林片中阿司匹林的水解受金属离子的催化，需采用尼龙筛网制粒，同时不得使用硬脂酸镁。

14. 泡腾片是含有碳酸氢钠和有机酸，遇水后可产生气体而成泡腾状的片剂，有机酸一般用枸橼酸、酒石酸、富马酸等。

15. 药物的水溶液或稀乙醇溶液，易风干或易潮解的药物、易溶性的刺激性药物等不宜制成胶囊剂。

16. 空胶囊的主要成囊材料是明胶，还应加入增塑剂（如丙三醇、山梨醇等）。

17. 膜剂的缺点是载药量小，只适合于小剂量的药物。

18. 聚乙烯醇（PVA）是膜剂常用的成膜材料。

第五节　半固体制剂

一、软膏剂与乳膏剂

1. 软膏剂的概念、特点与分类

（1）概念：软膏剂系指药物与油溶性或水溶性基质均匀混合制成具有适当稠度的半固体外用制剂。软膏剂主要用于局部疾病的治疗，如抗感染、消毒、止痒、止痛和麻醉等。

（2）特点

①均匀、细腻、对皮肤无刺激性、稠度适宜。

②性质稳定，无酸败、异臭、变色、变硬和油水分离等变质现象。

③无刺激性、过敏性及其他不良反应。

④用于创面的软膏应无菌。

⑤眼用软膏的配制需在无菌条件下进行。

（3）分类

①按基质的不同：分油膏剂、乳膏剂、凝胶剂、糊剂和眼膏剂等。

②按分散系统不同：因原料药物在基质中分散状态不同，分为溶液型软膏剂和混悬型软膏剂。溶

液型软膏剂为原料药物溶解（或共熔）于基质或基质组分中制成的软膏剂；混悬型软膏剂为原料药物细粉均匀分散于基质中制成的软膏剂。

2. 软膏剂的基质与附加剂　基质是软膏剂形成和发挥药效的重要组成部分。软膏剂基质的要求：润滑无刺激，稠度适宜，易于涂布；性质稳定，与主药不发生配伍变化；具有吸水性；不妨碍皮肤的正常功能，具有良好释药性能；易洗除。

常用的基质主要有油脂性基质，乳剂型基质及亲水或水溶性基质。

（1）油脂性基质：油脂性基质中以烃类基质凡士林最常用，固体石蜡与液体石蜡用以调节稠度，类脂中以羊毛脂与蜂蜡较常用，可用于增加基质吸水性及稳定性。

①特点

a．强疏水性物质，包括烃类（凡士林为主）、油脂类（如植物油、氢化植物油）、类脂类（如羊毛脂、蜂蜡、鲸蜡等）。

b．能促进皮肤的水合作用，对皮肤有保护、软化作用，无刺激性。

c．性质稳定，不易长菌，适用于遇水不稳定的药物。

d．油腻性大，不易洗，不适宜有渗出液的皮肤。

②常用品种

a．凡士林（软石蜡）：为烃类基质，吸水性差，加入羊毛脂、表面活性剂可改善，适用于遇水不稳定的药物。

b．石蜡、蜂蜡：为类脂类基质，不单独使用，常用于调节软膏的稠度。

c．羊毛脂：为类脂类基质，不单独使用，吸水能力强，能吸收 2 倍重量的水形成 W/O 乳剂；可增加基质吸水性及稳定性。常与凡士林合用，，以改善凡士林的吸水性与渗透性。

d．硅酮（硅油或二甲硅油）：为类脂类基质，特点是在应用温度范围内（40 ～ 150℃）黏度变化极小，对大多数化合物稳定。

e．植物油、氢化植物油：常与蜡类合用，也加入表面活性剂或制成乳剂型基质使用。

（2）乳剂型基质：乳剂型基质是将固体的油相加热熔化后与水相混合，在乳化剂的作用下形成乳化，最后在室温下成为半固体的基质。

①分类

a．O/W 型，亲水性乳剂基质，不适宜于遇水不稳定的药物。

b．W/O 型，亲油性乳剂基质。

②基本组成

a．油相：硬脂酸、蜂蜡、石蜡、高级脂肪醇、液状石蜡、凡士林等。

b．水相：蒸馏水。

c．乳化剂：皂类、高级脂肪酸及多元醇酯类、脂肪醇硫酸酯类、山梨醇脂肪酸酯类（司盘类，HLB 为 4.3 ～ 8.6，为 W/O 型）、聚山梨酯类（吐温类，HLB 为 10.5 ～ 16.7，为 O/W 型）、硬脂酸聚烃氧酯（如 S-40）、聚氧乙烯聚氧丙烯醚类（如泊洛沙姆）。

③常用的乳化剂及其特点：乳化剂的作用对形成乳剂基质的类型起主要作用。

a．皂类

一价皂：常为一价金属离子钠、钾以及铵的氢氧化物、硼酸盐或三乙醇胺等的有机碱与脂肪酸（如硬脂酸或油酸）作用生成的新生皂，HLB 一般在 15 ～ 18。可形成 O/W 型或 W/O 型乳剂型基质。

多价皂：系由二、三价的金属（钙、镁、锌、铝）氧化物与脂肪酸作用形成的多价皂。

b．脂肪醇硫酸（酐）钠类：常用的有十二烷基硫酸（酯）钠，是阴离子型表面活性剂，常与其他 W/O 型乳化剂合用调整适当的 HLB 值，以达到油相所需范围，常用的辅助 W/O 型乳化剂有十六醇或十八醇、硬脂酸甘油酯、脂肪酸山梨坦类等。

c. 高级脂肪酸及多元醇酯类

十六醇及十八醇：有一定的吸水能力，吸水后可形成 W/O 型乳剂型基质的油相。

硬脂酸甘油酯：单、双硬脂酸甘油酯的混合物，是一种较弱的 W/O 型乳化剂。

脂肪酸山梨坦与聚山梨酯类：均为非离子型表面活性剂，脂肪酸山梨坦（司盘类）HLB 值在 4.3 ～ 8.6 之间，为 W/O 型乳化剂。聚山梨酯（吐温类）HLB 值在 10.5 ～ 16.7 之间，为 O/W 型乳化剂。

d. 聚氧乙烯醚的衍生物：平平加 O［以十八（烯）醇聚乙二醇 -800 醚为主要成分的混合物］、乳化剂 OP［以聚氧乙烯（20）月桂醚为主的烷基聚氧乙烯醚的混合物］，均为非离子 O/W 型乳化剂。

（3）水溶性基质：水溶性基质是由天然或合成的水溶性高分子物质所组成。

①特点：由天然或合成的水溶性高分子物质所组成。无油腻，易涂展，但润滑性差，易变干，易长霉。

②常用品种：甘油明胶；纤维素衍生物（如 MC 及 CMC-Na 等）；聚乙二醇（PEG），易溶于水，对遇水不稳定的药物不适合，对季铵盐类、山梨糖醇及羟苯酯类等有配伍变化。

（4）软膏剂的附加剂

①防腐剂软膏剂中的基质通常易受细菌和真菌侵袭，微生物会导致制剂污染，并且存在潜在毒性。因此，需要加入的抑菌剂。对抑菌剂的要求有：与处方中的组成物没有配伍禁忌；具有热稳定性；化学性质稳定；对皮肤组织无刺激性、无毒性、无过敏性。

常用的抑菌剂有：醇类（乙醇等）、酸类（苯甲酸、山梨酸等）、酯类（羟苯甲酯、羟苯乙酯等）、季铵盐类（苯扎氯铵等）等。

②保湿剂：丙三醇、丙二醇、山梨醇等。

③抗氧化剂：维生素 E、没食子酸丙酯、丁羟基茴香醚（BHA）和丁羟基甲苯（BHT）；辅助抗氧化剂，枸橼酸、酒石酸、EDTA 和巯基二丙酸等。

3. 软膏剂的制备与举例

（1）软膏剂的制备方法

①研磨法：基质各组分及药物在常温状态下能均匀混合时采用这种方法，也适用于主药对热不稳定或不溶于基质的药物。若基质已形成半固体时可采用此法。

②熔融法：适用于在常温下不能与药物均匀混合，特别是含固体成分的基质。通过加热，使基质依熔点高低的次序依次加入熔化、混匀，最后加液体成分。

③乳化法：油溶性组分（包括药物）加热熔化，并保温 80℃左右，作为油相；另将水溶性成分（包括药物）溶于水中，并控制温度稍高于油相；将两相混合，不断搅拌，直至冷凝，即得。不溶于水或油的药物，可待乳剂基质制好后，用研磨法混匀。

乳化法中油、水两相混合的方法：两相同时掺和、分散相加到连续相中、连续相加到分散相中。

（2）制备举例：水杨酸乳膏。

〖处方〗

水杨酸	50g
硬脂酸甘油酯	70g
硬脂酸	100g
白凡士林	120g
液状石蜡	100g
甘油	120g
十二烷基硫酸钠	10g
羟苯乙酯	1g
蒸馏水	至 480ml

〖制法〗将水杨酸研细后通过 60 目筛，备用。取硬脂酸甘油酯，硬脂酸，白凡士林及液状石蜡加

热熔化为油相。另将甘油及蒸馏水加热至 90℃，再加入十二烷基硫酸钠及羟苯乙酯溶解为水相。然后将水相缓缓倒入油相中，边加边搅，直至冷凝，即得乳剂型基质；将过筛的水杨酸加入上述基质中，搅拌均匀即得。

〖处方及工艺分析〗

①本品为 O/W 型乳膏，采用十二烷基硫酸钠及单硬脂酸甘油酯（1 ： 7）为混合乳化剂。

②加入水杨酸时，基质温度宜低，以免水杨酸挥发损失。

③加入凡士林可以克服基质时有干燥的缺点，有利于角质层的水合并有润滑作用。

④羟苯乙酯为防腐剂。

⑤应避免与铁或其他重金属器具接触，以防水杨酸变色。

4. 软膏剂的质量检查　软膏剂、乳膏剂在生产与贮藏期间应基质应均匀、细腻，涂于皮肤或黏膜上应无刺激性。软膏剂中不溶性原料药物，应预先用适宜的方法制成细粉，确保粒度符合规定。具有适当的黏稠度，应易涂布于皮肤或黏膜上，不融化，黏稠度随季节变化应很小。软膏剂的质量检查主要包括粒度、装量、均匀度、刺激性、无菌（用于烧伤、严重创伤的软膏剂、乳膏剂）、微生物限度等。

二、眼膏剂

1. 眼膏剂的概念、分类与组成　系指由原料药物与适宜基质均匀混合，制成溶液型或混悬型膏状的无菌眼用半固体制剂。类似的眼膏剂还有眼用乳膏剂、眼用凝胶剂。常用的眼膏剂基质由凡士林 8 份，液状石蜡、羊毛脂各 1 份混合而成。用于眼部手术或创伤的眼膏剂应灭菌或无菌操作，且不添加抑菌剂或抗氧剂。

2. 眼膏剂的制备与质量检查

（1）制备：与一般软膏剂制法基本相同，但必须在净化条件下进行，所用基质、药物、器械与包装容器等均应严格灭菌，以避免微生物污染而致眼睛感染的危险，且不得加抑菌剂或抗氧剂。

制备方法：基质经熔化、滤过、灭菌（150℃至少 1 小时）处理；水溶性且性质稳定的药物，可用少量灭菌蒸馏水溶解，再用研和法制备；不溶性药物必须制成极细成分，并通过 9 号筛，再用研磨法制备，罐装于灭菌容器中，密封保存。

（2）质量检查：《中国药典》（2015 年版）规定眼膏剂的基质应过滤并灭菌，不溶性原料药物应预先制成极细粉。

眼膏剂应均匀、细腻、无刺激性，并易涂布于眼部，便于原料药物分散和吸收. 除另有规定外，每个容器的装量应不超过 5g，除另有规定外应检查项目包括装量、金属性异物、粒度、无菌检查等。

三、凝胶剂

1. 凝胶剂的概念与分类

（1）概念：系指药物与适宜的辅料制成具有凝胶特性的稠厚液体或半固体制剂。凝胶剂限局部用于皮肤和体腔。

（2）分类：按分散系统分单相凝胶（药物溶解在基质中）和双相凝胶（药物混悬在基质中，具有触变性，如氢氧化铝凝胶）。按基质溶解性能分水性凝胶剂和油性凝胶剂。临床上常用水凝胶为基质的凝胶剂。

①乳状液型凝胶剂又称为乳胶剂。由高分子基质如西黄蓍胶制成的凝胶剂也可称为胶浆剂。

②混悬型凝胶剂，由分散的药物小粒子以网状结构存在于液体中，属两相分散系统。小分子无机原料药物如氢氧化铝凝胶剂。混悬型凝胶剂可有触变性，静止时形成半固体而搅拌或振摇时成为

液体。

2．水性凝胶剂的基质

（1）分类：水性凝胶剂基质属单相分散系统，有水性与油性之分。

①水性凝胶基质大多在水中溶胀而不溶解，一般由水、丙三醇或丙二醇与纤维素衍生物、卡波姆、聚乙二醇类（PEG）和海藻酸盐、西黄蓍胶、明胶、淀粉等构成。

②油性凝胶基质由液状石蜡与聚乙烯或脂肪油与胶体硅或铝皂、锌皂等构成。

（2）特点：水性凝胶剂基质具有一般释放药物较快；易涂展和洗除，无油腻感，对皮肤黏膜无刺激性；能吸收组织渗出液，不妨碍皮肤正常功能，适用于湿润、糜烂创面的优点。但润滑作用较差，易失水和霉变，常需添加保湿剂和防腐剂。

3．水性凝胶剂的制备与举例

（1）一般制法

①可溶于水药物：药物溶于部分水或丙三醇中，与基质混匀。

②不溶于水药物：药物用少量水或丙三醇研细，分散，再与基质混匀。

（2）贮存要求：贮藏中药物微粒应分散均匀，不应下沉结块，混悬凝胶剂的标签上应注明“用前振摇”；常温下应保持胶状，不干涸或液化；应置于避光密闭容器中，于25℃以下贮存，应防止结冰。

（3）举例：卡波姆凝胶处方。

〖处方〗

卡波姆940	10g
丙二醇	50g
乙醇	50g
聚山梨酯80	2g
羟苯乙酯	1g
氢氧化钠	4g
蒸馏水	加至1000ml

〖制法〗将卡波姆与聚山梨酯-80及300ml蒸馏水混合，氢氧化钠溶于100ml水后加入上述溶液搅匀，再将羟苯乙酯溶于乙醇后逐渐加入，加入丙二醇，加蒸馏水至全量，搅拌均匀，即得透明凝胶。

〖处方分析〗卡波姆是丙烯酸与丙烯基庶糖交联的高分子聚合物，在水中溶胀时，其分子结构中的羧基基团使其水分散液呈酸性，1%水分散液的pH约为3.11，黏性较低。当用碱中和时，随大分子逐渐溶解，黏度也逐渐上升，在低浓度时形成澄明溶液，在浓度较大时形成半透明状的凝胶。在pH6～11有最大的黏度和稠度，中和使用的碱以及卡波姆的浓度不同的黏度变化也有所区别。氢氧化钠为pH调节剂，使形成凝胶；丙三醇为保湿剂；羟苯乙酯为防腐剂。

四、栓　剂

1．栓剂概念、分类与一般质量要求

（1）概念：系指将药物和适宜的基质制成的具有一定形状供腔道给药的固体状外用制剂。常温下为固体，体温下迅速软化熔融或溶解于分泌液中，可发挥局部作用或全身作用。

（2）分类：因使用腔道不同而有不同的名称，如肛门栓、阴道栓、尿道栓、喉道栓、耳用栓和鼻用栓等。常用的有直肠栓（可发挥局部和全身作用）和阴道栓（主要发挥局部作用）。

（3）一般质量要求：药物与基质应混合均匀，栓剂外形应完整光滑；塞入腔道后应无刺激性，应能融化、软化或溶解，并与分泌液混合，逐步释放出药物，产生局部或全身作用；并应有适宜的硬度，以免在包装、贮藏或使用时变形。

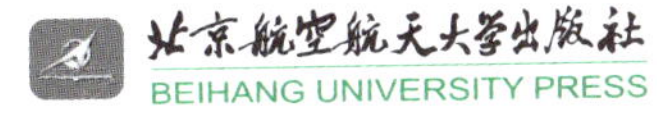

2. 栓剂处方组成

（1）药物：药物加入后可溶于基质中，也可混悬于基质中。

（2）基质：主要分油脂性基质和水溶性基质两大类。水溶性药物能快速释放于体液中，脂溶性药物则先从油相中转入水相体液中，才能发挥作用。

用于制备栓剂的基质应具备以下要求：适宜的硬度；熔点适宜；具有润湿或乳化能力；晶形不影响成型；熔点与凝固点之差小；应用于冷压法及热熔法制备，且易于脱模。

①油脂性基质

a．可可豆脂：有 α，β，β′，γ 四种晶型，其中以 β 型最稳定，熔点为 34℃。

b．半合成或全合成脂肪酸甘油酯：化学性质稳定，成型性能良好，具有保湿性和适宜的熔点，不易酸败。如半合成的椰油脂、山苍子油脂和棕榈油脂等，硬脂酸丙二醇酯等。

②水溶性基质

a．甘油明胶，在体温下不融化，但能软化并缓慢溶于分泌液中缓慢释放药物。

b．聚乙二醇（PEG），体温下能缓缓溶于体液中而释放药物，为难溶性药物的常用载体。

c．聚氧乙烯（40）单硬脂酸酯类，商品名 Myri 52（S-40），可与 PEG 混合使用。

d．泊洛沙姆（Poloxamer），为表面活性剂，常用 188 型，商品名 Pluronic F68。

（3）附加剂

①硬化剂：调整栓剂的硬度，如白蜡、鲸蜡醇、硬脂酸、巴西棕榈蜡等。

②增稠剂：如氢化蓖麻油、单硬脂酸甘油酯、硬脂酸铝等。

③乳化剂：当含有与基质不能相混合的液相时，可加适量的乳化剂。

④吸收促进剂：起全身治疗作用的栓剂可加入吸收促进剂，如表面活性剂，月桂氮䓬酮。

⑤着色剂：有脂溶性和水溶性着色剂。

⑥抗氧化剂：如叔丁基羟基茴香脑（BHA）、叔丁基对甲酚（BHT）、没食子酸酯类等。

⑦防腐剂：如羟苯甲酯类。

3. 栓剂的制备与举例

（1）制备方法：常用制备方法有 2 种，即挤压成型（冷压法）与模制成型法（热熔法）。用油脂性基质制栓可采用任何一种方法，但用水溶性基质制栓多采用热熔法。

①基质用量的确定：不同的栓剂处方，用同一模型所制得的栓剂容积是相同的，但其重量则随基质与药物密度的不同而有区别。为保持栓剂原有体积，需根据置换价计算出每粒栓剂中应加的基质量。药物在栓剂基质中占有一定的体积，药物的重量与相同体积的基质重量之比称为置换价。

②栓孔内涂润滑剂方法：脂肪性基质的栓剂，常用软肥皂、丙三醇各 1 份与 95% 乙醇 5 份混合所得；水溶性或亲水性基质的栓剂，则用油溶性液体为润滑剂，如液状石蜡或植物油等。不黏模的基质（如可可豆脂或聚乙二醇类），可不用润滑剂。

（2）药物的加入方法

①不溶性药物：应粉碎后与基质混匀。

②油溶性药物：溶解于已熔化的油脂性基质中。

③水溶性药物：与已熔化的水溶性基质混匀，或用适量羊毛脂吸收后，与油脂性基质混匀。

（3）举例：鞣酸肛门栓。

〖处方〗

鞣酸	2g
可可豆脂	适量
制成	10 枚

〖制法〗将可可豆脂置于适宜容器中，在水浴上缓缓加热使之熔化，将筛过的鞣酸细粉加入熔融

基质中，混合均匀，倾入模内，冷凝后，取出即得。

〖处方工艺分析〗本处方要求制备 0.2g 鞣酸肛门栓 10 枚，肛门栓的模型一般为 2g。根据鞣酸的置换价 1.6，计算处方中可可豆脂所需要的重量为：18.75g。

4. 栓剂的治疗作用及临床应用

（1）局部作用的栓剂：只在局部起作用，因此，应尽量减少吸收以避免全身吸收可能产生的不良反应。如痔栓等应选择熔化或溶解、释药速度慢的基质。水溶性基质制成的栓剂因腔道中的液体量有限，使其溶解速度受限，释放药物缓慢，较脂肪性基质更有利于发挥局部药效，如甘油明胶基质常用于起局部杀虫、抗菌的阴道栓基质。

（2）全身作用的栓剂：要求药物能够迅速释放并吸收。用于全身作用的栓剂主要是肛门栓。

①药物吸收途径：通过直肠上静脉进入肝，进行代谢后再由肝进入体循环。通过直肠下静脉和肛门静脉，经髂内静脉绕过肝进入下腔大静脉，再进入体循环。另阴道用栓剂给药后，阴道血管与大循环相连，不经肝，且吸收速度较快。

②影响直肠吸收的因素

a. 生理因素：用药时不宜塞得太深，距肛门 2cm 为宜，距肛门口 6cm 处，易受肝首关效应的影响；在直肠内保留的时间长，吸收完全；无粪便的存在，有利于药物的扩散及与肠黏膜的接触；腹泻、肠梗死以及组织脱水等均能影响药物从直肠部位吸收的速率和程度；直肠液的 pH 为 7.4，中性而无缓冲能力。

b. 药物的理化性质：脂溶性与解离度，直肠黏膜属类质屏障，对分子型药物有选择通过性。$pK_a > 4.3$ 的酸性药物或 $pK_a < 8.5$ 的碱性药物主要以分子状存在，易吸收。脂溶性大（油 - 水分配系数大）的药物易于透过。粒度，混悬型栓剂中，药物粒径小，吸收快。溶解度：吸收的限速过程。药物的溶解度小，吸收少。

c. 基质对药物作用的影响：基质的溶解性与药物相反时，利于释放与吸收。吸收促进剂及表面活性剂的作用，加入表面活性剂可促进药物的释放与吸收。

5. 栓剂的质量评价　《中国药典》（2015 年版）规定，栓剂的一般质量要求有药物与基质应混合均匀，栓剂外形应完整光滑；塞入腔道后应无刺激性，应能融化、软化、或溶解，并与分泌液混合，逐步释放出药物，产生局部或全身作用；并应有适宜的硬度，以免在包装、贮藏或用时变形。并应做重量差异、融变时限和稳定性、刺激性等多项检查。

历年考点串讲

半固体制剂历年必考。其中，软膏剂的常用基质、制备方法、质量要求，眼膏剂的概念、特点，凝胶剂的概念、常用基质，栓剂的常用基质和影响栓剂中药物吸收的因素是考试的重点，应熟练掌握，软膏剂的概念，凝胶剂的质量检查与包装贮存，软膏剂的概念、栓剂的制备与质量要求应熟悉。

常考的细节有：

1. 软膏剂基质的要求。
2. 羊毛脂可增加基质吸水性及稳定性，羊毛脂有表面活性作用、具有较强的吸水性和黏附性。
3. 凡士林性质稳定，不易长菌，适用于遇水不稳定的药物。
4. 用于眼部手术或创伤的眼膏剂应灭菌或无菌操作，且不添加抑菌剂或抗氧化剂。
5. 水性凝胶能吸收组织渗出液不妨碍皮肤正常功能，多用于湿润、糜烂创面。

6．水性凝胶易失水和霉变，常需添加保湿剂和防腐剂。

7．栓剂常用基质可可豆脂有4种晶型，其中以β型最稳定。

8．栓剂制备是栓孔内涂润滑剂方法。

9．栓剂用药时不宜塞得太深，距肛门2cm为宜。

第六节　气雾剂、喷雾剂与粉雾剂

一、气雾剂

1．气雾剂的概念、特点与分类

（1）概念：系指药物与适宜抛射剂封装于具有特制阀门系统的耐压容器中制成的制剂。药物喷出多为雾状气溶胶，其雾滴一般＜50μm。气雾剂可在呼吸道、皮肤或其他腔道起局部或全身作用。《中国药典》（2015年版）规定吸入气雾剂的药物粒径大小应控制在10μm以下，其中大多数应为5μm以下。

（2）特点

①优点

a．具有速效和定位作用。

b．药物密闭于容器内能保持药物清洁无菌，且增加了药物的稳定性。

c．使用方便，药物可避免胃肠道的破坏和肝首关效应。

d．可以用定量阀门准确控制剂量。

②缺点

a．需要耐压容器、阀门系统和特殊的生产设备，生产成本高。

b．抛射剂多次使用于受伤皮肤上可引起不适与刺激。

c．氟氯烷烃类抛射剂可造成心律失常。

（3）分类

①按分散系统分类分为溶剂型、混悬型和乳剂型气雾剂。O/W型乳剂以泡沫状态喷出，又称泡沫气雾剂。

②按气雾剂组成分类（按容器中存在的相数）分为二相气雾剂与三相气雾剂。二相气雾剂一般指溶液型气雾剂，三相气雾剂一般指混悬型气雾剂与乳剂型气雾剂。

③按医疗用途分类分为呼吸道吸入用气雾剂、皮肤和黏膜用气雾剂和空间消毒用气雾剂3类。皮肤用气雾剂，有保护创面，清洁消毒、局麻止血等功能，阴道黏膜用气雾剂常用O/W型泡沫气雾剂。

2．气雾剂的吸收　吸入气雾剂吸收的主要途径是肺部，吸收的速度很快，不亚于静脉注射，肺部吸收迅速的原因主要是由于肺部吸收面积巨大。极薄的肺泡囊壁紧贴的毛细血管面积大且血流量大，在此气体与血液进行快速扩散，药物到达肺泡囊即可迅速吸收显效。

3．气雾剂的组成　气雾剂是由抛射剂、药物与附加剂、耐压容器和阀门系统所组成。

（1）抛射剂：喷射药物的动力，有时兼有药物的溶剂作用的是抛射剂。抛射剂多为液化气体，在常压下沸点低于室温。抛射剂一般可分为氟氯烷烃（又称氟利昂）、碳氢化合物及压缩气体3类。

①氟氯烷烃类：又称氟利昂，可作脂溶性药物的溶剂。但氟利昂破坏臭氧层，国际上已限制使用。目前通常使用氢氟烷烃类的四氟乙烷（HFA134a）和七氟丙烷（HFA227）替代氯氟烷烃类的氟利昂（CFC）。

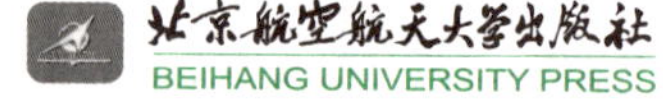

②碳氢化合物：作抛射剂的主要品种有丙烷、正丁烷和异丁烷。常与氟氯烷烃类抛射剂合用。

③压缩气体：用作抛射剂的主要有二氧化碳、氮气和一氧化氮等压缩空气。但在气雾剂中基本不用，用于喷雾剂。

（2）药物与附加剂：目前气雾剂应用较多的药物有呼吸道系统用药，心血管系统用药，解痉药及烧伤用药等以及多肽类药物。为制备质量稳定的溶液型、混悬型或乳剂型气雾剂应加入附加剂，如潜溶剂、润湿剂、乳化剂、稳定剂，必要时还添加矫味剂、防腐剂等。

（3）耐压容器：气雾剂的容器必须不与药物和抛射剂起作用、耐压（有一定的耐压安全系数）、轻便、价廉等。耐压容器有金属容器和玻璃容器，以玻璃容器较常用。

（4）阀门系统：控制药物和抛射剂从容器喷出的主要部件是阀门系统，其中设有供吸入用的定量阀门，或供腔道或皮肤等外用的泡沫阀门等特殊阀门系统。

4. 气雾剂的处方类型与质量评定

（1）气雾剂的处方类型

①溶液型：药物溶于抛射剂及潜溶剂者，常配制成溶液型气雾剂。一般可加入适量乙醇或丙二醇作潜溶剂。

②混悬型：药物不溶于抛射剂或潜溶剂者，常以细微颗粒分散于抛射剂中，一般需加入表面活性剂作为润湿剂、分散剂和助悬剂。

③乳剂型：泡沫型气雾剂是乳剂型气雾剂，抛射剂是内相，药液是外相，中间相为乳化剂。

（2）气雾剂的质量评定：包括气雾剂的内在质量与包装容器和喷射情况两方面，《中国药典》（2015年版）附录规定，二相气雾剂应为澄清、均匀的溶液；三相气雾剂药物粒度大小应控制在 10μm 以下，其中大多数应为 5μm 左右。在半成品时检查：

①安全、漏气检查。

②装量与异物检查。

③喷射速度和喷出总量检查。

④喷射总揿次与喷射主药含量检查。

⑤喷雾的药物粒度和雾滴大小的测定。

⑥有效部位药物沉积量检查。

⑦微生物限度。

⑧无菌检查。

具体检查方法参见《中国药典》（2015 年版）。

二、喷雾剂与粉雾剂

1. 喷雾剂　喷雾剂系指含药溶液、乳状液或混悬液填充于特制的装置中，使用时借助手动泵的压力、高压气体、超声振动或其他方法将内容物呈雾状物释出，用于肺部吸入或直接喷至腔道黏膜、皮肤及空间消毒的制剂。吸入喷雾剂的雾滴（粒）大小应控制在 10μm 以下，其中大多数应为 5μm 以下。按用药途径可分为吸入喷雾剂、非吸入喷雾剂及外用喷雾剂。按给药定量与否，喷雾剂还可分为定量喷雾剂和非定量喷雾剂。

2. 粉雾剂　粉雾剂按用途可分为吸入粉雾剂、非吸入粉雾剂及外用粉雾剂。吸入粉雾剂系指微粉化药物或与载体以胶囊、泡囊或多剂量贮库形式，采用特制的干粉吸入装置，由患者主动吸入雾化药物至肺部的制剂。吸入粉雾剂的药物粒径大小应控制在 10μm 以下，其中大多数应为 5μm 以下。非吸入粉雾剂系指药物或与载体以胶囊或泡囊形式，采用特制的干粉给药装置，将雾化药物喷至腔道黏膜的制剂。外用粉雾剂系指药物或与适宜的附加剂灌装于特制的干粉给药器具中，使用时借助外力将

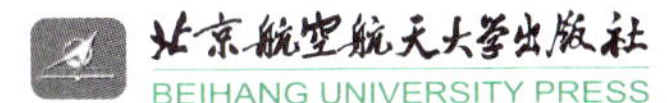

药物喷至皮肤或黏膜的制剂。

历年考点串讲

气雾剂、喷雾剂与粉雾剂历年常考，其中，气雾剂的概念、特点、分类、组成和质量要求应熟练掌握，喷雾剂、吸入粉雾剂的概念应熟悉。

常考的细节有：

1. 吸入气雾剂的药物粒径大小应控制在 10μm 以下，其中大多数应为 5μm 以下。
2. 气雾剂是由抛射剂、药物与附加剂、耐压容器和阀门系统所组成。
3. 抛射剂一般可分为氟氯烷烃（又称氟利昂）、碳氢化合物及压缩气体 3 类。
4. 控制药物和抛射剂从容器喷出的主要部件是阀门系统。

第七节　浸出技术与中药制剂

一、浸出操作与设备

1. 药材的预处理

（1）药材品质检查

①药材的来源与品种的鉴定。

②有效成分或总浸出物的测定。

③含水量测定。

（2）药材的粉碎：药材的性质不同，粉碎的要求不同，可采用不同的粉碎方法。

①极性的晶型物质沿晶体的结合面碎裂成小晶体。

②非极性的晶型物质，如樟脑等则缺乏脆性，粉碎时通常可加入少量液体。

③非晶型药物，如树脂、树胶等具有一定的弹性，可用降低温度来增加非晶型药物的脆性，以利粉碎。

④容易吸潮的药物应避免在空气中吸潮，容易风化的药物应避免在干燥空气中失水。含有一定量水分（一般为 9% ～ 16%）的中草药在粉碎前应适当干燥。

⑤贵重药物及刺激性药物应单独粉碎。

⑥性质及硬度相似的药物可以掺合在一起粉碎。

⑦含糖类较多的黏性药物必须先将处方中其他干燥药物粉碎，然后取一部分粉末与此类药物掺研，在 60℃以下充分干燥后再粉碎（俗称串研法）。

⑧含脂肪油较多的药物，如杏仁、桃仁、紫苏子、大风子等需先捣成稠糊状，再与已粉碎的其他药物掺研粉碎（俗称串油法）。

⑨要求特别细度，或有刺激性，毒性较大的药物宜用湿法粉碎。

2. 浸出过程　浸出(萃取)过程系指溶剂进入细胞组织溶解其有效成分后变成浸出液的全部过程。它是溶质由药材固相转移到液相中的传质过程，其基础为扩散原理，一般药材浸出过程包括浸润、渗透过程；解吸、溶解过程；扩散过程和置换过程等几步。

3. 影响浸出过程的因素

（1）浸出溶剂：对浸出的影响较大的因素是溶剂的用量、溶解性能等理化性质。最常用的浸出溶剂是水和乙醇。

（2）药材的粉碎粒度：药材粉碎后增大了扩散面积，加快浸出。但用渗漉法时过细的粉末可增大溶剂流通阻力，甚至会引起堵塞，致使浸出困难或降低浸出效率。

（3）浸出温度：温度升高可加速浸出。多数物质的溶解度随温度上升而增加。

（4）浓度梯度：药材块粒组织内的浓溶液与外面周围溶液的浓度差称为浓度梯度。浓度梯度越大浸出速度越快。

（5）浸出压力：浸出溶剂较难浸润组织坚实的药材，提高浸出压力有利于加快浸润过程，但对组织松软、容易润湿药材的浸出则影响不大。

（6）药材与溶剂相对运动速度：在流动的介质中进行浸出时药材与溶剂的相对运动速度加快，有利于浸出过程。但过快时较易增加溶剂的耗用量。

（7）新技术的应用：利用胶体磨、超声波或其他的强化浸出方法，如流化浸出、电磁场浸出、电磁振动浸出、脉冲浸出等新技术可提高浸出效率。

4. 浸出方法与设备

（1）浸出方法：浸出的基本方法有煎煮法、浸渍法、渗漉法，以及大孔树脂吸附分离技术及超临界萃取技术等。

（2）浸出设备：常用的中药浸出工艺及设备可概括为单级浸出工艺与间歇式提取器；多级浸出工艺；连续逆流浸出工艺。

5. 浸出液的蒸发与干燥

（1）蒸发:用加热的方法，使溶液中部分溶剂气化并除去，以提高溶液浓度的工艺操作称为蒸发。蒸发方式分为自然蒸发和沸腾蒸发两种，蒸发过程进行的必要条件是不断地向溶液供给热能和不断地去除所产生的溶剂蒸气。

（2）干燥：利用热能使湿物料中的湿分（水分或其他溶剂）气化除去，从而获得干燥物品的工艺操作称为干燥。干燥的目的在于保证药品的质量和提高药物的稳定性，常用的干燥方法有常压干燥、减压干燥、喷雾干燥和冷冻干燥。

二、常用浸出制剂

1. 汤剂、酒剂、酊剂

（1）汤剂：汤剂是指用中药材加水煎煮，去渣取汁制成的液体剂型，亦称为“煎剂”。

（2）酒剂：酒剂又名药酒，系指药材用蒸馏酒提取制成的澄清液体制剂。

（3）酊剂：酊剂系指药材用规定浓度的乙醇提取或溶解制成的澄清液体制剂，亦可用流浸膏稀释制成，或用浸膏溶解制成。

2. 浸膏剂、流浸膏剂与煎膏剂

（1）浸膏剂：药材用适宜溶剂提取，蒸去全部溶剂，调整至规定浓度所制成的膏状或粉状的固体制剂称浸膏剂。除另有规定外，浸膏剂每 1g 相当于原药材 2 ～ 5g。

（2）流浸膏剂：药材用适宜的溶剂提取，蒸去部分溶剂，调整至规定浓度而制成的液体制剂称流浸膏剂。除另有规定外，流浸膏剂每 1ml 相当于原药材 1g。

（3）煎膏剂：中药材用水煎煮，取煎煮液浓缩，加炼蜜或糖（或转化糖）制成的半流体制剂称煎膏剂，也称膏滋。

3. 浸膏制剂的质量　应采取以下措施控制并提高浸出制剂的质量。

（1）控制药材的质量。

（2）严格控制提取过程。

（3）控制浸出制剂的理化指标。

三、中药成方制剂的制备工艺与质量控制

1．中药颗粒剂、口服液、片剂、胶囊剂及注射剂　药材提取物与适宜的辅料或药材细粉制成具有一定粒度的颗粒状制剂称颗粒剂，分为可溶颗粒、混悬颗粒和泡腾颗粒。药材用水或其他溶剂，采用适宜方法提取制成的口服溶液制剂称合剂（单剂量灌装者也可称“口服液”）。药材提取物、药材提取物加药材细粉或与药材细粉适宜辅料混匀压制或用其他适宜方法制成的圆片状或异型片状的制剂称片剂，有浸膏片、半浸膏片和全粉片。片剂以口服普通片为主，另有含片、咀嚼片、泡腾片、阴道片、阴道泡腾片和肠溶片等。将药材用适宜方法加工后，加入适宜辅料填充于空心胶囊或密封于软质囊材中的制剂称胶囊剂，可分为硬胶囊、软胶囊（胶丸）和肠溶胶囊等，主要供口服用。药材经提取、纯化后制成的供注入体内的溶液、乳状液及供临用前配制成溶液的粉末或浓溶液的无菌制剂称注射剂。

2．中药软膏剂、栓剂、涂膜剂、硬膏剂、巴布剂　中药浸出制剂还包括外用或供腔道用的固体和半固体制剂：中药软膏剂、栓剂、涂膜剂、硬膏剂、巴布剂等。

历年考点串讲

浸出技术与中药制剂历年必考。其中，药材的粉碎、影响浸出过程的因素、常用浸出制剂的概念应熟练掌握，中药成方制剂的分类、浸出方法应熟悉。

常考的细节有：

1．药材浸出过程包括浸润、渗透过程；解吸、溶解过程；扩散过程和置换过程等几步。

2．每 1g 浸膏剂相当于原药材 2 ～ 5g，每 1ml 流浸膏剂相当于原药材 1g。

3．煎煮法适用于有效成分溶于水且遇湿热稳定的药材及有效成分不明确的药材。

第八节　制剂新技术

一、固体分散体的制备技术

1．固体分散体的基本概念、特点及类型

（1）基本概念：固体分散技术是将难溶性药物高度分散在另一种固体载体中的新技术。难溶性药物以分子、胶态、微晶或无定形状态分散在另一种水溶性或难溶性或肠溶性材料中形成固体分散体。

（2）特点：固体分散体可延缓药物的水解和氧化，掩盖药物的不良气味和刺激性；可使液态药物固体化；可提高难溶性药物的溶出速率和溶解度；可以使药物达到缓释作用；可以控制药物仅在肠中释放。

（3）类型：固体分散体主要有 3 种类型：简单低共熔混合物、固态溶液、共沉淀物。

2．固体分散体的载体材料及制备方法

（1）载体材料

①水溶性载体材料

a．高分子聚合物，如聚乙二醇类（PEG）、聚维酮类（PVP）等。

b．表面活性剂类，如泊洛沙姆 188（即 Pluronic F68）、聚氧乙烯（PEO）、聚羧乙烯（CP）等。

c．有机酸类，如枸橼酸、酒石酸、琥珀酸、胆酸及脱氧胆酸等。

d．糖类，常用的有壳聚糖、葡萄糖、半乳糖和蔗糖等。

e．醇类，有甘露醇、山梨醇、木糖醇等。

f．纤维素衍生物，常用的有羟丙纤维素（HPC）、羟丙甲纤维素（HPMC）等。

②难溶性载体材料：常用的有乙基纤维素（EC）、含季铵基的聚丙烯酸树脂（包括 Eudragit E，RL 和 RS 等几种）等。

③肠溶性载体材料：纤维素类常用的有邻苯二甲酸醋酸纤维素（CAP）、邻苯二甲酸羟丙甲纤维素（HPMCP）以及羧甲乙纤维素（CMEC）等；聚丙烯酸树脂类常用 Eudragit L100 和 Eudragit S100。

（2）制备方法：药物固体分散体的常用制备方法有 6 种。

①熔融法。

②溶剂法。

③溶剂－熔融法。

④溶剂－喷雾（冷冻）干燥法。

⑤研磨法。

⑥双螺旋挤压法。

3．固体分散体的速释与缓释原理

（1）速释原理

① 药物的高度分散状态：一般溶出速率的快慢为分子状态＞无定形＞微晶。

② 载体材料对药物溶出的促进作用：载体材料可提高药物的可润湿性；保证药物的高度分散性；对药物有抑晶作用。

（2）缓释原理：疏水或脂质类载体材料形成网状骨架结构，药物以分子或微晶状态分散于骨架内，药物释放缓慢。

4．固体分散体的验证

（1）溶解度及溶出速率法：将药物制成固体分散体后，其溶解度和溶出速率有较大变化。

（2）热分析法

①差热分析法（differential thermal analysis，DTA）。

②差示扫描量热法：又称为差动分析（differential scanning calorimeter，DSC）。

（3）X 射线衍射法：通过比较药物、载体、药物－载体物理混合物和固体分散体的 X 射线衍射图谱，可以判断固体分散体是否形成（确切了解药物的结晶性质及结晶度大小）。

（4）红外光谱法：主要用于确定固体分散体中有无复合物形成或其他相互作用。在形成复合物或有强氢键作用时，则药物和载体的某些吸收峰将消失或位移。

（5）核磁共振谱法：本法主要用于确定固体分散体中有无分子间或分子内的相互作用。

药物与载体材料制成的固体分散体可选用溶解度及溶出速率、热分析法、X 射线衍射法、红外光谱法、核磁共振谱法等方法进行物相鉴定，必要时可同时采用几种方法。

5．固体分散体的稳定性　固体分散体中药物主要以分子、无定形态或微晶等形态存在。从热力学角度来看，这些体系处于不稳定状态，有转化为稳定结晶态的趋势。因此，很多固体分散体长期贮存后会出现硬度增加、晶体析出或结晶粗化，从而导致药物的溶出速率下降、生物利用度降低，这种现象在药剂学上称为老化。

二、包合物的制备技术

1．包合物的概念、特点

（1）概念：包合物又称分子胶囊，是一种分子包嵌在另一种分子的空穴结构中而形成的包合体，一般将具有空穴结构的分子称为主分子（包合材料），被包嵌的分子称为客分子（药物）。

（2）特点：药物经包合后溶解度增大，稳定性提高，液体药物可粉末化，可防止挥发性成分挥发，掩盖药物的不良气味或味道，调节释放速率，提高药物的生物利用度，降低药物的刺激性与毒副作用等。

2．包合材料及制备方法

（1）包合材料：常用的包合材料有环糊精（CYD）、胆酸、淀粉、纤维素、蛋白质、核酸等。目前在制剂中常用的是环糊精及其衍生物。环糊精常见的有 α、β 和 γ 3 种，其中以 β-CYD 最为常用。

（2）制备方法：CD 饱和水溶液法；研磨法；冷冻干燥法；喷雾干燥法；超声法等。

3．包合过程与药物的释放　包合过程是物理过程而不是化学过程，依赖于两种分子之间的范德华力作用，并不以化学键结合为特征，属于一种非键合型络合物。包合物中药物的释放主要取决于 CYD（主分子）与药物（客分子）的立体结构和两者的极性，即二者结合的紧密程度。

4．包合物的验证　包合物的验证方法如下。

（1）X 射线衍射法。

（2）红外光谱法。

（3）核磁共振法。

（4）荧光光度法。

（5）圆二色谱法。

（6）热分析法。

（7）薄层色谱法。

（8）紫外分光光度法。

（9）溶出速率法等，必要时可同时用几种方法。

三、聚合物胶束、纳米乳与亚微乳的制备技术

1．基本概念

（1）聚合物胶束：亦称高分子胶束，系指由两亲性嵌段高分子载体辅料在水中自组装包埋难溶性药物形成的粒径＜ 500nm 的胶束溶液。属于热力学稳定体系。

（2）纳米乳：系指将药物溶于脂肪油 / 植物油中经磷脂乳化分散于水相中形成 50 ～ 100nm 粒径的 O/W 型微粒载药分散体系。纳米乳一般在一定条件下可自发（或轻度振摇）形成，外观透明或半透明。

（3）亚微乳：系指将药物溶于脂肪油 / 植物油中经磷脂乳化分散于水相中形成 100 ～ 600nm 粒径的 O/W 型微粒载药分散体系。其稳定性介于纳米乳与普通乳之间，外观不透明或呈乳状。

2．常用的载体材料

（1）聚合物胶束的载体材料：常用合成的线性两亲性嵌段共聚物，其亲水段材料一般用聚乙二醇（PEG）、聚氧乙烯（PEO）或聚维酮（PVP），近年亦有用天然材料壳聚糖。疏水段材料主要有聚丙烯、聚苯乙烯、聚氨基酸、聚乳酸、精胺或短链磷脂等。这两类材料可以组成各种二嵌段（AB）或三嵌段（ABA 或 BAB）两亲性共聚物。

（2）纳米乳和亚微乳的载体材料：纳米乳和亚微乳常用的乳化剂有天然乳化剂、合成乳化剂和助乳化剂。

①天然乳化剂：如多糖类的阿拉伯胶、西黄蓍胶及明胶、白蛋白和酪蛋白、大豆卵磷脂及胆固醇等。

②合成乳化剂：合成乳化剂分为离子型和非离子型两大类。纳米乳常用非离子型乳化剂，如脂肪酸山梨坦（亲油性，商品名为 Span）、聚山梨酯（亲水性，商品名为 Tween）、聚氧乙烯脂肪酸酯类（亲水性，商品名为 Myrij）、聚氧乙烯聚氧丙烯共聚物类（聚醚型，商品名为 Poloxamer 或 Pluronic）、肪酸酯类和单硬脂酸甘油酯等。

一般认为非离子型乳化剂用于口服无毒性，静脉给药有一定的毒性，其中 Pluronic F68 的毒性很低。这些表面活性剂一般都有轻微的溶血作用，其溶血作用的顺序为聚氧乙烯脂肪醇酯类＞聚氧乙烯脂肪酸酯＞聚山梨酯类；聚山梨酯类中溶血作用的顺序为聚山梨酯 20 ＞聚山梨酯 60 ＞聚山梨酯 40 ＞聚山梨酯 80。

硬脂酸单甘油酯为乳白色的片状或粉末状蜡状固体，HLB 为 3.8，熔点为 58℃，几乎不溶于水，可作为 O/W 或 W/O 型乳化剂或稳定剂。硬脂酸双甘油酯 0.05% ～ 5% 与大豆油、甘油和水相混，搅拌混合（11000r/min），用高压乳匀机乳化，可制备亚微乳。

③助乳化剂：助乳化剂可调节乳化剂的 HLB 值，并形成更小的乳滴。助乳化剂应为药用短链醇或有适宜 HLB 的非离子型表面活性剂，常用的有正丁醇、乙二醇、乙醇、丙二醇、甘油、聚甘油酯等。

3. 聚合物胶束的形成机制与制备

（1）聚合物胶束的形成机制：表面活性剂都是两亲性结构，水中加入表面活性剂后，表面活性剂分子处于水的表面（疏水基向外），使水的表面张力迅速降低。当表面活性剂分子在水表面的浓度达到饱和后，如果继续加表面活性剂，其分子就会转入溶液内部，其疏水基受到水分子的排斥而聚集，形成亲水基向外、疏水基向内的表面活性剂分子缔合体，即胶束。表面活性剂分子缔合形成胶束时的最低浓度称为临界胶束浓度（CMC）。

（2）聚合物胶束的制备方法

①自组装溶剂蒸发法：系将两亲性聚合物材料与药物溶于有机溶剂中，再缓慢加入于搅拌中的水中，形成聚合物胶束后，加热将有机溶剂蒸发除去，即得。

②透析法：系将材料溶解在 N，N- 二甲基甲酰胺、二甲亚砜、N，N- 二甲基乙酰胺中，溶解后加入难溶于水的被载药物，搅拌过夜，再将混合溶液置透析袋中，用水透析 5 ～ 9 小时，透析后冷冻干燥即得。

③乳化溶剂挥发法：系将难溶性药物溶于有机溶剂中，同时将材料以合适的方法制成澄清的聚合物胶束水溶液，再在剧烈搅拌下将有机溶液倒入聚合物胶束溶液中，形成 O/W 型乳状液，继续搅拌使有机溶剂挥发，滤去游离的药物及其他小分子后，冷冻干燥即得。

④化学结合法：利用药物与聚合物疏水链上的活性基团发生化学反应，将药物共价结合在聚合物上。

4. 纳米乳的形成与制备

（1）纳米乳的形成机制：纳米乳的制备需要大量的乳化剂，其用量一般为油量的 20% ～ 30%，而普通乳中乳化剂多低于油量的 10%。因纳米乳乳滴小、界面积大，需要更多的乳化剂才能乳化。同时还需要加入助乳化剂，助乳化剂可插入乳化剂界面膜中，形成复合凝聚膜，提高膜的牢固性和柔顺性，又可增大乳化剂的溶解度，进一步降低界面张力，有利于纳米乳的稳定。

（2）纳米乳的制备方法

① 纳米乳的处方研究：处方的必需成分通常是油、水、乳化剂和助乳化剂。当油、乳化剂和助乳化剂确定了之后，可通过三元相图找出纳米乳区域，从而确定它们的用量。

② 纳米乳的制备：从相图确定了处方后，将各成分按比例混合即可制得纳米乳。通常制备 W/O 型纳米乳比 O/W 型纳米乳容易。如先将亲水性乳化剂同助乳化剂按要求的比例混合，在一定的温度下搅拌，再加一定量的油相，混合搅拌后，用水滴定此浑浊液至澄明，即得。

5. 亚微乳的制备　一般亚微乳要使用两步高压乳匀机将粗乳捣碎，并滤去粗乳滴与碎片。确保乳滴的粒径应比微血管内径（4μm 左右）小才不会发生栓塞。如药物或其他成分易于氧化，则制备的各步都在氮气下进行；如有成分对热不稳定，则采用低温操作。

6. 质量评价　聚合物胶束、纳米乳与亚微乳的质量评价采用《中国药典》2015 年版四部的指导原则，其中说明了控制质量应检查的项目，包括形态与粒径分布、ξ 电位等。

四、纳米粒与亚微粒的制备技术

1. 基本概念　纳米粒是指粒径在 1 ～ 1000nm 的粒子。药剂学中所指的药物纳米粒一般是指 10 ～ 100nm 的含药粒子。药物纳米粒主要包括药物纳米晶和载药纳米粒 2 类。

（1）药物纳米晶：是将药物直接制备成纳米尺度的药物晶体，并制备成适宜的制剂以供临床使用。

（2）载药纳米粒：是将药物以溶解、分散、吸附或包裹于适宜的载体或高分子材料中形成的纳米粒。

2. 纳米粒与亚微粒的制备及质量评价

（1）纳米粒的制备方法

①乳化聚合法。

②天然高分子凝聚法。

③聚合物材料分散法等。

（2）纳米制剂的质量要求采用《中国药典》2015 年版四部的指导原则，包括：

①形态和粒度分布。

②再分散性，可以用纳米粒介质的浊度变化表示。

③包封率与泄漏率：分别测定系统中的总药量和纳米粒中所含的药量，然后计算出纳米粒中包载的药量占系统总药量的百分率，即包封率。贮存一定时间后再同法测定包封率，即可计算贮存后的泄漏率，即最初药物的包封率和贮存一段时间后的包封率的差值。

④突释效应：纳米粒在最初 0.5 小时内的释放量应低于包封药物总量的 40%。

⑤有机溶剂残留在制备纳米粒的过程中若采用有机溶剂，需检查其残留量，残留量应符合《中国药典》（2015 年版）所规定的要求。

⑥其他检查：注射用纳米制剂除应符合以上要求外，还应分别符合注射剂的相关要求。

3. 固体脂质纳米粒、磁性纳米粒与亚微粒的制备

（1）熔融匀化法：系制备 SLN 的经典方法，即将熔融的高熔点脂质、磷脂和表面活性剂在 70℃以上高压匀化，冷却后即得粒径小、分布窄的亚微球。

（2）冷却－匀化法：系将药物与高熔点脂质混合熔融并冷却后，与液氮或干冰一起研磨，然后和表面活性剂溶液在低于脂质熔点 5 ～ 10℃的温度下进行多次高压匀化。

（3）纳米乳法：先在熔融的高熔点脂质中加入磷脂、助乳化剂与水制成纳米乳或亚微乳，再倒入冰水中冷却即得纳米粒或亚微粒。

（4）薄膜－超声法：将一定量的山嵛酸甘油酯与磷脂溶于三氯甲烷中，减压薄膜蒸发除去有机溶剂得薄膜，加入一定量的药物和含硬脂酸聚烃氧（40）酯（S-40）的水溶液，溶胀薄膜，超声分散，即得。

4. 纳米粒与亚微粒的修饰与稳定性

（1）纳米粒与亚微粒的修饰：主要有长循环纳米粒与亚微粒、表面电荷修饰亚微粒、免疫纳米粒与亚微粒、温度敏感性纳米粒与亚微粒、pH 敏感性纳米粒与亚微粒等。

（2）纳米粒与亚微粒的稳定性：灭菌可引起注射剂中纳米粒与亚微粒不稳定；纳米粒与亚微粒的贮藏稳定性一般较差；将纳米粒与亚微粒冷冻干燥，可明显提高其稳定性。

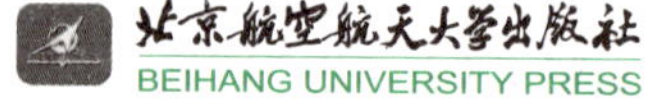

五、缓释、控释制剂

1. 缓释、控释制剂的释药原理与方法

（1）溶出原理：药物的溶出可用 Noyes-Whitney 方程表示，减小药物的溶解度，降低药物的溶出速度，使药物缓慢释放。制成溶解度小的盐或酯类、与高分子化合物生成难溶性盐类、控制颗粒大小等。

（2）扩散原理：包衣、制成微囊或不溶性骨架片、增加黏度、制成乳剂和植入剂等。

（3）溶蚀与扩散、溶出结合：制成亲水凝胶骨架片，药物可以从骨架中释放，骨架本身也处于溶解过程。

（4）渗透压原理：片芯由水溶性药物、具高渗透压的渗透促进剂及其他辅料制成；水不溶性的聚合物如醋酸纤维素、乙基纤维素或乙烯 - 醋酸乙烯共聚物等包衣，成为半渗透膜；然后用激光或其他适宜方法在包衣膜上开一个或一个以上细孔。胃肠液中的水通过半透膜进入渗透泵内，片芯内药物和渗透活性物质溶解形成饱和溶液，膜内渗透压高于膜外，药物由释药小孔持续流出，流出的药物量与渗透进入膜内的水量相等，直到片芯内的药物溶解殆尽为止。由于胃肠液中的离子不会进入半透膜，故渗透泵片的释药速率与 pH 无关，在胃中与肠中的释药速率相等，药物以零级速率释放。

（5）离子交换作用：制成药物树脂。有机胺类药物的盐与阳离子交换树脂的氢离子交换后（或有机羧酸盐或磺酸盐与阴离子树脂交换后）形成复合物。药树脂具有缓释作用。药树脂可进一步制成混悬剂、胶囊剂或片剂供口服。解离型的药物适用于制备药树脂，但由于离子交换树脂交换容量小，所以剂量大的药物不适于制备药树脂。

2. 缓释、控释制剂的设计

（1）缓控释制剂一般适用于半衰期较短的药物（$t_{1/2}$=2 ～ 8 小时），可以降低药物体内浓度的波动性，通常认为，具有如下特征的药物不适宜制备缓控释制剂。

①一次剂量很大（如＞ 0.5g）；药理活性强。

②溶解度小或受 pH 影响显著。

③吸收不规则或受生理因素影响显著。

④ $t_{1/2}$ 很短（$t_{1/2}$ ＜ 1 小时）或很长（$t_{1/2}$ ＞ 24 小时）；临床应用时剂量需要精密调节。

⑤抗菌效果依赖于峰浓度的抗生素类药物等。

但是，由于制剂技术的进步，许多限制已被打破，对口服缓控释制剂药物的选择已发生了一些观念性的变化。

（2）缓控释制剂给药时间的设计

①吸收部位主要在小肠的药物，宜设计 12 小时给药 1 次的缓控释制剂；除小肠外，在大肠也有一定吸收的药物，则可考虑设计 24 小时给药 1 次的缓控释制剂。

②一般 $t_{1/2}$ 短，治疗指数小的药物，可设计 12 小时服药 1 次；反之，可设计 24 小时给药 1 次的缓控释制剂。

（3）缓控释制剂剂量的设计

①经验方法：即根据普通制剂的用法和用量，确定缓控释制剂的剂量，如普通制剂每天用药 3 次，每次剂量为 20mg 制成缓控释制剂每天用药 1 次，则剂量为 60mg。

②即利用药动学参数，根据需要的血药浓度和给药间隔设计缓控释制剂的剂量。

3. 缓释、控释制剂的体内外评价

（1）体外释放度试验

①释放度试验方法：缓控释制剂的体外释放度试验可采用以下方法。

a．转篮法。

b．浆法。

c．小杯法。

d．转瓶法。

e．流室法。

通常缓控释制剂、水溶性药物制剂选用转篮法；难溶性药物制剂选用桨法；小剂量药物选用小杯法；小丸剂选用转瓶法；微丸剂可选用流室法。

②释放试验的介质

a．释放介质的体积应符合漏槽状态，一般要求不少于形成药物饱和溶液量的3倍，并脱气，常用量药典规定500～1000ml。

b．常用的最佳释放介质为新鲜蒸溜水，或根据药物的溶解特性、处方要求、吸收部位等，使用人工胃液、人工肠液、0.1 mol/L 盐酸、pH 6.8 磷酸缓冲溶液和 pH4～8 的缓冲液。

c．对于难溶性药物，溶出介质中可加入少量十二烷基硫酸钠（0.5% 以下）、异丙醇、乙醇（浓度 10% 以下，不得超过 30%）、聚山梨酯-80，最好不用醇类的溶出介质，如果必须使用，应提供体内外相关性数据。

③取样点的设计：《中国药典》（2015 年版）四部规定，缓释制剂体外释放度试验从释放曲线图中至少选出3个取样时间点。

a．第一点为开始 0.5～2 小时的取样时间点，用于考察药物是否有突释。

b．第二点为中间的取样时间点，用于确定释药特性。

c．最后的取样时间点用于考察释药是否基本完全。

此3点可用于表征体外缓释制剂药物释放度。控释制剂除以上3点外，还应增加2个取样时间点。此5点可用于表征体外控释制剂药物释放度。释放百分率范围应小于缓释制剂。如果需要可再增加取样时间点。

④ 释放数据处理方法：定量和定性地研究和比较各制剂的体外释放曲线常用的数学模型有：

a．零级动力学方程。

b．一级动力学方程。

c．Higuchi 方程。

d．Weibull 分布。

e．Peppas 方程。

f．药物平均释放时间（MDT）。

g．拟合因子 f_1 和 f_2 等。

（2）体内生物利用度与生物等效性评价

① 生物利用度：系指剂型中的药物吸收进入人体血液循环的速度和程度。

② 生物等效性：系指一种药物的不同制剂在相同试验条件下，给以相同的剂量，其吸收速度和程度没有明显差异。

《中国药典》（2015 年版）规定，缓释、控释制剂的生物利用度与生物等效性试验应在单次给药与多次给药两种条件下进行。单次给药（双周期交叉）试验的目的在于比较受试者于空腹状态下服用缓控释受试制剂与参比制剂的吸收速度和吸收程度的生物等效性，并确认受试制剂的缓控释药动学特征。多次给药是比较受试制剂与参比制剂多次连续用药达稳态时，药物的吸收程度、稳态血浓度和波动情况。对生物样品分析方法的要求、对受试者的要求和选择标准、参比制剂、试验设计、数据处理和生物利用度及生物等效性评价，《中国药典》（2015 年版）都有明确规定，此处不再赘述。

（3）体内外相关性评价：缓释、控释制剂要求进行体内外相关性试验，它应反映整个体外释放曲线与整个血药浓度－时间曲线之间的关系。只有当体内外具有相关性时，才能通过体外释放曲线预测体内情况。内外相关性可归纳为3种。

①点对点相关：体外释放与体内吸收两条曲线上对应的各个时间点应分别相关。

②应用统计矩分析原理建立体外释放的平均时间与体内平均滞留时间之间的相关，由于能产生相似的平均滞留时间可有很多不同的体内曲线，因此体内平均滞留时间不能代表体内完整的血药浓度－时间曲线。

③将一个释放时间点（$t_{50\%}$、$t_{100\%}$）与一个药动学参数（如 AUC、C_{max} 或 T_{max}）之间单点相关，但它只说明部分相关。

六、迟释制剂

1. 口服定时释药系统　口服定时释药系统是根据人体的生物节律变化特点，按照生理和治疗的需要而定时定量释药的一种新型给药系统，已成为药物新剂型研究开发的热点之一。

择时与定位释药系统又可称为脉冲释药系统，有单脉冲和多脉冲释药系统。目前口服择时给药系统主要有渗透泵脉冲释药制剂、包衣脉冲释药制剂和定时脉冲胶囊剂等。

2. 口服定位释药系统　是指口服后能将药物选择性地输送到胃肠道的某一特定部位，以速释或缓控释药物的剂型。其主要目的如下：

（1）改善药物在胃肠道的吸收，避免其在胃肠生理环境下失活。

（2）治疗胃肠道的局部疾病，可提高疗效，减少剂量，降低全身性不良反应。

（3）改善缓控释制剂因受胃肠运动影响而造成的药物吸收不完全、个体差异大等现象。

根据药物在胃肠道的释药部位不同可分为胃定位释药系统、小肠定位释药系统和结肠定位释药系统。

七、靶向制剂

1. 概念　靶向制剂又称靶向给药系统，是指载体将药物通过局部给药或全身血液循环而选择性地浓集定位于靶组织、靶器官、靶细胞或细胞内结构的给药系统。靶向制剂从方法上分为 3 类，被动靶向制剂、主动靶向制剂、物理化学靶向制剂。

2. 被动靶向制剂　被动靶向制剂系利用药物载体，使药物被生理过程自然吞噬而实现靶向的制剂。载体包括乳剂、脂质体、微球和纳米粒等。

3. 主动靶向制剂　主动靶向制剂是用修饰的药物载体作为“导弹”，将药物定向地运送到靶区浓集发挥药效。包括经过修饰的药物载体和前体药物与药物大分子复合物两大类制剂。修饰的药物载体有修饰脂质体、长循环脂质体、修饰微乳、修饰微球、修饰纳米球、免疫纳米球等；前体药物包括抗癌药及其他前体药物、脑部位和结肠部位的前体药物等。

4. 物理化学靶向制剂　物理化学靶向制剂系指应用某些物理化学方法可使靶向制剂在特定部位发挥药效方法包括磁性、栓塞、热敏和 pH 敏感。

八、透皮给药制剂

1. 透皮给药制剂的概念与分类

（1）概念：透皮递药系统（简称 TDDS）是指药物经皮肤敷贴给药后以一定的速率透过皮肤经毛细血管吸收进入体循环的一类制剂。

（2）分类：透皮给药系统常用的剂型为贴剂，以及软膏剂、硬膏剂、涂剂和气雾剂等。

2. 透皮给药制剂的吸收途径及影响因素

（1）药物透皮吸收进入体循环的路径有两条，即经表皮途径和经附属器途径。

①经表皮途径：是指药物透过表皮角质层进入活性表皮，扩散至真皮被毛细血管吸收进入体循环的途径。此途径是药物经皮吸收的主要途径。经表皮途径又分为：

a．细胞途径：系指药物穿过角质细胞达到活性表皮。

b．细胞间质途径：系指药物通过角质细胞间类脂双分子层到活性表皮。

②经附属器途径：即药物通过毛囊、皮脂腺和汗腺吸收。药物通过附属器的穿透速度比经表皮途径快，是一些离子型药物或极性较强的大分子药物透过皮肤的主要途径。

（2）透皮给药制剂的吸收的影响因素

①生理因素

a．种属：种属不同，皮肤的角质层或全皮厚度、毛孔数、汗腺数以及构成角质层脂质的种类亦不同，从而导致药物透过性存在很大差异。一般认为家兔、大鼠、豚鼠皮肤对药物的透过性比猪皮大，猪皮的透过性接近于人皮。

b．性别：男性皮肤比女性皮肤厚；女性在不同年龄段的角质层脂质含量不同，而男性则没有变化；因此导致药物透过性的性别差异。

c．部位：人体不同部位皮肤的角质层的厚度和细胞个数、皮肤附属器数量、脂质组成以及皮肤血流不同，因而对药物的透过性也不同。

d．皮肤状态：由于受到机械、物理、化学等损伤，烫伤或水化后，皮肤结构被破坏，会不同程度地降低角质层的屏障作用，致使皮肤对药物的透过性明显增大。

e．皮肤温度：随着皮肤温度的升高，使药物的透过速度也升高。

f．代谢作用：由于皮肤内的酶含量很低，皮肤血流量也仅为肝的 7%，并且经皮吸收制剂的面积很小，所以酶代谢对多数药物的皮肤吸收不会产生明显的首关效应。

②药物的理化性质

a．分配系数与溶解度：药物的油水分配系数是影响药物经皮吸收的主要因素之一。用于经皮吸收的药物最好在水相及油相中均有较大的溶解度。

b．分子大小与形状：相对分子质量＞ 500 的物质较难透过角质层。药物分子的形状与立体结构对药物经皮吸收的影响也很大，线性分子通过角质细胞间类脂双分子层结构的能力要明显强于非线性分子。

c．pKa：药物以分子型存在时有较大的透过性，而离子型药物难以通过皮肤。表皮内的 pH 为 4.2 ～ 5.6，真皮内的 pH 为 7.4 左右。经皮吸收过程中药物溶解在皮肤表皮的液体中，并且可能发生解离。

d．熔点：一般情况下，低熔点的药物易于透过皮肤。

e．分子结构：药物分子具有氢键供体或受体，会与角质层的类脂形成氢键，这对药物经皮吸收起负效应。药物分子具有手性，其左旋体和右旋体显示不同的经皮透过性。

③剂型因素

a．剂型：药物从制剂中释放越快，越有利于经皮吸收。一般半固体制剂中药物的释放较快，骨架型贴剂中药物的释放较慢。

b．基质：药物与基质的亲和力不同，会影响药物在基质和皮肤间的分配。

c．pH：给药系统内的 pH 能影响有机酸或有机碱类药物的解离程度，因为离子型药物的透过系数小，而分子型药物的透过系数大，因而影响药物的经皮吸收。

d．药物浓度与给药面积：基质中的药物浓度越大，给药面积越大，药物的经皮吸收量越大。但是贴剂面积不宜超过 $60cm^2$。

e．透皮吸收促进剂：一般制剂中添加透皮吸收促进剂，以提高药物的吸收速率，这有利于减少给药面积和时滞。

3．透皮给药制剂常用的吸收促进剂及高分子材料 透皮吸收促进剂是指那些能够降低药物通过皮肤的阻力，加速药物穿透皮肤的物质。目前，常用的经皮吸收促进剂可分为：

（1）表面活性剂，如阳离子型、阴离子型、非离子型和卵磷脂等表面活性剂。

（2）有机溶剂类，如乙醇、丙二醇、醋酸乙酯，二甲亚砜及二甲基甲酰胺。

（3）月桂氮䓬酮及其同系物。

（4）有机酸、脂肪醇，如油酸、亚油酸及月桂醇。

（5）角质保湿与软化剂，如尿素、水杨酸及吡咯酮类。

（6）萜烯类，如薄荷醇、樟脑、柠檬烯等。

4. 透皮给药制剂的制备工艺　透皮给药系统根据其类型与组成有不同的制备方法，主要分 3 种类型：涂膜复合工艺、充填热合工艺及骨架黏合工艺。

（1）涂膜复合工艺：是将药物分散在高分子材料（压敏胶）溶液中，涂布于背衬膜上，加热烘干使溶解高分子材料的有机溶剂蒸发，可以进行第二层或多层膜的涂布，最后覆盖上保护膜；亦可以制成含药物的高分子材料膜，再与各层膜叠合或黏合。

（2）充填热合工艺：是在定型机械中，在背衬膜与控释膜之间定量充填药物储库材料，热合封闭覆盖上涂有胶黏层的保护膜。

（3）骨架黏合工艺：是在骨架材料溶液中加入药物，浇铸冷却，切割成型，粘贴于背衬膜上，加保护膜而成。

第九节　生物技术药物制剂

一、基本概念

1. 生物技术药物的研究概况　生物药物的分子体积一般比较大，膜通透性极差，血浆半衰期短，大部分生物药物通常需要采取一日多次注射的给药方案，这极大地限制了患者的顺应性（如引起疼痛、脓肿等），并大大提高了使用成本。到目前为止，尽管已有一些多肽类药物例如降钙素、环孢素、血管升压素等的鼻喷剂、片剂、胶囊制剂上市。但是，绝大多数的生物药物剂型还都是注射剂或注射用冻干粉末。尽管有关蛋白多肽类药物的血管外给药的研究已经成为生物技术药物递送的主要研究方向之一，但该领域的研究进展目前还不尽人意。

2. 生物技术药物的结构特点与理化性质

（1）首先，由于生物药物的分子体积一般比较大，且在生理条件下具有亲水性和解离特性，导致其膜通透性极差，大部分生物药物都必须采用注射方式给药以保证足够的生物利用度。然而，由于其血浆半衰期短，通常需要采取一日多次注射的给药方案。

（2）其次，通常来说大多数生物药物的物理和化学性质不稳定。相比小分子药物，它们对温度、pH、离子强度、表面作用、摇晃和剪切力等很多因素都很敏感。

（3）再次，生物药物相对分子质量大而且结构复杂，在一系列制剂过程中可能产生很多不同的物理变化和化学降解，所以在制剂研发过程中需要对各种降解过程进行全面表征。

（4）最后，对于那些作用靶点位于细胞质或细胞核内的生物药物，需要采用递送载体来克服各种体内屏障，以达到有效递送的目的。

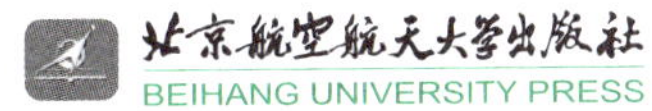

二、蛋白质类药物制剂

1. 蛋白质类药物制剂的处方工艺　目前临床上应用的蛋白质类药物注射剂，一类为溶液型注射剂，另一类是冻干粉注射剂。溶液型使用方便，但需在低温（2 ～ 8℃）下保存。冻干粉型比较稳定，但工艺较为复杂。

（1）液体剂型中蛋白质类药物的稳定化分为 2 类。

①改造其结构：如改变蛋白质一级序列、改变取代反应官能团和化学修饰的方法，以提高蛋白质空间伸展自由能，改变与溶剂接触的性质。

②加入适宜辅料：改变蛋白类药物溶剂的性质是药物制剂中常用的稳定化方法，如加入缓冲液、表面活性剂、盐类、金属离子等。

（2）固体状态蛋白质药物的稳定性与工艺

①冷冻干燥：主要考虑两个问题。

a. 选择适宜的辅料，优化蛋白质药物在干燥状态下的长期稳定性。

b. 考虑辅料对冷冻干燥过程中的一些参数的影响，如最高与最低干燥温度、干燥时间、冷冻干燥产品的外观等。

②喷雾干燥：喷雾干燥工艺广泛应用千蛋白质类药物的控释制剂、吸入剂、微球制剂等新型给药系统的研制中。

2. 蛋白质类药物新型给药系统

（1）新型注射（置入）给药系统：控释微球制剂、脉冲式给药系统等。

（2）非注射给药系统：蛋白质和多肽类药物的非注射给药方式包括鼻腔、口服、直肠、口腔、透皮和肺部给药。目前最有应用前景的属鼻腔给药，然而最受欢迎的还是口服给药，但难度很大。

蛋白质类药物非注射给药系统存在的主要问题是药物穿透黏膜能力差，易受酶的降解，以致生物利用度很低。为了提高这类药物制剂的生物利用度，一般采用以下方法。

①对药物进行化学修饰或制成前体药物。

②应用吸收促进剂。

③使用酶抑制剂。

④采用离子电渗法皮肤给药。

3. 蛋白质类药物制剂的评价方法　蛋白质类药物制剂的评价指标和方法如下。

（1）制剂中药物的含量测定。

（2）制剂中药物的活性测定。

（3）制剂中药物的体外释药速率测定。

（4）制剂的稳定性研究。

（5）体内药动学研究。

（6）刺激性及生物相容性研究等。

第十节　药物制剂稳定性

一、基本概念

1. 药物制剂稳定性的意义

（1）药物制剂稳定性的意义：稳定性是评价药物制剂质量的重要指标之一，也是确定药物制剂使用期限的主要依据。稳定性又是保证药物有效性和安全性的基础。

（2）研究药物制剂稳定性的任务：考察药物制剂在制备和贮存期间可能发生的物理化学变化，探讨其影响因素，并采取相应的措施避免或延缓药物的降解，寻找增加药物制剂稳定性的各种措施，预测药物制剂的有效期。

2. 药物稳定性的化学动力学基础 化学动力学基础研究药物的降解速度与浓度的关系，可用下式表示。

$$-\mathrm{d}C/dt = \mathrm{k}Cn$$

式中，$\mathrm{d}C/\mathrm{d}t$ 是降解速度；k 是反应速度常数；C 是反应物浓度；n 是反应级数

药物的浓度与反应速度常数及时间的关系，随降解反应级数而不同，$n = 0$ 为零级反应，$n = 1$ 为一级反应，$n = 2$ 为二级反应，依次类推。

在固定温度下，以不同时间点的药物浓度的函数式对时间作图即可求算出药物降解反应的速度常数。

3. 制剂中药物化学降解途径

（1）水解反应：水解是药物降解的主要途径之一，易水解的药物主要有：

①酯类（包括内酯）此类药物含有酯键，在水溶液中，在 H^+，OH^-或广义酸碱的催化下水解反应加速。如盐酸普鲁卡因、盐酸丁卡因、盐酸可卡因、溴丙胺太林、硫酸阿托品、氢溴酸后马托品、乙酰水杨酸等，由于酯类药物水解产生酸性物质，会使溶液的 pH 下降，所以某些酯类药物灭菌后 pH 下降，即提示我们可能有水解发生。

②酰胺类（包括内酰胺）水解以后生成酸与胺。如青霉素和头孢菌素类药物及氯霉素等药物，还有巴比妥类、利多卡因、对乙酰氨基酚（扑热息痛）等。

（2）氧化反应：脱氢即失去电子，称氧化。大气中的氧使药物缓慢氧化分解，金属离子等催化剂、热或光等因素可加速药物氧化。易氧化药物如下。

①酚类，分子中具有酚羟基，如肾上腺素、左旋多巴、吗啡、阿朴吗啡、水杨酸钠等易氧化变色。

②烯醇类，代表是维生素 C，分子中含有烯醇基，极易氧化，氧化过程较为复杂。此外，芳胺类、吡唑酮类、噻嗪类药物亦较易氧化。

（3）其他反应：药物降解其他反应包括异构化、聚合、脱羧等反应。

①异构化包括光学异构化和几何异构化。

a. 光学异构化可分为外消旋化和差向异构化，如左旋肾上腺素具有生理活性，水溶液在 $\mathrm{pH} < 4$ 时的外消旋化速度较快，生理活性降低 50%。毛果芸香碱在碱性条件下发生差向异构化生成活性较低的异毛果芸香碱。

b. 几何异构化：维生素 A 的活性形式是全反式，发生几何异构化。

②聚合：聚合是指 2 个或多个药物分子结合在一起形成复杂分子的反应，氨苄西林浓的水溶液在贮存过程中可发生聚合反应，形成二聚物。

③脱羧：在光、热、水分存在的条件下，对氨基水杨酸钠很易发生脱羧现象生成间硝基酚，并可进一步氧化变色。

二、影响药物制剂降解的因素与稳定化方法

1. 处方因素对药物制剂稳定性的影响及解决方法 处方因素是指 pH、广义的酸碱催化、溶剂、离子强度、表面活性剂、赋形剂与附加剂等。

（1）pH 的影响：药物受 H^+或 OH^-催化水解称为专属酸碱催化或特殊酸碱催化，其水解速度主要由 pH 决定。

（2）广义的酸碱催化：给出质子的物质叫广义的酸，接受质子的物质叫广义的碱。药物被广义的酸碱催化水解称广义的酸碱催化或一般酸碱催化。常用的缓冲剂如磷酸盐、醋酸盐、硼酸盐、枸橼酸盐及其相应的酸均为广义酸碱。

（3）溶剂的影响：溶剂的介电常数为 ε。在水中很不稳定的药物，可采用乙醇、丙二醇、丙三醇等极性较小，即介电常数 ε 较低的溶剂，或在水中加入适量的非水溶剂可延缓药物的水解。

（4）离子强度的影响：相同电荷离子间的反应，增大离子强度可加快反应速度；相反电荷离子间的反应，增大离子强度可减慢反应速度；中性分子药物无影响。

（5）加入表面活性剂：加入表面活性剂可使易水解的药物稳定性提高。

（6）处方中赋形剂和附加剂：赋形剂和附加剂等辅料会影响药物的稳定性，如聚乙二醇作为氢化可的松软膏剂基质时，能促进该药物的分解；制备阿司匹林片用硬脂酸钙、硬脂酸镁作为润滑剂时，与阿司匹林反应形成相应的乙酰水杨酸钙及乙酰水杨酸镁，提高了系统的 pH，使阿司匹林溶解度增加，分解速度加快。

2. 外界因素对药物制剂稳定性的影响及解决方法 影响药物制剂稳定性的环境因素是指温度、光线、空气（氧）、金属离子、湿度和水分、包装材料等。

（1）温度：一般温度升高时药物的降解速度加快。

（2）光线：一般酚类和分子中有双键的药物对光比较敏感，如硝普钠。光化反应可伴随着氧化。对光敏感的药物制剂制备过程中要避光操作，还可通过改进处方工艺如 β- 环糊精包合、制成微囊后装入胶囊，或在处方中加入抗氧化剂、包衣材料中加入遮光剂等；包装上采用避光技术如采用棕色玻璃瓶或在容器内衬垫黑纸等，并避光保存。

（3）空气（氧）：大气中的氧是引起药物制剂氧化的主要因素，其进入制剂的主要途径如下。

①氧在水中有一定的溶解度。

②在药物容器空间的空气中也存在着一定量的氧。防止氧化的措施包括以下几点。

a. 配液时使用新鲜煮沸放冷的注射用水。

b. 在溶液中和容器空间通入惰性气体如二氧化碳或氮气，置换其中的空气。对于固体药物，可采取真空包装等。

c. 加入抗氧化剂，抗氧化剂可分为水溶性抗氧化剂与油溶性抗氧化剂两大类，常用的水溶性抗氧化剂有焦亚硫酸钠、亚硫酸氢钠（适用于偏酸性药液），亚硫酸钠、硫代硫酸钠（适用于偏碱性药液）等，常用的油溶性抗氧化剂有叔丁基对羟基茴香脑（BHA）、二丁甲苯酚（BHT）等，用于油溶性维生素类（如维生素 A、维生素 D）制剂有较好效果，另外维生素 E、卵磷脂为油脂的天然抗氧化剂。

（4）金属离子：微量金属离子可显著催化自动氧化反应。应选用纯度较高的原辅料，操作过程中不要使用金属器具，同时还可加入螯合剂，如依地酸盐或枸橼酸、酒石酸、磷酸、二巯乙基甘氨酸等附加剂。

（5）湿度和水分：固体药物吸附水后，在表面形成一层液膜，分解反应就在液膜中进行。

（6）包装材料：包装材料与药物制剂稳定性关系密切，在包装设计、产品试制过程中，要进行“装样试验”，对各种包装材料认真选择。

三、药物与药品稳定性试验方法

1. 原料药与药物制剂稳定性试验方法 稳定性研究内容可分为影响因素试验、加速试验、长期试验、其他稳定性试验［热循环（冻融）试验、需重新配制使用的药品稳定性试验、多剂量包装产品拆封后的稳定性试验］等。

（1）影响因素试验：目的是考察制剂处方的合理性与生产工艺及包装条件，为制剂工艺筛选、包装材料和容器的选择、贮存条件的确定等提供依据。同时为加速试验和长期试验应采用的温度和湿度等条件以及分析方法的选择提供依据。

影响因素试验包括高温、高湿、光照试验。将原料药供试品置适宜的容器中（如称量瓶或培养皿），摊成约5mm厚的薄层，疏松原料药摊成约10mm厚的薄层进行试验。对于制剂产品，一般采用除去内包装的最小制剂单位（注射用无菌粉末如为西林瓶，不能打开瓶盖，以保持严封的完整性），分散为单层置适宜的条件下进行。如试验结果不明确，应加试两个批号的样品。

①高温试验：供试品置密封的洁净容器中，在60℃条件下放置10天，分别于第5和第10天取样，检测有关指标。如供试品发生显著变化（如制剂含量下降5%），则在40℃下同法进行试验。如60℃无显著变化，则不必进行40℃试验。

②高湿试验：供试品置恒湿密闭的容器中，于25℃，相对湿度90%±5%的条件下放置10天，分别在第5和第10天取样检测。检测项目应包括吸湿增重项。若吸湿增重5%以上，则应在25℃，相对湿度75%±5%下同法进行试验；若吸湿增重5%以下，且其他考察项目符合要求，则不再进行此项试验。恒湿条件可以通过在密闭容器下部放置饱和盐溶液来实现。如NaCl饱和溶液（15.5～60℃，相对湿度75%±1%）或KNO_3饱和溶液（25℃，相对湿度92.5%）。

③强光照射试验：供试品开口放在装有日光灯的光照箱或其他适宜的光照装置内，于照度为4500lx±500lx的条件下放置10天，分别于第5和第10天取样，按稳定性重点考察项目进行检测，特别要注意供试品的外观变化。

（2）加速试验系通过加速药物制剂的化学或物理变化，探讨药物制剂的稳定性，为处方设计、工艺改进、质量研究、包装改进、运输、贮存提供必要的资料。一般取拟上市包装的3批样品进行，建议在比长期试验的放置温度至少高15℃的条件下进行。一般可选择40℃ ±2℃、相对湿度75% ±5%的条件下进行6个月的试验，并对真实温度和湿度进行监测。分别在试验期间的第0个、1个、2个和6个月末取样检测考察指标。如在6个月内供试品经检测不符合质量标准要求或发生显著变化，则应在中间条件30℃ ±2℃、相对湿度65%±5%同法进行6个月试验。

溶液剂、混悬剂、乳剂、注射液等含有水性介质的制剂，稳定性研究中可不要求相对湿度。对包装在半透性容器中的药物制剂，例如低密度聚乙烯制备的输液袋、塑料安瓿、眼用制剂容器等，加速试验应在40℃ ±2℃、相对湿度25%±5%的条件下进行。乳剂、混悬剂、软膏剂、乳膏剂、糊剂、凝胶剂、眼膏剂、栓剂、气雾剂、泡腾片及泡腾颗粒等制剂宜直接在温度30℃ ±2℃、相对湿度65%±5%的条件下进行试验。

对温度敏感药物（需在冰箱中4～8℃冷藏保存）的加速试验可在25℃ ±2℃，相对湿度60%±10%的条件下同法进行。需要冷冻保存的药品可不进行加速试验。

（3）长期试验：长期试验在上市药品规定的贮存条件下进行，目的是考察药品在运输、保存、使用过程中的稳定性，取3批样品在温度25℃ ±2℃，相对湿度60%±10%的条件下进行试验，取样时间点在第1年一般为每3个月末1次，第2年每6个月末1次，以后每年末1次。考虑到我国南方和北方气候的差异，也可选择温度30℃ ±2℃、相对湿度65%±5%的条件下放置12个月。此后仍需继续考察，分别于18个、24个和36个月取样进行检测。

长期试验能更直接地反映药品的稳定性特征，是确定有效期和贮存条件的最终依据。

（4）热循环（冻融）试验：对于一些特殊的药品，如温度变化可能引起物相分离、黏度减小、沉淀或聚集的药品，还需要考察运输或使用过程中由于温度的变化可能对质量造成的影响。例如凝胶剂、霜剂、软膏剂、栓剂、难溶性药物的注射剂等。如某治疗冻伤用软膏剂需要在寒冷条件下使用，有必要考察低温条件下的影响因素试验，考察是否分层、在低温下是否稳定。

（5）需重新配制使用的药品稳定性要求（配伍试验）：对于需要溶解或者稀释后使用的药物制剂产品，如小体积注射液、粉针剂等，由于稀释后主药可能会降解，也可能会析出，为保证临床安全用药，应考察在稀释后主药的降解情况、临床使用时的稳定性。即对在实际使用条件下的周期内，采用溶解或者稀释后的制剂产品进行质量评价，以确定配制使用的有效期。

（6）多剂量包装产品拆封后的稳定性考察：对于多剂量产品（如滴眼剂、滴鼻剂等），拆封后产品暴露于外界环境中可能变得不稳定，容易使微生物超标或产生降解产物等。为保证产品的安全、有效，应进行产品拆封后的稳定性研究。一般模拟临床使用方法和环境，考察多次拆封后的稳定性。考察项目应与质量标准一致，包括样品的物理、化学、微生物学指标。根据试验结果，确定开封后产品的使用期，并写入说明书中。一般无菌制剂打开后必须马上使用，用不完的产品需在 2 ～ 8℃下保存，不能超过 24 小时；而带防腐剂的多剂量包装产品（滴眼液、滴鼻液等），一般打开后使用期不能超过 28 天。

2. 稳定性重点考察项目　原料药及制剂的重点考察项目见表 2-1-1，可根据剂型及品种的特点制订。

表 2-1-1　原料药和制剂的重点考察项目

剂　型	稳定性重点考察项目	剂　型	稳定性重点考察项目
原料药	性状、熔点、含量、有关物质、吸湿性以及根据品种性质选定的考察项目	口服乳剂	性状、含量、分层现象、有关物质
片　剂	性状、含量、有关物质、崩解时限或溶出度或释放度	口服混悬剂	性状、含量、沉降体积比、有关物质、再分散性
胶囊剂	性状、含量、有关物质、崩解时限或溶出度或释放度、水分，软胶囊要检查内容物有无沉淀	散　剂	性状、含量、粒度、有关物质、外观均匀度
注射剂	性状、含量、pH、可见异物、不溶性微粒、有关物质，应考察无菌	气雾剂	递送剂量均一性、微粒子剂量、有关物质、每瓶总揿次、喷出总量、喷射速率
栓　剂	性状、含量、融变时限、有关物质	吸入制剂	递送剂量均一 性、微细粒子剂量
软膏剂	性状、均匀性、含量、粒度、有关物质	喷雾剂	每瓶总吸次、每喷喷量、每喷主药含量、递送速率和递送总量、微细粒子剂量
乳膏剂	性状、均匀性、含量、粒度、有关物质、分层现象	颗粒剂	性状、含量、粒度、有关物质、溶化性或溶出度或释放度
糊　剂	性状、均匀性、含量、粒度、有关物质	贴剂（透皮贴剂）	性状、含量，有关物质、释放度、黏附力
凝胶剂	性状、均匀性、含量、有关物质、粒度，乳胶剂应检查分层现象	冲洗剂、洗剂、灌肠剂	性状、含量、有关物质、分层现象（乳状型）、分散性（混悬型），冲洗剂应考察无菌

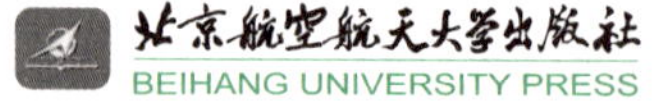

（续　表）

剂　型	稳定性重点考察项目	剂　型	稳定性重点考察项目
眼用制剂	如为溶液，应考察性状、可见异物、含量、pH、有关物质、如为混悬液、还应考察粒度，再分散性；洗眼剂还应考察无菌；眼丸剂应考察粒度与无菌	搽剂、涂剂、涂膜剂	性状、含量、有关物质、分层现象（乳状型）、分散性（混悬型），涂膜剂还应考察成膜性
丸　剂	性状、含量、有关物质、溶散时限	耳用洗剂	性状、含量、有关物质，耳用散剂、喷雾剂与半固体制剂分别按相关剂型要求检查
糖浆剂	性状、含量、澄清度、相对密度、有关物质、pH		
口服溶液剂	性状、含量、澄清度、有关物质	鼻用制剂	性状、pH、含量、有关物质，鼻用散剂、喷雾剂与半固体制剂分别按相关剂型要求检查

3. **有效期统计分析**　数据分析由于实测数据的分散性，一般应按 95% 的可信限进行统计分析，得出合理的有效期（如上所述）。如 3 批统计分析结果的差别较小，则取其平均值为有效期限；若差别较大，则取其最短的为有效期。数据表明很稳定的药品不做统计分析。

4. **经典恒温法**　水溶液的药物制剂预测药物有效期经常采用经典恒温法。经典恒温法的理论依据是 Arrhenuis 指数定律。以 lgk 对 1/T 作图得一直线，直线的斜率为 -E/（2.303R），由此可计算出活化能 Ea_o 若将直线外推至室温，就可求出室温时的速度常数（k_{25}）。由 k_{25} 可求出分解 10% 所需的时间（即有效期 $t_{0.9}$）或室温贮藏若干时间以后残余的药物浓度。

5. **固体制剂稳定性试验特殊要求和方法**　固体制剂多属于多相的非均匀系统，要注意固体制剂中药物的晶型变化和吸湿。

（1）晶型变化：同一药物的不同晶型简单分为稳定型和亚稳型。稳定型较亚稳型晶格能大，熔点高，化学稳定性好，但溶解度和溶出速度较低；在适当条件下，亚稳型可以向稳定型转变。

（2）吸湿：不但引起固体制剂的物理变化，而且引发化学变化。在固体制剂稳定性研究的影响因素试验中应增加吸湿增重这一考察指标。

6. **新药开发过程中药物的稳定性研究**　按照我国《药品注册管理办法》及中国药典 2015 年版相关的指导原则开展。

历年考点串讲

药物制剂的稳定性历年必考。其中，药物制剂的稳定性的概念及研究目的、药物制剂降解的影响因素及解决方法是考试重点，应熟练掌握，药物制剂稳定性的化学动力学基础应熟悉。

常考的细节有：

1. 盐酸普鲁卡因水解产生酸性物质，会使溶液的 pH 下降，所以灭菌后 pH 下降。

2. 异丙肾上腺素结构中含有多个酚羟基，容易被氧化，因此，在制备制剂时需加入抗氧化剂。

3. 维生素 C 分子中含有烯醇基，极易氧化，注射剂需通入二氧化碳。

4. 抗氧化剂有焦亚硫酸钠、亚硫酸氢钠适用于偏酸性药液，亚硫酸钠、硫代硫酸钠适用于偏碱性药液。

（吕竹芬　张　蜀）

第二章　药事管理

第一节　医院药事与医院药事管理

一、医院药事

1. 药学与医院药事概述

（1）药学的概念：药学这个词来源于希腊文，原意是“药”“毒”或“魔力”。目前我们一般所说药学往往包括药学科学与药学职业两种含义。

药学科学是指研究药物的科学，包括药剂学、药物化学、药理学、药事管理学、生药学和中药学等。而药学职业指的是经过系统学习药学科学的基础和专业理论知识，掌握药学技术，具有药学工作能力，并经考核合格，运用其知识、技术和能力遵循药学伦理准则，为人类健康事业服务，并依靠这种服务的收入为生的工作和职位，以及从事这种工作的人的群体。

（2）药学学科的形成与发展：药学和其他职业与科学一样有一个形成发展过程。总的来说，药学的发展阶段大概可以分为 4 个时期：原始医药、古代医药、医药分业和现代药学。

（3）药学的社会功能和任务：即药学科学和药学职业能给人类社会作的贡献，包括以下几个方面。

①研制新药。

②生产供应药品。

③保证合理用药。

④培训药师、药学家和药物企业家。

⑤组织药学力量。

（4）医院药事（hospital pharmacy affairs），泛指医院中一切与药品和药学服务有关的事项，是药事在医院的具体表现。包括以下内容。

①医院药品的采购、储存、保管、调剂、制剂，药品的质量管理、药品临床应用、经济核算、临床药学、药学教学、科研、监督管理。

②医院药学部门内部的组织机构、人员配备、设施设备、规章制度。

③医院药学部门与外部的沟通联系、信息交流等事项。

2. 医院药事管理及其发展　医院药事管理（hospital pharmacy administration）是对医院药学事业的综合管理，是应用管理科学的基本原理和研究方法对医院药学事业各部门的活动进行研究，总结其管理活动的规律，并用以指导医院药事健康发展的实践活动。

（1）国外医院药事管理的发展可以分为 3 个阶段：传统阶段、过渡阶段、患者服务阶段。

（2）我国医院药事管理的发展

①培训了一批药剂科主任和临床药师。

②创办了医院药学类期刊杂志。

③成立了医院药学专业委员会及药事管理专业委员会。

④实施了医院药师规范化培训和继续药学教育。

⑤举办了以医院药师为主体的中国药师周大会。

⑥颁布、实施了一批医院药事管理的法规。

⑦加强了与国外医院药事管理工作的交流。

⑧医院药学的内涵和药师的职能发生了改变。

二、医院药事管理的内容和常用方法

1. 医院药事管理的内容

（1）医院药事组织管理：医院药事组织是指为了实现医院药学的社会任务，经由人为的分工形成的各种形式的药事组织机构，以及药事组织机构内部、外部相互协作的关系。

（2）医院药事法规制度管理：国家和政府主管部门针对医院药事工作制定颁布了一系列的法规政策来规范医院药事管理工作和药学人员的行为。

（3）业务技术管理：业务技术管理是医院药事管理的重点，其内容包括调剂、制剂管理、药库管理、药品检验管理、临床用药管理、药品信息管理等。

（4）医院药学的质量管理：医院药学的质量管理就是依据药品管理的法律、法规、标准、规程、监控等管理措施，对医院所用药品的质量与药学工作质量实施管理。

（5）医院药品经济管理：医院药品经济管理是医院经济管理工作的重要组成部分，医院药品经济涉及到预算、药品采购、供应、库存控制、价格，用药的经济分析评价，药品的分级管理等工作。

（6）医院药物信息管理：药物信息对医院加强管理，合理用药，正确决策，提高医疗质量和服务质量具有非常重要的意义和作用。

2. 医院药事管理的常用方法

（1）调查研究方法：调查研究是以特定群体为对象，应用问卷测量或其他工具，经由系统化程序，收集有关群体的资料及信息，以了解该群体的普遍特征。调查研究有两种基本类型，即普查和样本调查。医院药事管理常用样本调查。调查研究的一般程序分为选题、建立研究假设、设计研究方案、抽样、收集资料、整理资料和撰写研究报告。

（2）目标管理法：目标管理是通过全体职工参与制定和实施总体的及具体的目标，以提高管理人员的责任感，激发职工的积极性来提高管理效果和效率的一种民主科学的管理方法。可分为 3 个步骤，即确定总目标、制订药剂科总目标、制订药剂科所属业务部门的子目标、制订出每个人的目标、实施目标、考评目标。

（3）PDCA 循环法：PDCA 是由 Plan，Do，Check，Action4 个英文词的第一个字母组成的，是一种按照计划、执行、检查、处理 4 个阶段的顺序不断循环，进行质量管理的方法。PDCA 循环的特点是：大环套小环，小环保大环，推动大循环。

（4）直线回归法：是运用直线回归法对药品需求量进行预测分析为例予以说明。做好药品需求量的预测是医院药品管理的重要因素之一。

（5）ABC 分类法：ABC 分类法又称重点管理法或巴雷特分类法，它是加强库存物资管理的一种科学方法，按其价格高低、用量大小、重要程度、采购难易分为 ABC 三类，对不同类别采取相应的管理措施。

3. 医院药事管理的发展趋势

（1）调剂的发展趋势：单位剂量调剂（UDD）。要求发给住院患者服用的固体药品均以单位剂量（如每 1 片）用铝箔、塑薄进行包装，上面标有药名、剂量，便于药师、护士及患者自己进行核对，避免了过去发给患者的散片，无法识别、无法核对的缺点，从而保证所用药品正确无误。

（2）医院制剂从供应保障型向技术开发型转变。

（3）开展临床药学工作，加强医药结合。

（4）开展药物利用评价工作和药物经济学研究。

（5）开展药品不良反应报告和监测。

（6）科研教学工作是医院药事的重要工作。

（7）开展社区药学服务。

（8）与时俱进，提高药师的业务素质。

第二节　医院药事的组织管理

一、医院药事管理的组织结构

1. 医院药事的组织管理模式

（1）医院药事管理的领导部门：根据国务院的三定方案，《医疗机构药事管理规定》明确规定卫生部、国家中医药管理局负责全国医疗机构的药事管理工作，县级以上地方卫生行政部门负责本行政区域内的医疗机构药事管理工作。

（2）医疗机构要设立药事管理与药物治疗学委员会：《医疗机构药事管理规定》规定二级以上医院成立药事管理与药物治疗学委员会，其他医疗机构可以成立药事管理与药物治疗学组。

（3）医疗机构药学部门主任的规定：《医疗机构药事管理规定》对药学部门主任应具备的任职条件和专业技术素质作了明确规定。

2. 医院药学部门的组织机构　见图 2-2-1。

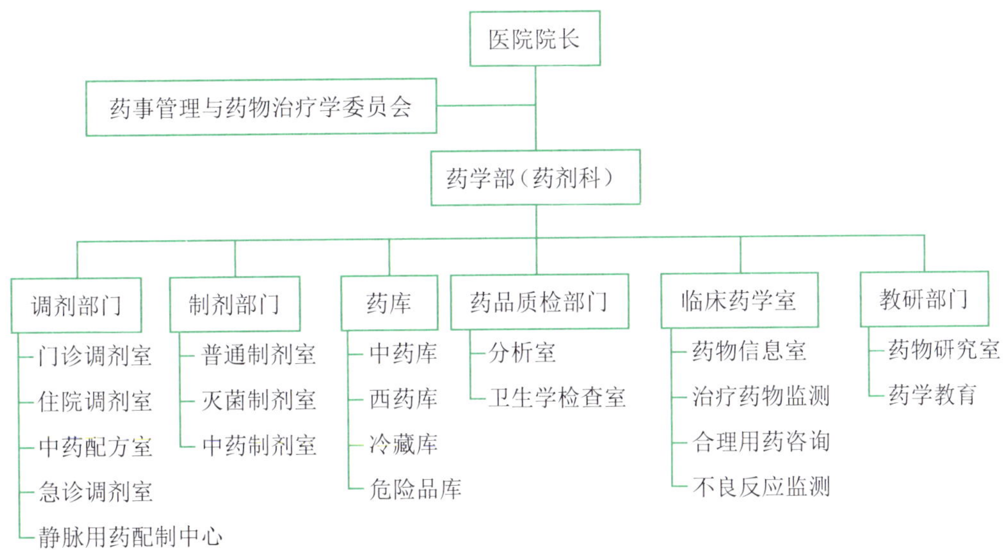

图 2-2-1　医院药学部门的组织机构

（1）药学部门性质、任务、工作模式

①性质：药学部（科）是在院长直接领导下的医院药学科学技术职能部门，既具有很强的专业技术性，又有执行药政法规和药品管理的职能性，是代表医院对全院药品实施监督管理的职能机构。从药学部（科）在医院中所处的地位和作用分析，药学部（科）工作具有业务监督性、专业技术性、经

济管理性、咨询指导性 4 个方面的性质。

②任务：药学部（科）的任务有以下几项。

a．根据本院医疗和科研需要，采购药品，搞好供应。

b．及时准确地调配处方，按临床需要制备制剂及加工炮制中药材。

c．加强药品质量管理，建立健全药品监督和检验制度，以保证临床用药安全有效。

d．做好用药咨询，结合临床搞好医疗工作。

e．根据临床需要，积极研究中、西药的新制剂，运用新技术，创制新剂型。

f．承担医药院校学生教学、实习及药学人员进修任务。

g．开展科研工作，不断提高专业技术水平。

h．制订药品经费预算，合理使用经费。

i．积极开展临床药学工作，指导合理用药。

j．开展药物不良反应监测工作，协助临床遴选药物。

③工作模式：药学部（科）的工作模式为全程化药学服务。

（2）药学部门质量管理制度

①岗位责任制制度。

②查对制度。

③领发制度。

④特殊药品、贵重药品管理制度。

⑤效期药品制度。

⑥分装制度。

⑦不良反应报告制度。

⑧药品报销制度。

⑨差错登记制度。

⑩交接班制度。

二、医院药事管理与药物治疗学委员会的组成与职责

1. 组成　二级以上医院药事管理与药物治疗学委员会委员由具有高级技术职务任职资格的药学、临床医学、护理和医院感染管理、医疗行政管理等人员组成。成立医疗机构药事管理与药物治疗学组的医疗机构由药学、医务、护理、医院感染、临床科室等部门负责人和具有药师、医师以上专业技术职务任职资格人员组成。医疗机构药事管理与药物治疗学委员会应设主任委员、副主任委员、秘书、委员。医疗机构负责人任主任委员，药学和医务部门负责人任副主任委员。

2. 职责

（1）贯彻执行医疗卫生及药事管理相关法律、法规、规章。审核制订本机构药事管理和药学工作规章制度，并监督实施。

（2）制订本机构药品处方集和基本用药供应目录。

（3）推动药物治疗相关临床诊疗指南和药物临床应用指导原则的制订与实施，监测、评估本机构药物使用情况，提出干预和改进措施，指导临床合理用药。

（4）分析、评估用药风险和药品不良反应、药品损害事件，提供咨询与指导。

（5）建立药品遴选制度，审核本机构临床科室申请的新购入药品、调整药品品种或者供应企业和申报医院制剂等事宜。

（6）监督、指导麻醉药品、精神药品、医疗用毒性药品及放射性药品的临床使用与规范化管理。

（7）对医务人员进行有关药事管理法律法规、规章制度和合理用药知识教育培训；向公众宣传安全用药知识。

三、医院药学人员的管理

1. 医院药学人员的构成和编制

（1）人员构成：医院药学部门的人员包括管理人员、药学技术人员、工人和职员。医院药学技术人员是指取得药学类中等专业以上学历，在医院从事药品调剂、制备、检验、药库管理和临床药学工作，经卫生主管部门考核合格，经评审取得药学技术职务的人员。我国药学技术人员职务分为药士、药师、主管药师、副主任药师和主任药师。中药技术人员职务分为中药士、中药师、主管中药师、副主任中药师和主任中药师。现在也有临床药师和执业药师。

（2）人员编制：按卫生部规定，在综合医院药学专业技术人员应占本机构卫生专业技术人员的8%，在中医院中药技术人员应占本机构卫生专业技术人员的12%。建立静脉用药调配中心（室）的，医疗机构应当根据实际需要另行增加药学专业技术人员数量。按床位数计算，药师：病床 = 1:（80 ～ 100），其他药剂人员：病床 = 1:（15 ～ 18），中药炮制、制剂人员：病床 = 1:（60 ～ 80）。

（3）临床药师要求：医疗机构应当根据本机构性质、任务、规模配备适当数量临床药师，三级医院临床药师不少于5名，二级医院临床药师不少于3名。临床药师应当具有高等学校临床药学专业或者药学专业本科毕业以上学历，并应当经过规范化培训。

2. 医院药学人员的任职条件与职责

（1）任职条件

①药士类

a. 取得卫生类中专学历，从事本专业工作满1年。

b. 取得卫生类大专学历，从事本专业工作满1年。

②药师类

a. 取得卫生类中专学历，担任药、护、技士职务满5年。

b. 取得卫生类大专学历，从事本专业工作满3年。

c. 取得卫生类本科学历，从事本专业工作满1年。

d. 取得卫生类研究生学历和硕士学位，从事本专业工作满1年。

e. 博士：符合报名条件的应届毕业生可以考名参加考试。

③主管药师类

a. 取得卫生类中专学历，受聘担任医、药、护、技师等工作满7年。

b. 取得卫生类大专学历，从事医、药、护、技师等工作满6年。

c. 取得卫生类本科学历，从事医、药、护、技师等工作满4年。

d. 取得卫生类研究生学历和硕士学位，从事医、药、护、技师等工作满2年。

e. 取得卫生类研究生学历和博士学位。

（2）职责

①药师的职责

a. 在科主任领导和主任药师、主管药师指导下工作。

b. 调剂复杂处方，担任麻醉药品、精神药品和医疗用毒性药品的管理、供应工作。

c. 负责药品质量的监督检验，保证临床应用安全、有效。

d. 开展药品咨询，收集、整理文献资料，编写药品简讯，负责向医务人员介绍药品，指导合理用药。

e. 结合临床开展中、西药新制剂、药品配伍变化等方面的研究，配合临床做好新药试验工作。

f. 承担教学、进修和实习生的培训，对药士的工作进行技术指导。

②主管药师的职责

a. 在科主任领导和主任药师指导下工作。

b. 负责指导本科室技术人员的药品调配、制备、检验工作。

c. 根据临床需要研究中、西药的新制剂、创制新剂型等方面的研究，帮助医师制订个体化给药方案。

d. 做好用药咨询，结合临床搞好合理用药，开展药品不良反应监测和报告工作。

e. 参加医院药学工作科学管理的研讨。

f. 指导进修生、实习生的培训，指导科室技术人员的业务学习。

g. 指导药师的技术工作。

③副主任药师职责

a. 在科主任领导下指导本科室各项业务技术工作，解决药剂人员工作中出现的疑难问题。

b. 指导或参加复杂的药剂调配和制备，检查药品的管理、使用和检验工作。

c. 进行药学、临床药学的专题研讨，组织召开本学科学术会议或举办专题讲座。

d. 组织制订本院基本用药目录、处方手册、药物制剂工艺操作规程，评价药物不良反应，参加医院疑难危重病例的会诊和讨论。

e. 负责或参加评审本学科范围的学术论著，成果审定，主持主管药师、药师职称晋升的业务考核和评审工作。

f. 指导主管药师的技术工作，为进修、实习人员讲课或专题讲座，并指导实验工作。

④主任药师职责

a. 在科主任的领导下，负责指导药剂科的业务、技术工作。

b. 指导本科室人员的业务技术学习，负责技术考核，制订各级药学人员和进修人员的培养规划。

c. 掌握国内外最新药学理论、技术和发展动态，指导医院药学科研工作。

d. 深入临床科室，调查用药情况，指导临床合理用药。

e. 指导临床药学和治疗药物监测，不良反应监测和报告工作。

f. 主持评审本学科范围的学术论著，鉴定科技成果，负责副主任药师的晋升的业务考核和评审工作。

g. 承担教学任务，指导研究生、进修生及实习生。

3. 医院药学人员的职业道德

（1）药师的职业道德准则：药师的职业道德准则，是所有药师共同的行为规范和标准，一般说来包括 3 个部分。

①掌握和使用最优专业知识和技术是药师的责任；药师的职业活动只能是在允许做的情况下进行。

②药师的行为需给药学职业带来信任和荣誉，药师需参加专业组织。

③药师对患者的责任是：把患者的健康和安全放在首位，保证生产、销售、使用高质量有效的药品；只接受公平合理的报酬；保守有关患者的秘密；给患者提供合适的、不导致错误的信息。

（2）药师的职业道德

以人为本	一视同仁
尊重患者	保护权益
廉洁自律	诚实守信
崇尚科学	开拓创新

四、医院药学人员的规范化培训与继续教育

1. 医院药师的规范化培训　《医院药师规范化培养大纲》分为 5 部分：培训对象、培训目标、培

训方法、培训内容、考核。

（1）培训对象：高等医药院校药学专业本科毕业，从事医院药学工作的药师。

（2）培训目标：医院药师经过规范化培训，达到主管药师的基本标准和要求。

（3）培训方法：分为两个阶段，第一阶段三年，主要是在下属二级科室轮转为主。第二阶段两年，是定向专业培训。

（4）培训内容：第一阶段：基础专业培训，主要是调剂、供应药品、制剂、药品检定、临床药学、临床药理等内容。第二阶段：定向专业培训，主要是药学理论、专业技能、外语水平、教学与科研能力等内容。

（5）考核（分 3 种类型）：包括轮转考核、阶段考核、综合考核 3 种类型。

2. 继续药学教育

（1）继续药学教育的概念：是继高等医药院校基本教育和毕业后规范化专业培训之后，以学习新理论、新知识、新技术、新方法为主的一种终身性药学教育，目的是药学技术人员在整个专业生涯中，保持高尚的职业道德，不断提高专业工作能力和业务水平，以适应医药科学技术和卫生事业发展的需求。

（2）继续药学教育的对象：是高等医药院校本科毕业后，通过规范或非规范的专业培训，具有中级及以上专业技术职务，正在从事药学技术工作的药学人员。

（3）继续药学教育内容：药学科学技术发展中的新理论、新知识、新技术和新方法为重点培训内容。

（4）继续药学教育形式：学术会议、学术讲座、专题讨论会、专题讲习班、专题调研和考察、技术操作示教、短期或长期培训等。以短期和业余学习为主。

（5）继续药学教育登记制度：建立继续药学教育登记制度。

（6）建立继续药学教育档案。

（7）继续药学教育活动实行学分制：按活动性质将学分分为Ⅰ类学分和Ⅱ类学分。

3. 临床药师培训

（1）培训试点的目标：建立临床药师培训基地，培养具有独立工作能力的临床药师。

（2）业务培养目标：通过临床药师培训，在业务能力上达到一定的目标。

（3）培训方式和课程设置：采取脱产进行方式，讲授课程包括入院教育、临床药物治疗学、药学文献检索、医疗文书等内容。

（4）招收学员的条件：高等医药学校药学本科毕业，在医疗机构药学部门工作 2 年以上等条件。

第三节　调剂管理

一、处方概念及组成

1. 处方概念　处方是指由注册的执业医师和执业助理医师在诊疗活动中为患者开具的、由取得药学专业技术职务任职资格的药学专业技术人员审核、调配、核对，并作为患者用药凭证的医疗文书。处方包括医疗机构病区用药医嘱单。

处方是医师为患者防治疾病需要用药而开写的书面文件。它是药剂调配、发药的书面依据；也是统计调剂工作量、药品消耗数量及经济金额等的原始资料；发生药疗事故或经济问题时，又是追查责任、进行处罚的依据。因此，处方具有法律上、技术上和经济上等多方面的意义，必须认真调配，仔细核对，防止差错。并加以妥善保管，每日进行分类统计，登记数量。

2. 处方组成及内容　处方包括前记、正文和后记三部分。

（1）前记：包括医疗机构名称、费别、患者姓名、性别、年龄、门诊或住院病历号，科别或病区和床位号、临床诊断、开具日期等。可添列特殊要求的项目。麻醉药品和第一类精神药品处方还应当包括患者身份证明编号，代办人姓名、身份证明编号。

（2）正文：以 Rp 或 R（拉丁文 Recipe“请取”的缩写）标示，分列药品名称、剂型、规格、数量、用法用量。

（3）后记：医师签名或者加盖专用签章，药品金额以及审核、调配，核对、发药药师签名或者加盖专用签章。

二、处方制度与书写规则

1. 处方制度

（1）处方的权限：凡在职的执业医师均有处方权，执业助理医师经院领导批准也有处方权。具有处方权的医生所开的处方才能有效。实习医师不得单独行使处方权，必须同时有带教医生签字后，处方才能生效。进修医生及临床研究生经院领导审批同意后方可独立开写处方。其他人员均无处方权。有处方权的医生需将本人签字或印章留存于药剂科作鉴证。

（2）处方颜色：见表 2-2-1。

表 2-2-1　处方颜色

处方类型	印刷用纸颜色	右上角标注
普通处方	白色	—
急诊处方	淡黄色	急诊
儿科处方	淡绿色	儿科
麻醉药品、第一类精神药品	淡红色	麻、精一
第二类精神药品	白色	精二

（3）处方的保管：规定每日处方应分类装订成册，并加封面，妥善保存。普通药品处方保存 1 年，毒性药品、二类精神药品处方保存 2 年，一类精神药品和麻醉药品处方保存 3 年。保存期满经医院领导批准后登记并销毁。

2. 处方书写与开具　处方的书写必须清楚、正确，内容完整、无缺、无误才能调配。处方如有修改，应由处方医师在修改处签字或盖章，以示责任。调配处方时，如发现处方书写不符合要求或有差错，药剂人员应与医师联系，更改后再调配，不得擅自修改处方。

处方中所用的药名可用中文或外文名，一般以《中华人民共和国药典》和国家药典委员会编辑的《药品词汇》为准；上述资料未收载者，可参照其他有关资料，写常用名称。普通药品的开具可以用缩写，但缩写不得引起误解，而特殊管理药品的开具应写全名。处方剂量一律以公制表示，并且应为常用量，如超过常用量，应由医师在剂量旁重新签字后方可调配（表 2-2-2）。

哌醋甲酯用于治疗儿童多动症时，每张处方不得超过 15 日常用量。

需要特别加强管制的麻醉药品：

盐酸二氢埃托啡处方为 1 次常用量，仅限于二级以上医院内使用。

盐酸哌替啶处方为 1 次常用量，仅限于医疗机构内使用。

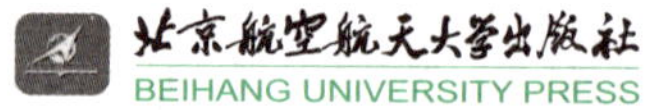

表 2-2-2 处方书写规范

<table>
<tr><td>书写规则</td><td colspan="4">西药和中成药可以分别开具处方，也可以开具一张处方
中药饮片应当单独开具处方
开具西药、中成药处方，每一种药品应当另起一行，每张处方不得超过 5 种药品
患者年龄应当填写实足年龄，新生儿、婴幼儿写日、月龄，必要时要注明体重
药品剂量与数量用阿拉伯数字书写</td></tr>
<tr><td>品种限制</td><td colspan="4">同一通用名称药品的品种，注射剂型和口服剂型各不得超过 2 种；
处方组成类同的复方制剂 1 ～ 2 种</td></tr>
<tr><td>期　限</td><td colspan="4">处方开具当日有效
有效期最长不得超过 3 天</td></tr>
<tr><td>限　量</td><td colspan="4">处方一般不得超过 7 日用量
急诊处方一般不得超过 3 日用量</td></tr>
<tr><td>分　类</td><td>剂型</td><td>一般患者</td><td>癌症疼痛和中、重度慢性疼痛患者</td><td>住院患者</td></tr>
<tr><td rowspan="3">麻醉药品
第一类精神药品</td><td>注射剂</td><td>1 次常用量</td><td>≤ 3 日常用量</td><td rowspan="3">1 日常用量
[逐日开具]</td></tr>
<tr><td>其他剂型</td><td>≤ 3 日常用量</td><td>≤ 7 日常用量</td></tr>
<tr><td>控缓释制剂</td><td>≤ 7 日常用量</td><td>≤ 15 日常用量</td></tr>
<tr><td>第二类精神药品</td><td>所有剂型</td><td>≤ 7 日常用量</td><td colspan="2">对于慢性病或某些特殊情况的患者，处方用量可以适当延长，医师应当注明理由。</td></tr>
</table>

三、调剂的概念及其质量管理

1. 调剂的概念　调剂是指配药、配方、发药，又称为调配处方。

2. 调剂人员资格

（1）取得药学专业技术职务任职资格的人员方可从事处方调剂工作。

（2）药师在执业的医疗机构取得处方调剂资格。药师签名或者专用签章式样应当在本机构留样备查。

（3）具有药师以上专业技术职务任职资格的人员负责处方审核、评估、核对、发药及安全用药指导。

（4）药士从事配药工作。

3. 调剂工作管理

（1）收方与审方

①药品名称。

②用药剂量。

③给药方法。

④药物的配伍变化。

（2）审核内容

①规定必须做皮试的药品，处方医师是否注明过敏试验及结果的判定。

②处方用药与临床诊断的相符性。

③剂量、用法的正确性。

④选用剂型与给药途径的合理性。

⑤是否有重复给药现象。

⑥是否有潜在临床意义的药物相互作用和配伍禁忌。

⑦其他用药不适宜情况。

（3）调剂要求

①药师经处方审核后，认为存在用药不适宜时，应当告知处方医师，请其确认或者重新开具处方。

②药师发现严重不合理用药或者用药错误，应当拒绝调剂，及时告知处方医师，并应当记录，按照有关规定报告。

（4）药师调剂处方时必须做到“四查十对”（表 2-2-3）。

表 2-2-3　“四查十对”

查处方	对科别、姓名、年龄
查药品	对药名、剂型、规格、数量
查配伍禁忌	对药品性状、用法用量
查用药合理性	对临床诊断

四、调剂管理的法律、法规规定

1．取得药学专业技术职务任职资格的人员方可从事处方调剂工作。非药学技术人员不得直接从事药剂技术工作。

2．药剂人员调剂处方时必须经过核对，对处方所列药品不得擅自更改或代用，对有配伍禁忌或者超剂量的处方，必须拒绝调配；必要时，经处方医师更改或者重新签字，方可调配。

医疗机构向患者提供的药品应当与诊疗范围相适应，并凭执业医师或执业助理医师的处方调配。

3．计划生育技术服务机构采购和向患者提供药品，其范围应当与经批准的服务范围一致，并凭执业医师或执业助理医师的处方调配。

4．个人设置的门诊部、诊所等医疗机构不得配备常用药品和急救药品以外的其他药品。

开具麻醉药品、精神药品使用专用处方。医疗机构应对麻醉药品、精神药品处方进行专册登记、加强管理。

5．患者使用麻醉药品、第一类精神药品注射剂或贴剂的，再次调配时，应当要求患者将原批号的空安瓿或使用过的贴剂交回，并记录收回空安瓿或废贴剂数量。

医疗机构内各病区、手术室等调配使用麻醉药品、第一类精神药品注射剂时应收回空安瓿，核对批号和数量，并做记录。剩余的麻醉药品、第一类精神药品应办理退库手续。收回的麻醉药品、第一类精神药品注射剂空安瓿、废贴由专人负责计数、监督销毁，并做记录。

6．医疗机构需要使用麻醉药品和第一类精神药品，应当取得《麻醉药品、第一类精神药品购用印鉴卡》，并凭《印鉴卡》向本省、自治区、直辖市范围内的定点批发企业购用麻醉药品和第一类精神药品。

申请《印鉴卡》的医疗机构应符合相关条件。《印鉴卡》有效期为 3 年。有效期满需换领新卡的医疗机构，还应当提交原《印鉴卡》有效期内麻醉药品和第一类精神药品使用情况。

当《印鉴卡》中医疗机构名称、地址、医疗机构法人代表（负责人）、医疗管理部门负责人、药学部门负责人、采购人员等项目发生变更时，医疗机构应当在变更发生之日起 3 日内到市级行政卫生

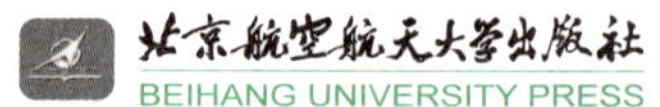

部门办理变更手续。

7. 医疗单位供应和调配毒性药品，凭盖有医师所在的医疗单位公章的正式处方。每次处方不得超过2日极量。

调配医疗用毒性药品时，应计量准确，按医嘱注明要求，并由配方人员及具有药师以上技术职称的复核人员签名盖章后方可发出。对处方未注明“生用”的毒性中药，应当付炮制品。如发现处方有疑问时，须经原处方医师重新审定后再行调配。处方一次有效，取药后处方保存2年备查。

五、门诊、住院调剂的任务与工作特点

1. 药房的任务

（1）门诊药房：药师根据医师处方为患者提供优质药品，同时按处方要求向患者说明每种药品用法、用量、使用需注意事项，可能出现常见不良反应和出现不良反应后的简单处理。门（急）诊调剂工作的组织包括：独立配方法；流水作业配方法；结合法。

（2）住院药房

①药师做好与处方医师联系，使医、患、药三者协调，达到满意药疗。

②保证供应。

③保证药品质量。

④保证正确指导患者合理用药。

⑤保证使患者按医师处方要求用药。

⑥正确调剂、配制优质药品。

⑦保证用药安全、有效、价格合理。

⑧药价准确。

⑨用药教育。

⑩出院带药用药的指导工作。

2. 住院药房的发药制度　包括凭方发药制、病区小药柜制、摆药制。

3. 急诊药房的调配特点　包括随机性、规律性、终端性、社会性。

历年考点串讲

药事管理与药物治疗学委员会历年常考，其中，药事管理与药物治疗学委员会概述和药事管理与药物治疗学委员会组成是考试的重点，应熟练掌握。药事管理与药物治疗学委员会职责，应熟悉。

常考的细节有：

1. 二级以上医院成立药事管理与药物治疗学委员会。

2. 药事管理与药物治疗学委员会应设主任委员、副主任委员、秘书、委员。

3. 医疗机构负责人任药事管理与药物治疗学委员会主任委员，药学和医务部门负责人任副主任委员。

4. 药事管理与药物治疗学委员会的职责之一是制定本机构药品处方集和基本用药供应目录。

5. 药事管理与药物治疗学委员会的职责之二是建立药品遴选制度，审核本机构临床科室申请的新购入药品、调整药品品种或者供应企业和申报医院制剂等事宜。

6. 处方是医师为患者防治疾病需要用药而开写的书面文件。它是药剂调配、发药的书面依据。

7. 处方包括前记、正文和后记三部分。

8．凡在职的执业医师均有处方权，执业助理医师经院领导批准也有处方权。

9．一般急诊处方为 3 天用药量，门诊处方普通药最多不超过 7 天用药量。

10．急诊处方当日有效。

11．普通药品处方保存 1 年，毒性药品、二类精神药品处方保存 2 年，一类精神药品、麻醉药品处方保存 3 年。

12．处方如有修改，应由处方医师在修改处签字或盖章。

13．住院药房包括凭方发药制、病区小药柜制、摆药制 3 种发药制度。

14．急诊药房的调配特点：随机性、规律性、终端性、社会性。

第四节　制剂管理

一、医院制剂概述

1．医院制剂室概述

（1）自制制剂的基本条件：我国《药品管理法》规定，配制制剂必须具有药学技术人员和能够保证制剂质量的设施、检验仪器、管理制度和卫生条件。具体必须符合《医疗机构制剂许可证验收标准》和《医疗机构制剂配制质量管理规范》的规定。

（2）医院制剂室应具备的条件

①机构与人员条件

a．医疗机构制剂配制应在药剂部门设制剂室、药检室和质量管理组织。

b．机构与岗位人员的职责应明确，并配备具有相应素质及相应数量的专业技术人员。

c．制剂室和药检室的负责人应具有大专以上药学或相关专业学历，具有相应管理的实践经验，有对工作中出现的问题做出正确判断和处理的能力。

d．制剂室和药检室的负责人不得相互兼任。

e．从事制剂配制操作及药检人员，应经专业技术培训，具有基础理论知识和实际操作技能。

f．凡有特殊要求的制剂配制操作和药检人员还应经相应的专业技术培训。

②设施设备等硬件条件

a．制剂室应有防止污染、昆虫和其他动物进入的有效设施。

b．各工作间应按制剂工序和空气洁净度级别要求合理布局。一般区和洁净区分开；配制、分装与贴签、包装分开；内服制剂与外用制剂分开；无菌制剂与其他制剂分开。

（3）洁净室（区）要求

①洁净室的内表面应平整光滑，无裂缝、接口严密，无颗粒物脱落并能耐受清洗和消毒。墙壁与地面等交界处宜成弧形或采取其他措施，以减少积尘和便于清洁。

②洁净室（区）内安装的水池、地漏的位置应适宜，不得对制剂造成污染。100 级洁净区内不得设地漏。

（4）具备制剂管理制度

①制剂室操作间、设施和设备的使用、维护、保养等制度和记录。

②物料的验收、配制操作、检验、发放、成品分发和使用部门及患者的反馈、投诉等制度和记录。

③配制返工、不合格品管理、物料退库、报损、特殊情况处理等制度和记录。

④留样观察制度和记录。

⑤制剂室内外环境、设备、人员等卫生管理制度和记录。

⑥本规范和专业技术培训的制度和记录。

2.《医院机构制剂许可证》《药品管理法》明确规定，医疗机构配制制剂，须经所在地省、自治区、直辖市人民政府卫生行政部门审核同意，由省、自治区、直辖市人民政府药品监督管理部门批准，发给《医疗机构制剂许可证》。无《医疗机构制剂许可证》的，不得配制制剂。《医疗机构制剂许可证》有效期为5年，期满前6个月重新提出申请，程序与第1次申请相同。

3. 医院制剂的概念、分类及特征

（1）概念：医疗机构制剂（pharmaceutical preparation），是指医疗机构根据本单位临床需要经过批准而配制、自用的固定处方制剂。

（2）分类：按制剂来源分为标准制剂和非标准制剂。按制备要求分为灭菌制剂和普通制剂。按药品类别分为化学药品制剂、中药制剂和特殊制剂。

（3）特征：医院制剂室负责配制；配制品种受限制；必须取得制剂批准文号；一般自配、自检、自用；适应临床需要；医院制剂范围广。

4. 医院制剂申报审批程序

（1）医疗机构制剂品种审批制度："医疗机构配制的制剂，应当是本单位临床需要而市场上没有供应的品种"。

"医疗机构配制制剂，必须按照国务院药品监督管理部门的规定报送有关资料和样品，经所在省、自治区、直辖市人民政府药品监督管理部门批准，并发给制剂批准文号后，方可配制。"

制剂批准文号：经省级药品监督管理部门审批取得制剂批准文号。

格式为：X药制字H（Z）+4位年号+4位流水号。其中X是省、自治区、直辖市简称；H是化学制剂代号；Z是中药制剂代号。

（2）自配制剂的品种及使用管理：《药品管理法》规定：医疗机构配制的制剂，应当是本单位临床需要而市场上没有供应的品种，并须经所在地省、自治区、直辖市人民政府药品监督管理部门批准后方可配制。配制的制剂必须按照规定进行质量检验；合格的，凭医师处方在本医疗机构使用。特殊情况下，经国务院或者省、自治区、直辖市人民政府的药品监督管理部门批准，医疗机构配制的制剂可以在指定的医疗机构之间调剂使用。

医疗机构配制的制剂，不得在市场销售，也不得进行任何形式的广告宣传。

二、医院配制制剂的质量管理

1. 普通、灭菌和无菌、中药制剂的质量管理

（1）制剂质量管理：医疗机构应由主管院长、药学部门负责人及制剂室、药检室等负责人组成质量管理组，负责质量管理工作。药检室负责对医院所使用药物（包括自配制剂）从原料到成品（包括辅料、用水和包装材料等）的质量检验和质量控制。药检室必须有完整的检验卡、原始记录及所有批号的制剂检验报告单，检验的原始记录保存至少1年。

（2）普通制剂质量管理

①可以在洁净级别不低于10万级洁净室内进行，洁净室卫生清洁程序如下。

a．用1∶200的84消毒液擦拭配制间门窗、墙壁和天花板以及室内的所有操作台、柜子、架子和机械设备，注意不要留下清洁消毒液的痕迹。

b．用1∶100的84消毒液清扫、擦拭地面、地漏。

c．用75%的乙醇对洁净间内壁进行喷洒消毒，喷洒完毕后，开启紫外线杀菌灯照射30分钟。

②对洁净区人员操作基本要求

a．凡是进入洁净区的操作人员，首先要进行相关知识的训练，并经考核合格。

b．操作人员更衣前应洗手。

c．操作人员不得化妆和佩戴饰物。

d．对进入洁净区的操作人员数量严格控制。

e．进入洁净区必须经一更、二更，在二更时换上指定的专用蓝色工作服、套鞋、帽，方可进入洁净区。

f．生产人员在净化区生产操作时，不得出净化区。

g．制剂人员每年体检 1 次，并建立健康档案。

（3）无菌制剂的质量管理

①百级、万级洁净（室）区的卫生清洁程序

a．配制前，用 75% 的乙醇对洁净间内壁进行喷洒消毒，喷洒完毕后，开启紫外线杀菌灯照射 30 分钟。

b．用 1∶200 的 84 消毒液擦拭配制间门窗、墙壁和天花板以及室内的所有操作台、仪器、设备。

c．操作台使用前，先用纯化水清洁台面，再取 75% 的乙醇擦拭消毒，开启紫外灯照射 30 分钟。

d．开启净化空调系统半小时后，方可开始生产操作。

e．操作台使用后，先用纯化水擦拭台面，再用 75% 的乙醇擦拭消毒。

f．每批制剂配制完成后，重复（1）（2）操作。

g．用 1：100 的 84 消毒液清扫、擦拭地面、地漏。

②百级、万级洁净区的操作要求

a．操作人员不得化妆和佩带饰物，不得裸手操作。

b．进入洁净区必须经一更、二更，进入洁净区前要换鞋，在二更时换上指定的专用蓝色工作服、套鞋、帽，方可进入洁净区。

c．对进入洁净区的操作人员数量严格控制。

d．生产人员在净化区生产操作时，不得出净化区。

e．制剂人员每年体检 1 次，并建立健康档案。

f．物料进入洁净区必须经过物流缓冲区。

g．洁净区工作服每周洗涤 2 次。

（4）中药制剂的质量管理

①人员要求。

②设施要求。

③购进要求。

④中药材加工要求。

⑤储存与养护。

⑥防止交叉污染和混淆的措施。

⑦工艺用水要求。

2. 静脉输液的混合调配

（1）静脉液体配制中心配制药物的范围

①要求：全肠道外营养、化疗药物加药混合配制。

②目前：包括全静脉营养液、细胞毒性药物、心肌保护液、抗生素。

（2）静脉液体配制中心的准备工作

①临床静脉用药调研。

②硬件配置准备。

③完善静脉液体配制中心计算机网络。

④制度与培训。

（3）静脉液体配制中心的设施与设备配置

①配制输液的场所要求。

②静脉液体配制中心的布局。

③静脉液体配制中心设备要求。

④静脉液体配制中心的人员组成与管理。

（4）静脉液体配制中心的工作流程

①静脉液体配制中心的人工流程。

②静脉液体配制中心的物流程序。

③静脉液体配制中心信息流。

历年考点串讲

制剂管理历年必考，应作为重点复习。其中，《医院机构制剂许可证》和自配制剂的品种及使用管理是考试的重点，应熟练掌握。自配制剂的基本条件和制剂质量管理应熟悉。

常考的细节有：

1. 医疗机构配制制剂，须经所在地省、自治区、直辖市人民政府卫生行政部门审核同意，由省、自治区、直辖市人民政府药品监督管理部门批准，发给《医疗机构制剂许可证》。

2.《医疗机构制剂许可证》有效期为5年。

3. 医疗机构配制的制剂，应当是本单位临床需要而市场上没有供应的品种。

4. 医疗机构配制的制剂，不得在市场销售，也不得进行任何形式的广告宣传。

5. 制剂检验报告单，检验的原始记录保存至少1年。

第五节　药品供应管理

一、药品的采购管理

1. 药品采购管理

（1）药品采购管理的概念和重要性

①药品采购管理：主要是指对医疗机构医疗、科研所需药品的供应渠道、采购程序、采购方式、采购计划及采购文件的管理。

②主要目标：依法、规范、按需、适时地购进质量优良、价格合理的药品，保证药品的供应。

（2）药品采购的特点

①采购的药品种类多、剂型多、品种多、规格多。

②药品采购的供应渠道多、制造厂家多、营销方式多。

③采购的单一药品品种数量少、批次多、周期短。

（3）药品采购应遵循的基本原则：质量第一；合法性；经济性；保障性。

（4）药品采购管理内容

①医疗机构应当建立健全药品质量管理体系，完善药品购进、验收、储存、养护、调配及使用等

环节的质量管理制度，做好质量跟踪工作，并明确各环节中工作人员的岗位责任。

②医疗机构应当有专门的部门负责药品质量的日常管理工作；未设专门部门的，应当指定专人负责药品质量管理。

③医疗机构必须从具有药品生产、经营资格的企业购进药品。

④医疗机构使用的药品应当按照规定由专门部门统一采购，禁止医疗机构其他科室和医务人员自行采购。

⑤医疗机构因临床急需进口少量药品的，应当按照《药品管理法》及其实施条例的有关规定办理。

⑥医疗机构购进药品，应当查验供货单位的《药品生产许可证》或者《药品经营许可证》和《营业执照》、所销售药品的批准证明文件等相关证明文件，并核实销售人员持有的授权书原件和身份证原件。

⑦医疗机构必须建立和执行进货验收制度，购进药品应当逐批验收，并建立真实、完整的药品验收记录。

⑧药品验收记录应当包括药品通用名称、生产厂商、规格、剂型、批号、生产日期、有效期、批准文号、供货单位、数量、价格、购进日期、验收日期、验收结论等内容。

⑨验收记录必须保存至超过药品有效期 1 年，但不得少于 3 年。

⑩医疗机构应当建立健全中药饮片采购制度，按照国家有关规定购进中药饮片。

2. 药品招标采购

（1）药品招标采购概念与特点：药品招标采购是指药品采购商事先提出药品采购的条件和要求，邀请众多药品供应商参加，按照规定的程序从中选择供应商进行药品采购的一种市场交易行为。具有法规约束、文件规范、程序严格、过程透明、公开竞争及一次成交的特点。

（2）药品招标采购的方式与适用范围：药品集中招标采购方式包括集中公开招标、集中邀请招标 2 种。药品集中议价采购方式包括询价采购、竞争性谈判采购、单一来源采购和备案采购四种。

（3）药品招标采购管理应当遵循的基本原则：质量优先；价格合理；公开、公平、公正；诚实信用。

（4）《医疗机构药品集中采购工作规范》及《药品集中采购监督管理办法》有以下明确规定。

①医疗机构药品集中采购工作，要以省（区、市）为单位组织开展。

②县及县以上人民政府、国有企业（含国有控股企业）等所属的非营利性医疗机构，必须全部参加药品集中采购。

二、药品的质量验收管理与出入库管理

1. 药品的质量验收管理

（1）药品质量验收的内容

药品合格证的验明：产品合格证、产品质量检验报告书、中药材（中药饮片）合格证明、进口药品合格证明、实行批签发管理的生物制品品种合格证明。

（2）药品其他标识验明

①药品包装的标签和说明书的验明，其中规定：药品最小销售单元包装印有标签并附有药品使用说明书。

②特殊管理的药品、外用药品、非处方药的专有标识验明。

③进口药品包装有关标识要求的验明，其中规定：进口药品的包装应附有中文说明书。

④中药材和中药饮片包装有关标识的验明，其中规定：中药材的每件包装上应标明品名、产地、日期、调出单位。

（3）数量点收：就是根据随货单据或入库通知单所列药品的名称、单位、规格、剂型、厂牌数量进行核对清点。如有不相符或破损应及时做好记录，查明原因。

毒性药品、麻醉药品、精神药品、放射性药品，必须有 2 人以上同时在场，逐箱验点到最小包装。如发现原箱短少，由验收员及时写出详细验收报告，经领导签名，加盖公章，附装箱单向供货单位索赔。

（4）包装检查：药品包装是药品质量的一个重要方面。我国《药品管理法》规定：药品包装必须适合药品质量的要求，方便储存、运输和医疗使用。规定有效期的药品，必须在包装上注明有效期，药品在入库验收时，对包装的检查，包括内外包装两个方面。

（5）注册商标检查：注册商标是药品生产企业将其产品质量、装潢包装以图案或文字形式向工商行政管理部门申请注册的标志。它拥有专利权，受到国家法律保护。我国《药品管理法》明确规定：除中药材、中药饮片外，药品必须使用注册商标。未经核准注册的，不得在市场上销售。注册商标必须在药品包装和标签上注明。商标使用人必须对其使用商标的药品质量负责，药厂在使用注册商标时必须标明“注册商标”或注册标志（“注”或“@”字样），因此，无注册商标或注册商标未按规定标示的药品，不应作为商业性购进，亦即不予验收入库。

（6）批准文号的核查：我国《药品管理法》规定，除生产中药饮片之外，生产药品，必须由国务院药品监督管理部门批准，并发给批准文号。《药品管理法》还规定，未取得批准文号生产、销售的药品属假药，因此，药品在入库验收时，应严格检查核对批准文号。

2. 药品的出入库管理

（1）药品的入库管理

①质量验收合格药品的入库管理

a. 药品入库的依据：医疗机构药学部门规定的组织或人员签发并盖有质量合格专用章的入库通知单。

b. 药品入库的手续：填写药品入库的相关记录与凭证；录入入库信息。

②质量验收不合格药品的程序报告与控制处理

a. 不合格药品的程序报告：填写《药品拒收报告单》；按程序要求进行报告；拒绝入库。

b. 不合格药品的控制处理：将不合格品移至不合格区；对不合格药品标以醒目的红色标识；查明原因；录入资料；建立管理记录。

（2）药品的出库管理

①出库遵循的原则：先产先出、近期先出、先进先出、易变先出、按批号发货。

②药品出库的检查与复核：药品出库检查复核记录应保存至超过药品有效期后 1 年，但不得少于 3 年。

三、药品的储存与养护管理

1. 药品储存管理

（1）按规定的储存要求专库、分类存放

①需分开存放的药品

a. 药品与非药品。

b. 一般药品与特殊药品。

c. 处方药与非处方药。

d. 内用药与外用药。

e. 合格药品与不合格药品。

②应单独存放的药品：易串味的药品；中药材、中药饮片；危险品。

（2）标识管理

①绿色库区：合格库区、发货库区、零货称取库区。

②黄色库区：待验库区、退货库区。

③红色库区：不合格库区。

（3）堆放要求：保持合适堆垛间隔距离，与墙、顶面的距离应＞30cm；与地面的距离应＞10cm；与管道距离应＞30cm。

2．药品养护管理

（1）在库养护措施

①提供合适的温湿度条件：冷库温度控制在2～10℃；阴凉库温度不高于20℃；常温库为0～30℃。库房相对湿度保持在45%～75%之间。

②有效的避光条件

③防虫，防霉

④防火，防爆，通风

（2）在库养护其他要求：医疗机构应当配备药品养护人员，定期对储存药品进行检查和养护，监测和记录储存区域的温湿度，维护储存设施设备，并建立相应的养护档案。

四、特殊管理药品、急救药品及新药的供应管理

1．特殊管理药品的供应管理

（1）麻醉药品、精神药品供应管理

①采购管理

a．麻醉药品、第一类精神药品：市级卫生主管部门，购用印鉴卡，有效期3年；省级行政区域内定点批发企业购买。

b．第二类精神药品：省级行政区域内定点批发企业购买。

②购买管理

a．麻醉药品注射剂型：实行“计划”制管理。

b．麻醉药品其他剂型和精神药品：实行备案制管理。

③验收、储存、出库管理

a．专：专门标识，专库或专柜与专人，专用出库单。

b．双：双人验收，双人双锁，双人检查复核。

c．记：验收记录，账册登记，专用记录和专册登记。

d．存：相关记录按规定年限保存（自药品有效期满之日起不少于5年）。

（2）医疗用毒性药品供应管理

①医疗机构必须根据临床诊断治疗需要编制医疗用毒性药品年度需求计划，并报送主管部门及公安部门。

②医疗机构必须凭经规定程序审核批准后下发的供应计划到食品药品监督管理部门指定的药品经营企业购买。

（3）放射性药品供应管理

①采购管理：医疗机构必须凭省级公安、环保、食品药品监督管理部门资质审查后核发的《放射性药品使用许可证》，根据临床使用需要，向持有《放射性药品经营企业许可证》的经营企业进行采购。

②保管、领用管理

a．放射性药品应放在规定材料制作的容器内，置于特制贮源柜内，做到专人保管、分类储存、标识醒目、防止差错、保证安全。

b．建立放射性药品领用登记专册，记录内容完整，逐项填写清楚，领用人、使用人、保管人均需签名，并按规定入档保存。

2. 急救药品的供应管理的基本要求

（1）管理力求标准化：根据急救药品供应的特点，建立专门的急救药品配置与储存的目录指引，建立统一的急救药品配置设施与储存设施制作规格、材料标准及配置指南。

（2）分类与重点储存：一般情况下，可分为外伤类、清洗与解毒类、人体复苏类、产科类、防治传染类等急救药品及急救设施（如：急救箱、急救包、急救车等）装备药品。

（3）制定制度、明确责任及专人管理。

（4）定期检查与更换。

（5）专门设施与专项管理内容。

（6）渠道准备在先、采购预案在先。

3. 新药的供应管理

（1）新药供应原则

①临床治疗必需。

②新药充分认识。

③控制数量与逐步提高。

（2）新药供应管理

①申请与批准：相关临床专业科室提出申请→评审组织评审→药事管理委员会审核并同意。

②采购：严格遵守批准文件要求。

③质量跟踪：收集临床不良反应信息→疗效情况→临床医师及使用者反应。

（3）临床研究用药物管理：由于临床研究用药不是法定意义上的药品，必需严格按照国家食品药品监督管理部门和卫生部门的有关规定进行供应管理。

五、血液制品的供应管理

1. 销售或进口管理　血液制品在销售前或者进口时，应当按照国务院药品监督管理部门的规定进行检验或者审核批准，检验不合格或者未获批准的，不得销售或者进口。

2. 批检制度　为进一步加强对血液制品的监督管理，推动生物制品批签发工作，根据《生物制品批签发管理办法》的有关规定，将所有已批准上市的血液制品纳入生物制品批签发管理。

3. 法律责任　根据《中华人民共和国刑法》第三百三十四条规定，非法采集、供应血液、制作、供应血液制品罪是指非法采集、供应血液或者制作、供应血液制品，不符合国家规定的标准，足以危害人体健康，或者对人体健康造成严重危害的行为。

六、药品品种的基本信息管理

1. 药品名称　药品一般有二种名称，即通用名和商品名。

（1）通用名是药品监督管理部门核定的药品法定名称，与国际通用的药品名称、我国药典及国家药品监督管理部门颁发药品标准中的名称一致。

（2）商品名是药品生产厂商自己确定，经药品监督管理部门核准的产品名称，在一个通用名下，由于生产厂家的不同，可有多个商品名称。

2. 药品相关信息　药品说明书和标签属于药品标识物，是传递药品信息、医务人员选择药品与指导用药，患者使用药品的重要资料之一。

3. 医保标识　见图 2-2-2。

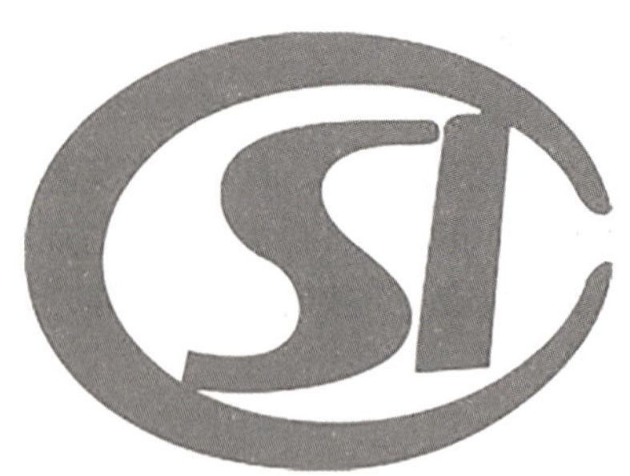

图 2-2-2　医保标识

第六节　医院药品质量管理

一、药品质量特性及其影响因素

1. 药品质量特性

（1）药品质量特性概念：是指药品与满足预防、治疗、诊断人的疾病，有目的地调节人的生理功能的要求有关的固有特性。

（2）药品质量特性表现

①有效性：药品的基本特征。

②安全性：药品的基本特征。

③稳定性：药品的重要特征。

④均一性：药品的重要特征。

2. 影响药品质量的因素

（1）内因：药品的理化性质

（2）外因：环境的影响（温度、湿度、昆虫、微生物、空气、光线、时间）。

①易受光线影响变质的药品，存放室门窗可悬挂黑色布、纸遮光，或者存放在柜、箱内。

②易受湿度影响变质的药品，应控制药库湿度，一般保持在 45% ～ 75%。

③易受温度影响变质的药品，应分库控制药库温度，冷库 2 ～ 8℃，阴凉库＜ 20℃，常温库 0 ～ 30℃。

④采取防虫、防鼠措施。

二、医院药品检验室的任务及其工作程序

1. 医院药品检验室的任务

（1）负责本院的药品质量监督、检验工作，为推行药品质量全面管理发挥监督控制作用。

（2）负责本院制剂成品和半成品的质量检验，原料、辅料、包装材料入库前的质量检查，确保用药质量和安全。

（3）对购入的药品实施质量抽验，对库存、调剂和临床科室使用药品定期进行质量监控检验，发现有质量问题的药品应及时处理。

（4）对本院制剂，留样定期观察、检验并做留样观察记录，为制定制剂的有效期、质量保证期和储存条件提供可靠数据。

（5）负责制定本院制剂质量标准、检验规程等文件。

（6）负责各种药品检验用试液、标准液、滴定液的配制、标定。

（7）定期组织召开药品质量分析会议，并做好资料准备和会议记录。

（8）有计划、有重点地开展有关药品质量、检验方法改进和新技术等各项科研工作，并配合临床药学科（室）做好有关药品的检测工作。

（9）负责药检仪器设备、衡量器具的使用、维修、保养工作。

2. 医院药品检验室的工作程序

（1）药品取样

①乳浊液、混悬液要摇匀后取样。

②散剂、颗粒剂要粉碎后取样。

③检品取样。

④抽样数确定：原料、中间产品、成品。

（2）样品登记。

（3）鉴别：感官检查，检查外观特征；物理常数测定及光谱分析；化学特征试验。

（4）检查：一般杂质；杂质限量；制剂检查；无菌、热原、微生物检查。

（5）含量测定。

（6）检验报告。

三、医院药品质量监督管理

1. 医院药品质量监督管理的组织机构

（1）质量管理小组

①人员组成：药学部及各部门负责人或部门主管，各岗位兼职质量管理员组成。

②工作职责：质量管理小组进行评估、监督、指导、管理药品质量和药事活动。

③质量管理员的责任。

（2）药品质量控制网络组成与运作方式

①药品质量控制网络组成：药学部的业务科室和病区的药房组成。

②建立网络运行的工作制度。

③制定质量保证体系的措施。

2. 医院药品质量监督管理的内容

（1）执行《药品管理法》及有关法规。

（2）认真执行《处方管理办法》。

（3）检查特殊药品的使用、管理情况。

（4）保证医疗机构制剂质量。

（5）做好药品储备工作。

（6）检查医院药品流通各环节。

（7）其他有关药品的执行情况。

第七节　临床用药管理

一、药物治疗的质量管理

1. 调剂差错防范　建立规范化管理制度；药品调剂过程中坚持“四查十对”；提高药品调剂工作

质量。

2. 病历分析与药历管理

（1）病历分析：评价医生合理用药的指标。

（2）药历管理：临床药师开展药学实践的依据。

（3）药历基本内容：包括患者一般情况、既往用药史、药物过敏史、病例摘要、现用药物史、用药评价。

（4）药历使用情况通常有：患有一种或多种慢性疾病的患者；需要长期药物治疗的患者；因特殊的病理生理状况需要调整给药剂量、给药途径；需要多种药物联合治疗、药物间存在相互作用可能的患者。

二、合理用药

1. 合理用药概念的形成与发展　合理用药（RUD）定义为："要求患者接受的药物适合其临床需要，药物剂量应符合患者的个体化要求，疗程适当，药价对患者及其社区内最为低廉。"

WHO（1987）提出合理用药的 5 条标准。

WHO 与 MSH（1997）共同制定合理用药的 7 项生物医学标准。

WHO（2002）发布了促进合理用药的 12 条核心政策和干预措施。

2. 合理用药的基本原则　安全性、有效性、经济性、适当性。

（1）适当的药物。

（2）适当的剂量。

（3）适当的时间。

（4）适当的途径。

（5）适当的患者。

（6）适当的疗程。

3. 影响合理用药的因素

（1）人类对药物作用的认识处于永久的探究状态

①药物相互作用与合理用药。

②时辰药理学与合理用药。

③遗传药理学与药物基因组学。

④疾病因素与合理用药。

（2）人员因素

①医师因素：医师是疾病诊断和治疗的主要责任者，掌握着是否用药和如何用药的决定权，即只有具有法定资格的医师才有处方权。因此，临床用药不合理，医师有不可推卸的责任。

医生个人的医药知识、临床用药经验、药物信息掌握程度、职业道德、工作作风、服务态度，都会影响其药物治疗决策和开处方行为，导致不合理用药。

②药师因素：药师在整个临床用药过程中是药品的提供者和合理用药的监督者。

药师对不合理用药的主要责任：调配处方时审方不严；对患者的正确用药指导不力；缺乏与医护人员的密切协作与信息交流。

③护士因素：护理人员负责给药操作，住院患者口服药品也经护士之手发给患者。给药环节发生的问题也会造成临床不合理用药，如未正确执行医嘱，使用了失效的药品，临床观察、监测、报告不力，给药过程操作不规范等。

④患者因素：患者积极配合治疗，遵照医嘱正确服药是保证合理用药的另一个关键因素。患者不遵守医生制订的药物治疗方案的行为称为患者不依从性（non-compliance）。患者产生不依从的原因主要有：对药物疗效期望过高；理解、记忆偏差；不能耐受药物不良反应；经济承受能力不足；滥用药物等。

（3）国家药物政策的缺陷

①基本药物目录。

②治疗处方集。

③标准治疗指南。

（4）社会因素

①医疗机构对不合理用药缺乏有效的管理措施。

②药品生产和经营企业的不正当竞争手段。

③社会零售药店销售处方药失控。

④饲料生产和畜牧水产养殖部门用药不当。

4. 合理用药的管理策略

（1）国家宏观政策调控

①在全社会营造合理用药氛围。

②多部门协调实施国家合理用药政策。

③深化医药体制改革，加强行业监管。

（2）加强医院药事管理改革

①发挥药事管理委员会的职能。

②加强合理用药制度建设。

③制订合理用药的具体标准。

④开展处方和病历用药调查。

⑤临床合理用药计算机网络系统的构建和应用。

⑥合理控制药品费用比例。

（3）加强合理用药教育和培训

①加强在校医学生的合理用药知识教育。

②加强在职专业人员的合理用药培训。

③加强护理人员用药培训。

（4）大力开展临床药学和药学监护工作。

（5）进一步开展合理用药实践，加强合理用药的研究。

5. 医院处方点评管理

（1）概念：处方点评是根据相关法规、技术规范，对处方书写的规范性及药物临床使用的适宜性（用药适应证、药物选择、给药途径、用法用量、药物相互作用、配伍禁忌等）进行评价，发现存在或潜在的问题，制订并实施干预和改进措施，促进临床药物合理应用的过程。

（2）组织机构：医院处方点评工作在医院药物与治疗学委员会（组）和医疗质量管理委员会领导下，由医院医疗管理部门和药学部门共同组织实施。

医院应当根据本医院的性质、功能、任务、科室设置等情况，在药物与治疗学委员会（组）下建立由医院药学、临床医学、临床微生物学、医疗管理等多学科专家组成的处方点评专家组，为处方点评工作提供专业技术咨询。

医院药学部门成立处方点评工作小组，负责处方点评的具体工作。

（3）处方点评的实施：医院药学部门应当会同医疗管理部门，根据医院诊疗科目、科室设置、技术水平、诊疗量等实际情况，确定具体抽样方法和抽样率，其中门急诊处方的抽样率不应少于总处方量的1‰，且每月点评处方绝对数不应少于100张；病房（区）医嘱单的抽样率（按出院病历数计）不应少于1%，且每月点评出院病历绝对数不应少于30份。

三级以上医院应当逐步建立健全专项处方点评制度。专项处方点评是医院根据药事管理和药物临床应用管理的现状和存在的问题，确定点评的范围和内容，对特定的药物或特定疾病的药物（如国家基本药物、血液制品、中药注射剂、肠外营养制剂、抗菌药物、辅助治疗药物、激素等临床使用及超说明书用药、肿瘤患者和围手术期用药等）使用情况进行的处方点评。

（4）处方点评的结果：有下列情况之一的，应当判定为超常处方。

①无适应证用药。

②无正当理由开具高价药的。

③无正当理由超说明书用药的。

④无正当理由为同一患者同时开具 2 种以上药理作用相同药物的。

6. 抗菌药物的合理使用

（1）抗菌药物临床应用实行分级管理

①抗菌药物临床应用应当遵循安全、有效、经济的原则。

②抗菌药物临床应用实行分级管理。

③根据安全性、疗效、细菌耐药性、价格等因素，将抗菌药物分为三级。（表 2-2-4）。

表 2-2-4　抗菌药物临床应用分级管理

非限制使用级	经长期临床应用证明安全、有效，对细菌耐药性影响较小，价格相对较低的抗菌药物
限制使用级	经长期临床应用证明安全、有效，对细菌耐药性影响较大，或者价格相对较高的抗菌药物
特殊使用级	具有明显或者严重不良反应，不宜随意使用的抗菌药物 需要严格控制使用，避免细菌过快产生耐药的抗菌药物 疗效、安全性方面的临床资料较少的抗菌药物 价格昂贵的抗菌药物

（2）处方权

①具有高级专业技术职务任职资格的医师，可授予特殊使用级抗菌药物处方权。

②具有中级以上专业技术职务任职资格的医师，可授予限制使用级抗菌药物处方权。

③具有初级专业技术职务任职资格的医师，在乡、民族乡、镇、村的医疗机构独立从事一般执业活动的执业助理医师以及乡村医生，可授予非限制使用级抗菌药物处方权。

（3）调剂：药师经培训并考核合格后，方可获得抗菌药物调剂资格。

（4）分级使用

①医疗机构和医务人员应当严格掌握使用抗菌药物预防感染的指征。

②预防感染、治疗轻度或者局部感染应当首选非限制使用级抗菌药物。

③重感染、免疫功能低下合并感染或者病原菌只对限制使用级抗菌药物敏感时，方可选用限制使用级抗菌药物。

④严格控制特殊使用级抗菌药物使用。特殊使用级抗菌药物不得在门诊使用。

⑤临床应用特殊使用级抗菌药物应当严格掌握用药指征，经抗菌药物管理工作组指定的专业技术人员会诊同意后，由具有相应处方权医师开具处方。

⑥因抢救生命垂危的患者等紧急情况，医师可以越级使用抗菌药物。越级使用抗菌药物应当详细记录用药指征，并应当于 24 小时内补办越级使用抗菌药物的必要手续。

（5）耐药监测

①主要目标细菌耐药率超过 30% 的抗菌药物，应当及时将预警信息通报本机构医务人员。

②主要目标细菌耐药率超过40%的抗菌药物，应当慎重经验用药。

③主要目标细菌耐药率超过50%的抗菌药物，应当参照药敏试验结果选用。

④主要目标细菌耐药率超过75%的抗菌药物，应当暂停针对此目标细菌的临床应用，确定是否恢复临床应用。

三、药品不良反应监测与分析

1. 药品不良反应的定义及其分类

（1）定义：是指合格药品在正常用法用量下出现的与用药目的无关的有害反应。

（2）药品不良反应的分类

A型药品不良反应特点：与剂量有关；与合并用药有关；发生率高；死亡率低；易预测。

B型药品不良反应特点：与剂量无关；与药理作用无关；发生率低；死亡率高；难预测。

C型药品不良反应特点：无明显时间关系；潜伏期长；难预测；机制不清。

2. 药品不良反应报告和监测

（1）药品不良反应报告：新药监测期内的国产药品应当报告该药品的所有不良反应；其他国产药品，报告新的和严重的不良反应。

进口药品自首次获准进口之日起5年内，报告该进口药品的所有不良反应；满5年的，报告新的和严重的不良反应。

（2）药品不良反应监测：药品生产企业应当经常考察本企业生产药品的安全性，对新药监测期内的药品和首次进口5年内的药品，应当开展重点监测，并按要求对监测数据进行汇总、分析、评价和报告。

药品生产企业对本企业生产的其他药品，应当根据安全性情况主动开展重点监测。

3. 药品不良反应的预防　CFDA根据药品分析评价结果，可以要求企业开展药品安全性、有效性相关研究。

必要时，应当采取责令修改药品说明书，暂停生产、销售、使用和召回药品等措施，对不良反应大的药品，应当撤销药品批准证明文件，并将有关措施及时通报卫生部。

4. 药物警戒

（1）药物警戒是指与发现、评价、理解和预防不良反应或其他任何可能与药物有关问题的科学研究与活动。

（2）药物警戒体系

①药物不良反应报告体系。

②定期安全性更新报告。

③上市后安全研究。

④上市后药物风险利益评估。

第八节　医院药学科研管理

一、新药研制的管理

1. 新药研制的含义、目的和意义及医院新药研发的特点

（1）新药研究大致可分为3个阶段

①新药发现与筛选（NCEs，new chemial entities，新化学单体）。

②临床前研究与IND（Cinvestigative new drug，研究中的新药）。

③临床研究与NDA（new drug application，新药应用）。

（2）药物研究开发现状

①防病治病需要。

②企业生存和发展的必备条件。

（3）新药研发的特点

①创新性。

②高风险性。

③高投资。

④周期长。

2. 新药的定义、注册分类及研究的内容

（1）新药的定义：是指国内外均未上市销售的药品。

（2）新药注册分类：见表2-2-5。

表2-2-5　新药注册分类

注册分类	分类说明	包含的情形
1	境内外均未上市的创新药	含有新的结构明确的、具有药理作用的化合物，且具有临床价值的原料药及其制剂。
2	境内外均未上市的改良型新药	含有用拆分或者合成等方法制得的已知活性成分的光学异构体，或者对已知活性成分成酯，或者对已知活性成分成盐（包括含有氢键或配位键的盐），或者改变已知盐类活性成分的酸根、碱基或金属元素，或者形成其他非共价键衍生物（如络合物、螯合物或包合物），且具有明显临床优势的原料药及其制剂。
		含有已知活性成分的新剂型（包括新的给药系统）、新处方工艺、新给药途径，且具有明显临床优势的制剂。
		含有已知活性成分的新复方制剂，且具有明显临床优势。
		含有已知活性成分的新适应证的制剂。
3	仿制境外上市但境内未上市原研药品的药品	具有与原研药品相同的活性成分、剂型、规格、适应证、给药途径和用法用量的原料药及其制剂。
4	仿制境内已上市原研药品的药品	具有与原研药品相同的活性成分、剂型、规格、适应证、给药途径和用法用量的原料药及其制剂。
5	境外上市的药品申请在境内上市	境外上市的原研药品（包括原料药及其制剂）申请在境内上市。
		境外上市的非原研药品（包括原料药及其制剂）申请在境内上市。

（3）新药研究的内容

①新药的药学研究

a. 新药的选题立项。

b．新药的药物化学研究。

c．新药的质量标准研究。

d．新药的剂型研究。

②新药的药理、毒理学研究

a．主要药效学研究。

b．一般药理研究：观察主要药效以外的其他作用。

c．毒理学研究：全身性用药的毒性试验（急性、长期）；局部用药的毒性试验；特殊毒理研究（致突变、生殖毒性、致癌）；药物依赖性试验。

③药动学研究

（4）药物的临床试验

①药物临床研究必须经 CFDA（中国食品药品监督管理局）批准后实施。

②药物临床试验包括生物等效性试验。

③临床试验必须执行《药物临床试验质量管理规范》（GCP）。

a．Ⅰ期临床试验。

b．Ⅱ期临床试验。

c．Ⅲ期临床试验。

d．Ⅳ期临床试验。

二、新药临床试验的内容与质量管理

1．GCP 基本内容

（1）相关术语。

（2）临床试验前准备与必要条件。

（3）受试者权益保障。

（4）试验方案与人员职责。

（5）记录与报告。

（6）数据管理与统计分析。

（7）试验用药品管理。

（8）质量保证。

（9）多中心试验。

2．质量管理

（1）适用范围：适用于药物临床研究，凡药品进行各期临床试验，包括人体生物利用度或生物等效性试验，均需按规范执行。

（2）实施原则：GCP 规定了其受护受试者权益的原则，公正、尊重人格、力求使受试者最大限度受益和尽可能避免伤害。伦理委员会与知情同意书是保障受试者权益的主要措施。

（3）试验方案：叙述试验的背景、理论基础和目的，试验设计、方法和组织，包括统计学考虑、试验执行和完成的条件。方案必须由参加试验的主要研究者、研究机构和申办者签章并注明日期。

（4）知情同意：是每位受试者表示自愿参加某一试验的文件证明。研究者需向受试者说明试验性质、试验目的、可能的受益和风险、可供选用的其他治疗方法以及符合《赫尔辛基宣言》规定的受试者的权利和义务等，使受试者充分了解后表示其同意。

（5）伦理委员会：由医学专业人员、非医药专业人员、法律专家及来自其他单位人员组成的独立组织，至少由 5 人组成，并有不同性别的委员。其职责为核查临床试验方案及附件是否合乎道德，并

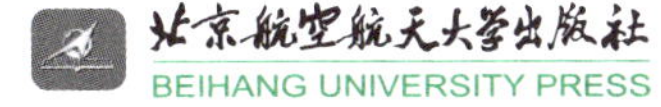

为之提供公众保证，确保受试者的安全、健康和权益受到保护。该委员会的组成和一切活动不应受临床试验组织和实施者的干扰或影响。伦理委员会对试验申请所签发的意见可以是同意、作必要的修正后同意、不同意和终止或暂停已批准的试验。伦理委员会所建立的工作程序，对所有会议及其决议的书面记录保存至临床试验结束后 5 年。

（6）试验用药品：用于临床试验中的试验药物、对照药品或安慰剂。

（7）设盲：临床试验中使一方或多方不知道受试者治疗分配的程序。单盲指受试者不知情，双盲指受试者、研究者、监查员或数据分析者均不知治疗分配情况。

第九节　附　录

一、中华人民共和国药品管理法

1.《中华人民共和国药品管理法》主要内容

（1）立法宗旨：加强药品监督管理，保证药品质量，保障人体用药安全，维护人民身体健康和用药的合法权益。

（2）适用范围：在中华人民共和国境内从事药品的研制、生产、经营、使用和监督管理的单位或者个人，必须遵守。

（3）药品监管体制：国务院药品监督管理部门主管全国药品监督管理工作。国务院有关部门在各自的职责范围内负责与药品有关的监督管理工作。国务院药品监督管理部门应当配合国务院经济综合主管部门，执行国家制定的药品行业发展规划和产业政策。

（4）药品生产企业的开办条件：

①具有依法经过资格认定的药学技术人员、工程技术人员及相应的技术工人。

②具有与其药品生产相适应的厂房、设施和卫生环境。

③具有能对所生产药品进行质量管理和质量检验的机构、人员以及必要的仪器设备。

④具有保证药品质量的规章制度。

⑤应当符合国家制定的药品行业发展规划和产业政策，防止重复建设。

（5）药品生产企业的审批主体及许可证：开办药品生产企业，须经企业所在地省、自治区、直辖市人民政府药品监督管理部门批准并发给《药品生产许可证》。无《药品生产许可证》的，不得生产药品。

（6）GMP 认证：药品生产企业必须按照国务院药品监督管理部门依据本法制定的《药品生产质量管理规范》组织生产。

（7）药品经营企业的开办条件

①具有依法经过资格认定的药学技术人员。

②具有与所经营药品相适应的营业场所、设备、仓储设施、卫生环境。

③具有与所经营药品相适应的质量管理机构或者人员。

④具有保证所经营药品质量的规章制度。

⑤遵循合理布局和方便群众购药的原则。

（8）药品经营企业的审批主体及许可证：开办药品批发企业，须经企业所在地省、自治区、直辖市人民政府药品监督管理部门批准并发给《药品经营许可证》；开办药品零售企业，须经企业所在地县级以上地方药品监督管理部门批准并发给《药品经营许可证》。无《药品经营许可证》的，不得经营药品。

（9）GSP 认证：药品经营企业必须按照国务院药品监督管理部门依据本法制定的《药品经营质量管理规范》经营药品。

（10）生产工艺：除中药饮片的炮制外，药品必须按照国家药品标准和国务院药品监督管理部门批准的生产工艺进行生产，生产记录必须完整准确。药品生产企业改变影响药品质量的生产工艺的，必须报原批准部门审核批准。中药饮片必须按照国家药品标准炮制；国家药品标准没有规定的，必须按照省、自治区、直辖市人民政府药品监督管理部门制定的炮制规范炮制。

（11）生产药品所需的原料、辅料，必须符合药用要求：药品生产企业必须对其生产的药品进行质量检验；不符合国家药品标准或者不按照省、自治区、直辖市人民政府药品监督管理部门制定的中药饮片炮制规范炮制的，不得出厂。

（12）药品经营企业销售药品必须准确无误，并正确说明用法、用量和注意事项。调配处方必须经过核对，对处方所列药品不得擅自更改或者代用。对有配伍禁忌或者超剂量的处方，应当拒绝调配；必要时，经处方医师更正或者重新签字，方可调配。药品经营企业销售中药材，必须标明产地。

（13）医疗机构配备药学技术人员的规定：必须配备依法经过资格认定的药学技术人员。非药学技术人员不得直接从事药剂技术工作。

（14）配制制剂的必备条件：应当是本单位临床需要而市场上没有供应的品种，并须经所在地省、自治区、直辖市人民政府药品监督管理部门批准后方可配制。

（15）配制制剂的审批主体、程序及许可证：医疗机构配制制剂，须经所在地省、自治区、直辖市人民政府卫生行政部门审核同意，由省、自治区、直辖市人民政府药品监督管理部门批准，发给《医疗机构制剂许可证》。无《医疗机构制剂许可证》的，不得配制制剂。

（16）配制制剂的管理：配制的制剂必须按照规定进行质量检验。合格的，凭医师处方在本医疗机构使用。特殊情况下，经国务院或者省、自治区、直辖市人民政府的药品监督管理部门批准，医疗机构配制的制剂可以在指定的医疗机构之间调剂使用。医疗机构配制的制剂，不得在市场销售。

（17）新药研制、审批：研制新药，必须按照国务院药品监督管理部门的规定如实报送研制方法、质量指标、药理及毒理试验结果等有关资料和样品，经国务院药品监督管理部门批准后，方可进行临床试验。完成临床试验并通过审批的新药，由国务院药品监督管理部门批准，发给新药证书。

（18）生产新药或已有国家标准药品的审批：生产新药或者已有国家标准的药品的，须经国务院药品监督管理部门批准，并发给药品批准文号；但是，生产没有实施批准文号管理的中药材和中药饮片除外。药品生产企业在取得药品批准文号后，方可生产该药品。

（19）国家药品标准制定、修订的机构：药典委员会负责国家药品标准的制定和修订。药品必须符合国家药品标准。

（20）购药渠道：药品生产企业、药品经营企业、医疗机构必须从具有药品生产、经营资格的企业购进药品；但是，购进没有实施批准文号管理的中药材除外。

（21）特殊药品管理：国家对麻醉药品、精神药品、医疗用毒性药品、放射性药品，实行特殊管理。

（22）进出口药品的管理：禁止进口疗效不确切、不良反应大或者其他原因危害人体健康的药品。药品进口，须经国务院药品监督管理部门组织审查，经审查确认符合质量标准、安全有效的，方可批准进口，并发给进口药品注册证书。药品必须从允许药品进口的口岸进口，并由进口药品的企业向口岸所在地药品监督管理部门登记备案。海关凭药品监督管理部门出具的《进口药品通关单》放行。无《进口药品通关单》者，海关不得放行。

（23）指定药品检验机构检验的药品

①国务院药品监督管理部门规定的生物制品。

②首次在中国销售的药品。

③国务院规定的其他药品。检验不合格的，不得销售或者进口。

（24）药品评价与再评价的组织及处理：国务院药品监督管理部门对已经批准生产或者进口的药品，应当组织调查；对疗效不确切、不良反应大或者其他原因危害人体健康的药品，应当撤销批准文号或者进口药品注册证书。已被撤销批准文号或者进口药品注册证书的药品，不得生产或者进口、销售和使用；已经生产或者进口的，由当地药品监督管理部门监督销毁或者处理。

（25）假药：药品所含成分与国家药品标准规定的成分不符的；以非药品冒充药品或者以他种药品冒充此种药品的。

有下列情形之一的药品按假药论处：

①国务院药品监督管理部门规定禁止使用的。

②依照本法必须批准而未经批准生产、进口，或者依照本法必须检验而未经检验即销售的。

③变质的。

④被污染的。

⑤使用依照本法必须取得批准文号而未取得批准文号的原料药生产的。

⑥所标明的适应证或者功能主治超出规定范围的。

（26）劣药：药品成分的含量不符合国家药品标准的；有下列情形之一的药品，按劣药论处：

①未标明有效期或者更改有效期的。

②不注明或者更改生产批号的。

③超过有效期的。

④直接接触药品的包装材料和容器未经批准的。

⑤擅自添加着色剂、防腐剂、香料、矫味剂及辅料的。

⑥其他不符合药品标准规定的。

（27）药品名称规定：列入国家药品标准的药品名称为药品通用名称。已经作为药品通用名称的，该名称不得作为药品商标使用。

（28）健康检查：药品生产企业、药品经营企业和医疗机构直接接触药品的工作人员，必须每年进行健康检查。患有传染病或者其他可能污染药品的疾病的，不得从事直接接触药品的工作。

（29）直接接触药品的包装材料和容器：直接接触药品的包装材料和容器，必须符合药用要求，符合保障人体健康、安全的标准，并由药品监督管理部门在审批药品时一并审批。

（30）药品包装、标签、说明书：

①药品包装必须适合药品质量的要求，方便储存、运输和医疗使用。发运中药材必须有包装。在每件包装上，必须注明品名、产地、日期、调出单位，并附有质量合格的标志。

②药品包装必须按照规定印有或者贴有标签并附有说明书。

③标签或者说明书上必须注明药品的通用名称、成分、规格、生产企业、批准文号、产品批号、生产日期、有效期、适应证或者功能主治、用法、用量、禁忌、不良反应和注意事项。

④麻醉药品、精神药品、医疗用毒性药品、放射性药品、外用药品和非处方药的标签，必须印有规定的标志。

（31）药品价格管理依据及原则：依法实行市场调节价的药品，药品的生产企业、经营企业和医疗机构应当按照公平合理和诚实信用、质价相符的原则制定价格，为用药者提供价格合理的药品。

（32）医疗机构价格管理：医疗机构应当向患者提供所用药品的价格清单；医疗保险定点医疗机构还应当按照规定的办法如实公布其常用药品的价格，加强合理用药的管理。具体办法由国务院卫生行政部门规定。

（33）禁止药品回扣：禁止药品的生产企业、经营企业和医疗机构在药品购销中账外暗中给予、收受回扣或者其他利益。禁止药品的生产企业、经营企业或者其代理人以任何名义给予使用其药品的医疗机构的负责人、药品采购人员、医师等有关人员以财物或者其他利益。禁止医疗机构的负责人、

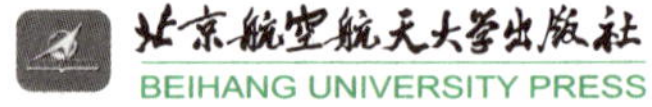

药品采购人员、医师等有关人员以任何名义收受药品的生产企业、经营企业或者其代理人给予的财物或者其他利益。

（34）药品广告的审批：药品广告须经企业所在地省、自治区、直辖市人民政府药品监督管理部门批准，并发给药品广告批准文号；未取得药品广告批准文号的，不得发布。

（35）药品广告的内容管理

①药品广告的内容必须真实、合法，以国务院药品监督管理部门批准的说明书为准，不得含有虚假的内容。

②药品广告不得含有不科学的表示功效的断言或者保证；不得利用国家机关、医药科研单位、学术机构或者专家、学者、医师、患者的名义和形象作证明。

③非药品广告不得有涉及药品的宣传。

（36）发布处方药广告的刊物要求：处方药可以在国务院卫生行政部门和国务院药品监督管理部门共同指定的医学、药学专业刊物上介绍，但不得在大众传播媒介发布广告或者以其他方式进行以公众为对象的广告宣传。

（37）药品监管部门的权利和义务

①药品监督管理部门有权按照法律、行政法规的规定对报经其审批的药品研制和药品的生产、经营以及医疗机构使用药品的事项进行监督检查，有关单位和个人不得拒绝和隐瞒。

②药品监督管理部门进行监督检查时，必须出示证明文件，对监督检查中知悉的被检查人的技术秘密和业务秘密应当保密。

③药品监督管理部门根据监督检查的需要，可以对药品质量进行抽查检验。抽查检验应当按照规定抽样，并不得收取任何费用。

④药品监督管理部门应当按照规定，依据《药品生产质量管理规范》《药品经营质量管理规范》，对经其认证合格的药品生产企业、药品经营企业进行认证后的跟踪检查。

（38）行政强制措施：药品监督管理部门对有证据证明可能危害人体健康的药品及其有关材料可以采取查封、扣押的行政强制措施，并在 7 天内作出行政处理决定；药品需要检验的，必须自检验报告书发出之日起 15 天内作出行政处理决定。

（39）紧急控制措施：对已确认发生严重不良反应的药品，国务院或者省、自治区、直辖市人民政府的药品监督管理部门可以采取停止生产、销售、使用的紧急控制措施，并应当在 5 天内组织鉴定，自鉴定结论作出之日起 15 天内依法作出行政处理决定。

（40）药品质量公告：国务院和省、自治区、直辖市人民政府的药品监督管理部门应当定期公告药品质量抽查检验的结果；公告不当的，必须在原公告范围内予以更正。

（41）药品检验复验申请：当事人对药品检验机构的检验结果有异议的，可以自收到药品检验结果之日起 7 天内向原药品检验机构或者上一级药品监督管理部门设置或者确定的药品检验机构申请复验，也可以直接向国务院药品监督管理部门设置或者确定的药品检验机构申请复验。

（42）药品不良反应报告制度：国家实行药品不良反应报告制度。药品生产企业、药品经营企业和医疗机构必须经常考察本单位所生产、经营、使用的药品质量、疗效和反应。

2.《中华人民共和国药品管理法》法律责任

（1）无证生产、销售药品的处罚：未取得《药品生产许可证》《药品经营许可证》或者《医疗机构制剂许可证》生产药品、经营药品的，依法予以取缔，没收违法生产、销售的药品和违法所得，并处违法生产、销售的药品（包括已售出的和未售出的药品，下同）货值金额 2 倍以上 5 倍以下的罚款；构成犯罪的，依法追究刑事责任。

（2）生产、销售假药的处罚：生产、销售假药的，没收违法生产、销售的药品和违法所得，并处违法生产、销售药品货值金额 2 倍以上 5 倍以下的罚款；有药品批准证明文件的予以撤销，并责令停

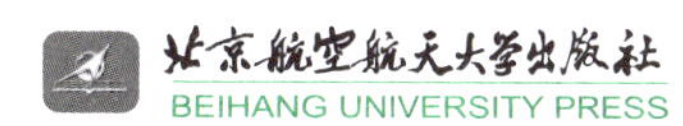

产、停业整顿；情节严重的，吊销《药品生产许可证》《药品经营许可证》或者《医疗机构制剂许可证》；构成犯罪的，依法追究刑事责任。

（3）生产、销售劣药的处罚：生产、销售劣药的，没收违法生产、销售的药品和违法所得，并处违法生产、销售药品货值金额1倍以上3倍以下的罚款；情节严重的，责令停产、停业整顿或者撤销药品批准证明文件、吊销《药品生产许可证》《药品经营许可证》或者《医疗机构制剂许可证》；构成犯罪的，依法追究刑事责任。

（4）生产、销售假药、劣药对有关人员的处罚：从事生产、销售假药及生产、销售劣药情节严重的企业或者其他单位，其直接负责的主管人员和其他直接责任人员10年内不得从事药品生产、经营活动。

（5）未实施有关质量管理规范的处罚：药品的生产企业、经营企业、药物非临床安全性评价研究机构、药物临床试验机构未按照规定实施《药品生产质量管理规范》《药品经营质量管理规范》《药物非临床研究质量管理规范》《药物临床试验质量管理规范》的，给予警告，责令限期改正；逾期不改正的，责令停产、停业整顿，并处五千元以上二万元以下的罚款；情节严重的，吊销《药品生产许可证》《药品经营许可证》和药物临床试验机构的资格。

（6）从无证企业购进药品的处罚：从无《药品生产许可证》《药品经营许可证》企业购进药品的，责令改正，没收违法购进的药品，并处违法购进药品货值金额2倍以上5倍以下的罚款；有违法所得的，没收违法所得；情节严重的，吊销《药品生产许可证》《药品经营许可证》或者医疗机构执业许可证书。

（7）医疗机构配制制剂在市场销售的处罚：医疗机构将其配制的制剂在市场销售的，责令改正，没收违法销售的制剂，并处违法销售制剂货值金额一倍以上3倍以下的罚款；有违法所得的，没收违法所得。

（8）药品经营企业违反购销记录和法定销售的要求的处罚：责令改正，给予警告；情节严重的，吊销《药品经营许可证》。

（9）药品标识不符合法定要求的处罚：除依法应当按照假药、劣药论处的外，责令改正，给予警告；情节严重的，撤销该药品的批准证明文件。

（10）有关单位和人员在药品购销中违法行为的处罚

①药品的生产企业、经营企业、医疗机构在药品购销中暗中给予、收受回扣或者其他利益的，药品的生产企业、经营企业或者其代理人给予使用其药品的医疗机构的负责人、药品采购人员、医师等有关人员以财物或者其他利益的，由工商行政管理部门处一万元以上二十万元以下的罚款，有违法所得的，予以没收；情节严重的，由工商行政管理部门吊销药品生产企业、药品经营企业的营业执照，并通知药品监督管理部门，由药品监督管理部门吊销其《药品生产许可证》《药品经营许可证》；构成犯罪的，依法追究刑事责任。

②药品的生产企业、经营企业的负责人、采购人员等有关人员在药品购销中收受其他生产企业、经营企业或者其代理人给予的财物或者其他利益的，依法给予处分，没收违法所得；构成犯罪的，依法追究刑事责任。

③医疗机构的负责人、药品采购人员、医师等有关人员收受药品生产企业、药品经营企业或者其代理人给予的财物或者其他利益的，由卫生行政部门或者本单位给予处分，没收违法所得；对违法行为情节严重的执业医师，由卫生行政部门吊销其执业证书；构成犯罪的，依法追究刑事责任。

（11）违反药品广告管理规定的处罚：违反本法有关药品广告的管理规定的，依照《中华人民共和国广告法》的规定处罚，并由发给广告批准文号的药品监督管理部门撤销广告批准文号，1年内不受理该品种的广告审批申请；构成犯罪的，依法追究刑事责任。

（12）药品检验机构出具虚假检验报告，构成犯罪的，依法追究刑事责任；不构成犯罪的，责令改正，给予警告，对单位并处三万元以上五万元以下的罚款；对直接负责的主管人员和其他直接责任人员依法给予降级、撤职、开除的处分，并处三万元以下的罚款；有违法所得的，没收违法所得；情节严重的，撤销其检验资格。药品检验机构出具的检验结果不实，造成损失的，应当承担相应的赔偿责任。

二、中华人民共和国药品管理法实施条例

1. 药品检验机构的设置及确定　国务院药品监督管理部门设置国家药品检验机构；省、自治区、直辖市人民政府药品监督管理部门可以在本行政区域内设置药品检验机构；地方药品检验机构的设置规划由省、自治区、直辖市人民政府药品监督管理部门提出，报省、自治区、直辖市人民政府批准；国务院和省、自治区、直辖市人民政府的药品监督管理部门可以根据需要，确定符合药品检验条件的检验机构承担药品检验工作。

2.《药品生产许可证》的有效期及变更　《药品生产许可证》有效期为 5 年。有效期届满，需要继续生产药品的，持证企业应当在许可证有效期届满前 6 个月，按照国务院药品监督管理部门的规定申请换发《药品生产许可证》。药品生产企业终止生产药品或者关闭的，《药品生产许可证》由原发证部门缴销。

3. GMP 认证机构及程序　省级以上药品监督管理部门负责 GMP 认证工作；其中，生产注射剂、放射性药品和国务院药品监督管理部门规定的生物制品的药品生产企业的认证工作，由国务院药品监督管理部门负责。

4. 药品委托生产的规定　省级以上药品监督管理部门负责审批药品委托生产。接受委托生产药品的，受托方必须是持有与其受托生产的药品相适应的《药品生产质量管理规范》认证证书的药品生产企业。疫苗、血液制品和国务院药品监督管理部门规定的其他药品，不得委托生产。

5.《药品经营许可证》的有效期及变更　《药品经营许可证》有效期为 5 年。有效期届满，需要继续经营药品的，持证企业应当在许可证有效期届满前 6 个月，按照国务院药品监督管理部门的规定申请换发《药品经营许可证》。

6. GSP 认证机构及程序　省级药品监督管理部负责组织药品经营企业的认证工作。

7. 非处方药分类　国家实行处方药和非处方药分类管理制度。国家根据非处方药品的安全性，将非处方药分为甲类非处方药和乙类非处方药。

8. 零售处方药、甲类非处方药的人员配备　经营处方药、甲类非处方药的药品零售企业，应当配备执业药师或者其他依法经资格认定的药学技术人员。零售乙类非处方药的药店，应当配备经设区的市级药品监督管理机构或者省、自治区、直辖市人民政府药品监督管理部门直接设置的县级药品监督管理机构组织考核合格的业务人员。

9. 城乡集贸市场零售药品的规定　交通不便的边远地区城乡集市贸易市场没有药品零售企业的，当地药品零售企业经所在地县（市）药品监督管理机构批准并到工商行政管理部门办理登记注册后，可以在该城乡集市贸易市场内设点并在批准经营的药品范围内销售非处方药品。

10.《医疗机构制剂许可证》有效期及变更　《医疗机构制剂许可证》有效期为 5 年。有效期届满，需要继续配制制剂的，医疗机构应当在许可证有效期届满前 6 个月，按照国务院药品监督管理部门的规定申请换发《医疗机构制剂许可证》。

11. 医疗机构制剂审批和调剂使用的规定

（1）医疗机构配制制剂，必须按照国务院药品监督管理部门的规定报送有关资料和样品，经所在地省、自治区、直辖市人民政府药品监督管理部门批准，并发给制剂批准文号后，方可配制。

（2）发生灾情、疫情、突发事件或者临床急需而市场没有供应时，经国务院或者省、自治区、直辖市人民政府的药品监督管理部门批准，在规定期限内，医疗机构配制的制剂可以在指定的医疗机构之间调剂使用。国务院药品监督管理部门规定的特殊制剂的调剂使用以及省、自治区、直辖市之间医

疗机构制剂的调剂使用，必须经国务院药品监督管理部门批准。

12. 医疗机构审核调配处方人员的资质 医疗机构审核和调配处方的药剂人员必须是依法经资格认定的药学技术人员。

13. 医疗机构购药记录的规定 医疗机构购进药品，必须有真实、完整的药品购进记录。药品购进记录必须注明药品的通用名称、剂型、规格、批号、有效期、生产厂商、供货单位、购货数量、购进价格、购货日期以及国务院药品监督管理部门规定的其他内容。

14. 医疗机构处方调配的规定 医疗机构向患者提供的药品应当与诊疗范围相适应，并凭执业医师或者执业助理医师的处方调配。

15. 个人设置的门诊部、诊所配备药品的品种 个人设置的门诊部、诊所等医疗机构不得配备常用药品和急救药品以外的其他药品。常用药品和急救药品的范围和品种，由所在地的省、自治区、直辖市人民政府卫生行政部门会同同级人民政府药品监督管理部门规定。

16. 新药监测期的规定 国务院药品监督管理部门根据保护公众健康的要求，可以对药品生产企业生产的新药品种设立不超过5年的监测期；在监测期内，不得批准其他企业生产和进口。

17. 申请药品进口及医疗机构急需药品进口的规定

（1）申请进口的药品，应当是在生产国家或者地区获得上市许可的药品；未在生产国家或者地区获得上市许可的，经国务院药品监督管理部门确认该药品品种安全、有效而且临床需要的，可以依法批准进口。进口药品，应当按照国务院药品监督管理部门的规定申请注册。国外企业生产的药品取得《进口药品注册证》，中国香港、中国澳门和中国台湾地区企业生产的药品取得《医药产品注册证》后，方可进口。

（2）医疗机构因临床急需进口少量药品的，应当持《医疗机构执业许可证》向国务院药品监督管理部门提出申请；经批准后，方可进口。进口的药品应当在指定医疗机构内用于特定医疗目的。

18. 在销售前或进口时须按国家规定进口检验或审批的生物制品 疫苗类制品、血液制品、用于血源筛查的体外诊断试剂以及国务院药品监督管理部门规定的其他生物制品在销售前或者进口时，应当按照国务院药品监督管理部门的规定进行检验或者审核批准；检验不合格或者未获批准的，不得销售或者进口。

19. 药品的再评价 国务院药品监督管理部门对已批准生产、销售的药品进行再评价，根据药品再评价结果，可以采取责令修改药品说明书，暂停生产、销售和使用的措施；对不良反应大或者其他原因危害人体健康的药品，应当撤销该药品批准证明文件。

20. 药品批准文号、《进口药品注册证》《医药产品注册证》的有效期 国务院药品监督管理部门核发的药品批准文号、《进口药品注册证》《医药产品注册证》的有效期为5年。有效期届满，需要继续生产或者进口的，应当在有效期届满前6个月申请再注册。

21. 非药品不得宣传的内容 非药品不得在其包装、标签、说明书及有关宣传资料上进行含有预防、治疗、诊断人体疾病等有关内容的宣传；但是，法律、行政法规另有规定的除外。

22. 直接接触药品的包装材料和容器的标准及注册 药品生产企业使用的直接接触药品的包装材料和容器，必须符合药用要求和保障人体健康、安全的标准，并经国务院药品监督管理部门批准注册。

23. 中药饮片包装及标签 生产中药饮片，应当选用与药品性质相适应的包装材料和容器；包装不符合规定的中药饮片，不得销售。中药饮片包装必须印有或者贴有标签。中药饮片的标签必须注明品名、规格、产地、生产企业、产品批号、生产日期，实施批准文号管理的中药饮片还必须注明药品批准文号。

24. 实行政府定价或政府指导价的药品范围 国家对药品价格实行政府定价、政府指导价或者市场调节价。列入国家基本医疗保险药品目录的药品以及国家基本医疗保险药品目录以外具有垄断性生产、经营的药品，实行政府定价或者政府指导价；对其他药品，实行市场调节价。药品政府定价和政府指导价制定、调整方式：依法实行政府定价、政府指导价的药品，制定和调整药品销售价格时，应当体现对药品社会平均销售费用率、销售利润率和流通差率的控制。

25. 发布药品广告的审批

（1）发布药品广告，应当向药品生产企业所在地省级药品监督管理部门报送有关材料。省级药品监督管理部门应当自收到有关材料之日起10个工作日内作出是否核发药品广告批准文号的决定。

（2）发布进口药品广告，应当向进口药品代理机构所在地省、自治区、直辖市人民政府药品监督管理部门申请药品广告批准文号。

（3）在药品生产企业所在地和进口药品代理机构所在地以外的省发布药品广告的，发布广告的企业应当在发布前向发布地省级药品监督管理部门备案。接受备案的省级药品监督管理部门发现药品广告批准内容不符合药品广告管理规定的，应当交由原核发部门处理。

26. 应立即停止发布的药品广告

（1）经国务院或者省级药品监督管理部门决定，责令暂停生产、销售和使用的药品，在暂停期间不得发布该品种药品广告；已经发布广告的，必须立即停止。

（2）未经省级药品监督管理部门批准的药品广告，使用伪造、冒用、失效的药品广告批准文号的广告。或者因其他广告违法活动被撤销药品广告批准文号的广告，发布广告的企业、广告经营者、广告发布者必须立即停止该药品广告的发布。

27. 药品抽样的规定 药品抽样必须由2名以上药品监督检查人员实施，并按照国务院药品监督管理部门的规定进行抽样；被抽检方应当提供抽检样品，不得拒绝。药品被抽检单位没有正当理由，拒绝抽查检验的，国务院药品监督管理部门和被抽检单位所在地省、自治区、直辖市人民政府药品监督管理部门可以宣布停止该单位拒绝抽检的药品上市销售和使用。

28. 药品质量公告 国务院和省级药品监督管理部门应当根据药品质量抽查检验结果，定期发布药品质量公告。质量公告不当的，发布部门应当自确认公告不当之日起5天内，在原公告范围内予以更正。

29. 采取查封、扣押的行政强制措施 药品监督管理部门依法对有证据证明可能危害人体健康的药品及其有关证据材料采取查封、扣押的行政强制措施的，应当自采取行政强制措施之日起7天内作出是否立案的决定；需要检验的，应当自检验报告书发出之日起15天内作出是否立案的决定；不符合立案条件的，应当解除行政强制措施；需要暂停销售和使用的，应当由国务院或者省、自治区、直辖市人民政府的药品监督管理部门作出决定。

30. 药品检验费用的规定 药品抽查检验，不得收取任何费用。当事人对药品检验结果有异议，申请复验的，应当按照国务院有关部门或者省、自治区、直辖市人民政府有关部门的规定，向复验机构预先支付药品检验费用。复验结论与原检验结论不一致的，复验检验费用由原药品检验机构承担。依法核发证书、进行药品注册、药品认证和实施药品审批检验及其强制性检验，可以收取费用。

31. 新开办企业在规定时间内未通过GMP及GSP认证仍生产经营药品的处罚 给予警告，责令限期改正；逾期不改正的，责令停产、停业整顿，并处五千元以上二万元以下的罚款；情节严重的，吊销《药品生产许可证》《药品经营许可证》和药物临床试验机构的资格。

32. 违反集贸市场设点零售药品的处罚 未经批准，擅自在城乡集市贸易市场设点销售药品或者在城乡集市贸易市场设点销售的药品超出批准经营的药品范围的，按无证经营给予处罚。

33. 医疗机构擅自使用其他医疗机构配制制剂以及使用假劣药品的处罚 责令改正，没收违法购进的药品，并处违法购进药品货值金额2倍以上5倍以下的罚款；有违法所得的，没收违法所得；情节严重的，吊销《药品生产许可证》《药品经营许可证》或者医疗机构执业许可证书。

34. 违反个体诊所有关规定处罚 个人设置的门诊部、诊所等医疗机构向患者提供的药品超出规定的范围和品种的。

35. 不办理许可事项变更手续的处罚　由原发证部门给予警告，责令限期补办变更登记手续；逾期不补办的，宣布其《药品生产许可证》《药品经营许可证》和《医疗机构制剂许可证》无效；仍从事药品生产经营活动的，按无证经营处罚。

36. 从重处罚的情形

（1）以麻醉药品、精神药品、医疗用毒性药品、放射性药品冒充其他药品，或者以其他药品冒充上述药品的。

（2）生产、销售以孕产妇、婴幼儿及儿童为主要使用对象的假药、劣药的。

（3）生产、销售的生物制品、血液制品属于假药、劣药的。

（4）生产、销售、使用假药、劣药，造成人员伤害后果的。

（5）生产、销售、使用假药、劣药，经处理后重犯的。

（6）拒绝、逃避监督检查，或者伪造、销毁、隐匿有关证据材料的，或者擅自动用查封、扣押物品的（特点是“特殊药品”“特殊对象”“特殊后果”“特殊情节”）。

37. 无过错销售、使用假劣药品的处理　药品经营企业、医疗机构未违反《药品管理法》和本条例的有关规定，并有充分证据证明其不知道所销售或者使用的药品是假药、劣药的，应当没收其销售或者使用的假药、劣药和违法所得；但是，可以免除其他行政处罚。

三、医疗机构药事管理规定

1. 药事管理与药物治疗学委员会和药学部门

（1）药事管理与药物治疗学委员会（组）的组成：二级以上医院应当设立药事管理与药物治疗学委员会；其他医疗机构应当成立药事管理与药物治疗学组。二级以上医院药事管理与药物治疗学委员会委员由具有高级技术职务任职资格的药学、临床医学、护理和医院感染管理、医疗行政管理等人员组成。成立医疗机构药事管理与药物治疗学组的医疗机构由药学、医务、护理、医院感染、临床科室等部门负责人和具有药师、医师以上专业技术职务任职资格人员组成。医疗机构负责人任药事管理与药物治疗学委员会（组）主任委员，药学和医务部门负责人任药事管理与药物治疗学委员会（组）副主任委员。药事管理与药物治疗学委员会(组)应当建立健全相应工作制度,日常工作由药学部门负责。

（2）药事管理与药物治疗学委员会（组）的职责

①贯彻执行医疗卫生及药事管理等有关法律、法规、规章。审核制定本机构药事管理和药学工作规章制度，并监督实施。

②制定本机构药品处方集和基本用药供应目录。

③推动药物治疗相关临床诊疗指南和药物临床应用指导原则的制定与实施，监测、评估本机构药物使用情况，提出干预和改进措施，指导临床合理用药。

④分析、评估用药风险和药品不良反应、药品损害事件，并提供咨询与指导。

⑤建立药品遴选制度，审核本机构临床科室申请的新购入药品、调整药品品种或者供应企业和申报医院制剂等事宜。

⑥监督、指导麻醉药品、精神药品、医疗用毒性药品及放射性药品的临床使用与规范化管理。

⑦对医务人员进行有关药事管理法律法规、规章制度和合理用药知识教育培训；向公众宣传安全用药知识。

（3）药学部门的设置：医疗机构医务部门应当指定专人，负责与医疗机构药物治疗相关的行政事务管理工作。医疗机构应当根据本机构功能、任务、规模设置相应的药学部门，配备和提供与药学部门工作任务相适应的专业技术人员、设备和设施。三级医院设置药学部，并可根据实际情况设置二级科室；二级医院设置药剂科；其他医疗机构设置药房。

（4）药学部门职责：药学部门具体负责药品管理、药学专业技术服务和药事管理工作，开展以患者为中心，以合理用药为核心的临床药学工作，组织药师参与临床药物治疗，提供药学专业技术服务。药学部门应当建立健全相应的工作制度、操作规程和工作记录，并组织实施。

（5）医院药学部门负责人的要求：二级以上医院药学部门负责人应当具有高等学校药学专业或者临床药学专业本科以上学历，及本专业高级技术职务任职资格；除诊所、卫生所、医务室、卫生保健所、卫生站以外的其他医疗机构药学部门负责人应当具有高等学校药学专业专科以上或者中等学校药学专业毕业学历，及药师以上专业技术职务任职资格。

2. 药物临床应用管理

（1）合理用药原则：药物临床应用管理是对医疗机构临床诊断、预防和治疗疾病用药全过程实施监督管理。医疗机构应当遵循安全、有效、经济的合理用药原则，尊重患者对药品使用的知情权和隐私权。

（2）抗菌药物临床应用分级管理：医疗机构应当依据国家基本药物制度，抗菌药物临床应用指导原则和中成药临床应用指导原则，制定本机构基本药物临床应用管理办法，建立并落实抗菌药物临床应用分级管理制度。

（3）临床治疗团队：医疗机构应当建立由医师、临床药师和护士组成的临床治疗团队，开展临床合理用药工作。医疗机构应当遵循有关药物临床应用指导原则、临床路径、临床诊疗指南和药品说明书等合理使用药物；对医师处方、用药医嘱的适宜性进行审核。

（4）临床药师：医疗机构应当配备临床药师。临床药师应当全职参与临床药物治疗工作，对患者进行用药教育，指导患者安全用药。

（5）处方和用药医嘱点评与干预：医疗机构应当建立临床用药监测、评价和超常预警制度，对药物临床使用安全性、有效性和经济性进行监测、分析、评估，实施处方和用药医嘱点评与干预。

（6）药品不良反应报告：医疗机构应当建立药品不良反应、用药错误和药品损害事件监测报告制度。医疗机构临床科室发现药品不良反应、用药错误和药品损害事件后，应当积极救治患者，立即向药学部门报告，并做好观察与记录。医疗机构应当按照国家有关规定向相关部门报告药品不良反应，用药错误和药品损害事件应当立即向所在地县级卫生行政部门报告。

3. 药剂管理

（1）药品采购：医疗机构应当制订本机构《药品处方集》和《基本用药供应目录》，编制药品采购计划，按规定购入药品。医疗机构应当制订本机构药品采购工作流程；建立健全药品成本核算和账务管理制度；严格执行药品购入检查、验收制度；不得购入和使用不符合规定的药品。医疗机构临床使用的药品应当由药学部门统一采购供应。经药事管理与药物治疗学委员会（组）审核同意，核医学科可以购用、调剂本专业所需的放射性药品。其他科室或者部门不得从事药品的采购、调剂活动，不得在临床使用非药学部门采购供应的药品。

（2）药品保管：医疗机构应当制订和执行药品保管制度，定期对库存药品进行养护与质量检查。药品库的仓储条件和管理应当符合药品采购供应质量管理规范的有关规定。化学药品、生物制品、中成药和中药饮片应当分别储存，分类定位存放。易燃、易爆、强腐蚀性等危险性药品应当另设仓库单独储存，并设置必要的安全设施，制订相关的工作制度和应急预案。

（3）调剂药品：药学专业技术人员应当认真审核处方或者用药医嘱，经适宜性审核后调剂配发药品。发出药品时应当告知患者用法用量和注意事项，指导患者合理用药。为保障患者用药安全，除药品质量原因外，药品一经发出，不得退换。医疗机构门急诊药品调剂室应当实行大窗口或者柜台式发药。住院（病房）药品调剂室对注射剂按日剂量配发，对口服制剂药品实行单剂量调剂配发。肠外营养液、危害药品静脉用药应当实行集中调配供应。

（4）静脉用药调配中心（室）：医疗机构根据临床需要建立静脉用药调配中心（室），实行集中调配供应。静脉用药调配中心（室）应当符合静脉用药集中调配质量管理规范，由所在地设区的市级以上卫生行政部门组织技术审核、验收，合格后方可集中调配静脉用药。在静脉用药调配中心（室）以外调配静脉用药，参照静脉用药集中调配质量管理规范执行。医疗机构建立的静脉用药调配中心（室）应当报省级卫生行政部门备案。

4. 药学专业技术人员配置与管理

（1）药学专业技术人员配置：医疗机构药学专业技术人员不得少于本机构卫生专业技术人员的8%。建立静脉用药调配中心（室）的，医疗机构应当根据实际需要另行增加药学专业技术人员数量。医疗机构应当根据本机构性质、任务、规模配备适当数量临床药师，三级医院临床药师不少于5名，二级医院临床药师不少于3名。

（2）药学专业技术人员管理：医疗机构应当加强对药学专业技术人员的培养、考核和管理，制订培训计划，组织药学专业技术人员参加毕业后规范化培训和继续医学教育，将完成培训及取得继续医学教育学分情况，作为药学专业技术人员考核、晋升专业技术职务任职资格和专业岗位聘任的条件之一。

（3）医疗机构药师工作职责

①负责药品采购供应、处方或者用药医嘱审核、药品调剂、静脉用药集中调配和医院制剂配制，指导病房（区）护士请领、使用与管理药品。

②参与临床药物治疗，进行个体化药物治疗方案的设计与实施，开展药学查房，为患者提供药学专业技术服务。

③参加查房、会诊、病例讨论和疑难、危重患者的医疗救治，协同医师做好药物使用遴选，对临床药物治疗提出意见或调整建议，与医师共同对药物治疗负责。

④开展抗菌药物临床应用监测，实施处方点评与超常预警，促进药物合理使用。

⑤开展药品质量监测，药品严重不良反应和药品损害的收集、整理、报告等工作。

⑥掌握与临床用药相关的药物信息，提供用药信息与药学咨询服务，向公众宣传合理用药知识。

⑦结合临床药物治疗实践，进行药学临床应用研究；开展药物利用评价和药物临床应用研究；参与新药临床试验和新药上市后安全性与有效性监测。

⑧其他与医院药学相关的专业技术工作。

5. 监督管理

（1）监督管理机构：县级以上地方卫生、中医药行政部门应当加强对医疗机构药事管理工作的监督与管理。

（2）非药学专业技术人员管理：医疗机构不得使用非药学专业技术人员从事药学专业技术工作或者聘其为药学部门主任。

（3）处罚：医疗机构出现下列情形之一的，由县级以上地方卫生、中医药行政部门责令改正、通报批评、给予警告；对于直接负责的主管人员和其他直接责任人员，依法给予降级、撤职、开除等处分。

①未建立药事管理组织机构，药事管理工作和药学专业技术工作混乱，造成医疗安全隐患和严重不良后果的。

②未按照本规定配备药学专业技术人员、建立临床药师制，不合理用药问题严重，并造成不良影响的。

③未执行有关的药品质量管理规范和规章制度，导致药品质量问题或用药错误，造成医疗安全隐患和严重不良后果的。

④非药学部门从事药品购用、调剂或制剂活动的。

⑤将药品购销、使用情况作为个人或者部门、科室经济分配的依据，或者在药品购销、使用中牟取不正当利益的。

⑥违反本规定的其他规定并造成严重后果的。

四、处方管理办法

1．为规范处方管理，提高处方质量，促进合理用药，保障医疗安全，根据《执业医师法》《药品管理法》《医疗机构管理条例》《麻醉药品和精神药品管理条例》等有关法律、法规，制定本办法。

2．本办法所称处方，是指由注册的执业医师和执业助理医师（以下简称医师）在诊疗活动中为患者开具的、由取得药学专业技术职务任职资格的药学专业技术人员（以下简称药师）审核、调配、核对，并作为患者用药凭证的医疗文书。处方包括医疗机构病区用药医嘱单。

3．处方书写，应当符合下列规则。

（1）患者一般情况、临床诊断填写清晰、完整，并与病历记载相一致。

（2）每张处方限于 1 名患者的用药。

（3）字迹清楚，不得涂改。如需修改，应当在修改处签名并注明修改日期。

（4）药品名称应当使用规范的中文名称书写，没有中文名称的可以使用规范的英文名称书写；医疗机构或者医师、药师不得自行编制药品缩写名称或者使用代号；书写药品名称、剂量、规格、用法、用量要准确规范，药品用法可用规范的中文、英文、拉丁文或者缩写体书写，但不得使用“遵医嘱”“自用”等模糊不清字句。

（5）患者年龄应当填写实际年龄，新生儿、婴幼儿写日、月龄，必要时要注明体重。

（6）西药和中成药可以分别开具处方，也可以开具一张处方，中药饮片应当单独开具处方。

（7）开具西药、中成药处方，每一种药品应当另起一行，每张处方不得超过 5 种药品。

（8）中药饮片处方的书写，一般应当按照“君、臣、佐、使”的顺序排列；调剂、煎煮的特殊要求注明在药品右上方，并加括号，如布包、先煮、后下等；对饮片的产地、炮制有特殊要求的，应当在药品名称之前写明。

（9）药品用法用量应当按照药品说明书规定的常规用法用量使用，特殊情况需要超剂量使用时，应当注明原因并再次签名。

（10）除特殊情况外，应当注明临床诊断。

（11）开具处方后的空白处画一斜线以示处方完毕。

（12）处方医师的签名式样和专用签章应当与院内药学部门留样备查的式样相一致，不得任意改动，否则应当重新登记留样备案。

4．药品剂量与数量用阿拉伯数字书写。剂量应当使用法定剂量单位：重量以克（g）、毫克（mg）、微克（μg）、纳克（ng）为单位；容量以升（L）、毫升（ml）为单位；国际单位（IU）、单位（U）；中药饮片以克（g）为单位。片剂、丸剂、胶囊剂、颗粒剂分别以片、丸、粒、袋为单位；溶液剂以支、瓶为单位；软膏及乳膏剂以支、盒为单位；注射剂以支、瓶为单位，应当注明含量；中药饮片以剂为单位。

5．经注册的执业医师在执业地点取得相应的处方权。

经注册的执业助理医师在医疗机构开具的处方，应当经所在执业地点执业医师签名或加盖专用签章后方有效。

6．经注册的执业助理医师在乡、民族乡、镇、村的医疗机构独立从事一般的执业活动，可以在注册的执业地点取得相应的处方权。

7．医师开具处方应当使用经药品监督管理部门批准并公布的药品通用名称、新活性化合物的专利药品名称和复方制剂药品名称。

8．处方开具当日有效。特殊情况下需延长有效期的，由开具处方的医师注明有效期限，但有效期最长不得超过 3 日。

9．处方一般不得超过 7 日用量；急诊处方一般不得超过 3 日用量；对于某些慢性病、老年病或特殊情况，处方用量可适当延长，但医师应当注明理由。

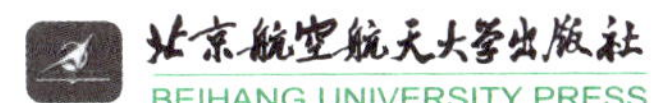

医疗用毒性药品、放射性药品的处方用量应当严格按照国家有关规定执行。

10. 为门（急）诊患者开具的麻醉药品注射剂，每张处方为 1 次常用量；控缓释制剂，每张处方不得超过 7 日常用量；其他剂型，每张处方不得超过 3 日常用量。第一类精神药品注射剂，每张处方为 1 次常用量；控缓释制剂，每张处方不得超过 7 日常用量；其他剂型，每张处方不得超过 3 日常用量。哌醋甲酯用于治疗儿童多动症时，每张处方不得超过 15 日常用量。第二类精神药品一般每张处方不得超过 7 日常用量；对于慢性病或某些特殊情况的患者，处方用量可以适当延长，医师应当注明理由。

11. 具有药师以上专业技术职务任职资格的人员负责处方审核、评估、核对、发药以及安全用药指导；药士从事处方调配工作。

12. 药师应当凭医师处方调剂处方药品，非经医师处方不得调剂。

13. 药师应当按照操作规程调剂处方药品：认真审核处方，准确调配药品，正确书写药袋或粘贴标签，注明患者姓名和药品名称、用法、用量，包装；向患者交付药品时，按照药品说明书或者处方用法，进行用药交代与指导，包括每种药品的用法、用量、注意事项等。

14. 药师应当认真逐项检查处方前记、正文和后记书写是否清晰、完整，并确认处方的合法性。

15. 药师应当对处方用药适宜性进行审核，审核内容如下。

（1）规定必须做皮试的药品，处方医师是否注明过敏试验及结果的判定。

（2）处方用药与临床诊断的相符性。

（3）剂量、用法的正确性。

（4）选用剂型与给药途径的合理性。

（5）是否有重复给药现象。

（6）是否有潜在临床意义的药物相互作用和配伍禁忌。

（7）其他用药不适宜情况。

16. 药师经处方审核后，认为存在用药不适宜时，应当告知处方医师，请其确认或者重新开具处方。

药师发现严重不合理用药或者用药错误，应当拒绝调剂，及时告知处方医师，并应当记录，按照有关规定报告。

17. 药师调剂处方时必须做到“四查十对”。查处方，对科别、姓名、年龄；查药品，对药名、剂型、规格、数量；查配伍禁忌，对药品性状、用法用量；查用药合理性，对临床诊断。

18. 药师在完成处方调剂后，应当在处方上签名或者加盖专用签章。

19. 处方由调剂处方药品的医疗机构妥善保存。普通处方、急诊处方、儿科处方保存期限为 1 年，医疗用毒性药品、第二类精神药品处方保存期限为 2 年，麻醉药品和第一类精神药品处方保存期限为 3 年。

处方保存期满后，经医疗机构主要负责人批准、登记备案，方可销毁。

五、处方标准

1. 处方内容

（1）前记：包括医疗机构名称、费别、患者姓名、性别、年龄、门诊或住院病历号，科别或病区和床位号、临床诊断、开具日期等。可添列特殊要求的项目。

麻醉药品和第一类精神药品处方还应当包括患者身份证明编号，代办人姓名、身份证明编号。

（2）正文：以 Rp 或 R（拉丁文 Recipe“请取”的缩写）标示，分列药品名称、剂型、规格、数量、用法用量。

（3）后记：医师签名或者加盖专用签章，药品金额以及审核、调配，核对、发药药师签名或者加盖专用签章。

2. 处方颜色

（1）普通处方的印刷用纸为白色。

（2）急诊处方印刷用纸为淡黄色，右上角标注“急诊”。

（3）儿科处方印刷用纸为淡绿色，右上角标注“儿科”。

（4）麻醉药品和第一类精神药品处方印刷用纸为淡红色，右上角标注“麻、精一”。

（5）第二类精神药品处方印刷用纸为白色，右上角标注“精二”。

六、处方药与非处方药分类管理办法（试行）

1. 为保障人民用药安全有效、使用方便，根据《中共中央、国务院关于卫生改革与发展的决定》，制定处方药与非处方药分类管理办法。

2. 根据药品品种、规格、适应证、剂量及给药途径不同，对药品分别按处方药与非处方药进行管理。

处方药必须凭执业医师或执业助理医师处方才可调配、购买和使用；非处方药不需要凭执业医师或执业助理医师处方即可自行判断、购买和使用。

3. 国家药品监督管理局负责处方药与非处方药分类管理办法的制定。各级药品监督管理部门负责辖区内处方药与非处方药分类管理的组织实施和监督管理。

4. 国家药品监督管理局负责非处方药目录的遴选、审批、发布和调整工作。

5. 处方药、非处方药生产企业必须具有《药品生产企业许可证》，其生产品种必须取得药品批准文号。

6. 非处方药标签和说明书除符合规定外，用语应当科学、易懂，便于消费者自行判断、选择和使用。非处方药的标签和说明书必须经国家药品监督管理局批准。

7. 非处方药的包装必须印有国家指定的非处方药专有标识，必须符合质量要求，方便储存、运输和使用。每个销售基本单元包装必须附有标签和说明书。

8. 根据药品的安全性，非处方药分为甲、乙两类。

经营处方药、非处方药的批发企业和经营处方药、甲类非处方药的零售企业必须具有《药品经营企业许可证》。

经省级药品监督管理部门或其授权的药品监督管理部门批准的其他商业企业可以零售乙类非处方药。

9. 零售乙类非处方药的商业企业必须配备专职的具有高中以上文化程度，经专业培训后，由省级药品监督管理部门或其授权的药品监督管理部门考核合格并取得上岗证的人员。

10. 医疗机构根据医疗需要可以决定或推荐使用非处方药。消费者有权自主选购非处方药，并须按非处方药标签和说明书所示内容使用。

11. 处方药只准在专业性医药报刊进行广告宣传，非处方药经审批可以在大众传播媒介进行广告宣传。

七、药品说明书和标签管理规定

药品说明书及标签的内容与格式如下。

1. 适用范围　在中华人民共和国境内上市销售的药品，其说明书和标签应当符合本规定的要求。

2. 核准部门　药品说明书和标签由国家食品药品监督管理局予以核准。

3. 药品包装、标签印制　药品包装必须按照规定印有或者贴有标签，不得夹带其他任何介绍或者宣传产品、企业的文字、音像及其他资料。药品生产企业生产供上市销售的最小包装必须附有说明书。

4. 药品说明书和标签的文字表述

（1）药品的标签应当以说明书为依据，其内容不得超出说明书的范围，不得印有暗示疗效、误导使用和不适当宣传产品的文字和标识。

（2）药品说明书和标签的文字表述应当科学、规范、准确。非处方药说明书还应当使用容易理解的文字表述，以便患者自行判断、选择和使用。

（3）药品说明书和标签中的文字应当清晰易辨，标识应当清楚醒目，不得有印字脱落或者粘贴不牢等现象，不得以粘贴、剪切、涂改等方式进行修改或者补充。

（4）药品说明书和标签应当使用国家语言文字工作委员会公布的规范化汉字。

5. 药品说明书的内容　药品说明书应当包含药品安全性、有效性的重要科学数据、结论和信息，用以指导安全、合理使用药品。药品说明书应当列出全部活性成分或者组方中的全部中药药味。注射剂和非处方药还应当列出所用的全部辅料名称。药品处方中含有可能引起严重不良反应的成分或者辅料的，应当予以说明。

6. 使用专用词汇表述的内容　药品说明书对疾病名称、药学专业名词、药品名称、临床检验名称和结果的表述，应当采用国家统一颁布或规范的专用词汇，度量衡单位应当符合国家标准的规定。

7. 不良反应信息的注明　药品说明书应当充分包含药品不良反应信息，详细注明药品不良反应。药品生产企业未根据药品上市后的安全性、有效性情况及时修改说明书或者未将药品不良反应在说明书中充分说明的，由此引起的不良后果由该生产企业承担。

8. 修改说明书的有关规定　药品生产企业应当主动跟踪药品上市后的安全性、有效性情况，需要对药品说明书进行修改的，应当及时提出申请。根据药品不良反应监测、药品再评价结果等信息，国家食品药品监督管理局也可以要求药品生产企业修改药品说明书。

9. 药品标签的分类　药品的标签是指药品包装上印有或者贴有的内容，分为内标签和外标签。药品内标签指直接接触药品的包装的标签，外标签指内标签以外的其他包装的标签。

10. 内、外标签标示的内容

（1）药品的内标签应当包含药品通用名称、适应证或者功能主治、规格、用法用量、生产日期、产品批号、有效期、生产企业等内容；包装尺寸过小无法全部标明上述内容的，至少应当标注药品通用名称、规格、产品批号、有效期等内容。

（2）药品外标签应当注明药品通用名称、成分、性状、适应证或者功能主治、规格、用法用量、不良反应、禁忌、注意事项、贮藏、生产日期、产品批号、有效期、批准文号、生产企业等内容。适应证或者功能主治、用法用量、不良反应、禁忌、注意事项不能全部注明的，应当标出主要内容并注明“详见说明书”字样。

11. 运输、储藏包装和原料药标签标示的内容

（1）用于运输、储藏的包装的标签，至少应当注明药品通用名称、规格、贮藏、生产日期、产品批号、有效期、批准文号、生产企业，也可以根据需要注明包装数量、运输注意事项或者其他标记等必要内容。

（2）原料药的标签应当注明药品名称、贮藏、生产日期、产品批号、有效期、执行标准、批准文号、生产企业，同时还需注明包装数量以及运输注意事项等必要内容。

12. 同一药品生产企业的同一药品的标签规定　同一药品生产企业生产的同一药品，药品规格和包装规格均相同的，其标签的内容、格式及颜色必须一致；药品规格或者包装规格不同的，其标签应当明显区别或者规格项明显标注。同一药品生产企业生产的同一药品，分别按处方药与非处方药管理的，两者的包装颜色应当明显区别。

13. 有效期表述形式　药品标签中的有效期应当按照年、月、日的顺序标注，年份用4位数字

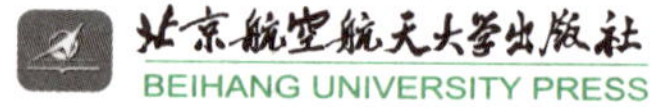

表示，月、日用两位数表示。其具体标注格式为“有效期至 ×××× 年 ×× 月”。或者“有效期至 ×××× 年 ×× 月 ×× 日”；也可以用数字和其他符号表示为“有效期至 ××××. ××.”或者“有效期至 ××××/××/××”等。预防用生物制品有效期的标注按照国家食品药品监督管理局批准的注册标准执行，治疗用生物制品有效期的标注自分装日期计算。其他药品有效期的标注自生产日期计算。有效期若标注到日，应当为起算日期对应年月日的前 1 天，若标注到月，应当为起算月份对应年月的前 1 个月。

14. 药品通用名称的印制与标注　药品说明书和标签中标注的药品名称必须符合国家食品药品监督管理局公布的药品通用名称和商品名称的命名原则，并与药品批准证明文件的相应内容一致。

15. 药品商品名的印制与标注　药品通用名称应当显著、突出，其字体、字号和颜色必须一致，并符合以下要求。

（1）对于横版标签，必须在上 1/3 范围内显著位置标出；对于竖版标签，必须在右 1/3 范围内显著位置标出。

（2）不得选用草书、篆书等不易识别的字体，不得使用斜体、中空、阴影等形式对字体进行修饰。

（3）字体颜色应当使用黑色或者白色，与相应的浅色或者深色背景形成强烈反差。

（4）除因包装尺寸的限制而无法同行书写的，不得分行书写。药品商品名称不得与通用名称同行书写，其字体和颜色不得比通用名称更突出和显著，其字体以单字面积计不得大于通用名称所用字体的 1/2。

16. 注册商标的使用及印制　药品说明书和标签中禁止使用未经注册的商标以及其他未经国家食品药品监督管理局批准的药品名称。药品标签使用注册商标的，应当印刷在药品标签的边角，含文字的，其字体以单字面积计不得大于通用名称所用字体的 1/4。

17. 标识规定　麻醉药品、精神药品、医疗用毒性药品、放射性药品、外用药品和非处方药等国家规定有专用标识的，其说明书和标签必须印有规定的标识。

八、麻醉药品精神药品管理条例

1. 麻醉药品和精神药品的概念、类别　本条例所称麻醉药品和精神药品，是指列入麻醉药品目录、精神药品目录（以下称目录）的药品和其他物质。精神药品分为第一类精神药品和第二类精神药品。

2. 麻醉药品和精神药品的供应

（1）国家对麻醉药品和精神药品实行定点经营制度：国务院药品监督管理部门应当根据麻醉药品和第一类精神药品的需求总量，确定麻醉药品和第一类精神药品的定点批发企业布局，并应当根据年度需求总量对布局进行调整、公布。

药品经营企业不得经营麻醉药品原料药和第一类精神药品原料药；但是，供医疗、科学研究、教学使用的小包装的上述药品可以由国务院药品监督管理部门规定的药品批发企业经营。

（2）麻醉药品和精神药品定点批发企业除应当具备药品管理法第十五条规定的药品经营企业的开办条件外，还应当具备下列条件。

①有符合本条例规定的麻醉药品和精神药品储存条件。

②有通过网络实施企业安全管理和向药品监督管理部门报告经营信息的能力。

③单位及其工作人员 2 年内没有违反有关禁毒的法律、行政法规规定的行为。

④符合国务院药品监督管理部门公布的定点批发企业布局。

麻醉药品和第一类精神药品的定点批发企业，还应当具有保证供应责任区域内医疗机构所需麻醉药品和第一类精神药品的能力，并具有保证麻醉药品和第一类精神药品安全经营的管理制度。

（3）跨省、自治区、直辖市从事麻醉药品和第一类精神药品批发业务的企业（以下称全国性批发企业），应当经国务院药品监督管理部门批准；在本省、自治区、直辖市行政区域内从事麻醉药品和第一类精神药品批发业务的企业（以下称区域性批发企业），应当经所在地省、自治区、直辖市人民政府药品监督管理部门批准。

专门从事第二类精神药品批发业务的企业，应当经所在地省、自治区、直辖市人民政府药品监督管理部门批准。

全国性批发企业和区域性批发企业可以从事第二类精神药品批发业务。

（4）全国性批发企业可以向区域性批发企业，或者经批准可以向取得麻醉药品和第一类精神药品使用资格的医疗机构以及依照本条例规定批准的其他单位销售麻醉药品和第一类精神药品。

全国性批发企业向取得麻醉药品和第一类精神药品使用资格的医疗机构销售麻醉药品和第一类精神药品，应当经医疗机构所在地省、自治区、直辖市人民政府药品监督管理部门批准。

国务院药品监督管理部门在批准全国性批发企业时，应当明确其所承担供药责任的区域。

（5）区域性批发企业可以向本省、自治区、直辖市行政区域内取得麻醉药品和第一类精神药品使用资格的医疗机构销售麻醉药品和第一类精神药品；由于特殊地理位置的原因，需要就近向其他省、自治区、直辖市行政区域内取得麻醉药品和第一类精神药品使用资格的医疗机构销售的，应当经国务院药品监督管理部门批准。

省、自治区、直辖市人民政府药品监督管理部门在批准区域性批发企业时，应当明确其所承担供药责任的区域。

区域性批发企业之间因医疗急需、运输困难等特殊情况需要调剂麻醉药品和第一类精神药品的，应当在调剂后 2 天内将调剂情况分别报所在地省、自治区、直辖市人民政府药品监督管理部门备案。

（6）全国性批发企业应当从定点生产企业购进麻醉药品和第一类精神药品。

区域性批发企业可以从全国性批发企业购进麻醉药品和第一类精神药品；经所在地省、自治区、直辖市人民政府药品监督管理部门批准，也可以从定点生产企业购进麻醉药品和第一类精神药品。

（7）全国性批发企业和区域性批发企业向医疗机构销售麻醉药品和第一类精神药品，应当将药品送至医疗机构。医疗机构不得自行提货。

（8）第二类精神药品定点批发企业可以向医疗机构、定点批发企业和符合本条例第三十一条规定的药品零售企业以及依照本条例规定批准的其他单位销售第二类精神药品。

（9）麻醉药品和第一类精神药品不得零售。

禁止使用现金进行麻醉药品和精神药品交易，但是个人合法购买麻醉药品和精神药品的除外。

（10）经所在地设区的市级药品监督管理部门批准，实行统一进货、统一配送、统一管理的药品零售连锁企业可以从事第二类精神药品零售业务。

（11）第二类精神药品零售企业应当凭执业医师出具的处方，按规定剂量销售第二类精神药品，并将处方保存 2 年备查；禁止超剂量或者无处方销售第二类精神药品；不得向未成年人销售第二类精神药品。

（12）麻醉药品和精神药品实行政府定价，在制定出厂和批发价格的基础上，逐步实行全国统一零售价格。具体办法由国务院价格主管部门制定。

3. 麻醉药品和精神药品的使用

（1）药品生产企业需要以麻醉药品和第一类精神药品为原料生产普通药品的，应当向所在地省、自治区、直辖市人民政府药品监督管理部门报送年度需求计划，由省、自治区、直辖市人民政府药品监督管理部门汇总报国务院药品监督管理部门批准后，向定点生产企业购买。

药品生产企业需要以第二类精神药品为原料生产普通药品的，应当将年度需求计划报所在地省、自治区、直辖市人民政府药品监督管理部门，并向定点批发企业或者定点生产企业购买。

（2）食品、食品添加剂、化妆品、油漆等非药品生产企业需要使用咖啡因作为原料的，应当经所在地省、自治区、直辖市人民政府药品监督管理部门批准，向定点批发企业或者定点生产企业购买。

科学研究、教学单位需要使用麻醉药品和精神药品开展实验、教学活动的，应当经所在地省、自治区、直辖市人民政府药品监督管理部门批准，向定点批发企业或者定点生产企业购买。

需要使用麻醉药品和精神药品的标准品、对照品的，应当经所在地省、自治区、直辖市人民政府药品监督管理部门批准，向国务院药品监督管理部门批准的单位购买。

（3）医疗机构需要使用麻醉药品和第一类精神药品的，应当经所在地设区的市级人民政府卫生主管部门批准，取得麻醉药品、第一类精神药品购用印鉴卡（以下称印鉴卡）。医疗机构应当凭印鉴卡向本省、自治区、直辖市行政区域内的定点批发企业购买麻醉药品和第一类精神药品。

设区的市级人民政府卫生主管部门发给医疗机构印鉴卡时，应当将取得印鉴卡的医疗机构情况抄送所在地设区的市级药品监督管理部门，并报省、自治区、直辖市人民政府卫生主管部门备案。省、自治区、直辖市人民政府卫生主管部门应当将取得印鉴卡的医疗机构名单向本行政区域内的定点批发企业通报。

（4）医疗机构取得印鉴卡，应当具备下列条件。

①有专职的麻醉药品和第一类精神药品管理人员。

②有获得麻醉药品和第一类精神药品处方资格的执业医师。

③有保证麻醉药品和第一类精神药品安全储存的设施和管理制度。

（5）医疗机构应当按照国务院卫生主管部门的规定，对本单位执业医师进行有关麻醉药品和精神药品使用知识的培训、考核，经考核合格的，授予麻醉药品和第一类精神药品处方资格。执业医师取得麻醉药品和第一类精神药品的处方资格后，方可在本医疗机构开具麻醉药品和第一类精神药品处方，但不得为自己开具该种处方。

医疗机构应当将具有麻醉药品和第一类精神药品处方资格的执业医师名单及其变更情况，定期报送所在地设区的市级人民政府卫生主管部门，并抄送同级药品监督管理部门。

医务人员应当根据国务院卫生主管部门制定的临床应用指导原则，使用麻醉药品和精神药品。

（6）具有麻醉药品和第一类精神药品处方资格的执业医师，根据临床应用指导原则，对确需使用麻醉药品或者第一类精神药品的患者，应当满足其合理用药需求。在医疗机构就诊的癌症疼痛患者和其他危重患者得不到麻醉药品或者第一类精神药品时，患者或者其亲属可以向执业医师提出申请。具有麻醉药品和第一类精神药品处方资格的执业医师认为要求合理的，应当及时为患者提供所需麻醉药品或者第一类精神药品。

（7）执业医师应当使用专用处方开具麻醉药品和精神药品，单张处方的最大用量应当符合国务院卫生主管部门的规定。

对麻醉药品和第一类精神药品处方，处方的调配人、核对人应当仔细核对，签署姓名，并予以登记；对不符合本条例规定的，处方的调配人、核对人应当拒绝发药。

麻醉药品和精神药品专用处方的格式由国务院卫生主管部门规定。

（8）医疗机构应当对麻醉药品和精神药品处方进行专册登记，加强管理。麻醉药品、第一类精神药品处方至少保存 3 年。

（9）医疗机构抢救患者急需麻醉药品和第一类精神药品而本医疗机构无法提供时，可以从其他医疗机构或者定点批发企业紧急借用；抢救工作结束后，应当及时将借用情况报所在地设区的市级药品监督管理部门和卫生主管部门备案。

（10）对临床需要而市场无供应的麻醉药品和精神药品，持有医疗机构制剂许可证和印鉴卡的医疗机构需要配制制剂的，应当经所在地省、自治区、直辖市人民政府药品监督管理部门批准。医疗机构配制的麻醉药品和精神药品制剂只能在本医疗机构使用，不得对外销售。

（11）因治疗疾病需要，个人凭医疗机构出具的医疗诊断书、本人身份证明，可以携带单张处方最大用量以内的麻醉药品和第一类精神药品；携带麻醉药品和第一类精神药品出入境的，由海关根据自用、合理的原则放行。

医务人员为了医疗需要携带少量麻醉药品和精神药品出入境的，应当持有省级以上人民政府药品监督管理部门发放的携带麻醉药品和精神药品证明。海关凭携带麻醉药品和精神药品证明放行。

（12）医疗机构、戒毒机构以开展戒毒治疗为目的，可以使用美沙酮或者国家确定的其他用于戒毒治疗的麻醉药品和精神药品。具体管理办法由国务院药品监督管理部门、国务院公安部门和国务院卫生主管部门制定。

4．癌症三阶梯止痛疗法　癌症的三阶梯止痛法，是一种根据患者的疼痛程度不同而分别使用不同等级止痛药物为治疗原则的止痛方法。把患者的癌痛分为轻、中、重三级，最常用的方法就是使用0～10级疼痛评价量表。

（1）1～4级为轻度疼痛：患者虽有痛感但可忍受，能正常生活。

（2）5～6级为中度疼痛：患者疼痛明显，不能忍受，影响睡眠。

（3）7～10级为重度疼痛：疼痛剧烈，不能入睡，可伴有被动体位或自主神经功能紊乱表现。

第一阶梯轻度疼痛给予非阿片类（非甾体抗炎药）加减辅助止痛药。常用药物包括对乙酰氨基酚、阿司匹林、双氯芬酸盐、布洛芬、吲哚美辛等。

第二阶梯中度疼痛给予弱阿片类加减非甾体类抗炎药和辅助止痛药。常用药物有可待因、布桂嗪、曲马朵等。

第三阶梯重度疼痛给予阿片类加减非甾体抗炎药和辅助止痛药。常用药物有吗啡等。

三阶梯止痛的主要原则是：

①口服给药。镇痛药应尽可能口服，以便于患者长期用药。癌症患者口服强阿片类药物，极少产生精神和身体上的依赖性，因为癌症患者要求的是镇痛效果而不是精神上的享受。

②按阶梯给药。根据患者疼痛的程度，按3种程度给予3种药物，给药量应逐步增加。

③按时给药。止痛药不是在患者疼痛时才给药，而应规律地按时给药。

④用药个体化。要针对具体患者制定具体的给药剂量和时间间隔。

九、麻醉药品精神药品处方管理规定

1．为加强麻醉药品、精神药品处方开具、使用、保存管理，保证正常医疗需要，防止流入非法渠道，根据《麻醉药品和精神药品管理条例》和《处方管理办法（试行）》，制定本规定。

2．开具麻醉药品、精神药品使用专用处方。

3．具有处方权的医师在为患者首次开具麻醉药品、第一类精神药品处方时，应当亲自诊查患者，为其建立相应的病历，留存患者身份证明复印件，要求其签署《知情同意书》（附后）。病历由医疗机构保管。

4．麻醉药品注射剂仅限于医疗机构内使用，或者由医疗机构派医务人员出诊至患者家中使用。

5．医疗机构应当要求使用麻醉药品非注射剂型和第一类精神药品的患者每4个月复诊或者随诊1次。

6．麻醉药品非注射剂型和第一类精神药品需要带出医疗机构外使用时，具有处方权的医师在患者或者其代办人出示下列材料后方可开具麻醉药品、第一类精神药品处方。

（1）二级以上医院开具的诊断证明。

（2）患者户籍簿、身份证或者其他相关身份证明。

（3）代办人员身份证明。

医疗机构应当在患者门诊病历中留存代办人员身份证明复印件。

7. 麻醉药品、精神药品处方格式由三部分组成。

（1）前记：医疗机构名称、处方编号、患者姓名、性别、年龄、身份证明编号、门诊病历号、代办人姓名、性别、年龄、身份证名编号、科别、开具日期等，并可添列专科要求的项目。

（2）正文：病情及诊断；以 Rp 或者 R 标示，分列药品名称、规格、数量、用法用量。

（3）后记：医师签章、药品金额以及审核、调配、核对、发药的药学专业技术人员签名。

8. 麻醉药品和第一类精神药品处方的印刷用纸为淡红色，处方右上角分别标注“麻”“精一”；第二类精神药品处方的印刷用纸为白色，处方右上角标注“精二”。

9. 麻醉药品、精神药品处方由医疗机构按照规定的样式统一印制。

10. 麻醉药品、第一类精神药品注射剂处方为 1 次用量；其他剂型处方不得超过 3 日用量；控缓释制剂处方不得超过 7 日用量。

11. 第二类精神药品处方一般不得超过 7 日用量；对于某些特殊情况，处方用量可适当延长，但医师应当注明理由。

12. 为癌痛、慢性中、重度非癌痛患者开具的麻醉药品、第一类精神药品注射剂处方不得超过 3 日用量；其他剂型处方不得超过 7 日用量。

13. 对于需要特别加强管制的麻醉药品，盐酸二氢埃托啡处方为 1 次用量，药品仅限于二级以上医院内使用；盐酸哌替啶处方为 1 次用量，药品仅限于医疗机构内使用。

14. 麻醉药品处方至少保存 3 年，精神药品处方至少保存 2 年。

十、医疗机构麻醉药品第一类精神药品管理规定

第一章　总　则

第一条　为严格医疗机构麻醉药品、第一类精神药品管理，保证正常医疗工作需要，根据《麻醉药品和精神药品管理条例》，制定本规定。

第二条　卫生部主管全国医疗机构麻醉药品、第一类精神药品使用管理工作。

县级以上地方卫生行政部门负责本辖区内医疗机构麻醉药品、第一类精神药品使用的监督管理工作。

第二章　麻醉药品、第一类精神药品的管理机构和人员

第三条　医疗机构应当建立由分管负责人负责，医疗管理、药学、护理、保卫等部门参加的麻醉、精神药品管理机构，指定专职人员负责麻醉药品、第一类精神药品日常管理工作。

第四条　医疗机构要把麻醉药品、第一类精神药品管理列入本单位年度目标责任制考核，建立麻醉药品、第一类精神药品使用专项检查制度，并定期组织检查，做好检查记录，及时纠正存在的问题和隐患。

第五条　医疗机构应当建立并严格执行麻醉药品、第一类精神药品的采购、验收、储存、保管、发放、调配、使用、报残损、销毁、丢失及被盗案件报告、值班巡查等制度，制定各岗位人员职责。日常工作由药学部门承担。

第六条　医疗机构麻醉药品、第一类精神药品管理人员应当掌握与麻醉、精神药品相关的法律、法规、规定，熟悉麻醉药品、第一类精神药品使用和安全管理工作。

第七条　医疗机构应当配备工作责任心强、业务熟悉的药学专业技术人员负责麻醉药品、第一类精神药品的采购、储存保管、调配使用及管理工作，人员应当保持相对稳定。

第八条　医疗机构应当定期对涉及麻醉药品、第一类精神药品的管理、药学、医护人员进行有关法律、法规、规定、专业知识、职业道德的教育和培训。

第三章　麻醉药品、第一类精神药品的采购、储存

第九条　医疗机构应当根据本单位医疗需要，按照有关规定购进麻醉药品、第一类精神药品，保持合理库存。购买药品付款应当采取银行转账方式。

第十条　麻醉药品、第一类精神药品入库验收必须货到即验，至少双人开箱验收，清点验收到最小包装，验收记录双人签字。入库验收应当采用专簿记录，内容包括：日期、凭证号、品名、剂型、规格、单位、数量、批号、有效期、生产单位、供货单位、质量情况、验收结论、验收和保管人员签字。

第十一条　在验收中发现缺少、缺损的麻醉药品、第一类精神药品应当双人清点登记，报医疗机构负责人批准并加盖公章后向供货单位查询、处理。

第十二条　储存麻醉药品、第一类精神药品实行专人负责、专库（柜）加锁。对进出专库（柜）的麻醉药品、第一类精神药品建立专用账册，进出逐笔记录，内容包括：日期、凭证号、领用部门、品名、剂型、规格、单位、数量、批号、有效期、生产单位、发药人、复核人和领用签字，做到账、物、批号相符。

第十三条　医疗机构对过期、损坏麻醉药品、第一类精神药品进行销毁时，应当向所在地卫生行政部门提出申请，在卫生行政部门监督下进行销毁，并对销毁情况进行登记。

卫生行政部门接到医疗机构销毁麻醉药品、第一类精神药品申请后，应当于 5 日内到场监督医疗机构销毁行为。

第四章　麻醉药品、第一类精神药品的调配和使用

第十四条　医疗机构可以根据管理需要在门诊、急诊、住院等药房设置麻醉药品、第一类精神药品周转库（柜），库存不得超过本机构规定的数量。周转库（柜）应当每天结算。

第十五条　门诊、急诊、住院等药房发药窗口麻醉药品、第一类精神药品调配基数不得超过本机构规定的数量。

第十六条　门诊药房应当固定发药窗口，有明显标识，并由专人负责麻醉药品、第一类精神药品调配。

第十七条　执业医师经培训、考核合格后，取得麻醉药品、第一类精神药品处方资格。

第十八条　开具麻醉药品、第一类精神药品使用专用处方。处方格式及单张处方最大限量按照《麻醉药品、精神药品处方管理规定》执行。

医师开具麻醉药品、第一类精神药品处方时，应当在病历中记录。医师不得为他人开具不符合规定的处方或者为自己开具麻醉药品、第一类精神药品处方。

第十九条　处方的调配人、核对人应当仔细核对麻醉药品、第一类精神药品处方，签名并进行登记；对不符合规定的麻醉药品、第一类精神药品处方，拒绝发药。

第二十条　医疗机构应当对麻醉药品、第一类精神药品处方进行专册登记，内容包括：患者（代办人）姓名、性别、年龄、身份证明编号、病历号、疾病名称、药品名称、规格、数量、处方医师、处方编号、处方日期、发药人、复核人。

专用账册的保存应当在药品有效期满后不少于 2 年。

第二十一条　医疗机构应当为使用麻醉药品、第一类精神药品的患者建立相应的病历。麻醉药品注射剂型仅限于医疗机构内使用或者由医务人员出诊至患者家中使用；医疗机构应当为使用麻醉药品非注射剂型和精神药品的患者建立随诊或者复诊制度，并将随诊或者复诊情况记入病历。为院外使用麻醉药品非注射剂型、精神药品患者开具的处方不得在急诊药房配药。

第二十二条　医疗机构购买的麻醉药品、第一类精神药品只限于在本机构内临床使用。

第五章　麻醉药品、第一类精神药品的安全管理

第二十三条　医疗机构麻醉、精神药品库必须配备保险柜，门、窗有防盗设施。有条件的医疗机构麻醉药品、第一类精神药品库应当安装报警装置。

门诊、急诊、住院等药房设麻醉药品、第一类精神药品周转库（柜）的，应当配备保险柜，药房调配窗口、各病区、手术室存放麻醉药品、第一类精神药品应当配备必要的防盗设施。

第二十四条　麻醉药品、第一类精神药品储存各环节应当指定专人负责，明确责任，交接班应当有记录。

第二十五条　对麻醉药品、第一类精神药品的购入、储存、发放、调配、使用实行批号管理和追踪，必要时可以及时查找或者追回。

第二十六条　医疗机构应当对麻醉药品、第一类精神药品处方统一编号，计数管理，建立处方保管、领取、使用、退回、销毁管理制度。

第二十七条　患者使用麻醉药品、第一类精神药品注射剂或者贴剂的，再次调配时，应当要求患者将原批号的空安瓿或者用过的贴剂交回，并记录收回的空安瓿或者废贴数量。

第二十八条　医疗机构内各病区、手术室等调配使用麻醉药品、第一类精神药品注射剂时应收回空安瓿，核对批号和数量，并作记录。剩余的麻醉药品、第一类精神药品应办理退库手续。

第二十九条　收回的麻醉药品、第一类精神药品注射剂空安瓿、废贴由专人负责计数、监督销毁，并作记录。

第三十条　患者不再使用麻醉药品、第一类精神药品时，医疗机构应当要求患者将剩余的麻醉药品、第一类精神药品无偿交回医疗机构，由医疗机构按照规定销毁处理。

第三十一条　具有《医疗机构执业许可证》并经有关部门批准的戒毒医疗机构开展戒毒治疗时，可在医务人员指导下使用具有戒毒适应证的麻醉药品、第一类精神药品。

第三十二条　医疗机构发现下列情况，应当立即向所在地卫生行政部门、公安机关、药品监督管理部门报告：

（一）在储存、保管过程中发生麻醉药品、第一类精神药品丢失或者被盗、被抢的；

（二）发现骗取或者冒领麻醉药品、第一类精神药品的。

十一、麻醉药品临床应用指导原则

1. 疼痛治疗的基本原则

规范的疼痛处理（Good Pain Management，GPM）是目前倡导的镇痛治疗新观念，只有规范化才能有效提高疼痛的诊疗水平，减少疼痛治疗过程中可能出现的并发症。

（1）明确治疗目的

缓解疼痛，改善功能，提高生活质量。包括身体状态、精神状态、家庭、社会关系的维护和改善。

（2）疼痛的诊断与评估

①掌握正确的诊断与评估方法：疼痛是第五生命体征。临床对疾病的诊断与评价以及记录，应当客观、准确、直观、便捷。初始对患者的评价内容包括：

a．疼痛病史及疼痛对生理、心理功能和对社会、职业的影响。

b．既往接受的诊断、检查和评估的方法，其他来源的咨询结果、结论以及手术和药品治疗史。

c．药物、精神疾病和物质滥用史，合并疾患或其他情况。

d．有目的的进行体格检查。

e．疼痛性质和程度的评估。

疼痛是一种主观感受，因此对疼痛程度的评价应相信患者的主诉，应尊重患者的评价和表达的自

身疼痛程度，任何人都不能主观臆断。

②定期再评价：关于再评价的时间，根据诊断、疼痛程度、治疗计划，有不同要求；对慢性疼痛患者应每月至少评价 1 次，内容包括治疗效果与安全性（如主观疼痛评价、功能变化、生活质量、不良反应、情绪变化）及患者的依从性。

凡接受强阿片类药物治疗者，还应观察患者有无异常行为，如多处方、囤积药物等，以防药物不良应用和非法流失。

（3）制定治疗计划和目标：规范化疼痛治疗原则为有效消除疼痛，最大限度地减少不良反应，把疼痛治疗带来的心理负担降至最低，全面提高患者的生活质量。

规范化治疗的关键是遵循用药和治疗原则。控制疼痛的标准是：数字评估法的疼痛强度＜ 3 或达到 0；24 小时内突发性疼痛次数＜ 3 次。

治疗计划的制定要考虑疼痛强度、疼痛类型、基础健康状态、合并疾病以及患者对镇痛效果的期望和对生活质量的要求。

对不良反应的处理，要采取预防为主，决不能等患者耐受不了时才处理，故镇痛药与控制不良反应药应合理配伍，同等考虑。此外，要重视对心理、精神问题的识别和处理。

（4）采取有效的综合治疗：采用多种形式综合疗法治疗疼痛。一般应以药物治疗为主，此外还有非药物治疗。药物治疗的主要镇痛药物为对乙酰胺基酚、非甾体抗炎药和阿片类镇痛药。对于轻度疼痛可应用非甾体抗炎止痛药；对中度疼痛主要应用弱阿片镇痛药可待因及其复方制剂；对重度疼痛，采用常用弱阿片镇痛药无效时可采用吗啡等强效阿片类药。在行镇痛治疗时可根据具体情况应用辅助药，如抗抑郁药、抗惊厥药、作用于兴奋性氨基酸受体的药物、作用于 α- 肾上腺素能受体的药物以及作用于兴奋性氨基酸受体 NMDA 的药物。对癌性疼痛患者，应遵循世界卫生组织（WHO）提出的三阶梯镇痛原则。

非药物疗法可在慢性疼痛治疗全过程中任何一时间点予以使用。可供选用的方法有外科疗法、神经阻滞疗法、神经毁损疗法和神经刺激疗法等。药物疗法与非药物疗法宜结合使用。

（5）药物治疗的基本原则：

①选择适当的药物和剂量：应按 WHO 三阶梯治疗方案的原则使用镇痛药。

②选择给药途径：应以无创给药为首选途径。有吞咽困难和芬太尼透皮贴剂禁忌证的，可选择经舌下含化或经直肠给药。对经口服或皮肤用药后疼痛无明显改善者，可经肌肉或静脉注射给药。全身镇痛产生难以控制的不良反应时，可选用椎管内给药或复合局部阻滞疗法。

③制定适当的给药时间：对慢性持续疼痛，应依药物不同的药动学特点，制订合适的给药间期，治疗持续性疼痛。定时给药不仅可提高镇痛效果，还可减少不良反应。如各种盐酸或硫酸控释片，口服后的镇痛作用可在用药后 1 小时出现，2 ～ 3 小时达高峰，持续作用 12 小时；而静脉用吗啡，在 5 分钟内起效，持续 1 ～ 2 小时；芬太尼透皮贴剂的镇痛作用在 6 ～ 12 小时起效，持续 72 小时，每 3 天给药 1 次。故定时给药是非常重要的。

④调整药物剂量：疼痛治疗初期有一个药物剂量调整过程。如患者突发性疼痛反复发作，需根据个体耐受情况不断调整追加药物剂量，增加药物幅度一般为原用剂量的 25% ～ 50%，最多不超过 100%，以防各种不良反应特别是呼吸抑制的发生。对于因其他辅助性治疗使疼痛明显减轻的长期应用阿片类患者，可逐渐下调药物剂量，一般每天减少 25% ～ 50%，药物剂量调整的原则是保证镇痛效果，并避免由于减量而导致的戒断反应。当出现不良反应而需调整药物剂量时，应首先停药 1 ～ 2 次，再将剂量减少 50% ～ 70%，然后加用其他种类的镇痛药，逐渐停用有反应的药物。

⑤镇痛药物的不良反应及处理：长期使用阿片类药物可因肠蠕动受抑制而出现便秘，可用麻仁丸等中药软化和促进排便；常见的恶心、呕吐可选用镇吐药或氟哌啶类镇静、镇吐药；对呼吸抑制等严重不良反应，应及时发现及时进行生命支持，同时使用阿片受体拮抗剂，如纳洛酮进行治疗。如发生

过量使用阿片类导致的严重呼吸抑制，应立即注射 0.4mg 纳络酮，如果 20 分钟内呼吸仍无改善，可能是由于 0.4 mg 的纳洛酮不足以逆转摄入体内的阿片类，此时应继续注射纳洛酮，直至呼吸改善。

⑥辅助用药：辅助治疗的目的和方法，应依不同疾病、不同类型的疼痛决定。辅助治疗可加强镇痛效果，减少镇痛药剂量，减轻药物不良反应。如非甾体类抗炎药对骨转移、软组织浸润、关节筋膜炎及术后痛有明显的辅助治疗作用；糖皮质激素对急性神经压迫、内脏膨胀痛、颅内压增高等均有较好的缓解作用；三环类抗抑郁药是治疗神经痛、改善抑郁和失眠的较理想的药物；对骨转移引起的疼痛，除放射治疗和前述治疗外，降钙素是近年来使用较有效的药物。

总之，疼痛治疗时，选用多种药物联合应用、多种给药途径交替使用、按时用药、个体化用药，可提高镇痛效果。

2. WHO 癌症疼痛三阶梯治疗基本原则　根据 WHO 癌痛三阶梯治疗指南，癌症疼痛治疗有 5 项基本原则。

（1）首选无创途径给药：如口服，芬太尼透皮贴剂，直肠栓剂，输液泵连续皮下输注等。可依患者不同病情和不同需求予以选择。

（2）按阶梯给药：指镇痛药物的选择应依疼痛程度，由轻到重选择不同强度的镇痛药物。

轻度疼痛：首选第一阶梯非甾体类抗炎药，以阿司匹林为代表。

中度疼痛：选弱阿片类药物，以可待因为代表，可合用非甾体类抗炎药。

重度疼痛：选强阿片类药物，以吗啡为代表，同时合用非甾体类抗炎药。两类药合用可增加阿片药物的止痛效果，减少阿片类药物的用量。

三阶梯用药的同时，可依病情选择三环类抗抑郁药或抗惊厥类药等辅助用药。

（3）按时用药：是指止痛药物应有规律地按规定时间给予，不是等患者要求时给予。使用止痛药，必须先测定能控制患者疼痛的剂量，下一次用药应在前一次药效消失前给药。患者出现突发剧痛时，可按需给予止痛药控制。

（4）个体化给药：阿片类药无理想标准用药剂量，存在明显个体差异，能使疼痛得到缓解的剂量即是正确的剂量。选用阿片类药物，应从小剂量开始，逐渐增加剂量直到缓解疼痛又无明显不良反应的用药剂量，即为个体化给药。

（5）注意具体细节：对使用止痛药的患者，应注意监护，密切观察疼痛缓解程度和身体反应，及时采取必要措施，减少药物的不良反应，提高镇痛治疗效果。

3. 镇痛治疗中医师的权力和责任

（1）采用强阿片类药物治疗时，执业医师应慎重选择对疼痛患者有效的用药处方，并进行药物剂量和治疗方案的调整。

（2）医师必须充分了解病情，与患者建立长期的医疗关系。使用强阿片类药物之前，患者与医师必须对治疗方案和预期效果达成共识，强调功能改善并达到充分缓解疼痛的目的。

（3）开始阿片类药物治疗后，患者应至少每周就诊 1 次，以便调整处方。当治疗情况稳定后，可减少就诊次数。经治医师要定期随访患者，每次随访都要评估和记录镇痛效果、镇痛改善情况，用药及伴随用药和副反应。

（4）强阿片类药物用于慢性非癌性疼痛治疗，如疼痛已缓解，应尽早转入二阶梯用药，强阿片类药物连续使用时间暂定不超过 8 周。

（5）对癌症患者使用麻醉药品，在用药剂量和次数上应放宽。但使用管理应严格。

由于吗啡的耐受性特点，因此，晚期癌症长期使用阿片类镇痛药（如吗啡），无极量限制，即应根据个体对吗啡等阿片类镇痛药的耐受程度决定用药剂量，但应严密注意监控不良反应。注射剂处方 1 次不超过 3 日用量，控（缓）释制剂处方 1 次不超过 15 日剂量，其他剂型的麻醉药品处方 1 次不超过 7 日用量。

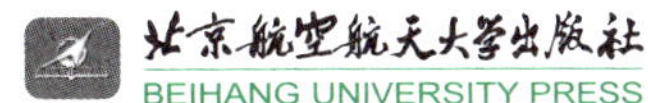

（6）住院或非住院患者因病情需要使用控（缓）释制剂，可同时使用即释麻醉药品，以缓解患者的剧痛。癌症患者慢性疼痛不提倡使用度冷丁。盐酸二氢埃托啡片只限二级以上医院使用，只能用于住院患者。

十二、精神药品临床应用指导原则

精神药品是指对中枢神经系统具有抑制作用的镇静催眠药或具有兴奋作用的中枢兴奋药物。

镇静催眠药是一类对中枢神经系统具有抑制作用的药物。镇静药和抗焦虑药能减轻焦虑症状，安定情绪。然而，在促进和维持近似生理睡眠的同时，一些催眠药物会影响睡眠时相的正常比例，产生一定的不良反应。多数镇静药加大剂量即可产生催眠作用，催眠药过量可引起全身麻醉，更大剂量可引起呼吸和心血管运动中枢抑制进而导致昏迷，甚至死亡。老年人及有呼吸、肝肾功能障碍者，使用镇静催眠药更易发生不良反应。

中枢兴奋药是指能选择性地兴奋中枢神经系统、提高其功能活动的一类药。该药是在中枢神经处于抑制状态、功能低下和（或）紊乱时使用。

许多镇静催眠药和中枢兴奋药物具有潜在的依赖性，长期使用可产生耐受性，以及躯体和心理依赖性，临床医生应予注意。

1. 镇静催眠药物的选择 失眠的表现形式为入睡困难、过早觉醒和睡眠中断等。其中多数表现为入睡困难，即从清醒状态进入睡眠的潜伏期长，易引发烦躁不安。使用催眠药物应注意全面分析病情，对与躯体疾病有关的睡眠障碍，如关节疼痛、溃疡病、甲状腺功能亢进、心绞痛、低血糖等，应针对躯体疾病进行治疗；以疼痛为主的睡眠障碍，可加用镇痛药。

镇静催眠药的选择应根据临床需要。有效的催眠药应具有吸收快、作用时间短、在体内清除快、无蓄积等特点。目前，大量的药理实验和临床应用证明，苯二氮䓬类药较巴比妥类药安全，依赖性小，长期应用戒断症状轻，过量时也易被唤醒。对入睡困难者应选用吸收快、起效快的药物，如咪达唑仑；对早醒者应选用吸收较慢、作用时间长的药物，如氯硝西泮；上述两种症状并存者可选用氟西泮。对睡眠中断者可选用扎来普隆。对处于焦虑状态的睡眠障碍患者，可选择抗焦虑药中的阿普唑仑、氯硝西泮或劳拉西泮。

2. 镇静催眠药应用原则

首先，应详细询问失眠原因，根据不同症状对症治疗，切忌盲目使用镇静催眠药物。躯体疾病影响睡眠者应首先治疗原发病；有精神因素者以心理治疗为主，并合理应用抗焦虑的苯二氮䓬类药物。如拟使用，应以短程为宜，待失眠原因解除后尽快停药。一般以单一用药治疗为主，应试用 2 ～ 3 天，无效后再考虑加量或换药。老年人用药应注意观察，如第一天服药导致次日清晨醒后仍有药物延续作用，须从小剂量开始。镇静催眠药的剂量和用法应以临床需要为准，最理想的是入睡时间缩短、睡眠较深、晨醒后药物作用消失。如果使用巴比妥类药物改善睡眠，应根据药物作用时间长短选用适宜的药物：

（1）对入睡困难者，可选用快速作用的药物，如司可巴比妥。

（2）对能入眠但持续时间短暂者，可选用中效的药物，如异戊巴比妥、戊巴比妥等。

（3）对睡眠不深、多梦、易醒者，可选用长效的药物，如巴比妥等。

用药期间避免饮酒，尽可能不使用其他中枢抑制剂，以免引起毒性反应。

十三、医疗用毒性药品管理办法

1. 医疗用毒性药品的概念、分类 医疗用毒性药品（以下简称毒性药品），系指毒性剧烈、治疗剂量与中毒剂量相近，使用不当会致人中毒或死亡的药品。

（1）毒性中药品种：砒石（红砒、白砒）、砒霜、水银、生马钱子、生川乌、生草乌、生白附子、生附子、生半夏、生天南星、生巴豆、斑蝥、青娘虫、红娘虫、生甘遂、生狼毒、生藤黄、生千金子、生天仙子、闹羊花、雪上一支蒿、白降丹、蟾酥、洋金花、红粉、轻粉、雄黄。

（2）西药毒药品种：去乙酰毛花苷C、阿托品、洋地黄毒苷、氢溴酸后马托品、三氧化二砷、毛果芸香碱、升汞、水杨酸毒扁豆碱、亚砷酸钾、氢溴酸东莨菪碱、士的宁。

2. 医疗用毒性药品使用管理

（1）医疗单位供应和调配毒性药品，凭医生签名的正式处方。国营药店供应和调配毒性药品，凭盖有医生所在的医疗单位公章的正式处方。每次处方剂量不得超过2日极量。

调配处方时，必须认真负责，计量准确，按医嘱注明要求，并由配方人员及具有药师以上技术职称的复核人员签名盖章后方可发出。对处方未注明“生用”的毒性中药，应当附炮制品。如发现处方有疑问时，须经原处方医生重新审定后再行调配。处方1次有效，取药后处方保存2年备查。

（2）科研和教学单位所需的毒性药品，必须持本单位的证明信，经单位所在地县级以上卫生行政部门批准后，供应部门方能发售。

群众自配民间单、秘、验方需用毒性中药，购买时要持有本单位或者城市街道办事处、乡（镇）人民政府的证明信，供应部门方可发售。每次购用量不得超过2日极量。

十四、药品类易制毒化学品管理办法

1. 药品类易制毒化学品的界定与分类

（1）药品类易制毒化学品界定

①易制毒化学品：是指国家规定管制的可用于制造麻醉药品和精神药品的前体、原料和化学配剂等物质，流入非法渠道又可用于制造毒品。

②药品类易制毒化学品：是指《易制毒化学品管理条例》中所确定的麦角酸、麻黄素等物质。

③小包装麻黄素：是指国家食品药品监督管理局指定生产的供教学、科研和医疗机构配制制剂使用的特定包装的麻黄素原料药。

（2）品种与分类：易制毒化学品分为三类。第一类是可以用于制毒的主要原料，第二类、第三类是可以用于制毒的化学配剂。药品类易制毒化学品属于第一类易制毒化学品。易制毒化学品分类和品种是由国务院批准调整，涉及药品类易制毒化学品的，是由国家食品药品监督管理部门负责及时调整并予公布。目前，药品类易制毒化学品分为两类，即：麦角酸和麻黄素等物质。药品类易制毒化学品品种目录（2010版）所列物质有：麦角酸；麦角胺；麦角新碱；麻黄素（也称为麻黄碱）、伪麻黄素、消旋麻黄素、去甲麻黄素、甲基麻黄素、麻黄浸膏、麻黄浸膏粉等麻黄素类物质。需要说明两点：一是上述所列物质包括可能存在的盐类；二是药品类易制毒化学品包括原料药及其单方制剂。

（3）管理部门及职责：国家食品药品监督管理部门主管全国药品类易制毒化学品生产、经营、购买等方面的监督管理工作。县级以上地方食品药品监督管理部门负责本行政区域内的药品类易制毒化学品生产、经营、购买等方面的监督管理工作。

2. 药品类易制毒化学品的流通与使用管理　由于药品类易制毒化学品具有的易制毒特性，国家对药品类易制毒化学品实施一定的特殊管理。对药品类易制毒化学品实行定点生产、定点经营，对药品类易制毒化学品实行购买许可制度。

（1）生产、经营许可：药品类易制毒化学品的生产许可，由企业所在地省级食品药品监督管理部门审批。药品类易制毒化学品以及含有药品类易制毒化学品的制剂不得委托生产。

（2）购买许可：申请《购用证明》的单位，向所在地省级食品药品监督管理部门或者省、自治区食品药品监督管理部门确定并公布的设区的市级食品药品监督管理部门提出申请，经审查，符合规定的，由省级食品药品监督管理部门发给《购用证明》。

（3）购销管理

①药品类易制毒化学品原料药的购销要求：购买药品类易制毒化学品原料药的，必须取得《购用证明》。药品类易制毒化学品生产企业应当将药品类易制毒化学品原料药销售给已取得《购用证明》的药品生产企业、药品经营企业和外贸出口企业。药品类易制毒化学品经营企业应当将药品类易制毒化学品原料药销售给本省、自治区、直辖市行政区域内取得《购用证明》的单位。药品类易制毒化学品经营企业之间不得购销药品类易制毒化学品原料药。

②教学科研单位购买药品类易制毒化学品的要求：教学科研单位只能凭《购用证明》从麻醉药品全国性批发企业、区域性批发企业和药品类易制毒化学品经营企业购买药品类易制毒化学品。

③药品类易制毒化学品单方制剂和小包装麻黄素的购销要求

药品类易制毒化学品生产企业应当将药品类易制毒化学品单方制剂（如盐酸麻黄碱片、盐酸麻黄碱注射液、盐酸麻黄碱滴鼻液等）和小包装麻黄素销售给麻醉药品全国性批发企业。

麻醉药品全国性批发企业、区域性批发企业应当按照《麻醉药品和精神药品管理条例》第三章规定的渠道销售药品类易制毒化学品单方制剂和小包装麻黄素。

麻醉药品区域性批发企业之间不得购销药品类易制毒化学品单方制剂和小包装麻黄素。

麻醉药品区域性批发企业之间因医疗急需等特殊情况需要调剂药品类易制毒化学品单方制剂的，应当在调剂后 2 日内将调剂情况分别报所在地省级食品药品监督管理部门备案。

④药品类易制毒化学品禁止使用现金或者实物进行交易。

⑤药品类易制毒化学品生产企业、经营企业销售药品类易制毒化学品，应当逐一建立购买方档案。购买方为非医疗机构的，档案内容至少包括：购买方《药品生产许可证》或《药品经营许可证》、企业营业执照等资质证明文件复印件；购买方企业法定代表人、主管药品类易制毒化学品负责人、采购人员姓名及其联系方式；法定代表人授权委托书原件及采购人员身份证明文件复印件；《购用证明》或者麻醉药品调拨单原件；销售记录及核查情况记录。

购买方为医疗机构的，档案应当包括医疗机构麻醉药品、第一类精神药品购用印鉴卡复印件和销售记录。

⑥药品类易制毒化学品生产企业、经营企业销售药品类易制毒化学品时，应当核查采购人员身份证明和相关购买许可证明，经核查无误后方可销售，并保存核查记录。

发货应当严格执行出库复核制度，认真核对实物与药品销售出库单是否相符，并确保将药品类易制毒化学品送达购买方《药品生产许可证》或者《药品经营许可证》所载明的地址，或者医疗机构的药库。

在核查、发货、送货过程中发现可疑情况的，应当立即停止销售，并向所在地食品药品监督管理部门和公安机关报告。

十五、医院处方点评管理规范（试行）

第一章　总　则

第一条　为规范医院处方点评工作，提高处方质量，促进合理用药，保障医疗安全，根据《药品管理法》《执业医师法》《医疗机构管理条例》《处方管理办法》等有关法律、法规、规章，制定本规范。

第二条　处方点评是根据相关法规、技术规范，对处方书写的规范性及药物临床使用的适宜性（用药适应证、药物选择、给药途径、用法用量、药物相互作用、配伍禁忌等）进行评价，发现存在或潜在的问题，制定并实施干预和改进措施，促进临床药物合理应用的过程。

第三条　处方点评是医院持续医疗质量改进和药品临床应用管理的重要组成部分，是提高临床药

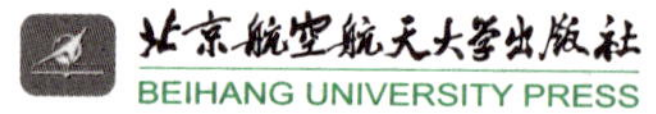

物治疗学水平的重要手段。各级医院应当按照本规范，建立健全系统化、标准化和持续改进的处方点评制度，开展处方点评工作，并在实践工作中不断完善。

其他各级各类医疗机构的处方点评工作，参照本规范执行

第四条　医院应当加强处方质量和药物临床应用管理，规范医师处方行为，落实处方审核、发药、核对与用药交待等相关规定；定期对医务人员进行合理用药知识培训与教育；制定并落实持续质量改进措施。

第二章　组织管理

第五条　医院处方点评工作在医院药物与治疗学委员会（组）和医疗质量管理委员会领导下，由医院医疗管理部门和药学部门共同组织实施。

第六条　医院应当根据本医院的性质、功能、任务、科室设置等情况，在药物与治疗学委员会（组）下建立由医院药学、临床医学、临床微生物学、医疗管理等多学科专家组成的处方点评专家组，为处方点评工作提供专业技术咨询。

第七条　医院药学部门成立处方点评工作小组，负责处方点评的具体工作。

第八条　处方点评工作小组成员应当具备以下条件。

（一）具有较丰富的临床用药经验和合理用药知识。

（二）具备相应的专业技术任职资格：二级及以上医院处方点评工作小组成员应当具有中级以上药学专业技术职务任职资格，其他医院处方点评工作小组成员应当具有药师以上药学专业技术职务任职资格。

第三章　处方点评的实施

第九条　医院药学部门应当会同医疗管理部门，根据医院诊疗科目、科室设置、技术水平、诊疗量等实际情况，确定具体抽样方法和抽样率，其中门急诊处方的抽样率不应少于总处方量的1‰，且每月点评处方绝对数不应少于100张；病房（区）医嘱单的抽样率（按出院病历数计）不应少于1%，且每月点评出院病历绝对数不应少于30份。

第十条　医院处方点评小组应当按照确定的处方抽样方法随机抽取处方，并按照《处方点评工作表》（附件）对门急诊处方进行点评；病房（区）用药医嘱的点评应当以患者住院病历为依据，实施综合点评，点评表格由医院根据本院实际情况自行制定。

第十一条　三级以上医院应当逐步建立健全专项处方点评制度。专项处方点评是医院根据药事管理和药物临床应用管理的现状和存在的问题，确定点评的范围和内容，对特定的药物或特定疾病的药物（如国家基本药物、血液制品、中药注射剂、肠外营养制剂、抗菌药物、辅助治疗药物、激素等临床使用及超说明书用药、肿瘤患者和围手术期用药等）使用情况进行的处方点评。

第十二条　处方点评工作应坚持科学、公正、务实的原则，有完整、准确的书面记录，并通报临床科室和当事人。

第十三条　处方点评小组在处方点评工作过程中发现不合理处方，应当及时通知医疗管理部门和药学部门。

第十四条　有条件的医院应当利用信息技术建立处方点评系统，逐步实现与医院信息系统的联网与信息共享。

第四章　处方点评的结果

第十五条　处方点评结果分为合理处方和不合理处方。

第十六条　不合理处方包括不规范处方、用药不适宜处方及超常处方。

第十七条　有下列情况之一的，应当判定为不规范处方。

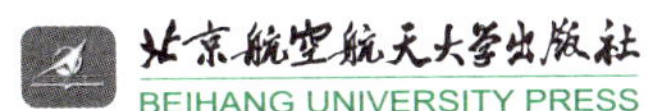

（一）处方的前记、正文、后记内容缺项，书写不规范或者字迹难以辨认的。

（二）医师签名、签章不规范或者与签名、签章的留样不一致的。

（三）药师未对处方进行适宜性审核的（处方后记的审核、调配、核对、发药栏目无审核调配药师及核对发药药师签名，或者单人值班调剂未执行双签名规定）。

（四）新生儿、婴幼儿处方未写明日、月龄的。

（五）西药、中成药与中药饮片未分别开具处方的。

（六）未使用药品规范名称开具处方的。

（七）药品的剂量、规格、数量、单位等书写不规范或不清楚的。

（八）用法、用量使用"遵医嘱""自用"等含糊不清字句的。

（九）处方修改未签名并注明修改日期，或药品超剂量使用未注明原因和再次签名的。

（十）开具处方未写临床诊断或临床诊断书写不全的。

（十一）单张门急诊处方超过五种药品的。

（十二）无特殊情况下，门诊处方超过 7 日用量，急诊处方超过 3 日用量，慢性病、老年病或特殊情况下需要适当延长处方用量未注明理由的。

（十三）开具麻醉药品、精神药品、医疗用毒性药品、放射性药品等特殊管理药品处方未执行国家有关规定的。

（十四）医师未按照抗菌药物临床应用管理规定开具抗菌药物处方的。

（十五）中药饮片处方药物未按照"君、臣、佐、使"的顺序排列，或未按要求标注药物调剂、煎煮等特殊要求的。

第十八条 有下列情况之一的，应当判定为用药不适宜处方。

（一）适应证不适宜的。

（二）遴选的药品不适宜的。

（三）药品剂型或给药途径不适宜的。

（四）无正当理由不首选国家基本药物的。

（五）用法、用量不适宜的。

（六）联合用药不适宜的。

（七）重复给药的。

（八）有配伍禁忌或者不良相互作用的。

（九）其他用药不适宜情况的。

第十九条 有下列情况之一的，应当判定为超常处方。

（一）无适应证用药。

（二）无正当理由开具高价药的。

（三）无正当理由超说明书用药的。

（四）无正当理由为同一患者同时开具 2 种以上药理作用相同药物的。

第五章 点评结果的应用与持续改进

第二十条 医院药学部门应当会同医疗管理部门对处方点评小组提交的点评结果进行审核，定期公布处方点评结果，通报不合理处方；根据处方点评结果，对医院在药事管理、处方管理和临床用药方面存在的问题，进行汇总和综合分析评价，提出质量改进建议，并向医院药物与治疗学委员会（组）和医疗质量管理委员会报告；发现可能造成患者损害的，应当及时采取措施，防止损害发生。

第二十一条 医院药物与治疗学委员会（组）和医疗质量管理委员会应当根据药学部门会同医疗管理部门提交的质量改进建议，研究制定有针对性的临床用药质量管理和药事管理改进措施，并责成相关部门和科室落实质量改进措施，提高合理用药水平，保证患者用药安全。

第二十二条　各级卫生行政部门和医师定期考核机构，应当将处方点评结果作为重要指标纳入医院评审评价和医师定期考核指标体系。

第二十三条　医院应当将处方点评结果纳入相关科室及其工作人员绩效考核和年度考核指标，建立健全相关的奖惩制度。

第六章　监督管理

第二十四条　各级卫生行政部门应当加强对辖区内医院处方点评工作的监督管理，对不按规定开展处方点评工作的医院应当责令改正。

第二十五条　卫生行政部门和医院应当对开具不合理处方的医师，采取教育培训、批评等措施；对于开具超常处方的医师按照《处方管理办法》的规定予以处理；一个考核周期内 5 次以上开具不合理处方的医师，应当认定为医师定期考核不合格，离岗参加培训；对患者造成严重损害的，卫生行政部门应当按照相关法律、法规、规章给予相应处罚。

第二十六条　药师未按规定审核处方、调剂药品、进行用药交待或未对不合理处方进行有效干预的，医院应当采取教育培训、批评等措施；对患者造成严重损害的，卫生行政部门应当依法给予相应处罚。

第二十七条　医院因不合理用药对患者造成损害的，按照相关法律、法规处理。

十六、抗菌药物临床应用指导原则

第一部分　抗菌药物临床应用的基本原则

抗菌药物的应用涉及临床各科，合理应用抗菌药物是提高疗效、降低不良反应发生率以及减少或延缓细菌耐药发生的关键。抗菌药物临床应用是否合理，基于以下两方面：有无抗菌药物应用指征；选用的品种及给药方案是否适宜。

（一）抗菌药物治疗性应用的基本原则

1. 诊断为细菌性感染者方有指征应用抗菌药物　根据患者的症状、体征、实验室检查或放射、超声等影像学结果，诊断为细菌、真菌感染者方 有指征应用抗菌药物；由结核分枝杆菌、非结核分枝杆菌、支原体、衣原体、螺旋体、立克次体及部分原虫等病原微生物所致的感染亦有指征应用抗菌药物。缺乏细菌及上述病原微生物感染的临床或实验室证据，诊断不能成立者，以及病毒性感染者，均无应用抗菌药物指征。

2. 尽早查明感染病原，根据病原种类及药物敏感试验结果选用抗菌药物　抗菌药物品种的选用，原则上应根据病原菌种类及病原菌对抗菌药物敏感性，即细菌药物敏感试验（以下简称药敏试验）的结果而定。因此，有条件的医疗机构，对临床诊断为细菌性感染的患者应在开始抗菌治疗前，及时留取相应合格标本（尤其血液等无菌部位标本）送病原学检测，以尽早明确病原菌和药敏结果，并据此调整抗菌药物治疗方案。

3. 抗菌药物的经验治疗　对于临床诊断为细菌性感染的患者，在未获知细菌培养及药敏结果前，或无法获取培养标本时，可根据患者的感染部位、基础疾病、发病情况、发病场所、既往抗菌药物用药史及其治疗反应等推测可能的病原体，并结合当地细菌耐药性监测数据，先给予抗菌药物经验治疗。待获知病原学检测及药敏结果后，结合先前的治疗反应调整用药方案；对培养结果阴性的患者，应根据经验治疗的效果和患者情况采取进一步诊疗措施。

4. 按照药物的抗菌作用及其体内过程特点选择用药　各种抗菌药物的药效学和人体药动学特点不同，因此各有不同的临床适应证。临床医师应根据各种抗菌药物的药学特点，按临床适应证（参见“各类抗菌药物适应证和注意事项”）正确选用抗菌药物。

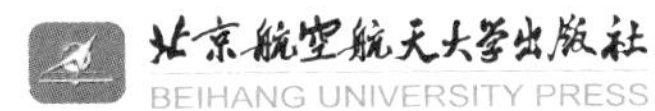

5. 综合患者病情、病原菌种类及抗菌药物特点制订抗菌治疗方案 根据病原菌、感染部位、感染严重程度和患者的生理、病理情况及抗菌药物药效学和药动学证据制订抗菌治疗方案，包括抗菌药物的选用品种、剂量、给药次数、给药途径、疗程及联合用药等。在制订治疗方案时应遵循下列原则。

（1）品种选择：根据病原菌种类及药敏试验结果尽可能选择针对性强、窄谱、安全、价格适当的抗菌药物。进行经验治疗者可根据可能的病原菌及当地耐药状况选用抗菌药物。

（2）给药剂量：一般按各种抗菌药物的治疗剂量范围给药。治疗重症感染（如血流感染、感染性心内膜炎等）和抗菌药物不易达到的部位的感染（如中枢神经系统感染等），抗菌药物剂量宜较大（治疗剂量范围 高限）；而治疗单纯性下尿路感染时，由于多数药物尿药浓度远高于血药浓度，则可应用较小剂量（治疗剂量范围低限）。

（3）给药途径：对于轻、中度感染的大多数患者，应予口服治疗，选取口服吸收良好的抗菌药物品种，不必采用静脉或肌内注射给药。仅在下列情况下可先予以注射给药。

①不能口服或不能耐受口服给药的患者（如吞咽困难者）。

②患者存在明显可能影响口服药物吸收的情况（如呕吐、严重腹泻、胃肠道病 变或肠道吸收功能障碍等）。

③所选药物有合适抗菌谱，但无口服剂型。

④需在感染组织或体液中迅速达到高药物浓度以达杀菌作用者（如感染性心内膜炎、化脓性脑膜炎等）。

⑤感染严重、病情进展迅速，需给予紧急治疗的情况（如血流感染、重症肺炎患者等）。

⑥患者对口服治疗的依从性差。肌内注射给药时难以使用较大剂量，其吸收也受药动学等众多因素影响，因此只适用于不能口服给药的轻、中度感染者，不宜用于重症感染者。

接受注射用药的感染患者经初始注射治疗病情好转并能口服时，应及早转为口服给药。

抗菌药物的局部应用宜尽量避免：皮肤黏膜局部应用抗菌药物后，很少被吸收，在感染部位不能达到有效浓度，反而易导致耐药菌产生，因此，治疗全身性感染或脏器感染时应避免局部应用抗菌药物。抗菌药物的局部应用只限于少数情况：

①全身给药后在感染部位难以达到有效治疗浓度时加用局部给药作为辅助治疗（如治疗中枢神经系统感染时某些药物可同时鞘内给药，包裹性厚壁脓肿脓腔内注入抗菌药物等）。

②眼部及耳部感染的局部用药等。

③某些皮肤表层及口腔、阴道等黏膜表面的感染可采用抗菌药物局部应用或外用，但应避免将主要供全身应用的品种作局部用药。局部用药宜采用刺激性小、不易吸收、不易导致耐药性和过敏反应的抗菌药物。青霉素类、头孢菌素类等较易产生过敏反应的药物不可局部应用。氨基糖苷类等耳毒性药不可局部滴耳。

（4）给药次数：为保证药物在体内能发挥最大药效，杀灭感染灶病原菌，应根据药动学和药效学相结合的原则给药。青霉素类、头孢菌素类和其他 β- 内酰胺类、红霉素、克林霉素等时间依赖性抗菌药，应一日多次给药。氟喹诺酮类和氨基糖苷类等浓度依赖性抗菌药可一日给药 1 次。

（5）疗程：抗菌药物疗程因感染不同而异，一般宜用至体温正常、症状消退后 72 ～ 96 小时，有局部病灶者需用药至感染灶控制或完全消散。但血流感染、感染性心内膜炎、化脓性脑膜炎、伤寒、布鲁菌病、骨髓炎、B 组链球菌咽炎和扁桃体炎、侵袭性真菌病、结核病等需较长的疗程方能彻底治愈，并减少或防止复发。

（6）抗菌药物的联合应用：单一药物可有效治疗的感染不需联合用药，仅在下列情况时有指征联合用药。

①病原菌尚未查明的严重感染，包括免疫缺陷者的严重感染。

②单一抗菌药物不能控制的严重感染，需氧菌及厌氧菌混合感染，2 种及 2 种以上复数菌感染，3

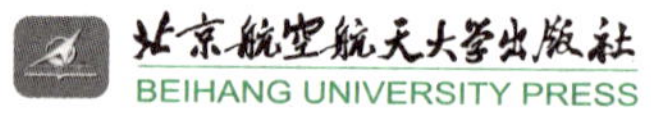

种以及多重耐药菌或泛耐药菌感染。

③需长疗程治疗，但病原菌易对某些抗菌药物产生耐药性的感染，如某些侵袭性真菌病；或病原菌含有不同生长特点的菌群，需要应用不同抗菌机制的药物联合使用，如结核和非结核分枝杆菌。

④毒性较大的抗菌药物，联合用药时剂量可适当减少，但需有临床资料证明其同样有效。如两性霉素 B 与氟胞嘧啶联合治疗隐球菌脑膜炎时，前者的剂量可适当减少，以减少其毒性反应。联合用药时宜选用具有协同或相加作用的药物联合，如青霉素类、头孢菌素类或其他 β- 内酰胺类与氨基糖苷类联合。联合用药通常采用 2 种药物联合，3 种及 3 种以上药物联合仅适用于个别情况，如结核病的治疗。此外必须注意联合用药后药物不良反应亦可能增多。

（二）抗菌药物预防性应用的基本原则

1. 非手术患者抗菌药物的预防性应用

（1）预防用药目的：预防特定病原菌所致的或特定人群可能发生的感染。

（2）预防用药基本原则

①用于尚无细菌感染征象但暴露于致病菌感染的高危人群。

②预防用药适应证和抗菌药物选择应基于循证医学证据。

③应针对一种或二种最可能细菌的感染进行预防用药，不宜盲目地选用广谱抗菌药或多药联合预防多种细菌多部位感染。

④应限于针对某一段特定时间内可能发生的感染，而非任何时间可能发生的感染。

⑤应积极纠正导致感染风险增加的原发疾病或基础状况。可以治愈或纠正者，预防用药价值较大；原发疾病不能治愈或纠正者，药物预防效果有限，应权衡利弊决定是否预防用药。

⑥以下情况原则上不应预防使用抗菌药物：普通感冒、麻疹、水痘等病毒性疾病；昏迷、休克、中毒、心力衰竭、肿瘤、应用肾上腺皮质激素等患者；留置导尿管、留置深静脉导管以及建立人工气道（包括气管插管或气管切口）患者。

（3）对某些细菌性感染的预防用药指征与方案在某些细菌性感染的高危人群中，有指征的预防性使用抗菌药物，预防对象和推荐预防方案。此外，严重中性粒细胞缺乏（ANC $\leqslant 0.1\times10^9$/L）持续时间超过 7 天的高危患者和实体器官移植及造血干细胞移植的患者，在某些情况下也有预防用抗菌药物的指征，但由于涉及患者基础疾病、免疫功能状态、免疫抑制药等药物治疗 史等诸多复杂因素，其预防用药指征及方案需参阅相关专题文献。

2. 围手术期抗菌药物的预防性应用

（1）预防用药目的：主要是预防手术部位感染，包括浅表切口感染、深部切口感染和手术所涉及的器官 / 腔隙感染，但不包括与手术无直接关系的、术后可能发生的其他部位感染。

（2）预防用药原则：围手术期抗菌药物预防用药，应根据手术切口类别、手术创伤程度、可能的污染细菌种类、手术持续时间、感染发生机会和后果严重程度、抗菌药物预防效果的循证医学证据、对细菌耐药性的影响和经济学评估等因素，综合考虑决定是否预防用抗菌药物。但抗菌药物的预防性应用并不能代替严格的消毒、灭菌技术和精细的无菌操作，也不能代替术中保温和血糖控制等其他预防措施。关于手术切口类别见表 2-2-5。

①清洁手术（Ⅰ类切口）：手术脏器为人体无菌部位，局部无炎症、无损伤，也不涉及呼吸道、消化道、泌尿生殖道等人体与外界相通的器官。手术部位无污染，通常不需预防用抗菌药物。但在下列情况时可考虑预防用药：

a．手术范围大、手术时间长、污染机会增加。

b．手术涉及重要脏器，一旦发生感染将造成严重后果者，如头颅手术、心脏手术等。

c．异物置入手术，如人工心瓣膜置入、永久性心脏起搏器放置、人工关节置换等。

d．有感染高危因素如高龄、糖尿病、免疫功能低下（尤其是接受器官移植者）、营养不良等患者。

②清洁-污染手术（Ⅱ类切口）：手术部位存在大量人体寄殖菌群，手术时可能污染手术部位引致感染，故此类手术通常需预防用抗菌药物。

③污染手术（Ⅲ类切口）：已造成手术部位严重污染的手术。此类手术需预防用抗菌药物。

④污秽-感染手术（Ⅳ类切口）：在手术前即已开始治疗性应用抗菌药物，术中、术后继续，此不属预防应用范畴。

表 2-2-6　手术切口类别

切口类别	定义
Ⅰ类切口（清洁手术）	手术不涉及炎症区，不涉及呼吸道、消化道、泌尿生殖道等人体与外界相通的器官
Ⅱ类切口（清洁－污染手术）	上、下呼吸道，上、下消化道，泌尿生殖道手术，或经以上器官的手术，如经口咽部手术、胆道手术、子宫全切除术、经直肠前列腺手术，以及开放性骨折或创伤手术等
Ⅲ类切口（污染手术）	造成手术部位严重污染的手术，包括：手术涉及急性炎症但未化脓区域；胃肠道内容物有明显溢出污染；新鲜开放性创伤但未经及时扩创；无菌技术有明显缺陷如开胸、心脏按压者
Ⅳ类切口（污秽－感染手术）	有失活组织的陈旧创伤手术；已有临床感染或脏器穿孔的手术

注：本指导原则均采用以上分类。而目前我国在病案首页中将手术切口分为Ⅰ类、Ⅱ类、Ⅲ类，其Ⅰ类与本指导原则中Ⅰ类同，Ⅱ类相当于本指导原则中Ⅱ类、Ⅲ类，Ⅲ类相当于本指导原则中Ⅳ类。参考本指导原则时应注意两种分类的区别。病案首页 0 类系指体表无切口或经人体自然腔道进行的操作以及经皮腔镜操作。

（3）抗菌药物品种选择

①根据手术切口类别、可能的污染菌种类及其对抗菌药物敏感性、药物能否在手术部位达到有效浓度等综合考虑。

②选用对可能的污染菌针对性强、有充分的预防有效的循证医学证据、安全、使用方便及价格适当的品种。

③应尽量选择单一抗菌药物预防用药，避免不必要的联合使用。预防用药应针对手术路径中可能存在的污染菌。如心血管、头颈、胸腹壁、四肢软组织手术和骨科手术等经皮肤的手术，通常选择针对金黄色葡萄球菌的抗菌药物。结肠、直肠和盆腔手术，应选用针对肠道革兰阴性菌和脆弱拟杆菌等厌氧菌的抗菌药物。

④头孢菌素过敏者，针对革兰阳性菌可用万古霉素、去甲万古霉素、克林霉素；针对革兰阴性杆菌可用氨曲南、磷霉素或氨基糖苷类。

⑤对某些手术部位感染会引起严重后果者，如心脏人工瓣膜置换术、人工关节置换术等，若术前发现有耐甲氧西林金黄色葡萄球菌（MRSA）定植的可能或者该机构 MRSA 发生率高，可选用万古霉素、去甲万古霉素预防感染，但应严格控制用药持续时间。

⑥不应随意选用广谱抗菌药物作为围手术期预防用药。鉴于国内大肠埃希菌对氟喹诺酮类药物耐药率高，应严格控制氟喹诺酮类药物作为外科围手术期预防用药。

⑦常见围手术期预防用抗菌药物的品种选择。

（4）给药方案

①给药方法：给药途径大部分为静脉输注，仅有少数为口服给药。静脉输注应在皮肤、黏膜切开前 0.5 ～ 1 小时内或麻醉开始时给药，在输注完毕后开始手术，保证手术部位暴露时局部组织中抗菌药物已达到足以杀灭手术过程中沾染细菌的药物浓度。万古霉素或氟喹诺酮类等由于需输注较长时间，应在手术前 1 ～ 2 小时开始给药。

②预防用药维持时间：抗菌药物的有效覆盖时间应包括整个手术过程。手术时间较短（＜ 2 小时）的清洁手术术前给药一次即可。如手术时间超过 3 小时或超过所用药物半衰期的 2 倍以上，或成年人出血量超过 1500ml，术中应追加 1 次。清洁手术的预防用药时间不超过 24 小时，心脏手术可视情况延长至 48 小时。清洁 - 污染手术和污染手术的预防用药时间亦为 24 小时，污染手术必要时延长至 48 小时。过度延长用药时间并不能进一步提高预防效果，且预防用药时间超过 48 小时，耐药菌感染机会增加。

3. 侵入性诊疗操作患者的抗菌药物的预防应用　随着放射介入和内镜诊疗等微创技术的快速发展和普及，我国亟待规范诊疗操作患者的抗菌药物预防应用。根据现有的循证医学证据、国际有关指南推荐和国内专家的意见，对部分常见特殊诊疗操作的预防用药提出了建议。

第二部分　抗菌药物临床应用管理

抗菌药物临床应用管理的宗旨，是根据《抗菌药物临床应用管理办法》的要求，通过科学化、规范化、常态化的管理，促进抗菌药物合理使用，减少和遏制细菌耐药，安全、有效、经济地治疗患者。

1. 医疗机构建立抗菌药物临床应用管理体系　各级医疗机构应建立抗菌药物临床应用管理体系，制定符合本机构实际情况的抗菌药物临床合理应用的管理制度。制度应明确医疗机构负责人和各临床科室负责人在抗菌药物临床应用管理的责任，并将其作为医院评审、科室管理和医疗质量评估的考核指标，确保抗菌药物临床应用管理得到 有效的行政支持。

（1）设立抗菌药物管理工作组：医疗机构应由医务、感染、药学、临床微生物、医院感染管理、信息、质量控制、护理等多学科专家组成抗菌药物管理工作组，多部门、多学科共同合作，各部门职责、分工明确，并明确管理工作的牵头单位。

（2）建设抗菌药物临床应用管理专业技术团队：医疗机构应建立包括感染性疾病、药学（尤其临床药学）、临床微生物、医院感染管理等相关专业人员组成的专业技术团队，为抗菌药物临床应用管理提供专业技术支持，对临床科室抗菌药物临床应用进行技术指导和咨询，为医务人员和下级医疗机构提供抗菌药物临床应用相关专业培训。不具备条件的医疗机构应与邻近医院合作，通过聘请兼职感染科医师、临床药师，共享微生物诊断平台等措施，弥补抗菌药物临床应用管理专业技术力量的不足。

（3）制定抗菌药物供应目录和处方集：医疗机构应按照《抗菌药物临床应用管理办法》的要求，严格控制抗菌药物供应目录的品种、品规数量。抗菌药物购用品种遴选应以“优化结构、确保临床合理需要”为目标，保证抗菌药物类别多元化，在同类产品中择优选择抗菌活性强、药动学特性好、不良反应少、性价比优、循证医学 证据多和权威指南推荐的品种。同时应建立对抗菌药物供应目录定期评估、调整制度，及时清退存在安全隐患、疗效不确定、耐药严重、性价比差和频发违规使用的抗菌药物品种或品规。临时采购抗菌药物供应目录之外品种应有充分理由，并按相关制度和程序备案。

（4）制订感染性疾病诊治指南：根据本《指导原则》，各临床科室应结合本地区、本医疗机构病原构成及细菌耐药监测数据，制定或选用适合本机构感染性疾病诊治与抗菌药物应用指南，并定期更新，科学引导抗菌药物临床合理应用。

（5）抗菌药物临床应用监测

①抗菌药物临床应用基本情况调查。医疗机构应每月对院、科两级抗菌药物临床应用情况开展调查。项目包括：

a．住院患者抗菌药物使用率、使用强度和特殊使用级抗菌药物使用率、使用强度。

b. Ⅰ类切口手术抗菌药物预防使用率和品种选择，给药时机和使用疗程合理率。

c. 门诊抗菌药物处方比例、急诊抗菌药物处方比例。

d. 抗菌药物联合应用情况。

e. 感染患者微生物标本送检率。

f. 抗菌药物品种、剂型、规格、使用量、使用金额，抗菌药物占药品总费用的比例。

g. 分级管理制度的执行情况。

h. 其他反映抗菌药物使用情况的指标。

i. 临床医师抗菌药物使用合理性评价。

②医疗机构应按国家卫生计生委抗菌药物临床应用监测技术方案，定期向全国抗菌药物临床应用监测网报送本机构相关抗菌药物临床应用数据信息。

（6）信息化管理：医疗机构应当充分利用信息化管理手段，通过信息技术实施抗菌药物临床应用管理，抗菌药物临床应用的信息化管理体现在以下几方面。

①抗菌药物管理制度、各类临床指南、监测数据等相关信息的发布。

②抗菌药物合理应用与管理的网络培训与考核。

③实现医师抗菌药物处方权限和药师抗菌药物处方调剂资格管理。

④对处方者提供科学的实时更新的药品信息。

⑤通过实施电子处方系统，整合患者病史、临床微生物检查报告、肝肾功能检查结果、药物处方信息和临床诊治指南等形成电子化抗菌药物处方系统，根据条件自动过滤出不合理使用的处方、医嘱；辅助药师按照《处方管理办法》进行处方、医嘱的审核，促进合理用药。

⑥加强医嘱管理，实现抗菌药物临床应用全过程控制。控制抗菌药物使用的品种、时机和疗程 等，做到抗菌药物处方开具和执行的动态监测。

⑦实现院、科两级抗菌药物使用率、使用强度等指标信息化手段实时统计、分析、评估和预警。

2. 抗菌药物临床应用实行分级管理 抗菌药物临床应用的分级管理是抗菌药物管理的核心策略，有助于减少抗菌药物过度使用，降低抗菌药物选择性压力，延缓细菌耐药性上升趋势。医疗机构应当建立健全抗菌药物临床应用分级管理制度，按照“非限制使用级”“限制使用级”和“特殊使用级”的分级原则，明确各级抗菌药 物临床应用的指征，落实各级医师使用抗菌药物的处方权限。

（1）抗菌药物分级原则：根据安全性、疗效、细菌耐药性、价格等因素，将抗菌药物分为三级。

①非限制使用级：经长期临床应用证明安全、有效，对病原菌耐药性影响较小，价格相对较低的抗菌药物。应是已列入基本药物目录，《国家处方集》和《国家基本医疗保险、工伤保险和生育保险药品目录》收录的抗菌药物品种。

②限制使用级：经长期临床应用证明安全、有效，对病原菌耐药性影响较大，或者价格相对较高的抗菌药物。

③特殊使用级：具有明显或者严重不良反应，不宜随意使用；抗菌作用较强、抗菌谱广，经常或过度使用会使病原菌过快产生耐药的；疗效、安全性方面的临床资料较少，不优于现用药物的；新上市的，在适应证、疗效或安全性方面尚需进一步考证的、价格昂贵的抗菌药物。

（2）抗菌药物分级管理目录的制订：由于不同地区社会经济状况、疾病谱、细菌耐药性的差异，各省级卫生计生行政主管部门制订抗菌药物分级管理目录时，应结合本地区实际状况，在三级医院和二级医院的抗菌药物分级管理上 应有所区别。各级、各类医疗机构应结合本机构的情况，根据省级卫生计生行政主管部门制订的抗菌药物分级管理目录，制订本机构抗菌药物供应目录，并向核发其《医疗机构执业许可证》的卫生行政主管部门备案。

（3）处方权限与临床应用

①根据《抗菌药物临床应用管理办法》规定，二级以上医院按年度对医师和药师进行抗菌药物临

床应用知识和规范化管理的培训，按专业技术职称授予医师相应处方权和药师抗菌药物处方调剂资格。

②临床应用抗菌药物应遵循本《指导原则》，根据感染部位、严重程度、致病菌种类以及细菌耐药情况、患者病理生理特点、药物价格等因素综合考虑，参照“各类细菌性感染的治疗原则及病原治疗”，对轻度与局部感染患者应首先选用非限制使用级抗菌药物进行治疗；严重感染、免疫功能低下者合并感染或病原菌只对限制使用级或特殊使用级抗菌药物敏感时，可选用限制使用级或特殊使用级抗菌药物治疗。

③特殊使用级抗菌药物的选用应从严控制。临床应用特殊使用级抗菌药物应当严格掌握用药指征，经抗菌药物管理工作机构指定的专业技术人员会诊同意后，按程序由具有相应处方权医师开具处方。

a．特殊使用级抗菌药物会诊人员应由医疗机构内部授权，具有抗菌药物临床应用经验的感染性疾病科、呼吸科、重症医学科、微生物检验科、药学部门等具有高级专业技术职务任职资格的医师和抗菌药物等相关专业临床药师担任。

b．特殊使用级抗菌药物不得在门诊使用。

c．有下列情况之一可考虑越级应用特殊使用级抗菌药物：感染病情严重者；免疫功能低下患者发生感染时；已有证据表明病原菌只对特殊使用级抗菌药物敏感的感染。使用时间限定在24小时之内，其后需要补办审办手续并由具有处方权限的医师完善处方手续。

3．病原微生物检测

（1）加强病原微生物检测工作，提高病原学诊断水平：医师应根据临床微生物标本检测结果合理选用抗菌药物，因此需要不断提高微生物标本尤其无菌部位标本的送检率和标本合格率，重视临床微生物（科）室规范化建设，提高病原学诊断的能力、效率和准确性。促进目标治疗、减少经验治疗，以达到更有针对性的治疗目的。符合质量管理标准的临床微生物（科）室，应具备以下条件。

①检测项目涵盖细菌、真菌、病毒、非典型病原体、寄生虫等。

②配备相应设备及专业技术人员。

③制定临床微生物检验标本采集、细菌鉴定和药敏试验等环节的质量控制流程规范。

④正确开展病原微生物的形态学检查、分离、培养、鉴定和抗菌药物敏感性试验，采用先进技术，做好病原微生物快速检测和鉴定工作，及时报告结果并加以正确解释。

⑤定期参加国家或省、市级临床检验中心组织的微生物室间质控。

⑥符合生物安全管理有关规定。

（2）细菌耐药监测：医疗机构、地区和全国性的细菌耐药监测有助于掌握临床重要病原菌对抗菌药物的敏感性，为抗感染经验治疗、耐药菌感染防控、新药开发以及抗菌药物的遴选提供依据。医疗机构的临床微生物（科）室应对本医疗机构常见病原微生物（重点为细菌）的耐药性进行动态监测，在机构内定期公布监测数据并检测数据，定期报送地区和全国细菌耐药监测网。临床微生物（科）室应按照所在机构细菌耐药情况，设定重点监测耐药菌，定期向临床科室发布耐药警示信息，并与抗菌药物管理工作组和医院感染管理科协作开展预防控制工作。抗菌药物临床应用管理工作组应根据本机构监测结果提出各类病原菌感染治疗的抗菌药物品种选择建议，优化临床抗菌药物治疗方案。

4．注重综合措施，预防医院感染 医院感染是影响抗菌药物过度使用与细菌耐药性增长恶性循环的重要因素。抗菌药物管理工作组应与医院感染管理科密切合作，制订手术部位感染、导管相关血流感染、呼吸机相关肺炎、导尿管相关尿路感染等各类医院感染的预防制度，纠正过度依赖抗菌药物预防感染的理念和医疗行为。通过加强全院控制感染的环节管理，如手卫生管理、加强无菌操作、消毒隔离和耐药菌防控、缩短术前住院时间、控制基础疾病、纠正营养不良和低蛋白血症、控制患者术中血糖水平、重视手术中患者保温等综合措施，降低医院感染的发生率，减少抗菌药物过度的预防应用。

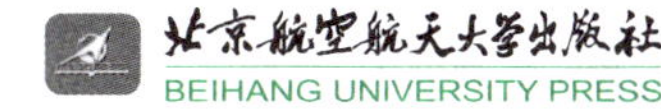

5. 培训、评估和督查

（1）加强各级人员抗菌药物临床应用和管理培训：医疗机构应强化对医师、药师等相关人员的培训，提倡遵循本《指导原则》和基于循证医学证据的感染性疾病诊治指南，严格掌握抗菌药物尤其联合应用的适应证，争取目标治疗，减少经验治疗，确保抗菌药物应用适应证、品种选择、给药途径、剂量和疗程对患者是适宜的。

（2）评估抗菌药物使用合理性

①根据医疗机构实际情况及各临床科室不同专业特点，科学设定医院和科室的抗菌药物临床应用控制指标，对抗菌药物使用趋势进行分析。

②重视抗菌药物处方、医嘱的专项点评。抗菌药物管理工作组应组织感染、临床微生物、药学等相关专业技术人员组成点评小组，结合医院实际情况设定点评目标，重点关注特殊使用级抗菌药物、围手术期（尤其是Ⅰ类切口手术）的预防用药以及重症医学科、感染科、血液科、外科、呼吸科等科室抗菌药物应用情况。

（3）反馈与干预：根据点评结果对不合理使用抗菌药物的突出问题在全院范围内进行通报，对责任人进行告知，对问题频发的责任人，按照有关法律法规和《抗菌药物临床应用管理办法》规定进行处罚。

①抗菌药物管理工作组应根据处方点评结果，研究制定针对性的临床用药质量管理等药事管理改进措施，并责成相关部门和科室予以落实。

②抗菌药物管理工作组应对存在问题的相关科室、个人进行重点监测以跟踪其改进情况，通过监测 - 反馈 - 干预 - 追踪模式，促进抗菌药物临床应用的持续改进。

（4）加强监督检查：卫生计生行政部门应当将医疗机构抗菌药物临床应用情况纳入医疗机构考核指标体系；将抗菌药物临床应用情况作为医疗机构定级、评审、评价的重要指标。各级卫生计生行政部门应当建立抗菌药物临床应用情况公布和诫勉谈话制度，对本行政区域内医疗机构抗菌药物使用量、使用率和使用强度等情况进行监测，定期向本行政区域进行社会公布，并报上级卫生计生行政部门备案；县级 以上地方卫生计生行政部门负责对辖区内包括乡镇卫生院（村卫生室）、社区卫生服务中心（站）抗菌药物临床应用使用量、使用率等情况进行监控，并予以公示。

十七、药品不良反应报告和监测管理办法

1. 基本概念及职责

（1）药品不良反应：是指合格药品在正常用法用量下出现的与用药目的无关的有害反应。

（2）严重药品不良反应：是指因使用药品引起以下损害情形之一的反应。

①导致死亡。

②危及生命。

③致癌、致畸、致出生缺陷。

④导致显著的、永久的人体伤残或者器官功能的损伤。

⑤导致住院或者住院时间延长。

⑥导致其他重要医学事件，如不进行治疗可能出现上述所列情况的。

（3）新的药品不良反应：是指药品说明书中未载明的不良反应。说明书中已有描述，但不良反应发生的性质、程度、后果或者频率与说明书描述不一致或者更严重的，按照新的药品不良反应处理。

（4）药品群体不良事件：是指同一药品在使用过程中，在相对集中的时间、区域内，对一定数量人群的身体健康或者生命安全造成损害或者威胁，需要予以紧急处置的事件。

（5）药品不良反应的管理机构：国家食品药品监督管理总局主管全国药品不良反应报告和监测工作，地方各级药品监督管理部门主管本行政区域内的药品不良反应报告和监测工作。各级卫生行政部

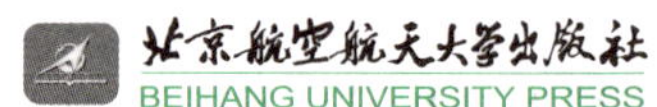

门负责本行政区域内医疗机构与实施药品不良反应报告制度有关的管理工作。地方各级药品监督管理部门应当建立健全药品不良反应监测机构，负责本行政区域内药品不良反应报告和监测的技术工作。

（6）国家食品药品监督管理总局：负责全国药品不良反应报告和监测的管理工作，并履行以下主要职责。

①与卫生部共同制定药品不良反应报告和监测的管理规定和政策，并监督实施。

②与卫生部联合组织开展全国范围内影响较大并造成严重后果的药品群体不良事件的调查和处理，并发布相关信息。

③对已确认发生严重药品不良反应或者药品群体不良事件的药品依法采取紧急控制措施，作出行政处理决定，并向社会公布。

④通报全国药品不良反应报告和监测情况。

⑤组织检查药品生产、经营企业的药品不良反应报告和监测工作的开展情况，并与卫生部联合组织检查医疗机构的药品不良反应报告和监测工作的开展情况。

（7）省、自治区、直辖市药品监督管理部门：负责本行政区域内药品不良反应报告和监测的管理工作，并履行以下主要职责。

①根据本办法与同级卫生行政部门共同制定本行政区域内药品不良反应报告和监测的管理规定，并监督实施。

②与同级卫生行政部门联合组织开展本行政区域内发生的影响较大的药品群体不良事件的调查和处理，并发布相关信息。

③对已确认发生严重药品不良反应或者药品群体不良事件的药品依法采取紧急控制措施，作出行政处理决定，并向社会公布。

④通报本行政区域内药品不良反应报告和监测情况。

⑤组织检查本行政区域内药品生产、经营企业的药品不良反应报告和监测工作的开展情况，并与同级卫生行政部门联合组织检查本行政区域内医疗机构的药品不良反应报告和监测工作的开展情况。

⑥组织开展本行政区域内药品不良反应报告和监测的宣传、培训工作。

（8）设区的市级、县级药品监督管理部门：负责本行政区域内药品不良反应报告和监测的管理工作；与同级卫生行政部门联合组织开展本行政区域内发生的药品群体不良事件的调查，并采取必要控制措施；组织开展本行政区域内药品不良反应报告和监测的宣传、培训工作。

（9）县级以上卫生行政部门：应当加强对医疗机构临床用药的监督管理，在职责范围内依法对已确认的严重药品不良反应或者药品群体不良事件采取相关的紧急控制措施。

（10）国家药品不良反应监测中心：负责全国药品不良反应报告和监测的技术工作，并履行以下主要职责。

①承担国家药品不良反应报告和监测资料的收集、评价、反馈和上报，以及全国药品不良反应监测信息网络的建设和维护。

②制定药品不良反应报告和监测的技术标准和规范，对地方各级药品不良反应监测机构进行技术指导。

③组织开展严重药品不良反应的调查和评价，协助有关部门开展药品群体不良事件的调查。

④发布药品不良反应警示信息。

⑤承担药品不良反应报告和监测的宣传、培训、研究和国际交流工作。

（11）省级药品不良反应监测机构：负责本行政区域内的药品不良反应报告和监测的技术工作，并履行以下主要职责。

①承担本行政区域内药品不良反应报告和监测资料的收集、评价、反馈和上报，以及药品不良反应监测信息网络的维护和管理。

②对设区的市级、县级药品不良反应监测机构进行技术指导。

③组织开展本行政区域内严重药品不良反应的调查和评价，协助有关部门开展药品群体不良事件的调查。

④组织开展本行政区域内药品不良反应报告和监测的宣传、培训工作。

（12）设区的市级、县级药品不良反应监测机构：负责本行政区域内药品不良反应报告和监测资料的收集、核实、评价、反馈和上报；开展本行政区域内严重药品不良反应的调查和评价；协助有关部门开展药品群体不良事件的调查；承担药品不良反应报告和监测的宣传、培训等工作。

（13）药品生产、经营企业和医疗机构：应当建立药品不良反应报告和监测管理制度。药品生产企业应当设立专门机构并配备专职人员，药品经营企业和医疗机构应当设立或者指定机构并配备专（兼）职人员，承担本单位的药品不良反应报告和监测工作。

2. 报告与处置

（1）基本要求

①药品生产、经营企业和医疗机构获知或者发现可能与用药有关的不良反应，应当通过国家药品不良反应监测信息网络报告；不具备在线报告条件的，应当通过纸质报表报所在地药品不良反应监测机构，由所在地药品不良反应监测机构代为在线报告。报告内容应当真实、完整、准确。

②各级药品不良反应监测机构应当对本行政区域内的药品不良反应报告和监测资料进行评价和管理。

③药品生产、经营企业和医疗机构应当配合药品监督管理部门、卫生行政部门和药品不良反应监测机构对药品不良反应或者群体不良事件的调查，并提供调查所需的资料。

④药品生产、经营企业和医疗机构应当建立并保存药品不良反应报告和监测档案。

（2）个例药品不良反应

①新药监测期内的国产药品应当报告该药品的所有不良反应；其他国产药品，报告新的和严重的不良反应。进口药品自首次获准进口之日起 5 年内，报告该进口药品的所有不良反应；满 5 年的，报告新的和严重的不良反应。

②药品生产、经营企业和医疗机构发现或者获知新的、严重的药品不良反应应当在 15 日内报告，其中死亡病例须立即报告；其他药品不良反应应当在 30 日内报告。有随访信息的，应当及时报告。

③药品生产企业应当对获知的死亡病例进行调查，详细了解死亡病例的基本信息、药品使用情况、不良反应发生及诊治情况等，并在 15 日内完成调查报告，报药品生产企业所在地的省级药品不良反应监测机构。

④个人发现新的或者严重的药品不良反应，可以向经治医师报告，也可以向药品生产、经营企业或者当地的药品不良反应监测机构报告，必要时提供相关的病历资料。

⑤设区的市级、县级药品不良反应监测机构应当对收到的药品不良反应报告的真实性、完整性和准确性进行审核。严重药品不良反应报告的审核和评价应当自收到报告之日起 3 个工作日内完成，其他报告的审核和评价应当在 15 个工作日内完成。设区的市级、县级药品不良反应监测机构应当对死亡病例进行调查，详细了解死亡病例的基本信息、药品使用情况、不良反应发生及诊治情况等，自收到报告之日起 15 个工作日内完成调查报告，报同级药品监督管理部门和卫生行政部门，以及上一级药品不良反应监测机构。省级药品不良反应监测机构应当在收到下一级药品不良反应监测机构提交的严重药品不良反应评价意见之日起 7 个工作日内完成评价工作。对死亡病例，事件发生地和药品生产企业所在地的省级药品不良反应监测机构均应当及时根据调查报告进行分析、评价，必要时进行现场调查，并将评价结果报省级药品监督管理部门和卫生行政部门，以及国家药品不良反应监测中心。国家药品不良反应监测中心应当及时对死亡病例进行分析、评价，并将评价结果报国家食品药品监督管理总局和卫生部。

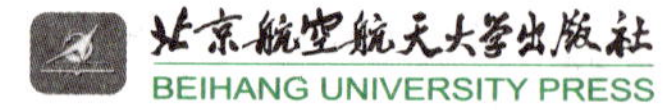

（3）药品群体不良事件

①设区的市级、县级药品监督管理部门获知药品群体不良事件后，应当立即与同级卫生行政部门联合组织开展现场调查，并及时将调查结果逐级报至省级药品监督管理部门和卫生行政部门。省级药品监督管理部门与同级卫生行政部门联合对设区的市级、县级的调查进行督促、指导，对药品群体不良事件进行分析、评价，对本行政区域内发生的影响较大的药品群体不良事件，还应当组织现场调查，评价和调查结果应当及时报国家食品药品监督管理总局和卫生部。对全国范围内影响较大并造成严重后果的药品群体不良事件，国家食品药品监督管理总局应当与卫生部联合开展相关调查工作。

②药品生产企业获知药品群体不良事件后应当立即开展调查，详细了解药品群体不良事件的发生、药品使用、患者诊治以及药品生产、储存、流通、既往类似不良事件等情况，在 7 日内完成调查报告，报所在地省级药品监督管理部门和药品不良反应监测机构；同时迅速开展自查，分析事件发生的原因，必要时应当暂停生产、销售、使用和召回相关药品，并报所在地省级药品监督管理部门。

③药品经营企业发现药品群体不良事件应当立即告知药品生产企业，同时迅速开展自查，必要时应当暂停药品的销售，并协助药品生产企业采取相关控制措施。

④医疗机构发现药品群体不良事件后应当积极救治患者，迅速开展临床调查，分析事件发生的原因，必要时可采取暂停药品的使用等紧急措施。

⑤药品监督管理部门可以采取暂停生产、销售、使用或者召回药品等控制措施。卫生行政部门应当采取措施积极组织救治患者。

（4）境外发生的严重药品不良反应

①进口药品和国产药品在境外发生的严重药品不良反应（包括自发报告系统收集的、上市后临床研究发现的、文献报道的），药品生产企业应当填写《境外发生的药品不良反应 / 事件报告表》，自获知之日起 30 日内报送国家药品不良反应监测中心。国家药品不良反应监测中心要求提供原始报表及相关信息的，药品生产企业应当在 5 日内提交。

②国家药品不良反应监测中心应当对收到的药品不良反应报告进行分析、评价，每半年向国家食品药品监督管理总局和卫生部报告，发现提示药品可能存在安全隐患的信息应当及时报告。

③进口药品和国产药品在境外因药品不良反应被暂停销售、使用或者撤市的，药品生产企业应当在获知后 24 小时内书面报国家食品药品监督管理总局和国家药品不良反应监测中心。

（5）定期安全性更新报告

①设立新药监测期的国产药品，应当自取得批准证明文件之日起每满 1 年提交 1 次定期安全性更新报告，直至首次再注册，之后每 5 年报告 1 次；其他国产药品，每 5 年报告 1 次。首次进口的药品，自取得进口药品批准证明文件之日起每满 1 年提交 1 次定期安全性更新报告，直至首次再注册，之后每 5 年报告 1 次。定期安全性更新报告的汇总时间以取得药品批准证明文件的日期为起点计，上报日期应当在汇总数据截止日期后 60 日内。

②国产药品的定期安全性更新报告向药品生产企业所在地省级药品不良反应监测机构提交。进口药品（包括进口分包装药品）的定期安全性更新报告向国家药品不良反应监测中心提交。

③省级药品不良反应监测机构应当对收到的定期安全性更新报告进行汇总、分析和评价，于每年 4 月 1 日前将上一年度定期安全性更新报告统计情况和分析评价结果报省级药品监督管理部门和国家药品不良反应监测中心。

④国家药品不良反应监测中心应当对收到的定期安全性更新报告进行汇总、分析和评价，于每年 7 月 1 日前将上一年度国产药品和进口药品的定期安全性更新报告统计情况和分析评价结果报国家食品药品监督管理总局和卫生部。

3. 药品重点监测

（1）药品生产企业应当经常考察本企业生产药品的安全性，对新药监测期内的药品和首次进口 5

年内的药品，应当开展重点监测，并按要求对监测数据进行汇总、分析、评价和报告；对本企业生产的其他药品，应当根据安全性情况主动开展重点监测。

（2）省级以上药品监督管理部门根据药品临床使用和不良反应监测情况，可以要求药品生产企业对特定药品进行重点监测；必要时，也可以直接组织药品不良反应监测机构、医疗机构和科研单位开展药品重点监测。

4. 评价与控制

（1）药品生产企业应当对收集到的药品不良反应报告和监测资料进行分析、评价，并主动开展药品安全性研究。药品生产企业对已确认发生严重不良反应的药品，应当通过各种有效途径将药品不良反应、合理用药信息及时告知医务人员、患者和公众；采取修改标签和说明书，暂停生产、销售、使用和召回等措施，减少和防止药品不良反应的重复发生。对不良反应大的药品，应当主动申请注销其批准证明文件。药品生产企业应当将药品安全性信息及采取的措施报所在地省级药品监督管理部门和国家食品药品监督管理总局。

（2）省级药品不良反应监测机构应当每季度对收到的药品不良反应报告进行综合分析，提取需要关注的安全性信息，并进行评价，提出风险管理建议，及时报省级药品监督管理部门、卫生行政部门和国家药品不良反应监测中心。省级药品监督管理部门根据分析评价结果，可以采取暂停生产、销售、使用和召回药品等措施，并监督检查，同时将采取的措施通报同级卫生行政部门。

（3）国家药品不良反应监测中心应当每季度对收到的严重药品不良反应报告进行综合分析，提取需要关注的安全性信息，并进行评价，提出风险管理建议，及时报国家食品药品监督管理总局和卫生部。

（4）国家食品药品监督管理总局根据药品分析评价结果，可以要求企业开展药品安全性、有效性相关研究。必要时，应当采取责令修改药品说明书，暂停生产、销售、使用和召回药品等措施，对不良反应大的药品，应当撤销药品批准证明文件，并将有关措施及时通报卫生部。

历年考点串讲

药品不良反应报告和监测管理办法历年必考，应作为重点复习。

其中，不良反应报告程序和要求是考试的重点，应熟练掌握。药品不良反应的概念和管理机构与职责，应熟悉。

常考的细节有：

1. 药品不良反应是指合格药品在正常用法用量下出现的与用药目的无关的有害反应。

2. 国家食品药品监督管理总局负责全国药品不良反应报告和监测管理工作。

3. 从事药品不良反应报告和监测的工作人员应具备医学、药学、流行病学或者统计学等相关专业知识，具备科学分析药品不良反应的能力。

4. 药品生产、经营企业和医疗机构获知或者发现药品群体不良事件后，应当立即通过电话或者传真等方式报所在地的县级药品监督管理部门、卫生行政部门和药品不良反应监测机构，必要时可以越级报告。

5. 药品生产、经营企业和医疗机构发现或者获知新的、严重的药品不良反应应当在15日内报告，其中死亡病例须立即报告。

6. 新药监测期内的国产药品应当报告该药品的所有不良反应；其他国产药品，报告新的和严重的不良反应。

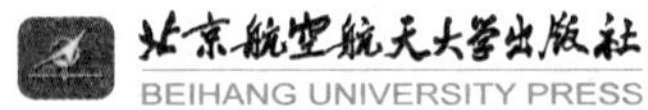

十八、医疗机构制剂配制质量管理规范（试行）

第一章　总　则

第一条　根据《中华人民共和国药品管理法》的规定，参照《药品生产质量管理规范》的基本原则，制定本规范。

第二条　医疗机构制剂是指医疗机构根据本单位临床需要而常规配制、自用的固定处方制剂。

第三条　医疗机构配制制剂应取得省、自治区、直辖市药品监督管理局颁发的《医疗机构制剂许可证》。

第四条　国家药品监督管理局和省、自治区、直辖市药品监督管理局负责对医疗机构制剂进行质量监督，并发布质量公告。

第五条　本规范是医疗机构制剂配制和质量管理的基本准则，适用于制剂配制的全过程。

第二章　机构与人员

第六条　医疗机构制剂配制应在药剂部门设制剂室、药检室和质量管理组织。机构与岗位人员的职责应明确，并配备具有相应素质及相应数量的专业技术人员。

第七条　医疗机构负责人对本《规范》的实施及制剂质量负责。

第八条　制剂室和药检室的负责人应具有大专以上药学或相关专业学历，具有相应管理的实践经验，有对工作中出现的问题作出正确判断和处理的能力。

制剂室和药检室的负责人不得互相兼任。

第九条　从事制剂配制操作及药检人员，应经专业技术培训，具有基础理论知识和实际操作技能。

凡有特殊要求的制剂配制操作和药检人员还应经相应的专业技术培训。

第十条　凡从事制剂配制工作的所有人员均应熟悉本规范，并应通过本规范的培训与考核。

第三章　房屋与设施

第十一条　为保证制剂质量，制剂室要远离各种污染源。周围的地面、路面、植被等不应对制剂配制过程造成污染。

第十二条　制剂室应有防止污染、昆虫和其他动物进入的有效设施。

第十三条　制剂室的房屋和面积必须与所配制的制剂剂型和规模相适应。应设工作人员更衣室。

第十四条　各工作间应按制剂工序和空气洁净度级别要求合理布局。一般区和洁净区分开；配制、分装与贴签、包装分开；内服制剂与外用制剂分开；无菌制剂与其他制剂分开。

第十五条　各种制剂应根据剂型的需要，工序合理衔接，设置不同的操作间，按工序划分操作岗位。

第十六条　制剂室应具有与所配制剂相适应的物料、成品等库房，并有通风、防潮等设施。

第十七条　中药材的前处理、提取、浓缩等必须与其后续工序严格分开，并应有有效的除尘、排风设施。

第十八条　制剂室在设计和施工时，应考虑使用时便于进行清洁工作。洁净室的内表面应平整光滑，无裂缝、接口严密，无颗粒物脱落并能耐受清洗和消毒。墙壁与地面等交界处宜成弧形或采取其他措施，以减少积尘和便于清洁。

第十九条　洁净室内各种管道、灯具、风口以及其他公用设施在设计和安装时应避免出现不易清洁的部位。

第二十条　根据制剂工艺要求，划分空气洁净度级别（见附件表 I、表 II）。洁净室（区）内空气的微生物数和尘粒数应符合规定，应定期检测并记录。

第二十一条　洁净室（区）应有足够照度，主要工作间的照度宜为 300 勒克斯。

第二十二条　洁净室的窗户、技术夹层及进入室内的管道、风口、灯具与墙壁或顶棚的连接部位均应密封。

第二十三条 洁净室（区）应维持一定的正压，并送入一定比例的新风。

第二十四条 洁净室（区）内安装的水池、地漏的位置应适宜，不得对制剂造成污染。100 级洁净区内不得设地漏。

第二十五条 实验动物房应远离制剂室。

第四章 设 备

第二十六条 设备的选型、安装应符合制剂配制要求，易于清洗、消毒或灭菌，便于操作、维修和保养，并能防止差错和减少污染。

第二十七条 纯化水、注射用水的制备、储存和分配应能防止微生物的滋生和污染。储罐和输送管道所用材料应无毒、耐腐蚀，管道的设计和安装应避免死角、盲管。

第二十八条 与药品直接接触的设备表面应光洁、平整、易清洗或消毒、耐腐蚀；不与药品发生化学变化和吸附药品。设备所用的润滑剂、冷却剂等不得对药品和容器造成污染。

第二十九条 制剂配制和检验应有与所配制制剂品种相适应的设备、设施与仪器。

第三十条 用于制剂配制和检验的仪器、仪表、量具、衡器等其适用范围和精密度应符合制剂配制和检验的要求，应定期校验，并有合格标志。校验记录应至少保存 1 年。

第三十一条 建立设备管理的各项规章制度，制定标准操作规程。设备应由专人管理，定期维修、保养，并做好记录。

第五章 物 料

第三十二条 制剂配制所用物料的购入、储存、发放与使用等应制定管理制度。

第三十三条 制剂配制所用的物料应符合药用要求，不得对制剂质量产生不良影响。

第三十四条 制剂配制所用的中药材应按质量标准购入，合理储存与保管。

第三十五条 各种物料要严格管理。合格物料、待验物料及不合格物料应分别存放，并有易于识别的明显标志。不合格的物料，应及时处理。

第三十六条 各种物料应按其性能与用途合理存放。对温度、湿度等有特殊要求的物料，应按规定条件储存。挥发性物料的存放，应注意避免污染其他物料。各种物料不得露天存放。

第三十七条 物料应按规定的使用期限储存，储存期内如有特殊情况应及时检验。

第三十八条 制剂的标签、使用说明书必须与药品监督管理部门批准的内容、式样、文字相一致，不得随意更改；应专柜存放，专人保管，不得流失。

第六章 卫 生

第三十九条 制剂室应有防止污染的卫生措施和卫生管理制度，并由专人负责。

第四十条 配制间不得存放与配制无关的物品。配制中的废弃物应及时处理。

第四十一条 更衣室、浴室及厕所的设置不得对洁净室（区）产生不良影响。

第四十二条 配制间和制剂设备、容器等应有清洁规程，内容包括：清洁方法、程序、间隔时间、使用清洁剂或消毒剂、清洁工具的清洁方法和存放地点等。

第四十三条 洁净室（区）应定期消毒。使用的消毒剂不得对设备、物料和成品产生污染。消毒剂品种应定期更换，防止产生耐药菌株。

第四十四条 工作服的选材、式样及穿戴方式应与配制操作和洁净度级别要求相适应。

洁净室工作服的质地应光滑、不产生静电、不脱落纤维和颗粒性物质。无菌工作服必须包盖全部头发、胡须及足部，并能阻留人体脱落物并不得混穿。

不同洁净度级别房间使用的工作服应分别定期清洗、整理，必要时应消毒或灭菌。洗涤时不应带入附加的颗粒物质。

第四十五条 洁净室（区）仅限于在该室的配制人员和经批准的人员进入。

第四十六条 进入洁净室（区）的人员不得化妆和佩带饰物，不得裸手直接接触药品。

第四十七条 配制人员应有健康档案，并每年至少体检 1 次。传染病、皮肤病患者和体表有伤口者不得从事制剂配制工作。

第七章 文 件

第四十八条 制剂室应有下列文件。

（一）《医疗机构制剂许可证》及申报文件、验收、整改记录。

（二）制剂品种申报及批准文件。

（三）制剂室年检、抽验及监督检查文件及记录。

第四十九条 医疗机构制剂室应有配制管理、质量管理的各项制度和记录。

（一）制剂室操作间、设施和设备的使用、维护、保养等制度和记录。

（二）物料的验收、配制操作、检验、发放、成品分发和使用部门及患者的反馈、投诉等制度和记录。

（三）配制返工、不合格品管理、物料退库、报损、特殊情况处理等制度和记录。

（四）留样观察制度和记录。

（五）制剂室内外环境、设备、人员等卫生管理制度和记录。

（六）本规范和专业技术培训的制度和记录。

第五十条 制剂配制管理文件

（一）配制规程和标准操作规程

配制规程包括：制剂名称、剂型、处方、配制工艺的操作要求，原料、中间产品、成品的质量标准和技术参数及储存注意事项，成品容器、包装材料的要求等。

标准操作规程：配制过程中涉及的单元操作（如加热、搅拌、振摇、混合等）具体规定和应达到的要求。

（二）配制记录

配制记录（制剂单）应包括：编号、制剂名称、配制日期、制剂批号、有关设备名称与操作记录、原料用量、成品和半成品数量、配制过程的控制记录及特殊情况处理记录和各工序的操作者、复核者、清场者的签名等。

第五十一条 配制制剂的质量管理文件

（一）物料、半成品、成品的质量标准和检验操作规程。

（二）制剂质量稳定性考察记录。

（三）检验记录。

第五十二条 制剂配制管理文件和质量管理文件的要求

（一）制订文件应符合《药品管理法》和相关法律、法规、规章的要求。

（二）应建立文件的管理制度。使用的文件应为批准的现行文本，已撤销和过时的文件除留档备查外，不得在工作现场出现。

（三）文件的制订、审查和批准的责任应明确，并有责任人签名。

（四）有关配制记录和质量检验记录应完整归档，至少保存 2 年备查。

第八章 配制管理

第五十三条 配制规程和标准操作规程不得任意修改。如需修改时必须按制定时的程序办理修订、审批手续。

第五十四条 在同一配制周期中制备出来的一定数量常规配制的制剂为一批，一批制剂在规定限度内具有同一性质和质量。每批制剂均应编制制剂批号。

第五十五条　每批制剂均应按投入和产出的物料平衡进行检查，如有显著差异，必须查明原因，在得出合理解释，确认无潜在质量事故后，方可按正常程序处理。

第五十六条　为防止制剂被污染和混淆，配制操作应采取下述措施。

（一）每次配制后应清场，并填写清场记录。每次配制前应确认无上次遗留物。

（二）不同制剂（包括同一制剂的不同规格）的配制操作不得在同一操作间同时进行。

如确实无法避免时，必须在不同的操作台配制，并应采取防止污染和混淆的措施。

（三）在配制过程中应防止称量、过筛、粉碎等可能造成粉末飞散而引起的交叉污染。

（四）在配制过程中使用的容器须有标明物料名称、批号、状态及数量等的标志。

第五十七条　根据制剂配制规程选用工艺用水。工艺用水应符合质量标准并定期检验。根据验证结果，规定检验周期。

第五十八条　每批制剂均应有一份能反映配制各个环节的完整记录。操作人员应及时填写记录，填写字迹清晰、内容真实、数据完整，并由操作人、复核人及清场人签字。记录应保持整洁，不得撕毁和任意涂改。需要更改时，更改人应在更改处签字，并需使被更改部分可以辨认。

第五十九条　新制剂的配制工艺及主要设备应按验证方案进行验证。当影响制剂质量的主要因素，如配制工艺或质量控制方法、主要原辅料、主要配制设备等发生改变时，以及配制一定周期后，应进行再验证。所有验证记录应归档保存。

第九章　质量管理与自检

第六十条　质量管理组织负责制剂配制全过程的质量管理。其主要职责：

（一）制定质量管理组织任务、职责。

（二）决定物料和中间品能否使用。

（三）研究处理制剂重大质量问题。

（四）制剂经检验合格后，由质量管理组织负责人审查配制全过程记录并决定是否发放使用。

（五）审核不合格品的处理程序及监督实施。

第六十一条　药检室负责制剂配制全过程的检验。其主要职责：

（一）制定和修订物料、中间品和成品的内控标准和检验操作规程，制定取样和留样制度。

（二）制定检验用设备、仪器、试剂、试液、标准品（或参考品）、滴定液与培养基及实验动物等管理办法。

（三）对物料、中间品和成品进行取样、检验、留样，并出具检验报告。

（四）监测洁净室（区）的微生物数和尘粒数。

（五）评价原料、中间品及成品的质量稳定性，为确定物料储存期和制剂有效期提供数据。

（六）制定药检室人员的职责。

第六十二条　医疗机构制剂质量管理组织应定期组织自检。自检应按预定的程序，按规定内容进行检查，以证实与本规范的一致性。

自检应有记录并写出自检报告，包括评价及改进措施等。

第十章　使用管理

第六十三条　医疗机构制剂应按药品监督管理部门制定的原则并结合剂型特点、原料药的稳定性和制剂稳定性试验结果规定使用期限。

第六十四条　制剂配发必须有完整的记录或凭据。内容包括：领用部门、制剂名称、批号、规格、数量等。制剂在使用过程中出现质量问题时，制剂质量管理组织应及时进行处理，出现质量问题的制剂应立即收回，并填写收回记录。收回记录应包括：制剂名称、批号、规格、数量、收回部门、收回

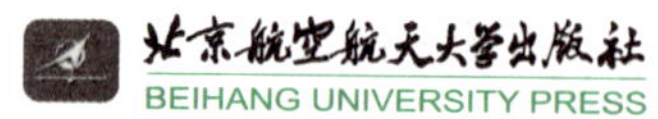

原因、处理意见及日期等。

第六十五条　制剂使用过程中发现的不良反应，应按《药品不良反应监测管理办法》的规定予以记录，填表上报。保留病历和有关检验、检查报告单等原始记录至少1年备查。

第十一章　附　则

第六十六条　本规范所使用的术语。

标准操作规程：经批准用以指示操作的通用性文件或管理办法。

配制规程：为各个制剂制定，为配制该制剂的标准操作，包括投料、配制工艺、成品包装等内容。

物料：原料、辅料、包装材料等。

验证：证明任何程序、配制过程、设备、物料、活动或系统确实能达到预期结果的有文件证明的一系列行动。

洁净室（区）：需要对尘粒及微生物数量进行控制的房间（区域）。其建筑结构、装备及其使用均具有减少该区域内污染源的介入、产生和滞留的功能。

一般区：是指洁净区之外，未规定有空气洁净度级别要求的区域，应符合卫生要求。

工艺用水：制剂配制工艺中使用的水，包括：饮用水、纯化水、注射用水。

纯化水：为蒸馏法、离子交换法、反渗透法或其他适宜的方法制得供药用的水，不含任何附加剂。

质量管理组织：是指医疗机构为加强制剂质量管理而由药剂部门及制剂室、药检室负责人组成的小组。

第六十七条　本规范由国家药品监督管理局负责解释。

第六十八条　本规范自发布之日起施行。

十九、静脉用药集中调配质量管理规范

为加强医疗机构药事管理，规范临床静脉用药集中调配，提高静脉用药质量，促进静脉用药合理使用，保障静脉用药安全，根据《中华人民共和国药品管理法》和《处方管理办法》，制定本规范。

本规范所称静脉用药集中调配，是指医疗机构药学部门根据医师处方或用药医嘱，经药师进行适宜性审核，由药学专业技术人员按照无菌操作要求，在洁净环境下对静脉用药物进行加药混合调配，使其成为可供临床直接静脉输注使用的成品输液操作过程。静脉用药集中调配是药品调剂的一部分。

本规范是静脉用药集中调配工作质量管理的基本要求，适用于肠外营养液、危害药品和其他静脉用药调剂的全过程。医疗机构其他部门开展集中或者分散临床静脉用药调配，参照本规范执行。

（一）医疗机构采用集中调配和供应静脉用药的，应当设置静脉用药调配中心（室）（Pharmacy intravenous admixture service，PIVAS）。肠外营养液和危害药品静脉用药应当实行集中调配与供应。

（二）医疗机构集中调配静脉用药应当严格按照《静脉用药集中调配操作规程》执行。

（三）人员基本要求

1．静脉用药调配中心（室）负责人，应当具有药学专业本科以上学历，本专业中级以上专业技术职务任职资格，有较丰富的实际工作经验，责任心强，有一定管理能力。

2．负责静脉用药医嘱或处方适宜性审核的人员，应当具有药学专业本科以上学历，5年以上临床用药或调剂工作经验、药师以上专业技术职务任职资格。

3．负责摆药、加药混合调配、成品输液核对的人员，应当具有药士以上专业技术职务任职资格。

4．从事静脉用药集中调配工作的药学专业技术人员，应当接受岗位专业知识培训并经考核合格，定期接受药学专业继续教育。

5．与静脉用药调配工作相关的人员，每年至少进行1次健康检查，建立健康档案。对患有传染

病或者其他可能污染药品的疾病，或患有精神病等其他不宜从事药品调剂工作的，应当调离工作岗位。

（四）房屋、设施和布局基本要求

1. 静脉用药调配中心（室）总体区域设计布局、功能室的设置和面积应当与工作量相适应，并能保证洁净区、辅助工作区和生活区的划分，不同区域之间的人流和物流出入走向合理，不同洁净级别区域间应当有防止交叉污染的相应设施。

2. 静脉用药调配中心(室)应当设于人员流动少的安静区域，且便于与医护人员沟通和成品的运送。设置地点应远离各种污染源，禁止设置于地下室或半地下室，周围的环境、路面、植被等不会对静脉用药调配过程造成污染。洁净区采风口应当设置在周围 30 米内环境清洁、无污染地区，离地面高度不低于 3 米。

3. 静脉用药调配中心（室）的洁净区、辅助工作区应当有适宜的空间摆放相应的设施与设备；洁净区应当含一次更衣、二次更衣及调配操作间；辅助工作区应当含有与之相适应的药品与物料贮存、审方打印、摆药准备、成品核查、包装和普通更衣等功能室。

4. 静脉用药调配中心（室）室内应当有足够的照明度，墙壁颜色应当适合人的视觉；顶棚、墙壁、地面应当平整、光洁、防滑，便于清洁，不得有脱落物；洁净区房间内顶棚、墙壁、地面不得有裂缝，能耐受清洗和消毒，交界处应当成弧形，接口严密；所使用的建筑材料应当符合环保要求。

5. 静脉用药调配中心（室）洁净区应当设有温度、湿度、气压等监测设备和通风换气设施，保持静脉用药调配室温度 18 ～ 26℃，相对湿度 40% ～ 65%，保持一定量新风的送入。

6. 静脉用药调配中心（室）洁净区的洁净标准应当符合国家相关规定，经法定检测部门检测合格后方可投入使用。

各功能室的洁净级别要求：

（1）一次更衣室、洗衣洁具间为十万级。

（2）二次更衣室、加药混合调配操作间为万级。

（3）层流操作台为百级。

其他功能室应当作为控制区域加强管理，禁止非本室人员进出。洁净区应当持续送入新风，并维持正压差；抗生素类、危害药品静脉用药调配的洁净区和二次更衣室之间应当呈 5 ～ 10 帕负压差。

7. 静脉用药调配中心（室）应当根据药物性质分别建立不同的送、排（回）风系统。排风口应当处于采风口下风方向，其距离不得＜ 3 米或者设置于建筑物的不同侧面。

8. 药品、物料贮存库及周围的环境和设施应当能确保各类药品质量与安全储存，应当分设冷藏、阴凉和常温区域，库房相对湿度 40% ～ 65%。二级药库应当干净、整齐，门与通道的宽度应当便于搬运药品和符合防火安全要求。有保证药品领入、验收、贮存、保养、拆外包装等作业相适宜的房屋空间和设备、设施。

9. 静脉用药调配中心(室)内安装的水池位置应当适宜，不得对静脉用药调配造成污染，不设地漏；室内应当设置有防止尘埃和鼠、昆虫等进入的设施；淋浴室及卫生间应当在中心（室）外单独设置，不得设置在静脉用药调配中心（室）内。

（五）仪器和设备基本要求

1. 静脉用药调配中心（室）应当有相应的仪器和设备，保证静脉用药调配操作、成品质量和供应服务管理。仪器和设备须经国家法定部门认证合格。

2. 静脉用药调配中心（室）仪器和设备的选型与安装，应当符合易于清洗、消毒和便于操作、维修和保养。衡量器具准确，定期进行校正。维修和保养应当有专门记录并存档。

3. 静脉用药调配中心（室）应当配置百级生物安全柜，供抗生素类和危害药品静脉用药调配使用；设置营养药品调配间，配备百级水平层流洁净台，供肠外营养液和普通输液静脉用药调配使用。

（六）药品、耗材和物料基本要求

1．静脉用药调配所用药品、医用耗材和物料应当按规定由医疗机构药学及有关部门统一采购，应当符合有关规定。

2．药品、医用耗材和物料的储存应当有适宜的二级库，按其性质与储存条件要求分类定位存放，不得堆放在过道或洁净区内。

3．药品的贮存与养护应当严格按照《静脉用药集中调配操作规程》等有关规定实施。静脉用药调配所用的注射剂应符合中国药典静脉注射剂质量要求。

4．静脉用药调配所使用的注射器等器具，应当采用符合国家标准的一次性使用产品，临用前应检查包装，如有损坏或超过有效期的不得使用。

（七）规章制度基本要求

1．静脉用药调配中心（室）应当建立健全各项管理制度、人员岗位职责和标准操作规程。

2．静脉用药调配中心（室）应当建立相关文书保管制度：自检、抽检及监督检查管理记录；处方医师与静脉用药调配相关药学专业技术人员签名记录文件；调配、质量管理的相关制度与记录文件。

3．建立药品、医用耗材和物料的领取与验收、储存与养护、按用药医嘱摆发药品和药品报损等管理制度，定期检查落实情况。药品应当每月进行盘点和质量检查，保证账物相符，质量完好。

（八）卫生与消毒基本要求

1．静脉用药调配中心（室）应当制定卫生管理制度、清洁消毒程序。各功能室内存放的物品应当与其工作性质相符合。

2．洁净区应当每天清洁消毒，其清洁卫生工具不得与其他功能室混用。清洁工具的洗涤方法和存放地点应当有明确的规定。选用的消毒剂应当定期轮换，不会对设备、药品、成品输液和环境产生污染。每月应当定时检测洁净区空气中的菌落数，并有记录。进入洁净区域的人员数应当严格控制。

3．洁净区应当定期更换空气过滤器。进行有可能影响空气洁净度的各项维修后，应当经检测验证达到符合洁净级别标准后方可再次投入使用。

4．设置有良好的供排水系统，水池应当干净无异味，其周边环境应当干净、整洁。

5．重视个人清洁卫生，进入洁净区的操作人员不应化妆和佩戴饰物，应当按规定和程序进行更衣。工作服的材质、式样和穿戴方式，应当与各功能室的不同性质、任务与操作要求、洁净度级别相适应，不得混穿，并应当分别清洗。

6．根据《医疗废弃物管理条例》制定废弃物处理管理制度，按废弃物性质分类收集，由本机构统一处理。

（九）具有医院信息系统的医疗机构，静脉用药调配中心（室）应当建立用药医嘱电子信息系统，电子信息系统应当符合《电子病历基本规范（试行）》有关规定。

1．实现用药医嘱的分组录入、药师审核、标签打印以及药品管理等，各道工序操作人员应当有身份标识和识别手段，操作人员对本人身份标识的使用负责。

2．药学人员采用身份标识登录电子处方系统完成各项记录等操作并予确认后，系统应当显示药学人员签名。

3．电子处方或用药医嘱信息系统应当建立信息安全保密制度，医师用药医嘱及调剂操作流程完成并确认后即为归档，归档后不得修改。

静脉用药调配中心（室）应当逐步建立与完善药学专业技术电子信息支持系统。

（十）静脉用药调配中心（室）由医疗机构药学部门统一管理。医疗机构药事管理组织与质量控制组织负责指导、监督和检查本规范、操作规程与相关管理制度的落实。

（十一）医疗机构应当制定相关规章制度与规范，对静脉用药集中调配的全过程进行规范化质量管理。

1．医师应当按照《处方管理办法》有关规定开具静脉用药处方或医嘱；药师应当按《处方管理办法》

有关规定和《静脉用药集中调配操作规程》，审核用药医嘱所列静脉用药混合配伍的合理性、相容性和稳定性，对不合理用药应当与医师沟通，提出调整建议。对于用药错误或不能保证成品输液质量的处方或用药医嘱，药师有权拒绝调配，并做记录与签名。

2．摆药、混合调配和成品输液应当实行双人核对制；集中调配要严格遵守本规范和标准操作规程，不得交叉调配；调配过程中出现异常应当停止调配，立即上报并查明原因。

3．静脉用药调配每道工序完成后，药学人员应当按操作规程的规定，填写各项记录，内容真实、数据完整、字迹清晰。各道工序与记录应当有完整的备份输液标签，并应当保证与原始输液标签信息相一致，备份文件应当保存 1 年备查。

4．医师用药医嘱经药师适宜性审核后生成输液标签，标签应当符合《处方管理办法》规定的基本内容，并有各岗位人员签名的相应位置。书写或打印的标签字迹应当清晰，数据正确完整。

5．核对后的成品输液应当有外包装，危害药品应当有明显标识。

6．成品输液应当置入各病区专用密封送药车，加锁或贴封条后由工人递送。递送时要与药疗护士有书面交接手续。

（十二）药师在静脉用药调配工作中，应遵循安全、有效、经济的原则，参与临床静脉用药治疗，宣传合理用药，为医护人员和患者提供相关药物信息与咨询服务。如在临床使用时有特殊注意事项，药师应当向护士作书面说明。

（十三）医疗机构静脉用药调配中心（室）建设应当符合本规范相关规定。由县级和设区的市级卫生行政部门核发《医疗机构执业许可证》的医疗机构，设置静脉用药调配中心（室）应当通过设区的市级卫生行政部门审核、验收、批准，报省级卫生行政部门备案；由省级卫生行政部门核发《医疗机构执业许可证》的医疗机构，设置静脉用药调配中心（室）应当通过省级卫生行政部门审核、验收、批准。

（十四）本规范下列用语的含义。

1．危害药品：是指能产生职业暴露危险或者危害的药品，即具有遗传毒性、致癌性、致畸性，或对生育有损害作用以及在低剂量下可产生严重的器官或其他方面毒性的药品，包括肿瘤化疗药品和细胞毒药品。

2．成品输液：按照医师处方或用药医嘱，经药师适宜性审核，通过无菌操作技术将一种或数种静脉用药品进行混合调配，可供临床直接用于患者静脉输注的药液。

3．输液标签：依据医师处方或用药医嘱经药师适宜性审核后生成的标签，其内容应当符合《处方管理办法》有关规定：应当有患者与病区基本信息、医师用药医嘱信息、其他特殊注意事项以及静脉用药调配各岗位操作人员的信息等。

4．交叉调配：系指在同一操作台面上进行两组（袋、瓶）或两组以上静脉用药混合调配的操作流程。

二十、卫生部关于加强孕产妇及儿童临床用药管理的通知

（一）建立孕产妇及儿童药物遴选制度，加强购用管理

医疗机构要按照《医疗机构药事管理规定》有关要求，建立孕产妇及儿童药物遴选制度，按照药品监督管理部门批准并公布的药品通用名称严格选用、购进药物。医疗机构药事管理与药物治疗学委员会要定期对本机构药品供应目录中孕产妇及儿童药物进行评估，尽可能购进儿童专用药品和剂型。对发生严重不良反应的药物要及时采取停购、清退等措施，保障临床用药安全。

（二）加强孕产妇及儿童药物处方权及调剂资质管理

二级以上医院要对本机构医师和药师进行孕产妇及儿童药物临床应用知识培训，并严格考核。医师经考核合格后获得孕产妇或儿童药物处方权，药师经考核合格后获得孕产妇或儿童药物调剂资格。

其他医疗机构医师、药师由县级以上卫生行政部门组织相关培训、考核，经考核合格的，授予孕产妇或儿童药物的处方权或调剂资格。

孕产妇及儿童药物临床应用知识培训及考核内容至少应当包括:《药品管理法》《执业医师法》《处方管理办法》《医疗机构药事管理规定》《抗菌药物临床应用指导原则》《中国国家处方集》、本机构处方集，妇产科、儿科等相关专业的临床诊疗指南，孕产妇、儿童药物不良反应的防治。

（三）规范孕产妇及儿童药物临床应用管理

孕产妇药物治疗要遵循合理用药原则，尽量减少药物对子代的影响，努力做到最小有效剂量、最短有效疗程、最小毒副作用。儿童药物治疗要严格掌握适应证，除成年人用药原则外，必须严格掌握儿童用药的药物选择、给药方法、剂量计算、药物不良反应及禁忌证等，避免或减少不良反应和药源性损害。

医师和药师要做好对孕产妇及儿童患者的用药前指导，告知患者及其家属药物治疗方案、可能出现的不良反应、预后情况等，尊重患者的知情权和选择权。要严密观察住院孕产妇及儿童患者用药过程中药物疗效和不良反应，对出现的药物不良反应要及时妥善处理。

（四）加强孕产妇及儿童用药处方和医嘱点评工作

医疗机构要建立孕产妇及儿童药物临床应用评估制度与持续改进机制，加强孕产妇及儿童用药处方和医嘱审核，定期组织相关专业技术人员对本机构孕产妇及儿童用药情况进行监测、分析、评估，开展专项处方和医嘱点评，有针对性地提出干预和改进措施。

历年考点串讲

《中华人民共和国药品管理法实施条例历》年必考，应作为重点复习。其中，《药品管理法实施条例》主要内容是考试的重点，应熟练掌握。《药品管理法实施条例》法律责任，应熟悉。

常考的细节有：

1.《药品生产许可证》《药品经营许可证》《医疗机构制剂许可证》有效期为 5 年。

2. 生产注射剂、放射性药品和国务院药品监督管理部门规定的生物制品的药品生产企业的 GMP 认证工作，由国务院药品监督管理部门负责。

3. 疫苗、血液制品和国务院药品监督管理部门规定的其他药品，不得委托生产。

4. 国家实行处方药和非处方药分类管理制度。根据非处方药品的安全性，将非处方药分为甲类非处方药和乙类非处方药。

5. 经营处方药、甲类非处方药的药品零售企业，应当配备执业药师或者其他依法经资格认定的药学技术人员。

6. 医疗机构购进药品，必须有真实、完整的药品购进记录。

7. 国务院药品监督管理部门根据保护公众健康的要求，可以对新药品种设立不超过 5 年的监测期。

8. 疫苗类制品、血液制品、用于血源筛查的体外诊断试剂以及国务院药品监督管理部门规定的其他生物制品在销售前或者进口时，进行检验或者审核批准。

9. 对不良反应大或者其他原因危害人体健康的药品，应当撤销该药品批准证明文件。

10. 国务院药品监督管理部门核发的药品批准文号、《进口药品注册证》《医药产品注册证》的有效期为 5 年。

（刘佐仁）

第三部分　专业知识

第一章　药理学

第一节　绪　言

一、药理学的概念、任务及内容

1. **概念**　药理学是研究药物与机体间相互作用规律的一门学科。

2. **主要任务及内容**

(1)药物效应动力学(简称药效学)主要研究药物对机体的作用及其规律,阐明药物防治疾病的机制。

(2)药物代谢动力学(简称药动学)主要研究机体对药物处置的过程。包括药物在机体内的吸收、分布、生物转化(或称代谢)、排泄及血药浓度随时间而变化的规律。

二、新药药理学临床前药理研究和临床药理研究

1. **临床前药理研究**　分为主要药效学、一般药理学、药动学和毒理学研究(急毒、长毒、特殊毒理)等。

2. **临床药理研究**　分为Ⅰ期(以健康志愿者为受试对象,研究新药人体耐受性和药动学,以评价该药的人体安全性)、Ⅱ期(以患病者为受试对象,用较小的病例数(< 100例,对药物的疗效和安全性进行随机盲法对照试验,确定初步的临床适应证和治疗方案)、Ⅲ期[扩大的多中心临床试验(300人以上),遵循随机对照原则进一步考察安全性和疗效]、Ⅳ期临床试验(药品上市后的临床试验,包括不良反应监测、治疗药物监测、药物相互作用等,在广泛应用条件下评价药物)。

历年考点串讲

绪言历年常考,其中药理学主要任务即药物效应动力学(简称药效学)、药物代谢动力学(简称药动学)基本概念为考试重点,应熟练掌握,临床药理研究内容应熟悉。

常考的细节有:

1. 药物效应动力学(简称药效学)主要研究药物对机体的作用及其规律,阐明药物防治疾病的机制。

2. 药物代谢动力学(简称药动学)主要研究机体对药物处置的过程。包括药物在机体内

的吸收、分布、生物转化（或称代谢）、排泄及血药浓度随时间而变化的规律。

3. Ⅳ期临床试验是指药品上市后的临床试验，包括不良反应监测、治疗药物监测、药物相互作用等，在广泛应用条件下评价药物。

4. 临床前药理研究分为主要药效学、一般药理学、药动学和毒理学研究（急毒、长毒、特殊毒理）等。

第二节　药物对机体的作用——药效学

一、药物的不良反应

1. 概念　凡不符合用药目的并为患者带来不适或痛苦的反应统称为药物不良反应。

2. 分类

（1）副作用：药物治疗量时出现的与治疗无关的不适反应。副作用具有可预料、可逆性的功能变化。产生的原因是由于药物的选择性低。

（2）毒性反应：用药剂量过大或时间过长而对机体产生有害的反应。

（3）变态反应：机体受药物刺激，发生异常的免疫反应而引起生理功能的障碍或组织损伤。这种反应与用药剂量无关，反应性质也各不相同。

（4）后遗效应：停药后血药浓度已降至最低有效浓度以下仍残存生物效应。

（5）继发反应：药物发挥治疗作用后引起的不良后果。

（6）致畸作用：有些药物能影响胚胎的正常发育从而引起畸胎。

二、受　体

1. 概念　受体是存在于细胞膜、细胞质或细胞核上的大分子化合物（如蛋白质、核酸、脂质等），能与特异性配体（药物、递质、激素、内源性活性物质）结合并产生效应。

2. 特性

（1）饱和性：受体的数量是有限的，当配体达到某一浓度时，最大结合值不再随配体浓度增加而加大。

（2）特异性：一种特定受体只与它的特定配体结合，产生特定的生理效应。

（3）高亲和力。

（4）可逆性：配体与受体的结合是可逆的，可被其他特异性配体置换。

（5）结构专一性：受体只与其结构相适应的配体结合。

（6）立体选择性：受体与配体的结合有严格的构象要求。

3. 受体学说

（1）占领学说：药物与受体结合不仅需要亲和力，还需要有内在活性才能激动受体而产生效应。药物与受体结合后引起生理效应，需具备两个条件是亲和力和内在活性。

（2）速率学说：药物作用最重要的因素是药物分子与受体结合与分离的速率，药物作用的效应与其占领受体的速率成正比，而与其占领受体的数量无关。

（3）二态模型学说。

三、药效学概述

1. 有关名词解释

（1）激动剂：有高亲和力和内在活性，能与受体结合并产生最大效应。

（2）部分激动剂：有一定的亲和力，但内在活性低，与受体结合后只能产生较弱的效应。即使浓度增加，也不能达到完全激动剂那样的最大效应，与激动剂合用，却因占据受体而能拮抗激动剂的部分生理效应。

（3）反向激动剂：与激动剂一样结合到相同的受体，逆转受体的固有活性，显示与受体激动剂相反的药理学作用。

（4）拮抗剂：有较强的亲和力，但无内在活性，占据受体而拮抗激动剂的效应。

①竞争性拮抗剂：虽具有较强的亲和力，能与受体结合，但无内在活性，结合后非但不能产生效应，同时由于占据受体而拮抗激动剂的效应，但可通过增加激动剂浓度使其达到单用激动剂时水平。随拮抗剂浓度增加，激动剂的累积浓度 - 效应曲线平行右移，随激动剂浓度增加，最大效应不变，作用强度常用 pA2 值表示。

②非竞争性拮抗剂：拮抗剂与激动剂虽不争夺相同的受体，但它与受体结合后可妨碍激动剂与特异性受体结合；或非竞争性拮抗剂与激动剂争夺同一受体，但由于共价键作用，与受体结合比较牢固，呈不可逆性，妨碍激动剂与特异性受体结合。不断提高激动剂浓度，也不能达到单独使用激动剂时的最大效应。非竞争性拮抗剂可使激动剂的量效曲线右移，最大效应降低。

（5）非特异性药物作用：主要与药物的理化性质有关，通过改变细胞周围的理化条件而发挥作用。

（6）特异性药物作用

①与机体生物大分子（如酶和受体）功能基团结合而发挥作用。特异性药物作用的靶蛋白大致可分为受体、离子通道、酶、载体分子。

②改变机体内环境。

③影响内源性递质或代谢产物在体内的转运过程。

④补充机体所缺乏的物质而发挥作用。

2. 药物的量效关系及相关概念

（1）量效关系：在一定剂量范围内，药物剂量（血药浓度）的大小与药理效应的高低成比例。

（2）最小有效量：能引起药理效应的最小剂量（或最小浓度）。

（3）最小中毒量：出现中毒症状的最小剂量。

（4）量反应：药理效应的高低或多少，可用数字或量的分级表示。

（5）药物的强度或效价：产生相等效应时（一般采用 50% 效应量）的相对浓度或剂量。

（6）药物的效能：药物所能产生的最大效应。

（7）质反应：观察的药理效应是用阳性或阴性来表示。

（8）半数有效量 ED_{50}：指引起 50% 实验动物出现阳性反应的药物剂量。

（9）半数致死量 LD_{50}：指引起半数实验动物死亡的药物剂量。

（10）治疗指数（TI）：用 LD_{50}/ED_{50} 表示。可用 TI 来估计药物的安全性，通常此数值越大表示药物越安全。

（11）安全指数：用 LD_5/ED_{95} 表示；安全界限：用（$LD_1 - ED_{99}$）/ED_{99}×100% 表示。

（12）安全范围：药物的最小有效量和最小中毒量之间的距离，其距离愈大愈安全。

（13）极量：出现疗效的最大剂量。

四、影响药物效应的因素及相关概念

1. **机体因素**　年龄、性别、病理状态、个体差异和遗传因素。

2. **药物因素**　剂型与剂量、给药途径、反复用药、药物相互作用。

3. **耐受性**　在连续用药过程中，有的药物的药效会逐渐减弱，需加大剂量才能显效。

4. **抗药性（耐药性）**　在化学治疗中，病原体或肿瘤细胞对药物的敏感性降低。

5. **躯体依赖性（生理依赖性或成瘾性）**　于反复用药造成身体适应状态，产生欣快感，一旦中断用药，可出现强烈的戒断综合征。

6. **精神依赖性**　用药后产生愉快满足的感觉，使用药者在精神上渴望周期性或连续用药，以达到舒适感。

历年考点串讲

药物对机体的作用——药效学历年必考，其中，药物不良反应的分类及概念、药效学概述有关名词解释、药物的量效关系及相关概念为考试重点，应熟练掌握，影响药效的因素应熟悉，受体的概念、特性及调节应熟悉。

常考的细节有：

1.副作用：药物治疗量时出现的与治疗无关的不适反应，产生的原因是由于药物的选择性低。

2．毒性反应：用药剂量过大或时间过长而对机体产生有害的反应。

3．变态反应：机体受药物刺激，发生异常的免疫反应而引起生理功能的障碍或组织损伤。这种反应与用药剂量无关，仅见于少数过敏体质的患者，反应性质也各不相同。

4．后遗效应：停药后血药浓度已降至最低有效浓度以下仍残存生物效应。

5．激动剂：有高亲和力和内在活性，能与受体结合并产生最大效应。

6．拮抗剂：有较强的亲和力，但无内在活性，占据受体而拮抗激动剂的效应。

7．半数有效量（ED_{50}）：指引起 50% 实验动物出现阳性反应的药物剂量。

8．半数致死量（LD_{50}）：指引起半数实验动物死亡的药物剂量。

9．治疗指数（TI）：用 LD_{50}/ED_{50} 表示，可用 TI 来估计药物的安全性，通常此数值越大表示药物越安全。

10．安全范围：药物的最小有效量和最小中毒量之间的距离，其距离愈大愈安全。

第三节　药动学

一、药物的体内过程

1. 药物的跨膜转运方式

（1）被动转运：药物分子由浓度高的一侧扩散至浓度低的一侧，其转运速度与膜两侧的药物浓度差成正比。药物跨膜转运的扩散率主要取决于分子量的大小、在脂质中的相对可溶性和膜的通透性。特点是不需消耗 ATP，只能顺浓度差进行。它包括简单扩散和易化扩散 2 种形式。

①简单扩散：分为两种情况。脂溶扩散：脂溶性药物可溶于脂质而通过细胞膜。大多数药物的转运方式属于简单扩散。对简单扩散影响很大的是药物解离度。多数药物是弱有机酸或弱生物碱药物，

在体液中可部分解离。解离型极性大，脂溶性小，难以扩散；非解离型极性小，脂溶性大，而容易跨膜扩散。非解离型药物的多少，取决于药物的解离常数（k_a）和体液的 pH。膜孔扩散（水溶扩散）：直径<膜孔的、水溶性的、极性或非极性药物，借助膜两侧的流体静压和渗透压差被水携带到低压侧的过程。

②易化扩散（载体转运）：通过细胞膜上的某些特异性蛋白质 - 通透酶帮助而扩散，特点是不需供应 ATP，不能逆浓度差转运。

（2）主动转运（逆流转运）：分子或离子可由低浓度或低电位差的一侧转运到较高的一侧，转运需要膜上的特异性载体蛋白，需要消耗 ATP。特点是具有饱和性、竞争性和选择性。常见的主动转运分为原发性（又称一次性主动转运。即直接利用 ATP 分解成 ADP 释放出来的游离自由能来转运物质的方式）和继发性（又称二次性主动转运。即不直接利用分解 ATP 产生的能量，而是与原发性主动性转运中的转运离子相耦合，间接利用细胞内代谢产生的能量来进行转运）两种。

（3）膜动转运：大分子物质的转运伴有膜的运动，称膜动转运。包括胞饮、胞吐。

2. 药物吸收

（1）概念：指药物从用药部位进入血液循环的过程。除静脉注射无吸收过程外，药物吸收得快慢和多少常与给药途径、药物的理化性质、吸收环境等密切有关。

（2）影响因素

①药物理化性质。

②首关效应（首关消除）：指口服药物在胃肠道吸收后，首先进入肝门静脉系统，某些药物在通过肠黏膜及肝时，部分可被代谢灭活而使进入体循环的药量减少，药效降低。除口服外，有些药物还可经舌下给药或直肠给药，分别通过口腔、直肠和结肠的黏膜吸收，可避免首先通过肝代谢。

③吸收环境。胃排空快，肠蠕动增加或肠内容物多可使吸收减少，反之，使吸收增多。

（3）不同途径吸收快慢顺序：气雾吸入>腹腔注射>舌下>肌内注射>皮下注射>口服>直肠给药>皮肤给药。

3. 药物的分布

（1）概念：进入血液循环的药物向不同部位转移的过程。

（2）影响因素

①与血浆蛋白结合：大多数药物可与血浆蛋白呈可逆性结合，仅游离型药物才能转运到作用部位产生效应。结合型药物不能跨膜转运，不能被代谢或排泄，仅暂时储存在血液中，无药理活性。药物与血浆蛋白结合特点是可逆性、饱和性、竞争性。

②体液的 pH 和药物的理化性质：弱酸性药物在较碱的细胞外液中解离增多，易自细胞内向细胞外转运；弱碱性药物则相反。

③局部器官血流量。

④组织的亲和力。

⑤体内屏障。血 - 脑屏障、胎盘屏障、血眼屏障，通透性与一般生物膜无明显的差别。

4. 药物排泄

（1）概念：药物以原形或代谢产物经不同途径排出体外的转运过程。

（2）药物排泄的重要器官是肾，影响肾小管再吸收的主要因素为尿液 pH 及药物 pK_a。

（3）胆汁排泄：许多药物经肝排入胆汁，由胆汁流入肠腔，然后随粪便排出。有些药物在肠腔内又被重吸收，可形成肝肠循环，使药物持续作用时间延长。

其他药物可从肠液、唾液、泪水或汗液中排泄。

5. 常见 P450 酶系及其抑制剂和诱导剂 药物在体内发生的化学结构变化称为生物转化（药物代谢）。大多数药物主要在肝，部分药物也可在其他组织被有关的酶催化而进行化学变化，包括氧化、还原、水解、结合反应。这些酶称为药物代谢酶。通过生物转化可使药理活性改变。由活性药物转化为无活性的代谢物，称为灭活；由无活性或活性较低的药物变为有活性或活性强的药物，称为活化。

促进药物生物转化的主要酶系统是肝微粒体酶系（肝药酶、细胞色素 P450 酶系）。

肝药酶特点：专一性低，活性有限，个体差异大。

酶的诱导：有些药物如苯巴比妥、利福平、卡马西平可使肝药酶活性增强，加速同时使用药物和其自身的代谢，使药理效应减弱。

酶的抑制：有些药物如氯霉素、对氨水杨酸、异烟肼、保泰松等能抑制肝药酶活性，可使合用的药物代谢减慢，使药理效应增强。

二、药动学基本概念及意义

1. **药峰浓度（C_{max}）** 用药后所能达到的最高浓度，通常与药物剂量成正比。

2. **药峰时间（T_{max}）** 用药后达到最高浓度的时间。

3. **表观分布容积** 当药物在体内分布达到动态平衡时，体内药量与血药浓度的比值称表观分布容积（V_d 或 V），其本身并不代表真正的容积。表示药物在组织中的分布范围和结合程度。V_d 值的大小与血药浓度有关，血药浓度越高，V_d 越小；反之，V_d 越大。

4. **消除半衰期（$t_{1/2}$）** 血药浓度降低一半所需要的时间，是决定给药间隔时间的重要参数之一。1 次给药后，药物在体内基本消除所需时间是 4 ～ $5t_{1/2}$。

5. **血药浓度－时间曲线下面积（AUC）** 一次用药后的吸收总量，反映药物的吸收程度。

6. **生物利用度（F）** 药物经血管外给药后，药物被吸收入血液循环的速度和程度的一种度量，是评价制剂吸收程度的重要指标，分为绝对生物利用度和相对生物利用度。

7. **消除速率常数（k）** 单位时间内药物从体内被消除的百分率。

（1）一级动力学：单位时间内药物以恒定比例消除或转化，半衰期恒定。$t_{1/2} = 0.693/k$。

（2）零级动力学：单位时间内药物以恒定量消除或转化。$t_{1/2} = C_0/2k_0$。

（3）米—曼氏速率过程：是一级动力学与零级动力学相互移行的过程。此过程在高药物浓度时是零级动力学过程，而在低药物浓度时是一级动力学过程。

8. **清除率（Cl）** 在单位时间内机体能将多少升体液中的药物清除掉，是反映药物从体内消除的重要的参数。

历年考点串讲

药动学历年必考，其中首关效应（首关消除）、肝肠循环、生物转化、酶的诱导、酶的抑制、消除半衰期（$t_{1/2}$）概念为考试重点，应熟练掌握。药物的跨膜转运方式中主动转运、被动转运特点，简单扩散、不同途径吸收快慢顺序应熟悉。

常考的细节有：

1．多数药物是弱有机酸或弱生物碱药物，在体液中可部分解离。解离型极性大，脂溶性小，难以扩散；非解离型极性小，脂溶性大，而容易跨膜扩散。

2．首关效应（首关消除）指口服药物在胃肠道吸收后，首先进入肝门静脉系统，某些药物在通过肠黏膜及肝时，部分可被代谢灭活而使进入体循环的药量减少，药效降低。

3．有些药物在肠腔内又被重吸收，可形成肝肠循环，使药物持续作用时间延长。

4．药物在体内发生的化学结构变化称为生物转化（药物代谢），包括氧化、还原、水解、结合反应。

5. 酶的诱导。有些药物如苯巴比妥、利福平、卡马西平可使肝药酶活性增强，加速同时使用药物和其自身的代谢，使药理效应减弱。

6. 酶的抑制。有些药物如氯霉素、对氨水杨酸、异烟肼、保泰松等能抑制肝药酶活性，可使合用的药物代谢减慢，使药理效应增强。

7. 消除半衰期($t_{1/2}$)指血药浓度降低一半所需要的时间，是决定给药间隔时间的重要参数之一。

8. 促进药物生物转化的主要酶系统是肝微粒体酶系（肝药酶、细胞色素 P450 酶系）。

9. 有些药物可经舌下给药或直肠给药，分别通过口腔、直肠和结肠的黏膜吸收，可避免通过肝脏代谢。

第四节　传出神经系统药理概论

1. 传出神经的分类

（1）胆碱能神经（释放递质 Ach）：由副交感神经节前和节后纤维；交感神经节前纤维和节后纤维少部分（如支配汗腺、骨骼肌、血管的神经）；运动神经。

（2）去甲肾上腺素能神经（释放递质 NA）：由交感神经节后纤维大部分组成。

（3）多巴胺神经。

2. 递质　主要有乙酰胆碱、去甲肾上腺素（多巴胺在局部也起到递质作用）。

3. 受体

（1）胆碱受体：能与乙酰胆碱结合的受体。胆碱受体分为两大类，即 M 型胆碱受体和 N 型胆碱受体。M 型受体主要分布于胆碱能神经节后纤维所支配的效应器，如胃肠平滑肌、膀胱逼尿肌、瞳孔括约肌和各种腺体。N 受体分为 N_1 受体和 N_2 受体。N_1 受体主要分布于神经节、肾上腺髓质，而 N_2 受体主要分布于骨骼肌。

（2）肾上腺素受体：能与去甲肾上腺素或肾上腺素相结合的受体。肾上腺素受体可分为 α 受体（又分为 α_1 和 α_2 型受体）和 β 受体（分为 β_1，β_2，β_3 3 种亚型）。α 受体主要分布于血管平滑肌、瞳孔扩大肌等。β_1 受体主要分布于心脏；β_2 受体主要分布于支气管平滑肌、骨骼肌等；β_3 受体主要分布于脂肪细胞等。

4. 多巴胺受体　能与多巴胺结合的受体，简称DA受体。外周主要分布于肾血管平滑肌和肠平滑肌上。

5. 传出神经系统药物

（1）作用方式

①作用于受体：激动受体或拮抗受体的效应。

②影响递质：影响递质的生物合成、转化、贮存和释放。

（2）分类

①直接激动胆碱受体的药物。

②抗胆碱酯酶药。

③直接阻断胆碱受体的药物。

④胆碱酯酶复活药。

⑤直接激动肾上腺素受体的药物。

⑥直接阻断肾上腺素受体的药物。

⑦去甲肾上腺素能神经阻滞剂。

历年考点串讲

传出神经系统药理概论历年常考，其中胆碱受体分类和分布、肾上腺素受体、多巴胺受体分类和分布为考试重点，应熟悉。

常考的细节有：

1. 胆碱受体分为两大类，即 M 型胆碱受体和 N 型胆碱受体。
2. N_1 受体主要分布于神经节、肾上腺髓质，而 N_2 受体主要分布于骨骼肌。
3. 肾上腺素受体可分为 α 受体（又分为 α_1 和 α_2 型受体）和 β 受体（分为 β_1、β_2、β_3 3 种亚型）。
4. α 受体主要分布于血管平滑肌、瞳孔扩大肌等。
5. β_1 受体主要分布于心脏；β_2 受体主要分布于支气管平滑肌、骨骼肌等。

第五节　胆碱受体激动剂和作用于胆碱酯酶药

一、毛果芸香碱

1. 药理作用　选择性 M 胆碱受体激动剂，对眼和腺体的选择性作用最明显。

（1）缩瞳：收缩瞳孔括约肌。

（2）降低眼压。

（3）调节痉挛：兴奋虹膜括约肌上的 M 受体。

（4）腺体：使腺体分泌增加，其中汗腺和唾液腺最为显著。

（5）平滑肌：除眼内平滑肌，还可兴奋肠道、支气管、子宫、膀胱和胆道平滑肌。

2. 临床应用

（1）青光眼：闭角型和开角型均有效。

（2）虹膜炎：与扩瞳药交替应用，可防止虹膜与晶状体粘连。

二、新斯的明、有机磷酸酯类中毒机制和解救药物

1. 新斯的明的作用和用途　可逆性地抑制胆碱酯酶活性，减少乙酰胆碱的灭活而表现出乙酰胆碱的 M 及 N 样作用。

（1）兴奋骨骼肌作用强（抑制胆碱酯酶、促进运动神经末梢释放乙酰胆碱以及直接兴奋 N_2 受体有关），主要用于重症肌无力症。

（2）兴奋平滑肌作用强，尤其胃肠和膀胱平滑肌，用于术后腹气胀和尿潴留。

（3）引起心率减慢，传导减慢，用于阵发性室上性心动过速。

（4）治疗筒箭毒碱中毒。

2. 新斯的明的不良反应　过量可引起“胆碱能危象”。禁用于支气管哮喘和机械性肠梗阻、心绞痛和尿路梗阻等。

3. 有机磷酸酯类中毒机制　有机磷酸酯类与胆碱酯酶结合，生成磷酰化胆碱酯酶，使胆碱酯酶

失去水解乙酰胆碱能力，乙酰胆碱在体内增多，产生 M 和 N 受体过度兴奋及中枢症状。

4. 有机磷酸酯类急性中毒症状　M 样作用症状；N 样症状；中枢神经系统症状。

轻度中毒以 M 样症状为主；中度中毒同时出现 M 及 N 样症状；严重中毒除 M 及 N 样症状，还有中枢神经系统症状。

5. 有机磷酸酯类急性中毒的治疗　清除毒物避免继续吸收；大量阿托品（阿托品化）；需尽早合用胆碱酯酶复活药（氯解磷定和碘解磷定）；对症治疗。

三、毒扁豆碱药理作用特点

1. 水溶液不稳定，刺激性大。
2. 易通过血 - 脑屏障，毒性大，中毒时可致呼吸肌麻痹而死亡。
3. 作用比毛果芸香碱强而持久。
4. 主要局部用于治疗青光眼。

四、胆碱酯酶复活药

1. 碘解磷定

（1）与结合在胆碱酯酶上的磷酸基结合成复合物后，可恢复胆碱酯酶活性。

（2）直接与体内游离的有机磷酸酯结合，生成无毒的磷酰化解磷定排出体外。

（3）对体内已积聚的 Ach 所产生 M 样的表现无对抗作用。

（4）可迅速解除骨骼肌震颤症状。

（5）对已经老化的酶，解毒效果较差。

（6）对内吸磷、对硫磷等疗效好，对敌百虫、敌敌畏效果差，对乐果无效。

2. 氯解磷定　溶液稳定；溶解度大；无刺激性，可肌内注射或静脉注射。

历年考点串讲

胆碱受体激动剂和作用于胆碱酯酶药历年必考，其中，毛果芸香碱药理作用和临床应用、新斯的明的作用和用途、有机磷酸酯类中毒机制及治疗、胆碱酯酶复活药为考试重点，应熟练掌握，毒扁豆碱药理作用特点应熟悉。

常考的细节有：

1. 毛果芸香碱为选择性 M 胆碱受体激动剂，对眼和腺体的选择性作用最明显，产生缩瞳（收缩瞳孔括约肌）、降低眼压、调节痉挛的作用。

2. 新斯的明兴奋骨骼肌作用强（与抑制胆碱酯酶、促进运动神经末梢释放乙酰胆碱以及直接兴奋 N_2 受体有关），主要用于重症肌无力症。

3. 有机磷酸酯类与胆碱酯酶结合，生成磷酰化胆碱酯酶，使胆碱酯酶失去水解乙酰胆碱能力，乙酰胆碱在体内增多，产生 M 和 N 受体过度兴奋及中枢症状。

4. 碘解磷定与结合在胆碱酯酶上的磷酸基结合成复合物后，可恢复胆碱酯酶活性。

5. 新斯的明可逆性地抑制胆碱酯酶活性，减少乙酰胆碱的灭活而表现出乙酰胆碱的 M 和 N 样作用。

6. 毒扁豆碱主要局部用于治疗青光眼。

第六节　胆碱受体阻断剂

一、阿托品

1. 作用　属M受体阻断剂，有如下作用。

（1）抑制腺体分泌：对阿托品最敏感是涎腺（唾液腺）和汗腺，但对胃酸分泌的影响较小。

（2）眼睛：散瞳、眼内压升高、调节麻痹。

（3）松弛多种内脏平滑肌，尤其当平滑肌处于过度活动或痉挛状态时，松弛作用更为明显。

（4）心脏：治疗剂量时可兴奋迷走中枢，使心率减慢；大剂量使心率增快，治疗心动过缓和房室传导阻滞。

（5）抗休克作用：大剂量扩张血管，改善微循环。

（6）大剂量中枢兴奋作用。

2. 用途

（1）主要用于内脏绞痛，胆绞痛需配用度冷丁。

（2）用于盗汗、流涎和麻醉前给药。

（3）用于检查眼底、虹膜睫状体炎、验光。

（4）抗休克。

（5）用于迷走神经过度兴奋所致缓慢型抗心律失常。

（6）解救有机磷酸酯类中毒。

3. 不良反应　口干、视近物模糊、瞳孔散大等。前列腺肥大、青光眼及有眼压升高者禁用。

二、东莨菪碱、山莨菪碱、合成扩瞳药、解痉药

1. 东莨菪碱作用特点

（1）外周作用与阿托品相似。

（2）比阿托品强的作用是中枢抑制及抑制腺体分泌，本品还可以阻断短期记忆，该遗忘效应也常被用于麻醉过程中。

（3）主要用于麻醉前给药、震颤麻痹、防晕止吐和感染性休克。

2. 山莨菪碱作用特点

（1）作用与阿托品相似，但解痉作用选择性高，有较强的作用是改善微循环；抑制唾液分泌和扩瞳作用较阿托品弱。

（2）不易通过血-脑屏障，中枢兴奋作用很弱。

（3）主要用于感染性休克和胃肠绞痛，也可用于眩晕症、血管神经性头痛等。

3. 后马托品　短效M受体阻断剂；对儿童的作用较明显，但不如阿托品作用完全；只适用于一般眼底检查。

4. 溴丙胺太林（普鲁本辛）

（1）对胃肠道的M受体选择性较高，治疗量时胃肠道平滑肌的解痉作用较强且持久。

（2）抑制胃酸和多种腺体分泌。

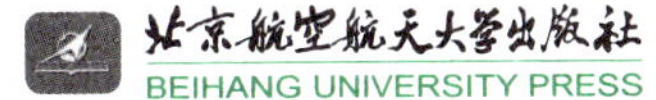

三、非除极型肌松药和除极型肌松药

1. 琥珀酰胆碱（司可林）

（1）属于除极型肌松药，与 N_2 受体结合使膜持久除极；作用快而短暂。

（2）用于气管内插管、气管镜、食管镜等短时操作，也可用作全麻时的辅助用药。

（3）过量不能用新斯的明解救。

（4）禁用于青光眼、高血钾患者（如广泛软组织损伤、烧伤等）。

2. 筒箭毒碱

（1）属于非除极型肌松药，竞争性拮抗 Ach 与 N_2 受体结合，作用可逆。

（2）口服不吸收。

（3）大剂量可阻断神经节及促进组胺释放，可使血压下降和支气管痉挛。

（4）用作全身麻醉的辅助药；与氨基糖苷类抗生素（如链霉素）合用可增强肌松作用。

（5）中毒后用新斯的明解救。

历年考点串讲

胆碱受体阻断剂历年必考，其中阿托品的作用和应用、东莨菪碱作用特点、山莨菪碱作用特点为考试重点，应熟练掌握，后马托品和丙胺太林（普鲁本辛）特点、琥珀酰胆碱（司可林）、筒箭毒碱应熟悉。

常考的细节有：

1. 阿托品对眼产生散瞳、眼压升高、调节麻痹。

2. 阿托品松弛多种内脏平滑肌，尤其当平滑肌处于过度活动或痉挛状态时，松弛作用更为明显。

3. 阿托品大剂量扩张血管，改善微循环。

4. 阿托品主要用于内脏绞痛，胆绞痛需配用哌替啶。

5. 东莨菪碱比阿托品强的作用是中枢抑制及抑制腺体分泌。

6. 东莨菪碱主要用于麻醉前给药、震颤麻痹和防晕止吐。

7. 山莨菪碱有较强的作用是改善微循环。

8. 山莨菪碱主要用于感染性休克和胃肠绞痛，也可用于眩晕症、血管神经性头痛等。

9. 琥珀酰胆碱（司可林）属于除极型肌松药，与 N_2 受体结合使膜持久除极。

10. 筒箭毒碱属于非除极型肌松药，竞争性拮抗 Ach 与 N_2 受体结合。

第七节　肾上腺素受体激动剂

1. 去甲肾上腺素——α 受体激动剂

（1）药理作用

①主要激动 α_1 及 α_2 受体，对心脏 β_1 受体有较弱激动作用，对 β_2 受体几乎无作用。

②收缩血管，血管收缩最明显是皮肤黏膜血管。

③血压升高，兴奋心脏较肾上腺素弱。

（2）临床应用：休克；治疗上消化道出血给药途径是口服给药。

（3）不良反应：局部组织坏死；急性肾衰竭；停药后血压下降。

2. 肾上腺素——α 及 β 受体激动剂

（1）药理作用

①兴奋心脏：与激动 β_1 受体有关。

血管：激动 α 受体，使腹腔内脏和皮肤黏膜收缩；激动 β_2 受体，使骨骼肌血管和冠状血管扩张。

②血压：一般剂量收缩压升高，舒张压不变或略降；较大剂量收缩压和舒张压均升高。

③扩张支气管平滑肌和收缩黏膜下血管。

④促进糖原和脂肪分解。

（2）临床应用：心搏骤停；过敏性休克首选药；支气管哮喘；延长局麻药作用时间及防止吸收中毒；局部止血。

（3）不良反应

①心悸、头痛、激动不安、剂量过大或给药过快可引起心律失常和血压急增引起脑出血。

②禁用于器质性心脏病、高血压、冠状动脉粥样硬化、甲状腺功能亢进症及糖尿病等。

3. 多巴胺——α 及 β 受体激动剂

（1）药理作用

①激动α、β_1受体及D_1受体（分布于脑、肾、肠系膜和冠状血管），也促使神经末梢释放去甲肾上腺素。

②兴奋心脏：治疗量使心肌收缩力增强而心率影响不明显。

③血管：小剂量激动 D_1 受体血管扩张，大剂量激动 α 受体，使血管收缩。

④血压。收缩压升高，舒张压变化不大。

⑤小剂量激动肾血管 D_1 受体，使肾血管舒张，肾血流增加，肾小球滤过率增加；激动肾小管 D_1 受体，排 Na^+ 利尿。大剂量激动肾血管 α_1 受体，肾血管收缩，肾血流减少。

（2）临床应用

①感染性休克、心源性休克等，对于心肌收缩力减弱及尿量减少尤为适用。

②急性肾衰竭（合用利尿药）。

4. 异丙肾上腺素——β 受体激动剂

（1）药理作用

①激动 β_1 和 β_2 受体作用强，但对 α 受体几乎无作用。

②兴奋心脏：对正位节律点的兴奋作用强于异位节律点，故不易引起心律失常。

③扩张血管：通过激动 β_2 受体引起骨骼肌血管、肾及冠状血管扩张。

④血压：收缩压升高，舒张压下降。大剂量使静脉也极度扩张，有效血容量减少，血压下降。

⑤扩张支气管：作用强度类似肾上腺素，但不能收缩支气管黏膜下血管。

⑥促进糖原和脂肪分解，升高血糖。

（2）临床应用：支气管哮喘；房室传导阻滞；心搏骤停。

（3）不良反应：心悸、头晕、皮肤潮红；剂量过大可致心律失常；禁用于冠心病、心肌炎、甲状腺功能亢进症的患者。

5. 多巴酚丁胺　对 β_1 受体作用强于 β_2 受体，主要作用于心脏，加强心肌收缩力。

6. 间羟胺（阿拉明）

（1）主要是直接激动 α 受体，对 β_1 受体作用较弱，还可促 NA 释放。

（2）升压作用较去甲肾上腺素缓和持久。

（3）对肾血管收缩作用较弱，较少发生尿少尿闭。

（4）对心率影响小，很少引起心律失常。

7. 去氧肾上腺素（苯肾上腺素、新福林）

（1）主要激动 α_1 受体，作用较弱但维持时间长。

（2）快速短效扩瞳药，用于眼底检查。

8. 麻黄碱

（1）激动 α 和 β 受体（β_2 受体作用弱），促递质 NA 释放。

（2）作用较肾上腺素弱，起效慢、持续时间长。

（3）兴奋中枢作用强。

（4）短期内反复使用，作用逐渐减弱称为快速耐受性，是由于递质耗竭或受体亲和力下降。

（5）防治支气管哮喘发作、鼻黏膜充血、荨麻疹、预防腰麻或硬膜外麻醉时引起的低血压等。

9. 沙丁胺醇

（1）选择性激动 β_2 受体，对支气管平滑肌有强而较持久的舒张作用。

（2）对心血管系统和中枢神经系统的影响较小。

历年考点串讲

肾上腺素受体激动剂历年必考，其中去甲肾上腺素、肾上腺素、异丙基肾上腺素、多巴胺为考试重点，应熟练掌握。

常考的细节有：

1. 去甲肾上腺素主要激动 α_1 及 α_2 受体，对心脏 β_1 受体有较弱激动作用，对 β_2 受体几乎无作用。

2. 去甲肾上腺素治疗上消化道出血给药途径是口服给药。

3. 肾上腺素是 α 及 β 受体激动剂。

4. 肾上腺素较大剂量使收缩压和舒张压均升高。

5. 多巴胺激动 α，β_1 受体及 D_1 受体。小剂量激动肾血管 D_1 受体，使肾血管舒张，肾血流增加，肾小球滤过率增加。

6. 异丙基肾上腺素激动 β_1 和 β_2 受体作用强，但对 α 受体几乎无作用。

7. 麻黄碱作用强的是兴奋中枢。

8. 短期内反复使用，作用渐弱称为快速耐受性。

第八节　肾上腺素受体阻断剂

一、α 受体阻断剂

1. 酚妥拉明

（1）药理作用

①竞争性 α 受体阻断剂。

②血管扩张，血压下降，与阻断 α 受体和直接松弛血管平滑肌有关。

③兴奋心脏，与阻断突触前膜 α_2 受体和反射性兴奋交感神经有关。

④拟胆碱和组胺样作用。

⑤抗勃起功能障碍。

（2）临床应用

①外周血管痉挛性疾病和血栓闭塞性脉管炎。

②拮抗静脉滴注 NA 药液外漏所致的组织坏死。

③高血压。

④抗休克。

⑤诊治嗜铬细胞瘤。

⑥充血性心力衰竭。

⑦治疗勃起功能障碍。

2. 酚苄明、妥拉唑林的药理作用特点

（1）酚苄明

①非竞争性 α 受体阻断剂，对 α 受体阻断作用强而持久。

②用于治疗血管痉挛性疾病，血栓闭塞性脉管炎，感染性休克和嗜铬细胞瘤引起的高血压。

（2）妥拉唑林

① α 受体阻断作用与酚妥拉明相似，但较弱。

②拟胆碱作用和组胺作用较强。

③用于血管痉挛性疾病的治疗。

二、β 受体阻断剂

1. 普萘洛尔

（1）药动学特点：首关效应强，生物利用度低；个体差异大；易通过血 - 脑屏障和胎盘屏障。

（2）药理作用：典型 β 受体阻断剂，对 β_1 及 β_2 受体无选择性；抑制心脏、降低血压、收缩支气管、抑制糖原及脂肪分解，抑制肾素释放；无内在拟交感活性，膜稳定作用较强。

（3）临床应用：常用于心律失常、心绞痛、高血压、甲状腺功能亢进症、常规治疗无效或合并心律失常、心绞痛、高血压等症的心力衰竭患者等。

（4）不良反应：支气管痉挛、窦性心动过缓、房室传导阻滞、心力衰竭、低血糖和消化道症状。长期使用停用前需逐渐减量。

2. 吲哚洛尔、阿替洛尔、醋丁洛尔药理作用特点

（1）吲哚洛尔：对 β_1 及 β_2 受体无选择性，作用比普萘洛尔强，有较弱膜稳定作用，内在拟交感活性较强；临床疗效与普萘洛尔基本相当。

（2）阿替洛尔：选择性 β_1 受体阻断剂，无内在拟交感活性和膜稳定作用；对心脏选择抑制作用较强，对血管、支气管影响较小。

（3）醋丁洛尔：选择性阻断 β_1 受体，具有膜稳定作用和内在拟交感活性；口服易吸收，首关效应较强。

3. 拉贝洛尔　兼具有 α 及 β 受体阻断作用。

4. 塞利洛尔　兼具有 β_2 受体激动作用的 β_1 受体阻断剂。

历年考点串讲

肾上腺素受体阻断剂历年必考，其中普萘洛尔的药理作用、临床应用、不良反应为考试重点，应熟练掌握，酚妥拉明的药理作用和临床应用应熟悉。吲哚洛尔、阿替洛尔、醋丁洛尔药理作用特点应了解。

常考的细节有：

1. 酚妥拉明属竞争性 α 受体阻断剂。

2. 酚妥拉明引起血管扩张，血压下降，与阻断 α 受体和直接松弛血管平滑肌有关。

3. 酚妥拉明可拮抗静脉滴注 NA 药液外漏所致的组织坏死。

4. 普萘洛尔为典型 β 受体阻断剂，对 β_1 及 β_2 受体无选择性。

5. 普萘洛尔可抑制心脏、降低血压、收缩支气管、抑制糖原及脂肪分解，抑制肾素释放。

6. 普萘洛尔常用于心律失常、心绞痛、高血压、甲状腺功能亢进症、常规治疗无效或合并心律失常、心绞痛、高血压等症的心力衰竭患者等。

7. 阿替洛尔属选择性 β_1 受体阻断剂。

第九节　局部麻醉药

1. 应用方法　表面麻醉、浸润麻醉、传导麻醉、蛛网膜下腔麻醉、硬膜外麻醉。

2. 局麻药的作用

（1）局麻作用。

（2）作用机制为直接与电压门控的钠通道相互作用而抑制 Na^+ 内流，阻止动作电位的产生和神经冲动的传导，产生局麻作用。

（3）痛觉最先消失，其他感觉次之，最后阻滞运动功能。

3. 普鲁卡因、利多卡因、丁卡因、布比卡因的药理作用特点

（1）普鲁卡因：穿透力弱、毒性小，常配伍肾上腺素。用于浸润麻醉、传导麻醉、腰麻和硬膜外麻醉。

（2）利多卡因：穿透力较强，毒性比普鲁卡因略强。用于各种局麻方法和抗心律失常。

（3）丁卡因：穿透力最强，作用持久。因毒性大，一般不用于浸润麻醉。

（4）布比卡因：局麻作用比利多卡因强，毒性比丁卡因小，持续时间也更长。可用于浸润麻醉、传导麻醉和硬膜外麻醉。左旋布比卡因麻醉效能与其相似，但对运动神经的阻滞的平均时间短于布比卡因，有利于术后机能恢复。

历年考点串讲

局部麻醉药历年偶考，其中普鲁卡因、利多卡因、丁卡因的药理作用特点为考试重点，应熟悉。

常考的细节有：

1. 局部麻醉药引起痛觉最先消失，其他感觉次之，最后阻滞运动功能。

2. 普鲁卡因穿透力弱、毒性小，常配伍肾上腺素。

3. 普鲁卡因用于浸润麻醉、传导麻醉、腰麻和硬膜外麻醉。

4. 利多卡因穿透力较强，毒性比普鲁卡因略强。

5. 利多卡因用于各种局麻方法和抗心律失常。

6. 丁卡因穿透力最强，作用持久。

7. 丁卡因毒性大，一般不用于浸润麻醉。

第十节　全身麻醉药

一、吸入麻醉药的药动学和药理作用特点

1. 药动学特点

（1）吸收：吸收速度受肺通气量、最小肺泡浓度（MAC）、吸入气中药物浓度和血 / 气分布系数等的影响。

（2）分布：其速度与脑 / 血分布系数（指脑中药物浓度与血液浓度达到平衡时的比值）成正比。

（3）消除：主要经肺泡以原型排泄，肺通气量大、脑 / 血和血 / 气分布系数较低的药物较易排出，恢复期短，苏醒快。

2. 药理作用特点　药物脂溶性越高，易通过肺泡的血管进入血液，到达脑组织，麻醉作用越强。

二、氟烷类、硫喷妥钠、氯胺酮作用特点

1. 氟烷类的作用特点　诱导期短，苏醒快，麻醉深度易于调整；肌肉松弛作用较好；不增加心肌对儿茶酚胺的敏感性；对呼吸道无明显刺激，反复使用无明显副作用。

2. 硫喷妥钠的作用特点

（1）脂溶性高，极易通过血 - 脑屏障。

（2）诱导期很短，无兴奋期。

（3）体内迅速重新分布，作用时间短。

（4）起效快，降低脑血流量、脑代谢和脑耗氧量，麻醉期不升高颅内压。

（5）缺点是抑制呼吸，镇痛作用和肌肉松弛作用弱，可诱发喉头和支气管痉挛（用药前皮下注射硫酸阿托品可预防）。临床主要用于诱导麻醉、基础麻醉。支气管哮喘者禁用。

3. 氯胺酮作用特点

（1）对体表镇痛作用明显，对内脏的镇痛作用差。

（2）诱导期短，对呼吸影响轻微。

（3）对心血管有明显兴奋作用。

历年考点串讲

全身麻醉药历年偶考，其中氟烷类、硫喷妥钠、氯胺酮作用特点应熟悉。

常考的细节有：

1. 硫喷妥钠属静脉麻醉药，是最常用的麻醉诱导药。
2. 硫喷妥钠脂溶性高，极易通过血 - 脑屏障。

第十一节 镇静催眠药

一、苯二氮䓬类（地西泮）

1. 药理作用及用途

(1)抗焦虑作用：小于镇静剂量能显著改善焦虑症状，与选择性抑制边缘系统有关。主要用于焦虑症。

(2)催眠镇静作用：小剂量镇静，较大剂量催眠，明显缩短入睡时间，延长睡眠持续时间，减少觉醒次数。其优点如下。

①对快波睡眠（REM）影响小，停药后反跳现象轻。

②治疗指数高，对呼吸影响小，不引起麻醉，安全范围大。

③对肝药酶几乎无诱导作用。

④依赖性、戒断症状轻。用于失眠、麻醉前给药和心脏电击复律或内镜检查前给药。

(3)抗惊厥、抗癫痫作用：用于辅助治疗破伤风、子痫、小儿高热及药物中毒性惊厥。癫痫持续状态的首选药是地西泮。

(4)中枢性肌松作用：有较强的肌松作用和降低肌张力作用，可用于缓解中枢神经病变及局部病变引起的肌肉强直或肌肉痉挛。

(5)治疗癔症作用：极度兴奋躁动者，可肌内注射地西泮。

2. 作用机制 BZ 与 $GABA_A$ 受体结合后，易化 $GABA_A$ 受体，促进 GABA 诱导的 Cl^- 内流，加强了 GABA 对神经系统的抑制效应。

3. 不良反应

(1)毒性小，安全范围大。常见副作用为嗜睡、头晕、乏力；记忆力下降、头痛、易激动等。

(2)大剂量偶致共济失调、运动功能障碍、言语含糊不清等。

(3)偶见变态反应如皮疹、白细胞减少等。静脉注射过快可致昏迷和呼吸抑制。

(4)长期应用可产生耐受性、习惯性和成瘾性，但比巴比妥类发生率低。老年患者，肝、肾和呼吸功能不全者，青光眼和重症肌无力者慎用。

二、巴比妥类

1. 药理作用和用途

(1)镇静、催眠：小剂量可引起安静，并可缓解焦虑、烦躁不安状态；中剂量可催眠，可缩短 REM 睡眠，引起非生理性睡眠，久用停药后可有 REM 睡眠时相“反跳性”延长，伴有多梦而引起睡眠障碍。

(2)抗惊厥：大剂量有抗惊厥作用，用于小儿高热、破伤风、子痫、脑膜炎、脑炎及中枢兴奋药中毒引起的惊厥。苯巴比妥可用于治疗癫痫大发作及癫痫持续状态。

(3)静脉麻醉及麻醉前给药：硫喷妥钠用作静脉麻醉或诱导麻醉，苯巴比妥或戊巴比妥可作为麻醉前给药，以消除患者手术前的精神紧张。

(4)增强中枢抑制剂的作用。

(5)治疗高胆红素血症和肝内胆汁淤积性黄疸。

2. 作用机制

(1)激动 GABA 受体，延长 Cl^- 通道开放时间而增强 Cl^- 内流，产生抑制效应。

(2)抑制谷氨酸介导的除极化，产生中枢性抑制作用。

3. 不良反应

(1)后遗作用。

（2）耐受性。

（3）依赖性：比苯二氮䓬类易产生，戒断症状较重。

（4）抑制呼吸中枢：中毒量可致昏迷、呼吸衰竭而死亡。

（5）肝药酶诱导作用：肝药物代谢酶活性增高，加速巴比妥类药物代谢，是产生耐受性、依赖性的原因；也可加速洋地黄毒苷、口服抗凝血药等的代谢。

（6）变态反应。

4. 中毒及解救　急性中毒的直接死因是深度呼吸抑制。抢救措施如下。

（1）洗胃、导泄等排除毒物。

（2）呼吸中枢兴奋药、碱化血液、尿液，促进药物自脑、血液和尿液的排泄。

三、其他镇静催眠药

1. 水合氯醛

（1）易从消化道吸收，约 15 分钟起效。

（2）催眠作用快速可靠，可引起接近正常的生理睡眠，不缩短快波睡眠时相，无后遗作用。

（3）主要用于催眠，特别是顽固性失眠及其他催眠药无效的失眠。

（4）抗惊厥。

2. 佐匹克隆

（1）激动 BZ 受体，增强 GABA 抑制作用。

（2）缩短入睡潜伏期，延长睡眠时间，提高睡眠质量，延长慢波睡眠（SWS）时相，对快波睡眠（FWS）时相无明显作用，成瘾性小。

（3）有抗焦虑、抗惊厥和肌肉松弛作用。

3. 扎来普隆

（1）可选择性结合苯二氮䓬类受体。

（2）具有镇静催眠、肌肉松弛、抗焦虑和抗惊厥作用。

（3）用于成年人及老年人失眠的短期治疗。

（4）成瘾性比苯二氮䓬类药物弱。

历年考点串讲

镇静催眠药历年必考，其中苯二氮䓬类（地西泮）的药理作用、临床应用为考试重点，应熟练掌握，巴比妥类的药理作用和临床应用应了解。

常考的细节有：

1. 苯二氮䓬类（地西泮）显著改善焦虑症状，剂量＜镇静剂量，主要用于焦虑症。
2. 苯二氮䓬类（地西泮）对快波睡眠（REM）影响小，停药后反跳现象轻。
3. 苯二氮䓬类（地西泮）治疗指数高，对呼吸影响小，不引起麻醉，安全范围大。
4. 巴比妥类随着剂量的增加，相继表现镇静、催眠、抗惊厥和麻醉作用。
5. 苯巴比妥可用于治疗癫痫大发作及癫痫持续状态。
6. 苯巴比妥使肝药物代谢酶活性增高，加速巴比妥类药物代谢，是产生耐受性、依赖性的原因。

7. 巴比妥类急性中毒的直接死因是深度呼吸抑制。
8. 碱化血液、尿液，促进巴比妥类自脑、血液和尿液的排泄。
9. 苯二氮䓬类（地西泮）用于辅助治疗破伤风、子痫、小儿高热及药物中毒性惊厥。

第十二节　抗癫痫药和抗惊厥药

一、苯妥英钠、卡马西平、丙戊酸钠

1. 苯妥英钠

（1）药动学

①吸收慢而不规则，起效慢。

②主要经肝药酶代谢，药物浓度个体差异大，应注意剂量个体化。

③血药浓度过高按零级动力学消除，易致中毒。

（2）药理作用与应用

①抗癫痫作用：对癫痫强直阵挛性发作（大发作）为首选药，对复杂部分性发作和单纯部分性发作有一定疗效，对失神发作（小发作）无效。

②治疗外周神经痛：三叉神经痛、舌咽神经痛等。

③抗心律失常：是强心苷过量中毒所致心律失常的首选药。

（3）不良反应

①局部刺激。

②牙龈增生：长期服用干扰胶原代谢引起结缔组织增生，多见于青少年和儿童。

③神经系统反应：随血药浓度增大出现眼球震颤、复视等。严重者共济失调、精神错乱。

④造血系统：长期服用可致叶酸缺乏，发生巨幼红细胞性贫血，也可引起粒细胞和血小板减少以及再生障碍性贫血。

2. 卡马西平（酰胺咪嗪）

（1）药理作用与临床应用

①为癫痫复杂部分性发作（精神运动性发作）的首选药；对癫痫强直阵挛性发作和单纯部分性发作也有一定疗效。

②外周神经痛。如三叉神经痛和舌咽神经痛，其疗效优于苯妥英钠。

③对防治躁狂抑郁症包括对锂盐无效者有一定疗效。

（2）不良反应

①用药早期可出现头晕、眩晕、恶心、呕吐和共济失调等，偶见变态反应、粒细胞减少等。

②大剂量可致房室传导阻滞等。

3. 丙戊酸钠　广谱抗癫痫药（对各种类型均有效）。对失神性发作（小发作）疗效最好，优于乙琥胺。对强直阵挛性发作和难治性癫痫也有一定疗效。

二、其他抗癫痫药的特点

1. 乙琥胺作用特点　与抑制神经元 T 型 Ca^{2+} 通道有关；仅为失神发作首选药。

2. 扑米酮作用特点

（1）在体内主要转化成苯巴比妥和苯乙基丙二酰胺，原型药和代谢产物均有抗癫痫作用。

（2）对大发作和局限性发作效果较好，优于苯巴比妥。

3. 氯硝西泮作用特点　用于各型癫痫，特别是癫痫失神性发作和肌阵挛性发作。

4. 抗痫灵作用特点　抗痫灵是我国合成的新型抗癫痫药，为桂皮酰胺类药物，其抗癫痫机制可能与升高脑内 5-HT 含量有关，可促进 5-HT 合成和释放。该药是广谱抗癫痫药，对各型癫痫均有不同程度的疗效，主要对强直阵挛性发作效果好。

三、抗癫痫药的临床应用原则

临床上应根据癫痫发作类型合理选药。

1. 强直阵挛性发作首选苯妥英钠或苯巴比妥。
2. 失神发作首选丙戊酸钠或乙琥胺，也可用硝西泮或氯硝西泮。
3. 复杂部分性发作首选卡马西平，也可选用苯妥英钠或苯巴比妥。
4. 单纯部分性发作可选用苯妥英钠或卡马西平。
5. 肌阵挛性发作选用氯硝西泮或硝西泮。
6. 癫痫持续状态首选地西泮静脉注射，也可用苯巴比妥肌内注射或苯妥英钠、氯硝西泮缓慢静脉注射。

四、硫酸镁的药理作用与临床应用

1. 口服给药　产生导泻和利胆作用。

2. 注射给药

（1）中枢抑制作用。

（2）抗惊厥作用，产生箭毒样骨骼肌松弛作用，其机制除抑制中枢神经的作用外，可特异性地竞争 Ca^{2+} 结合部位，抑制 Ach 释放，从而阻断神经肌肉接头的传递过程。这一作用可被 Ca^{2+} 拮抗，用于缓解子痫和破伤风引起的惊厥；

（3）降压作用，用于高血压危象。

历年考点串讲

抗癫痫药和抗惊厥药历年必考，其中苯妥英钠、卡马西平、丙戊酸钠、硫酸镁的药理作用、临床应用以及抗癫痫药的临床应用原则为考试重点，应熟练掌握。

常考的细节有：

1. 苯妥英钠对癫痫强直阵挛性发作（大发作）为首选药，对复杂部分性发作和单纯部分性发作有一定疗效，对失神发作（小发作）无效。
2. 苯妥英钠为强心苷过量中毒所致心律失常的首选药。
3. 苯妥英钠长期服用干扰胶原代谢引起结缔组织增生，如牙龈增生。
4. 卡马西平为癫痫复杂部分性发作（精神运动性发作）首选药。
5. 卡马西平对于外周神经痛疗效优于苯妥英钠。
6. 丙戊酸钠为广谱抗癫痫药（对各种类型均有效），对失神性发作（小发作）疗效最好，优于乙琥胺。

7. 硫酸镁口服给药产生导泻和利胆作用。

8. 硫酸镁注射给药产生中枢抑制、抗惊厥、降压作用。

第十三节 抗精神失常药

一、氯丙嗪（冬眠灵）

1. 药理作用与临床应用

（1）对中枢神经系统的影响

①抗精神病作用：竞争性阻断中脑边缘系统和中脑皮质通路中 D_2 受体、中枢胆碱受体、肾上腺素受体、组胺受体及 5-HT 受体而产生较强抗精神病作用，主要治疗精神分裂症。

②镇吐作用：小剂量选择性阻断延髓第四脑室的催吐化学感受区 CTZ 的 D_2 受体，大剂量直接抑制呕吐中枢，对顽固性呃逆有效，但对晕动病无效。

③降温作用：抑制下丘脑体温调节中枢，可降低发热患者的体温，也可降低正常人体温，用于低温麻醉、人工冬眠。

④加强中枢抑制剂的作用。

（2）对自主神经系统的影响：阻断 α 受体，可翻转肾上腺素的升压效应，并抑制血管运动中枢和直接松弛血管平滑肌，使血管扩张，血压下降；阻断 M 受体，产生较弱的阿托品样作用。

（3）内分泌系统：阻断结节 - 漏斗多巴胺通路的 D_2 样受体，使下丘脑催乳素抑制因子释放减少，所以催乳素分泌增加，引起乳房增大及泌乳。

2. 不良反应

（1）一般不良反应：中枢抑制作用、阿托品样作用、局部刺激性。

（2）锥体外系反应

①帕金森综合征。

②静坐不能。

③急性肌张力障碍。

以上 3 种反应由于阻断黑质 - 纹状体通路中的 D_2 受体，胆碱能神经功能相对占优势，用中枢性胆碱受体阻滞剂苯海索（安坦）治疗。

④迟发性运动障碍：氯丙嗪长期阻断突触后 DA 受体，使 DA 受体数目上调，从而使黑质 - 纹状体 DA 功能相对增强所致，中枢抗胆碱药物不但无效，反而使之加重，用抗多巴胺药泰必利有效。

（3）心血管系统：直立性低血压较常见，不能用肾上腺素来纠正，用去甲肾上腺素或麻黄碱等药物治疗。

（4）变态反应。

（5）内分泌紊乱。

二、非典型抗精神病药物的特点

1. 氯普噻吨（泰尔登） 抗精神病作用比氯丙嗪弱，但镇静作用强，抗肾上腺素和抗胆碱作用较弱，并有抗抑郁、抗焦虑作用。临床用于伴有焦虑或焦虑性抑郁的精神分裂症、焦虑性神经症、更年期抑郁症等。锥体外系不良反应与氯丙嗪相似。

2. **氟哌啶醇**　抗精神病作用、抗焦虑作用强于氯丙嗪，抗躁狂、抗幻觉、抗妄想作用显著。可治疗躁狂症、精神分裂症。抗胆碱作用弱，降压作用较弱，锥体外系反应明显。

3. **氟哌利多**　作用与氟哌啶醇相似，可消除精神紧张，还有抗休克、镇吐及抗焦虑作用。常与强效镇痛药芬太尼合用，可产生一种特殊的麻醉状态“神经安定镇痛术”。

4. **舒必利（止吐灵）**　选择性 D_2 受体拮抗剂。主要用于精神分裂症幻觉妄想症，紧张型，镇吐作用比氯丙嗪强 150 倍。无镇静作用，对自主神经系统几乎无影响。锥体外系反应轻。

5. **氯氮平**　抗精神病作用和镇静作用强。特异性阻断中脑边缘系统和中脑皮质系统 D_4 亚型受体，而对黑质 - 纹状体系统的 D_2 和 D_3 亚型受体亲和力小，几乎无锥体外系反应。适用于精神分裂症，对控制幻觉、妄想、思维障碍和行为紊乱症状好。

6. **利培酮**　属新一代的抗精神病药。口服首关效应明显，生物利用度约 60%，血浆蛋白结合率约 88%，血浆代谢产物 9- 羟基利培酮也有抗精神病作用。利培酮与 $5\text{-}HT_2$ 受体和 D_2 受体有很高的亲和力，可改善精神分裂症的阴性症状。利培酮也可以和 α_1 及 H_1 受体结合。该药可用于急性和慢性精神分裂症以及其他各种精神病性状态的明显的阳性症状和明显的阴性症状，也可减轻与精神分裂症有关的情感症状如抑郁、焦虑等。可能引起椎体外系症状，降低剂量或给予抗帕金森综合征的药物可消除。

三、丙米嗪药理作用和临床应用

1. **药理作用和临床应用**

（1）中枢神经系统：作用机制与增强脑内单胺类递质、抑制突触前膜对 NA 和 5-HT 的再摄取、阻断突触前膜 α_2 受体，使交感神经末梢释放 NA 增加、使 α_2 受体数目向下调节有关。用于各型抑郁症。

（2）自主神经系统：阻断 M 受体，产生阿托品样作用。

（3）心血管系统：直立性低血压及心律失常，与抑制心脏 NA 再摄取有关。

2. **不良反应**

（1）有较明显的阿托品样作用。

（2）可引起窦性心动过速、直立性低血压、心律失常。

（3）有镇静作用。

（4）长期大剂量用药突然停药可出现焦虑、失眠、恶心、呕吐、兴奋等症状。过量可引起急性中毒。

四、四环类抗抑郁药

1. **麦普替林**

（1）选择性 NA 摄取抑制剂，对 5-HT 的摄取几乎没有影响，有强抗组胺和弱抗胆碱作用，心血管作用弱，镇静作用较强。

（2）特点是广谱、起效快和副作用少。

（3）临床用于各型抑郁症，老年性抑郁症患者尤为适用。

2. **米安色林**　该药不阻滞 NA 及 5-HT 和 DA 的摄取，而是抑制突触前膜 α_2 受体，有镇静和抗焦虑作用。对伴有抑郁的焦虑症有效，无抗胆碱作用，无心脏毒性。

五、选择性 5- 羟色胺再摄取抑制剂

1. **舍曲林**

（1）抑制 5-HT 再摄取而发挥抗抑郁作用。

（2）无抗胆碱作用。

（3）副作用较三环类抗抑郁药少。

（4）治疗抑郁症和预防发作。

2. 氟西汀

（1）强效选择性 5-HT 摄取抑制剂，比抑制 NA 摄取作用强 200 倍，对受体的影响小。

（2）用于抑郁症，疗效与三环类相当，还可用于强迫症、贪食症等。

3. 曲唑酮（曲拉唑酮）

（1）选择性 5-HT 摄取抑制剂，但作用较弱。

（2）广谱抗抑郁药，对伴有焦虑和失眠性抑郁较好，但疗效稍逊于三环类。

（3）口服吸收快，具有镇静、嗜睡作用，对心脏功能无影响，也无抗胆碱作用。

六、抗躁狂症药——碳酸锂

1. 作用机制　抑制脑内 NA 和 DA 释放并增加神经元再摄取，使间隙 NA 下降，抑制脑中腺苷酸环化酶的激活，使第二信使 cAMP 下降，产生抗躁狂作用。

2. 临床应用

（1）躁狂抑郁性精神病，躁狂状态。

（2）躁狂抑郁性精神病，躁狂抑郁交替发作。

（3）精神分裂症的兴奋躁动。

七、抗焦虑症药

1. 抗焦虑症药的特点

（1）抗焦虑药指用以减轻焦虑症状兼有镇静催眠作用的一类药。

（2）一般不会引起自主神经系统的症状和锥体外系的反应。常用药物有苯二氮䓬类、巴比妥类、抗抑郁药等。

2. 丁螺环酮

（1）$5\text{-}HT_{1A}$ 受体的部分激动剂，该受体位于 5-HT 能神经元的突触前膜，激动时可抑制 5-HT 的释放。

（2）抗焦虑时不产生显著的镇静、催眠等作用，不良反应少。

历年考点串讲

抗精神失常药历年必考，其中氯丙嗪（冬眠灵）的药理作用、作用机制、临床应用及主要不良反应为考试重点，应熟练掌握。丙米嗪药理作用和不良反应应熟悉。

常考的细节有：

1. 氯丙嗪竞争性阻断中脑边缘系统和中脑皮质通路中 D_2 受体、中枢胆碱受体、肾上腺素受体、组胺受体及 5-HT 受体而产生较强抗精神病作用，主要治疗精神分裂症。

2. 氯丙嗪对顽固性呃逆有效，但对晕动病无效。

3. 氯丙嗪可降低发热患者的体温，也可降低正常人体温，用于低温麻醉、人工冬眠。

4. 氯丙嗪阻断 α 受体，可翻转肾上腺素的升压效应。

5. 氯丙嗪最主要不良反应为锥体外系反应。

6. 帕金森综合征、静坐不能、急性肌张力障碍是由于阻断黑质 - 纹状体通路中的 D_2 受体，胆碱能神经功能相对占优势，用中枢性胆碱受体阻滞剂安坦（苯海索）治疗。

7. 迟发性运动障碍中枢抗胆碱药物不但无效，反而使之加重，用抗多巴胺药泰必利有效；

8. 氯丙嗪易引起直立性低血压，不能用肾上腺素来纠正，用去甲肾上腺素或麻黄碱等药物治疗。

9. 丙米嗪属抗抑郁药。

10. 碳酸锂属抗躁狂药。

第十四节　抗帕金森病和阿尔茨海默病药

一、左旋多巴

1. 药动学特点

（1）口服易吸收，胃排空减慢、胃 pH 偏低、抗胆碱药物等均可使生物利用度降低。

（2）通过肝代谢，脱羧后生成 DA，DA 难以通过血 - 脑屏障，不仅疗效减弱而且外周不良反应增多。若同时合用外周脱羧酶抑制剂，可减少外周 DA 生成，使进入中枢的 L-dopa 量增多。

（3）药物主要经肾排泄。

2. 药理作用与临床应用

（1）抗帕金森病：*L*-dopa 在脑内转变生成 DA，补充递质的不足。用于治疗帕金森病。特点：

①对轻症疗效较好，重症较差。

②对肌肉僵直、运动困难疗效好，对肌肉震颤差，起效慢。

③对其他原因引起的帕金森综合征也有效，但对抗精神病药，如吩噻嗪类引起的锥体外系反应无效。

（2）心血管系统：外周脱羧形成多巴胺，可引起直立性低血压，短暂心动过速，轻度心律失常等。

（3）内分泌系统：减少催乳素分泌。

（4）治疗肝昏迷：*L*-dopa 进入脑内，可合成 NA，恢复中枢神经功能，使肝昏迷患者清醒。

3. 不良反应　胃肠道反应；心血管反应；精神障碍；异常不随意运动。

二、卡比多巴、司来吉兰、金刚烷胺、溴隐亭、苯海索、恩他卡朋

1. 卡比多巴　*L*- 芳香氨基酸脱羧酶抑制剂，单用无效。因其不易通过血 - 脑屏障，可抑制多巴在外周转化为多巴胺。与左旋多巴合用（与 *L*-dopa 组成复方制剂称心宁美），提高脑内多巴胺的浓度，减少左旋多巴的用量。

2. 金刚烷胺　与左旋多巴合用可增强疗效，降低左旋多巴的不良反应。主要促使纹状体中残存的完整多巴胺能神经元释放多巴胺、抑制多巴胺的再摄取、直接激动多巴胺受体和较弱的抗胆碱作用。起效快、维持时间短，用药数天即可获最大疗效。

3. 司来吉兰　选择性 MAO-B 抑制剂，阻滞 DA 氧化应激中 • OH 自由基的产生，从而保护黑质的 DA 神经元，延缓帕金森病症状的发展。常与左旋多巴合用。

4. 溴隐亭　激动黑质 - 纹状体的多巴胺受体，用于帕金森病。激动结节漏斗部的多巴胺受体，

用于回乳、催乳素分泌过多症（抑制催乳素分泌）、肢端肥大症（抑制生长素分泌）。

5. 苯海索（安坦） 阻断中枢胆碱受体，疗效不如 L-dopa，对震颤疗效较好，对僵直及运动迟缓较差。对抗精神病药所致的帕金森综合征有效。不良反应有外周抗胆碱作用。

6. 恩他卡朋 选择性外周儿茶酚氧化甲基转移酶（COMT）抑制药，不能通过血 - 脑屏障，只抑制外周的 COMT。本品能延长左旋多巴半衰期，稳定血药浓度，使更多的左旋多巴进入脑组织。恩他卡朋单独使用无效，常与左旋多巴合用，使左旋多巴的疗效更平稳。尤其使用于症状波动的患者延长“开 - 关反应”“开”的时间，明显缩短“关”期。长期应用常见的不良反应有运动障碍、恶心、腹泻及尿液颜色加深等。

三、治疗阿尔茨海默病的药物作用特点和机制

1. 胆碱酯酶高选择性抑制药 加兰他敏用于轻、中度阿尔茨海默型痴呆症状的治疗。另有石杉碱甲（哈伯因）、多奈哌齐（安理申）、卡巴拉汀等。

2. 选择性 M_1 受体激动剂 占诺美林。

3. NMDA 受体非竞争性拮抗剂 美金刚，是第一个对 AD 有显著疗效的 N- 甲基 -D 天冬氨酸（NMDA）受体拮抗剂，可以阻断谷氨酸浓度病理性升高导致的神经元损伤。因美金刚与 NMDA 受体呈低、中度亲和力，因此，在阻断谷氨酸兴奋性毒性的同时，不妨碍谷氨酸参与正常的学习记忆等生理调节。还能通过增加大脑皮质脑源性神经营养因子（BDNF）含量，提高血清 SOD 含量，减轻氧化应激损伤，进而保护神经元，改善学习记忆障碍。

4. 大脑功能恢复药 通过促进脑代谢、扩张脑血管、改善微循环等作用，改善阿尔茨海默病患者的学习记忆能力。药物如胞磷胆碱、吡拉西坦、丁咯地尔、吡硫醇等。

历年考点串讲

抗帕金森病和阿尔茨海默病药历年常考，其中左旋多巴的药理作用与临床应用为考试重点，应熟练掌握。卡比多巴、司来吉兰、金刚烷胺、溴隐亭、苯海索、加兰他敏药理作用特点应熟悉。

常考的细节有：

1. *L*-dopa 在脑内转变生成 DA，补充递质的不足，用于治疗帕金森病。
2. 卡比多巴不易通过血 - 脑屏障，可抑制多巴在外周转化为多巴胺。
3. 卡比多巴与左旋多巴合用，提高脑内多巴胺的浓度，减少左旋多巴的用量。
4. 金刚烷胺主要促使纹状体中残存的完整多巴胺能神经元释放多巴胺、抑制多巴胺的再摄取、直接激动多巴胺受体和较弱的抗胆碱作用。
5. 溴隐亭激动黑质纹状体的多巴胺受体，用于帕金森病。
6. 苯海索阻断中枢胆碱受体，疗效不如 *L*-dopa，对震颤疗效较好，对僵直及运动迟缓较差。
7. 加兰他敏属胆碱酯酶高选择性抑制剂，用于轻、中度阿尔茨海默型痴呆症状的治疗。

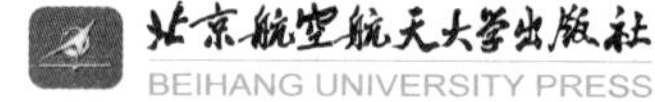

第十五节　中枢兴奋药

一、主要兴奋大脑皮质的药物

咖啡因

1. 药理作用及机制

（1）中枢作用：小剂量对大脑皮质有选择性兴奋作用。较大剂量，直接兴奋延脑呼吸中枢和血管运动中枢，使呼吸加深加快，血压升高。中毒剂量则兴奋脊髓，引起惊厥。

（2）心肌和平滑肌作用：直接增强心肌收缩力，加快心率，增加心排血量。直接松弛外周血管平滑肌，扩张血管，降低外周阻力；增加冠脉血流量，收缩脑血管。舒张支气管平滑肌和胆道平滑肌，但作用较弱。咖啡因抑制磷酸二酯酶，使心肌、血管平滑肌、支气管平滑肌细胞内 cAMP 水平升高，而产生上述作用。

2. 临床应用

（1）解除中枢抑制状态，如严重传染病或镇静催眠药等中枢抑制剂中毒引起的昏睡、呼吸和循环抑制。

（2）与麦角胺配伍制成麦角胺咖啡因片，治疗偏头痛。与解热镇痛抗炎药配伍制成复方制剂，治疗一般性头痛、感冒。

二、主要兴奋延脑呼吸中枢的药物

1. 尼可刹米（可拉明） 直接兴奋延脑呼吸中枢，提高呼吸中枢对 CO_2 的敏感性；也可通过刺激颈动脉体化学感受器，反射性兴奋呼吸中枢；使呼吸加深加快。作用温和，安全范围大。临床常用于各种原因所致的呼吸衰竭。

2. 二甲弗林（回苏灵） 直接兴奋呼吸中枢，作用比尼可刹米强 100 倍，安全范围小，过量易引起肌肉震颤和惊厥。适用于各种原因引起的中枢性呼吸抑制，但吗啡中毒者慎用。

3. 洛贝林（山梗菜碱） 通过刺激颈动脉体化学感受器反射性兴奋呼吸中枢。作用持续时间短（数分钟）、安全范围大，很少引起惊厥。临床用于新生儿窒息、小儿感染疾病引起的呼吸衰竭、CO 中毒等。大剂量兴奋迷走中枢引起心动过缓、传导阻滞；过大剂量则可兴奋交感神经节导致心动过速。

4. 贝美格（美解眠） 兴奋作用快而短，选择性差，安全范围小。主要用于巴比妥类等中枢抑制剂过量中毒的解救。

三、促脑功能恢复药

1. 吡拉西坦（脑复康）的特点　为 γ- 氨基丁酸同类物，具有激活、保护和修复脑细胞作用的药物。用于阿尔茨海默病、脑外伤等引起的思维与记忆功能减退以及轻、中度脑功能障碍。

2. 甲氯芬酯（氯酯醒）的特点　能促进脑细胞的能量代谢，增加对糖类的利用，并能调节细胞代谢，提高学习记忆功能和抗脑缺血、缺氧的作用，用于阿尔茨海默病、脑外伤等引起的意识障碍、小儿遗尿症等。

3. 托莫西汀的特点　为选择性皮质下区 NE 再摄取抑制剂，能提高突触间隙 NE 的浓度，是我国儿童注意缺陷多动障碍防治指南中的主要推荐药物，用于治疗 7 岁以上儿童、青少年及成年人注意缺陷多动障碍，可改善症状，间接促进认知功能，提高注意力，其疗效与哌甲酯相当。本品不改变皮质下区多巴胺水平，因而不诱发抽动或加重运动障碍。更适用于 ADHD 合并抽动障碍的患儿。也适用于 ADHD 合并抑郁或焦虑的患者。

历年考点串讲

中枢兴奋药历年常考，其中，咖啡因的作用、机制和应用应熟练掌握，主要兴奋延脑呼吸中枢的药物作用特点应熟悉。促脑功能恢复药应了解。

常考的细节有：

1. 咖啡因小剂量对大脑皮质有选择性兴奋作用。
2. 咖啡因中毒剂量则兴奋脊髓，引起惊厥。
3. 咖啡因与麦角胺配伍制成麦角胺咖啡因片，治疗偏头痛。
4. 尼可刹米（可拉明）直接兴奋延脑呼吸中枢，提高呼吸中枢对 CO_2 的敏感性；也可通过刺激颈动脉体化学感受器，反射性兴奋呼吸中枢。
5. 尼可刹米临床常用于各种原因所致的呼吸衰竭。
6. 二甲弗林（回苏灵）对吗啡中毒者慎用。
7. 洛贝林（山梗菜碱）临床用于新生儿窒息、小儿感染疾病引起的呼吸衰竭、CO 中毒等。
8. 贝美格（美解眠）主要用于巴比妥类等中枢抑制剂过量中毒的解救。
9. 吡拉西坦（脑复康）为 γ- 氨基丁酸同类物，具有激活、保护和修复脑细胞作用的药物。

第十六节　镇痛药

一、吗　啡

1. 药动学

（1）口服、皮下易吸收，首关效应显著，生物利用度低。

（2）游离型吗啡分布广泛，少量透过血 - 脑屏障进入中枢而发挥作用，可通过胎盘进入胎儿体内。

（3）主要从肾排泄，少量经胆汁排泄和乳汁排泄。

2. 药理作用

（1）中枢神经系统

①镇痛镇静：镇痛作用强大，对持续性的钝痛优于间断性的锐痛。可消除疼痛引起的焦虑、紧张等情绪反应。可有欣快舒适感。

②抑制呼吸：降低呼吸中枢对二氧化碳的敏感性。

③镇咳、催吐、缩瞳作用。

④促进抗利尿激素、催乳素和促生长激素释放；抑制黄体生成素的释放。

（2）消化系统

①兴奋胃肠道平滑肌和括约肌，引起痉挛，使胃排空和推进性肠蠕动减弱；抑制消化液分泌；抑制中枢，使患者便意迟钝，引起便秘。

②治疗量可引起胆道平滑肌和括约肌收缩，胆道和胆囊内压升高，引起胆绞痛。

③其他平滑肌。治疗量增强子宫平滑肌张力，延长产程，影响分娩；增强膀胱括约肌张力，导致尿潴留；大剂量时可收缩支气管平滑肌，加重呼吸困难。

（3）心血管系统：扩血管，引起直立性低血压，因抑制呼吸，使体内 CO_2 升高，使脑血管扩张，颅内压升高。

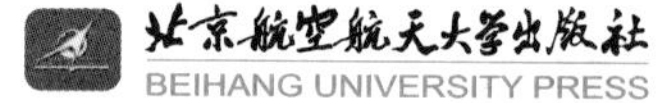

（4）免疫系统：阿片类药物对细胞免疫和体液免疫均有抑制作用，在停药戒断期最明显。吗啡作用与 μ 受体，抑制巨噬细胞的吞噬功能，抑制淋巴细胞增殖，抑制自然杀伤细胞的活性。阿片类物质依赖者的固有免疫、细胞免疫和体液免疫功能均严重受损，这类人群的人类免疫缺陷病毒的感染率以及肿瘤发病率明显高于普通人群。

3. 临床应用

（1）镇痛：对各种疼痛均有效，易成瘾，除癌性剧痛可长期应用外，通常短期应用于其他镇痛药无效的急性锐痛。对内脏绞痛应与解痉药阿托品合用。

（2）心源性哮喘

①抑制呼吸中枢，降低其对 CO_2 的敏感性。

②扩张血管，降低外周阻力，减轻心脏负荷。

③镇静作用可消除患者的紧张情绪，降低氧耗。

（3）止泻：急、慢性消耗性腹泻。

4. 不良反应

（1）治疗量：可引起恶心、呕吐、便秘、排尿困难、直立性低血压、呼吸抑制等。

（2）耐受性和依赖性。

（3）中毒量吗啡：出现昏迷、呼吸抑制、针尖样瞳孔、血压下降甚至休克，致死的主要原因是呼吸麻痹。

5. 作用机制　激动脑室，导水管周围灰质的阿片受体，激活脑内抗痛系统，产生中枢性镇痛作用。激动孤束核阿片受体产生镇咳作用。激动中脑顶盖前核阿片受体产生缩瞳作用。

6. 依赖性产生原理及其防治　机制不十分清楚。防治应根据医疗需要，严格控制，合理使用，严禁滥用。

二、哌替啶

1. 药理作用

（1）中枢神经系统：与吗啡相似，较弱，持续时间短。治疗剂量具有镇静和抑制呼吸作用；无镇咳作用；成瘾性较吗啡小；可增加前庭器官的敏感性，产生眩晕。

（2）兴奋平滑肌：对胃肠道平滑肌可提高张力，不致便秘，也无止泻作用。引起胆道平滑肌痉挛，提高胆内压，比吗啡弱。对支气管平滑肌影响小，大剂量可致收缩。不对抗缩宫素对子宫的作用，不缩短产程。

（3）血管扩张：治疗量可扩张血管，引起直立性低血压。抑制呼吸使 CO_2 积蓄，扩张脑血管升高颅内压。

2. 临床应用

（1）镇痛：对各种剧烈疼痛均有效，慢性钝痛不宜使用。新生儿对哌替啶的呼吸抑制作用非常敏感，故产前 2 ～ 4 小时禁用。

（2）麻醉前给药及人工冬眠。

（3）心源性哮喘和肺水肿。

三、镇痛药应用原则

1. 非麻醉性镇痛药　未列入麻醉药品品种目录的药物，如曲马朵。

2. 癌症患者止痛的阶梯疗法

（1）轻度疼痛者，用解热镇痛抗炎药。

（2）中度疼痛者，选用曲马朵、罗痛定或与解热镇痛药抗炎药合用。

（3）对剧烈疼痛者，使用吗啡、哌替啶等。

四、可待因、丁丙诺啡、喷他佐辛、纳洛酮和芬太尼的特点

1. **可待因**　镇痛、镇咳、镇静作用弱，抑制呼吸作用轻。用于中等以上疼痛的止痛，也可用于频繁干咳，属于中枢镇咳药。可致依赖性，不宜持续应用。

2. **丁丙诺啡**　为强效、长效麻醉性镇痛药。躯体依赖性低，是阿片类成瘾者脱毒治疗的重要替代药物。

3. **喷他佐辛**　为阿片受体部分激动剂。镇痛、呼吸抑制、镇静作用弱。主要用于慢性剧痛。不易产生依赖性。大剂量可使血压升高。

4. **纳洛酮**　阿片受体竞争性拮抗剂。临床用于阿片类药物急性中毒解救，可反转呼吸抑制。

5. **芬太尼**　为强效镇痛药，镇痛效力是吗啡的100倍。起效快，持续时间短。镇痛剂量对呼吸抑制作用轻，成瘾性较弱。与氟哌利多合用产生神经松弛镇痛效果，适用于某些小手术或医疗检查。也可用于各种剧痛。

历年考点串讲

镇痛药历年必考，其中吗啡和哌替啶的药理作用、药动学特点、临床应用及主要不良反应为考试重点，应熟练掌握。可待因、丁丙诺啡、喷他佐辛、纳洛酮和芬太尼的特点应熟悉。

常考的细节有：

1. 吗啡镇痛作用强大，对持续性的钝痛优于间断性的锐痛。
2. 吗啡治疗量可引起胆道平滑肌和括约肌收缩，胆道和胆囊内压升高，引起胆绞痛。
3. 吗啡短期应用于其他镇痛药无效的急性锐痛。
4. 吗啡对内脏绞痛应与解痉药阿托品合用。
5. 吗啡抑制呼吸中枢，降低其对 CO_2 的敏感性。
6. 吗啡扩张血管，降低外周阻力，减轻心脏负荷。
7. 吗啡中毒致死的主要原因是呼吸麻痹。
8. 哌替啶可用于麻醉前给药及人工冬眠。
9. 新生儿对哌替啶的呼吸抑制作用非常敏感，故产前2～4小时禁用。
10. 纳洛酮为阿片受体竞争性拮抗剂。

第十七节　解热镇痛抗炎药与抗痛风药

1. **阿司匹林**

（1）药动学：口服主要在小肠吸收；分布于全身组织、关节腔及脑脊液；肝代谢特点是1g以下按一级动力学，1g以上按零级动力学，$t_{1/2}$ 相应延长；碱化尿液，加速肾排泄。

（2）作用机制：抑制花生四烯酸代谢过程中的环氧酶，使前列腺素（PGs）合成减少，产生解热、镇痛、抗炎作用。

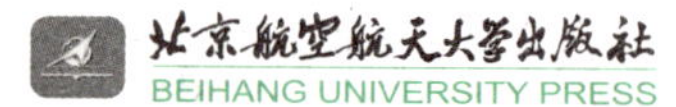

（3）药理作用与临床应用：属于非甾体抗炎药。

①解热镇痛：作用较强。用于头痛、牙痛、神经痛、肌肉痛、痛经以及感冒发热等。

②抗炎抗风湿。

③抗血栓形成作用：小剂量抑制环加氧酶（COX，PG 合成酶），减少血栓素 A_2（TXA_2）合成，抑制血小板聚集，防止血栓形成。大剂量阿司匹林可抑制血管壁中前列环素生成，易促进血小板聚集和血栓形成。故常采用小剂量阿司匹林（40 ～ 50mg/d）预防血栓形成，用于治疗缺血性心脏病和心肌梗死，降低其病死率和再梗死率。

（4）不良反应：属于水杨酸类的药物。

①胃肠道反应：最常见，应餐后服用，同服抗酸药或选用肠溶阿司匹林，溃疡病禁用。

②凝血障碍：严重肝损害、低凝血酶原血症及维生素 K 缺乏者禁用。

③变态反应，偶见皮疹、荨麻疹和过敏性休克等。“阿司匹林哮喘”，是由于抑制了 COX，使 PGs 合成受阻，导致脂氧合酶途径生成的白三烯增加，引起支气管痉挛，诱发哮喘。肾上腺素仅部分对抗阿司匹林所致的支气管收缩。

④水杨酸反应：严重中毒者应立即停药，静脉滴注碳酸氢钠溶液以碱化尿液，加速水杨酸盐自尿排泄。

⑤瑞夷（Reye）综合征。

2. 对乙酰氨基酚　解热镇痛作用与阿司匹林相似，几乎不具有抗炎、抗风湿作用。临床用于解热镇痛。无明显胃肠刺激，故适于不宜使用阿司匹林的头痛、发热患者。过量可致中毒性肝坏死，长期使用极少数人可致肾毒性。

3. 吲哚美辛（消炎痛）　强效非选择性 COX 抑制剂，抗炎、抗风湿和解热镇痛作用突出，但不良反应多，仅用于其他药物不能耐受或疗效不显著的病例。

4. 舒林酸　与吲哚美辛比较作用弱而持久，不良反应少而轻。

5. 布洛芬　具有抗炎、解热及镇痛作用，疗效与阿司匹林相似。严重不良反应发生率明显低于阿司匹林、吲哚美辛等。主要用于风湿性关节炎和类风湿关节炎。

6. 甲芬那酸（甲灭酸）和双氯芬酸（氯灭酸）　具有解热、镇痛和抗炎作用，作用比阿司匹林强。

7. 吡罗昔康（炎痛喜康）　为强效、长效抗炎镇痛药。对风湿性关节炎及类风湿关节炎的疗效与吲哚美辛、乙酰水杨酸和萘普生相似，但不良反应较少，其优点是长效。

8. 美洛昔康　长效的选择性的 COX-2 抑制剂，对各靶组织和器官的 COX-2 抑制作用比 COX-1 强，对胃肠道和肾的不良反应较少。

9. 塞来昔布　属高选择性 COX-2 抑制剂，对 COX-2 选择性高于 COX-1。不良反应发生率低于其他非选择性 NSAIDS。消化性溃疡病例极少。

10. 尼美舒利　具有很强的解热、镇痛和抗炎作用，对 COX-2 的选择性与塞来昔布相似，其机制包括抑制中性粒细胞激活，减少细胞因子生成，可能激活糖皮质激素受体。主要用于类风湿关节炎、骨性关节炎、术后或创伤后疼痛、上呼吸道感染引起的发热等。胃肠道不良反应发生概率低，但可致急性肝炎、重症肝炎和重症肝损害。

11. 秋水仙碱　与中性粒细胞的微管蛋白结合，导致中性粒细胞的迁移、趋化和吞噬功能降低；还能抑制白三烯 B_4 的形成。对急性痛风性关节炎有选择性抗炎作用。对尿酸排泄无影响，因而对慢性痛风无效。不良反应较多，常见消化道反应。

12. 别嘌醇　是次黄嘌呤异构体，能抑制尿酸合成，是痛风间歇期的首选治疗药物。

13. 丙磺舒　竞争性抑制尿酸的重吸收，增加尿酸盐排泄，主要用于治疗慢性痛风。

历年考点串讲

解热镇痛抗炎药历年必考，其中阿司匹林的药理作用、作用机制、临床应用及主要不良反应为考试重点，应熟练掌握。对乙酰氨基酚、吲哚美辛、布洛芬的特点应熟悉。

常考的细节有：

1. 阿司匹林抑制花生四烯酸代谢过程中的环氧酶，使前列腺素（PGs）合成减少，产生解热、镇痛、抗炎作用。

2. 阿司匹林用于头痛、牙痛、神经痛、肌肉痛、痛经以及感冒发热等。

3. 阿司匹林小剂量抑制环加氧酶（COX、PG 合成酶），减少血栓素 A_2（TXA_2）合成，抑制血小板聚集，防止血栓形成。

4. 阿司匹林胃肠道反应最常见，应餐后服用，同服抗酸药或选用肠溶阿司匹林，溃疡病禁用。

5. 对乙酰氨基酚解热镇痛作用与阿司匹林相似，几乎不具有抗炎、抗风湿作用。

6. 对乙酰氨基酚临床用于解热镇痛。无明显胃肠刺激。

7. 对乙酰氨基酚过量可致中毒性肝坏死，长期使用极少数人可致肾毒性。

8. 塞来昔布、尼美舒利属高选择性 COX-2 抑制剂。

第十八节　抗心律失常药

1. 作用机制　降低自律性；减少后除极与触发活动；改变膜反应性及传导性而消除折返；改变有效不应期（ERP）及动作电位时程（APD）而减少折返。

2. 分类

（1）Ⅰ类——钠通道阻滞剂。

①Ⅰ A 类，适度阻滞钠通道，代表药有奎尼丁等。

②Ⅰ B 类，轻度阻滞钠通道，代表药有利多卡因等。

③Ⅰ C 类，明显阻滞钠通道，代表药有普罗帕酮等。

（2）Ⅱ类——β 肾上腺受体阻滞剂。

（3）Ⅲ类——延长动作电位时程药，代表药有胺碘酮等。

（4）Ⅳ类——钙通道阻滞药。药物阻滞钙通道而抑制 Ca^{2+} 内流，代表药有维拉帕米等。

3. 奎尼丁——属于Ⅰ A 类药物

（1）药理作用：降低自律性；减慢传导；延长 ERP；阻断 α 受体和抗胆碱作用。

（2）临床应用：广谱，用于心房颤动、心房扑动、室上性和室性心动过速的治疗。

（3）不良反应：胃肠道反应；金鸡纳反应；低血压和血管栓塞；心脏毒性较为严重，包括心动过缓、房室阻滞、室内阻滞等；其他（晕厥、过敏）。

4. 普鲁卡因胺　药理作用与奎尼丁相似但较弱，无明显的抗胆碱作用和阻断 a 受体作用。临床主要用于室性心律失常。长期使用有少数患者出现红斑性狼疮样综合征。

5. 利多卡因——轻度阻滞钠通道

（1）药动学特点：口服有明显的首关效应，口服一般无效，常作静脉给药。起效快、维持时间短，主要经肝代谢。

（2）药理作用：利多卡因对希 - 浦系统和心室肌发生作用，对心房肌无影响。对心脏的作用是能

抑制 Na^+ 内流，明显促进 K^+ 外流。具有以下作用。

①降低自律性。

②缩短 APD，相对延长 ERP。

③改变病变区传导速度。

（3）临床应用：主要用于治疗室性心律失常，特别是对急性心肌梗死引起的室性心律失常为首选药。对室上性心律失常基本无效。

（4）不良反应

①中枢神经系统症状。

②心脏毒性，剂量过大可引起窦性过缓、房室阻滞等。

6. 普罗帕酮——明显阻滞钠通道

（1）药理作用

①明显抑制 Na^+ 内流，降低浦肯野纤维和心肌细胞的 0 相除极速度和幅度，减慢传导。

②适度延长 APD 和 ERP。

③降低自律性。

④较弱的 β 受体阻滞作用和钙通道阻滞作用。

（2）临床应用：适用于防治室性、室上性期前收缩和心动过速。

（3）不良反应

①胃肠道反应。

②心血管系统，低血压、房室传导阻滞和心功能不全；严重心、肾功能不全，传导阻滞者禁用。

7. 普萘洛尔——β 受体阻断剂

（1）药动学：口服吸收完全，首关效应强，生物利用度为 30%，个体差异大。

（2）药理作用

①降低自律性。

②传导速度。大剂量（血药浓度达 100ng/kg 以上）有膜稳定作用，能明显减慢房室结及浦肯野纤维的传导速度。

③不应期。治疗浓度能缩短浦肯野纤维 APD 和 ERP，高浓度则延长之。对房室结 ERP 有延长作用。

（3）临床应用：主要用于室上性心律失常。对于交感神经兴奋性过高、甲状腺功能亢进症及嗜铬细胞瘤等引起的窦性心动过速效果良好。

（4）不良反应：可致窦性心动过缓、房室传导阻滞、并能诱发心衰和哮喘等。

8. 胺碘酮——延长动作电位时程药

（1）药理作用：阻断钠、钙及钾通道和 α 与 β 受体。能较明显地抑制复极过程，延长 APD 和 ERP。

（2）临床应用：广谱，可用于各种室上性和室性心律失常。

（3）不良反应：常见心血管反应等。长期服用可引起甲状腺功能紊乱、震颤、角膜碘微粒沉淀。严重不良反应为致死性肺毒性（肺纤维化）和肝毒性。

9. 维拉帕米——钙通道阻滞剂

（1）药动学：口服吸收迅速而完全，但首关效应强，生物利用度仅 10% ～ 35%。

（2）药理作用：

①阻滞心肌细胞膜慢钙通道，抑制 Ca^{2+} 内流，抑制 4 相缓慢除极，使窦房结和房室结等慢反应细胞自律性降低。

②降低房室结 0 相除极速度和幅度，使房室传导减慢，ERP 延长。

（3）临床应用：治疗效果好是阵发性室上性心动过速（首选）、房室结折返激动引起的心律失常。

历年考点串讲

抗心律失常药历年常考，其中抗心律失常药分类、临床应用为考试重点，应熟练掌握。奎尼丁、普鲁卡因胺、利多卡因、普罗帕酮、普萘洛尔、胺碘酮、维拉帕米的药理作用，临床应用及主要不良反应应熟悉。

常考的细节有：

1. ⅠA类，适度阻滞钠通道，代表药奎尼丁等。
2. ⅠB类，轻度阻滞钠通道，代表药利多卡因等。
3. ⅠC类，明显阻滞钠通道，代表药有普罗帕酮等。
4. 延长动作电位时程药，代表药有胺碘酮等。
5. 普鲁卡因胺长期使用有少数患者出现红斑性狼疮样综合征。
6. 利多卡因主要用于治疗室性心律失常，特别是对急性心梗引起的室性心律失常为首选药。
7. 普萘洛尔对于交感神经兴奋性过高、甲状腺功能亢进及嗜铬细胞瘤等引起的窦性心动过速效果良好。
8. 维拉帕米治疗效果好是阵发性室上性心动过速，为首选药。
9. 奎尼丁用于心房颤动、心房扑动、室上性和室性心动过速的治疗。
10. 口服利多卡因有明显的首过效应，口服一般无效。

第十九节　抗慢性心功能不全药

一、地高辛

1. 药动学特点

（1）生物利用度为60%～80%，个体差异大，肝肠循环少。

（2）血浆蛋白结合较少，分布于各组织中。

（3）肝代谢转化较少。

（4）大部分以原型经肾排泄。

2. 药理作用

（1）加强心肌收缩力（正性肌力作用）：心肌收缩时张力的提高和心肌缩短速率的提高。在加强心肌收缩力的同时，使心力衰竭患者心排血量增加和心肌耗氧量减少。

（2）负性频率作用（减慢窦性频率）：强心苷具有增强迷走神经活性，降低交感神经活性的作用。

（3）对心肌电生理特性的影响

①传导减慢。

②治疗量强心苷通过兴奋迷走神经的作用降低窦房结和心房的自律性；中毒量时直接抑制浦氏纤维细胞膜 Na^+-K^+-ATP 酶，使细胞内失 K^+，自律性增高，导致室性期前收缩。

③缩短 ERP。

3. 作用机制　强心苷与 Na^+-K^+-ATP 酶结合，抑制酶的活性，使 Na^+，K^+ 转运受阻，导致细胞内 Na^+ 逐渐增加，K^+ 逐渐减少，则 Na^+-Ca^{2+} 交换增加，使细胞内 Ca^{2+} 增加，从而增强心肌收缩力。

4. 临床应用

（1）主要适应证是慢性心功能不全：对高血压病、轻度心瓣膜病、轻度先天心脏病所致者为最佳适应证；对继发于甲状腺功能亢进症、贫血等的为相对适应证；对严重心瓣膜病、心包纤维化者为禁忌证。

（2）某些心律失常：心房纤颤、心房扑动和阵发性室上性心动过速。

5. 不良反应

（1）胃肠道反应。

（2）神经系统反应及视觉障碍，视觉障碍是停药的指征。

（3）心脏反应：快速型心律失常、房室传导阻滞、窦性心动过缓。心脏毒性机制：明显抑制 Na^+-K^+-ATP 酶，导致细胞内失 K^+，膜电位减小，自律性增高，传导减慢而引起心律失常。

6. 中毒的防治

（1）快速型心律失常，停药、补钾，严重者可用苯妥英钠、利多卡因治疗；对危及生命的极严重中毒者宜用地高辛抗体 Fab 片段做静脉注射抢救。

（2）缓慢型心律失常，可用阿托品静脉注射治疗。

二、非强心苷类正性肌力药——氨力农、多巴酚丁胺、米力农

1. 氨力农、米力农　是磷酸二酯酶III抑制剂（PDE- III抑制药），具有明显增强心肌收缩力和舒张血管作用，增加心排血量，减轻心脏负荷，降低心肌耗氧量，缓解慢性心功能不全症状。米力农抑酶作用较氨力农强 20 倍。

2. 多巴酚丁胺　主要激动 β_1 受体，增强心肌收缩力，增加心排血量；对 β_2 受体及 α_1 受体作用弱；用于对强心苷疗效不佳的心功能不全的患者。

三、减负荷药和β受体阻断剂

1. 血管紧张素Ⅰ转化酶抑制剂　通过扩血管、降低心脏负荷，同时可阻止和逆转心肌肥厚及纤维化的发生。

2. 血管紧张素Ⅱ受体阻滞剂　能阻断血管紧张素II致缩血管、心肌肥厚、促进生长和相关原癌基因表达的作用。

3. 利尿药　促进体内潴留的水钠排出，减少血容量和回心血量，减轻心脏前负荷，有利于改善心脏功能，增加心排血量。

4. 血管舒张药　适当降低前、后负荷有助于改善心功能。

5. β 受体阻断剂

（1）β 受体上调，增加心肌对激动剂的敏感性。

（2）抑制肾素 - 血管紧张素系统活性使血管扩张，减轻水钠潴留，减少心脏做功。

（3）减慢心率，延长心室充盈时间，改善心肌供氧等。

历年考点串讲

抗慢性心功能不全药历年必考，其中地高辛的药理作用、作用机制、药动学特点、临床应用、不良反应及注意事项为考试重点，应熟练掌握。

常考的细节有：

1. 地高辛加强心肌收缩力（正性肌力作用），提高心肌收缩时张力和心肌缩短速率。

2. 强心苷具有增强迷走神经活性，降低交感神经活性的作用，具有负性频率作用（减慢

窦性频率）。

3. 强心苷与 Na^+/K^+-ATP 酶结合，抑制酶的活性，使 Na^+ 及 K^+ 离子转运受阻，导致细胞内 Na^+ 逐渐增加，K^+ 逐渐减少，则 Na^+-Ca^{2+} 交换增加，使细胞内 Ca^{2+} 增加，从而增强心肌收缩力。

4. 强心苷主要适应证是慢性心功能不全和心房纤颤、心房扑动和阵发性室上性心动过速。

5. 强心苷对高血压病、轻度心瓣膜病、轻度先天心脏病所致慢性心功能不全者为最佳适应证。

6. 强心苷对甲状腺功能亢进症、贫血者等所致慢性心功能不全为相对适应证。

7. 强心苷对严重心瓣膜病、心包纤维化者所致慢性心功能不全为禁忌证。

8. 强心苷中毒引起缓慢型心律失常可用阿托品静注治疗。

9. 强心苷中毒引起快速型心律失常，应停药、补钾，严重者可用苯妥英钠、利多卡因治疗。

10. 氨力农、米力农是非强心苷类正性肌力药，是 PDE- Ⅲ抑制药。

第二十节　抗心绞痛药及调脂药

一、抗心绞痛药

1. 硝酸甘油

（1）药理作用：在平滑肌细胞及血管内皮细胞中产生NO，增加细胞内cGMP含量而松弛血管平滑肌。

（2）作用机制

①降低心脏前后负荷，降低心肌耗氧量。

②改善缺血区血供，迫使血流从输送血管经侧支血管流向缺血区。

③冠状动脉血流重新分配，降低左心室舒张末压，舒张心外膜血管及侧支血管，使血液易从心外膜区域向心内膜下缺血区流动。

（3）临床应用：对各型心绞痛均有效，用药后能中止发作（舌下含服1～2分钟起效），也可预防发作。

（4）不良反应：多数不良反应由血管舒张作用所引发，如心率加快、搏动性头痛，大剂量可出现直立性低血压及晕厥；眼内血管扩张则使升高眼压。剂量过大，反而会使耗氧量增加而加重心绞痛的发作。连续用药后，可出现耐受性。禁用于青光眼。

2. 普萘洛尔——β 受体阻断剂

（1）药理作用

①阻断β受体，减慢心率，降低心肌收缩力，降低心耗氧量。

②改善心肌缺血区的血供，使非缺血区的血管阻力增高，促使血液向阻力血管已舒张的缺血区流动，从而增加缺血区的血供；阻断β受体，减慢心率，使舒张期延长，有利于血液从心外膜血管流向易缺血的心内膜区；促进氧合血红蛋白的解离而增加组织包括心肌的供氧。

（2）临床应用：治疗稳定及不稳定型心绞痛，对伴有高血压或心律失常者更为适用。不适用于冠状动脉痉挛诱发的变异型心绞痛。

合用普萘洛尔和硝酸甘油可相互取长补短，普萘洛尔可取消硝酸甘油所引起的反射性心率加快，硝酸甘油可缩小普萘洛尔所扩大的心室容积，两药对耗氧量的降低具有协同作用，可减少不良反应的发生。

3. 硝苯地平——钙通道阻滞剂

（1）药理作用

①降低心肌耗氧量：阻断 Ca^{2+} 内流，使心肌收缩性下降，心率减慢，血管平滑肌松弛，血压下降，

减轻心脏负荷，使心肌耗氧量减少。

②舒张冠脉血管，增加侧支循环。

③对缺血心肌细胞的保护作用：硝苯地平阻断 Ca^{2+} 内流，保护心肌细胞。心肌缺血时细胞内 Ca^{2+} 超负荷，线粒体 Ca^{2+} 过多可妨碍 ATP 的产生，导致细胞死亡。

（2）临床应用：最为有效的是冠状动脉痉挛及变异型心绞痛，也可用于稳定型及不稳定型心绞痛。

4. 曲美他嗪——能量代谢调节剂

（1）药理作用：通过抑制线粒体长链 3- 酮脂酰辅酶 A 硫解酶（LC-3KAT）活性，增加丙酮酸脱氢酶的活性、促进葡萄糖代谢产能，改善心肌能量代谢，阻止缺血心肌细胞内 ATP 水平的下降，有利于维持细胞膜主动转运离子泵的正常功能，减少细胞内酸中毒和 Na^{+} 摄取，减少 Ca^{2+} 超载，保护缺血心肌细胞。

（2）临床应用：用于心绞痛的预防治疗，对稳定型心绞痛，在常规治疗基础上合用本药可显著延长患者运动时间、减少心绞痛发作次数和硝酸酯类用量，不引起心脏血流动力学的变化；对于稳定型心绞痛合并左心功能不全的患者，在常规治疗基础上加用本药，能够有效改善患者的心功能，减少心绞痛发作的频率和硝酸甘油的用量。此外本品可用于陈旧性心肌梗死的治疗，与强心苷合用于伴有严重心功能不全者，疗效增加、不良反应减轻。

5. 阿司匹林及其他抗血小板药　血小板聚集和血栓形成是诱发心绞痛的重要因素，因此阿司匹林、噻氯匹定等抗血小板药合理使用，也有助于改善心绞痛。

二、调脂药

1. 他汀类（洛伐他汀、普伐他汀、阿伐他汀、氟伐他汀）

（1）药理作用

①抑制 HMG-CoA 还原酶，抑制胆固醇合成速度，降 LDL-C 作用最强，TC 次之，降甘油三酯（TG）作用很小，而高密度脂蛋白胆固醇（HDL-C）略有升高。

②调节内皮功能、抗血栓形成、抑制血管炎症等。

（2）临床应用

①动脉粥样硬化，用于杂合子家族性或非家族性高胆固醇血症，对纯合子家族性高脂血症疗效较差。

②肾病综合征。

③血管成形术后再狭窄。

④预防心脑血管急性事件。

（3）不良反应

①大剂量可致胃肠道反应、肌痛、皮肤潮红、头痛等。

②转氨酶、肌酸磷酸激酶（CPK）升高，横纹肌溶解症。与氯贝丁酯类、红霉素等合用，可增加肌病的发病率。

2. 考来烯胺

（1）药理作用：机制为阴离子交换树脂口服后在胃肠道不吸收，吸附肠内胆酸，阻断胆酸的肝肠循环，亦加速肝中胆固醇的分解为胆酸，与肠内胆酸一起排出体外，血胆固醇因而下降。

（2）临床应用：用于Ⅱ a 及家族性杂合子高脂血症。

（3）不良反应

①轻度胃肠症状，如便秘、反流性食管炎和恶心等。

②脂肪痢。

③长期应用可引起脂溶性维生素缺乏。

3. 氯贝丁酯、吉非贝齐的特点

（1）药理作用

①调脂作用：增强脂蛋白酯酶的活性而降低 TG，也降低 FFA 和 FC，并使 HDL 增高。

②非调脂作用：降低血小板黏附性、增加纤维蛋白溶解活性和减低纤维蛋白原浓度，从而有抑制血凝的作用。

（2）临床应用：用于Ⅲ型、Ⅳ型、Ⅴ型高脂血症。

（3）不良反应：胃肠道症状、皮肤瘙痒、皮疹、一过性转氨酶增高和肾功能改变等。

4. 烟酸类的特点

（1）药理作用

①大剂量应用可抑制肝合成和释放出 VLDL。

②抑制脂肪细胞释出游离脂肪酸。

③扩张血管。

（2）临床应用：广谱降血脂药，对多种高脂血症均有疗效，对Ⅱ b 型、Ⅳ型最好。

（3）不良反应：胃肠道刺激症状、皮肤潮红、瘙痒、糖耐量异常、尿酸增加。

5. 依折麦布的特点

（1）药理作用

①第一个胆固醇吸收抑制剂，主要阻断胆固醇的外源性吸收途径。

②抑制表达胆固醇吸收的 NPC1L1 转运蛋白活性，选择性地抑制饮食和胆汁中的胆固醇跨小肠壁转运到肝中，持久地抑制胆固醇的吸收，从而降低胆固醇和相关植物甾醇的吸收，使肝胆固醇储存减少，导致肝脏 LDL 受体合成增加，LDL 代谢加快，是血浆中 LDL-C 水平降低。

③依折麦布可降低高脂血症患者的总胆固醇水平、载脂蛋白 B 和 TG 水平，并增加 HDL-C 水平，与 HMG-CoA 还原酶抑制剂合用更能有效地改善血清 TC，LDL-C，Apo B，TG 和 HDL-C 水平。

（2）临床应用：原发性（杂合子家族性或非家族性）高胆固醇血症、纯合子家族性高胆固醇血症、纯合子谷甾醇血症（或植物甾醇血症）。临床上与他汀类药物联用分别从胆固醇的内、外源性途径对血脂水平进行调节。

（3）不良反应：不良反应少，少数患者出现疼痛、痉挛和无力的肌肉失调症状、血清肌酸激酶升高、氨基转氨酶升高、血小板减少等。怀孕或哺乳期妇女、中至重度肝功能损伤患者以及 10 岁以下儿童禁用此药。

历年考点串讲

抗心绞痛药及调脂药历年必考，其中硝酸甘油、硝苯地平、普萘洛尔等的药理作用、作用机制、临床应用及不良反应为考试重点，应熟练掌握。他汀类的药理作用、作用机制、临床应用应熟悉。

常考的细节有：

1. 硝酸甘油降低心脏前后负荷，降低心肌耗氧量。

2. 硝酸甘油对各型心绞痛均有效，用药后能中止发作（舌下含服 1 ～ 2 分钟起效），也可预防发作。

3. 硝酸甘油多数不良反应是血管舒张作用所继发，如心率加快、搏动性头痛，大剂量可出现直立性低血压及晕厥。

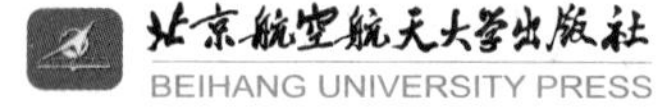

4. 普萘洛尔治疗稳定及不稳定型心绞痛，对伴有高血压或心律失常者更为适用。

5. 普萘洛尔不适用于冠状动脉痉挛诱发的变异型心绞痛。

6. 普萘洛尔可取消硝酸甘油所引起的反射性心率加快，硝酸甘油可缩小普萘洛尔所扩大的心室容积。

7. 硝苯地平最为有效的是冠状动脉痉挛及变异型心绞痛。

8. 他汀类抑制 HMG-CoA 还原酶，抑制胆固醇合成速度，降 LDL-C 作用最强，TC 次之，降甘油三酯（TG）作用很小。

9. 他汀类与氯贝丁酯类、红霉素等合用，可增加肌病的发病率。

第二十一节 抗高血压药

一、氢氯噻嗪

1. 降压作用与机制

（1）降压作用特点温和、持久。

（2）初期：通过排钠利尿，减少血容量。

（3）长期：降低动脉壁细胞内 Na^{+}，使 Na^{+}-Ca^{2+} 交换减弱，细胞内低 Ca^{2+}，导致血管平滑肌对血管活性物质的反应性降低，血管张力减弱，血压降低。

（4）诱导动脉壁产生扩血管物质，如缓激肽和前列腺素等。

2. 临床应用　单独治疗轻度、早期高血压，常与其他降压药合用以治疗各种类型的高血压。

3. 不良反应　长期大量应用可致低血钾、高血糖、高尿酸，并影响血脂代谢。

二、血管紧张素转化酶抑制剂（ACEI）

1. 药理作用及机制

（1）具有轻至中等强度的降压作用。

（2）抑制血管紧张素转化酶，使 Ang Ⅱ生成减少，又使缓激肽分解减慢，导致血管扩张，血容量下降。

（3）降压时不伴有反射性心率加快。

（4）降低 Ang Ⅱ和醛固酮水平，减轻心脏前、后负荷，改善心功能，抑制和逆转心血管重构。

2. 临床应用

（1）适用于各型高血压。

（2）对中、重度高血压合用利尿药可加强降压效果，降低不良反应。

（3）是伴有左心室肥厚、左心功能障碍、急性心肌梗死、糖尿病、肾病的高血压患者的首选药。

3. 不良反应　可有低血压、咳嗽、皮疹、药热、味觉异常、粒细胞减少等。无痰干咳是 ACEI 较常见的不良反应，原因可能是 ACEI 使缓激肽和前列腺素、P 物质在肺内蓄积的结果。

三、钙通道阻滞剂药理作用、临床应用和不良反应

1. 药理作用及机制　抑制细胞外 Ca^{2+} 内流，舒张血管平滑肌，降低血压；降压同时，可伴有反射性心率加快和心排血量增加，并可使肾素活性增高。

2. 临床应用

（1）可单独或与其他药物合用治疗轻、中、重度高血压。

（2）抗心绞痛，适合于治疗变异型心绞痛。

（3）抗心律失常，适用于治疗室上性心动过速、心房纤颤和心房扑动患者。

（4）慢性心力衰竭。

（5）肥厚型心肌病等。

3. 不良反应　头痛、眩晕、心悸、足部水肿等。孕妇禁用。

四、血管紧张素Ⅱ受体阻滞剂氯沙坦

1. 药理作用及机制

（1）能选择性地与 AT_1 受体结合，阻断 Ang Ⅱ的作用，产生降压作用。

（2）降压作用较 ACEI 稍弱。

（3）增加尿酸排泄，降低血尿酸水平。

2. 临床应用　用于各型高血压。

3. 不良反应　轻微而短暂，仅偶见头晕和与剂量相关的直立性低血压。禁用于肾动脉狭窄、妊娠及哺乳的高血压患者。

五、抗去甲肾上腺素能神经药可乐定

1. 药理作用及机制

（1）降压作用中等偏强。

（2）抑制胃肠道的分泌和运动，适用于兼患溃疡病的高血压患者。

（3）中枢镇静作用。

降压机制：激动延髓孤束核 α_2 受体或延髓腹外侧嘴部的咪唑啉受体，降低外周交感张力；激动外周交感神经突触前膜的 α_2 受体。

2. 临床应用

（1）中度高血压（其他药物无效时），尤其适用兼患溃疡病的高血压患者。

（2）镇痛药成瘾者的戒毒药。

3. 不良反应　常见的有口干和便秘。此外还有镇静、嗜睡、眩晕、血管性水肿、腮腺痛、恶心、心动过缓和食欲缺乏等。

六、α受体阻断剂哌唑嗪

1. 药理作用

（1）降压作用中等偏强。

（2）选择性阻断血管突触后 α_1 受体，降低外周阻力及回心血量。

（3）降压时不加快心率，不增加血浆肾素活性。

2. 临床应用　适用于中度高血压及并发肾功能障碍患者。如与利尿药合用效果更明显。

3. 不良反应　常见不良反应有口干、鼻塞、嗜睡、头痛、腹泻等。部分患者首次用药后出现直立性低血压、心悸、晕厥等，称为“首剂效应”。

七、肼屈嗪、硝普钠

1. 肼屈嗪

（1）扩张小动脉的口服有效的降压药，对静脉无明显舒张作用。

（2）适用于中度高血压。

（3）降压时引起较强的反射性交感神经兴奋而使心排血量增加，减弱其降压作用。

（4）长期大量应用可引起全身性红斑狼疮样综合征。

2. 硝普钠

（1）直接松弛小动脉和静脉平滑肌，降压特点是速效、强效、短效。

（2）适用于高血压危象的治疗和急、慢性心功能不全。

（3）该药遇光易破坏，滴注时应新鲜配制和避光。

（4）不良反应有呕吐、头痛、心悸、出汗等，均系过度降压引起，长时间大量滴注可使血中硫氢化物蓄积，导致中毒。孕妇禁用，肝、肾功能不全及甲状腺功能低下者慎用。

八、利血平

1. 药理作用与应用

（1）降压作用：降压作用缓慢、温和而持久。降压时伴心率减慢，心排血量减少，肾素分泌减少，水钠潴留；其降压机制主要是与中枢和外周肾上腺素能神经递质耗竭有关；用于轻度高血压。

（2）中枢抑制作用：常见镇静和安定作用，此作用可能与耗竭脑内儿茶酚胺和 5-HT 有关。

2. 不良反应　本药降压作用弱，不良反应多，不宜长期单用，也不作首选药物。

九、米诺地尔

1. 药理作用　为作用强大的小动脉扩张药，降压时能反射性兴奋交感神经，能持久地贮存于小动脉平滑肌中，一次性给药可维持 24 小时以上。

2. 临床应用　治疗顽固性高血压及肾性高血压，与 β 受体阻断剂或利尿药合用提高疗效。

3. 不良反应　水钠潴留、心悸、多毛症。

历年考点串讲

抗高血压药历年必考，其中血管紧张素转换酶抑制剂、钙通道阻滞剂为考试重点，应熟练掌握。利尿药、血管紧张素 II 受体阻滞剂、α 受体阻滞剂、中枢 α 受体激动剂、血管扩张药应熟悉。

常考的细节有：

1. 氢氯噻嗪用药初期，通过排钠利尿，减少血容量。

2. 长期用氢氯噻嗪降低动脉壁细胞内 Na^+，使 Na^+-Ca^{2+} 交换减弱，细胞内低 Ca^{2+}，导致血管平滑肌对血管活性物质的反应性降低，血管张力减弱，血压降低。

3. 氢氯噻嗪单独治疗轻度、早期高血压。

4. 卡托普利抑制血管紧张素转化酶，使 Ang II 生成减少，又使缓激肽分解减慢，导致血管扩张，血容量下降。

5. 硝苯地平抑制细胞外 Ca^{2+} 内流，舒张血管平滑肌，降低血压。

6. 氯沙坦能选择性地与 AT_1 受体结合，阻断 Ang II 的作用，产生降压作用。
7. 可乐定抑制胃肠道的分泌和运动，适用于兼患溃疡病的高血压患者。
8. 部分患者首次用哌唑嗪后出现直立性低血压、心悸、晕厥等，称为“首剂效应”。
9. 硝普钠直接松弛小动脉和静脉平滑肌，适用于高血压危象的治疗。
10. 利血平降压机制主要是与中枢和外周肾上腺素能神经递质耗竭有关。

第二十二节 利尿药和脱水药

一、利尿药

1. 呋塞米（呋喃苯胺酸，速尿）

（1）药理作用：属高效能利尿药。

①利尿作用：抑制髓襻升支粗段部位的 Na^+-K^+-$2Cl^-$ 同向转运系统，减少氯化钠的重吸收，降低肾的稀释功能，同时使肾髓质间隙渗透压降低，降低了肾的浓缩功能，从而产生迅速而强大的利尿作用。

②扩血管作用：可扩张肾血管，增加肾血流量；扩张小静脉，减轻心脏负荷。

（2）临床应用

①严重水肿，主要用于其他利尿药无效的顽固性水肿和严重水肿。

②急性肺水肿和脑水肿。

③预防急性肾衰竭，但禁用于无尿的肾衰竭患者。

④加速毒物排出。

（3）不良反应

①水与电解质紊乱：低血容量、低血钾、低血钠、低血镁、低氯性碱血症及低血压等。

②耳毒性：应避免与氨基苷类或第一及二代头孢菌素类抗生素合用。

③高尿酸血症。

④胃肠道反应。

2. 氢氯噻嗪

（1）药理作用：属中效能利尿药。

①利尿作用：作用于远曲小管近端部位，干扰 Na^+-Cl^- 同向转运系统，减少氯化钠和水的重吸收而利尿。此外，还有轻度碳酸酐酶抑制作用，通过抑制 H^+-Na^+ 交换而利尿。还可减少尿酸排泄，促进 Ca^{2+} 重吸收及促进 Mg^{2+} 排出。

②降压作用。

③抗尿崩症作用。

（2）临床应用

①是轻、中度心性水肿的首选利尿药。

②单用治疗轻度高血压，常与其他降压药合用。

③治疗轻性尿崩症。

（3）不良反应

①电解质紊乱：长期用药可致低血钾、低血钠、低血氯。与失钾性药物如强心苷、氢化可的松合

用尤易发生，应及时补钾或合用保钾利尿药。

②抑制碳酸酐酶，引起血氨升高，故肝硬化者慎用。

③代谢障碍：长期应用噻嗪类可引起高血糖、高脂血症、高尿酸血症、肾功能减退患者的血尿素氮升高等。

④偶致变态反应、粒细胞及血小板减少等。

3. 螺内酯（安体舒通）

（1）药理作用：属低效能利尿药。竞争性地与细胞内的醛固酮受体结合，拮抗醛固酮的排钾保钠作用，促进 Na^+和水的排出，减少钾排出。利尿作用弱，缓慢而持久。

（2）临床应用：用于治疗伴有醛固酮升高的顽固性水肿，如肝硬化、心力衰竭等引起的水肿。

（3）不良反应：久用易致高血钾，肾功能不良时更易发生，严重肾功能不全和高血钾患者禁用。

二、脱水药——甘露醇的药理作用和临床应用

1. 预防急性肾衰竭 脱水可减轻肾间质水肿，阻滞水分在肾小管的重吸收，维持足够的尿量，稀释有害物质，保护肾小管免于坏死。

2. 脑水肿、青光眼 是降低颅内压的首选药，临床主要用 20% 的高渗溶液静脉注射或静脉滴注。

历年考点串讲

利尿药和脱水药历年必考，其中呋塞米、氢氯噻嗪、螺内酯的药理作用、主要作用部位和作用机制、临床应用及主要不良反应为考试重点，应熟练掌握。甘露醇药理和临床应用应了解。

常考的细节有：

1. 呋塞米抑制髓襻升支粗段部位的 Na^+-K^+-$2Cl^-$同向转运系统，减少氯化钠的重吸收，降低了肾的稀释功能，同时使肾髓质间隙渗透压降低，降低了肾的浓缩功能，从而产生迅速而强大的利尿作用。

2. 呋塞米主要用于其他利尿药无效的顽固性水肿和严重水肿。

3. 呋塞米引起水与电解质紊乱，低血容量、低血钾、低血钠、低血镁、低氯性碱血症及低血压等。

4. 呋塞米引起耳毒性，应避免与氨基苷类或第一、二代头孢菌素类抗生素合用。

5. 氢氯噻嗪作用于远曲小管近端部位，干扰 Na^+-Cl^-同向转运系统，减少氯化钠和水的重吸收而利尿。

6. 长期应用噻嗪类可引起低血钾、高血糖、高脂血症、高尿酸血症、肾功能减退患者的血尿素氮升高等。

7. 螺内酯竞争性的与胞质中的醛固酮受体结合，拮抗醛固酮的排钾保钠作用。

8. 螺内酯久用易致高血钾。

9. 甘露醇是降低颅内压的首选药，临床主要用 20% 的高渗溶液静脉注射或静脉滴注。

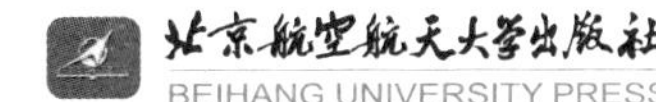

第二十三节　血液及造血系统药

一、铁剂、维生素 B_{12} 和叶酸

1. 铁剂

（1）药理作用与临床应用：铁进入细胞内的线粒体与原卟啉结合形成血红素，再与珠蛋白结合形成血红蛋白而发挥作用。主要用于因月经过多、消化道溃疡、痔等慢性失血性贫血，营养不良、妊娠、儿童生长期等引起的缺铁性贫血。常用有硫酸亚铁、枸橼酸铁铵和右旋糖酐铁等。

（2）影响铁剂吸收的因素

①还原性物质有助于 Fe^{3+} 还原成 Fe^{2+} 形式易被吸收。

②胃液 pH：酸性环境铁盐溶解度大，利于吸收。

③能与铁盐形成沉淀或络合物的物质如鞣酸、磷酸盐、四环素，影响吸收。

（3）不良反应：主要对胃肠道有刺激，引起腹部不适、腹痛、腹泻等，饭后服用可减少刺激性。有时发生便秘。

2. 叶酸

（1）药理作用：四氢叶酸作为一碳基团转移酶的辅酶，参与合成核苷酸。叶酸缺乏，dTMP 的合成受阻，DNA 合成障碍，血细胞发育停滞，造成巨幼红细胞性贫血。

（2）临床应用

①巨幼细胞性贫血：以叶酸为主，辅以维生素 B_{12}。

②恶性贫血：维生素 B_{12} 缺乏所致的贫血。大剂量叶酸可改善血象，但不能改善神经症状。治疗以维生素 B_{12} 为主，叶酸为辅。

③叶酸对抗药甲氨蝶呤、甲氧苄啶所致的巨幼红细胞贫血，需用亚叶酸钙治疗，因这些药抑制二氢叶酸还原酶，使四氢叶酸生成障碍。

3. 维生素 B_{12}

（1）药理作用

①细胞分裂和维持神经组织髓鞘所必需的辅酶。

②参与核酸和蛋白质的合成。

③促进四氢叶酸（THFA）的循环利用。

④促进甲基丙二酰辅酶 A 转变为琥珀酰辅酶 A。

（2）临床应用：用于恶性贫血和巨幼红细胞贫血；也可辅助治疗神经系统疾病、再生障碍性贫血等疾病。

（3）药动学：维生素 B_{12} 必须与胃壁细胞分泌的内因子结合才能避免被破坏并促进吸收。吸收后大部分储存于肝内。

二、肝素、华法林和维生素 K

1. 肝素

（1）药理作用

①抗凝血作用快、强，体内、外均有抗凝作用。机制是激活 AT Ⅲ，加速Ⅸ、Ⅹ、Ⅺ、Ⅻ的灭活。

②降脂作用、抗炎作用、抑制血小板聚集等作用。

（2）临床应用

①防治血栓栓塞性疾病。

②弥散性血管内凝血（DIC）。

③心血管手术、心导管、血液透析等的抗凝。

（3）不良反应：自发性出血，严重出血的特效解救药是鱼精蛋白。

2. 华法林

（1）药理作用特点：竞争性拮抗维生素 K 的作用；体内抗凝，体外不抗凝；抗凝作用缓慢、温和、持久；可口服。

（2）临床用途：血栓栓塞性疾病，可防止血栓形成与发展，也可作为心肌梗死的辅助治疗；预防术后血栓形成。

（3）不良反应：过量时易发生自发性出血，应立即停药 + 大量维生素 K 对抗；必要时应输新鲜血浆或全血。

3. 维生素 K

（1）药理作用：作为羧化酶的辅酶，参与肝内凝血因子Ⅱ，Ⅶ，Ⅸ，Ⅹ的合成。

（2）临床应用

①维生素 K 缺乏症，如长期用广谱抗生素、新生儿肝维生素 K 合成不足等。

②抗凝血药过量的解毒，可竞争性拮抗双香豆素类或水杨酸类过量引起的出血。

③胆道蛔虫症（胆道解痉）。

三、链激酶、尿激酶、组织纤维蛋白溶酶原激活剂（t-PA）

1. 药理作用和临床应用　激活纤溶酶，促进纤维蛋白溶解，也称血栓溶解药，但对形成已久、已机化的血栓无效；用于治疗急性肺栓塞、急性动脉栓塞、心肌梗死、脑梗死。

2. 不良反应　出血、过敏，禁忌证同肝素。严重出血可用氨甲苯酸（羧基苄胺）对抗。

四、低分子肝素、氨甲苯酸、氨甲环酸

1. 氨甲苯酸（抗血纤溶芳酸）、氨甲环酸特点　与纤溶酶中的赖氨酸结合部位结合，阻断纤溶酶的作用、抑制纤维蛋白凝块的裂解而止血。临床主要用于纤溶亢进所致的出血。

2. 低分子肝素（LMNH）　作用与肝素相似，但对 Xa 抑制作用强，而对Ⅱ a 的抑制作用较弱，出血性不良反应亦较少。临床常用的药物有替地肝素、依诺肝素等。

五、阿司匹林及其他抗血小板药

1. 噻氯匹定　强效血小板抑制剂，能抑制血小板聚集和释放；干扰血小板膜受体与纤维蛋白原结合，从而抑制血小板激活；主要用于脑血管和冠状动脉栓塞性疾病。

2. 阿司匹林　常用抗血小板药物，通过影响花生四烯酸代谢发挥作用。

六、升高白细胞药物和造血生长因子

1. 维生素 B_4　是核酸和某些辅酶的组成部分，参与体内 RNA 和 DNA 的合成，促进白细胞生成。临床主要用于放疗、化疗及某些药物引起的粒细胞下降及急性粒细胞减少症。

2. 重组人红细胞生成素　促进红细胞分化增殖，当红细胞生成素缺乏时则出现贫血。临床主要用于各种原因所致的红细胞生成素缺乏性贫血。

3. 非格司亭　可促进造血干细胞进入细胞增殖周期，特别是对嗜中性粒细胞的作用，使其增生、

分化、成熟、释放，从而增加外周血象的中性粒细胞，同时还具有增加嗜中性粒细胞的趋化及吞噬功能，刺激单核细胞和巨噬细胞生成。临床主要用于血液系统多种疾病的中性粒细胞减少症。

4. 沙格司亭　与白细胞介素 -3 共同作用于多向干细胞和多向祖细胞等细胞分化较原始部位，刺激骨髓细胞的分化、增殖、成熟，使粒细胞、单核细胞、巨噬细胞增加，并使之活化，提高粒细胞的吞噬及免疫活性。

临床主要用于骨髓移植患者，促进白细胞增长，缩短中性粒细胞贫血的时间，延长存活时间，减少复发等。同时也用于化疗患者、再生障碍性贫血、艾滋病患者中性粒细胞减少症的辅助治疗。

七、右旋糖酐

1. 静脉滴注后可提高血液的胶体渗透压而扩充血容量、维持血压。
2. 降低血小板的黏附、凝集及血液黏稠度，阻止血栓形成和改善微循环。
3. 渗透性利尿作用。
4. 防止休克后期的弥散性血管内凝血、心肌梗死和脑血栓及脑水肿。

历年考点串讲

血液及造血系统药历年必考，其中肝素、华法林和维生素 K 的作用及应用为考试重点，应熟练掌握。铁制剂、维生素 B_{12} 和叶酸、链激酶和尿激酶、氨甲苯酸、氨甲环酸的药理作用及临床应用应熟悉。

常考的细节有：

1. 铁制剂主要用于因月经过多、消化道溃疡、痔等慢性失血性贫血，营养不良、妊娠、儿童生长期等引起的缺铁性贫血。
2. 叶酸缺乏，dTMP 的合成受阻，DNA 合成障碍，血细胞发育停滞，造成巨幼红细胞性贫血。
3. 维生素 B_{12} 用于恶性贫血和巨幼红细胞贫血。
4. 维生素 B_{12} 必须与胃壁细胞分泌的内因子结合才能避免被破坏并促进吸收。
5. 肝素抗凝血作用快、强，体内、外均有抗凝作用。
6. 肝素作用机制是激活 AT Ⅲ，加速Ⅸ，Ⅹ，Ⅺ，Ⅻ的灭活。
7. 肝素严重出血的特效解救药是鱼精蛋白。
8. 华法林有竞争性拮抗维生素 K 的作用，体内抗凝，体外不抗凝。
9. 维生素 K 用于维生素 K 缺乏引起出血性疾病，如长期用广谱抗生素、新生儿肝维生素 K 合成不足等。
10. 链激酶和尿激酶能激活纤溶酶，促进纤维蛋白溶解，也称血栓溶解药。

第二十四节　消化系统药

一、抗酸药、H_2 受体阻断剂、前列腺素类、抗胆碱药

1. 抗酸药　多数是弱碱性无机盐，口服后能中和过多胃酸；抑制胃蛋白酶活性。常用抗酸药有

碳酸氢钠、氢氧化铝、三硅酸镁、氧化镁等。镁盐产生轻泻，铝盐产生便秘，碳酸氢钠作用强、快、短暂可致碱血症，氢氧化铝作用较强、慢、持久，对黏膜及溃疡面有保护、收敛作用。

2. H_2 受体阻断剂

（1）药理作用：阻断 H_2 受体而抑制胃酸分泌。对五肽胃泌素、胆碱受体激动剂及迷走神经兴奋所致胃酸分泌也有明显的抑制作用。对心血管无影响，但可拮抗组胺的舒血管作用。以西咪替丁、雷尼替丁、法莫替丁为代表。

（2）临床应用：用于消化性溃疡、胃及食管反流性疾病、胃酸分泌过多疾病（如卓 - 艾综合征）的控制。

3. 前列腺素类（米索前列醇）

（1）药理作用：增加胃黏液和 HCO_3^- 的分泌，增加局部血流量。能抑制基础胃酸、组胺、胃泌素、食物刺激所致的胃酸分泌和胃蛋白酶分泌增加，促进胃黏膜细胞的增殖和修复。

（2）临床应用：用于胃、十二指肠溃疡及急性胃炎引起的消化道出血，特别是非甾体抗炎药引起的慢性胃出血。

4. M_1 胆碱受体阻断剂　能选择性阻断胃壁细胞的 M_1 胆碱受体，抑制胃酸分泌。药物有哌仑西平、替仑西平和唑仑西平。临床主要用于胃及十二指肠溃疡。

二、胃酸分泌抑制药——H^+ 泵抑制药

1. 药理作用　抑制胃壁细胞内质子泵即 H^+-K^+-ATP 酶而抑制各种刺激引起的胃酸分泌，该抑制作用是不可逆的，抑酸作用强而持久。代表药物有奥美拉唑、兰索拉唑、泮托拉唑、雷贝拉唑、埃索美拉唑。

2. 临床应用　主要用于胃、十二指肠溃疡，反流性食管炎和卓 - 艾综合征，对 H_2 受体阻断剂疗效不佳的患者也有效，与某些抗菌药合用可治疗幽门螺杆菌感染。

三、胃黏膜保护药和抗幽门螺杆菌药

1. 硫糖铝

（1）药理作用

①形成胶状物质覆盖在溃疡表面，增加黏膜保护层的厚度，减轻胃酸和消化酶的侵蚀。

②促进胃黏液和碳酸氢盐的分泌。

③吸附胃蛋白酶和胆酸，抑制其活性。

（2）临床应用：胃及十二指肠溃疡。酸性环境中有效，不宜与碱性药物合用。

2. 枸橼酸铋钾　在溃疡基底膜形成蛋白质 - 铋复合物的保护层，促进 PGE、胃黏液、HCO_3^- 释放，改善胃黏膜血流，抗幽门螺杆菌。主要用于消化不良、胃及十二指肠溃疡。

3. 抗幽门螺杆菌药　幽门螺杆菌感染是消化性溃疡发病的主要原因，治疗药物主要是甲硝唑、四环素、氨苄西林、克拉霉素，单用疗效差，常多药联合应用。

四、硫酸镁、酚酞、地芬诺酯

1. 硫酸镁

（1）导泻：口服不易吸收，使小肠内渗透压升高，阻止水分吸收，增加肠内容积、刺激肠蠕动而导泻。

（2）利胆作用。

（3）用于手术或结肠镜检查前排空肠内容物。

（4）过量引起的中毒应静脉缓慢注射氯化钙。

2. 酚酞——接触性泻药（刺激性泻药） 口服后在肠道与碱性肠液形成可溶性钠盐，改变肠黏膜的通透性，使电解质和水分向肠腔扩散，使肠腔水分增加，蠕动增加。适用于慢性便秘。

3. 地芬诺酯 能提高肠张力，减少肠蠕动。用于急、慢性功能性腹泻。

五、甲氧氯普胺、昂丹司琼

1. 甲氧氯普胺 阻断 CTZ 的 D_2 受体，而产生强大的中枢性止吐作用。对胃肠多巴胺受体也有阻断作用。主要用于胃肠功能失调所致的呕吐及放疗、手术后及药物引起的呕吐，对前庭功能紊乱所致的呕吐无效。

2. 昂丹司琼 能选择性阻断 5-HT_3 受体，产生强大止吐作用。对顺铂、环磷酰胺、阿柔比星等引起呕吐可产生迅速而强大的止吐作用。临床主要用于化疗、放疗引起的恶心、呕吐。

六、多潘立酮、西沙必利

1. 多潘立酮

（1）选择性阻断外周多巴胺受体而止吐。

（2）阻断多巴胺对胃肠肌层神经丛突触后胆碱能神经元的抑制作用，促进乙酰胆碱释放而加强胃肠蠕动，促进胃的排空与协调胃肠运动，增加食管较低位置括约肌张力，防止食物反流，发挥胃肠促动药的作用。

2. 西沙必利 阻断 DA 受体，拮抗 5-HT 引起的胃松弛，改善胃窦部和十二指肠的协调作用，促进胃排空，防止食物滞留与反流。主要适用于胃 - 食管反流，非溃疡性消化不良、胃轻瘫、便秘、肠梗阻等。不良反应较少。

历年考点串讲

消化系统药历年常考，其中 H_2 受体阻断剂、胃酸分泌抑制药——H^+ 泵抑制药为考试重点，应熟练掌握。黏膜保护药、甲氧氯普胺、多潘立酮应熟悉。

常考的细节有：

1. 抗酸药多数是弱碱性无机盐，口服后能中和过多胃酸；抑制胃蛋白酶活性。

2. 西咪替丁、雷尼替丁阻断 H_2 受体而抑制胃酸分泌，用于消化性溃疡、胃及食管反流性疾病、胃酸分泌过多疾病（如卓 - 艾综合征）的控制。

3. 哌仑西平能选择性阻断胃壁细胞的 M_1 胆碱受体，抑制胃酸分泌。

4. 硫酸镁过量引起的中毒应静脉缓慢注射氯化钙。

5. 多潘立酮（吗丁啉）选择性阻断外周多巴胺受体而止吐。

6. 枸橼酸铋钾抗消化性溃疡的机制是在溃疡基底膜形成蛋白质 - 铋复合物的保护层，促进 PGE、胃黏液、HCO_3^- 释放，属黏膜保护药。

7. 甲氧氯普胺对前庭功能紊乱所致的呕吐无效。

8. 多潘立酮选择性阻断外周多巴胺受体而止吐，还发挥胃肠促动药的作用。

9. 奥美拉唑抑制胃壁细胞内质子泵即 H^+/K^+-ATP 酶而对抗各种刺激引起的胃酸分泌。

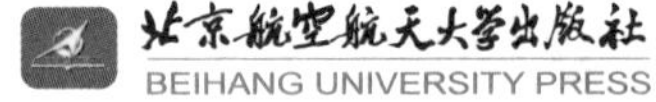

第二十五节　呼吸系统药

一、β肾上腺素受体激动剂

通过激动β受体，松弛支气管平滑肌。同时抑制肥大细胞及中性粒细胞炎性介质和过敏物质释放，降低血管通透性，使气管肿胀减轻。根据药物作用特点分类如下。

1．β受体兴奋剂　肾上腺素、麻黄碱、异丙肾上腺素，作用迅速、强大而短暂，适合于严重支气管哮喘急性发作，不良反应多。

2．选择性 β_2 受体兴奋剂　沙丁胺醇（舒喘灵）、克仑特罗、丙卡特罗，特点是心脏不良反应较低。并有手指震颤不良反应。

二、茶碱类、过敏介质释放抑制剂、抗胆碱药

1．茶碱类　能松弛支气管平滑肌，对痉挛状态的平滑肌尤为明显。其机制为抑制磷酸二酯酶，提高平滑肌内 cAMP 的含量；抑制过敏性介质释放；阻断腺苷受体。还有强心、利尿及中枢兴奋作用。常用药物有氨茶碱、胆茶碱等。

2．抗胆碱药　通过选择性地阻断支气管平滑肌上 M 受体，松弛气管而发挥平喘作用。常用药物有异丙阿托品、异丙托溴铵等。主要用于支气管哮喘及喘息型慢性支气管炎等。

3．过敏介质释放抑制剂　具有稳定肥大细胞膜，抑制过敏性炎性介质释放，对支气管平滑肌无直接松弛作用，对炎性介质亦无拮抗作用，故对正在发作的哮喘无效，起效慢，仅能预防支气管哮喘。常用药物为色甘酸钠、酮替芬、曲尼司特等。

三、糖皮质激素

糖皮质激素具有强大的抗哮喘作用，因其副作用较多，仅用于其他药物无效的哮喘持续状态和重症哮喘。其平喘作用与抑制 T 细胞、减少炎性介质释放、抑制变态反应等有关。常用药物有二丙酸倍氯米松。

四、中枢性镇咳药、外周性镇咳药

1．可待因　直接抑制延髓咳嗽中枢，镇咳作用强而迅速，镇咳剂量不抑制呼吸。适用于剧烈无痰性干咳，对胸膜炎干咳伴胸痛尤为适宜，多痰者禁用。久用有耐受性和成瘾性。

2．右美沙芬　镇咳作用与可待因相当或略强，但无镇痛、成瘾和便秘，治疗量不抑制呼吸，适用于无痰干咳。有头晕、嗜睡、恶心等副作用。

3．喷托维林　强度为可待因的1/3，但无依赖性和呼吸抑制。并兼有阿托品样作用和局部麻醉作用。用于急性上呼吸道感染所致无痰干咳和百日咳。

4．苯佐那酯　有较强的局麻作用，抑制肺牵张感受器而抑制咳嗽，适用于干咳或阵咳，强度弱于可待因。

五、氯化铵、乙酰半胱氨酸

1．氯化铵　局部刺激胃黏膜，反射性增加呼吸道腺体分泌，使痰液变稀，易于咳出。

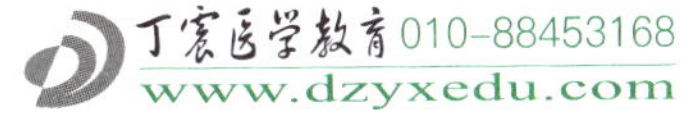

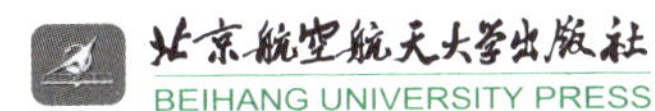

2. **乙酰半胱氨酸**　直接分解痰中的黏蛋白，降低痰的黏性，易于咳出。

3. **溴己胺**　直接作用于支气管腺体，促进气管分泌，能裂解痰液中黏多糖，用于黏痰不易咳出者。

历年考点串讲

呼吸系统药历年必考，其中平喘药为考试重点，应熟练掌握。祛痰药、镇咳药应熟悉。

常考的细节有：

1. 选择性 β_2 受体兴奋剂沙丁胺醇（舒喘灵）、克仑特罗，特点是心脏不良反应较低。

2. 茶碱平喘机制为抑制磷酸二酯酶，提高平滑肌内 cAMP 的含量；抑制过敏性介质释放；阻断腺苷受体。

3. 色甘酸钠具有稳定肥大细胞膜，抑制过敏性炎性介质释放，对支气管平滑肌无直接松弛作用，对炎性介质亦无拮抗作用。

4. 色甘酸钠对正在发作的哮喘无效，仅能预防支气管哮喘。

5. 糖皮质激素仅用于其他药物无效的哮喘持续状态和重症哮喘。

6. 可待因直接抑制延髓咳嗽中枢，镇咳作用强而迅速，镇咳剂量不抑制呼吸，适用于剧烈无痰性干咳，多痰者禁用。

7. 乙酰半胱氨酸直接分解痰中的黏蛋白，降低痰的黏性，易于咳出。

8. 氯化铵局部刺激胃黏膜，反射性增加呼吸道腺体分泌，使痰液变稀，易于咳出。

第二十六节　抗组胺药

1. **组胺的作用**　组胺与靶细胞上特异受体结合，产生生物效应；如作用于 H_1 及 H_2 受体，使血管舒张，毛细血管通透性增加，同时引起血压下降甚至休克；增加心率和心肌收缩力，抑制房室传导；兴奋支气管、胃肠平滑肌 H_1 受体，引起支气管痉挛，胃肠绞痛；兴奋胃壁细胞 H_2 受体，引起胃酸分泌。

2. **H_1 受体阻断剂作用特点和应用**

（1）H_1 受体阻断：可拮抗组胺引起的胃肠道、支气管收缩作用，对组胺引起的血管扩张，毛细血管通透性增加，局限性水肿有一定的拮抗作用。对 H2 受体兴奋所致胃酸分泌无影响。

（2）中枢作用：多数第一代 H_1 受体阻断剂可通过血 - 脑屏障阻断中枢的 H_1 受体，产生镇静催眠作用，以苯海拉明、异丙嗪作用最强，吡苄明次之，氯苯那敏较弱；第二代 H_1 受体阻断剂阿司咪唑、西替利嗪和氯雷他定因不易通过血 - 脑屏障，几无中枢抑制作用。苯茚胺略有中枢兴奋作用。

（3）其他作用：抗晕、镇吐作用，可能与其中枢抗胆碱作用有关，外周抗胆碱作用引起阿托品样副作用。还有微弱的局部麻醉、α 受体阻断作用。

（4）临床应用：变态反应性疾病；晕动病、呕吐；镇静、催眠。

3. **赛庚啶的药理作用特点和应用**

（1）选择性阻断 5-HT_2 受体、H_1 受体和较弱的抗胆碱作用。

（2）预防偏头痛发作及治疗荨麻疹等皮肤黏膜过敏性疾病。

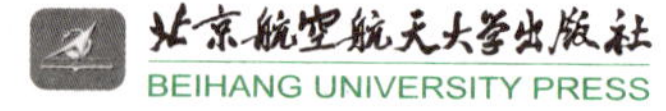

历年考点串讲

抗组胺药历年常考，其中 H_1 受体阻断剂作用特点和应用为考试重点，应熟练掌握。组胺的作用应熟悉。

常考的细节有：

1．组胺兴奋胃壁细胞 H_2 受体，引起胃酸分泌。

2．多数第一代 H_1 受体阻断剂可通过血 - 脑屏障阻断中枢的 H_1 受体，产生镇静催眠作用，以苯海拉明、异丙嗪作用最强，曲吡那敏次之，氯苯那敏较弱。

3．第二代 H_1 受体阻断剂：阿司咪唑、西替利嗪和氯雷他定因不易通过血 - 脑屏障，几乎无中枢抑制作用。

4．赛庚啶具有选择性阻断 5-HT_2 受体、H_1 受体和较弱的抗胆碱作用。

5．H_1 受体阻断剂主要用于变态反应性疾病。

第二十七节　子宫收缩药

一、缩宫素

1．药理作用

（1）兴奋子宫平滑肌

①作用强度与剂量有关，小剂量使子宫产生节律性收缩，大剂量产生强直性收缩。

②作用强度受女性激素影响，孕激素使子宫对缩宫素的敏感性降低，雌激素则升高敏感性。

③作用强度因子宫部位而异，对宫体和宫底部的兴奋＞宫颈。

（2）其他：大剂量缩宫素能直接扩张血管，引起血压下降，反射性地引起心率加快，心排血量增加，还有抗利尿及泌乳作用。

2．临床应用

（1）引产和催产：小剂量（静脉滴注），适用于胎位正常、无产道障碍而宫缩无力的难产。

（2）产后止血：大剂量（皮下注射或肌内注射），可加用麦角制剂维持。

3．不良反应　过量易致子宫强直性收缩，可致胎儿窒息和子宫破裂。禁用于胎位不正、头盆不称、产道异常、前置胎盘和剖宫产史者。

二、垂体后叶素、麦角生物碱、前列腺素

1．垂体后叶素　内含缩宫素、抗利尿激素，用于治疗子宫出血、肺出血及尿崩症。

2．麦角生物碱　常用有麦角新碱和麦角胺，前者对子宫作用强，为产科首选。

（1）药理作用及应用

①兴奋子宫以麦角新碱作用强而迅速，稍大剂量易致强直性收缩；对宫体和宫颈的兴奋作用无明显差别；妊娠子宫较敏感，临产前或新产后最敏感，不用于催产和引产，只适用于产后止血和子宫复原。

②麦角胺与麦角毒能收缩末梢血管，作用强大。收缩脑血管，减少动脉搏动所致的头痛，故可单独或与咖啡因合用治疗偏头痛。

③氨基酸麦角碱类能阻断 α 受体，翻转肾上腺素的升压作用，麦角新碱无此作用。

（2）临床应用：子宫出血、产后子宫复旧、偏头痛、中枢抑制。

3. 前列腺素 对各期妊娠子宫均有显著的兴奋作用，但个体差异大。适用于足月和中期引产以及人工流产。此外，还有抗早孕作用。

历年考点串讲

子宫收缩药历年常考，其中缩宫素的药理作用、临床应用、不良反应为考试重点，应熟练掌握。麦角生物碱、作用、临床应用应熟悉。

常考的细节有：

1. 缩宫素小剂量使子宫产生节律性收缩，用于引产和催产。
2. 缩宫素大剂量产生强直性收缩，用于产后止血。
3. 孕激素使子宫对缩宫素的敏感性降低。
4. 麦角新碱稍大剂量易致强直性收缩。
5. 麦角新碱不用于催产和引产，只适用于产后止血和子宫复原。
6. 麦角胺可单独或与咖啡因合用治疗偏头痛。
7. 氨基酸麦角碱类能阻断 α 受体，翻转肾上腺素的升压作用。
8. 小剂量静脉滴注缩宫素，适用于胎位正常、无产道障碍而宫缩无力的难产。

第二十八节 肾上腺皮质激素类药

1. 药动学 口服、注射均可吸收。氢化可的松入血后，80% 与皮质类固醇结合球蛋白（CBG）结合。CBG 主要在肝合成。故肝、肾疾病时糖皮质激素的作用可增强，较易发生不良反应。可的松和泼尼松需在肝内转化为氢化可的松和泼尼松龙。

2. 药理作用

（1）抗炎作用：抗炎作用强，可减轻炎症早期渗出、水肿、毛细血管扩张、白细胞浸润及吞噬反应，改善红、肿、热、痛等症状；可抑制炎症后期毛细血管和纤维母细胞的增生，延缓肉芽组织生成，防止粘连及瘢痕形成。

（2）免疫抑制与抗过敏作用：小剂量主要抑制细胞免疫，大剂量可抑制体液免疫。可减少组胺、5-羟色胺、过敏性慢性反应物质、缓激肽等过敏介质的产生，从而抑制过敏反应所发生的病理变化，解除或减轻过敏反应症状。

（3）抗休克：大剂量的糖皮质激素可用于各种严重休克，特别是感染中毒性的治疗。其机制如下。

①扩张痉挛收缩的血管，加强心肌收缩。

②降低血管对某些缩血管活性物质的敏感性，使微循环血流动力学恢复正常，改善休克状态。

③稳定溶酶体膜，减少心肌抑制因子的形成。

④不能中和细菌内毒素，但提高机体对内毒素的耐受力。

（4）中枢作用：能提高中枢神经系统的兴奋性，出现欣快、激动、失眠等，偶可诱发精神失常。大剂量对儿童可致惊厥。

（5）对血液成分的影响

①能刺激骨髓造血功能，使血液中红细胞、血小板、多核白细胞数增加，也能增加血红蛋白、纤

维蛋白原含量和缩短凝血时间。

②减少淋巴细胞、嗜酸性粒细胞数目。

3. 临床应用

（1）替代治疗。

（2）自身免疫性疾病和过敏性疾病。

（3）严重感染：应在足量有效抗菌药前提下使用。病毒感染一般不用激素。还可用于防止某些炎症后遗症，如角膜炎。

（4）抗休克治疗。

（5）血液病、皮肤病。

4. 不良反应

（1）肾上腺皮质功能亢进症（库欣综合征）：因脂质代谢和水盐代谢紊乱所致，如满月脸、水牛背、向心性肥胖、痤疮、水肿、高血压、低血钾、糖尿等症。采用低盐、低糖、高蛋白饮食加服氯化钾可减轻症状。

（2）诱发或加重感染。

（3）诱发或加重胃及十二指肠溃疡。

（4）运动系统并发症：骨质疏松，肌肉萎缩，伤口愈合迟缓，自发性骨折。

（5）其他：长期应用可引起动脉粥样硬化、高血压、精神失常。

5. 停药反应

（1）长期应用糖皮质激素，突然停药引起肾上腺危象称药源性皮质功能不全。

（2）反跳现象：突然停药或减量太快，可出现一些原疾病没有的症状称停药症状；原病复发或恶化称停药反跳现象。

6. 禁忌证　严重高血压、骨折或创伤恢复期、新近胃肠手术、中重度糖尿病、溃疡病、角膜溃疡、精神病等。

历年考点串讲

肾上腺皮质激素类药历年必考，其中糖皮质激素药理作用、药动学特点、临床应用、不良反应为考试重点，应熟练掌握。

常考的细节有：

1. 可的松和泼尼松需在肝内转化为氢化可的松和泼尼松龙。

2. 糖皮质激素不能中和细菌内毒素，但能提高机体对内毒素的耐受力。

3. 糖皮质激素能刺激骨髓造血功能，使血液中红细胞、血小板、多核白细胞数增加。

4. 糖皮质激素能减少淋巴细胞、嗜酸性粒细胞的数目。

5. 糖皮质激素治疗严重感染应在足量有效抗菌药的前提下使用。

6. 肾上腺皮质功能亢进症（库欣综合征），因脂质代谢和水盐代谢紊乱所致，如满月脸、水牛背、向心性肥胖、痤疮、水肿、高血压、低血钾、糖尿等症。采用低盐、低糖、高蛋白饮食加服氯化钾可减轻症状。

7. 长期应用糖皮质激素，突然停药引起肾上腺危象称药源性皮质功能不全。

8. 突然停药或减量太快，可出现一些原疾病没有的症状称停药症状。

9. 原病复发或恶化称停药反跳现象。

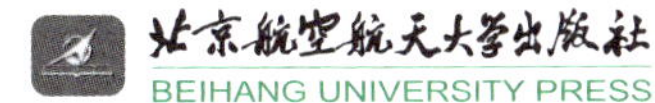

第二十九节　性激素和避孕药

一、雌激素类药、抗雌激素类药、雄激素类药和同化激素

1. 雌激素类药　常用药物有雌二醇、己烯雌酚、炔雌醇。

（1）促使未成年女性第二性征和性器官发育成熟。

（2）参与月经周期形成。

（3）较大剂量抑制排卵，抑制乳汁分泌及对抗雄激素作用。

（4）促进水钠潴留、骨钙沉积、提高血清甘油三酯和高密度脂蛋白和降低低密度脂蛋白水平、降低糖耐量等作用。

（5）使凝血因子Ⅱ，Ⅶ，Ⅸ和Ⅹ活性增加，促进凝血过程。

2. 抗雌激素类药　常用药物有他莫昔芬、雷洛西芬、氯米芬。能与雌激素竞争下丘脑的雌激素受体，拮抗雌激素的反馈作用，促进腺垂体分泌促性腺激素，诱使排卵。临床主要用于功能性不孕症和闭经、乳房纤维囊性疾病和晚期乳腺癌等。

3. 孕激素类药　常用药有黄体酮、醋酸甲羟孕酮、炔诺酮

（1）对生殖系统的作用：促使子宫内膜由增殖期转为分泌期，降低子宫平滑肌对缩宫素的敏感性，有助孕、安胎作用。

（2）乳腺：促进腺泡生长，为哺乳做准备。

（3）神经内分泌：生理量孕激素降低下丘脑 GnRH 分泌神经元的脉冲活动频率，增加 LH 每次释放量，但大剂量孕激素使 LH 分泌减少，起到抑制排卵的作用。

（4）影响下丘脑体温调节中枢，产生轻度升温作用。

（5）对代谢的影响：为肝药酶诱导剂，可促进药物代谢。对抗醛固酮，促进 Na^+ 和 Cl^- 排泄。促进蛋白分解代谢，增加尿素氮的排泄。

4. 雄激素类药物　常用药有甲睾酮、丙酸睾酮、苯乙酸睾酮。

（1）促进男性性器官和第二性征的发育和成熟，促进精子生成。

（2）促进蛋白质合成（同化作用），减少蛋白质分解，减少尿素的生成，造成正氮平衡，伴有水、盐潴留。

（3）钙、磷潴留，促进骨质形成。

（4）刺激骨髓造血功能，特别是红细胞的生成，用于治疗再生障碍性贫血。

（5）大剂量有对抗雌激素的作用，且有抑制垂体分泌促性腺激素的作用。

（6）促进免疫球蛋白合成，增强机体免疫功能和抗感染能力。

（7）有糖皮质激素样抗炎作用。

5. 同化激素类药物　雄激素作用减弱而同化作用明显增强的睾酮衍生物称为同化激素，常用药有苯丙酸诺龙、司坦唑醇（康力龙）、羟甲烯龙（康复龙）、美雄酮（大力补）等。可以增加蛋白质合成，促进肌肉发育，增加食欲。主要用于蛋白质吸收和合成不足，或分解亢进、损失过多的慢性衰弱和消耗性疾病患者。

二、女用避孕药

常用药物有短效口服避孕药（复方炔诺酮片、复方甲地孕酮片）、长效口服避孕药（复方氯地孕酮片、长效复方炔诺酮片）、探亲避孕药（炔诺孕酮片、甲地孕酮片）等

1. 药理作用

（1）抑制排卵。

（2）改变宫颈黏液性质，阻止精子进入宫腔。

（3）改变子宫内膜结构，使之不利于受精卵着床，此类药物称为抗着床避孕药（探亲避孕药），不受月经周期限制，如双炔失碳酯片。

（4）改变输卵管的功能，使受精卵运行速度改变，不能按时到达子宫而难以植入受孕。

2. 不良反应及注意事项

（1）类早孕反应、子宫不规则出血、闭经、凝血功能加强、乳汁减少等。

（2）血栓性疾病患者、严重肝功能损害者、诊断不明的生殖器官出血者禁用。可通过乳汁影响胎儿，故乳母不宜服用。糖尿病需胰岛素治疗者不宜应用。

历年考点串讲

性激素和避孕药历年偶考，常考的细节有：

1. 雄激素作用减弱而同化作用明显增强的睾丸素衍生物称为同化激素。

2. 抗着床避孕药（探亲避孕药），不受月经周期限制。

第三十节　甲状腺激素及抗甲状腺药

1. 甲状腺激素

（1）药理作用

①促进生长发育：幼儿缺乏致呆小症（克汀病），成年人缺乏致黏液性水肿。过量致甲状腺功能亢进。

②促进代谢：促进糖、蛋白质、脂肪、水电解质代谢。提高基础代谢率，使产热增加。

③提高神经系统兴奋性。

④有类似肾上腺素的作用，心率加快等。

（2）临床应用：呆小症、黏液性水肿、单纯性甲状腺肿、T_3 抑制试验。

（3）不良反应：过量可引起甲状腺功能亢进症状。老年和心脏病患者可发生心绞痛和心力衰竭。

2. 硫脲类

（1）硫脲类

① 硫氧嘧啶类，如甲硫氧嘧啶、丙硫氧嘧啶。

②咪唑类，如甲巯咪唑（他巴唑）、卡比马唑（甲亢平）。

（2）药理作用：主要抑制甲状腺内的过氧化物酶，从而抑制甲状腺激素的生物合成。特点是只影响合成，不影响释放，显效慢。T_3 及 T_4 减少，可反馈引起 TSH 增加，用药后期可使甲状腺细胞和血管增生肿大。丙硫氧嘧啶可抑制外周 T_4 转为 T_3，有利于甲状腺危象的治疗。

（3）临床应用

①甲状腺功能亢进症的内科治疗。轻症和不宜手术、放射性碘治疗者。

②甲状腺功能亢进症术前准备。术前给予硫脲类，使甲状腺功能恢复或接近正常，可减少麻醉和术后并发症，防止术后发生甲状腺危象。术前 2 周，同时合用大剂量碘，可使腺体缩小，变硬，减少

手术中出血。

③甲状腺危象辅助治疗。

（4）不良反应：常见有皮疹、瘙痒等过敏反应，偶有肝功能损害，甲状腺肿（代偿性增生）。最严重的不良反应是粒细胞缺乏症，及时停药可以逆转。

3. 碘和碘化物

（1）药理作用

①小剂量参与甲状腺激素合成。

②大剂量有抗甲状腺作用，作用快而强，主要抑制甲状腺激素的释放，还能抑制甲状腺素的合成。

（2）临床应用

①单纯甲状腺肿。

②甲状腺功能亢进症术前准备。

③甲状腺危象治疗。

历年考点串讲

甲状腺激素及抗甲状腺药历年必考，其中硫脲类药物的药理作用、应用及不良反应和碘及碘化物药理作用特点为考试重点，应熟练掌握。甲状腺激素药理作用、应用应熟悉。

常考的细节有：

1. 幼儿缺乏甲状腺激素致呆小病（克汀病），成年人缺乏致黏液性水肿。
2. 甲状腺激素过量可引起甲状腺功能亢进症状。
3. 硫脲类药物主要抑制甲状腺内的过氧化物酶，从而抑制甲状腺激素的生物合成。
4. 甲状腺功能亢进症术前给予硫脲类，使甲状腺功能恢复或接近正常，可减少麻醉和术后并发症，防止术后发生甲状腺危象。术前2周，同时合用大剂量碘，可使腺体缩小，变硬，减少手术中出血。
5. 硫脲类药物最严重的不良反应是粒细胞缺乏症。
6. 小剂量碘参与甲状腺激素合成。
7. 大剂量碘有抗甲状腺作用，主要抑制甲状腺激素的释放，还能抑制甲状腺素的合成。

第三十一节　胰岛素及口服降血糖药

一、胰岛素

1. 药理作用

（1）对糖代谢的影响：加速葡萄糖的利用和转变，促进外周组织对葡萄糖的摄取，加速葡萄糖的氧化分解，增加糖原的合成和储存，抑制糖原分解和异生。

（2）促进脂肪合成并抑制其分解。

（3）促进蛋白质合成，抑制蛋白质的分解。

2. 临床应用　适用于各型糖尿病，但主要用于

（1）重症胰岛素依赖型糖尿病（IDDM，1型）或胰岛素功能基本丧失的幼年型糖尿病。

（2）经饮食控制或口服降糖药未能控制的非胰岛素依赖型糖尿病（NIDDM，2 型）。

（3）伴有并发症（感染、手术、妊娠）。

（4）发生各种并发症（酮症酸中毒）者。

（5）伴有慢性肝肾功能不全者。

3. 不良反应

（1）常见是低血糖反应，需及时进食或饮糖水，严重者静脉注射 50% 葡萄糖救治。

（2）变态反应。

（3）胰岛素抵抗，原因为产生抗胰岛素受体抗体。

（4）脂肪萎缩与肥厚。

4. 类别特点

（1）短效（正规胰岛素），静注，立即起效，维持 2 小时。

（2）中效（珠蛋白锌胰岛素、低精蛋白锌胰岛素），皮下注射，起效较慢（2 ～ 3 小时），维持时间较长（18 ～ 24 小时）。

（3）长效（精蛋白锌胰岛素），皮下注射，起效慢（4 ～ 6 小时），维持时间较长（24 ～ 36 小时）。

二、口服降血糖药

1. 磺酰脲类　甲苯磺丁脲、氯磺丙脲、格列本脲、优降糖。

（1）药理作用及机制：刺激胰岛 β 细胞释放胰岛素，产生作用必要条件是胰岛中至少有 30% 正常 β 细胞。

（2）临床应用：主要用于单用饮食治疗不能控制的非胰岛素依赖型糖尿病。也可用于对胰岛素产生耐受的患者，可减少胰岛素用量。氯磺丙脲可用于尿崩症。

（3）不良反应有胃肠反应，少数患者可出现黄疸及肝损害、粒细胞减少、过敏性皮疹，故应注意定期检查肝功能和血象。用量过大可致持久性低血糖反应。

（4）药物相互作用：血浆蛋白结合率高，可与保泰松、水杨酸钠、吲哚美辛、双香豆素等竞争与之结合，使游离药物浓度增加，引发低血糖反应。而氯丙嗪、噻嗪类利尿药、口服避孕药、利福平、苯巴比妥、糖皮质激素等使其降血糖作用减弱。

2. 双胍类　二甲双胍、苯乙双胍。

（1）药理作用：抑制肠壁细胞吸收葡萄糖、增加骨骼肌和周围组织对葡萄糖的摄取和利用、增加肝细胞对葡萄糖的摄取、提高靶组织对胰岛素的敏感性、抑制胰高血糖素的释放或抑制胰岛素拮抗物的作用。对胰岛功能完全丧失者仍有效，但不影响正常人血糖。

（2）临床应用：主要用于肥胖的 2 型糖尿病或饮食控制未成功的患者。

（3）不良反应：口苦、口内金属味、胃肠反应、低血糖等，由于本类药物可增加糖的无氧酵解，使乳酸产生增多，可出现罕见但严重的酮尿或乳酸血症。

3. α－葡糖苷酶抑制药（阿卡波糖和伏格列波糖）　降糖机制是在小肠刷状缘竞争性抑制 α- 葡萄糖苷酶，从而减少淀粉、糊精、双糖在小肠的吸收，使正常和糖尿病患者饭后高血糖降低。不刺激胰岛素分泌，故不导致低血糖。

4. 噻唑烷二酮类（罗格列酮等）　此类药是胰岛素增敏药，改善 β 细胞功能、胰岛素抵抗及相关的代谢紊乱，对非胰岛素依赖型糖尿病及其心血管并发症有明显疗效。

5. 新型降血糖药　依克那肽是胰高血糖素样肽 -1 激动剂，具有葡萄糖依赖性的促胰岛素分泌作用，治疗 2 型糖尿病。普兰林肽是人工合成的胰淀粉样多肽类似物，作为 1 型和 2 型糖尿病辅助治疗药物。

历年考点串讲

腆岛素及口服降血糖药历年常考，其中胰岛素的药理作用、类别特点、应用及主要不良反应和磺酰脲类的作用机制、临床应用、不良反应为考试重点，应熟练掌握。双胍类药物的作用机制、临床应用、不良反应应熟悉。

常考的细节有：

1. 胰岛素常见不良反应的是低血糖反应。

2. 胰岛素主要用于重症胰岛素依赖型糖尿病（IDDM，1 型）或胰岛素功能基本丧失的幼年型糖尿病。

3. 磺酰脲类刺激胰岛 β 细胞释放胰岛素，产生作用必要条件是胰岛中至少有 30% 的正常 B 细胞。

4. 磺酰脲类主要用于单用饮食治疗不能控制的非胰岛素依赖型糖尿病。

5. 双胍类药物对胰岛功能完全丧失者仍有效，但不影响正常人的血糖。

6. 双胍类药物主要用于肥胖的非胰岛素依赖型糖尿病或饮食控制未成功的患者。

7. 二甲双胍可出现罕见但严重的酮尿或乳酸血症。

8. 罗格列酮是胰岛素增敏药，改善 β 细胞功能、胰岛素抵抗及相关的代谢紊乱。

第三十二节　影响其他代谢的药物

1. 骨吸收抑制药物

（1）双膦酸盐类：依替膦酸二钠口服吸收率低，主要用于治疗原发性和各种继发性骨质疏松症，常见消化道不良反应，该药是双膦酸盐中唯一可致骨软化的药物。阿仑磷酸和利塞磷酸主要用于防治绝经后骨质疏松症。

（2）雌激素类：为防治原发性 I 型骨质疏松症的首选药，即激素替代疗法。

（3）降钙素：通过激动降钙素受体，使骨髓、肾和肠道血钙降低，主要用于治疗绝经后骨质疏松症、变形性骨炎和高钙血症。

2. 骨形成促进药物

（1）甲状旁腺激素：通过 G 蛋白偶联受体，作用于骨骼、肾和胃肠道等靶器官，使血钙浓度增加。适用于男性骨质疏松症和绝经期后妇女骨质疏松症。也可用于假性和原发性甲状旁腺功能减退症的鉴别诊断。

（2）雄激素及同化激素类：主要有苯丙酸诺龙、司坦唑醇、甲睾酮、丙酸睾酮和十一酸睾酮等。

3. 骨矿化促进药物

（1）钙剂：是治疗骨质疏松症的基础药物，常用的有无机钙（碳酸钙、磷酸钙）、有机酸钙（葡萄糖酸钙、乳酸钙）。

（2）维生素 D 及活性代谢物。

4. 降低体重药物

（1）氯卡色林：中枢性食欲抑制药，选择性激动下丘脑 5-HT_{2C} 受体，抑制食欲，降低体重。不良反应有头痛、抑郁和眩晕等。

（2）奥利司他：抑制胃肠道脂肪吸收药，通过与胃肠道内胃脂肪酶、胰脂肪酶活性丝氨酸部位形

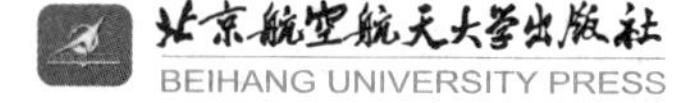

成共价键，使脂肪酶失活，从而抑制食物脂肪吸收、减轻体重。不良反应主要为胃肠道副作用。

历年考点串讲

影响其他代谢的药物历年偶考，其中了解影响骨代谢的药物和减肥药作用特点和临床应用。

常考的细节有：

属骨吸收抑制药物：雌激素、双磷酸盐类、降钙素。

属骨矿化促进药物：维生素 D 、钙剂。

第三十三节 抗微生物药物概论

1. 基本概念

（1）化学治疗：指用化学药物抑制或杀灭机体内的病原微生物（包括病毒、衣原体、支原体、立克次体、细菌、螺旋体、真菌）、寄生虫及恶性肿瘤细胞，消除或缓解由它们所引起的疾病。

（2）抗菌药：对细菌具有抑制或杀灭作用，包括抗生素和人工合成抗菌药物。

（3）抗生素：指某些微生物（细菌、真菌、放线菌等）产生的具有抗病原体作用和其他活性的一类物质。

（4）抗菌谱：指每种药物抑制或杀灭病原微生物的范围。

（5）抗菌活性：指抗菌药物抑制或杀灭病原微生物的能力。

（6）抑菌药：凡有抑制微生物生长、繁殖能力的药物。能够抑制培养基内细菌生长的最低浓度称最低抑菌浓度（MIC）。

（7）杀菌药：凡有杀灭微生物能力的药物。能够杀灭培养基内细菌的最低浓度称最低杀菌浓度（MBC）。

（8）化疗指数（CI）：动物半数致死量与动物半数有效量的比值。

（9）抗生素后效应（PAE）：是指细菌短暂接触抗生素后，虽然抗生素血清浓度降至最低抑菌浓度以下或已消失后，对微生物的抑制作用仍然持续一定时间。

2. 耐药性及其产生机制

耐药性（抗药性）是指细菌与药物多次接触后，对药物敏感性下降甚至消失的现象。

耐药性产生的机制：产生灭活酶，主要有2类，即水解酶和钝化酶；改变靶部位；增加代谢拮抗物；改变通透性；加强外排系统。

3. 抗菌药物的合理应用基本原则、联合应用、预防用药、特殊人群应用

（1）抗菌药物的合理应用基本原则

①诊断为细菌性感染者，方有指征应用抗菌药物。

②尽早查明感染病原，根据病原种类及细菌药物敏感试验结果选用抗菌药物。

③按照药物的抗菌作用特点及其体内过程特点选择用药。

④抗菌药物治疗方案应综合患者病情、病原菌种类及抗菌药物特点制订。

（2）联合用药

①目的：发挥药物的协同抗菌作用以提高疗效；延缓或减少耐药性的产生；对混合感染或不能作细菌学诊断的病例联合用药可扩大抗菌范围。

②适应证：病因未明的严重感染；单一抗菌药不能有效控制的混合感染；长期用药可能产生耐药性者。

③联合用药中药物的相互作用。2 种抗菌药物联用可获得无关、相加、协同和拮抗 4 种效果。

抗菌药物大概可分 4 类：I 类为繁殖期或速效杀菌药，如 β- 内酰胺类等；II 类为静止期杀菌药，如氨基糖苷类、多黏菌素类等，对静止期、繁殖期细菌都有杀菌作用；III类为速效抑菌药，如四环素类、林可霉素类、氯霉素与大环内酯类等；IV类为慢效抑菌药，如磺胺类等。I 类和 II 类合用可获得增强作用；I 类和III类合用可能出现疗效的拮抗作用；其他类合用多出现相加或无关作用。

（3）预防用药基本原则

①内科及儿科预防用药

a．用于预防一种或两种特定病原菌入侵体内引起的感染。

b．预防在一段时间内发生的感染。

c．患者原发疾病可以治愈或缓解者。

②外科手术预防用药：根据手术野有否污染或污染可能，决定是否预防用抗菌药物。

（4）特殊人群应用基本原则

①肾功能减退患者抗菌药物的应用

a．尽量避免使用有肾毒性抗菌药物。

b．根据患者肾功能减退程度以及抗菌药物在人体内排出途径调整给药剂量及方法。

②肝功能减退患者抗菌药物的应用：考虑肝功能减退对该类药物体内过程的影响程度，以及肝功能减退时该类药物及其代谢物发生毒性反应的可能性。

历年考点串讲

抗微生物药物概论历年偶考，其中，基本概念应熟练掌握。耐药性及其产生机制应熟悉。

常考的细节有：

1．化学治疗是指用化学药物抑制或杀灭机体内的病原微生物（包括病毒、衣原体、支原体、立克次体、细菌、螺旋体、真菌）、寄生虫及恶性肿瘤细胞，消除或缓解由它们所引起的疾病。

2．能够抑制培养基内细菌生长的最低浓度称最低抑菌浓度（MIC）。

3．能够杀灭培养基内细菌的最低浓度称最低杀菌浓度（MBC）。

4．化疗指数（CI）是指动物半数致死量与动物半数有效量的比值。

5．抗生素后效应（PAE）是指细菌短暂接触抗生素后，虽然抗生素血清浓度降至最低抑菌浓度以下或已消失后，对微生物的抑制作用仍然持续一定时间。

6．细菌与药物多次接触后，对药物敏感性下降甚至消失现象称为耐药性（抗药性）。

第三十四节 喹诺酮类、磺胺类及其他合成抗生素

一、喹诺酮类

1．药物的作用机制 抑制 DNA 螺旋酶的 A 亚单位的切割及封口活性，阻断拓扑异构酶IV的解旋活性阻碍细菌 DNA 合成而导致细菌死亡。

2. 氟喹诺酮类共性

（1）抗菌谱广，尤其对革兰阴性杆菌，包括铜绿假单胞菌在内有强大杀菌作用，对金黄色葡萄球菌及产酶金黄色葡萄球菌也有良好抗菌作用。某些品种对结核杆菌、支原体、衣原体及厌氧菌也有作用。

（2）口服吸收好，体内分布广。

（3）不良反应少，耐受良好，但氟喹诺酮类引起关节痛及肿胀，不应用于青春期的儿童或妊娠的妇女。

（4）适用于敏感病原菌所致泌尿道等感染。

3. 常用药物的作用特点

（1）诺氟沙星（氟哌酸），第一个氟喹诺酮类药物，抗菌谱广，抗菌作用强。

（2）左氧氟沙星，氧氟沙星的左旋异构体，最突出特点是不良反应远低于氧氟沙星。

（3）环丙沙星。体外抗菌活性为喹诺酮类中最强，抗菌谱广，对一些耐药革兰阳性及革兰阴性菌亦敏感，应用最广。

（4）依诺沙星（氟啶酸）。对金黄色葡萄球菌的作用较诺氟沙星稍强，但抗铜绿假单胞菌作用不如诺氟沙星，链球菌、厌氧菌对其耐药。

（5）氧氟沙星（氟嗪酸），口服吸收快而完全，血药浓度高而持久，痰、胆汁中浓度高，抗菌作用强，不良反应少而轻微。

（6）氟罗沙星（多氟沙星）。血药浓度高，维持时间，抗菌谱广，体内抗菌活性强于现有各喹诺酮类。

二、磺胺类

1. 磺胺类

（1）抗菌谱：抗菌谱广，近年来耐药株增多，仅用于敏感菌引起的泌尿道感染等。

（2）作用机制：磺胺药与 PABA 结构相似，与 PABA 竞争二氢蝶酸合成酶，抑制二氢叶酸合成，从而使细菌不能合成四氢叶酸及 DNA，抑制细菌繁殖。

（3）临床应用

①治疗流脑选用 SD，SIZ，SMZ，复方磺胺甲噁唑（SMZ+TMP）在尿中浓度高，用于治疗尿路感染。

②治疗呼吸道感染选用复方磺胺甲噁唑。

③ SD-Ag 和 SML 治疗烧伤创面感染；难吸收的柳氮磺吡啶治疗肠道感染；治疗沙眼及眼部其他感染是磺胺醋酰钠。

（4）不良反应及防治

①泌尿道损害；与磺胺药及其乙酰代谢产物溶解度低，与尿中易析出结晶有关，用药期间要多饮水并加服碳酸氢钠，后者可提高磺胺及其代谢物的溶解度。

②急性溶血性贫血。

③造血系统毒性。

④变态反应等。

2. **甲氧苄啶**　抗菌谱与磺胺药相似，通过抑制病原体二氢叶酸还原酶干扰四氢叶酸合成而影响 DNA 合成。与磺胺药合用使叶酸代谢受双重阻断，故有协同作用，又称抗菌增效剂。

3. **硝基呋喃类抗菌药物**　此类主要有呋喃妥因、呋喃唑酮。抗菌谱广，细菌不易产生耐药性。前者口服易吸收，在尿中浓度高，适用于治疗泌尿道感染；后者不易吸收，适于治疗肠道感染和溃疡病。

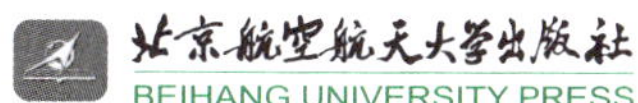

历年考点串讲

喹诺酮类、磺胺类及其他合成抗生素历年必考，其中喹诺酮类作用机制、抗菌谱、共性及不良反应应熟练掌握，磺胺类的作用原理、不良反应及甲氧苄啶（TMP）的特点应熟悉。

常考的细节有：

1. 喹诺酮类药物能抑制 DNA 螺旋酶的 A 亚单位的切割及封口活性，阻碍细菌 DNA 合成而导致细菌死亡。

2. 氟喹诺酮类抗菌谱广，尤其对革兰阴性杆菌，包括铜绿假单胞菌在内有强大杀菌作用，对金葡菌及产酶金葡菌也有良好抗菌作用。

3. 氟喹诺酮类引起关节痛及肿胀，不应用于青春期的儿童或妊娠的妇女。

4. 磺胺药与 PABA 结构相似，与 PABA 竞争二氢蝶酸合成酶，抑制二氢叶酸合成，从而使细菌不能合成四氢叶酸及 DNA，抑制细菌繁殖。

5. 磺胺药及其乙酰代谢产物溶解度低，在尿中易析出结晶引起泌尿道损害，用药期间要多饮水并加服碳酸氢钠，后者可提高磺胺及其代谢物的溶解度。

6. 甲氧苄啶抗菌谱与磺胺药相似，通过抑制病原体二氢叶酸还原酶干扰四氢叶酸合成而影响 DNA 合成。与磺胺药合用使叶酸代谢受双重阻断作用，故有协同作用，又称抗菌增效剂。

7. 治疗沙眼及眼部其他感染是磺胺醋酰钠。

第三十五节 β–内酰胺类抗生素

一、β–内酰胺类抗生素

1. 作用机制

（1）青霉素与青霉素结合蛋白（PBPs）结合后，青霉素的 β- 内酰胺环抑制 PBPs 中转肽酶的交叉联结反应，阻碍细胞壁黏肽生成，使细胞壁缺损。

（2）可增加细菌的自溶酶活性，从而使细菌体破裂死亡。属繁殖期杀菌剂。

2. 天然青霉素（青霉素）的抗菌作用 青霉素主要对敏感的革兰阳性菌、革兰阴性球菌、螺旋体强大的杀菌作用。对阿米巴、立克次体、真菌及病毒完全无效。

3. 药动学特点 口服易被胃酸破坏，吸收极少；肌内注射吸收快而全，分布于细胞外液，脑膜炎时可透入脑脊液；由肾小管主动分泌而排泄，此过程受丙磺舒影响。

4. 临床应用 主要用于敏感的各种球菌（如化脓性链球菌）、革兰阳性杆菌及螺旋体所致的各种感染。

5. 不良反应 局部刺激症状；青霉素最常见的不良反应是变态反应、赫氏反应。

6. 用药注意事项

（1）详细询问患者过敏史，对青霉素过敏者禁用。

（2）避免滥用和局部应用。

（3）避免在饥饿时注射。

（4）注射青霉素及皮试时，应事先做好急救准备（肾上腺素、糖皮质激素、抗组胺药）。

（5）初次使用、用药间隔 3 天以上或更换批号者必须做皮肤过敏试验。

（6）注射液需临时现配。

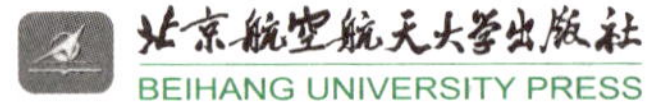

二、半合成青霉素

1. **耐酸青霉素类** 耐酸、可口服，如青霉素V。

2. **耐酶青霉素类** 耐酶又耐酸，但对其他细菌的作用弱，主要用于耐青霉素的金黄色葡萄球菌感染。以苯唑西林、氯唑西林、双氯西林等为代表。

3. **氨苄西林类** 主要包括氨苄西林、阿莫西林、匹氨西林等。广谱，对革兰阴性杆菌也有杀灭作用。耐酸、可口服，但不耐酶，对耐药金黄色葡萄球菌无效，对铜绿假单胞菌无效。合用β内酰胺酶抑制剂如克拉维酸或舒巴坦可显著扩大其抗菌谱。

4. **抗铜绿假单胞菌广谱青霉素类** 包括羧基青霉素类（羧苄西林、替卡西林等）、磺基青霉素（磺苄西林）及脲基青霉素类（呋布西林、美洛西林等）。

5. **主要作用于革兰阴性菌的青霉素类** 美西林、匹美西林、替莫西林等。

三、各代头孢菌素的抗菌作用特点及常用药物

见表3-1-1。

表3-1-1 四代头孢菌素特点比较

	第一代	第二代	第三代	第四代
代表药物	头孢噻吩、头孢氨苄、头孢羟氨苄、头孢唑啉	头孢孟多、头孢呋辛、头孢西丁、头孢克洛	头孢噻肟、头孢唑肟、头孢哌酮、头孢曲松	头孢吡肟 头孢唑兰
对β-内酰胺酶的稳定性	不稳定	较稳定	稳定	高度稳定
肾毒性	较大	较低	基本无毒性	无毒性
对革兰阳性菌的抗菌力	强	比第一代稍差	不及第一、二代	高效
对革兰阴性菌的抗菌力	弱	较强	强	高效
组织穿透力	较差	较好	强	强
临床应用	耐青霉素的金黄色葡萄球菌致呼吸道、泌尿道、软组织感染	革兰阴性菌致呼吸道、泌尿道、胆道感染	尿路感染以及危及生命的败血症、脑膜炎、肺炎等严重感染	耐第三代头孢菌素的革兰阴性杆菌感染致肺炎、菌血症、败血症等

四、其他β-内酰胺类抗生素

1. **氨曲南（单环β内酰胺类）** 对革兰阴性细菌产生的许多β-内酰胺酶有耐受性。对肠杆菌属、铜绿假单胞菌、流感嗜血杆菌及淋球菌作用极好。

2. **克拉维酸（β-内酰胺酶抑制剂）** 抗菌谱广，但抗菌活性低。与β内酰胺类抗生素合用时，抗菌作用明显增强。临床使用复方阿莫西林与复方替卡西林，为克拉维酸分别和阿莫西林与替卡西林配伍的制剂。

3. **舒巴坦（β 内酰胺酶抑制剂）** 抗菌作用略强于克拉维酸。

4. **他唑巴坦（β 内酰胺酶抑制剂）** 较舒巴坦抑酶作用强。与哌拉西林组成复方制剂他唑西林。

5. **亚胺培南（碳青霉烯类）** 具有高效、抗菌谱广、耐酶等特点。在体内易被肾小管内去氢肽酶水解失活。所用者为本品与肽酶抑制剂西司他汀的合剂，称为泰能。

历年考点串讲

β 内酰胺类抗生素历年必考，其中 β 内酰胺类抗生素的作用机制；天然青霉素抗菌作用、临床应用、不良反应及用药注意事项和各代头孢菌素的抗菌作用特点及常用药物应熟练掌握，其他 β 内酰胺类抗生素应熟悉。

常考的细节有：

1. 青霉素与青霉素结合蛋白（PBPs）结合后，青霉素的 β- 内酰胺环抑制 PBPs 中转肽酶的交叉联结反应，阻碍细胞壁黏肽生成，使细胞壁缺损。

2. 青霉素主要对敏感的革兰阳性菌、革兰阴性球菌、螺旋体强大的杀菌作用。

3. 青霉素主要用于敏感的各种球菌（如化脓性链球菌）、革兰阳性杆菌及螺旋体所致的各种感染。

4. 青霉素最常见的不良反应是变态反应。

5. 耐酶青霉素类主要用于耐青霉素的金黄色葡萄球菌感染。

6. 克拉维酸（β- 内酰胺酶抑制剂）抗菌谱广，但抗菌活性低，与 β 内酰胺类抗生素合用时，抗菌作用明显增强。

7. 头孢哌酮属第三代头孢菌素。

8. 头孢哌酮、头孢拉定有抗铜绿假单胞菌的活性。

9. 青霉素避免滥用和局部应用。

第三十六节　大环内酯类、林可霉素及其他抗菌药物

1. 红霉素

（1）抗菌作用：属速效抑菌药。主要对大多数革兰阳性菌、厌氧球菌及部分革兰阴性菌有强大抗菌作用，对产 β- 内酰胺酶的葡萄球菌也有一定的抗菌活性。机制为与敏感菌的核糖体 50S 亚基不可逆结合，通过阻断转肽作用及 mRNA 的位移，选择性抑制蛋白质合成。

（2）药动学特点：不耐酸，易被胃酸分解。口服一般为肠衣片或酯化产物。药物在体内大部分经肝破坏。

（3）临床应用：军团菌病；链球菌感染；衣原体、支原体感染；棒状杆菌感染；对青霉素过敏者链球菌、破伤风感染治疗的替换药。

（4）不良反应：胃肠道反应；肝损害。

2. 阿奇霉素的药理作用特点

（1）对酸稳定，胃肠道刺激性较小。

（2）口服吸收快，组织分布广，$t_{1/2}$ 长。

（3）抗革兰阳性菌较红霉素低，但对革兰阴性菌活性明显增强；对流感嗜血杆菌和弯曲菌属的作

用比红霉素和克林霉素强，对衣原体、支原体、军团菌有很强作用。

（4）属快速抑菌剂，在高浓度时也有杀菌作用，有抗生素后效应和一定的免疫调节作用。

3. 克拉霉素的药理作用特点　口服吸收迅速完全；抗菌活性和抗菌谱较红霉素强而广；首关消除大。

4. 罗红霉素的药理作用特点　抗菌谱与红霉素相似，但较之稳定性好，生物利用度高。

5. 克林霉素

（1）能与细菌核糖体 50S 亚基结合，抑制蛋白质的合成。

（2）对厌氧菌有良好的抑菌作用。易渗入骨组织，但不易透过血 - 脑屏障，是治疗金黄色葡萄球菌骨髓炎的首选药。

6. 万古霉素的药理作用特点

（1）干扰细胞壁黏肽合成，对革兰阳性菌有强大的杀菌作用，属快速杀菌剂。

（2）主要用于治疗耐青霉素的金黄色葡萄球菌引起的严重感染；治疗林可霉素引起的假膜性肠炎。

历年考点串讲

大环内酯类及其他抗菌药物历年偶考，其中红霉素的抗菌作用、临床应用及阿奇霉素、克拉霉素、罗红霉素和克林霉素的药理作用特点应熟悉。

常考的细节有：

1. 红霉素与敏感菌的核糖体 50S 亚基不可逆结合，通过阻断转肽作用及 mRNA 的位移，选择性抑制蛋白质合成。

2. 阿奇霉素抗革兰阳性菌较红霉素低，但对革兰阴性菌活性明显增强。对流感嗜血杆菌和弯曲菌属的作用比红霉素强。

3. 克林霉素易渗入骨组织，但不易透过血 - 脑屏障，是治疗金黄色葡萄球菌骨髓炎的首选药。

4. 万古霉素主要用于治疗耐青霉素的金黄色葡萄球菌引起的严重感染。

第三十七节　氨基糖苷类与多黏菌素类抗生素

1. 氨基糖苷类抗生素

（1）共性

①易产生耐药性，同类药间有交叉耐药性，主要是细菌产生钝化酶。

②与细菌核糖体结合，干扰细菌蛋白质合成的全过程。

③此类药物有抗生素后效应（PAE）。

（2）抗菌作用：抗菌谱较广，对需氧革兰阴性菌、某些革兰阳性菌有杀菌作用。铜绿假单胞菌只对庆大霉素、阿米卡星、妥布霉素敏感，其中妥布霉素作用最强。链霉素主要用于鼠疫杆菌和结核杆菌。

（3）药动学特点

①脂溶性小，口服难吸收。

②不易透过细胞膜，主要分布于细胞外液，内耳淋巴液中药物浓度高，肾皮质药物浓度高。

③在体内不被代谢，以原型从尿排泄。

（4）临床应用：敏感需氧革兰阴性杆菌所致的全身感染。

（5）不良反应

①耳毒性：包括对前庭神经功能的损害，发生率依次为新霉素（已少用）＞卡那霉素＞链霉素＞庆大霉素＞妥布霉素＞奈替米星；对耳蜗神经的损害，对听力损害的发生率依次为：新霉素＞卡那霉素＞阿米卡星＞庆大霉素＞妥布霉素＞链霉素。

②肾毒性：各药肾损害发生率依次为：新霉素＞卡那霉素＞妥布霉素＞链霉素＞奈替米星。

③神经肌肉阻断作用：可用钙剂或新斯的明等胆碱酯酶抑制剂治疗。

④变态反应：一旦发生，应静脉注射钙剂及皮下或肌内注射肾上腺素等抢救。

2. 链霉素、庆大霉素、阿米卡星的药理作用特点、不良反应和临床应用

（1）链霉素：细菌易对链霉素产生耐药性，且长期应用易引起耳毒性和肾毒性。故临床上除用于鼠疫和兔热病及抗结核病外，其他用途多被庆大霉素替代。

（2）庆大霉素：抗菌谱较广，抗菌活性强，是治疗各种革兰阴性杆菌的重要抗菌药，为氨基糖苷类药物中的首选药。耳毒性较链霉素少见。肾毒性在同类抗生素中最大，最常见。不宜与依他尼酸及呋塞米等利尿药合用，以免增加毒性。

（3）阿米卡星：抗菌谱为氨基糖苷类最广的，优点是对多种细菌产生的钝化酶稳定。用于铜绿假单胞菌感染和其他革兰阴性杆菌引起的感染。

3. 多黏菌素B的特点　口服不吸收，可用于肠道感染；难以透过血-脑屏障，主要分布在细胞外液；只对革兰阴性杆菌有效；通过增加细菌细胞膜通透性，使细胞内成分外漏而导致细菌死亡。主要用于对β内酰胺类和氨基糖苷类抗生素耐药而又难以控制的铜绿假单胞菌及其他革兰阴性杆菌引起的严重感染。因注射给药有强烈肾毒性，故现仅作局部应用。

历年考点串讲

氨基糖苷类抗生素及多黏菌素类抗生素历年必考，其中氨基糖苷类抗生素的共性，抗菌作用、应用及主要不良反应应熟练掌握。链霉素、庆大霉素、阿米卡星、多黏菌素B的药理作用特点、不良反应和临床应用熟悉。

常考的细节有：

1. 氨基糖苷类抗生素易产生耐药性，同类药间有交叉耐药性，主要是细菌产生钝化酶。
2. 氨基糖苷类抗生素与细菌核糖体结合，干扰细菌蛋白质合成的全过程。
3. 氨基糖苷类抗生素抗菌谱较广，对需氧革兰阴性菌、某些革兰阳性菌有杀菌作用。
4. 氨基糖苷类抗生素用于敏感需氧革兰阴性杆菌所致的全身感染。
5. 细菌易对链霉素产生耐药性，且长期应用易引起耳毒性和肾毒性。
6. 庆大霉素不宜与依他尼酸及呋塞米等利尿药合用，以免增加毒性。
7. 多黏菌素B通过增加细菌细胞膜通透性，使细胞内成分外漏而导致细菌死亡。
8. 多黏菌素B主要用于对β内酰胺类和氨基糖苷类抗生素耐药而又难以控制的铜绿假单胞菌及其他革兰阴性杆菌引起的严重感染。
9. 氨基糖苷类抗生素过敏反应一旦发生，应静脉注射钙剂及皮下或肌内注射肾上腺素等抢救。

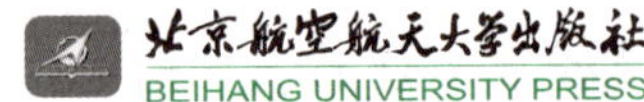

第三十八节　四环素和氯霉素类抗生素

1. 四环素类

（1）药动学特点及影响因素：口服吸收不完全，易受以下因素影响。

①如有 Mg^{2+}，Ca^{2+}，Al^{3+}，Fe^{2+} 等多价阳离子，能与四环素形成难溶性的络合物，使吸收减少。

②吸收量有限度。

③饭后服药使其吸收率下降。碱性环境影响吸收，而胃酸酸度高时能促进吸收。

④分布广泛，可透过胎盘屏障，在骨、牙、肝中浓度高，存在肝肠循环，主要由肾排泄。

（2）抗菌作用与机制

①通过与 50S 亚基结合抑制细菌蛋白质合成而抗菌。

②抗菌谱广，对革兰阳性菌、革兰阴性菌、立克次体、衣原体、支原体、螺旋体、阿米巴原虫都有效。

③长期应用细菌可产生耐药性，此与细菌胞质膜对药物的通透性降低有关。

（3）临床应用：主要用于立克次体感染（斑疹伤寒等）、支原体感染、衣原体感染。

（4）不良反应：影响骨、牙生长；二重感染；胃肠刺激症状；变态反应和肝损害。

2. 多西环素和米诺环素的特点

（1）多西环素（强力霉素）：具有强效、速效、长效的特点。抗菌谱与四环素相近，但作用比四环素强 2 ～ 10 倍。对四环素、土霉素耐药的金黄色葡萄球菌有抗菌作用。

（2）米诺环素：抗菌谱与四环素相近，抗菌活性最强，主要用于尿路感染、呼吸道感染、胃肠道感染、骨髓炎、脑膜炎、胆囊炎、乳腺炎等疾病的治疗，对痤疾也有疗效。

3. 氯霉素

（1）药动学特点

①口服易吸收，药物的溶解和吸收与制剂相关。

②分布广泛，易通过血 - 脑屏障，可至脑脊液及胎儿体内。

③在肝中代谢，由肾排泄。

（2）抗菌作用：抗菌谱广，对革兰阳性菌作用不如青霉素和四环素，对革兰阴性菌特别是伤寒、副伤寒杆菌、百日咳杆菌和流感杆菌作用强，对立克次体、支原体、衣原体和螺旋体也有效。

（3）抗菌机制：与细菌核糖体 30S 亚基结合，阻止氨基酰 t-RNA 到达并与 mRNA 核糖体复合物 A 位结合，从而阻止肽链延伸。

（4）临床应用：目前主要用来治疗细菌性脑膜炎，立克次体感染及其他抗生素无效的革兰阴性杆菌感染。

（5）不良反应

①最严重的毒性反应是抑制骨髓造血功能。

②灰婴综合征。

③二重感染（鹅口疮、治疗性休克）等。

历年考点串讲

四环素和氯霉素类抗生素历年常考，其中四环素抗菌作用和作用机制，临床应用和不良反应和氯霉素抗菌作用和机制，临床应用、不良反应应熟练掌握。

常考的细节有：

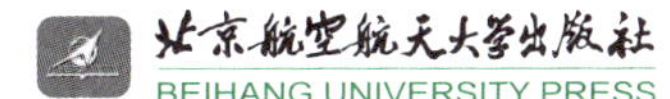

1．四环素通过与 30S 亚基结合抑制细菌蛋白质合成而抗菌。

2．四环素抗菌谱广，对革兰阳性菌、革兰阴性菌、立克次体、衣原体、支原体、螺旋体、阿米巴原虫都有效。

3．氯霉素抗菌谱广，对革兰阳性菌作用不如青霉素和四环素，对革兰阴性菌特别是伤寒、副伤寒杆菌、百日咳杆菌和流感杆菌作用强，对立克次体、支原体、衣原体和螺旋体也有效。

4．氯霉素与细菌核糖体 30S 亚单位结合，阻止氨基酰 t-RNA 到达并与 mRNA 核糖体复合物 A 位结合，从而阻止肽链延伸。

5．氯霉素最严重的毒性反应是抑制骨髓造血功能。

6．四环素可影响骨、牙生长。

第三十九节 抗真菌药与抗病毒药

1．两性霉素 B、咪唑类及特比萘芬的作用特点及用途

（1）两性霉素 B：广谱抗真菌药，是目前治疗深部真菌感染的首选药。本药能选择性地与真菌细胞膜的麦角固醇相结合，从而增加膜的通透性，导致胞质内电解质、氨基酸等重要物质外漏，使真菌死亡。有剂量依赖性及一过性肾功能损害。

（2）咪唑类：包括咪唑类和三唑类，均为广谱抗真菌药。克霉唑外用可治头癣以外的其他浅表真菌病和皮肤、黏膜念珠菌感染；酮康唑对深部真菌感染、浅表真菌感染均有效；氟康唑体外抗菌作用不及酮康唑，体内抗菌作用比酮康唑强，不良反应最少；伊曲康唑抗菌活性强于酮康唑，用于皮肤癣菌疗效好，特别适于甲癣的治疗。

（3）特比萘芬：抗菌谱广，为表浅部抗真菌药。对皮肤癣菌有杀菌作用，对念珠菌有抑制作用。选择性抑制真菌膜的角鲨烯环氧化物酶，抑制麦角固醇合成，使真菌死亡。

（4）吗啉类(阿莫罗芬)：广谱抗真菌药，阻断麦角固醇合成过程，发挥杀真菌活性。全身给药无活性，只限局部应用治疗甲癣和真菌性皮肤感染。

（5）棘白菌素类（卡泊芬净）：抑制或干扰真菌细胞壁成分的合成，能有效地抑制或杀灭真菌。因为哺乳动物没有细胞壁，这类药物选择作用于真菌，对人几乎没有毒性。

2．抗非反转录病毒药阿昔洛韦、更昔洛韦、齐多夫定、拉米夫定、利巴韦林、干扰素的作用特点及用途

（1）阿昔洛韦：主要抑制疱疹病毒（HSV），抗疱疹病毒作用强，其作用机制是通过抑制病毒 DNA 的合成，是治疗 HSV 脑炎的首选药物。

（2）更昔洛韦：仅发挥抑制（而非阻断）病毒复制的作用，本药毒性大，仅限于治疗危及生命或视觉巨细胞病毒感染并伴有免疫缺陷或低下的患者。

（3）齐多夫定、拉米夫定：是核苷类反转录酶抑制药，主要用于治疗 HIV 感染和慢性乙型肝炎。

（4）沙奎那韦：蛋白酶抑制剂，临床上主要用于与其他抗反转录病毒药物联用（鸡尾酒疗法），治疗Ⅰ型人类免疫缺陷病毒（HIV）感染。

（5）利巴韦林：为广谱抗病毒药，对多种 RNA 和 DNA 病毒有抑制作用。口服可用于防治甲型肝炎、带状疱疹、皮肤单纯疱疹病毒感染及上呼吸道病毒感染等；静脉滴注用于防治甲型或乙型流感、腺病毒肺炎等。局部可用于带状疱疹和生殖器疱疹。

（6）干扰素

①通过诱导机体组织细胞产生抗病毒蛋白酶而抑制病毒的复制，有广谱抗病毒作用。

②治疗慢性病毒性肝炎（乙、丙、丁型）、尖锐湿疣、生殖器疱疹及 HIV 患者的卡波西肉瘤。

3. 常用抗病毒药的分类　根据抗病毒药的临床用途分为：抗疱疹病毒药、抗流感病毒药、抗肝炎病毒药等非反转录病毒感染的其他抗病毒药；抗艾滋病病毒药。

历年考点串讲

抗真菌药与抗病毒药历年偶考。

常考的细节有：

1. 酮康唑对深部真菌感染、浅表真菌感染均有效。

2. 阿昔洛韦主要抑制疱疹病毒（HSV），其作用机制是通过抑制病毒 DNA 的合成，是治疗 HSV 脑炎的首选药物。

3. 齐多夫定是核苷类反转录酶抑制剂。

4. 利巴韦林为广谱抗病毒药，对多种 RNA 和 DNA 病毒有抑制作用。

5. 两性霉素 B 为广谱抗真菌药，是目前治疗深部真菌感染的首选药。

6. 特比萘芬为表浅部抗真菌药。

第四十节　抗结核病药和抗麻风病药

一、异烟肼、利福平、乙胺丁醇

1. 异烟肼

（1）抗菌作用：对结核杆菌有高度选择性，抑制结核杆菌的分枝菌酸合成酶，抑制分枝菌酸的生物合成，使细菌失去耐酸性、疏水性和增殖力而死亡。单用易引起细菌耐药。是治疗结核病的首选药物，预防用药时可单独使用。

（2）药动学特点：穿透力强；口服吸收快而完全，分布广；肝内乙酰化代谢，有快、慢 2 种代谢类型；代谢物及少量原型药由肾排泄。

（3）不良反应

①神经毒性反应：大剂量服用或慢代谢型者可加速维生素 B_6 的排泄，使维生素 B_6 缺乏，导致周围神经炎及其他神经精神症状，同服维生素 B_6 可治疗及预防此反应。

②肝毒性。

③其他可发生胃肠反应，偶见过敏反应（发热、皮疹、狼疮样综合征等）。

2. 利福平

（1）抗菌作用：高效广谱抗生素，抗结核作用与异烟肼相近，而较链霉素强，对其他病原体也有作用。单用结核杆菌易产生抗药性。与其他抗结核病药合用，治疗各型结核病及重症患者。作用机制是抑制依赖于 DNA 的 RNA 多聚酶，从而阻碍 mRNA 的合成，而对动物细胞的 RNA 多聚酶无影响。

（2）药动学特点

①口服吸收好，但吸收易受食物和药物的影响，故以空腹服用为宜。

②穿透力强、分布广，由肝代谢并诱导肝药酶，有肝肠循环。

③服药过程中，可使泪液、痰液、尿液、唾液及粪呈橘红色。

（3）不良反应：胃肠道反应、变态反应、肝损害。

3. 乙胺丁醇 口服吸收迅速，毒性小。用于治疗各型结核病，特别是经链霉素和异烟肼治疗无效的患者，机制是与二价金属离子结合，干扰分枝菌酸 RNA 合成。不良反应有球后视神经炎。

二、对氨水杨酸、乙硫异烟胺、吡嗪酰胺

1. 对氨水杨酸 抗结核作用弱，但细菌不易耐药，可延缓细菌对其他药物的耐药性。

2. 乙硫异烟胺 一线抗结核药无效时，与其他抗结核药物合用可治疗肺结核和肺外结核。

3. 吡嗪酰胺 抑制结核杆菌，尤其是在酸性环境中作用更好。与其他抗结核药配合，用于一些复杂肺结核病例及结核性脑膜炎患者。

三、抗结核药的应用原则

抗结核应坚持早期用药、联合用药、规律用药，并根据患者情况选用适当药量。

历年考点串讲

抗结核病药和抗麻风病药历年常考，其中一线抗结核病药异烟肼、利福平、乙胺丁醇抗菌作用及其机制、药动学特点及主要不良反应应熟悉。

常考的细节有：

1. 异烟肼对结核杆菌有高度选择性，抑制结核杆菌的分枝菌酸合成酶，抑制分枝菌酸的生物合成，使细菌失去耐酸性、疏水性和增殖力而死亡。

2. 异烟肼是治疗结核病的首选药物，预防用药时可单独使用。

3. 大剂量服用异烟肼或慢代谢型者可加速维生素 B_6 的排泄，使维生素 B_6 缺乏，导致周围神经炎及其他神经精神症状，同服维生素 B_6 可治疗及预防此反应。

4. 利福平属高效广谱抗生素，抗结核作用与异烟肼相近，而较链霉素强，对其他病原体也有作用。

5. 对氨基水杨酸抗结核作用弱，但细菌不易耐药，可延缓细菌对其他药物的耐药性。

第四十一节　抗疟药

1. 氯喹

（1）药理作用与应用

①抗疟作用：是控制各种疟疾临床症状的首选药。作用特点是强效、速效、长效。

②抗肠外阿米巴病。

③免疫抑制作用，大剂量可用于类风湿关节炎，系统性红斑狼疮。

（2）不良反应：轻度头晕、头痛、胃肠不适和皮疹等，停药后迅速消失。大剂量、长疗程用药可引起视力障碍，以及对肝和肾的损害。

2. 伯氨喹

（1）药理作用与应用：是控制复发和传播的首选药。对间日疟红细胞外期迟发型孢子和各疟原虫的配子体都有强大的杀灭作用。对红细胞内期裂殖体作用弱，对恶性疟红细胞内期裂殖体无效。

（2）不良反应

①毒性较大，但尚无适当药可取代。治疗量可引起头晕、恶心、呕吐、发绀、腹痛等。停药后消失。

②特异质者发生急性溶血性贫血和高铁血红蛋白血症。

3. 乙胺嘧啶

（1）药理作用与应用

①对恶性疟及良性疟的原发性红外期疟原虫有抑制作用，是用于病因性预防的首选药。对红内期的未成熟裂殖体也有抑制作用。

②对人体内配子体无作用，但能阻止疟原虫在蚊体内的有性生殖，以阻断疟疾的传播。

（2）不良反应：长期服用可引起巨幼红细胞性贫血或白细胞减少症，可用甲酰四氢叶酸钙治疗。

4. **青蒿素** 能杀灭红内期的裂殖体，对耐氯喹虫株感染也有效。主要用于治疗间日疟、恶性疟，特别是用于抗氯喹疟原虫引起的疟疾；因其易于通过血－脑屏障，对脑型恶性疟的治疗有良效。缺点是复发率高，与伯氨喹合用可降低复发率。

历年考点串讲

抗疟药历年偶考，其中氯喹、伯氨喹、乙胺嘧啶和青蒿素类的药理作用、临床应用及主要不良反应应熟悉。

常考的细节有：

1. 氯喹是控制各种疟疾临床症状的首选药。
2. 伯氨喹是控制复发和传播的首选药。
3. 乙胺嘧啶是用于病因性预防的首选药。
4. 乙胺嘧啶长期服用可引起巨幼红细胞性贫血或白细胞减少症，可用甲酰四氢叶酸钙治疗。
5. 青蒿素用于抗氯喹疟原虫引起的疟疾。

第四十二节 抗阿米巴病药及抗滴虫病药

1. 甲硝唑的作用与用途

（1）抗阿米巴作用，对肠内外阿米巴大滋养体有直接杀灭作用，是治疗阿米巴病的首选药，也用于急性阿米巴痢疾和肠外阿米巴病的治疗。

（2）抗滴虫作用，对阴道滴虫有直接杀灭作用。

（3）抗厌氧菌作用。

（4）抗贾第鞭毛虫作用，是目前治疗贾第鞭毛虫的最有效药物。

2. 主要的咪唑类药物的临床应用及其他抗阿米巴药物的特点

（1）替硝唑：对阿米巴痢疾和肠外阿米巴病的疗效与甲硝唑相当，毒性偏低，可作为治疗阿米巴肝脓肿的首选药。

（2）依米丁：对组织内阿米巴滋养体有直接杀灭作用，临床上用于治疗肝、肺、脑阿米巴肝脓肿；

能杀灭肠壁内滋养体，迅速控制急性阿米巴痢疾症状。

（3）喹碘方、氯碘羟喹、双碘喹啉：有直接杀灭阿米巴作用，用作肠腔内抗阿米巴药，但对肠外阿米巴无效。主要用于慢性阿米巴痢疾。

（4）氯喹：抗疟药，能杀灭组织内阿米巴滋养体。用于甲硝唑无效的阿米巴肝脓肿、肺脓肿等。

历年考点串讲

抗阿米巴病药与抗滴虫病药历年常考，其中甲硝唑的作用和用途应熟练掌握。主要的咪唑类药物的临床应用熟悉。

常考的细节有：

1. 甲硝唑是治疗阿米巴病的首选药，用于急性阿米巴痢疾和肠外阿米巴病的治疗。
2. 甲硝唑对阴道滴虫有直接杀灭作用。
3. 甲硝唑是目前治疗贾第鞭毛虫的最有效药物。
4. 替硝唑可作为治疗阿米巴肝脓肿的首选药。

第四十三节　抗血吸虫和抗丝虫病药

吡喹酮　为广谱抗吸虫药和驱绦虫药，尤其对血吸虫有很强的杀灭作用，是治疗各型人类血吸虫病的首选药物。副作用轻微、短暂，主要见于神经系统和消化系统。

第四十四节　抗肠道蠕虫病药

1. **甲苯达唑**　为高效、广谱驱肠蠕虫药。它选择性地作用于微管，抑制虫体对葡萄糖的摄取和利用，减少 ATP 生成，妨碍虫体生长发育。显效缓慢，为治疗钩虫病和鞭虫病的首选药，对蛲虫病和蛔虫病疗效好，对钩虫卵、蛔虫卵和鞭虫卵有杀灭作用，有控制传播的重要意义。对丝虫病和囊虫病有一定效果。

2. **左旋咪唑**　对蛔虫、钩虫、蛲虫均有明显驱虫作用。其作用机制可能是抑制虫体肌肉内的琥珀酸脱氢酶，阻断延胡索酸还原为琥珀酸，减少 ATP 生成，阻断虫体的能量供应。

3. **哌嗪**　对蛔虫和蛲虫有较强的驱除作用。其作用机制是改变虫肌细胞膜对离子的通透性，使虫体肌肉超极化，抑制神经 - 肌肉传递，致虫体发生弛缓性麻痹而随肠蠕动排出。

4. **氯硝柳胺**　对血吸虫的尾蚴和毛蚴有杀灭作用，可用于血吸虫病的预防。

历年考点串讲

抗肠道蠕虫病药历年偶考。

常考的细节有：

1. 甲苯达唑为高效、广谱驱肠蠕虫药。
2. 甲苯达唑是治疗钩虫病和鞭虫病的首选药。
3. 左旋咪唑对蛔虫、钩虫、蛲虫均有明显驱虫作用。
4. 哌嗪对蛔虫和蛲虫有较强的驱除作用。

第四十五节　抗恶性肿瘤药

1. 常用的抗恶性肿瘤药物及不良反应

（1）甲氨蝶呤：与叶酸竞争性抑制二氢叶酸还原酶，使 $FH_2 \rightarrow FH_4 \rightarrow$ dTMP → DNA 合成过程受阻；用于治疗儿童急性白血病和绒毛膜上皮癌。不良反应主要是骨髓抑制、胃肠道。

（2）氟尿嘧啶：在细胞内转变成 5F-dUMP，抑制脱氧胸苷酸合成酶，从而影响 DNA 合成；对消化系统癌和乳腺癌疗效好。不良反应主要为对骨髓和胃肠道的毒性。

（3）环磷酰胺：需经肝 P450 酶代谢激活，形成环酰胺氮芥，与 DNA 发生烷化反应。抗肿瘤谱广，用于恶性肿瘤、多发性骨髓瘤等。还可作为免疫抑制药。常见出血性膀胱炎、骨髓抑制、脱发、消化道等不良反应。属于烷化剂的抗肿瘤药还有氮芥、卡莫司汀、噻替哌、白消安等。

（4）铂类化合物

①顺铂：作用强大而持久的广谱抗肿瘤药，主要用于转移性睾丸癌和卵巢癌，是治疗睾丸肿瘤的最有效药物之一。最常见最严重的毒性是肾功能损害。消化道反应、骨髓抑制。大剂量可致耳毒性等不良反应。

②卡铂：与顺铂相同，但抗肿瘤活性较强、毒性较低。主要是骨髓抑制，肾毒性轻微，耳毒性和神经毒性罕见。

（5）放线菌素 D（更生霉素）：能与 DNA 双螺旋结合产生细胞毒性，经嵌入到 DNA 的鸟苷和胞苷的碱基对之间，阻断 RNA 多聚酶对 DNA 的转录。对霍奇金病、绒膜癌和肾母细胞瘤有较好疗效。不良反应为骨髓抑制，畏食、恶心和呕吐等。

（6）柔红霉素：用于治疗急性粒细胞性白血病，尤其是儿童为佳。

（7）长春碱：主要作用于 M 期，抑制细胞的有丝分裂。主要用于治疗恶性淋巴瘤、急性白血病、绒毛膜上皮癌和霍奇金病，与顺铂及博来霉素合用治疗睾丸癌效果明显。不良反应主要有骨髓抑制和胃肠道反应。

（8）长春新碱：通过抑制有丝分裂而发挥抗肿瘤作用，主要作用于 M 期细胞。大剂量时也可杀死 S 期细胞，主要用于治疗急、慢性白血病，特别是儿童急性淋巴细胞白血病，是诱导急性淋巴细胞性白血病缓解的首选药。骨髓抑制和胃肠道反应轻而神经毒性较大。

（9）紫杉醇：选择性促进微管蛋白聚合并抑制其解聚，从而影响纺锤体的功能、抑制瘤细胞的有丝分裂。适用于转移性卵巢癌和乳腺癌，特别是对顺铂耐药或未控制的卵巢癌亦有效，对食管癌及肺癌也有一定疗效。主要不良反应是骨髓抑制、白细胞和血小板减少、周围神经性病变、肌肉痛等。

（10）三尖杉酯碱：抑制蛋白质合成起始阶段，使核蛋白体分解，释出新生肽链，抑制有丝分裂。

主要用于急性粒细胞白血病，对急性单核细胞白血病和恶性淋巴瘤也有效。不良反应为骨髓抑制及胃肠道反应。少数有心率加快、心肌损害等。

(11)他莫昔芬：为雌激素受体的部分激动剂，具有雌激素样作用。能阻断雌激素对乳癌的促进作用，抑制乳癌生长，用于治疗乳癌。

(12) 伊立替康：拓扑异构酶抑制剂，阻断酶与DNA反应的最后一步，从而阻止DNA的复制过程，阻止DNA链的重新组装，引起DNA双链断裂，导致肿瘤细胞的死亡。

(13) 伊马替尼：酪氨酸激酶抑制剂，选择性抑制多种酪氨酸激酶的亚型，其机制是作为ATP的竞争性抑制剂，阻值酪氨酸激酶的磷酸化，从而阻止肿瘤的形成。

2. 抗恶性肿瘤药物常见不良反应　抗恶性肿瘤药的毒性反应主要表现为恶心、呕吐、口腔溃疡、骨髓抑制、脱发等；同时可累及心、肾、肝、肺等重要器官，并致不育、致畸。

历年考点串讲

抗恶性肿瘤药历年偶考，其中抗恶性肿瘤药不良反应、常用抗肿瘤药物药理作用特点应熟悉。

常考的细节有：

1. 甲氨蝶呤与叶酸竞争性抑制二氢叶酸还原酶，使 $FH_2 \rightarrow FH_4 \rightarrow$ dTMP $\rightarrow$ DNA合成过程受阻。

2. 氟尿嘧啶在细胞内转变成5F-dUMP，抑制脱氧胸苷酸合成酶，从而影响DNA合成。

3. 环磷酰胺需经肝P450酶代谢激活，形成环酰胺氮芥，与DNA发生烷化反应。

4. 长春碱主要作用于M期，抑制细胞的有丝分裂。

5. 抗恶性肿瘤药的毒性反应主要表现为恶心、呕吐、口腔溃疡、骨髓抑制、脱发等。

6. 柔红霉素用于治疗急性粒细胞性白血病，尤其是儿童为佳。

7. 他莫昔芬为雌激素受体的部分激动剂，具有雌激素样作用。

第四十六节　影响免疫功能的药物

1. 免疫抑制药环孢素的药理作用　可选择性抑制辅助性T(Th)活化的早期，使Th细胞明显减少，降低Th和抑制性T细胞的比例；可抑制Th细胞表达IL-1受体，使之分泌IL-2减少并抑制IL-2受体表达；抑制活化的T细胞产生INF-γ，但对B细胞抑制作用较弱；作用机制主要是通过钙调磷酸酶的作用阻断IL-2的转录。是抑制器官和组织移植后排斥反应的首选药。

2. 免疫增强药左旋咪唑、白细胞介素-2、干扰素的药理作用

(1) 他克莫司：强效免疫抑制药。作用比环孢素强，机制同环孢素。

(2) 左旋咪唑：为免疫增强药。能恢复受抑制的B细胞、T细胞、单核细胞、巨噬细胞的功能。临床用于结缔组织疾病、癌症。主要不良反应为胃肠道反应。

(3) 白细胞介素-2 (IL-2)：与IL-2受体特异结合，诱导Th细胞和细胞毒T细胞增殖、激活B细胞产生抗体、活化巨噬细胞、增强NK细胞、杀伤细胞的活性及诱导INF活性。临床用于转移性肾癌和黑色瘤等，还可用于病毒和细菌的感染。

(4)干扰素(INF)：干扰素结合到特异性细胞表面受体上，启动一系列细胞内过程：诱导某些酶活性；抑制细胞增殖；增强免疫活性。

历年考点串讲

影响免疫功能的药物历年偶考。

常考的细节有：

1. 环孢素是抑制器官和组织移植后的排斥反应的首选药。
2. 左旋咪唑为免疫增强药。

（陈艳芬　唐春萍）

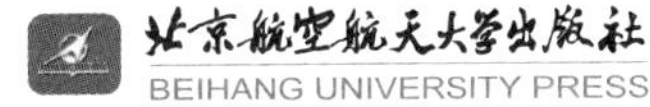

第二章　生物药剂学与药动学

第一节　生物药剂学概述

1. 生物药剂学定义　生物药剂学研究药物及其制剂在体内的吸收、分布、代谢与排泄过程，阐明药物的剂型因素、机体的生物因素与药物疗效之间的相互关系的一门药剂学分支学科。

（1）剂型因素：包括各种剂型及与剂型有关的因素，主要有：

①药物的化学性质，如同一药物的不同盐、复盐、酯、络合物或前体药物等。

②药物的物理性质，如粒径、晶型、溶出度、溶出速率等。

③药物具体剂型及给药方法。

④制剂所用的辅料品种、性质与用量。

⑤药物与处方中辅料或其他药物配伍及相互作用。

⑥制剂的生产工艺及贮存条件等。

（2）生物因素：与生物学相关的因素，主要有：

①种族差异，不同的生物种类，如人与动物、不同人种。

②性别差异；人类男女性别差异、动物雌雄差异。

③年龄差异；新生儿、婴幼儿、老年人与成年人差异。

④生理与病理因素所引起的差异等，如妊娠、疾病或其他原因引起生理功能差异。

⑤由遗传因素导致的个体差异，如代谢酶活性。

（3）药物效应：指药物作用的结果，药物引起机体的反应，包括治疗效果、副作用和毒性。

2. 生物药剂学的研究内容与目的

（1）生物药剂学的研究内容：是研究药物及其制剂在体内转运和动态变化过程。

①研究药物的理化性质对药物体内转运行为的影响：如同一母体药物不同盐酯、溶解度、晶型与晶癖、粒径等。

②研究剂型、制剂处方和制剂工艺对药物体内过程的影响：同一药物不同剂型、同一剂型使用不同处方或制备工艺其疗效可能存在差异。

③根据机体的生理功能设计缓控释制剂：如胃滞留制剂、pH 敏感定位释药系统。

④研究微粒给药系统在血液循环中的命运：根据微粒在体内处理特点设计长效或靶向给药系统，如长循环脂质体、受体结合的靶向微粒。

⑤研究新的给药途径与给药方法：如鼻腔给药、经皮给药中药物转运机制及对生理功能影响。

⑥研究中药制剂的溶出度和生物利用度：如研究中药体内的变化过程以建立中药制剂的生物利用度评价方法。

⑦研究生物药剂学的试验方法：研究体外溶出度试验方法，体外溶出度与体内吸收的相关性。

（2）研究目的：正确客观评论药剂质量、设计合理的剂型与处方及制备工艺、研究给药途径及方法，为临床合理用药提供科学依据，保证临床用药的安全性及有效性。

3. 药物的体内过程

（1）吸收：药物从给药部位进入血液循环的过程。

（2）分布：药物吸收并进入体循环后向机体可布及的组织、器官和体液的转运过程。

（3）代谢：药物用于机体后，在体内的酶系统、体液的 pH 或肠道菌群的作用下发生结构转化称生物转化的过程。

（4）排泄：排泄指吸收进入体内的药物或经代谢后的产物排出体外的过程。排泄途径有肾 - 尿排泄、胆汁 - 肠道 - 粪便排泄、肺呼吸排泄、皮肤汗腺分泌排泄及乳汁分泌排泄等。其中主要是肾 - 尿排泄。

吸收、分布和排泄称为转运；分布、代谢、排泄称为处置；代谢和排泄称为消除。

历年考点串讲

生物药剂学概述历年常考，生物药剂学的定义、药物的体内过程应熟练掌握，生物药剂学的定义研究内容与目的应熟悉。

常考的细节有：

1. 生物药剂学研究药物及其剂型在体内的吸收、分布、代谢与排泄过程。
2. 生物药剂学研究药物及其制剂在体内转运和动态变化过程。
3. 体内的吸收、分布、代谢与排泄各过程的定义。

第二节　口服药物的吸收

一、药物的膜转运与胃肠道吸收

1. 药物的转运机制　药物的吸收就是药物跨过生物膜转运的过程，其途径有跨细胞途径和细胞间途径。

跨细胞途径指物质穿过细胞膜的转运途径，是药物吸收的主要途径。

细胞间途径又称细胞旁路途径，是物质通过细胞连接处微孔而进行扩散的转运途径。

药物跨膜转运方式有：被动转运（被动扩散、促进扩散）、主动转运、膜动转运（胞饮、吞噬、胞吐）。

（1）被动转运：被动转运分为被动扩散和促进扩散。

①被动扩散：又称单纯扩散，药物顺浓度梯度由高浓度区向低浓度区扩散，不需要载体和能量。被动扩散途径包括跨细胞脂质途径、细胞间膜孔途径（膜孔转运）和借助细胞膜上通道蛋白介导的亲水通道途径。

细胞膜为脂质双分子层，根据相似相容性原理，小分子脂溶性物质可溶于液态脂质膜中，较易扩散透过细胞膜。跨细胞脂质途径是被动扩散的主要途径。

膜孔转运是物质通过细胞间微孔按单纯扩散机制转运的过程。

通道介导转运是物质借助细胞膜上通道蛋白形成的亲水通道按单纯扩散机制转运。通道蛋白分为亲水通道蛋白和离子通道蛋白。亲水通道蛋白允许水和一些水溶性小分子通过，离子通道蛋白对离子有高度选择性，通道开放时可以特定离子顺浓度梯度快速通过。通道蛋白不与被转运物质结合，不移动，不消耗能量。

被动扩散是一级速率过程，符合 Fick' s 第一扩散定律。扩散速率与药物的扩散系数、扩散表面积、油水分配系数和浓度差成正比，与跨膜厚度呈反比。

②促进扩散：需要借助细胞膜上转运载体帮助，由高浓度区向低浓度区扩散或转运的过程。促进

扩散存在选择性、部位特异性、竞争性，有饱和现象，扩散效率高且不消耗能量。

（2）主动转运：借助载体蛋白的帮助，由低浓度侧向高浓度侧（逆浓度梯度）跨膜转运的过程。主动转运需要消耗能量，能量源于 ATP 水解释放的能量或其他离子势能。

主动转运特点

①逆浓度梯度转运。

②消耗能量。

③有结构特异性，一种载体只能转运一种或一类底物。

④转运速度与载体数量和活性相关，可出现饱和现象。

⑤结构类似的物质可产生竞争性抑制。

⑥受代谢抑制药的影响。

⑦存在部位特异性。

（3）膜动转运：通过细胞膜的主动变形将物质摄入细胞内或从细胞内释放到细胞外的转运过程，包括物质向内摄入的入胞作用（胞饮和吞噬）和向外释放的出胞作用（胞吐）。

入胞作用包括胞饮和吞噬，物质附着于细胞膜上，细胞膜的内陷形成小泡，包裹药物的小泡逐渐与细胞膜表面断离，从而将物质摄入细胞内的转运过程称为入胞作用。物质为溶解物或液体时，此过程称为胞饮；物质为大分子或颗粒状物时，此过程称为吞噬。

出胞作用，某些大分子物质通过形成小泡从细胞内部移至细胞膜内表面，小泡的膜与细胞膜融合，从而将物质排出细胞外的转运过程称为出胞作用，又称胞吐。

2. 胃肠道的结构与功能　胃肠道由胃、小肠和大肠三部分组成。

胃黏膜上有腺体可以分泌胃液，胃的主要功能是储存、混合和在胃液帮助下消化内容物并控制其进入小肠。口服药物在胃中大部分可被崩解、分散或溶出。

小肠由十二指肠、空肠和回肠组成。总长度 6 ～ 7m，直径 4cm，pH5 ～ 7.5。胆管和胰腺开口于十二指肠。小肠有着巨大表面积，达 $200m^2$ 左右，是药物的主要吸收部位。小肠中药物的吸收以被动扩散为主，主要通过毛细血管吸收。

大肠包括盲肠、结肠和直肠。大肠粗短、吸收表面积比小肠小，除设计成直肠给药的制剂外，只有很少药物在直肠有吸收。

二、影响药物吸收的因素

1. 生理因素　影响药物吸收的生理因素包括胃肠液成分与性质、胃排空和胃空速率、胃肠蠕动、食物、循环系统等。

（1）胃肠液成分与性质：不同部位的胃肠液有不同的 pH。空腹胃 pH 为 0.9 ～ 1.5，进食后上升到 3.0 ～ 5.0。十二指肠 pH 为 4.0 ～ 5.0，空肠和回肠 pH 为 6.0 ～ 7.0，大肠 pH 为 7.0 ～ 8.0，药物及病理状况会使胃肠道 pH 发生变化。由于大多数为弱酸或弱碱性，胃肠液的 pH 影响药物的解离度，从而影响药物的吸收。胃液 pH 约为 1.0，有利于弱酸性药物吸收；小肠 pH 为 5.0 ～ 7.0，有利于弱碱性药物吸收；主动转运吸收的药物是在特定部位由载体或酶促系统进行，一般不受 pH 的影响。

（2）胃排空和胃空速率：胃内容物从胃幽门部排至小肠上部称胃排空，胃排空的快慢用胃空速率表示。胃排空速率符合一级速率过程，可用胃空速度率方程表示：

$$\lg V_t = \lg V_0 - \frac{K_{em}}{2.303} t \qquad 公式（3\text{-}2\text{-}1）$$

V_t 为 t 时间胃内容物体积；V_0 为初始时胃内容物体积；K_{em} 为胃空速采常数。由胃空速率方程可知，胃排空与胃内容物成正比，胃内食物越多，胃排空越快。

胃排空慢，主要在胃中吸收的药物的吸收增加，胃排空加快，主要在小肠吸收的药物能快速到达小肠，加快吸收，生物利用度高，起效时间也快。少数主动吸收且存在部位特异性的药物（如维生素 B_2 主要在十二指肠吸收），宜饭后服用，药物与食物混合，可以增加在吸收部位停留时间，同时到达十二指肠的药物量少，主动转运不会产生饱和，因此吸收量增加。

影响胃排空的因素有：

①食物的理化性质。

②胃内容物的黏度和渗透压，胃内容物的黏度和渗透压低，胃排空速率通常较大。

③食物的组成：糖类＜蛋白质＜脂肪。

④药物的影响：服用某些药物如抗胆碱药、抗组胺药、止痛药、麻醉药等都可使胃排空速率下降。

⑤其他因素：右侧卧比左侧卧胃排空快，精神因素等也会对胃排空产生影响。

（3）蠕动对吸收的影响：小肠的固有运动包括节律性分节运动、蠕动运动和黏膜与绒毛的运动三种。固有运动可使固体药制剂进一步崩解分散，与胃肠液充分混合，增加药与肠的接触面积，有利于药物的吸收。有些影响胃肠道运行速率的药物能干扰其他药物的吸收。减慢胃空速率与肠运行速率的药物如阿托品、丙胺太林能减慢胃排空与胃肠蠕动，增加某些药物吸收；而甲氧氯普胺可促进胃排空且增加胃肠蠕动，能减少某些药物吸收。

（4）食物：食物对吸收的影响主要表现在两方面。

①延缓或减少药物的吸收：延缓吸收但不影响吸收总量的有阿司匹林、头孢拉定、克林霉素、地高辛、格列本脲、氧氟沙星等;减少吸收总量有卡托普利、齐多夫定、利福平、普伐他汀、林可霉素等。

②促进药物的吸收：如灰黄霉素、维生素 C、维生素 B_2、普萘洛尔、更昔洛韦等。

（5）循环系统：胃肠道的吸收的药物需经血液循环运送到全身，因此血流灌注量影响药物吸收。如药物的透膜速率＜血流速率，则透膜是吸收的限速过程；如果透膜速率＞血流速率，则血流速率是限速过程。药物经消化道向淋巴系统转运也是药物吸收转运的重要途径之一。由于淋巴液的流速比血流慢得多，通常药物的淋巴系统转运几乎可忽略，但对不容易进行血液循环的大分子药物则比较容易进入淋巴循环。饮酒同时服用苯巴比妥，可促进苯巴比妥的吸收。

（6）肝首关作用：由胃、小肠和大肠吸收的药物都经门静脉进入肝，肝中丰富的酶系统对经过的药物具有强烈的代谢作用，使药物进入体循环前损失较大，称肝“首关效应”。

（7）病理因素的影响

①胃肠道疾病：胃酸缺乏的患者胃液 pH 与正常人不同，胃酸分泌长期减少的贫血患者服用铁剂及西咪替丁时吸收缓慢。

②其他疾病：如肝硬化患者其首关作用降低，药物有效吸收增加；而甲减的儿童胃肠蠕动减慢影响药物吸收。

2. 药物理化性质及剂型因素　药物理化性质及剂型因素包括：处方组成、崩解度、溶出与释放、药物颗粒的大小、晶型、pKa 及脂溶性等。

（1）药物的解离度和脂溶性：未解离型药物容易通过被动扩散机制透过细胞膜被吸收，药物解离度影响药物的吸收，而解离度受 pH 的影响。药物胃肠道不同 pH 环境中药物解离度与 pH 的关系可以用 Henderson-Hasselbalch 方程表示：

弱酸性药物：
$$pK_a - pH = \lg \frac{C_u}{C_i} \quad \text{公式（3-2-2）}$$

弱碱性药物：
$$pK_a - pH = \lg \frac{C_i}{C_u} \quad \text{公式（3-2-3）}$$

C_u：未解离型药物农度　C_i：解离型药物浓度

评价药物脂溶性大小的参数是油 / 水分配系数（$K_{O/W}$），通常油 / 水分配系数越大，说明该药物的脂溶性较好，吸收率也大。但油 / 水分配系数太大，药物难以溶于水中，其溶出、扩散进入水溶性体液中困难，吸收反而变慢。

（2）药物的溶出：药物的溶出速率是指在一定溶出条件下，单位时间内药物释放溶解的量。药物口服后，在胃肠道经崩解、溶出后才能吸收，对水溶性药崩解是限速过程，对难溶性药不溶出是限速过程。

溶出速率可用 Noyes-Whitney 方程表示：

$$\frac{dC}{dt}=\frac{D}{h}S(C_S-C)$$ 公式（3-2-4）

$\frac{dC}{dt}$为溶出速率，D 为溶解药物的扩散系数，h 为扩散层厚度，S 为固体药物的表面积，C_S 为药物饱和溶解度，C 为药物浓度。由公式可知溶出速率与药物扩散系数，药物颗粒表面积和浓度差成正比关系，与扩散层厚度呈反比关系。对于药物具体品种，D 和 h 都是固定值，$\frac{D}{h}$也为一固定值，比值称为溶解速率常数。

（3）药物剂型的影响：口服剂型药物的吸收顺序为：水溶液＞混悬液＞散剂＞颗粒剂＞胶囊剂＞片剂＞包衣片剂。片剂是应用最广泛，也是生物利用度问题最多的剂型。

（4）制剂处方因素：处方中的填充剂、黏合剂、崩解剂、润滑剂、增稠剂、表面活性剂等也影响药物溶出与吸收。

①填充剂自身的溶解与分散性对药物溶出吸收影响较大，尤其是难溶性药物。

②黏合剂、崩解剂的品种和用量主要影响药崩解和溶出。

③润滑剂分为疏水性和亲水性润滑剂，疏水性润滑剂会包裹在药物颗粒表面，影响药物的溶出，而亲水性润滑剂能促进药物的溶出。

④增稠剂影响药物的扩散，通常情况下会延缓药物吸收速度。

⑤表面活性剂能提高细胞膜的通透性，同时还有增溶作用，能提高药物的吸收。

3. 给药方法　给药方法主要是不同给药途径对药物药吸收的影响不同。血管内给药不存在吸收过程，药物直接进入血管；肺部给药、鼻黏膜给药、舌下给药吸收迅速；口服给药吸收较慢，经皮给药需要透过角质层吸收相对更慢。

历年考点串讲

口服药物的吸收历年必考，药物转运机制、影响药物吸收的因素应熟练掌握。

常考的细节有：

1. 被动转运与主动转运的特点及转运途径。
2. 影响胃排空与胃肠蠕动药物对其他药物吸收的影响。
3. 胃空速率方程、Henderson-Hasselbalch 方程、溶出速度方程。
4. 口服剂型药物的吸收顺序为：水溶液＞混悬液＞散剂＞颗粒剂＞胶囊剂＞片剂＞包衣片剂。
5. 肝首关效应。

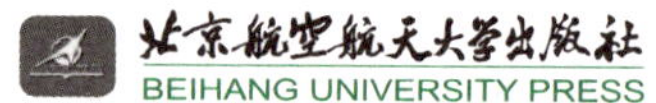

第三节　非口服药物的吸收

一、注射给药

1. 给药部位与吸收途径　血管内给药没有吸收过程，其他注射给药途径如皮下注射、肌内注射、腹腔注射都有吸收过程。注射部位周围一般有丰富的血液和淋巴循环，药物吸收路径短，影响因素少，故一般注射给药吸收速度快，生物利用度高。

（1）静脉注射：直接注射进入血液循环，不存在吸收过程。静脉注射分为静脉推注和静脉滴注。静脉注射后，药物经静脉血流入右心房，通过右心室进入肺，经肺静脉流入左心房，最后经左心室通过主动脉流向全身。药物经过肺时可能被代谢或排泄，这种现象被称为“肺首关效应”。

（2）肌内注射：将药物注射到肌肉中，通过毛细血管吸收进入血液循环，起效比静脉注射过慢，吸收程度与静脉给药相当。脂溶性药物可直接扩散通过毛细血管壁；分子量小的水溶性药物则通过微孔快速扩散进入毛细血管，分子量大的药物主要通过淋巴途径吸收。

（3）皮下注射：是将药物注射到疏松的皮下组织中，药物同样通过毛细血管吸收，皮下组织血管少，血流慢，吸收比肌注要慢。一些需延长作用时间的药物，如胰岛素可采用皮下注射。

（4）皮内注射：将药物注入真皮和表皮之间，注射量小，吸收差，一般仅用于皮肤诊断或过敏测试。

（5）其他注部位射给药：动脉内注射，不存在吸收过程和肺首关效应；鞘内注射，药物直接注射到椎管内，绕过血-脑屏障，使药物向脑内分布；腹腔注射，以门静脉为主要吸收途径，药物首先经过肝，存在首关效应。

2. 影响注射给药吸收的因素

（1）生理因素：注射部位血流状态影响药物的吸收速度，如血流量是三角肌＞大腿外侧肌＞臀大肌，相应的吸收速度也是三角肌＞大腿外侧肌＞臀大肌。淋巴流速则影响水溶性大分子药物或油性注射液的吸收。局部热敷、运动等可使血流加快，能促进药物的吸收。肾上腺素能使毛细血管收缩，合并其他药物注射给药时可降低其他药物的吸收速度。

（2）药物的理化性质：分子量小的药物主要通过毛细血管吸收，分子量大的药物主要通过淋巴吸收，淋巴流速缓慢，吸收速度也比血液循环系统慢。对难溶性药物溶解速率是吸收有限速过程，如长效青霉素肌内注射后可维持药效 2 ～ 4 周。

（3）制剂因素：药物从注射剂中的释放速率很大程度上影响药物的吸收，各种注射剂中药物的释放速率排序为：水溶液＞水混悬液＞油熔液＞ O/W 乳剂＞ W/O 乳剂＞油混悬液。

二、口腔黏膜给药

口腔黏膜给药系统是指药物经口腔黏膜吸收后发挥局部或全身治疗作用。给药方式可以分为：舌下黏膜给药、颊黏膜给药和局部给药。

1. 口腔黏膜的结构与生理　口腔颊黏膜和舌下黏膜的上皮均未角质化，有利于药物全身吸收。牙龈、硬腭黏膜和唇内侧的上皮已角质化对药物通透性差。

2. 影响口腔黏膜吸收的因素　影响口腔黏膜吸收的因素主要有生理因素、药物性质、剂型与给药部位、吸收促进剂。

（1）生理因素：一般认为口腔黏膜渗透性能介于皮肤和小肠黏膜之间。药物渗透性能顺序为舌下黏膜＞颊黏膜＞牙龈、硬腭黏膜。唾液的分泌个体差异和时间差异也是影响吸收的重要因素。

（2）药物性质：与药物脂溶性、解离度和分子量大小相关。口腔黏膜的吸收途径主要有跨细胞途径和细胞间途径。脂溶性大、分子量小的药物容易透过跨细胞途径吸收；极性、水溶性药物通常以细胞间途径吸收。分子量大的药物渗透性差，对大多数药物适宜的油水分配系数才有利于药物透过口腔黏膜。

（3）剂型与给药部位：不同剂型使药物在口腔中停留时间不同，通常在口腔中滞留时间长有利于药物吸收。

（4）吸收促进剂：能够提高药物在口腔黏膜的吸收速度和程度，常用吸收促进剂有表面活性剂、脂肪酸，胆酸盐等。

三、皮肤给药

1. 皮肤的结构与药物的转运

（1）皮肤的结构：皮肤由表皮、真皮和皮下脂肪组织构成。汗腺、皮脂腺、毛囊、指（趾）是由表皮衍生的皮肤附属器。表皮从外向内又分为角质层、透明层、颗粒层、网状层和胚芽层，药物吸收的主要屏障是角质层。真皮层分布着丰富的毛细血管、神经、淋巴管和皮脂腺。皮下脂肪组织中有血管及汗腺。真皮及皮下组织对药物穿透的阻力很小，微血管发达，药物由此吸收进入体循环。

（2）皮肤的吸收途径：经皮吸收途径有 3 条。

①经完整皮肤吸收，即通过角质层等表皮结构进入真皮组织。

②经细胞间隙途径。

③经附属器途径吸收，即通过汗腺、毛孔和皮脂腺进入真皮和皮下。

2. 影响药物经皮渗透的因素

（1）药物性质：同时具有脂溶性和水溶性的药物更易透过表皮细胞膜；药物的分子量与吸收存在反比关系，分子量＞ 1000 吸收困难；若药物分散好、溶解度高、溶解完全，则皮肤表面药物浓度高，有利于药物被动扩散而吸收；提高药物剂量有利于增加药物的吸收。

（2）基质性质：药物在乳剂基质中释放最快，水溶性基质次之，油脂性基质特别是烃类基质中释放最慢；基质促进皮肤水合作用的能力为油脂性基质＞ W/O 型基质＞ O/W 型基质＞水溶性基质；基质的 pH 对吸收也有影响。

（3）透皮吸收促进剂：透皮吸收促进剂能提高药物透皮能力，增加药物的吸收。常用的透皮吸收促进剂有月桂氮䓬酮、表面活性剂、二甲亚砜、肉豆蔻异丙酯、薄荷油、低级醇类。

（4）皮肤状况：皮肤受损或疾病时通透性比正常皮肤高很多；不同种属、不同年龄、不同部位皮肤渗透性不同；皮肤含水量不同，渗透性不同；温度、用药面积、次数、接触时间等也会影响吸收。

3. 皮肤给药特点

（1）避免胃肠道的降解及肝首关作用。

（2）能长时间维持稳定的血药浓度，减少血药浓度波动和给药次数。

（3）减少能胃肠道刺激。

（4）外用于靶部位实现靶向给药。

（5）安全性高，可随时中断给药。

四、鼻黏膜给药

1. 鼻腔的结构与生理　鼻腔长度为 12 ～ 14cm，表面积为 150 ～ 200cm^2，鼻腔主要吸收部位是鼻中隔和鼻甲黏膜，黏膜表面分布着的一层具纤毛的柱状上皮细胞，黏膜上水性孔道分布丰富，药物渗透性能高，吸收快。鼻腔表面覆盖着一层黏液，在纤毛的协调一致摆动作用下，黏液逐渐向鼻腔后方运动，最终通过鼻咽管被吞咽或排出体外。

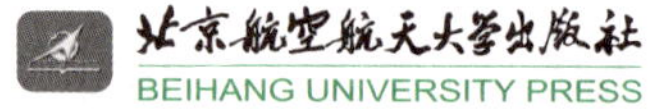

2. 影响鼻黏膜吸收的因素　鼻腔及黏膜的生理状态，如鼻腔 pH 影响药物解离度；鼻腔血液循环、鼻腔分泌物中的酶可降解部分药物、鼻黏膜纤毛运动可影响药物停留时间。

鼻黏膜的吸收以被动扩散为主，脂溶性、小分子药物容易吸收，水溶性小分子药物吸收稍差。鼻黏膜带负电荷，带正电荷的药物易于透过。鼻腔的特殊构造使较大粒子进入鼻腔主要区域后被纤毛系统导向鼻腔后部或者沉积，不能经鼻黏膜有效吸收。以气流状态或溶液状态存在的药物，能迅速通过黏膜分泌物表面被鼻腔吸收进入体循环，但要控制粒径，粒径过小则容易于进入肺部。鼻黏膜极薄，黏膜内毛细血管丰富，药物吸收后直接进入体循环。

3. 鼻腔给药特点

（1）鼻腔吸收面积大，鼻黏膜薄，血流丰富，吸收速率有时可与静脉注射相当，是替代注射给药的理想途径。

（2）可避免胃肠降解和肝首关作用。

（3）可通过嗅神经通路、嗅黏膜上皮通路直接吸收入脑。

（4）通过鼻腔免疫。

（5）鼻腔给药相对方便。

（6）给药剂量有限，有些药物生物利用度低，吸收不稳定。

五、肺部给药

肺部给药能产生局部或全身治疗作用，肺部吸收表面积大，上皮细胞膜薄，血流丰富，吸收速度快。药物从呼吸道吸收以被动扩散为主，影响药物肺部吸收的因素如下。

药物的脂溶性、油水分配系数和分子量大小影响药物吸收。脂溶性药物易吸收，水溶性药物吸收较慢；分子量＜1000 的药物吸收快，大分子药物稍慢。但相对于其他部位来说，水溶性大分子药物也可能较好吸收。

药物粒径大小影响药物到达部位，＞10μm 的粒子沉积于气管中，2～10μm 的粒子到达支气管与细支气管，2～3μm 的粒子可到达肺部，太小的粒子不易停留，可随呼吸排出。

六、直肠给药与阴道给药

1. 影响直肠吸收的因素　直肠给药有两个主要吸收途径：一是通过直肠中、下静脉和肛管静脉进入下腔静脉，绕过肝而直接进入血液循环；另一条是通过直肠上静脉，经门静脉入肝，在肝代谢后再转运至全身。给药部位距肛门口 2cm 左右时，药物主要通过前一种途径吸收，大部分药物可避免肝首关作用。药物进入直肠的深度越小，吸收的药物不经肝的量亦越多。部分药物可经直肠淋巴系统吸收而避开肝首关作用。

影响直肠吸收的主要因素有药物的理化性质、制剂因素、给药部位距肛门的距离、直肠内菌群、直肠生理病理状态及肠内粪便等因素。

2. 影响阴道吸收的因素　阴道给药主要以被动扩散吸收，药物扩散通过阴道液被阴道黏膜摄取，再通过血液循环或淋巴系统将药物转运分布于作用部位。转运机制主要是通过跨细胞途径（指质通道）和细胞间途径（亲水通道）转运。

影响阴道给药的因素有药物的理化性质、制剂因素、阴道内菌群、阴道分泌物及阴道生理病理状态等。

七、眼部给药

1. 眼部给药吸收途径

（1）从角膜吸收，药物渗入角膜，进入房水，经前房到达虹膜和睫状肌，主要发挥局部作用。

（2）从结膜吸收，经巩膜转运至眼球后部，此途径能进入体循环引起全身作用。

角膜的表面积大，经角膜吸收是眼部给药主要吸收途径。

2. 影响眼部吸收的因素

（1）生理因素：角膜的渗透性能影响药物的吸收，当角膜受到感染时渗透性增强。

（2）药物理化性质：角膜厚度为 0.5 ～ 1mm，主要由脂质结构的上皮、内皮及两层之间的亲水基质层组成，因此药物要有适宜油水分配系数才可以透过角膜。

（3）剂型因素：软膏等半固体制剂与液体制剂相比与角膜接触时间长，作用时间延长。

（4）渗透促进剂：不同种类的渗透促进剂对角膜和结膜的促进作用不同，如牛磺胆酸对结膜的渗透促进强于角膜。眼用渗透促进剂对刺激性要求高，必须进行严格的筛选。

历年考点串讲

非口服药物的吸收历年常考，注射给药、皮肤给药、直肠给药和眼部给药的吸收途径与影响因素，应熟练掌握。

常考的细节有：

1. 血管内给药不存在吸收过程；肌注吸收速度为三角肌＞大腿外侧肌＞臀大肌；在注射局部热敷可使血流加快，能促进药物的吸收。

2. 各种注射剂中药物的释放速率排序为：水溶液＞水混悬液＞油熔液＞ O/W 乳剂＞ W/O 乳剂＞油混悬液。

3. 常用透皮吸收促进剂是月桂氮䓬酮、表面活性剂。

4. 在肺部，脂溶性药物易吸收，水溶性药物吸收较慢；粒径 2 ～ 3μm 的粒子容易沉积肺部。

5. 直肠给药部位距肛门口 2cm 左右时，可很大程度避免肝首关效应。

第四节　药物的分布

1. 基本概念与意义

（1）组织分布与药效及蓄积：当长期连续用药时，机体某些组织中的药物浓度有逐渐升高的趋势，这种现象称为蓄积。产生蓄积的原因主要是药物对该组织有特殊的亲和性，该组织可能成为药物的贮库，也可能导致蓄积中毒。油 / 水分配系数高的药物容易在脂肪组织中蓄积，地高辛能与心脏组织蛋白质结合而蓄积产生心脏毒性。

（2）表观分布容积：表观分布容积表示全血或血浆中药物浓度与体内药量的比例关系，其单位为 L 或 L/kg。它是假设在药物充分分布的前提下，体内全部药物溶解，所需的体液总容积。计算公见公式（3-2-6）。

表观分布容积没有解剖学上的生理意义，但是其值表示药物在血浆和组织间动态分布特性，与药物的理化性质相关，是药动学的一个重要参数。

（3）血浆蛋白结合率：药物在血液中，能与血浆蛋白发生可逆的结合，与血浆蛋白结合的药物占体内所有药物比率称为血浆蛋白结合率。药物与血浆蛋白质结合后，不能透过血管壁向组织转运，不能由肾小球滤过，不能经肝代谢。

药物与血浆蛋白结合受药物理化性质、给药剂量、药物与蛋白的亲和力、药物相互作用及生理因素影响。

（4）影响药物分布的因素

①体内循环与血管透过性的影响：血液循环对分布的影响主要取决于组织的血流速率，小分子脂溶性药物易于透过毛细血管，组织血流速率是药物分布的主要限速因素。血流量大且循环好的器官和组织，药物的转运速率和转运量相应较大；反之，药物的转运速率和转运量相应较小。

大多数药物通过被动扩散透过毛细血管壁，小分子的水溶性药物可从毛细血管的膜孔中透过（即微孔途径），脂溶性药物还可从血管的内皮细胞扩散通过（即类脂途径）。大多数药物随着分子量增大，膜孔透过性变小。毛细血管的透过性因脏器不同而存在差异。如肝中的肝窦分布着不连续性毛细血管，壁上有许多缺口，分子量较大的药物也比较容易通过。而脑和脊髓的毛细血管内壁致密且细胞间隙小，水溶性药物及极性药物很难透入。肠道和肾部位的毛细血管允许小分子量的水溶性物质透过。

②药物与血浆蛋白结合的能力：许多药物进入血液后一部分呈游离型，一部分能与血液中的蛋白质结合为药物蛋白复合物。人血浆含有 60 多种蛋白质，与大多数药物蛋白结合相关的有 3 种：白蛋白、酸性糖蛋白和脂蛋白。白蛋白占血浆蛋白总量的 60%，在药物与蛋白质结合中起主要作用。

药物与蛋白结合后，不能透过血管壁向组织转运，不能由肾小球滤过，不能经肝代谢。药物与蛋白结合是一种可逆过程，有饱和现象，血浆中药物在游离型和结合型之间保持着动态平衡，是药物在血浆中的一种贮存形式，能降低药物的分布与消除，使血浆中游离型药物保持一定的浓度和维持一定的时间。若药物与血浆蛋白结合率高，药理作用将受到显著影响。毒性作用较大的药物与血浆蛋白结合可起到减毒和保护机体的作用，但在合并用药存在竞争性结合时，又容易使血浆游离型药物浓度增高产生毒副作用。

药物与蛋白结合除了受药物的理化性质、给药剂量、药物与蛋白的亲和力及药物相互作用等因素影响外，还与下列因素有关：动物种属差异、性别差异、生理和病理状态。

③药物的理化性质与透过生物膜的能力：药物的理化性质主要影响药物在体内的跨膜转运过程。大多数药物以简单扩散方式透过细胞膜，且只有游离型药物才易于透过，因此药物的理化性质与透过生物膜的能力密切相关。除了药物的脂溶性、分子量、解离度、异构体以及与蛋白结合能力等性质外，通过现代制剂技术制备的络合物、乳剂、胶束、脂质体、微球等微粒或纳米粒等药物的分布也有明显的影响。

④药物与组织的亲和力：药物在体内的选择性分布，除决定于生物膜的转运特性外，药物对不同组织的亲和力大小也是重要原因之一。体内能与药物结合的物质，除血浆蛋白外，还有组织细胞内存在的蛋白、脂肪、DNA、酶以及黏多糖类等高分子物质。

药物与组织结合一般是可逆的，药物在组织与血液间仍保持着动态平衡关系。药物与组织的结合起着药物储库的作用，如果结合发生在药理作用部位，则才可以延长作用时间；但大多数情况下并不是药物发挥疗效的部位。对于长期用药的药物，药物与组织的亲和力高，可能产生蓄积毒性。

⑤药物相互作用对分布的影响：药物相互作用主要对蛋白结合率高的药物有影响。药物与蛋白结合绝大部分是非特异性的，药物之间可能存在竞争作用。药物与血浆蛋白结合的程度可分为高度结合率（80% 以上）、中度结合率（50% 左右）及低度结合率（20% 以下）。

一般说来，蛋白结合率高的药物对置换作用敏感，但只有当大部分药物分布在血浆中，这种置换作用才可能显著增加游离药物浓度，所以只有分布容积小而蛋白结合率高的药物才受影响。由于只有游离型药物发挥药理作用，因此，对于那些蛋白结合率高的药物，当另一种药物与其竞争使结合率下

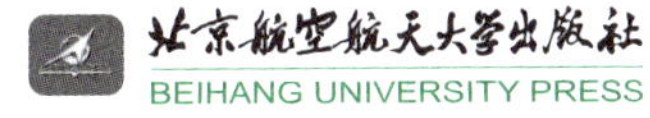

降的药物合用，则会使游离型药物大量增加，引起该药的分布容积、半衰期、肾清除率、受体结合量等变化，最终导致药效的改变和不良反应的产生。

2. 脑内分布

（1）血 - 脑屏障的概念：在血液与脑组织之间存在屏障作用可以选择性阻止药物由血入脑，称为血 - 脑屏障，其功能在于保护中枢神经系统，使其具有更加稳定的化学环境。当血 - 脑屏障受到破坏时，其通透性大为增加。血 - 脑屏障包括 3 种屏障：血 - 脑组织屏障；血 - 脑屏障；脑脊液 - 脑组织屏障。

（2）药物从血液向中枢神经系统转运

药物向中枢神经系统转运以被动扩散为主，以分子形态透过细胞膜，离子形态很难透过。在生理 pH7.4 环境下，解离度小、油水分配系数高的药物容易透过血 - 脑屏障进入中枢神经系统，并在脑脊液、脑内和血液之间迅速达到平衡。在油 / 水分配系数接近时，解离度大的药物极难进入脑脊液和脑内，转运速度也很慢，浓度也低于它在血液中的水平。葡萄糖、氨基酸和 K^+等金属离子是通过主动转运机制进入脑。

在血浆 pH7.4 时，弱酸性药物主要以解离型存在，弱碱性药物主要以非解离型存在，因此弱碱性药物容易向脑脊液转运。除药物在血液中的解离度和油 / 水分配系数外，药物与血浆蛋白结合程度也能在一定程度上影响血 - 脑脊液间的药物分配，但只有药物的亲脂性才是药物是否能透过血 - 脑屏障的决定性因素，硫喷妥钠、氯丙嗪等亲脂性高的药物能快速透过血 - 脑屏障。

（3）药物从中枢神经系统向组织的排出：药物从中枢神经系统的排出过程主要有两种。第 1 种途径是脑脊液，一般物质以这种滤过机制排出，起主要作用。药物从脑脊液向血液排出是以蛛网膜绒毛滤过的方式进行的。蛛网膜绒毛具有较大孔隙，甘露醇、蔗糖、菊粉、右旋糖酐 -70 或血浆蛋白之类高分子物质也容易通过。第 2 种途径是通过脉络丛的主动转运机制从脑脊液转移至血液。

3. 血细胞内分布

（1）红细胞的组成与特性：红细胞的组成以血红蛋白为主，还含有糖类、蛋白质、类脂、核酸、酶及电解质等。红细胞膜主要由蛋白质和类脂组成，几乎没有多糖和核酸。红细胞的膜与其他组织的生物膜组成相同，是一种类脂膜，存在微孔。红细胞的性质以及红细胞膜对药物透过性能随动物种属不同而有差异。

（2）药物的红细胞转运：大多数药物以被动转运方式进入红细胞，红细胞内药物浓度与其血浆浓度呈正比关系。红细胞内药物的浓度随着血浆的浓度的变化而呈线性变化，药物的血浆蛋白结合率高，将降低红细胞内药物的浓度。脂溶性高，分配系数大的药物较容易进入红细胞内，水溶性大的药物主要通过红细胞膜的微孔进入。极少数药物红细胞中的浓度要高于血浆中的浓度，对于这些药物需要测定全血中药物浓度。

4. 胎盘与胎儿内分布

（1）胎盘构造与胎儿的血液循环：胎盘是胎儿和母体之间物质交换的场所。胎盘由胎儿丛密绒毛膜、绒毛间隙和母体子宫的基蜕膜等构成。

胎儿血循环的基本特点是没有肺循环，胎儿血液循环途径中存在静脉导管、卵圆孔、动脉导管和脐循环 4 个短路通道，在胎儿出生后关闭。静脉导管导入脐静脉富含营养物质和氧气的血液，经下腔静脉进入右心房，再跨过卵圆孔进入左心房，最后经左心室射入主动脉。由主动脉流出的血液供给全身器官和组织，最后经脐动脉返回到胎盘，排泄代谢物于母体中，完成整个循环过程。

（2）胎盘的药物转运：胎盘屏障的性质与其他生物膜相似，作用过程类似于血 - 脑屏障。进入母体循环系统的药物必须穿过胎盘和胎膜，才能影响胎儿。影响药物透过胎盘的因素，主要有药物的理化性质、药物的蛋白结合率、用药时胎盘的功能状况及药物在孕妇体内分布特征等。

胎盘转运机制包括被动转运和主动转运，以被动扩散为主。分子量 600 以下的药物容易透过胎盘，分子量 1000 以上的水溶性药物难以通过。脂溶性越大的非解离型药物容易穿过，水溶性药物难以透过；

高度离子化的药物如季铵盐类转运极少。在胎儿生长的高峰期，胎盘活动力亦相应增强，药物的转运作用亦加速。药物与血浆蛋白结合也会影响药物透过胎盘，只有未结合的游离型药物才能透过胎盘。当胎盘的功能状况发生改变时胎盘的透过性也可能发生改变，而提高药物及其他物质进入胎盘的能力。

（3）胎儿内的分布：进入脐静脉的药物，由胎儿循环转运到胎儿的体内各部分。胎儿体内的药物分布也有差异，这与药物的蛋白结合率、胎盘膜的透过性以及胎儿的生理状况等有关。药物进入静脉后约 60% 的血流进入肝，所以胎儿肝内药物较多。而胎儿血 - 脑屏障发育不完全，药物容易通过血 - 脑屏障进入中枢神经系统。

5. 脂肪组织分布　由于脂肪组织的血流少而慢，因此药物向脂肪组织转运较慢。脂溶性高的药物容易向脂肪组织分布，并产生蓄积。这种蓄积一方面可以降低血药浓度，另一方起着药物的储库作用，延长药效的持续时间。影响药物向脂肪组织中分布的因素主要有药物的脂溶性、解离度及药物蛋白结合率等。

历年考点串讲

药物的分布历年必考，表观分布容积、血浆蛋白结合、血 - 脑屏障、胎盘屏障应熟练掌握。

常考的细节有：

1. 表观分布容积计算公式 $V = X/C$，不表示真实生理体液容积，只表示药物分布特性，表观分布容积大表示药物在血浆中浓度小。

2. 药物与浆蛋白结合是可逆的、存在竞争置换；与血浆蛋白结合后不能透过细胞膜向组织转运，不能由肾小球滤过，不能经肝代谢。

3. 大多数药物以简单扩散透过细胞膜。

4. 解离度小，脂溶性大的药物容易透过血 - 脑屏障和胎盘屏障。

第五节　药物的代谢

一、药物代谢酶和代谢部位

代谢是药物用于机体后，在体内的酶系统、体液的 pH 或肠道菌群的作用下发生结构转化或生物转化的过程。药物代谢最主要器官是肝，多数药物代谢后极增强，水溶性增加，有利于药物的排泄。

1. 药物代谢酶系统　绝大多数药物在体内的代谢是在细胞内特异酶的催化作用下发生一系列代谢反应而导致药物结构的变化。这些酶主要存在于细胞的内质网、微粒体、细胞液、溶酶体及核膜和细胞质膜中。参与药物代谢反应的酶系通常分为两类：微粒体酶系和非微粒体酶系。

（1）微粒体药物代谢酶系统：微粒体酶系主要存在于肝细胞或其他细胞的内质网的亲脂性膜上。肝微粒体中最重要的一族氧化酶是肝微粒体混合功能氧化酶系统或称单加氧酶，是药物在体内代谢的主要途径，该类酶系氧化反应类型极为广泛，大多数药物是通过这类酶系进行生物转化的。在催化药物氧化反应过程中，需要细胞色素 P450（CYP450）、辅酶Ⅱ（NADPH，还原型烟酰胺腺嘌呤二核苷酸磷酸酯）、分子氧、Mg^{2+}、黄素蛋白、非血红素铁蛋白等参与才能完成。

（2）非微粒体酶系统：非微粒体酶系又称Ⅱ型酶，在肝内和血浆、胎盘、肾、肠黏膜及其他组织中均有存在。主要催化葡萄糖醛酸化、硫酸化或乙酰化反应及其他缩合，某些氧化、还原及水解（除酰胺键外）反应均为非微粒体酶系统所催化。如常用的阿司匹林及磺胺类药都是通过这些酶的作用而代谢的。这一类酶系包括：

①细胞质可溶部分的酶系：醇脱氢酶、醛脱氢酶、黄嘌呤氧化酶、硫氧化酶及氮氧化物酶等。

②线粒体中酶：单胺氧化酶、脂环族芳香化酶。

③血浆中酶：酰胺酶、磷酸酶和胆碱酯酶。

2. 药物代谢的部位

（1）肝：肝是药物代谢的最主要器官，以氧化反应为主。药物代谢酶主要位于肝细胞的微粒体中，其次是线粒体和溶酶体。第Ⅰ相反应和第Ⅱ相反应的葡糖醛酸结合、甲基化通常在微粒体进行；脱氨基氧化、氨基酸结合等反应主要在线粒体中进行；酯类水解主要在溶酶体中进行。

（2）消化道：是肝外代谢最主要的部位。消化管壁主要进行药物的结合反应，肠道上皮中的酶及肠内细菌可以代谢某些药物，造成药物生物利用度差。

（3）肺：肺部药物代谢酶浓度很低，除少数酶外，大部分酶的活性均低于肝。

（4）皮肤：表皮可进行葡糖醛酸结合等代谢反应。药物经皮肤代谢降低了局部用药的效果和时间或对透皮吸收药物产生首关效应。肾上腺固醇类、氢化可的松、氟尿嘧啶、阿糖胞苷等皮肤代谢明显。

（5）脑：脑整体代谢活性不高，但血 - 脑屏障的脑毛细血管内皮细胞中药酶活性高。

（6）肾：肾分布着少量药物代谢酶，如细胞色素 P450 单氧化酶和前列腺素过氧化物合成酶等。

（7）鼻黏膜：经鼻腔给药透过鼻黏膜吸收时可有代谢。

3. 首关效应　经胃肠道吸收的药物，首先经门静脉进入肝，在首次通过肝过程中有一部分药物会被肝组织代谢或与肝组织结合，使进入体循环的原形药物量减少的现象，称为“首关效应”。存在首关效应的药物生物利用度降低。经消化道吸收的药物经门静脉进入肝，在肝被代谢酶代谢或与肝组织结合或随胆汁排出，被代谢、结合或随胆汁排出的药物所占比例称肝提取率，其值介于 0 ～ 1 之间。

二、药物代谢反应的类型

药物代谢反应的类型通常分为两大类，第Ⅰ相反应和第Ⅱ相反应。

1. 第Ⅰ相反应

（1）氧化反应：主要有芳香或杂环族侧链烷基的氧化、杂原子上烷基的氧化、杂原子本身氧化、醇醛的氧化、羟化、脱氨脱硫。可发生氧化反应的药物有巴比妥、卡马西平、地西泮、水杨酸、乙酰苯胺、安替比林、可待因、氯丙嗪、硫利达嗪、苯丙胺、硫喷妥钠、睾酮、丙戊酸等。

（2）还原反应：主要有偶氮还原、硝基还原、羰基还原及羟基的还原。发生还原反应的药物有氯霉素、氟尿嘧啶、水合氯醛、麝香草酚和萜类、二甲亚砜等。

（3）水解反应：主要有酶的水解、环氧化合物的水解、酰胺的水解、糖苷的水解。发生水解反应的药物有普鲁卡因、哌替啶、水杨酰胺、异烟肼等。

2. 第Ⅱ相反应　第Ⅱ相反应是结合反应，药物分子中的极性基团或第Ⅰ相反应中生成的极性基团与体内的内源性物质结合，通常形成水溶性更大、极性更大、药理活性通常降低的化合物，更易于排出体外。第Ⅱ相反应包括葡糖醛酸结合、硫酸结合、甘氨酸结合、甲基结合、乙酰化等。

三、影响药物代谢的因素

影响药物代谢的因素有给药途径、给药剂量和剂型、酶抑或酶促作用、合并用药，以及生理因素（如性别、年龄、种族、个体差异、疾病、饮食等差别）等。

1. 给药途径　给药途径和方法所产生的代谢过程的差异主要与药物代谢酶在体内的分布及局部

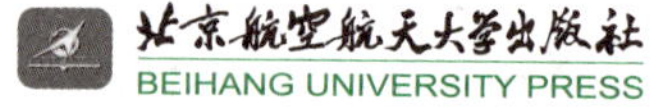

器官和组织的血流量有关。由于肝和胃肠道存在着众多的代谢酶，口服给药的“首关效应”是导致药物差异的主要原因。

2. 给药剂量和剂型　通常药物代谢速度和体内药量成正比，即随着药物量的增加而代谢加快。但当体内药物量增加一定程度时，达到了药物代谢酶的最大代谢能力时，代谢反应就会出现饱和现象，即代谢速率达到最大不再随药量增大而加大。此时可能引起血药浓度异常增高，引起中毒反应。有些剂型可能吸收较快而使药物代谢酶达到饱和，从而影响药物的代谢。

3. 药物的光学异构体　体内酶对光学异构体有立体选择性，对不同的异构体有着明显的代谢差异性。

4. 酶抑或酶促作用　药物可能会对代谢酶产生抑制或促进作用，能减慢药物代谢的叫酶抑制剂，能促进药物代谢的叫酶诱导剂。酶抑制会使药物代谢减慢，导致药理活性及毒副作用增加，酶诱导剂能促进代谢，降低大多数药物药理活性。常见酶诱导剂有利福平、保泰松、苯妥英钠等；常见的肝药酶抑制剂西咪替丁、氯霉素、异烟肼等。

5. 生理因素　年龄、性别、种族和个体、疾病、饮食。

历年考点串讲

药物的代谢近年必考，首关效应、肠肝循环、代谢反应类型及生物转化，应熟练掌握。

常考的细节有：

1. 药物代谢酶系统可分为微粒体代谢酶系统和非微粒体酶系统。肝微粒体混合功能氧化酶系统或称单加氧酶，是药物在体内代谢的主要途径。

2. 肝是药物代谢的主要器官，消化道是肝外代谢的主要场所。

3. 口服经胃肠道吸收药物存在首关效应，药物生物利用度会降低。

4. 代谢反应第Ⅰ相反应包括氧化、还原与水解反应，第Ⅱ相反应即结合反应包括葡糖醛酸结合、硫酸结合、甘氨酸结合、甲基结合、乙酰化等。

5. 影响药物代谢的因素有给药途径、给药剂量和剂型、酶抑或酶促作用、合并用药，以及生理因素（如性别、年龄、种族、个体、疾病、饮食等差别）等。口服药物的“首关效应”是导致药物差异的主要原因。重复用药或合并用药可能会对代谢酶产生抑制或促进作用。

第六节　药物的排泄

排泄是指是指体内药物或其代谢物排出体外的过程，代谢和排泄称为消除。药物排泄与药效及不良反应密切相关，排泄过快导致血药浓度太低使药效降低或无效，排泄太慢可能导致血药浓度太高而中毒。药物排泄途径包括肾排泄、胆汁排泄、唾液排泄、乳汁排泄、汗液排泄、肺排泄等，其中肾排泄和胆汁排泄是主要途径。

1. 肾排泄

（1）肾小球滤过：肾小球毛细血管内血压高，管壁上分布着许多直径 6 ～ 10nm 的小孔，通透性较高，除细胞和蛋白质外一般物质均可无选择性滤过。药物滤过方式为膜孔扩散，滤过率较高。药物若与血浆蛋白结合，则不能滤过。经肾小球滤过后，尿中主要含有游离的药物或代谢物。

肾小球滤过作用的大小用肾小球滤率（GFR）表示，表示单位时间内肾小球滤过的血浆体积数，单位为 ml/min。肾小球滤过率可通过测定菊粉清除率和肌酐清除率等方法来测定。正常成年男子肾小球滤过率为 125ml/min。

（2）肾小管重吸收：肾小管重吸收是指被肾小球滤过的药物，在通过肾小管时重新转运回到血液的过程。重吸收分为主动重吸收和被动重吸收。主动重吸收主要在近曲肾小管进行，重吸收的物质主要是人体必需的维生素、电解质、糖及氨基酸等。被动重吸收主要在远曲肾小管以被动扩散的方式进行。药物的重吸收主要是被动过程，其重吸收的程度取决于以下几个方面。

①药物的脂溶性：脂溶性大的药物易于重吸收。

②尿液的 pH 和药物的 pK_a：尿液 pH 可影响药物解离度。对弱碱性药物，酸化尿液；对弱酸性药物，碱化尿液，可以使药物大部分为解离型，重吸收少，排泄增加。

③尿量：尿量增加，可以加快排泄。

（3）肾小管主动分泌：肾小管分泌也是将药物转运至尿中主动排泄过程，分为有机酸分泌与有机碱分泌。内源性物质如马尿酸、葡糖醛酸苷、组胺等，有机弱酸性药物如青霉素类、磺胺类；有机弱碱性药物如普鲁卡因、胆碱类等在近曲小管处由主动分泌排泄到尿中。

肾小管分泌的特点：

①需要载体参与。

②需要能量。

③逆浓度梯度。

④存在竞争抑制作用。

⑤有饱和现象。

⑥与血浆蛋白结合一般不影响肾小管分泌速度。

丙磺舒竞争性的抑制青霉素肾小管分泌，因此两药合用时能使青霉素血浆浓度升高。

（4）肾清除率：在单位时间内肾能够将多少容量血浆中所含的某物质完全清除出去，被完全清除的血浆容积就称为该物质的血浆清除率（单位 ml/min）。它能够反映肾对不同物质的清除能力。

2. 胆汁排泄

（1）药物胆汁排泄过程与特性

①胆汁排泄机制：胆汁排泄是肾外排泄中最主要途径。药物通过胆汁排泄也是一种通过细胞膜的转运过程，转运机制分为被动扩散和主动转运。从胆汁被动扩散排泄的药物，它的扩散速度受药物分子量、油 / 水分配系数、脂溶性等因素影响。当药物分子上存在极性强的基团时，胆汁排泄量就较多；分子量在 500 左右的药物有较大的胆汁排泄率。胆汁排泄的主动转运也有饱和现象，存在竞争性抑制及受代谢抑制药的抑制。

②影响胆汁排泄的因素

a. 药物的理化性质如化合物的分子量、极性、取代基、解离状态及脂溶性等。

b. 生物学因素如种属差异、性别、年龄、胆汁流量、代谢状况、蛋白质结合率、疾病等会影响化合物的胆汁排泄。

（2）肝肠循环：肝肠循环是指从胆汁排泄出的药物或其代谢物，在肠道中又重新被吸收，经门静脉返回肝的现象。肝肠循环的意义决定于药物在胆汁中的排出量，药物在胆汁中排出量多时能使药物在体内停留较长的时间，延长药物作用时间。存在肝肠循环现象的药物有地高辛、吲哚美辛、吗啡、苯妥英钠、己烯雌酚、格鲁米特、多柔比星、氯丙嗪、华法林等。

3. 药物其他排泄途径

（1）唾液排泄：药物主要通过被动扩散方式由血浆向唾液转运，游离的脂溶性药物以原型在唾液与血浆之间形成扩散平衡，与蛋白结合的药物和非脂溶性药则不能进入唾液。也有一些药物是以主动转运方式，由血浆转运到唾液，如锂盐。

（2）乳汁排泄：药物向乳汁转运受到下列因素影响。

①母体中未与蛋白结合的游离药物的血药浓度，与蛋白结合的药物无法进入乳汁。

②药物的脂溶性，脂溶性大的药物容易进入乳汁。

③药物分子大小，分子量小的药物较容易进入乳汁。

④血浆与乳汁的 pH，弱酸性药物有乳汁浓度低，弱碱性药在乳汁浓度高。

（3）汗液排泄：某些药物及机体正常代谢产物如氯化钠、苯甲酸、水杨酸、乳酸、尿素等、尿素可以通过汗液排泄。药物主要以被动扩散从汗腺排出。

（4）肺排泄：某些挥发性药物如吸入麻醉药及代谢废气可经肺排泄。这类物质的特点是分子量小，沸点较低。

历年考点串讲

药物的排泄近年常考，肾小球滤过率、肠肝循环、肾清除率应熟练掌握。

常考的细节有：

1. 肾小球滤过方式为膜孔扩散，与血浆蛋白结合的药物不能滤过，正常成年男子肾小球滤过率为 125ml/min。

2. 肾小管以被动重吸收过程为主，重吸收的程度取决于：药物的脂溶性、尿液的 pH 和药物的 pK_a 及尿量。

3. 肾小管分泌特点为需要载体、能量；逆浓度梯度；存在竞争抑制作用；有饱和现象；与血浆蛋白结合一般不影响肾小管分泌速度。

4. 在单位时间内肾能够将多少容量血浆中所含的某物质完全清除出去，被完全清除的血浆容积就称为该物质的血浆清除率（单位 ml/min）。

5. 胆汁排泄是肾外排泄中最主要过程。胆汁排泄的转运机制分为被动扩散和主动转运。分子量在 500 左右的药物有较大胆汁排泄。胆汁排泄量多的药物如存在肝肠循环则可延长药物在体内的时间。

第七节 药动学概述

1. 定义 药物代谢动力学是简称药动学，是应用动力学原理与数学处理方法，研究药物在体内的吸收、分布、代谢和排泄过程（即 ADME 过程）量变规律的学科，即药动学是研究药物体内过程动态变化规律的一门学科。

2. 血药浓度与药物效应

（1）治疗浓度范围：治疗浓度范围即治疗窗，是指给药物应用于人体的最低有效浓度和最低中毒浓度之间的浓度范围。治疗窗窄的药物，其血药浓度相对较难控制，血药浓度太小治疗无效，血药浓度过大易发生不良反应。

（2）血药浓度与药物效应关系的模型：对于大多数药物，血药浓度与药物作用靶组织浓度呈正相关，能间接反应临床效应，包括治疗效果和不良反应。有些药物可能发生解离或与血浆蛋白结合，但解离型或蛋白结合型与游离型存在动态平衡且保持比例恒定。

3. 药动学的基本概念和主要参数

（1）血药浓度-时间曲线及其时相：给药后按照一定的时间点抽血采样，检测血样中药物的浓度，每个时间点对应一个血药浓度，得到血药浓度对时间的试验数据。在平面直角坐标系中，以时间为横坐标，血药浓度为纵坐标，将血药浓度依次相连得到曲线称为血药浓度-时间曲线图，简称药-时曲线。根据药物的吸收、分布、代谢和排泄过程，将药-时曲线不同时间段分为吸收相、平衡相和消除相。

（2）血药浓度-时间曲线下面积：药-时曲线与横坐标（时间轴）共同围成的区域面积称为血药浓度-时间曲线下面积，简称药-时曲线下面积（*AUC*）。*AUC* 反映药物吸收的程度，*AUC* 越大，药物吸收的越完全。血药浓度-时间曲线下面积是评价制剂生物利用度和生物等效性的重要参数。

（3）血药峰浓度和达峰时间：在药-时曲线中，血药浓度最高点处数值称为血药峰浓度（C_{max}），C_{max} 能够反映药物的疗效。达到最大血药浓度时间即为达峰时间（t_{max}），t_{max} 能够反映药物吸收的速率。

（4）线性与非线性药动学：线性药动学在体内的动力学过程可用线性方程表示，线性药动学基于以下3个基本假设。

①药物在体内的分布速率与消除速率相比，药物分布是迅速完成的。

②药物要体内消除是一级速率过程。

③药物吸收是零级或一级速率过程。

符合线性药动学特征的药物在单次或多次给药后，其体内药量、血药浓度、药-时曲线下面积在任一时间与给药剂量呈正比关系，而药物半衰期与给药剂量无关。

有些药物的吸收、分布和消除不符合线性动力学特征，这一类药物的药动学只能用非线性方程表示，称为非线性药动学。非线性药动学特点是给药剂量与血药浓度不呈现正比关系，半衰期随给药剂量增加而延长。

（5）速率过程：药物经不同途径进入体内后，在体内不同组织部位的药物量或血药浓度随时间变化，这一变化过程就是药物的转运速率过程。在动学研究中，药物转运速率过程通常分成3种类型。

①一级速率过程：药物在体内某部位的转运速率与该部位的药量或浓度的一次方成正比，也称为一级动力学过程或线性速率过程。大多数药物的吸收、分布、代谢、排泄呈现一级速率过程。

一级速率过程特点：药物的生物半衰期与给药剂量无关；一次给药的药-时曲线下面积与给药剂量成正比；单次给药的尿药排泄量与给药剂量成正比。

②零级速率过程：药物的转运速率在任何时间都是恒定的，与药物量或药物浓度无关。零级速率过程的药物，其生物半衰期随剂量的增加而延长，药物从体内消除的时间取决于剂量的大小。

③当药物半衰期与给药剂量有关，血药浓度－时间曲线下面积与给药剂量不成正比时，其速率过程被称为非线性速率过程。当药物代谢酶被饱和或参与药物转运的载体被饱和时，药物的体内过程呈现非线性速率过程，也称米氏动力学过程，其速率方程可用米氏方程表示。米氏动力学过程的半衰期随剂量增加而延长，药-时曲线下面积与给药剂量不呈正比关系。

（6）速率常数：药物在体内转运的快慢用速率常数（k）表示，其单位是时间的倒数（h^{-1}），速度率常数越大表明转运越快。速率常数可分为吸收速率常数、分布速率常数、消除速率常数等。对于可以经多种途径消除的药物，其消除速率常具有加合性。

（7）半衰期：生物半衰期是指药物在体内的量或血药浓度下降一半所需要的时间，以 $t_{1/2}$ 表示。生物半衰期是衡量药物从体内消除快慢的指标。大多数药物都符合一级消除过程，半衰期与给药剂量无关。生理状态或药物相互作用会影响半衰期。半衰期与消除速率常数关系为：

$$t_{1/2} = 0.693/k \qquad \text{公式（3-2-5）}$$

（8）表观分布容积

表观分布是体内药量与血药浓度比值，是一个比例常数。用数学公式表示为：

$$V = X/C \qquad \text{公式（3-2-6）}$$

X 为体内药物量；V 为表现分布容积；C 为血药浓度。表观分布容积的单位通常以 L 或 L/Kg 表示。表观分布容积没有生理意义，其大小反映药物在组织分布中的情况。

（9）清除率：清除率是指在单位时间内机体能将相当于多少体积血液中的药物完全清除，即单位时间内从体内消除的药物的血液容积。一般以 Cl 表示，单位是 L/h。清除率与消除速率常数、表观分布容积具有如下关系。

$$\mathrm{Cl} = \mathrm{k}V \qquad \text{公式（3-2-7）}$$

（10）隔室模型：按药物转运速率差异将机体分为若干个独立的隔室，这些隔室连接起来构成的一个完整的系统，反映药物在机体的动力学特征，称为隔室模型或房室模型，是经典的药动学模型，它为经典药动学研究奠定了基础。根据药物在体内动力学特征，可分为单室模型、双室模型和多室模型。

（11）统计矩：统计矩原理源于概率统计理论，是研究随机现象的一种数学方法。当一定量的药物输入体内后，在给药部位或在整个机体内，相同化学结构的各个药物分子的滞留时间属随机变量，药物在体内的吸收、分布、代谢和排泄，可以看作为随机变量相应的总体效应。统计矩用于药动学计算时，不依赖于隔室模型。只要药物合线性药动学过程，都可以用统计矩分析。

历年考点串讲

药动学概述历年常考，药动学概念、药 - 时曲线下面积、速率过程、半衰期、表观分布容积、清除率应熟练掌握。

常考的细节有：

1. 药物代谢动力学简称药动学，是应用动力学原理与数学处理方法，研究药物在体内的吸收、分布、代谢和排泄过程量变规律的学科。
2. 药 - 时曲线下面积反映药物吸收的程度。
3. 血药峰浓度（C_{max}）和达峰时间（t_{max}）能反映吸收的速度。
4. 一级速率过程的药 - 时曲线下面积与给药剂量呈正比关系，药物半衰期与给药剂量无关。
5. 速率常数的单位是 h^{-1}，半衰期与消除速率常数关系为 $t_{1/2} = 0.693/k$。

第八节　药物应用的药动学基础

药物进入机体后迅速分布到全身各组织，药物在血液与组织之间处于动态平衡，药物在机体内各部位的转运速率处于“均一状态”。这种将整个机体视为一个隔室而建立的药动学模型单室模型，这是一种最简单的隔室模型。单室模型给药方式可以分为血管内给药和血管外给药。血管内给药可分为静脉单次给药、静脉滴注、静脉多次给药。

对于房模型药动学公式使用的各种参数表示方式如表 3-2-1。

表 3-2-1　药动学参数

单室模型	双室模型
X：体内药物量 X_0：给药剂量 C：中央室血药浓度 V：表观分布空积 k：消除速度率常数 k_0：静脉滴注给药速率 Cl：清除率 K_a：血管外给药吸收速率常数 F：血管给药生物利用度 C_{SS}：稳态血药浓度 f_{SS}：达坪分数 AUC：药 - 时曲线下面积 t'：静脉滴注停止后经过的时间	X：中央室药物量 X_0：给药剂量 C：中央室血药浓度 V_1：中央室分布容积 k_{12}：中央室向周边室转运一级速率常数 k_{21}：周边室向中央室转运一级速率常数 k_{10}：中央室消除速度常数 k_0：静脉滴注给药速率 Cl：中央室清除率 K_a：血管外给药吸收速率常数 F：血管给药生物利用度 k_0：静脉滴注给药速率 C_{SS}：稳态血药浓度 f_{SS}：达坪分数 AUC：药 - 时曲线下面积 t'：静脉滴注停止后经过的时间

一、一室模型血管内给药的药动学

1. 一室模型静脉注射单次给药的药动学　一室模型静脉注射给药，不存在吸收过程，药物进入体内后迅速均匀分布到各组织器官并达并达到动态平衡，药物在体内消除呈现一级动力学过程。

（1）体内药量与时间关系的微分方程：

$$\frac{dX}{dt} = -kX$$　公式（3-2-8）

解微分方程得：

$$X = X_0 e^{-kt}$$　公式（3-2-9）

方程两边同时除以表观分布容积得到体内血药浓度方程为：

$$C = X_0 e^{-kt}$$　公式（3-2-10）

经对数转换得：

$$\ln C = -kt + \ln C_0$$　公式（3-2-11）

公式（3-2-11）表明血药浓度的对数值与时间呈线性关系，以血药浓度对数值对时间进行线性回归，其回归方程的斜率即为消除速率常数，由回归方程的截距可以求得初始血药浓度，进一步根据给药量求得表观分布容积和表观清除率。

（2）药 - 时曲线下面积 AUC

$$AUC = \int_0^t C dt = \int_0^t C_0 e^{-kt} dt = \frac{C_0}{k} = \frac{C_0 V}{kV} = \frac{X_0}{Cl}$$　公式（3-2-12）

2. 一室模型静脉滴注单次给药的药动学

（1）持续静脉滴注：静脉滴注是指药物缓慢近似恒速（以 k_0 表示）进入体内，在滴注过程中同时存药量增加和消除的过程。静脉滴注结束后，只有消除过程。体内药量与时间的微分方程为：

$$\frac{dX}{dt}=k_0-kX$$ 公式（3-2-13）

解微分方程得：

$$X=\frac{k_0}{k}\left(1-e^{-kt}\right)$$ 公式（3-2-14）

方程两边除以表观分布容积得到体内血药浓度方程为：

$$C=\frac{k_0}{kV}\left(1-e^{-kt}\right)=\frac{k_0}{Cl}\left(1-e^{-kt}\right)$$ 公式（3-2-15）

由公式（3-2-15）知从滴注开始，血药浓度逐渐增大，最终达到稳态平衡，此时血药浓度称为稳态血药浓度用 C_{ss} 表示，又称坪浓度：

$$C_{SS}=\frac{k_0}{kV}=\frac{k_0}{Cl}$$ 公式（3-2-16）

达到稳态血药浓度前，体内血药浓度总是小于稳态血药浓度，在任一时间血药浓度达到稳态血药浓度的比例称为达坪分数，用 f_{SS} 表示。

$$f_{SS}=\frac{C}{C_{SS}}=1-e^{-kt}$$ 公式（3-2-17）

由公式（3-2-17）知，消除速率常数越大，即半衰期越短，静脉滴注达稳态血药浓度越快，与静滴速率无关。

将公式作对数转换，静滴时间与达坪分数关系如下：

$$t=-\frac{\ln\left(1-C_{SS}\right)}{k}=-\frac{t_{1/2}\ln\left(1-C_{SS}\right)}{0.693}=-3.323t_{1/2}\lg\left(1-C_{SS}\right)$$ 公式（3-2-18）

达坪分数为 90% 时，需要 3.323 个半衰期，达坪分数为 95% 时需要 4.323 半衰期，达坪分数为 99% 需 6.645 个半衰期。

（2）静脉滴注停止后药动学：当静脉滴注停止后，体内药物相当于静脉注射后的动力学过程。

①若静脉滴注时已达稳态，则：

$$C=C_{SS}e^{-kt'}=\frac{k_0}{kV}C_0e^{-kt'}$$ 公式（3-2-19）

t' 为从静脉停止滴注起算所经过的时间。

②若未达到稳态血药浓度，则：

$$C=\frac{k_0}{kV}\left(1-e^{-kt}\right)e^{-kt'}$$ 公式（3-2-20）

两边取对数后：

$$\ln C=-kt'+\ln\frac{k_0}{kV}\left(1-e^{-kt}\right)$$ 公式（3-2-21）

公式（3-2-21）表明，以停止滴注后血药浓度的对数（$\ln C$）对时间（t'）作图，可得到一条直线，直线斜率为消除速率常数 k。若已知滴注速率 k_0 和滴注时间，可从截距求算出表观分布容积。

3. 一室模型血管内多剂量给药的药动学　血管内多次重复给药时，每次给药时体内都有之前给药的残留，体内药量逐渐积累，随给药次数的增加，体内药量达到平衡，即血药浓度达到稳态血药浓度。

假设每次给药间隔周期时长为 τ，则第 n 次给药后的 τ 时，体内血药浓度为：

$$C_n = C_0 e^{-k\tau} \cdot \frac{1-e^{-nk\tau}}{1-e^{-k\tau}}$$ 公式（3-2-22）

令

$$r = \frac{1-e^{-nk\tau}}{1-e^{-k\tau}}$$ 公式（3-2-23）

公式（3-2- 23）又称多剂量函数。

当多次给药后：$1-e^{-nk\tau} \rightarrow 1$，此时血药浓度趋于稳定，稳态血药浓度为：

$$C_{SS} = C_0 e^{-k\tau} \frac{1}{1-e^{-k\tau}}$$ 公式（3-2-24）

达到稳态后在一个给药周期内，稳态血药浓度也有波动，刚给完药时血药浓度最大，而周期的末期血药浓度最小，分别称稳态最大血药浓度（C_{max}^{ss}）和稳态最小血药浓度（C_{min}^{ss}）。

$$C_{max}^{SS} = \frac{C_0}{1-e^{-k\tau}}$$ 公式（3-2-25）

$$C_{min}^{SS} = \frac{C_0 e^{-k\tau}}{1-e^{-k\tau}}$$ 公式（3-2-26）

最大稳态血药浓度与最小稳态血药浓度为波动幅度，称为坪幅。公式（3-2-25）减去公式（3-2-26）得

$$C_{max}^{SS} - C_{min}^{SS} = \frac{C_0}{1-e^{-k\tau}} - \frac{C_0 e^{-k\tau}}{1-e^{-k\tau}} = C_0$$ 公式（3-2-27）

血药浓度波动幅度为一个给药剂量所达到的浓度。

达坪分数（f_{SS}）多次给药后血药浓度相当于稳态血药浓度的分数，达坪分数为：

$$f_{SS} = \frac{C_n}{C_{SS}} = 1-e^{-nk\tau} = 1-e^{-0.693n\tau/t_{1/2}}$$ 公式（3-2-28）

由公式（3-2-28）可知要 fss 达到 90% 需 3.323 个半衰期，达坪分数为 95% 时需要 4.323 半衰期，达坪分数为 99% 需 6.645 个半衰期。

二、一室模型血管外给药的药动学

1. 一室模型血管外单次给药的药动学　血管外给药存在吸收过程，假设药物在给药部位吸收是一级速率过程，速率常数为 k_a，给药初始剂量为 X_0。血管外给药时，药物吸收不完全，因此，在给药剂量上乘以一个吸收系数 F，以表示有效药物吸收量，则体内药量随时间变化关系为：

$$X = \frac{k_a F X_0}{k-k_a}\left(e^{-k_a t} - e^{-kt}\right)$$ 公式（3-2-29）

两边同时除表观分布容积即得体内血药浓度变化为：

$$C = \frac{k_a F X_0}{V\left(k-k_a\right)}\left(e^{-k_a t} - e^{-kt}\right)$$ 公式（3-2-30）

血管外给药，药 - 时曲线呈抛物线状，曲线上的最高点为峰浓度，对应的时间为达峰时间。达峰

时间按下式求算：

$$t_{\max}=\frac{1}{\mathrm{k}-\mathrm{k}_a}\cdot\ln\frac{\mathrm{k}}{\mathrm{k}_a}$$ 公式（3-2-31）

或写成

$$t_{\max}=\frac{2.303}{\mathrm{k}-\mathrm{k}_a}\cdot\lg\frac{\mathrm{k}}{\mathrm{k}_a}$$ 公式（3-2-32）

2. 一室模型血管外多次给药的药动学　单室模型多次给药，体内血药浓度将逐渐增大，最终达到稳态。在给药剂量 D_0，给药间隔为 τ 情况下

（1）第 n 次给药后 t 时间血药浓度计算公式为：

$$C_n=\frac{\mathrm{k}_aFX_0}{V(\mathrm{k}_a-\mathrm{k})}\left(\frac{1-e^{-n\mathrm{k}\tau}}{1-e^{-\mathrm{k}\tau}}\cdot e^{-\mathrm{k}t}-\frac{1-e^{-n\mathrm{k}_a\tau}}{1-e^{-\mathrm{k}_a\tau}}\cdot e^{-\mathrm{k}_at}\right)$$ 公式（3-2-33）

（2）达坪浓度，多次血管外给药后坪浓度为：

$$C_{SS}=\frac{\mathrm{k}_aFX_0}{V(\mathrm{k}_a-\mathrm{k})}\left(\frac{e^{-\mathrm{k}t}}{1-e^{-\mathrm{k}\tau}}-\frac{e^{-\mathrm{k}_at}}{1-e^{-\mathrm{k}_a\tau}}\right)$$ 公式（3-2-34）

由公式（3-2- 34）可知坪浓度也不是一成不变的，而是在最小值与最大值之间波动。

与静脉注射多次给药一样，多次给药后的血药浓度达到坪浓度的分数称为达坪分数。

$$f_{SS}=1-\frac{\mathrm{k}_ae^{-n\mathrm{k}t}-\mathrm{k}e^{-n\mathrm{k}_at}}{\mathrm{k}_a-\mathrm{k}}$$ 公式（3-2-35）

（3）平均稳态血药浓度

$$\overline{C_{SS}}=\frac{\int_0^{\tau}C_{ss}\mathrm{d}t}{\tau}=\frac{\int_0^{\tau}\frac{\mathrm{k}_aFX_0}{V(\mathrm{k}_a-\mathrm{k})}\left(\frac{e^{-\mathrm{k}t}}{1-e^{-\mathrm{k}\tau}}-\frac{e^{-\mathrm{k}_at}}{1-e^{-\mathrm{k}_a\tau}}\right)\mathrm{d}t}{\tau}=\frac{FX_0}{V\mathrm{k}\tau}$$ 公式（3-2-36）

而单剂量血管外给药血药浓度 - 时间下曲线面积为：

$$\int_0^{\infty}C\mathrm{d}t=\int_0^{\infty}\frac{\mathrm{k}_aFX_0}{\tau}\left(e^{-\mathrm{k}t}-e^{-\mathrm{k}_at}\right)\mathrm{d}t=\frac{FX_0}{V\mathrm{k}}$$ 公式（3-2-37）

因此有：

$$\overline{C_{SS}}=\frac{FX_0}{V\mathrm{k}\tau}=\frac{\int_0^{\infty}C\mathrm{d}t}{\tau}$$ 公式（3-2-38）

三、二室模型血管内给药的药动学

单室模型是基于药物进入体内后快速均匀分布，整个机体可以简单看成一个隔室，但实际上受生理条件和药物特性的影响，许多药物并不符合这一特性。二室模型是假设药进入体内后，将血流量大而丰富，转运较快的组织器官划为“中央室”；将血流量少而慢，转运较慢的组织器官划为“周边室”；药物在中央室和周边室可以相互转运，仅在中央室消除。

1. 二室模型静脉注射单次给药的药动学　对于二室模型其血药浓度随时间变化可用为：

$$C=\mathrm{A}\cdot e^{-\alpha t}+\mathrm{B}\cdot e^{-\beta t}$$ 公式（3-2-39）

式中 A、B 称为经验常数，α 称为分布速率常数或快配置速率常数；β 称为消除速率常数或慢配置速率常数。α 和 β 又称为混杂参数，分别代表两个指数项即分布相和消除相的特征，由模型参数构成。它们与模型参数关系如下：

$$\alpha+\beta=\mathrm{k}_{12}+\mathrm{k}_{21}+\mathrm{k}_{10}$$ 公式（3-2-40）

$$\alpha\cdot\beta=\mathrm{k}_{21}\cdot\mathrm{k}_{10}$$ 公式（3-2-41）

2. 二室模型静脉注射多次给药的药动学　二室模型静脉注射给药，第 *n* 次给药后的血药浓度（中央室浓度）公式为：

$$C_n=\mathrm{A}\left(\frac{1-e^{-n\alpha\tau}}{1-e^{-\alpha\tau}}\right)\cdot e^{-\alpha\tau}+\mathrm{B}\left(\frac{1-e^{-n\beta\tau}}{1-e^{-\beta\tau}}\right)\cdot e^{-\beta\tau}$$ 公式（3-2-42）

多次给药后，当 *n* 充分大时，$\mathrm{e}^{-n\alpha\tau}\to0$，$\mathrm{e}^{-n\beta\tau}\to0$，血药浓度达到稳态，稳态血药浓度为：

$$C_{\mathrm{SS}}=\mathrm{A}\left(\frac{1}{1-e^{-\alpha\tau}}\right)\cdot e^{-\alpha\tau}+\mathrm{B}\left(\frac{1}{1-e^{-\beta\tau}}\right)\cdot e^{-\beta\tau}$$ 公式（3-2-43）

由公式公式（3-2- 43）可知与单室模型静脉多次给药一样，稳态血样不是恒定不变的，而是在一定范围变化。稳态血药浓度的平均值称为平均稳态血药浓度，其计算公式为：

$$\overline{C_{SS}}=\frac{1}{\tau}\int_0^\tau C_{SS}dt=\frac{1}{\tau}\int_0^\infty Cdt$$ 公式（3-2-44）

四、二室模型血管外给药

二室模型血管外给药与血管给药相比增加一个吸收过程，药物是逐渐进入中央室。

1. 二室模型血管外单次给药的药动学　二室模型血管外单次给药的中央室血药浓度随时间变化关系为：

$$C=Ne^{-\mathrm{k}_a t}+Le^{-\alpha t}+Me^{-\beta t}$$ 公式（3-2-45）

式中

$$N=\frac{\mathrm{k}_aFD_0\left(\mathrm{k}_{21}-\mathrm{k}_a\right)}{V_1\left(\alpha-\mathrm{k}_a\right)\left(\beta-\mathrm{k}_a\right)}$$ 公式（3-2-46）

$$L=\frac{\mathrm{k}_aFD_0\left(\mathrm{k}_{21}-\alpha\right)}{V_1\left(\mathrm{k}_a-\alpha\right)\left(\beta-\alpha\right)}$$ 公式（3-2-47）

$$M=\frac{\mathrm{k}_aFD_0\left(\mathrm{k}_{21}-\beta\right)}{V_1\left(\mathrm{k}_a-\beta\right)\left(\alpha-\beta\right)}$$ 公式（3-2-48）

2. 二室模型血管外多次给药的药动学　二室模型一级吸收血管外给药，第 *n* 次给药后，中央室的血药浓度为：

$$C_n=N\left(\frac{1-e^{-n\mathrm{k}_a\tau}}{1-e^{-\mathrm{k}_a\tau}}\right)\cdot e^{-\mathrm{k}_a t}+L\left(\frac{1-e^{-n\alpha\tau}}{1-e^{-\alpha\tau}}\right)\cdot e^{-\alpha t}+M\left(\frac{1-e^{-n\beta\tau}}{1-e^{-\beta\tau}}\right)\cdot e^{-\beta t}$$ 公式（3-2-49）

稳态血药浓度为：

$$C_{\mathrm{SS}}=N\left(\frac{1}{1-e^{-\mathrm{k}_a\tau}}\right)\cdot e^{-\mathrm{k}_a t}+L\left(\frac{1}{1-e^{-\alpha\tau}}\right)\cdot e^{-\alpha t}+M\left(\frac{1}{1-e^{-\beta\tau}}\right)\cdot e^{-\beta t}$$ 公式（3-2-50）

平均稳态血药浓度：

$$\overline{C_{SS}} = \frac{1}{\tau}\int_0^\tau C \quad = \frac{FX_0}{V_1 k_{10}\tau} = \frac{1}{\tau}\int_0^\infty C\mathrm{d}t \qquad \text{公式（3-2-51）}$$

五、非线性药动学

1. 非线性药动学的特点与判定　有些药物的吸收、分布和消除不符合线性动力学特征，这一类药物的药动学只能用非线性方程表示，称为非线性药动学。非线性药动学特点有：

（1）给药剂量与血药浓度不成正比关系。

（2）给药剂量与药 - 时曲线下面积不成正比关系。

（3）消除半衰期随给药剂量增加而延长。

（4）由于药物相互作用，其动力学过程可能受到竞争性影响。

（5）药物代谢和组成比例可能受剂量变化。

符合这一类特征的药物在较大剂量时的消除速率常数比小剂量给药时的消除速率常数小，一旦消除过程在高浓度下达到饱和，血药浓度则会急剧增大。当药物浓度降到一定程度时可能又表现为线性药动学特征。

2. 非线性药动学方程　药物生物转化、肾小管分泌、胆汁排泄通常需要酶或载体系统的参与，这些酶或载体有一定饱和现象，可用米氏动力学方程表示：

$$\frac{\mathrm{d}C}{\mathrm{d}t} = \frac{V_m C}{K_m + C} \qquad \text{公式（3-2-52）}$$

式中，C 为血药浓度；V_m 为药物体内消除的理论最大速率；K_m 为米氏常数，它反映酶或载体系统的催化或转运能力。V_m 不等同于消除速率常数，而是酶动力学的一个混合速率常数，是药物体内的消除速率为 V_m 一半时的血药浓度。该方程式是基于药物在酶或载体参与下完成的可饱和的药物消除过程，适用于包括吸收、分布、代谢、排泄在内的可饱和体内过程。

（1）对于米氏方程当 $K_m >> C$ 时，可忽略分母中 C 的影响，公式简化为：

$$\frac{\mathrm{d}C}{\mathrm{d}t} = \frac{V_m}{k_m} C \qquad \text{公式（3-2-53）}$$

此时符合一级动力学过程特征。

（2）当 $K_m << C$ 时，可忽略分母中 K_m 的影响，可简化为：

$$\frac{\mathrm{d}C}{\mathrm{d}t} = V_m \qquad \text{公式（3-2-54）}$$

此时相当于零级动力学过程，消除以恒定的速度进行，与药物浓度无关。

六、给药方案的药动学基础

1. 给药方案　给药方案是给患者制订的用药计划，包括给药种类、给药剂型及剂量、给药时间及间隔、给药途径等。最佳给药方案是在保证治疗效果的同时最大限度减少不良反应发生。

基于药动药效学考虑，为获得理想的治疗效应该使患者的血药浓度，特别是稳态血药浓度落在治疗窗内。治疗窗又称为有效治疗浓度范围，在该浓度范围药物治疗的效果较好，发生毒副作用的概率较小。血药浓度不能低于最低有效浓度也不能高于最小中毒浓度。由于个体差异存在，同样的给药方案并不会产生相同的血药浓度。因此对于治疗窗窄、个体差异大、治疗剂量产生非线性药动学、高活性类药物有必要监测血药浓度，根据血药浓度调整给药方案。

2. 根据药动学参数设计给药时间

（1）根据半衰期设计给药方案：根据半衰期长短将药物代谢分为 4 种类型，分类进行给药方案设计。

①超速处置，$t_{1/2} \leq 1.0$ 小时，乙酰水杨酸的 $t_{1/2}$ 为 0.25 小时，头孢噻吩的 $t_{1/2}$ 为 0.5 小时，青霉素 G 的 $t_{1/2}$ 为 0.7 小时，氨基水杨酸 $t_{1/2}$ 为 0.9 小时。这一类药物消除快，不易产生蓄积。对治疗窗窄的药物，维持稳定有效血药浓度，需频繁给药，临床上一般多采用静脉滴注给药。对治疗窗较宽的药物，可加大给药剂量，延长给药时间，降低给药频率，但也会造成血药浓度波动过大。

②快速处置，$t_{1/2}$ 在 1 ～ 4 小时，如头孢噻啶的 $t_{1/2}$ 为 1.5 小时，利多卡因的 $t_{1/2}$ 为 2 小时，利福平的 $t_{1/2}$ 为 3 小时，水杨酸 $t_{1/2}$ 为 4 小时。这类药物中，治疗窗窄的可采用静脉滴注或缓控释制剂给药，以避免血药浓度波动过大。对治疗窗宽的药物，可适当加大给药剂量而延长给药间隔。

③中速处置，$t_{1/2}$ 在 4 ～ 8 小时，如金霉素的 $t_{1/2}$ 为 5.5 小时，磺胺异噁唑的 $t_{1/2}$ 为 6 小时，茶碱的 $t_{1/2}$ 为 4 ～ 7 小时，这一类药物多采用 $t_{1/2}$ 作为给药间隔时间。为迅速达到有效血药浓度，可给予首次加倍的负荷剂量，再给予维持剂量。

④慢速或超慢速处置，$t_{1/2} \geq 80$ 小时，如地高辛的 $t_{1/2}$ 为 41 小时，地西泮的 $t_{1/2}$ 为 55 小时，保泰松的 $t_{1/2}$ 为长达 84 小时，这类药物若按用 $t_{1/2}$ 作为给药间隔时间血药浓度波动较大，可适当缩短给药间隔 1 天给药 1 次，对半衰期特别长的药物，如甲氟喹 $t_{1/2}$ 长达 20 天，可以 1 周给药 1 次。

对于非线性药动学特性的药物，如苯妥英钠，随给药剂量增加半衰期延长，为保证临床用药的安全性和有效性，长期应用需进行治疗药物监测，采用个体化给药。对 $t_{1/2}$ 存在较大个体差异，可先测定个体的 $t_{1/2}$，再进行个体化给药。

（2）根据平均稳态血药浓度设计给药间隔：对于单室和双室模型有：

$$\tau = \frac{FX_0}{C_{SS}Cl} \qquad \text{公式（3-2-55）}$$

可根据平均稳态血药浓度和清除率确定给药剂量或周期，大多数药物可选择给药周期为 1 ～ 2 个半衰期，周期过长稳态血药浓度波动大，对治疗窗窄的药物要减少给药剂量，增加给药次数，一般给药间隔小于一个半衰期。

3. 根据药动学参数设计给药剂量　静脉滴注给药时，根据达坪分数的计算公式可知，血药浓度如要达到稳态浓度的 95%，需要连续滴注 4.3 个半衰期。如果药物的半衰期很短，仅为 1 小时，也需要连续滴注 4.3 小时才能接近稳态血药浓度；对于长半衰期的药物，达到稳态所需要的时间更长。因此为了在短时间内使血药浓度接近稳态浓度，常先给一个负荷剂量，以使血药浓度快速达到或接近稳态血药浓度。

（1）对于静脉注射给药，可以采取方法有 2 种

①先静脉注射一个负荷剂量，负荷剂量计算方法为：

$$X_{负荷} = C_{SS}V = \frac{k_0}{k} \qquad \text{公式（3-2-56）}$$

②先静脉快速滴注以达到稳态血药浓度，滴注速度可以下式计算：

$$k_i = \frac{k_0}{k} \qquad \text{公式（3-2-57）}$$

（2）对于口服给药，为了快速达到有效的稳态血药浓度，可在首次给药时给予 2 倍剂量，使血药浓度在短时间达到有效血药浓度。

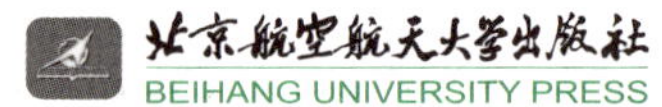

七、个体化给药

1. 给药方案个体化的主要内容及其临床应用　相同剂型和给药剂量在不同个体的血样浓度和疗效差异很大，除了药物制剂本身的因素外，更多的原因是个体自身因素造成的。这些因素有：遗传、疾病、年龄、体重、合并用药、环境、时辰节律、生活习惯等。当差异在到影响治疗效果时，采用统一的给药方案就不再合适，需要根据个体的药动药效学特征进行个体化给药，以达到安全、有效、经济、合理用药。

2. 给药方案个体化的计算方法

（1）肾功能损害者的个体化给药

①根据经验调整：轻度损害，维持剂量减至正常剂量的 1/2 ～ 2/3 或给药间隔延长到正常间隔的 1.5 ～ 2 倍；中度损害，维持剂量减至正常剂量的 1/5 ～ 1/2 或给药间隔延长到正常间隔的 2 ～ 5 倍，重度损害，维持剂量减至正常剂量的 1/10 ～ 1/5 或给药间隔延长到正常间隔的 5 ～ 10 倍。

②根据肾功能测定调整：对于肾功能不良，理想的情况是获得有效的平均稳态血药浓度，由公式 $\overline{C_{SS}}=\frac{\int_0^{\tau}C_{ss}\mathrm{d}t}{\tau}=\frac{\int_0^{\tau}\frac{\mathrm{k}_aFX_0}{V(\mathrm{k}_a-\mathrm{k})}\left(\frac{e^{-\mathrm{k}t}}{1-e^{-\mathrm{k}\tau}}-\frac{e^{-\mathrm{k}_at}}{1-e^{-\mathrm{k}_a\tau}}\right)\mathrm{d}t}{\tau}=\frac{FX_0}{V\mathrm{k}\tau}$ 可知，对肾功能正常的人有：

$$\overline{C_{SS}}=\frac{FX_0}{\tau \mathrm{k}V} \qquad \text{公式（3-2-58）}$$

对肾功能损害患者有：

$$\overline{C_{SS(r)}}=\frac{F_{(r)}X_{0(r)}}{\tau_{(r)}\mathrm{k}_{(r)}V_{(r)}} \qquad \text{公式（3-2-59）}$$

式中 $\overline{C_{SS(r)}}$、$F_{(r)}$、$X_{0(r)}$、$\tau_{(r)}$、$\mathrm{k}_{(r)}$、$V_{(r)}$ 分别代表肾功能损害者的平均稳态血药浓度、生物利用度、给药剂量、给药周期、消除速率常数和表观分布容积。若要达到同样稳态血药浓度则有：

$$\overline{C_{SS}}=\frac{FX_0}{\tau \mathrm{k}V}=\frac{F_{(r)}X_{0(r)}}{\tau_{(r)}\mathrm{k}_{(r)}V_{(r)}} \qquad \text{公式（3-2-60）}$$

若生物利用度和表观分布容积不受肾功损害影响，则有：

$$\frac{X_0}{\tau \mathrm{k}}=\frac{X_{0(r)}}{\tau_{(r)}\mathrm{k}_{(r)}} \qquad \text{公式（3-2-61）}$$

根据公式（3-2- 61），可采用的方法有：

a. 只改变给药剂量，给药周期不变，此时 $\tau_{(r)}=\tau$，给药剂量相对正常肾功能时计算方法为：

$$X_{0(r)}=X_0\cdot\frac{\mathrm{k}_{(r)}}{\mathrm{k}}=X_0\cdot\frac{\mathrm{k}_{(r)}V}{\mathrm{k}V}=X_0\cdot\frac{Cl_{(r)}}{Cl} \qquad \text{公式（3-2-62）}$$

b. 只改变给药周期，给药剂量不变，此时 $X_{0(r)}=X_0$，给药周期调整计算方法为：

$$\tau_{(r)}=\tau\cdot\frac{\mathrm{k}}{\mathrm{k}_{(r)}}=X_0\cdot\frac{\mathrm{k}V}{\mathrm{k}_{(r)}V}=X_0\cdot\frac{Cl}{Cl_{(r)}} \qquad \text{公式（3-2-63）}$$

c. 同时改变给药剂量和给药周期，此时可根据血药浓度监测结果和药动学参数调整。

根据药动学参数调整：包括 Ritschel 一点法、Ritschel 重复一点法、Wanger 法等。

（2）肝功能损害者个体化给药：肝代谢复杂，针对肝功损害患者给药方案研究较少，还没有好的测定计算方法。常用调整方法为：根据 CP 评分调整；根据药动学参数调整；根据生化指标调整，如 ALT 及 AST 等变化调整。

3. 治疗药物监测　治疗药物监测简称 TDM，是指在药物治疗过程中监测体内的药物浓度，根据药动学和药效学为用药人员制订个体化给药方案。通过治疗药物监测实时了解体内血药浓度，调整给药剂量与周期。对治疗窗窄和易蓄积的药物，能及早发现药物中毒，及时采取治疗措施。对同时使用多种药物，特别是合并存在代谢竞争抑制或酶促酶抑的药物，可以更好地制定合并用药方法，保证疗效的同时减少毒副作用的发生。此外对用药依从性差的患者，通过治疗药物监测可以发现患者是否及时足量服用药物。

需要进行治疗药物监测情况有：

（1）治疗窗窄的药物：地高辛、茶碱、奎尼丁、洋地黄毒苷有效剂量与中毒剂量十分接近，应进行治疗药物监测药浓度监测。

（2）具有非线性动力学特征的药物：如苯妥英钠、水杨酸盐血药浓度与剂量不成正比，剂量达到一定程度后，剂量稍微增加就会使血药浓度急剧升高，容易中毒。

（3）个体差异大的药物：通用剂量个体差异大，通用剂量可能看不到疗效或产生中毒反应，应进行血药浓度监测，再个体化给药。

（4）长期服用的药物：有些因患者依从性差，不能按医嘱服药；有些药物长期用药可能产生耐药；有些药物可产生代谢酶受到诱导或抑制，使药效产生变化；有些药没有明显可观察的指标，如果血药浓度不足会造成严重后果，这些长应期服用的均可根据需进行治疗药物监测。

（5）肝、肾功能损害及心脏、胃肠功能不全者：肝肾功能损害影响药物代谢的排泄，心功能不全，心脏射血功能降低，肝、肾血流量减少，药物的消除变慢；胃肠不良时，药物的吸收受影响。

（6）合并用药：由于药物相互作用，可能影响药的体内过程，进而影响血药浓度，必要时需要进行血药浓度监测。

（7）药物中毒症状与治疗的疾病症状相似：此时难以区分是中毒反应还是药物未能达到应有疗效，可通过血药浓度监测加以区分。如苯妥英钠中毒引起的抽搐与癫痫发作症状相似；地高辛可以治疗室上性心律失常，但中毒时也有相似症状反应。

历年考点串讲

药物应用的药动学基础历年常考，一室模型、二室模型血管内和血管外给药，单次给药与多次给药应熟悉了解。

常考的细节有：

1．一室模型血管内单次给药血药浓度变化为 $C=C_0e^{-kt}$，血管外给药血药浓度变化规律为 $C=\frac{k_aFX_0}{V(k-k_a)}\left(e^{-k_at}-e^{-kt}\right)$。

2．多剂量给药达到稳态血药浓度 90% 需 3.323 个半衰期，过 95% 需要 4.323 半衰期，达 99% 需 6.645 个半衰期。

3．大多数口服药物，为快速接近稳态血药浓度，首次应用时可以给予 2 倍剂量，给药周期为 1 ～ 2 个半衰期。

4．肝肾功能损害者给药需要减少给药剂量或延长给药周期。

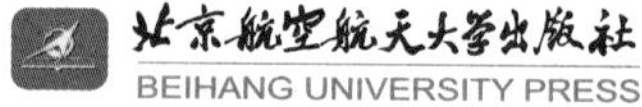

第九节　新药的药动学研究

一、药动学与新药研发的关系

在新药的临床前研究和临床研究都涉及药动学，临床前药动学研究称为非临床药动学研究，临床研究称为临床药动学研究。非临床研究主要是获得基本动力学参数，了解药物在动物体内吸收、分布、代谢、排泄（ADME）过程特点，对评价新药的药效和毒性有着重要作用，也为临床研究的给药方案提供参考。临床药动学研究药物在人体内的 ADME 过程特点，是制订给药方案的重要依据。

二、非临床药动学研究

1. 非临床药动学研究的研究内容与目的　研究目的是了解药物在人体外及动物体内动态变化规律和特点，为临床研究的给药安全性和合理性提供理论依据。研究内容是药物吸收、分布、代谢和排泄的过程特点，获得动物体内的药动学参数。

2. 实验对象的选择　一般采用成年健康动物，常用动物有小鼠、大鼠、豚鼠、兔、小型猪、犬、猴等。动物选择原则有：

（1）首选动物与药效学或毒理学研究用动物一致。

（2）研究过程中最好从同一动物多次采样。

（3）创新药需两种以上动物，一种为啮齿类动物，另一种为非啮齿类动物。

（4）口服给药不宜选用兔等食草动物。

（5）通常受试动物雌雄各占一半。

3. 实验样品的选择　实验样品要求工艺质量稳定、能反映拟上市产品的质量和安全性，与药效学和毒理学所用样品质量一致。

4. 实验方案的设计

（1）给药途径与剂量：给药途径尽可能与临床用药一致。至少高、中、低 3 个剂量组，高剂量接近最大耐受剂量，中低剂与有效剂量上下限一致。

（2）动物数：确保每个时间点动物数不少于 5 只。

（3）采样时间点：应覆盖吸收、分布、消除的全过程。吸收相 2 ～ 3 采样点，避免第一点即为最大血药浓度，在最大血药浓度附近需 4 ～ 6 个点，整个采样周期要持续 3 个半衰期以上。为保证结果可靠，每只动物采血总量不宜超过总血量的 15% ～ 20%。

5. 药动学参数的计算与统计分析　根据药 - 时曲线，采用合适的模型进行拟合并估算药动学参数。基本药动学参数包括半衰期、表观分布容积、清除率、药 - 时曲线下面积、达峰时间、峰浓度。采用非房室模型统计矩原理估算平均滞留时间、$AUC_{(0\to t)}$、$AUC_{(0\to\infty)}$等。对非线性药动学参数有 Vm, Km 等。

三、临床药动学研究

1. 临床药动学的研究内容与目的

（1）研究目的：研究药物在人体内的吸收、分布和消除的动力学过程特点，为安全有效的设计临床给药方案提供依据。

（2）主要研究内容

Ⅰ期临床试验：初步的临床药理学及人体安全性评价试验。观察人体对于新药的耐受程度和药动学，为制定给药方案提供依据。

Ⅱ期临床试验：治疗作用初步评价阶段。其目的是初步评价药物对目标适应证患者的治疗作用和安全性，也包括为Ⅲ期临床试验研究设计和给药剂量方案的确定提供依据。此阶段的研究设计可以根据具体的研究目的，采用多种形式，包括随机盲法对照临床试验。

Ⅲ期临床试验：治疗作用确证阶段。其目的是进一步验证药物对目标适应证患者的治疗作用和安全性，评价利益与风险关系，最终为药物注册申请的审查提供充分的依据。试验一般应为具有足够样本量的随机盲法对照试验。

Ⅳ期临床试验：新药上市后应用研究阶段。其目的是考察在广泛使用条件下的药物的疗效和不良反应，评价在普通或者特殊人群中使用的利益与风险关系以及改进给药剂量等。

2. 临床药动学研究中志愿者权益的保护

为保护受试的安全健康，药物临床试验过程的方案需经伦理委员会审查；受试者知情同意，并且在整个试验过程中可以随时退出。

3. 健康志愿者的临床药动学研究　单剂量和多剂量试验时，健康受试者 20 ～ 30 名，男女兼顾，研究进食影响可选 6 ～ 8 名。

试验用的受试药品应具有对将上市药品的代表性，符合临床研究用质量标准。

一般分为高、中、低 3 个剂量组，主要根据Ⅰ期临床试验的结果和Ⅱ期临床试验拟采用剂量来确定各组用量。

4. 疾病对药物体内过程的影响研究　为研究疾病状态对药动学的影响，可采用群体药动学的研究方法。除受试者为相应患者，其他要求与Ⅰ期临床相同。

5. 特殊人群的临床药动学研究　包括肝功能损害者、肾功能损害者、老年人、儿童等群体的药动学研究。

历年考点串讲

新药的药动学研究近年偶考，应了解新药的非临床研究与临床研究。

常考的细节有：

1. 非临床研究目的是了解药物在人体外及动物体内动态变化规律和特点，为临床研究的给药安全性和合理性提供理论依据。

2. 临床研究受试者多为健康志愿受试者。

第十节　药物制剂的生物等效性与生物利用度

一、基本概念及意义

1. 药学等值性　药学等效制剂（pharmaceutical equivalents）含等量的相同活性成分，具有相同的剂型，符合同样的或可比较的质量标准。其特点为：

（1）含有等量的活性成分以达到相同的规范或其他应用标准（如强度、质量、纯度和一致性）。

（2）在某些性质如种类、储存条件、释药机制、包装、赋形剂（包括调色剂、调味剂、防腐剂）、使用期限等其他限制、标签表现不同。

2. 生物利用度　生物利用度（bioavailability，BA）是指药物吸收进入体循环的速度与程度。生物利用度可分绝对生物利用度与相对生物利用度。以静脉注射制剂为参比制剂获得是绝对生物利用度（F_{ab}）；以非静脉注射制剂为参比制剂获得是相对生物利用度（F_{rel}）。

3. 生物等效性　生物等效性（bioequivalency，BE）指药学等效制剂或可替换药物在相同试验条件下，服用相同剂量，其活性成分吸收程度和速度的差异无统计学意义。通常生物等效性研究是指用生物利用度的研究方法，以药动学参数为终点指标，根据预先确定的等效标准和限度进行的比较研究。在相似的试验条件下单次或多次给予相同剂量的试验药物后，受试制剂中药物的吸收速度和吸收程度与参比制剂的差异在可接受范围内。

4. 生物利用度评价的药动学参数　评价生物利用度和生物等效性最重要 3 个药动学数为达峰浓度 C_{max}、达峰时间 t_{max} 和药 - 时曲线下面积 *AUC*。

达峰浓度 C_{max} 与治疗效果及毒性水平有关的参数，与药物吸收数量有关。太大会超过最低中毒浓度导致中毒；太小则达不到有效浓度，无治疗效果。

达峰时间 t_{max} 是给药后达到最大血药浓度经过的时间，反映药物吸收的速率。

AUC 药物血药浓度 - 时间曲线下的面积，与药物吸收总量成正比，它代表药物吸收的程度。

二、生物利用度试验与生物等效性试验的基本要求

1. 受试者的选择　选择正常、健康的自愿受试者；年龄不小于 18 岁，受试者可以是任何性别，但应该考虑可能怀孕妇女的风险；体重为标准体重，体重指数 19 ～ 26；受试者应经过肝、肾功能及心电图等项检查，试验前停用一切药物，试验期间，禁忌烟酒；受试者人数不少于 18 例。

2. 参比制剂和受试制剂　参比制剂尽可能选择原研产品作为参比制剂，以保证仿制药质量与原研产品一致。在无法获得原创药时，可考虑选用上市主导产品作为参比制剂，但须提供相关质量证明（如含量、溶出度等检查结果）及选择理由。参比制剂和受试制剂含量差别不能超过 5%。

受试制剂应具有对将上市药品的代表性，对于全身作用的口服固体制剂，应满足下列条件。

（1）受试药品应来自一个不少于生产规模 1/10 的批次，或 100 000 单位，两者中选更多的，除非另外说明理由。

（2）使用的生产批次应该确实保证产品和过程在工业规模可行。在生产批次规模＜ 100 000 单位时，需要整个生产批次的样品供抽样用。

（3）对于受试批号药品，应该建立其关键性质量属性的特点和说明，如溶出度。

如果受试药品有多个规格，则可能只需一个或两个规格建立生物等效性。生物等效性试验一般应在最高规格下进行。对于线性药动学药品和高度水溶性药物，可以不选最高规格。由于健康受试者安全性、和耐受性原因，不能以最高规格给药，选择一个较低规格也可能是合理的。

AUC 的增加超过剂量增加的比例，则生物等效性试验一般应该在最高规格进行。如果由于安全性或耐受性的原因不能对健康受试者给药最高规格，则较低的规格也是合理的；

AUC 的增加低于剂量增加的情况，生物等效性多在最高规格和最低规格（或在线性范围的一个规格）进行，需要两个生物等效性试验。

3. 试验设计　通常试验设计有：两制剂、单次给药、交叉试验设计；两制剂、单次给药、平行试验设计；重复试验设计。

对于一般药物，推荐选用第 1 种试验设计，纳入健康志愿者参与研究，每位受试者依照随机顺序接受试制剂和参比制剂，两周期间称清洗期，要足够长，大于 7 个半衰期。

对于半衰期较长的药物，可选择第 2 种试验设计，即每个制剂分别在具有相似人口学特征的两组受试者中进行试验。

重复试验设计是前两种的备选方案，是指将同一制剂重复给予同一受试者，可设计为部分重复（单

制剂重复，即三周期）或完全重复（两制剂均重复，即四周期）。重复试验设计适用于部分高变异药物（个体内变异≥ 30%），优势在于可以入选较少数量的受试者进行试验。

4. 生物样本的采集　采样品要兼顾到吸收相、平衡相（峰浓度）和消除相。在 t_{max} 前后应有足够采样点，使浓度 - 时间曲线能全面反应药物在体内处置的全过程。一般在吸收相取 2 ～ 3 个点，峰浓度附近至少需要 3 个点，消除相取 3 ～ 5 个点。整个采样周期采集 12 ～ 18 个点。避免第一个点即为 C_{max}，第一点在给药后 5 ～ 15 分钟内采样。采样持续到受试药原形或其活性代谢物 3 ～ 5 个半衰期时，或至血药浓度为 C_{max} 的 1/20 ～ 1/10，但不超过 72 小时，$AUC_{(0\rightarrow t)}/AUC_{(0\rightarrow\infty)}$ 通常应当＞ 80%。

5. 生物样本的检测

（1）对于采集的样品分析检测原形药物还是代谢产物，通常母体化合物的 C_{max} 对吸收速率的差异比代谢物的 C_{max} 更敏感。但同时满足下列情况时则应测定母体药物和其主要活性代谢物。

①代谢产物主要产生于进入体循环以前，如源自首过效应或肠道内代谢等。

②代谢产物显著影响药物的安全性和有效性。

③非活性前药推荐测定母体化合物。某些前药可能血浆浓度很低，并且快速清除，导致难于证明母体化合物的生物等效性，可以测定主要活性代谢物。

（2）手性药物分析检测，对于生物利用度试验，一般应该测定单一对映体。生物等效性试验可以采用非手性分析，当如下条件全部满足或未知时，则应该分别测定单一对映体：

①对映异构体的药动学有差异。

②对映异构体的药效学差异显著。

③对映异构体的暴露（*AUC*）比值在不同吸收速率下发生变化。

④如果一个对映体是药理活性的，另一个是非活性的，或对活性的贡献很小，则用活性对映体就足以证明生物等效性。

（3）对于内源性药物的生物等效性试验，可以考虑超治疗剂量给药，只要该剂量能被很好耐受，使给药后增加的超过基线的浓度能被可靠测定，药动学参数计算反映给药后增加的浓度。应该在试验计划中预先规定用于基线校正的确切方法并说明理由。一般采用标准缩减基线校正法，即减去个体的内源性物质给药前浓度的均值，或者减去个体给药前内源性物质 AUC。如果浓度水平远远高于内源性基线浓度，可以不需要基线校正。

6. 药动学参数的计算　生物利用度和生物等效性研究必须提供所有受试者各个时间点受试制剂和参比制剂的药物浓度测定数据、每一时间点的平均浓度（Mean）及其标准差（*SD*）和相对标准差（*RSD*）。提供每个受试者的浓度—时间曲线（*C-T* 曲线）和平均 *C-T* 曲线以及 *C-T* 曲线各个时间点的标准差。不能随意剔除任何数据，脱落者的数据一般不可用其他数据替代。

一般用非房室数学模型分析方法来估算药动学参数。用房室模型方法估算药代参数时，采用不同的方法或软件其值可能有较大差异。

在生物等效性研究中，其主要测量参数 C_{max} 和 t_{max} 均以实测值表示。$AUC_{(0\rightarrow t)}$ 以梯形法计算。

同时提交的其他药动学参数有 λ_z，$t_{1/2}$，$AUC_{(0\rightarrow\infty)}$，CL，Vd，$AUC_{(0\rightarrow t)}$（或 $AUC_{(0\rightarrow 72h)}$）。

7. 统计学分析

主要药动学参数经对数转换后以多因素方差分析（ANOVA）进行显著性检验，然后用双单侧 *t* 检验和计算 90% 置信区间。方差检验是显著性检验，在 $P < 0.05$ 时认为两者差异有统计意义，但不一定不等效；$P > 0.05$ 时认为两药差异无统计意义，但 $P > 0.05$ 并不能认为两者相等或相近。双单侧 *t* 检验及（1-2α）% 置信区间法是目前生物等效检验的唯一标准。

多次给药的 $AUC_{(0\rightarrow t)}$ 和 C_{max} 接受范围 80.00% ～ 125.00%，不需要对 t_{max} 统计评价。

治疗指数窄的药物，*AUC* 的可接受区间为 90.00% ～ 111.11%。在 C_{max} 对安全性、药效或药物浓度监测特别重要的情况时，该参数也应适用 90.00% ～ 111.11% 的接受限。

高变异性药物，当药动学参数个体内变异大于30%时，可以进行一项重复交叉设计的试验，可以是三周期或四周期交叉方案。如果 C_{max} 差异对临床的影响不大，接受范围可以最宽为 69.84% ～ 143.19%。*AUC* 可接受范围仍然保持在 80.00% ～ 125.00%。

历年考点串讲

生物等效性与生物利用度近年常考，生物利用度与生物等效性概念、统计分析接受限度应熟练掌握，生物利用度与生物等效性试验设计应了解。

常考的细节有：

1. 以静脉注射制剂为参比标准的是绝对生物利用度，以其他剂型为参比标准的是相对生物利用度。

2. 评价生物利用度和生物等效性最重要 3 个药动学数为达峰浓度 C_{max}，达峰时间 t_{max} 和药 - 时曲线下面积 *AUC*。

3. 常用试验设计是单次给药，交叉试验设计，给药剂量与临床用药一致。

4. 采样点在吸收相取 2 ～ 3 个点，峰浓度附近至少需要 3 个点，消除相取 3 ～ 5 个点。

5. 用非房室数学模型分析方法来估算药动学参数，C_{max} 和 t_{max} 均以实测值表示。$AUC_{(0\rightarrow t)}$ 以梯形法计算。

6. $AUC_{(0\rightarrow t)}$ 和 C_{max} 接受范围为 80.00% ～ 125.00%；对高变异性药物 C_{max} 接受范围可以最宽为 69.84% ～ 143.19%，*AUC* 可接受范围仍然保持在 80.00% ～ 125.00%。

（谢清春）

第四部分 专业实践能力

第一章 岗位技能

第一节 药品调剂

一、处方的意义和结构

1. **概念和意义** 处方是指由注册的执业医师和执业助理医师在诊疗活动中为患者开具的，由取得药学专业技术职务任职资格的药学专业技术人员审核、调配、核对，并作为患者用药凭证的医疗文书。处方具有法律性、技术性、经济性。

2. **结构** 处方的结构包括处方前记、处方正文和处方后记。处方前记包括医院全称、处方编号、患者姓名、性别、年龄等；处方正文是处方的主要部分，包括药品的名称、剂型、规格、数量、用法等；处方后记包括医师签名，药品金额以及审核、调配、核对、发药的药师签名。

3. **种类** 处方按其性质可分为法定处方、医师处方和协定处方。处方按其药品的性质可分为中药处方、西药处方。根据《处方管理办法》，为减少差错，保证患者安全用药，不同的处方采用不同的颜色，麻醉药品第一类精神药品处方为淡红色、急诊处方为淡黄色、儿科处方为淡绿色、普通处方为白色。

二、处方规则和处方缩写词

1. 处方规则

（1）处方必须用专用处方笺，且每张处方限于一名患者的用药。

（2）处方内容必须填写完整，自己清晰，不得涂改；如需涂改，须在涂改处签名并注明日期。

（3）一般项目填写完整，除特殊情况外，应注明临床诊断，并与病例记录一致。患者年龄应当填写实足年龄，新生儿、婴幼儿应填写日龄、月龄，必要时要注明体重。

（4）西药和中成药可以分别开具处方，也可以开具一张处方，中药饮片应当单独开具处方。

（5）每个药物占一行，在药名后面应写明剂型，规格和数量写在药名后面，用药方法写在下一行。每张处方不得超过 5 种药物。

（6）药品名称、剂型、规格、数量、用法、用量必须准确规范。

（7）药物剂量应按药典规定的常规剂量使用，一般不得超过药典规定的极量，如因病情特殊需要超过极量时，应在剂量旁边签名。

（8）药物总量应根据病情和药物的性质决定。处方一般不得超过 7 日用量；急诊处方一般不得超过 3 日用量。

（9）处方开具当日有效。特殊情况下需延长有效期的，需由开具处方的医师注明有效期限，但最长不得超过 3 天。急诊处方当日有效。

（10）开具处方后的空白处划一斜线以示处方完毕。

2. 药物通用名 药物名称包括通用名、商品名、专利名、化学名。

（1）通用名：也叫药品法定名称，是所有文献、资料、教材以及药品说明书中标明有效成分的名称。

①国际非专利名称：药品的国际非专利名称：是由世界卫生组织制定的一种原料药或活性成分的唯一名称，INN 已被全球公认且属公共财产，也称之为国际通用名称。

②中国药品通用名：简称通用名，是中国药典委员会按照“中国药品通用名称命名原则”负责制定的药品名称，是中国法定的药物名称，具有通用性。国家药典或药品标准采用的通用名称为法定名称，也常用别名或习用名。通用名不可用作商标注册。

（2）商品名：是厂商为药品流通所起的专用名称，商品名具有专利性。药品包装上的名称可能是商品名，也可能是注册商标，但说明书上的为正式批准的商品名。

3. 药物分类及通用的药名词干

4. 处方缩写词

a.m（上午）	p.m（下午）	stat.!（立即）
p.r.n（必要时）	s.o.s（需要时）	cito!（急速地）
i.d.（皮内注射）	i.h.（皮下注射）	i.m（肌内注射）
i.v（静脉注射）	i.v.gtt.（静脉滴注）	p.o.（口服）
q.d.（每日 1 次）	b.i.d.（每日 2 次）	t.i.d.（每日 3 次）
q.i.d.（每日 4 次）	q.h.（每小时）	q.6h.（每 6 小时 1 次）
q.m（每晨）	q.n.（每晚）	q.2d.（每 2 日 1 次）
a.c.（饭前）	p.c.（饭后）	h.s.（睡前）
Rp（取）	co.（复方的）	Sig. 或 s（用法）
lent!（慢慢地）	U（单位）	IU（国际单位）
Amp（安瓿剂）	Caps（胶囊剂）	Inj.（注射剂）
Sol（溶液剂）	Tab.（片剂）	Syr.（糖浆剂）
q.s.（适量）	aa（各）	MIC（最小抑菌浓度）

三、处方调配

1. 处方调配的一般程序 处方调配一般分为收方、审方、划价、调配、核查和发药。

（1）收方：收方后首先要审核处方。

（2）审方：药师审方时应进行“处方规范审核”和“用药安全审核”，若发现处方存在用药安全性问题，应拒绝调配，并及时告知处方医师，但不能擅自更改配发的药物。审核的主要内容有：

①处方前记和医师签名。

②处方中药品名称、规格、书写格式。

③处方用药的配伍禁忌和相互作用。

④用药剂量、用法是否合理。

⑤给药途径是否恰当。

⑥是否有重复给药现象；处方中药品是否注明过敏试验及结果的判定。

⑦特殊药品的审核。

⑧对短缺药品的建议。

（3）划价：对处方审查无误后，即准确划价、交费。

（4）调配：按处方药品的顺序逐一调配，配齐后再逐条核对，确保无误后调配人员签字。

（5）核查：也是非常重要的环节，核查内容包括再次全面认真地审核1遍处方内容（包括药价），逐个核对处方与调配的药品、规格、剂量、用法、用量是否一致，逐个检查药品的外观质量是否合格，核查无误，检查人员签字。

（6）发药：核对患者姓名以及药品与处方的相符性后发药。

2. 药品的摆放及注意事项

（1）药品可以按照不同的原则摆放：按药理性质分类摆放；按药品剂型分类摆放；按使用频率摆放；按处方药和非处方药分类摆放；按内服药与外用药分开摆放；西药与中成药分类摆放；特殊药品按规定摆放。

（2）药品的摆放应注意：对不同性质的药品按规定冷藏、干燥处、常温以及避光等分别保存；麻醉、精神、毒性等特殊管理药品要分别加柜加锁保存；贵重药品要单独保存，专柜存放，专账登记，每日清点；名称相近，包装相似等易引起混淆的药品应分开摆放并有明显标记；对一些误用可引起严重反应的药品，如氯化钾注射液、氢化可的松注射液等，宜单独放置。

四、处方差错的防范与处理

1. 处方差错的性质

（1）药品名称差错。

（2）药品调剂或剂量差错。

（3）药品与适应证不符。

（4）剂量或给药途径差错。

（5）给药时间差错。

（6）疗程差错。

（7）药物配伍禁忌。

（8）药品标识差错如贴错标签、写错药袋及其他。

2. 处方差错的原因及类别

（1）处方差错的原因

①人为因素：调剂人员责任心不强或业务不熟练、医师处方字迹难以辨认等。

②药品因素：药品名称相似、药品包装相似、药品摆放不当等。

（2）处方差错的类别

①客观环境或条件可能引起的差错（差错未发生）。

②发生差错但未发给患者（内部核对控制）。

③发给患者但未造成伤害。

④需要监测差错对患者的后果，并根据后果判断是否需要采取预防或减少伤害。

⑤差错造成患者暂时性伤害。

⑥差错对患者的伤害可导致患者住院或延长患者住院时间。

⑦差错导致患者永久性伤害。

⑧差错导致患者生命垂危。

⑨差错导致患者死亡。

3. 防范措施　制定并公示标准的药品调配操作规程，使操作人员了解操作要点；准确及时地贴药品标签，麻醉药品、精神药品、非处方药、外用药品等的标签必须有规定的标识；合理安排人力资源，高峰时间适当增加调配人员；保证轮流值班人员的数量，减少由于疲劳而导致的调配差错；建立合理的差错应对措施；及时让工作人员掌握药房中新药的信息。

4. 对差错的应对措施和处理原则

（1）建立相应的差错处理预案。

（2）当患者或护士反映药品差错时，须立即核对相关的处方和药品，如果是发错了药品或错发了患者，药师应立即按照本单位的差错处理预案迅速处理并上报部门负责人。

（3）根据差错后果的严重程度，分别采取救助措施。

（4）若遇到患者自己用药不当、请求帮助，应积极提供救助指导，并提供用药教育。

（5）认真总结经验，对引起差错的环节进行改进，防止再次发生的措施。

五、调剂室工作制度

为了保证发药的质量和调剂工作的顺利进行，调剂室必须建立和健全各项规章制度。

1. **岗位责任制度**　调剂室工作人员应确保药品质量和发给患者药品准确无误。

2. **查对制度**　查对制度有利于保证药品的质量。调剂时，应查处方，对科别、姓名、年龄；查药品，对药名、剂型、规格、数量；查配伍禁忌，对药品性状、用法用量；查用药合理性，对临床诊断。

3. **错误处方的登记、纠正及缺药的处理**　不仅是登记药师调配和发药的差错，也要登记医师的处方差错。

4. **领发药制度**　调剂室药品从药库领取的领药制度；药品发放到其他部门的发药制度。

5. **药品管理制度**　药品管理分三级管理，一级管理是麻醉药品和毒性药品原料药的管理，二级管理是精神药品、贵重药品和自费药品的管理，三级管理是普通药品的管理。

6. **特殊药品管理制度**　是指麻醉药品、精神药品、医疗用毒性药品和放射性药品。

7. **有效期药品管理制度**　有效期药品应按批号存放，遵循先进先出、近期先出和按批号发药的原则。

六、调剂室的位置、设施与设备

1. **调剂室的设置和环境要求**　医疗单位的调剂室的设置应以方便患者、便于管理为原则。应选择适宜的调剂室环境和面积，调剂室与工作人员的生活区必须分开，室内不允许存放与调配工作无关的物品。调剂室的环境温度应为 10 ～ 30℃，相对湿度应为 45% ～ 75%。

2. **调剂室的设备和条件要求**　调剂室除药架及工作人员的坐凳外，调剂室还需必备称量设备，冰箱、温度计、计算机、分包机、无菌室和层流操作台等设备。

3. **调剂室的药品摆放**　药品可以按照不同的原则摆放：按药理性质分类摆放；按药品剂型分类摆放；按使用频率摆放；按处方药和非处方药分类摆放；按内服药与外用药分开摆放；西药与中成药分类摆放；特殊药品按规定摆放。

4. 门诊、急诊、药房调剂的特性与差异

（1）急诊调剂室要做到“及时”抢救急诊患者，急诊药房 24 小时值班，药品准备应速效、高效、安全和全面，急诊调剂室只负责调配急诊的处方，一般在二级以上医院都应设急诊药房。

（2）门诊调剂室负责调配门诊的处方。

（3）病房调剂室负责住院患者处方调配和领发药单的配发。

历年考点串讲

处方的意义和结构历年常考，处方的概念和意义应熟练掌握，处方的种类应掌握。

处方规则和处方缩写词历年常考，处方缩写词应熟练掌握、处方规则、药物通用名应掌握。

处方调配历年偶考，处方调配的一般程序应熟练掌握。药物的摆放及注意事项应掌握。

处方差错的防范与处理历年很少考，防范措施、对差错的应对措施、处理原则应掌握。

调剂室工作制度历年常考，药品管理制度、特殊药品管理制度、有效期药品管理制度为考试重点，常结合《中华人民共和国药品管理法》出题，应熟练掌握，其他制度应熟悉。

调剂室的位置、设施与设备偶考，调剂室的药品摆放应熟练掌握，其他内容应掌握。

常考的细节有：

1．处方的核心部分是处方正文。

2．现医师法规定，具处方权的是执业医师；药师拥有的权限是对滥用药品处方药师有拒绝调配权。

3．处方具有一定经济上、法律上的意义，是医师与药师之间一种重要信息传递方式，是一重要的医疗文件。

4．各缩写词的含义，如 i.v.gtt.（静脉滴注）、t.i.d.（每日 3 次）、a.c.（饭前）、p.c.（饭后）、Sig. 或 s（用法）、Syr.（糖浆剂）、Rp（取）、cito!（急速地）、q.6h.（每 6 小时 1 次）、Sol.（溶液剂）、Tab.（片剂）、Caps（胶囊剂）、i.h.（皮下注射）、i.m（肌内注射）。

5．调剂过程中的“三查”是收方审查、调配审查、发药审查。

6．药品的摆放应遵循的规则是应留有较大空间摆放注射剂、片剂，且要把它们放在易拿取的地方；应按口服、外用分别摆放；可按药理性质分类摆放；使用频率多的放在易拿取的地方；特殊药品特殊摆放。

7．审核处方的内容包括药名、规格、剂量、给药方法、配伍禁忌。

8．药品摆放不当是易造成差错的主要原因。

9．调剂室工作应遵循的制度包括查对制度、特殊管理药品管理制度、有效期药品管理制度、药品管理制度，差错登记制度。

10．急诊调剂室要做到“及时”抢救急诊患者，急症药房 24 小时值班，急诊调剂室只负责调配急诊的处方，一般在二级以上医院都应设急诊药房。

11．病房调剂室负责住院患者处方调配和领发药单的配发。

第二节　临床用药的配制

一、细胞毒药物的配制

细胞毒性药物，是指能产生职业暴露危险或危险的药物，主要包括肿瘤化疗药物，还包括一些杀细胞药物。其特点包括遗传毒性（如致基因突变、基因断裂）、致癌性、致畸作用或生育损害，在低剂量下就产生严重的器官或其他方面的毒性。

细胞毒性药物在配制和使用过程中应注意：

1．贮存时应保持包装完整并易于识别，防止造成意外污染。

2．正确选择并使用生物安全柜。

3．正确使用防护衣、手套及其他保护工具。

4．严格遵守细胞毒性药物无菌输液的配制原则。

5．严格遵守给药规程，减少病区及人员的污染。

二、肠外营养

肠外营养液是由糖类、氨基酸、脂肪乳、电解质、维生素、微量元素和水七大机体所需的营养要素组成，并且按比例混合在袋中，以外周或中心静脉插管输入的方式直接输入机体的注射剂，也称静脉营养输液。

1．临床营养支持的意义、重要性和进展　临床营养支持已成为重危患者的综合治疗措施之一。给予患者营养支持，能降低手术并发症的发生率和手术的死亡率，也能提高患者对治疗的耐受力和治疗的效果，提高治愈率。营养支持已成为现代临床治疗学中不可缺少的重要组成部分。

临床营养支持疗法是从 20 世纪 70 年代开始迅速发展起来的，其目的已从维持氮平衡，发展到维护细胞代谢、改善与修复组织和器官的结构、调整生理功能，从而促进患者的康复。

2．营养液配制和使用过程中应注意的问题

（1）肠外营养液的配制要特别注意组分的混合顺序

①将微量元素和电解质加入氨基酸溶液中。

②将磷酸盐加入葡萄糖液中。

③将上述两液转入 3L 静脉营养输液袋中。如需要，可将另外数量的氨基酸和葡萄糖在此步骤中加入。

④将水溶性维生素和脂溶液维生素混合后加入脂肪乳中。

⑤将脂肪乳、维生素混合液移入静脉营养输液袋中。

⑥轻轻摇动静脉营养输液袋中的混合物，排气，备用。

（2）肠外营养液配制的注意事项

①混合顺序非常重要，在最终混合前氨基酸可被加到脂肪乳液或葡萄糖中，以保证氨基酸对乳剂的保护作用，避免乳剂破裂。

②钙剂和磷酸盐应分别在不同的溶液中加入稀释，以免产生沉淀。在氨基酸和葡萄糖混合后，确认检查袋中无沉淀后再加入脂肪乳剂。

③混合液中一般不要再加入其他药物。

④加入液体总量应≥ 1.5L，混合液中葡萄糖的最终浓度为 23% 以下。

⑤现配现用，最好在 24 小时内输完，最多不超过 48 小时。如不立即使用，应将混合物置冰箱于 4℃下保存。

⑥电解质不能直接加入脂肪乳剂中。一般控制一价阳离子浓度＜ 150mmol/L，Mg^{2+}浓度＜ 3.4mmol/L，Ca^{2+}浓度＜ 1.7mmol/L。

⑦配好后，应在口袋上注明配方组成配制时间、床号及姓名。

（3）使用过程中应注意以下问题

①采用同一条通路输注肠外全营养液（TPN）和其他治疗液中间要用基液冲洗过渡。

②输注速度：应在 18 ～ 20 小时内输完。

③肠外营养液输注时不能在 Y 形管中加入其他药物，以免发生配伍禁忌。

④使用 PVC 袋时应避光。

三、药物配伍变化

临床上常采用混合注射的方法进行给药，可减少注射次数，简化医疗和护理操作。但不合理的药物混合注射可能会引起药物配伍变化，从而影响药物的疗效，甚至危害患者的安全，因此，了解注射液配伍变化的原因和减少配伍变化的产生，对提高临床合理用药水平有重要的指导意义。

配伍变化的原因既可以是配伍后药物的物理性质改变所致，也可以是药物间发生了氧化、还原、降解、聚合等化学反应。

1．溶剂性质改变而引起配伍禁忌：因溶媒改变而使药物溶解度变化，从而析出沉淀。如某些注射液内含非水溶剂，目的是使药物溶解或制剂稳定，若把这类药物加入水溶液中，由于溶媒性质的改变而析出药物产生沉淀。

2．pH 改变引起药物沉淀：pH 的变化使药物溶解度降低，从而出现沉淀现象。

3．配伍引起氧化还原反应：配伍引起药物之间或药物与溶媒之间的化学反应，如氧化还原反应、与金属离子的络合反应等，使药物出现颜色改变。

4．混合顺序引起变化：主要是对亲水胶体或蛋白质药物自液体中被脱水或因电解质的影响而凝集析出。

5．其他配伍变化：与某些离子的接触可以导致药物效价下降，或者药物配置或输注时间过长致其发生聚合反应失效。

历年考点串讲

细胞毒药物的配制、肠外营养历年很少考，药物配伍变化历年偶考。

但肠外营养液在配制和使用过程中应注意的问题、溶剂性质改变引起配伍禁忌、pH 变化引起药物沉淀、配伍引起氧化还原反应、混合顺序引起变化和其他配伍变化应掌握。

可能考的细节有：

1．贮存时应保持包装完整并易于识别，防止造成意外污染。

2．正确选择并使用生物安全柜。

3．正确使用防护衣、手套及其他保护工具。

4．严格遵守细胞毒性药物无菌输液的配制原则。

5．配制时钙剂和磷酸盐应分别在不同的溶液中加入稀释，以免产生沉淀；现配现用，最好在 24 小时内输完，最多不超过 48 小时；电解质不能直接加入脂肪乳剂中。

6．使用时应在 18 ~ 20 小时内输完；肠外营养液输注时不能在 Y 形管中加入其他药物，以免发生配伍禁忌；使用 PVC 袋时应避光。

7．体外药物的物理性和化学性配伍变化可产生气体、沉淀、浑浊、变色。

8．溶剂性质改变，pH 改变，配伍引起相互间氧化还原反应、与金属离子的络合反应，混合顺序不当等都可能会引起配伍变化，导致药物效价下降。

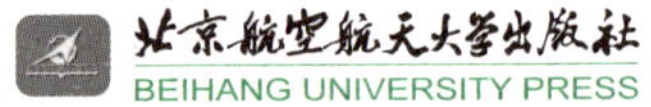

第三节　药品的仓储和保管

一、药品的采购

1. 药品采购计划编制、采购流程　编制药品购进计划应进行药品货源和销售趋势的调查、研究及预测，了解本医疗机构的实际库存情况，并以药品的质量为重要依据，制定药品采购计划，按规定购入药品。

采购流程：制作采购计划、有关部门审核、药品采购、公司配送、药品验收和药品入库。

2. 供应商资质审核、采购合同签订　供货单位的审核应查验《药品生产许可证》或者《药品经营许可证》和《营业执照》等相关证件。

购入的药品应确保符合以下条件：合法企业生产和经营的药品；符合法定的质量标准；批准文号和生产批号；包装盒标识符合有关规定的储运要求。

药品采购合同一旦签订，即刻产生法律效应，双方应严格执行合同内容。

3. 购进记录　医疗机构购进药品时应当索取、留存供货单位的合法票据，并建立购进记录，做到票、账、货相符。合法票据包括税票及详细清单，清单上必须载明供货单位名称、药品名称、生产厂商、批号、数量、价格等内容，票据保存期不得少于 3 年。

二、药品的入库验收

1. 药品的验收内容　医疗机构对购进药品的质量验收主要是指验收药品合格证明和其他标识两个方面。

（1）药品合格证明检查主要是对药品出厂检验报告和产品合格证的检查，每件药品内应附有出厂检验报告书，制剂每箱内应附有产品合格证。

（2）药品其他标识验收系指对药品内、外包装机所印标识的检查和核对。

2. 药品的外观检查内容、方法、判断依据与处理

（1）检查内容：药品外观检查的内容是从 2 个方面来进行的。其一是指药品包装所涉及的外观，包括包装箱、包装盒、药瓶、标签、说明书等项，其二是指药品本身的外观性状，如药品的颜色、形态、气味、味感等。

（2）检查方法：在掌握药品外观基本特征的基础上，可运用感觉器官进行外观检查。

①视觉：通过眼睛直观或借助简易工具（如放大镜、尺等）对药品进行鉴别。

②触觉：通过对药品的触摸、捻、压等的感觉对药品进行鉴别。

③听觉：通过对药品及其包装等的简易的外力作用下发出的声响来进行鉴别。

④嗅觉：通过对药品的气味特征进行鉴别。

⑤味觉：通过对药品的味道感觉来进行鉴别。

（3）判断依据与处理

①药品包装的检查：包括药品名称、剂型、剂量、贮存条件的说明、出厂日期、批号、有效期等方面的检查。

②药品性状的检查：不同的药品，检查的侧重点不同，有不同的检查要求。

a. 注射剂应检查澄清度、色泽等。

b. 粉针剂应检查黏瓶、结块、变色等。

c. 片剂应检查有无吸潮、发松、变形、松片、变色成明显色斑。

d. 散剂、胶囊剂应检查有无吸潮、发黏、霉变或变色，胶囊有无软化，破裂、变形等。

e．酊剂、酯剂、流浸膏剂、糖浆剂应检查有无大量挥发、沉淀、发霉、变色等。

f．乳剂应检查沉淀、分层等。

g．软膏剂应检查基质是否酸败，有无异臭及稀稠不均等。

h．眼药水应检查有无浑浊、沉淀产生。

③处理：在药品保管的过程中，管理人员检查发现药品破损、变质、过期不可供药用的药品，应清点登记，列表上报，必要时监督销毁，由监销人员签字备查，不得随便处理。检查时发现药品质量有疑问，要及时进行送检。

3．药品验收记录　药品验收记录应当包括药品通用名称、生产厂商、规格、剂型、批号、生产日期、有效期、批准文号、供货单位、数量、价格、购进日期、验收日期、验收结论等内容。验收记录必须保存至超过药品有效期 1 年，但不得少于 3 年。

4．药品入库手续与程序　在采购药品质最验收结论出来后，可按照结论性质办理入库手续。

仓库要及时准确地完成入库业务，应对品种、数量、质量认真验收，分类定位排列，做到数量准确、质量完好、搬运迅速、手续简便、把关稳妥、交接认真。

入库应具医疗机构药学部门规定的组织或人员签发并盖有质量验收合格专用章的入库通知单，按照药品入库手续入库。对质量验收不合格药品，需要填写《药品拒收报告单》，并将不合格药品移至不合格区，并做好不合格药品记录，并按规定进行报告。

三、药品的有效期管理

1．有效期的概念、标示方法、识别方法

（1）概念：药品有效期是药品在一定的贮存条件下，能够保持其质量的期限。《药品管理法》规定，凡 2001 年 12 月 1 日后生产和上市销售的药品都必须标明有效期。

（2）标示方法：常见的有 3 种。

①直接标明有效期：按年、月、日顺序标注。如某药品的有效期至 2000 年 8 月 16 日，也可用数字表示为 2000.08.16，2000/08/16 或 2000-08-16 等，表明此药品至 2000 年 8 月 16 日起便不得使用。国内多数药厂都用这种方法。

②直接标明失效期：如某药物的失效期为2007年10月12日，表明本品可使用至2007年10月11日。一般进口药品常用失效日期表示有效期。

③标明有效期年限：可由批号推算。如某药品批号为 990514，有效期为 3 年。由批号可知本产品为 1999 年 5 月 14 日生产，有效期 3 年，表明本品可使用到 2002 年 5 月 13 日为止。

2．有效期药品的管理、存放、色标管理、账卡登记　有效期药品有规定的使用年限，故必须加强管理，以保证药品不致因保管不善而造成过期浪费。

（1）有计划地采购药品，以免积压或缺货。

（2）验收时检查有效期，并按有效期先后在账目中登记，库房内要设有“有效期药品一览表”，按每批药品失效期的先后分别标明。

（3）每一货位要设货位卡，注明有效期与数量，记录的发药、进药情况应与“有效期药品一览表”相一致。

（4）在库药品均应实行色标管理。其统一标准是：待验药品库（区）、退货药品库（区）为黄色；合格药品库（区）、待发药品库（区）为绿色；不合格药品库（区）为红色。

（5）要定期检查，按有效期先后及时调整货位，做到“先进先出、近期先用”。

（6）药品离开原包装时，应将有效期注明在变换的容器上，以便查对。再次补充药品时，一定要将上次的药品用完，防止旧药积存，久而久之失效过期。

（7）库房人员要勤检查，有效期药品到期前 2 个月，要向药剂科主任或负责人提出报告，及时进行处理。

3. 过期药品的处理办法　有效期药品贮存时应实行色标管理，药库管理员发现药品质量问题时，应按色标管理制度及时更换色标。

对合格的药品应设有绿色标记。对有问题等待处理的药品存放在待验区，并设有黄色标记。对过期及其他原因不合格的药品，存放在不合格区，并设红色标记以示区分。对于过期的药品应集中在药房仓库的红色标记区内，申报销毁。

四、药品的储存和养护

1. 影响药品储存质量的因素（环境、人为及药物本身因素）　药品在保管过程中，所受各类药品制剂本身的理化特性以及外界因素的作用，引起药品外观的变化，加速药品变质。这些因素包括环境因素、人为因素、药物本身因素。

（1）环境因素

①日光：日光中的紫外线对药品变化常起着催化作用，能加速药品的氧化分解。

②空气：空气中的氧气氧化还原性药品，二氧化碳易被吸收使药品变质。

③湿度：湿度过高会使药品吸收水分潮解、变质、发霉；湿度过低会使含结晶水的药品失去结晶水而风化。

④温度：温度过高促使某些药品的挥发、变形、氧化、水解以及微生物的寄生等；温度过低易引起药物的冻结或析出沉淀。

⑤时间：药物贮存一定时间后会降低疗效或变质，因此，药典规定了药品的有效期。

⑥药品的包装材料：药品的包装材料对药品的质量也有较大的影响。

（2）人为因素：人为因素包括人员设置、药品质量监督管理情况、药学人员对药品保管养护技能以及对药品质量的重视程度等。还包括保管人员素质、责任心、身体与精神状况等。

（3）药物本身因素：药品自身理化性质或效价不稳定，尽管贮存条件适宜，但时间过久也会逐渐变质。

①容易水解的药品：如青霉素类、头孢菌素类。

②容易氧化的药品：如肾上腺素、左旋多巴、吗啡、磺胺嘧啶钠、维生素 C、氨基比林、安乃近、盐酸异丙嗪、盐酸氯丙嗪等。

2. 药品的储存（分区分类、规划货位、货位编号、堆垛）　药品常按药品的剂型分成原料药、散剂、片丸剂、注射剂、酊剂糖浆剂、软膏剂等类别，采取同类集中存放的办法保管。然后选择每一类药品最适宜存放的地点，把存放地点划分为若干个货区，每个货区又划分为若干货位，并按顺序编出货位编号。

药品堆垛应遵守药品外包装图示标志的要求，不得倒置存放；对一些包装不坚固或过重药品，不宜码放过高，以防下层受压变形。

药品实行分区分类管理可以有利于保管员掌握药品进出库的规律，有利于清仓盘库，缩短药品收发作业时间，提高药品管理水平。

3. 药品的保管与养护（在库检查、药品的分类保管与养护措施）　药库应当干净、整齐，地面平整、干燥，通道应当便于搬运且符合防火安全要求；应根据所经营药品的储存要求，设置不同温度条件的仓库。

按药品性质分类时，应注意内服和外用药分别存放；名称易混或包装相似的药品分别存放。性能相互影响的药品分别存放。药品贮存期间应实行色标管理。药品应按照质量标准”贮藏”项下规定的条件分类储存。根据其贮藏温湿度要求，分别储存于冷库，阴凉库，常温库内。应保待库内的清洁卫生，采用有效措施，防止药品霉变、虫蛀、鼠咬。针对大部分药品遇光易变质，应注意药库避光。

五、特殊管理药品的管理方法

1. 麻醉药品和精神药品的保管方法　麻醉药品管理应严格按照国务院颁发的《麻醉药品和精神药品管理条例》进行管理。

（1）麻醉药品、一类精神药品必须严格实行专库（专柜）保管，专库必须执行双人、双锁保管制度，仓库内须有安全措施。

（2）储藏条件应按照药品的性质来定，大部分麻醉药品遇光变质，应注意避光，采取避光措施。

（3）麻醉药品、一类精神药品应建立专用账目，专册登记，专人负责，定期盘点，做到账物相符，发现问题，应及时报告当地药品监督管理部门。

（4）麻醉药品入库前，应坚持双人开箱验收、清点，双人签字入库制度。

（5）要严格执行出库制度，麻醉药品出库时要有专用处方，处方保存 3 年备查，还要有专人对品名、数量、质量进行核查，并有第二人复核，发药人、复核人共同在单据上盖章签字。

（6）对破损、变质、过期失效，而不可供药用的品种，应清点登记，单独妥善保管，并列表上报药品监督管理部门，听候处理意见。如销毁必须由药品监督管理部门批准，监督销毁，并有监督销毁人员签字，存档备查，不能随便处理。

（7）二类精神药品可储存于普通药品库内，失效、过期或破损的须登记造册，经单位法定代表人批准后销毁。

2. 医疗用毒性药品的保管办法

（1）毒性药品必须储存于专用仓库或专柜加锁并由专人保管，并严格实行双人、双锁管理制度，库内需有安全措施。

（2）毒性药品的验收、收货、发货均应坚持双人开箱，双人收货、发货制度，并共同在单据上签名盖章，严防错收、错发，严禁与其他药品混杂。

（3）建立毒性药品收支账目，定期盘点，做到账物相符，发现问题应立即报告当地药品主管部门。

（4）对不可供药用的毒性药品，经单位领导审核，报当地有关主管部门批准后方可销毁，并建立销毁档案。销毁批准人、销毁人员、监督人员均应签字盖章。

六、药品的出库发放

1. 药品出库发放的要求与原则　按照《药品管理法》的要求，应建立并执行药品出库检查复核制度。药品出库应遵循先产现出、近期先出、先进先出、易变先出、按批号发药的原则。

2. 药品出库工作程序、复核、记录　药品出库时，应按照发货凭证对实物进行质量检查和数量、项目的核对，核对无误后标明质量状况，做好出库复核记录。记录应包括以下内容：出库日期、药品通用名称药品商品名称、剂型、规格、数量、产品批号、有效期、生产企业、购货单位、发货人、质量状况、复核人等，记录要保存至超过药品有效期 1 年，但不得少于 3 年。

七、药品盘点与结算

1. 药品盘点操作流程、对账与结账操作　药品盘点操作流程为：盘点前的准备工作、进行盘点、资料整理、结果计算、结果上报。盘点作业包括初点作业复点作业和抽点作业。初点作业是盘点人员在实施盘点时，按照负责的区位，由左而右、由上而下展开盘点。复点作业可在初点进行一段时间后

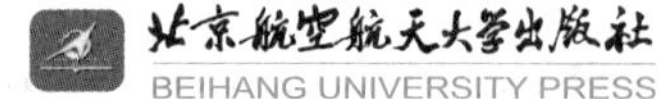

进行，复点人员持初点盘点表，依序检查，把差异填入差异栏。抽点作业是对各小组的盘点结果，由负责人进行抽查。

2. 药品报损与退换货

（1）对销后退回的药品，凭销售部门开具的退货凭证收货。

（2）不合格药品应存放在不合格库（区），并有明显标志。

（3）对于过期药品以及国家明令淘汰的药品，经质量管理部门核实后，应作报废处理。

历年考点串讲

药品的采购历年很少考，购进记录需掌握。

药品的入库验收历年偶考，药品的外观内容、方法、判断依据应熟练掌握，其他内容应掌握。

药品的效期管理历年偶考，有效期的概念、标示方法、识别方法、效期药品的管理、存放、色标管理、账卡登记和过期药品的处理办法应熟练掌握。

药品的储存于养护历年很少考，影响药品储存质量的因素、药品的储存和药品的保管和养护均应熟练掌握。

特殊管理药品的保管方法历年常考，精神药品、麻醉药品和医疗用毒性药品的保管都应熟练掌握。

药品的出库发放和盘点与结算历年很少考，内容需掌握。

常考的细节有：

1. 注射剂中外观呈粉红色澄明液体的是维生素 B_{12}。

2. 维生素 C 注射剂的正常外观是无色澄明液体。

3. 碳酸氢钠注射剂的正常外观是无色澄明液体，盐酸肾上腺素注射剂的正常外观是橙黄色的澄明液体。

4. 盐酸小檗碱片的正常外观是黄色，阿司匹林片的正常外观是白色。

5. 外观为澄明液体的药物是胰岛素注射剂、硫酸阿托品注射剂、缩宫素注射剂。

6. 供应商资质审核。

7. 空气中的氧气氧化还原性药品，二氧化碳易被吸收使药品变质。

8. 湿度过高会使药品吸收水分潮解、变质、发霉；湿度过低会使含结晶水的药品失去结晶水而风化。

9. 温度过高促使某些药品的挥发、变形、氧化、水解以及微生物的寄生等；温度过低易引起药物的冻结或析出沉淀。

10. 不实行特殊药品管理制度的是贵重药品。

11. 麻醉药品应专人负责、专柜加锁、专用账册、专用处方、专册登记管理。

12. 普通药品处方保存 1 年，毒性药品、精神药品处方保存 2 年，麻醉药品及第一类精神药品处方保存 3 年。

第四节　医院制剂

一、称量操作

1. 常用天平及量器　医院制剂室常用的天平包括架盘天平和电子天平。反映天平性能的技术指标主要有最大称量和感量。最大称量是指天平能称量的最大值。感量是指最小称量量，是一台天平所能显示的最小刻度，是使天平产生一个最小分度值变化所需要的质量值。感量越小，天平越灵敏。

常见的量器有量杯、量筒、量瓶和滴定管等带有刻度的玻璃制品，常见的单位有：升（L）、毫升（ml）等。

2. 称重方法　常见的称量方法有直接称重法和减重称量法。在生产中医院制剂常用直接称量法，而减重称量法一般应用于称量量较少的药物，医院制剂较少用。

3. 称量操作注意事项

（1）称重前，确保称量台水平放置。架盘天平游码应移至零刻度，调节平衡螺母使指针至分度盘中央；而电子天平应确保水平泡处于水平仪的中心，且显示器为零。

（2）称量时，使用洁净、干燥的称量容器或称量纸；冷藏样品称量时应使其温度尽可能接近称量室温度。

（3）称量结束后，如有需要，应用软毛刷清扫天平，保持天平干净无污染。

二、粉碎、过筛、混合操作

1. 常用粉碎与过筛设备　粉碎是指借助机械力，将固体物料研磨、剪切或撞击成适宜的碎块或细粉的过程。常见的粉碎设备有研钵、球磨机、流能磨和万能粉碎机等。而过筛是指借助网孔大小将不同力度的物料按粒度大小进行分离的操作，目的是获得粒径均匀粉末或去除杂质。常见的过筛设备有手摇筛和旋涡式振荡筛。

2. 混合方法及混合原则　混合是指将两种或以上组分的物料相互掺和而达到均匀状态的操作，混合的均匀与否直接关系到药物剂量的准确性和外观及疗效的优劣。为达到均匀的混合效果，应充分考虑各组分的性质，把握混合原则。

（1）比例量：当各组分的比例量差异较大时，常用等量递加法混合，即先取部分比例大的组分，与比例小的组分等量混合后，再逐次倍量增加比例大的组分，直至全部混匀为止。

（2）堆密度：当各组分的堆密度差别较大时，应先将密度小的组分置于容器中，再加入密度大的组分，混匀。

（3）混合机的吸附性：若混合机吸附性较强，则应先将量大的组分置于混合机中混合，再加入量小的药物混匀。

（4）粒径：组分粒径差异大时，常将各组分进行粉碎之后再进行混合。

三、灭菌与无菌操作

1. 洁净室操作技术

（1）洁净室设计要求及清洁消毒：洁净区是需要对环境中尘粒及微生物数量进行控制的房间（区域），其建筑结构、装备及其使用应当能够减少该区域内污染物的引入、产生和滞留。

洁净室各工作间应按制剂工序和空气洁净度级别要求合理布局。洁净区与非洁净区、不同级别的洁净区应分开，且压差不低于10Pa；配制、分装与贴签、包装分开；内服制剂与外用制剂分开；无菌制剂与其他制剂分开，无菌制剂制备和灌封应在C级洁净区完成。

洁净室应定期消毒。使用的消毒剂不得对设备、物料和成品产生污染。消毒剂品种应定期更换，防止产生耐药菌株。

（2）人员及物料管理：制剂人员应有健康档案，并每年至少体检1次，若人员存在传染病、皮肤病和体表有伤口，不得从事制剂的配制和分装的相关工作。洁净室进出人员应严格控制，仅限于在该室的配制人员和批准的人员。

工作前洗手，不涂化妆品，上岗时不佩戴饰物、手表，且随时保持个人清洁卫生。洁净区内工作人员的操作要稳、轻且严禁在工作时坐地上，离场地必须脱掉工作服装。

制剂配制所用物料的购入、储存、发放与使用等应制定管理制度。制剂配制所用的物料应符合药用要求，不得对制剂质量产生不良影响。

2. 物理灭菌技术

（1）热压灭菌：系指用高压饱和水蒸气加热杀灭微生物的方法。特点：灭菌可靠，能杀灭所有细菌繁殖体和芽胞，应用广泛。灭菌条件：115℃（67kPa），30分钟；121℃（97kPa），20分钟；126℃（139kPa），15分钟。适用范围：能耐受高压蒸气的制剂（如输液、注射液、眼药水、合剂等）、玻璃、金属容器、瓷器、橡胶塞、膜滤过器等。使用注意：灭菌时间由药液温度达到要求温度时算起；灭菌完毕后压力逐渐降到零，才能打开灭菌锅。

（2）干热灭菌：火焰灭菌法是用火焰灼烧灭菌的方法，不适宜药品的灭菌，而适用于金属、玻璃、陶瓷等物品的灭菌。干热空气灭菌法是指在高温干热空气中灭菌的方法，适用于既耐热又不允许湿气穿透的物品的灭菌，如注射用油、油脂性基质、玻璃容器、耐高温的药粉等。《中国药典》（2015年版）规定为160～170℃，2小时以上；170～180℃，1小时以上或250℃，45分钟以上。热原经250℃，30分钟或200℃以上45分钟可遭破坏。

（3）紫外线灭菌：是指利用适当波长的紫外线进行消毒灭菌的方法。用于灭菌的紫外线波长是200~300nm。紫外线穿透作用微弱，但易穿透洁净空气及纯净的水，故广泛用于纯净水、空气灭菌和表面灭菌。

3. 化学灭菌技术

（1）气体灭菌：利用杀菌性气体进行杀菌的方法。如环氧乙烷可应用于粉末注射剂、不耐热的医用器具、设施、设备等。甲醛气体、丙二醇气体适用于操作室内的灭菌。

（2）药液灭菌：利用药液杀灭微生物的方法。常应用于其他灭菌法的辅助措施。常用的有0.1%～0.2%苯扎溴铵溶液，2%左右酚或煤酚皂溶液，75%乙醇溶液。

4. 无菌操作技术　无菌操作技术是指把整个过程控制在无菌条件下进行的一种操作方法。

（1）特点：在无菌操作室或无菌操作柜内进行，所制备的产品，最后一般不再灭菌，直接使用。用无菌操作法制备的注射液，大多需加入抑菌剂。

（2）适用范围：不耐热的药物制成注射剂、眼用溶液、眼用软膏、海绵剂和创伤制剂等。

四、制药用水

1. 选用原则　根据制药用水的不同使用范围，将其分为饮用水、纯化水、注射用水及灭菌注射用水。

（1）饮用水：符合《生活饮用水卫生标准》，常用于药材或容器的粗洗用水。

（2）纯化水：将饮用水进行蒸馏、离子交换或者反渗透的方法制备的制剂用水，为药物制剂常用的溶剂或试验用水、灭菌制剂的精洗用水等。

（3）注射用水：为纯化水经蒸馏所得。常用作注射液、滴眼剂等灭菌制剂的溶剂或稀释剂。

（4）灭菌注射用水：为注射用水按照注射剂生产工艺制备所得，常用作注射用干粉剂的溶媒。

2. 生产及质量控制　制药用水的制备从生产设计、材质选择、制备过程、贮存、分配和使用均应符合生产质量管理规范的要求。制药用水的贮缸和管道应采用适宜方法（紫外灯管照射、加热灭菌等）定期清洗和灭菌。

五、外用制剂

1. 洗剂的制备及举例　洗剂系指含药物的溶液、乳状液、混悬液，供清洗或涂抹无损皮肤用的液体制剂。洗剂的分散介质为水和乙醇，混悬型洗剂中常加入甘油和助悬剂。不同类型的洗剂，制备方法均有所差异。其中，混悬型洗剂如含有不溶性亲水性药物时，应先研细过六号筛，再用加液研磨法配制；如含有疏水性药物时，应先用乙醇、甘油等润湿，或酌加适当的助悬剂，然后再用加液研磨法配制。而乳浊液型洗剂将油相、水相、乳化剂采用适当的乳化方法使其均匀分散而制成。

举例：复方炉甘石洗剂

〖处方〗

炉甘石	150g
氧化锌	100g
液化苯酚	10g
甘油	100g
纯化水	适量
共制	1000ml

〖制法〗　取炉甘石、氧化锌加适量纯化水研成糊状；另取液化苯酚溶于甘油后，再缓缓加入上述糊状物中，随加随研，加纯化水使成 1000ml，搅匀，即得。

〖处方工艺及注意事项〗本品为淡红色混悬液，有苯酚特臭。

2. 滴鼻剂、滴耳剂的制备及举例　滴鼻剂系指由药物与适宜辅料制成的澄明溶液、混悬液或乳状液，供滴入鼻腔用的液体制剂，可将药物以粉末、颗粒、块状或片状形式包装，另备溶剂，在临用前配成澄明溶液或混悬液。常用的分散介质为水、丙二醇、液状石蜡、植物油。滴鼻剂 pH 应为 5.5 ～ 7.5，应与鼻分泌液等渗。

滴耳剂系指由药物与适宜辅料制成的水溶液，或丙三醇或其他适宜溶剂和分散介质制成的澄明溶液、混悬液或乳状液，供滴入外耳道用的液体制剂。也可将药物以粉末、颗粒、块状或片状形式包装，另备溶剂，在临用前配成澄明溶液或混悬液。常用的分散介质为水、乙醇、丙三醇、丙二醇、聚乙二醇等。

举例（1）：复方薄荷脑滴鼻液

〖处方〗

薄荷脑	10g
樟脑	10g
液状石蜡	适量
共制	1000ml

〖制法〗取薄荷脑、樟脑加入液状石蜡中，待溶解后，搅匀，即得。

〖处方工艺及注意事项〗

①本品为无色澄明油状液体。

②薄荷脑、樟脑在液状石蜡中均易溶解，二者直接混合，所得的液化共熔物略显浑浊，需经加温后方澄明。分别溶解于液状石蜡再混合者，则为澄明液。

（2）硼酸滴耳液

〖处方〗

硼酸	30g
70 % 乙醇	适量
共制	1000ml

〖制法〗取硼酸加适量 70% 乙醇溶解，滤过，加 70 % 乙醇使成 1000ml，搅匀，即得。

3. 软膏剂的制备及举例　软膏剂系指药物与适宜基质均匀混合制成具有适当稠度的半固体外用制剂。按基质的不同分油脂性基质软膏（油膏）、乳剂型基质和水溶性基质；按分散系统分：溶液型、混悬型和乳剂型（乳膏剂）；按作用分：局部作用的软膏、全身作用的软膏等。

举例：水杨酸软膏

〖处方〗

水杨酸	50g
硬脂酸甘油酯	70g
硬脂酸	100g
白凡士林	120g
液状石蜡	100g
甘油	120g
十二烷基硫酸钠	10g
羟苯乙酯	1g
蒸馏水	480ml

〖制法〗将水杨酸研细后通过 60 目筛，备用。取硬脂酸甘油酯，硬脂酸，白凡士林及液状石蜡加热熔化为油相。另将甘油及蒸馏水加热至 90℃，再加入十二烷基硫酸钠及羟苯乙酯溶解为水相。然后将水相缓缓倒入油相中，边加边搅，直至冷凝，即得乳剂型基质；将过筛的水杨酸加入上述基质中，搅拌均匀即得。

〖处方工艺及注意事项〗

（1）本品为 O/W 型乳膏，采用十二烷基硫酸钠及单硬脂酸甘油酯（1∶7）为混合乳化剂。

（2）加入凡士林可以克服基质时有干燥的缺点，有利于角质层的水合并有润滑作用。

（3）加入水杨酸时，基质温度宜低，以免水杨酸挥发损失。

（4）应避免与铁或其他重金属器具接触，以防水杨酸变色。

4. 外用散剂的制备及举例　散剂系指药物或与适宜的辅料经粉碎、均匀混合制成的干燥粉末状制剂，分为口服散剂和局部用散剂。口服散剂一般溶于或分散于水或其他液体中服用，也可直接用水送服。“倍散”系指在小剂量的剧毒药中添加一定量的填充剂制成的稀释散。

举例：复方锌硼散

〖处方〗

氧化锌	140g
硼酸	140g
水杨酸	60g
枯矾	30g
樟脑	10g
滑石粉	620g
共制	1000g

〖制法〗取樟脑加少量乙醇研细，再加少量滑石粉研匀后，依次加入预先研细的枯矾，水杨酸、硼酸、氧化锌粉末，混匀，再加剩余的滑石粉使成 1000g，过筛，混匀，即得。

〖处方工艺及注意事项〗

（1）氧化锌、滑石粉用前需经过 150℃ 2 小时干热灭菌后使用。

（2）枯矾的制法：取净白矾，照 2015 年版《中国药典》通则中明煅法煅至松脆。

六、内服制剂

1. 合剂制备及举例 系指以水为溶剂含有一种或一种以上药物成分的内服液体制剂。在临床上，除滴剂外，所有的内服液体制剂都属于合剂。合剂可以是溶液型、混悬型、乳剂型的液体制剂。单剂量包装的合剂又称口服液。

举例：硫酸锌合剂

〖处方〗

硫酸锌	10 g
枸橼酸	0. 5g
单糖浆	200ml
羟苯乙酯溶液（5%）	10ml
纯化水	适量
共制	1000ml

〖制法〗 取硫酸锌、枸橼酸溶于适量纯化水中，滤过，滤液中加单糖浆搅匀，再缓缓加入羟苯乙酯溶液（5%），边搅拌边加，自滤器上添加纯化水使成 1000ml，搅匀，分装，即得。

〖处方工艺及注意事项〗

（1）硫酸锌在中性或碱性溶液中，易水解产生氢氧化锌 $Zn(OH)_2$ 沉淀，其锌离子常形成水合络盐如 $Zn(H_2O)_4SO_4 \cdot Zn(H_2O)_2(OH)_2$ 等，加枸橼酸使溶液呈酸性，可增加溶液稳定性，防止产生沉淀。

（2）本品不宜与乳酸钙、钙素母等并用，多量的钙可抑制锌的吸收，本品亦不宜与四环素、维生素 C 并用，因它们能与锌离子络合而阻碍其吸收。

（3）本品不宜空腹服，亦不可与胃蛋白酶合剂、稀盐酸合剂等含有盐酸成分的药物合用，以免增强刺激性，损伤胃黏膜。

2. 糖浆剂制备及举例 系指含有药物的浓蔗糖水溶液，供口服用。纯蔗糖的近饱和水溶液称为单糖浆或糖浆，浓度为 85%（g/ml）或 64.7%（g/g）。

举例：硫酸亚铁糖浆

〖处方〗

硫酸亚铁	30g
枸橼酸	2g
纯化水	100ml
单糖浆	加至 1000ml

〖制法〗取枸橼酸和硫酸亚铁加入纯化水中溶解，滤过，与单糖浆混合，边搅拌边加，加单糖浆至 1000ml，搅匀，即得。

〖处方工艺及注意事项〗

（1）硫酸亚铁于空气中易氧化成碱式硫酸铁，变为黄棕色，不可供药用。

（2）本品加入枸橼酸或 1% 维生素 C 可防止铁的氧化，促进铁的吸收。蔗糖在酸性溶液中有还原性，也可以防止硫酸亚铁氧化。

（3）本品与茶、鞣质、生物碱类、碘化物和四环素类药物有配伍禁忌，不可同服。

（4）本品服后大便变黑或便秘。

七、无菌制剂

无菌制剂系指采用无菌操作方法或技术制备的不含任何活的微生物繁殖体和芽胞的一类药物制剂。其中，滴眼剂系指供滴眼用的澄明溶液或混悬液。用于有眼外伤的滴眼剂要求绝对无菌，并不得加入抑菌剂；用于无眼外伤的滴眼剂要求无致病菌，要加入抑菌剂。

滴眼液体制剂的制备与工艺分析：

1. 用于外伤和手术的滴眼剂按注射剂生产工艺制备，分装于单剂量容器中密封或熔封，最后灭菌，不应添加抑菌剂，一经开启，不能放置再用。

2. 一般滴眼剂应在无菌条件下配液、分装，可加入抑菌剂。

举例：氯霉素滴眼液

〖处方〗

氯霉素	0.25g
氯化钠	0.9g
羟苯甲酯	0.023g
羟苯丙酯	0.011g
蒸馏水	加至 100ml

〖制备〗取羟苯甲酯、羟苯丙酯，加沸蒸馏水溶解，于 60℃时溶入氯霉素和氯化钠，滤过，加蒸馏水至足量，灌装，100℃，30 分钟灭菌。

〖处方工艺及注意事项〗

（1）氯霉素对热稳定，配液时加热以加速溶解，用 100℃流通蒸气灭菌。

（2）处方中可加硼砂、硼酸做缓冲剂，亦可调节渗透压，同时还可增加氯霉素的溶解度。

历年考点串讲

本单元内容很少考，但称重方法、称量操作注意事项和常用天平及量器、混合方法及混合原则、洁净室操作技术和物理灭菌技术、制药用水的选用原则、洗剂的制备及举例、软膏剂的制备及举例、滴鼻剂、滴耳剂的制备及举例、外用散剂的制备与举例、合剂和糖浆剂制备和举例应掌握。

常考的细节有：

1. 当各组分的比例量差异较大时，常用等量递加法混合。

2. 若混合机吸附性较强，则应先将量大的组分置于混合机中混合，再加入量小的药物混匀。

3. 热压灭菌使用于能耐受高压蒸气的制剂、玻璃、金属容器、瓷器、橡胶塞、膜滤过器。

4. 灭菌注射用水为注射用水按照注射剂生产工艺制备所得，常用作注射用干粉剂的溶媒。

5. 水杨酸软膏为 O/W 型乳膏，采用十二烷基硫酸钠及单硬脂酸甘油酯（1 ∶ 7）为混合乳化剂。

6. 水杨酸软膏制备过程中应避免与铁或其他重金属器具接触，以防水杨酸变色。

7. 硫酸锌合剂不宜空腹服，亦不可与胃蛋白酶合剂、稀盐酸合剂等含有盐酸成分的药物合用，以免增强刺激性，损伤胃黏膜。

8. 用于有眼外伤的滴眼剂要求绝对无菌，并不得加入抑菌剂。

9. 用于无眼外伤的滴眼剂要求无致病菌，要加入抑菌剂。

第五节 医院药品的检验

一、玻璃仪器的洗涤、干燥和保管

1. 洗液的配制及使用 铬酸洗液是饱和 $K_2Cr_2O_7$ 的浓硫酸溶液，具强氧化性，能去除无机物、油污和部分有机物。

（1）配制方法：称取 20g$K_2Cr_2O_7$ 置于烧杯中，加 40ml 水，加热使溶解，冷却后，在不断搅拌下，缓缓加入350ml浓硫酸中。待溶液冷却后转入玻璃瓶中备用并磨口塞子塞好。配制好的溶液应呈深红色。

（2）使用方法：当仪器油污过多或经长期存放未用的玻璃仪器，可选择使用铬酸洗液进行洗涤。先用自来水冲洗仪器，除去大量杂质，尽量沥干水分，再用铬酸洗液浸润 15 ～ 30 分钟，倒出铬酸洗液，用自来水冲洗干净，再用纯化水冲洗 3 次。

2. 玻璃仪器的洗涤 药品检验过程中使用的玻璃仪器应洁净透明，其内外壁应能被水均匀地润湿且不挂水珠。对一般玻璃仪器，如锥形瓶、烧杯、试剂瓶等可用刷子醮取洗涤剂直接刷洗，再用自来水清洗干净至壁上不挂水珠，最后用纯化水冲洗 3 次，晾干后备用。对于不便用刷子刷洗的仪器，如滴定管、移液管、容量瓶等，先用自来水冲洗，沥干，用合适的铬酸洗液浸泡后，再用自来水冲洗干净，最后用纯化水冲洗 3 次，晾干后备用。

3. 玻璃仪器的干燥

（1）自然晾干。

（2）加热烘干：电烘箱或红外灯干燥箱。

4. 玻璃仪器的保管 不同的玻璃仪器应在固定的位置保管，如移液管置于防尘的盒中；滴定管倒置于滴定管架上；容量瓶和比色管应将塞子固定在瓶口，以免弄混或打破塞子。长期不用的滴定管应除去凡士林后垫纸，并拴好活塞保存。

二、玻璃仪器的使用

1. 滴定管 滴定管是用于滴定操作的仪器，分为酸式滴定管和碱式滴定管。

（1）检漏：使用前应先检查移液管是否漏液，如漏液，则酸式滴定管应在玻璃活塞两端涂上一层薄薄的凡士林（避开塞孔处），然后将活塞插入活塞套内，同方向转动直至活塞全部透明为止。碱性滴定管如若漏水则需更换玻璃珠或乳胶管。

（2）装液、排气：装液前应用滴定液少量润洗 2 ～ 3 次；滴定液导入滴定管中，至“0”刻度线；若滴定管下部有气泡，应排气。

（3）滴定操作：酸式滴定管常为左手控制活塞，大拇指在前，食指和中指在后，轻轻向内扣住活塞，手心空握以防将活塞顶出，滴定时根据需要快慢速度控制自如，右手握锥形瓶，边滴定边摇。碱式滴定管用左手拇指（在前）和食指（在后）捏住玻璃珠部位的稍上方的橡皮管，无名指和小指夹住尖嘴玻璃管，向手心挤捏橡皮管，使其与玻璃管形成一条缝隙，溶液即可流出，可利用手指用劲大小控制滴定速度。

2. 容量瓶 容量瓶是一种细颈梨形的平底瓶，带有磨口塞或塑料塞，带有环形标线，表示在所指温度下，当液体至标线时，液体体积恰好与瓶上注明的体积相等。

（1）检漏：容量瓶在使用前先要检查是否漏水。

（2）溶液的配制：如用固体基准物质准确配制标准溶液时，先将准确称量的基准固体物质放入烧杯中，加少量蒸熘水溶解后，再将溶液定量转移至容量瓶中。若是溶液的定量稀释，用移液管或吸量管准确移取一定体积的浓溶液，直接放入容量瓶，然后加溶剂至刻度线，混匀即可。

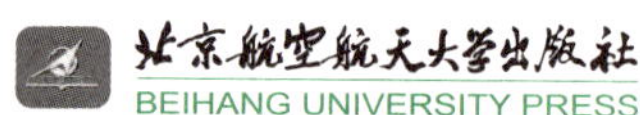

3. 移液管和吸量管　移液管和吸量管都指用来准确量取一定体积的溶液的量器。

（1）移取溶液前，将洗净的移液管和吸量管用吸水纸将尖端外的水吸除掉，然后用待吸溶液润洗 3 次，润洗溶液从下管口放出弃掉。

（2）吸取溶液时，左手拿洗耳球，右手将移液管插入溶液中吸取，当溶液吸至标线以上时，立即用右手示指将管口堵住，将管尖离开液面，稍松食指，使液面缓缓下降至弯月面下缘与标线相切，立即按紧管口，用滤纸轻拭尖端外的水，把移液管移入稍微倾斜的容器中，使管尖与容器内壁接触松开食指，使溶液全部流出，约等 15 秒钟后，取出移液管。

三、化学试剂的规格和常用溶液的配制

1. 化学试剂的分类　化学试剂的分类可分为：一般试剂、基准试剂和专用试剂。

2. 化学试剂的规格　我国的化学试剂规格按纯度和使用要求分为高纯（或超纯、特纯）、光谱纯、分光纯、基准、优级纯、分析纯和化学纯 7 种。国家和主管部门颁布质量指标的主要是后 3 种即优级纯、分析纯和化学纯。

3. 化学试剂的保管　一般试剂可保存在玻璃瓶中；对玻璃有强烈腐蚀作用的试剂，应保存在聚乙烯塑料瓶中；易氧化、分化和潮解的试剂应密封保存；对光敏感的试剂应用棕色瓶储存并置于暗处等。

4. 溶液配制的一般步骤

（1）称量和量取：固体试剂采用托盘天平或分析天平称取，而液体试剂则用量筒或移液管量取。

分析天平的使用：

①直接称量法：直接将称量物置于秤盘上，待天平稳定，所得读书即为称量物的质量。常用于空称量瓶等空瓶的质量。

②减重称量法：一般减重称量法不要求称量出固定的质量，而是在要求的称量范围即可。如含量测定中药粉的称量，一般为规定重量的 ±10% 。其步骤是：

用直接称量法称取（称批瓶＋药粉）质量，记为 W_1；关闭天平，取出称量瓶，使瓶口对准锥形瓶口，用称量瓶瓶盖敲打称量瓶口外壁，使适量的药粉落入锥形瓶中。将称量瓶放回天平托盘，开启天平称重，记为 W_2，W_1-W_2 即为锥形瓶中药粉的质量，应为药典规定量的 ±10%。

（2）溶解：易溶于水且不水解的固体均可用适量的水在烧杯中溶解。易水解的固体试剂（如 $FeCl_3$，Na_2S 等）须先用少量浓酸或浓碱使之溶解，然后加水稀释至所需刻度。

（3）定量转移：将溶液转移至烧杯向量筒或容量瓶，再用少量溶剂荡洗烧杯 2 ～ 3 次，并将荡洗液全部转移到量筒或容量瓶中，再用胶头滴管定容至所需刻度。

（4）贮藏：配制好的溶液应转移至洗净的试剂瓶中，不能长期贮存在量筒、烧杯、容量瓶等容器中，并按化学试剂保管方法进行储藏。

5. 常用溶液的配制与标定

（1）溶液的配制

直接配制法：准确称取一定量的基准物质，溶解后，转移至容量瓶，稀释成准确体积的溶液，根据基准物质的质量和溶液体积，即可计算出该滴定液的准确浓度。直接配制法简便，溶液配好可直接使用。

间接配制法：此法适合于不符合基准物质条件的试剂。先将试剂配制成近似于所需浓度的溶液，然后用基准物质或另一种滴定液，通过滴定来确定溶液的准确浓度。这种通过滴定来确定溶液浓度的方法称为标定。

（2）标定：系指用基准物质或已标定的滴定液准确测定滴定液浓度的操作过程。

例：氢氧化钠滴定液（0.1 mol/L）的配制与标定

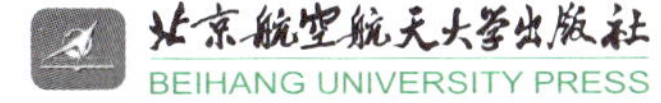

①氢氧化钠滴定液（0.1 mol/L）的配制：由于同体 NaOH 易吸收空气中的水分和 CO_2，产生少量 Na_2CO_3，含有少量碳酸盐的碱溶液，将使滴定反应复杂化，并且产生一定的误差，因此，应配制不含碳酸盐的 NaOH 溶液。

利用 Na_2CO_3 在饱和 NaOH 溶液中溶解度很小的性质，可将 NaOH 先配制成饱和溶液（饱和 NaOH 溶液含量约为 52%（*W*/*W*），相对密度约为 1.56），静置数日，待沉淀上面溶液澄清后，取一定量的上清液，用新沸过的冷纯化水稀释至一定体积，摇匀即可。

配制方法：用台秤称取 NaOH 约 120g，倒入装有 100ml 纯化水的烧杯中，搅拌使之溶解成饱和溶液，冷后贮于聚乙烯塑料瓶中，静置数日，待溶液澄清后备用。取澄清的饱和 NaOH 溶液 2.8ml，置于聚乙烯塑料瓶中，加新煮沸的冷纯化水至 500ml，摇匀，密塞，贴上标签，备用。

②氢氧化钠滴定液（0.1mol/L）的标定：用减重法精密称取在 105 ～ 110℃干燥至恒重的基准物邻苯二甲酸氢钾（$KHC_8H_4O_4$）3 份，每份约 0.5g，分别置于 250ml 锥形瓶中，各加纯化水 50ml，使之完全溶解。加酚酞指示剂 2 滴，用待标定的 NaOH 溶液滴定至溶液呈淡红色，且 30 秒不褪色，即可。平行测定 3 次，根据消耗 NaOH 溶液的体积，计算 NaOH 标准溶液的浓度和平均浓度。

按下式计算 NaOH 标准溶液的浓度：

$$C_{NaOH}=\frac{M_{KHC_8H_4O_4}}{V_{NaOH}M_{KHC_8H_4O_4}}\times 10^3$$

计量点时，生成的弱酸强碱盐水解，溶液为碱性（pH 约为 9.1），可用酚酞作指示剂。

四、药品的鉴别法

1. 试管反应 是根据试管中的药物与加入的某种特效试剂发生化学反应所产生的现象（颜色变化、沉淀产生、气体生成等）来判断药物的真伪。

2. 滤纸片反应 是将药物配成一定溶液，滴加到滤纸片上，再加入一种特效试剂，根据两者的反应现象（颜色、荧光等）来判断药物的真伪。

3. 薄层色谱和纸色谱的一般操作 薄层色谱法和纸色谱法是药物鉴别中较为常用的一类方法，由于通常采用对照品法，所以使该类方法的专属性大大提高。

（1）薄层板制备：硅胶与羧甲基纤维素钠的水溶液在研钵中按同一方向研磨混合，除去表面的气泡后，倒入涂布器中进行涂布，室温干燥，在 110℃活化 30 分钟，置有干燥剂的干燥器中备用。而色谱滤纸则是按纤维长丝方向切成适当大小的纸条。

（2）点样：于薄层板 / 色谱纸色谱的适当位置处点样。

（3）展开：薄层板 / 色谱滤纸在饱和的展开缸中，将一端进入展开剂中展开。

（4）显色：荧光板可用荧光猝灭法；硅胶 G-CMC-Na 薄层板，有色斑点可直接检视，无色斑点可喷适当的显色剂，使斑点显色检视。

（5）鉴别：对样品与对照品的比移植比较鉴别。

4. 对照品鉴别法举例 《中国药典》（2015 年版）中诺氟沙星的鉴别。

薄层色谱法：取本品与诺氟沙星对照品适量，分别加三氯甲烷－甲醇（1 ∶ 1）制成 1ml 中含 2.5mg 的溶液。吸取上述两种溶液各 10μ.l，分别点于同一硅胶 G 薄层板上，以三氯甲烷－甲醇－浓氨溶液（15 ∶ 10 ∶ 3）为展开剂，展开，晾干，置紫外光灯（365nm）下检视。供试品溶液所显主斑点的荧光与位置应与对照品溶液主斑点的荧光与位置相同。

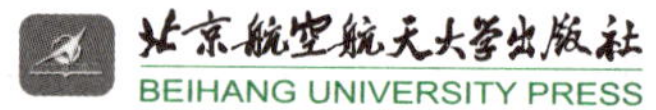

五、一般杂质检查和制剂通则检查

1. 干燥失重操作　干燥失重是指药物在规定条件下经干燥后所减失的重量，主要是水分，也包括其他挥发性物质。测定的方法有常压恒温干燥法、干燥剂干燥法、减压干燥法、热分析法。

（1）常压恒温干燥法：本法适用于受热较稳定的药物，由于干燥温度一般为105℃，所以要求药物的熔点一般在110℃以上。常用仪器有常压恒温干燥箱、扁形称量瓶、干燥器和分析天平等。

精密称定空瓶重量 W_1，将供试品（研细）平铺千扁形称量瓶中，厚度不超过5mm，精密称定总重 W_2，将称量瓶置于干燥箱内，称量瓶瓶盖斜倚在瓶的旁边。干燥温度一般为105℃，时间达到指定温度后干燥2~4小时，取出后置于干燥器中放冷至室温后称重，再干燥（1小时），直至恒重，称重 W_3。干燥失重不得超过药典规定量。

$$\text{干燥失重}\ \% = \frac{W_2 - W_3}{W_2 - W_1} \times 100\%$$

（2）减压干燥法：本法适用于熔点低、受热不稳定及难赶除水分的药物。常用仪器有减压干燥器或恒温减压干燥箱、扁形称量瓶和分析天平等。压力应控制在2. 67kPa（20mmHg）以下，温度一般为60℃。

2. pH 测定　pH测定法是检查药物中酸碱杂质的一种方法。药典规定：注射用水、灭菌注射用水以及各种注射液的酸碱杂质检查应使用酸度计测量溶液的pH。

pH计，也称酸度计，目前常用复合pH电极。使用方法如下：

（1）接通电源：将温度补偿按钮调至25℃，选择量程选择pH。

（2）校正仪器：按品种项下的规定，选择两种pH约相差3个单位的标准缓冲液，使供试液的pH处于二者之间。

常用两点定位法：第一点，用pH=6.86缓冲溶液定位；第二点，若供试液pH＜7，则用pH= 4.0的缓冲溶液定位（调斜率），若供试液pH＞7，则用pH =9. 18的缓冲溶液定位（调斜率）。

（3）测定：将复合电极取出，用纯化水冲洗干净，吸水纸将电极上的水分吸干，插入供试品溶液中，读取pH即可。

3. 重量差异检查　系指按规定方法测定每片（粒）的重量与平均片重之间的差异程度，是药典中片剂、胶囊剂等的制剂通则检查项目。

4. 无菌检查法　无菌检查法系用于检查药典要求无菌的药品、生物制品、医疗器具、原料、辅料及其他品种是否无菌的一种方法。常用的无菌检查方法是薄膜过滤法和直接接种两种方法。

六、药品的含量测定

1. 常用的滴定分析方法与举例

酸碱滴定法：分为直接滴定法、剩余酸碱滴定法、置换滴定法和双相滴定法等。《中国药典》中阿司匹林原料采用HPLC法测定含量。阿司匹林片剂因有酸性稳定剂（如酒石酸、枸橼酸）和酸性水解产物（水杨酸、醋酸）干扰测定，可采用两步滴定法。第一步为中和，消除酸性杂质的干扰；第二步为水解后剩余滴定测定含量；硼酸的含量测定采用置换滴定法，加甘露醇使生成酸性较强的甘露醇硼酸酯后测定。

氧化还原滴定法：适于测定还原性药物，如维生素C含量测定采用碘量法。

亚硝酸钠滴定法：具有芳伯氨基的药物在盐酸存在下，与亚硝酸钠定量地发生重氮化反应，根据滴定时消耗亚硝酸钠的量可计算药物的含量。

对氨基水杨酸钠、苯佐卡因、盐酸普鲁卡因和盐酸普鲁卡因胺可直接滴定测定含量。

亚硝酸钠法以亚硝酸钠为滴定液，测定中一般向供试液中加入适量 KBr 加快反应速度；加入过量 HCl，加速反应；室温（10 ～ 30℃）条件下滴定；滴定方式为滴定管尖端插入液面下 2/3 处，滴定液一次大部分放下，近终点时方改为慢速滴定，可避免 HNO_2 的逸失。

亚硝酸钠法指示终点的方法可用永停法、内指示剂法、外指示剂法、电位法，中国药典采用永停滴定法。

非水滴定法：非水滴定法用于有机碱的测定，常用冰醋酸为溶剂，高氯酸为滴定剂，结晶紫作指示剂指示终点或电位法指示终点。

沉淀滴定法：主要是银量法，测定含卤素离子的药物，如 KCl，NaCl 等。

配位滴定法：以 EDTA 为滴定液测定含金属离子的药物。

2. 紫外分光光度法的构造和操作　紫外 - 可见分光光度法的定量方法有对照品比较法、吸收系数法、计算分光光度法。紫外 - 可见分光光度法测定时，一般供试品溶液的吸光度读数以 0.3 ～ 0.7 的误差较小。

（1）紫外分光光度计的构造：紫外分光光度计主要由光源、单色光器、吸收池、检测器、显示器等五个部件构成。

光源：常用的紫外 - 可见分光光度计的工作波长范围 200 ～ 1000nm。常见灯源有钨丝灯和氘灯，氘灯在 200 ～ 330nm 波长范围内使用，钨灯在 330 ～ 1000nm 范围内使用。

吸收池：常见吸收池有玻璃和石英吸收池，可见光区使用 1cm 玻璃吸收池，紫外光区使用 1cm 石英吸收池。

（2）步骤

①仪器接通电源后进行基线校正。

②确定最大吸收波长。

③待测溶液的测定。

④仪器关机登记。

（3）操作注意事项

①取吸收池时，手指拿两侧面的毛玻璃。

②在测定时或改测其他检品时，应用待测溶液冲洗吸收池 2 ～ 3 次，测量时盛装样品以池体积的 4/5 为宜。透光面要用擦镜纸由上而下擦拭干净。

③测定时，除另有规定外，应以配制供试品溶液的同瓶溶剂为空白对照，采用 1cm 的石英吸收池。由于吸收池和溶剂本身可能有空白吸收，因此测定供试品的吸收度后应减去空白读数，再计算药物含量。

④仪器的狭缝波带宽度应＜供试品吸收带的半宽度的十分之一，否则测得的吸光度会偏低；狭缝宽度的选择，应以减小狭缝宽度时供试品的吸光度不再增大为准。

3. 高效液相色谱法的结构和操作　高效液相色谱法由于分离效能和专属性强，既可定性鉴别，又可进行杂质检查和有效成分的含量测定。高效液相色谱仪的系统由储液器、输液泵、进样器、色谱柱、检测器、记录仪等几部分组成。

高效液相色谱仪操作规程：

（1）前期准备：流动相超声脱气、过滤；供试液和标准液的制备；打开仪器，洗泵、排气、洗柱至基线稳定。

（2）进行系统适应性试验。

（3）进样检测以及数据处理。

（4）按规定流程洗柱并关闭开关和电源。

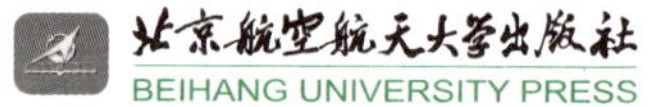

七、药品检验的一般流程

药品检验的基本程序一般为取 （检品收检）、检验、留样、报告。

1．取样从大量的药品中取出少量的样品进行分析时，取样必须具有科学性、真实性和代表性，取样的基本原则应该是均匀、合理。

2．检验常规检验以国家药品标准为检验依据；按照质量标准及其方法和有关 SOP 进行检验，并按要求记录。

3．留样接收检品检验必须留样，留样数量不得少于 1 次全项检验用量。剩余检品由检验人员填写留样记录，注明数量和留样日期，清点登记、签封后入库保存。留样室的设备设施应符合样品规定的贮存条件。

4．检验报告原始记录是出具检验报告书的依据，是进行科学研究和技术总结的原始资料；检验记录必须做到记录原始、真实，内容完整、齐全，书写清晰、整洁。

历年考点串讲

本单元内容很少考。但玻璃仪器的洗涤、玻璃仪器的使用、化学试剂的保管、溶液配制一般步骤、常用溶液的配制与标定、药品的鉴别法、干燥失重、pH 测定、常用的滴定分析方法与举例、紫外分光光度计的构造和操作以及药品检验的一般操作应掌握，其他的应了解。

常考的细节有：

1．璃仪器洗涤干净的标准为内外壁应能被水均匀地润湿且不挂水珠。

2．滴定管、移液管和吸量管操作。

3．容量瓶的溶液配制。

4．减重称量法的操作。

5．溶液间接配制法的适用范围。

6．层色谱的一般步骤。

7．压干燥法适用于熔点低、受热不稳定及难赶除水分的药物。

8．阿司匹林片剂因有酸性稳定剂和酸性水解产物干扰测定，可采用两步滴定法。

第六节　药物信息咨询服务

一、信息与药学实践

药学信息是指通过印刷品、光盘或网络等载体传递的有关药学方面的各种知识，涉及药物的研究、生产、流通和使用领域；药物信息特指在使用领域中与临床药学有关的药学信息。药物信息的特点是紧密结合临床、内容广泛多样、更新传递快速、质量良莠不齐。药物信息服务是以患者为中心、以知识为基础、以高科技为依托来进行的服务。药物信息服务要求真实可靠、新颖实用、及时共享。

1．学信息服务的意义

（1）医务人员对药学信息的需求不断增长：药学信息服务能帮助医师作出更好的药物治疗决策，帮助护理人员避免给药过程中的失误。

（2）药学人员对药学信息的依赖日益增加：药品的采购和储存、医院制剂工作、临床药学活动等都需要药学信息的支持。

（3）药品消费者成为药学信息利用的主流：药学信息服务在维护用药者利益，防止药物滥用、误用以及过量使用等方面发挥着积极的作用。

2. 药学信息服务的目的

（1）促进合理用药：坚持安全、有效、经济的用药原则。

（2）改善药物治疗结果：药学信息服务的最终目标是确保药物治疗获得预期的、令人满意的结果。

（3）角色的转换：从以药品为中心的供应保障型服务模式逐渐转变为“以患者为中心”的模式。

3. 如何判断文献的真实可靠性　为确保药学信息的可靠性，药学信息人员必须做好两方面的工作。

（1）收集准确、可靠的情报、信息，并准确无误地记录和保存起来。

（2）向用户提供的情报、信息必须是准确、可靠的。无论提供药物咨询，还是主动发布药物信息，情报药师都必须以高度的责任感，保证信息内容准确、可靠。

二、信息资料分类

信息资料可按照其加工程度分为一次文献、二次文献和三次文献。

1. 1级文献定义、应用　即原始文献，一次文献一般指发表在医药期刊上的各类文章和学术会议宣读的报告，其直接记录研究工作者首创的理论、实验结果、观察到的新发现以及创造性成果等。如国内外的期刊、药学科技资料、其他药学材料等都属于一次文献。

2. 2级文献定义、应用　是对一次文献进行筛选、压缩和组织编排而形成的加工产物，二次文献是把一次文献加工后得到的目录、索引、文摘、题录等形式的文献检索工具。二次文献是管理和查找利用一次文献的工具，本身并不含有用户需要的详细情报资料。如药学常用的《化学文摘》《生物学文摘》《医学索引》《医学文摘》等都属于二次文献。

3. 3级文献定义、应用　三次文献是在一次和二次文献的基础上，归纳、综合、整理而写出的专著、综述、述评、进展报告、数据手册、年鉴、指南、百科全书和教科书等。如《药典》《药品集》、药学专著、药学工具书等都属于三次文献。

4. 文本、计算机化资料、网上资料　信息资料可按照其来源的形式不同分为文本资料、计算机化资料、网上资料。药学信息的计算机检索逐渐成为现代人们获得药学信息的主要方式。

三、临床常用资料

1. 原始文献和数据　一般指发表在医药期刊上的各类文章，如研究论文、综述评论、经验介绍、业界新闻等，也包括本单位医疗实践中实际产生的药物使用方面的第一手资料。还有一些药学科技方面的原始资料，学术会议交流论文、临床试验药物疗效的评价和病例报告、临床新药研究工作报告和临床研究报告、药学专利、药学法规等。

2. 医药文献检索工具　《化学文摘》（CA）；《生物学文摘》（BA）；《中国药学文摘》（CPA）；《国际药学文摘》（IPA）；《医学索引》（IM）；《医学文摘》（EM）。

3. 权威典籍

（1）药典，常用的药典有中国药典、英国药典、美国药典。

（2）药品集，常用的有《新编药物学》《中药大辞典》《马丁代尔大药典》《医师案头参考》《美国医学会药物评价》等。

（3）百科类，常用的有《雷明登药学大全》《中国药学年鉴》《中国医药年鉴》等。

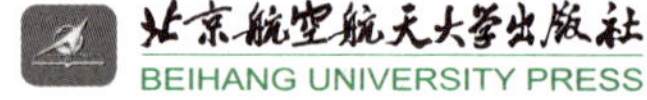

（4）专著和教科书类。

（5）工具书，常用的有《化学名词》《中国药品通用名称》《英汉化学化工词汇》《英汉医学名词汇编》等。

4. 常用的文献数据库与索引服务的名称 中国知网（http：//www.cnki.net）；万方数据资源系统（http：//www.wanfangdata.com.cn）；Pubmed 系统 Medline 数据库等。

四、咨询服务方法

一般分为以下 6 个步骤进行：

1. 明确问题 认真听取咨询者的问题，注意了解提问者的受教育程度和专业背景，希望得到简单的回答还是详细的参考资料。

2. 问题归类（主要步骤） 药师首先必须判断咨询的问题属于哪种类型，如咨询者希望了解药物的不良反应还是给药剂量，问题的难易程度如何，提问是否与抢救患者有关，要求什么时候得到答案等。

3. 获取附加信息 药师应进一步了解提问的针对性，如护士的提问是否与遇到的情况有关等。必要时可索要病历等医疗文件以获得完整的背景资料。

4. 查阅资料 除了简单的问题药师可以负责地当即回答外，多数问题往往需要查阅有关文献资料，以保证回答的准确性和完整性。

5. 回答问题 回答提问时应当先复述咨询的问题，然后给出简练、正确、准确的解答，有时还应提供背景资料。

6. 随访 如果条件许可，药师应当对咨询者进行追踪随访、了解提供的信息是否足以解决问题，咨询者对结果是否满意，有无新的问题出现。

五、用药咨询

用药咨询的内容包括：

1. 为医师提供新药信息、合理用药信息、药物不良反应、药物配伍禁忌、相互作用、禁忌证。

2. 用药咨询可为患者提供合理安全用药信息，促进合理用药，提高药物治疗效果。

3. 为护士提供注射药物的剂量、用法、提示常用注射药物的适宜溶媒、溶解或稀释的容积、浓度和输液的滴注速度、配伍变化与禁忌的信息。

4. 提供关于药品使用、储存、运输、携带包装的方便性的信息。

5. 参与药物治疗方案的设计。

六、药物信息中心的管理

药物信息中心的管理包括分类编目、订购、工作记录、存档、出版发行。

分类是最基本的认识事物、区分事物的方法，也是常用的揭示和检索文献内容的方法。

为了便于用户从特定课题直接查找所需信息资料，还需要对信息资料进行索引。简单的直接索引是将分类法中的全部类目，按照一定的字顺、音顺排列起来，并在每个类目后面标明其号码。

信息资料经过加工整理一系列工序之后，必须进行科学的组织管理，包括文献资料的排放布局、信息资料的贮存、文献的阅览和出借、信息的查询、文献的清理以及各种安全性保护等。

历年考点串讲

本单元内容很少考，但用药咨询需掌握，其他内容需了解。

可能考的细节有：

1. 药学信息服务能帮助医师作出更好的药物治疗决策，帮助护理人员避免给药过程中的失误。

2. 药物信息服务是以患者为中心，以知识为基础，以高科技为依托来进行的服务。

3. 国内外的期刊、药学科技资料、其他药学材料等都属于一次文献。

4. 三次文献是在一次和二次文献的基础上，归纳、综合、整理而写出的专著、综述、述评、进展报告、数据手册、年鉴、指南、百科全书和教科书等。

5. 原始文献一般指发表在医药期刊上的各类文章，如研究论文、综述评论、经验介绍、业界新闻等，也包括本单位医疗实践中实际产生的药物使用方面的第一手资料。

6. 药物咨询与服务的步骤为：明确问题，问题归类，获取附加信息，查阅资料，回答问题，随访。

7. 为医师提供新药信息、合理用药信息、药物不良反应、药物配伍禁忌、相互作用、禁忌证。

第七节 用药指导

一、必要性

用药指导可减少药物不良反应，促进合理用药，改善药物治疗效果。患者拿到处方后应向医师或药师进行用药咨询，了解怎样阅读药物处方、如何服用以及贮存药物等。

用药指导的必要性：

1. 患者在年龄、性别、体质、病情及药物敏感性等方面各不相同，故医师或药师在决定用药剂量时应有所不同。

2. 一种药品往往具有多种用途，不同的治疗目的所需用的剂量是不同的，也可以说有的药物在不同的剂量时所产生的作用不同。

二、基本内容和方法

1. 用药指导的基本内容

（1）一般药物知识

①了解药物的作用机制、作用特点及可能引起的不良反应，可指导患者正确用药。

②根据疾病的轻重缓急选择适当药物，指导患者选择适当的服药方式与时间。

③注意药物的禁用、慎用、相互作用、配伍禁忌等。

④注意药物的有效期、包装以及储存，确保药物质量。

⑤特殊患者应遵循特殊给药方案。

（2）药物治疗的基本知识

①要重视药物调节与机体自身康复之间的关系，不可片面依赖药物作用而忽视身体的自我调理和常规保健。

②用药物经济学的观点来指导临床合理用药。

③条件允许可开展药物检测，设计、制定个体化用药方案，指导患者了解个体化用药的必要性及益处，以求积极合作。

（3）注意事项：说明用药的要求；如何贮藏药品及识别药品是否过期；用药期间的禁忌；是否需要复诊及何时复诊；复诊时需要向医生提供什么信息等。患者使用特殊药物时可向其提供各种形式的信息资料，但内容要简明扼要，易为患者理解，才能产生良好效果。

（4）潜在的不良反应：预先告诉患者可能出现的不良反应和处理方法，有助于减少患者的不依从性。要告知患者用药后可能会出现哪些（主要的）不良反应；怎样识别药物的不良反应；不良反应会持续多久；不良反应的严重程度；出现后应采取何种措施；是否会影响到继续用药治疗等。

2. 用药指导的方法

（1）咨询答疑法：患者针对自身所患疾病而进行的有关药物治疗信息的咨询，医师、药师、护士都有义务向患者解答。

（2）个例示范法：运用典型事例，现身说法，教育患者。

（3）媒介传播法：运用现代化的信息传播媒介和途径，开展多方位多层次的指导用药。

（4）座谈讨论法：建立疾病之家，通过患者与患者间、患者与医师间的防病治病信息交流，以及患者用药过程中的经验交流，发现治疗过程中的不合理之处。

（5）专题讲座法：患者可通过专家的科普讲座，获得自己需要的信息。

（6）科普教育法：组织专家编写科普读物，开展用药知识和有关技能方法的科普教育。

三、药品的正确使用方法

1. 口服药的使用方法　口服药剂型通常包括胶囊、片剂、颗粒剂和散剂。有些片剂或胶囊必须整个咽下而不能研碎或将胶囊打开。对于颗粒和散剂，这些制剂需要用液体溶化或混合完全后再吞服，而不是直接吞服。

2. 外用药的使用方法

（1）滴眼剂和眼膏剂：头向后仰，将下眼睑向下拉成小囊，将滴眼瓶接近眼睑，挤规定量的药液，然后闭上眼睛，用手托轻轻按压鼻侧眼角 1 或 2 分钟。瓶盖盖回前不要冲洗或擦拭以防污染药液，保存时应拧紧瓶盖。使用眼药膏的时候，挤出一定量眼膏使成线状，滴入下眼睑（注意药膏管不要触及眼睛），闭上眼睛，并转动几次以使药膏分散。

滴眼剂和眼膏剂一定都是经过无菌处理的，以防止眼睛感染，一定要保证所用的药水或软膏是眼用制剂。眼用制剂过期、颜色变化或出现了在购买时没有的颗粒物质时不要再使用。

（2）滴鼻剂与喷鼻剂：使用滴鼻剂时，头后倾，向鼻中滴入规定数量的药液，滴瓶不要接触鼻黏膜。保持头部向后倾斜 5 ～ 10 秒，同时轻轻用鼻吸气 2 ～ 3 次。在使用喷鼻剂时，头不要后倾。将喷嘴插入鼻子，但要尽量避免接触鼻黏膜，并在按压喷雾器的同时吸气，喷药后也要轻轻地用鼻吸气 2 ～ 3 次。连续使用滴鼻剂与喷鼻剂时，除非是依照医嘱，否则不要多于 2 ～ 3 日。绝对不允许他人使用自己的滴鼻剂与喷鼻剂。

（3）局部用软膏和霜剂：大部分皮肤用药膏和乳剂只有局部功效。按说明涂药，涂药后，轻轻按摩给药部位使药物进入皮肤，直到药膏或乳剂消失为止。医师有要求才能在软膏或霜剂后用塑料膜将皮肤盖上，未经医师同意或有分泌物的破损处绝不要用覆盖物。

3. 特殊剂型的使用方法

（1）舌下片剂：将舌下片剂放在舌头下面，闭上嘴。吞咽之前，尽可能在舌下长时间地保留一些唾液以帮助药片溶解。服用硝酸甘油 5 分钟后如果嘴中仍有苦味，表明药物仍未被完全吸收，所以服

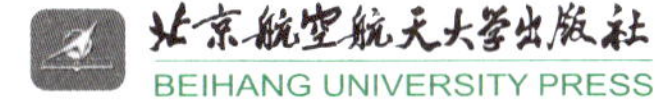

药后至少 5 分钟内不要饮水。药物溶解过程中不要吸烟、进食或嚼口香糖。

（2）咽喉用含片与喷雾：咽喉用含片在服用时应让其在口中溶解，不要咀嚼。在药物溶解后的一段时间内，不要吃东西或饮用任何液体。用喉部喷雾剂给药时，应张大嘴并尽可能向口腔后部喷射药物，同时，使药物在口中保留尽可能长的时间，用药后数分钟内不要饮用任何液体，发现胃部不适，则不要咽下。

（3）透皮吸收的贴膜剂：将贴膜剂用于无毛发的或是刮净毛发的皮肤，但一定要避开伤口。选择一个不进行剧烈运动的部位贴，每次贴于身体的不同部位。如果发现给药部位出现红肿或刺激，可向医师咨询解决。

（4）直肠栓与阴道栓：栓剂在炎热的天气下会变软而不易使用，此时应将栓剂放入冰箱、凉水杯或流动的凉水中，直到变硬为止（通常只需几分钟）。插入栓剂前，先去掉外面的铝箔或其他外部包装。在插入栓剂时，可以戴橡胶指套或一次性橡胶手套。然后按照直肠和阴道栓的使用说明使用。

历年考点串讲

用药指导的必要性、基本内容和方法历年很少考，药品的正确使用方法偶考。口服药、外用药和特殊剂型的使用方法都要熟练掌握，用药指导的内容和方法应掌握。

可能考的细节有：

1. 患者在年龄、性别、体质、病情及药物敏感性等方面各不相同，故医师或药师在决定用药剂量时应有所不同。

2. 一种药品往往具有多种用途，不同的治疗目的所需用的剂量是不同的。

3. 用药指导允许可开展药物检测，设计、制定个体化用药方案，指导患者了解个体化用药的必要性及益处，以求积极合作。

4. 用药指导的方法包括咨询答疑法、个例示范法、媒介传播法、座谈讨论法、专题讲座法、科普教育法。

5. 使用滴鼻剂时，头后倾，向鼻中滴入规定数量的药液，滴瓶不要接触鼻黏膜。

6. 透皮吸收的贴膜剂一定要避开伤口。

7. 医师有要求才能在软膏或霜剂后用塑料膜将皮肤盖上，未经医师同意或有分泌物的破损处绝不要用覆盖物。

8. 硝酸甘油舌下含服达峰时间是 4 ～ 5 分钟。

第八节　治疗药物监测

1. 概念　治疗药物监测（TDM）是临床药学的重要内容之一，治疗药物监测是采用现代分析测定手段，定量测定血液或其他体液中的药物或其代谢物的浓度，并将所得的数据以药动学原理拟合成各种数学模型，再根据求得的各种动力学参数来制订合理的给药方案，实现给药方案个体化。TDM 可以避免或减少药物不良反应，提高药物疗效；同时也可为药物过量中毒的诊断提供有价值的依据。

2. 工作内容

（1）实验室的工作内容：主要包括药物浓度的测定、临床药动学研究及药动学参数的求算、实验结果分析与给药方案的设计等方面的内容。

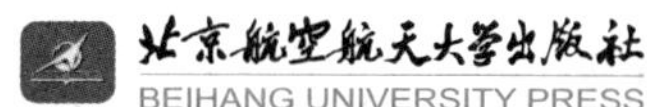

（2）TDM 的咨询服务：目前 TDM 实验室提供的咨询服务可分为二类，一类只简单测定和报告测定结果。一类不但提供测定结果而且还能帮助医师解释结果以及进行个体化给药方案设计。最基本的 TDM 咨询服务包括：向临床提供合适的抽血时间、患者可接受的治疗浓度范围、影响所报告浓度的病理因素、药动学参数和测定结果的精确度等。对某些特殊患者还要做进一步的咨询，以推荐一个有效的治疗方案。

3. 适用范围

（1）适用于治疗指数低、安全范围窄、毒副作用大的药物如地高辛、锂盐、茶碱、氨基糖苷类抗生素及某些抗心律失常药等。

（2）具有非线性药动学特征的药物如阿司匹林、保泰松等的半衰期均随剂量的增加而延长，当剂量增加到一定程度时，再稍有增加即可引起血药浓度的很大变化。

（3）临床效果不易察觉的药物，中毒症状易和疾病本身症状混淆的药物如用于预防某些慢性疾病的药物，用于癫痫的药物等。

（4）需要长期用药的药物。

（5）合并用药的药物，某些药物合并使用时，药动学参数会发生改变，需引起注意。

（6）特殊人群用药，患有心、肝、肾、胃肠道疾病者，婴幼儿及老年人的动力学参数与正常人会有较大的差别，用药时需格外注意。

第二章　临床药物治疗学

第一节　药物治疗的一般原则

药物治疗方案制定的一般原则：药物治疗安全性、有效性、经济性与规范性。

1．有效性　药物治疗的有效性是选择药物的首要标准，应考虑如下因素：

（1）只有利＞弊，药物治疗的有效性才有实际意义。

（2）药物方面因素：药物的生物学特性、药物的理化性质、剂型、给药途径、药物之间的相互作用等因素均会影响药物治疗的有效性。

（3）机体方面因素：患者年龄、体重、性别、精神因素、病理状态、时间因素等对药物治疗效果均可产生重要影响。

（4）药物治疗的依从性。

2．安全性　药物在发挥治疗作用的同时，可对机体产生不同程度的损害或改变病原体对药物的敏感性，甚至产生药源性疾病。保证患者的用药安全是药物治疗的前提。产生药物治疗安全性问题的原因主要有三点：药物本身固有的生物学特性、药品质量问题、药物的不合理应用。

3．经济性　药物治疗的经济性是要消耗最低的药物成本，实现最好的治疗效果。经济性要考虑治疗的总成本，而不是单一的药费。

药物治疗的经济性主要是指：

（1）控制药物需求的不合理增长，盲目追求新药、高价药。

（2）控制有限药物资源的不合理配置、资源浪费与资源紧缺。

（3）控制被经济利益驱动的不合理过度药物治疗。

4．规范性　在药物治疗方面，往往根据疾病的分型、分期、疾病的动态发展及并发症，对药物选择、剂量、剂型、给药方案及疗程进行规范指导。

第二节　药物治疗的基本过程

药物治疗方案的确定。

1．治疗药物选择的基本原则及方法

（1）安全性：安全性是药物治疗的前提。

（2）有效性：有效性是选择药物的首要标准。

（3）经济性：经济性是合理用药的基本要素。经济性是指治疗总成本，而不是单一的药费。

（4）方便性：是影响依从性的一个重要因素。

2．给药方案制定和调整的基本原则及方法

（1）制定药物治疗方案的原则

药物治疗方案制定的一般原则为合理的药物治疗方案可以使患者获得适度、有效、经济、规范的药物治疗。应考虑以下几个方面。

①为药物治疗创造条件：改善环境、改善生活方式。

②确定治疗目的，选择合适药物“消除疾病、去除病因、预防发病、控制症状、治疗并发症、为其他治疗创造条件或增加其他疗法的疗效”。

③选择合适的用药时机，强调早治疗。

④选择合适的剂型和给药方案。

⑤选择合理配伍用药。

⑥确定合适疗程。

⑦药物与非药物疗法的结合。

（2）制订给药方案的方法：制订给药方案时，首先明确目标血药浓度范围。目标血药浓度范围一般为文献报道的安全有效范围，特殊患者可根据临床观察的药物有效性或毒性反应来确定。

药物手册和说明书中推荐的标准剂量方案中的药物剂量大多数是能够保证有效血药浓度的平均剂量，一般是基于药物临床试验的研究结果制定的，属于群体模型化方案。由于多数情况下患者间的个体差异是有限的，故在初始治疗时，对安全、低毒的药物采用标准剂量方案获得预期疗效的概率是最大的。

历年考点串讲

药物治疗的基本过程很少考。但治疗药物选择的基本原则及方法应熟练掌握，给药方案制定和跳帧的基本原则与方法应掌握。

常考的细节有：

1. 药物安全性是药物治疗的前提。
2. 有效性是选择药物的首要标准。

第三节　药物不良反应

一、基本知识

1. 定义及分型

（1）定义：药物不良反应（ADR）是指在预防、诊断、治疗疾病或调节生理功能过程中，人接受正常用法用量的药物时出现的任何有伤害的和与用药目的无关的反应。

（2）分型：通常采用病因学和病理学 2 种分类方法。

①病因学把药物不良反应分为A，B，C这3种类型。A 型药物不良反应又称为剂量相关性不良反应。由药物本身或其代谢物所引起，为固有药理作用增强和持续所致。

A 型药物不良反应进一步分为过度作用、副作用、毒性反应、首剂效应、继发反应和停药综合征。

B 型药物不良反应又称为与剂量不相关的不良反应，其发生与用药者体质相关。B 型不良反应可进一步分为变态反应和特异质反应 2 类。

C 型不良反应的特点是非特异性，不具有上述 2 种相关性，用药与反应发生没有明确的时间相关，有些机制不清。包括致畸、致癌、致突变（“三致”）等。

②病理学分类将不良反应分为功能性改变和器质性改变，而器质性改变又细分为炎症型、增生型、

发育不全型、萎缩或坏死型、血管及血管栓塞型、“三致”。

2．各种不良反应的发生原因及临床特征

（1）过度作用：系指应用常量药物时所出现的超出预期的强烈效应。过度作用是由于药物本身作用所引起，降低药物的剂量可以减轻或避免这种不良反应。

（2）副作用：也称不良反应，系指应用药物时所出现的治疗目的以外的药理作用。

（3）毒性：系泛指药物或其他物质对机体的毒害作用。毒性作用是潜在性的，与药物的剂量和疗程相关。可蓄积，可迁延，甚至停药后毒性反应继续发展，造成严重后果。

（4）首剂效应：系指首剂药物引起强烈效应的现象。

（5）停药反应：又称撤药综合征，系指骤然停用某种药物引起的不良反应。长期连续使用某些药物，可使机体对药物的存在产生适应。

（6）继发反应：系指不是由于药物直接作用产生，而是因药物作用诱发的反应。

（7）遗传药理学不良反应：系遗传因素所致体内酶异常而造成药物代谢和效应的改变。

（8）变态反应：亦称过敏反应，由抗原抗体的相互作用引起，与药物的药理作用无关。

3．诱发因素　药物不良反应的诱发因素包括药物因素与非药物因素 2 方面。

（1）药物因素：药物本身的作用、药物的不良相互作用、与制剂相关的不良反应。

（2）非药物因素：患者的内在因素（年龄、性别、遗传、感应性、疾病）、外在因素（如环境）。

4．预防原则　药物不良反应的预防从多方面全方位规范药品的研究、生产、使用和监督管理来贯穿整个治疗过程。

（1）新药上市前严格审查为了确保药物的安全、有效，新药上市前必须进行严格、全面的审查。对新药的评价必须坚持一个原则，即新药在某些方面比过去已经许可生产、使用的同类药物有显著优点的才能获得批准生产。

（2）新药上市后，必须继续进行大量临床观察跟踪研究，以逐渐发现新的不良反应。

（3）选药要有明确的指征，制订合理的用药方案，患者要有较好的依从性，从而达到合理使用药物。

（4）一旦发生药物不良反应，应及时停药并做恰当的处理，以减轻不良反应造成的损害。

二、监　测

1．监测的目的和意义　开展药物不良反应监测（ADRM）报告工作有利于尽早发现各种类型的不良反应（ADR），研究药物 ADR 的因果关系和诱发因素，使药品管理部门和医务卫生人员及时了解有关 ADR 的情况，并采取必要的措施，以保障人民用药安全，维护人民身体健康。同时，从医院临床工作出发，预防尚未发生的 ADR，治疗已经发生的 ADR 是医院开展 ADRM 的至关重要的工作。

2．监测方法

（1）自愿呈报系统：国家或地区设有专门的药物不良反应登记处，成立有关药物不良反应的专门委员会或监测中心，委员会或监测中心通过监测报告单位把大量分散的不良反应病例收集起来，经加工、整理、因果关系评定后贮存，并将不良反应信息及时反馈给监测报告单位以保障用药安全。目前，世界卫生组织国际药物监测合作中心的成员国大多采用自愿呈报系统。

（2）集中监测系统：在一定时间、一定范围内根据研究的目的不同分为病源性和药物源性监测。我国集中监测系统采用重点医院监测和重点药物监测系统相结合。

（3）其他：不良反应监测方法还包括记录联结和记录应用。

3．程序分级标准　一般将药物不良反应分为新的、一般的、严重的三种类型。新的药品不良反应是指药品说明书中未载明的不良反应。一般的不良反应是指轻微的不良反应或疾病，症状不发展，一般无须治疗。严重的不良反应是指重要器官或系统受显著的或永久性的损害，导致住院或住院时间延长，致出生缺陷、致畸、致癌，危及生命甚至导致死亡。

4. 因果关系评价原则　Karch 和 Lasagna 评定方法按因果关系的确定程度分为一定、很可能、可能、条件、可疑 5 级。国家药品不良反应监测中心所采用的方法系在此法基础上发展而来，采用肯定、很可能、可能、可能无关、待评价、无法评价 6 级。

（1）肯定：用药时间顺序合理；停药后反应停止；重新用药，反应再现；与已知药物不良反应相符合。

（2）很可能：时间顺序合理；该反应与已知的药物不良反应相符合；停药后反应停止；无法用患者疾病进行合理解释。

（3）可能：时间顺序合理；与已知的药物不良反应相符合；患者疾病或其他治疗也可造成这样的结果。

（4）条件：时间顺序合理；与已知的药物不良反应相符合；不能合理地用患者疾病进行解释。

（5）可疑：不符合上述各项标准。

5. 报告范围　我国规定药品不良反应的报告范围是：新药监测期内的药品应报告该药品发生的所有不良反应；新药监测期已满的药品，报告该药品引起的新的和严重的不良反应。进口药品自首次获准进口之日起 5 年内，报告该进口药品发生的所有不良反应；满 5 年的，报告该进口药品发生的新的和严重的不良反应。

药物不良反应监测报告实行逐级定期报告制度。各生产、经营、使用单位，每季度集中向所在地的省、自治区、直辖市药品不良反应监测中心报告。我国药品不良反应报告与监测管理办法中，要求对其中严重或新的药品不良反应需用有效方式，于发现或者获知之日起 15 日内报告，必要时可以越级报告，一般的不良反应 30 日内报告，死亡病例须立即报告。

三、信　息

1. 来源　药学信息来源于原始文献和数据、药学相关书籍及医药文献检索工具。药品不良反应信息来源包括参考书、工具书、报纸、杂志、会议资料、临床资料及各种宣传材料以及药品不良反应报告系统等。

不良反应报告的来源：药品生产、经营、使用的单位和个人发现可疑的药物不良反应病例时，需进行详细记录、调查，并按要求填写报表、向辖区药品不良反应监测中心报告。

2. 种类　药品不良反应信息种类包括公开发表的病例报告、ADR 报告系统的病例报告、专题研究论文、综述性资料、ADR 方法学研究、新闻类资料及政治法规性资料。

四、药源性疾病

1. 概念　药源性疾病是指人们在防治疾病过程中所用药物引起的疾病或综合征。一般将药物或药物相互作用引起的、与治疗作用无关的，并能导致机体某一（几）个器官、某一（几）个局部组织发生功能性、器质性损害的不良反应，称为药源性疾病。

2. 防治的基本原则　药源性疾病发生的原因主要包括：药品质量和数量因素、医疗技术因素、医护人员的责任因素、患者因素。

药源性疾病防治的基本原则主要包括：

（1）认真贯彻执行《药品管理法》，加强药品监督管理，增强药品疗效，保障人民用药安全，维护人民身体健康。

（2）加强《药品管理法》的宣传教育，使药品生产经营企业和医疗卫生单位自觉遵守《药品管理法》的各项规定，确保药品质量。

（3）大力普及药源性疾病的防治知识，提高人民群众防治药源性疾病的自我保健能力。

（4）努力提高医护人员防治药源性疾病的技术水平和医德医风，严格执行用药的规章制度，遵守技术操作规程，坚持合理用药，确保用药安全有效。

（5）严格掌握药物的适应证和禁忌证，选用药物需权衡利弊。

（6）注意病史、用药史和药物过敏史，对某药有过敏史的患者，应终身禁用此药。

（7）联合用药要注意药物相互作用，除对文献报道和临床实践已证实有益的联用外，对已知联用有害或尚未肯定的联用，不应盲目联用。

（8）注意药物不良反应，除对文献已有报道的药物不良反应外，对临床实践中罕见（尤其新药）的严重不良反应也应引起重视。

（9）注意用法及用药剂量；对儿童、老年人、孕妇、肝、肾功能不全的患者，有药物过敏史及特质患者，必须注意用药个体化。

（10）加强对用药后病情变化的观察和血药浓度监测。

（11）药源性疾病的诊断与一般疾病的诊断原则基本相同。

（12）药源性疾病一旦发现要及时停药，对药源性急症患者要及时抢救，对过敏性休克的抢救更要争分夺秒。

（13）加强对药物不良反应的监测报告，为保证用药安全有效和药物评价提供资料。

五、药物流行病学

1. 基本概念　药物流行病学是一门运用流行病学的原理、方法，研究药物在人群中的应用及效应的学科。

近年来临床药理学与流行病学两个学科相互渗透、延伸而发展起来的新的医学研究领域，也是流行病学的一个新分支。它应用流行病学的原理和方法，研究人群中药物的利用及其效应的一门应用科学。

2. 研究方法　包括描述性研究、分析性研究和实验性研究。

3. 实施应用的价值

（1）可积累比新药临床试验大得多的患者数据，可更确切地估测药物治疗的效应和不良反应的发生率。

（2）可长期进行。

（3）可在特殊人群中进行。

（4）可研究其他疾病、其他药物对药物效应的影响。

（5）可进行药物应用的研究。

（6）可进行超量用药对人体影响的研究。

（7）可进行药物经济学研究。

历年考点串讲

药物不良反应的基本知识历年常考，药源性疾病历年偶考，其余内容历年很少考。

其中，不良反应的定义及分型、各种不良反应的发生原因及临床特征、不良反应的监测方法、程度分级标准、报告范围、不良反应信息的来源、药源性疾病应掌握，其他内容应了解。

常考的细节有：

1. A 型不良反应与剂量有关。

2. 药品不良反应简称 ADR。

3. 少数人服用苯巴比妥引起兴奋、躁狂，这种现象属于特异性反应。

4. 治疗作用不属于药物不良反应。

5. 新药监测期已满的药品，报告该药品引起的新的和严重的不良反应。

6. 我国药品不良反应报告与监测管理办法中，要求对其中严重或新的药品不良反应需用有效方式，于发现或者获知之日起 15 日内报告，必要时可以越级报告，一般的不良反应 30 日内报告，死亡病例须立即报告。

7. 药品生产、经营、使用的单位和个人发现可疑的药物不良反应病例时，需进行详细记录、调查，并按要求填写报表、向辖区药品不良反应监测中心报告。

8. 当明确为药源性疾病时，应采取的合理措施是停药。

9. 注意病史、用药史和药物过敏史，对某药有过敏史的患者，应终身禁用此药。

10. 药物流行病学研究方法包括描述性研究、分析性研究和实验性研究。

11. 实施应用药物流行病学可更确切地估测药物治疗的效应和不良反应的发生率。

第四节　药物相互作用

一、药动学方面的相互作用

1. 吸收过程的药物相互作用

（1）消化道 pH 改变影响药物吸收。

（2）消化道中联合使用具有吸附、螯合作用的药物将减少其他药物的吸收。

（3）胃肠动力变化加快或延迟药物通过十二指肠、小肠，将影响药物的吸收。

（4）食物也影响药物吸收。

2. 分布过程的药物相互作用　不同药物分子与蛋白的亲和力不同，相互间与血浆蛋白发生结合的竞争。竞争力强者占据了蛋白分子，阻碍了弱竞争力药物的结合或把弱竞争力药物自结合物中置换出来，致使其游离率升高而显示较强效应。

3. 代谢过程的药物相互作用

（1）酶诱导作用：一些药物能诱导肝药酶的活性，使配伍用的另一些药物代谢加速而失效。

（2）酶抑制作用：许多药物可抑制肝药酶，而使配伍用的药物代谢减慢，体内的药物浓度高而致药效增强。

（3）单胺氧化酶抑制剂类药物对肝药酶有抑制作用，可减慢药物的代谢而加强其效应和毒性。

4. 排泄过程的药物相互作用

（1）2 种共同由肾小管主动排泌的药物联合应用，相互竞争排泌，从而影响药物肾排泄，导致其中一个较难排泄而致药物潴留，作用时间长，疗效或毒性增强。

（2）一些药物通过减慢肾血流而致经肾排泄药物排泄减少，作用增强。

（3）尿液 pH 改变引起弱电解质药物排泄的改变，酸化尿液使弱酸排泄减少，弱碱排泄增多；反之，则碱化尿液使弱碱排泄减少，弱酸排泄增多。

二、药效学方面的相互作用

药效学相互作用系指两种药物对机体内同一系统或同一靶点（受体、通道、酶等）共同作用而发生的药效变化，表现为相加、协同或拮抗，主要是效应强度的变化。

1. 作用于同一部位或受体的协同作用和拮抗作用

（1）协同作用：由于两种药物作用于同一部位或受体，可能会导致药理作用增加，可能有利于疾病的治疗，但也可能导致治疗过度，如丙吡胺和β受体阻断剂均有负性肌力作用，均可减慢心率和传导，两药合用时效应过强，可致窦性心动过缓和传导阻滞，及致心脏停搏。另外，药理作用相加的同时，也会使副作用和不良反应的相加，从而对机体有一定的危害，如氨基糖苷类与两性霉素B合用可致肾毒性增加。

（2）拮抗作用：两种药物在同一部位或受体上产生的拮抗作用叫作竞争性拮抗。临床上利用这种拮抗作用来纠正另一些药物的有害作用，如阿片受体拮抗剂纳洛酮抢救吗啡过量中毒；新斯的明能特异性对抗右旋筒箭毒碱所造成的呼吸肌麻痹。

2. 作用于不同部位的协同作用和拮抗作用

（1）协同作用：由于合用的药物作用于不同部位，能在不同环节起到相同的治疗作用，如合用甲氧苄啶与磺胺药，磺胺药是二氢叶酸合成酶抑制剂，而TMP是二氢叶酸还原酶抑制剂，两药合用可双重阻断四氢叶酸的合成，增强磺胺药的抗菌效果。

（2）拮抗作用：两种药物作用于不同受体或部位产生的拮抗作用称作非竞争性拮抗。如左旋多巴不宜与维生素B_6合用，因左旋多巴能通过血-脑屏障，在中枢部位被多巴脱羧酶脱去羧基转变为多巴胺而起作用。由于外周组织中也有大量的多巴脱羧酶，而维生素B_6是多巴脱羧酶的辅基，增加外周多巴脱羧酶的活性，加速左旋多巴在外周部位转变为多巴胺，使左旋多巴进入中枢的量减少，降低左旋多巴的疗效。

3. 对作用部位的增敏作用　一种药物可使组织或受体对另一种药物的敏感性增强，称为增敏作用。如排钾利尿药可降低血钾浓度，使心脏对强心苷的敏感性增强，容易发生心律失常。

历年考点串讲

药动学方面的相互作用应熟练掌握，作用于同一部位或受体的协同作用和拮抗作用应掌握。

常考的细节有：

1. 与血浆蛋白结合力强的药物将结合力弱的药物置换出来为分布中的相互作用。
2. 酶诱导剂促进其他受影响药物的生物转化为代谢中的相互作用。
3. 服弱酸性药物时碱化尿液为排泄中的相互作用。
4. 药效学相互作用系指2种药物对机体内同一系统或同一靶点（受体、通道、酶等）共同作用而发生的药效变化，表现为相加、协同或拮抗，主要是效应强度的变化。
5. 异烟肼与对氨基水杨酸（PAS）合用产生协同作用的机制是在肝竞争乙酰化酶。

第五节 特殊人群用药

一、妊娠妇女用药

1. 妊娠期的药动学特点

（1）吸收：妊娠时胃酸分泌减少，胃肠活动减弱，口服药物吸收减慢，达峰时间推后，生物利用度下降。妊娠晚期血流动力学发生改变，可能影响皮下或肌内注射药物的吸收。

（2）分布：妊娠期孕妇血浆容积、体重、体液总量、细胞外液都有增加，故妊娠期药物分布容积明显增加。妊娠期药物与血浆清蛋白结合率降低，形成生理性血浆蛋白低下。同时，蛋白结合能力下降，使药物游离部分增多，故孕妇用药效力增高。

（3）代谢：妊娠时由于激素分泌的改变，药物的代谢影响不定，或使代谢增加、降低或不变。

（4）排泄：妊娠期肾血流量、肾小球滤过率增加，药物的消除率相应加快。

2. 药物通过胎盘的影响因素　影响胎盘药物转运的需通过胎盘屏障才能到达胎儿。胎盘屏障可以阻止有害物质（包括药物）进入胎儿，然而胎盘屏障并不牢固，受到多种因素的影响。

（1）胎盘因素：胎盘的成熟程度不同，其生物功能亦有差异，影响药物转运。胎盘含有某些药物的代谢酶，对某些药物可以进行代谢。

（2）母体药动学过程：药物通过胎盘转运的程度和速度与孕妇体内的药动学过程有密切的关系，受其影响和支配。

（3）药物理化性质：胎盘的药物转运受药物脂溶性和解离度的影响，只有药物的脂溶性较大的非离子状态部分才能通过胎盘。同时解离程度与体内环境中的 pH 有关。小分子量药物能通过，较大分子量的药物难以通过，大分子量的药物几乎不能通过。

3. 药物对妊娠期不同阶段胎儿的影响　药物对胎儿的影响以及产生的后果，其性质程度与药物本身的性质、胎盘的药物转运速度和程度、胎儿接触药物的时间（胎儿发育阶段）、接触药物的深度（胎儿体内药物浓度）、接触药物时间的长短、药物在胎儿体内的分布、胎盘代谢活性大小以及胎儿发育程度有关，而这些因素又受母体用药种类、剂量大小、疗程长短、药物分布及母体身体素质等的影响。

药物对胎儿的不同阶段的发育影响不尽相同，不同的组织器官在不同的发育阶段对药物的敏感性也不相同。从妊娠第 20 日起到妊娠 3 个月是胚胎各组织器官分化最活跃的时期，药物影响较大。妊娠 14 周后，组织器官分化大体完成，造成畸形的可能性相对较小。产前用药，若分娩时胎儿体内药物未完全清除，胎儿娩出后可继续受到药物作用，引起危险。

4. 药物妊娠毒性分级　药物妊娠毒性分为 A，B，C，D，X 这 5 个等级：

A 级：在有对照组的研究中，在妊娠 3 个月的妇女未见到对胎儿危害的迹象（并且也没有对其后 6 个月的危害性的证据），可能对胎儿的影响甚微。

B 级：在动物繁殖研究中（并未进行孕妇的对照研究），未见到对胎儿的影响在动物繁殖性研究中表现有不良反应，这些不良反应并未在妊娠 3 个月的妇女得到证实（也没有对其后 6 个月的危害性的证据）。

C 级：在动物的研究证明它有对胎儿的副作用（致畸或杀死胚胎），但并未在对照组的妇女进行研究，或没有在妇女和动物并行地进行研究。本类药物只有在权衡了对孕妇的好处大于对胎儿的危害之后，方可应用。

D 级：有对胎儿的危害性的明确证据，尽管有危害性，但孕妇用药后有绝对的好处（例如孕妇受到死亡的威胁或患有严重的疾病，因此需用它，如应用其他药物虽然安全但无效）。

X 级：在动物或人的研究表明它可使胎儿异常。或根据经验认为在人和动物是有危害性的。孕妇应用这类药物显然是无益的。本类药物禁用于妊娠或将妊娠的患者。

5．妊娠期用药原则　了解妊娠时期药物对胎儿的影响，尽量选用对妊娠妇女及胎儿比较安全的药物，并且注意用药时间、疗程和剂量的个体化。必要时测定妊娠妇女血药浓度，以及时调整剂量。凡属于临床试验的药物，或疗效不确定的药物，都禁止用于妊娠妇女。慎用可致子宫收缩的药物。临床上主要用于不完全流产、引产、产程中加强宫缩、宫缩激惹试验以及产后出血，但在胎盘娩出之前禁用此药，否则可引起胎儿窒息死亡。权衡利弊，避免滥用抗菌药，其原则是首先考虑对患者的利弊，并注意对胎儿影响。

二、哺乳期妇女用药

1．药物的乳汁分泌　哺乳期妇女服用的药物是以被动扩散的方式从母血通过乳腺转运到乳汁中。药物的乳汁分泌具有以下特点：

（1）由于乳汁中的脂肪含量高于血浆，因此，脂溶性较高的药物易穿透生物膜进入乳汁。

（2）药物的分子越小，越容易转运；当分子量＜ 200Da 时，乳汁中的药物浓度接近乳母的血药浓度。

（3）乳母体内的游离药物浓度越高，则药物分子向低浓度区域的被动扩散就越容易。

（4）乳母服药剂量大小和疗程长短，直接关系到乳汁中的药物浓度。

（5）正常乳汁的 pH 低于血浆，分子量小、脂溶性高而又呈弱碱性的药物，在乳汁中含量较高。

2．哺乳期合理用药原则　哺乳期妇女用药宜选择正确的用药方式。如果不得不需要治疗用药时，应该选用乳汁排出少、相对比较安全的药物。服药时间应该在哺乳后 30 分钟至下次哺乳前 3 ～ 4 小时。最安全的办法，是在服药期间暂时不哺乳或少哺乳。

三、新生儿用药

1．新生儿的药动学

（1）吸收

①口服给药吸收量很难估计。

②直肠给药不可能达到预期的吸收效果，对新生儿的治疗作用有限。

③由于新生儿肌肉组织和皮下脂肪少、局部血流灌注不足而影响肌内或皮下注射药物的吸收。

④药物经皮肤吸收较成年人迅速而广泛。

⑤静脉给药可直接进入血液循环，对危重新生儿是较可靠的给药途径。

（2）分布

①新生儿体液占体重的百分率高，细胞外液亦较多。水溶性药物可在细胞外液被稀释而使药物浓度降低。

②新生儿脂肪含量低，因此脂溶性药物（如地高辛）不能充分与之结合，而血中游离药物浓度则升高。

③新生儿血浆总蛋白和清蛋白浓度较低，与药物的亲和力较低，故新生儿的游离药物量增加，药物作用强度增加，半衰期缩短。

（3）代谢：新生儿，尤其是早产儿，酶活性普遍低，因此，新生儿肝羟化、水解功能及脂酶的活性很差，整体表现为代谢减慢。

（4）排泄：新生儿的肾对药物的清除能力明显低于年长儿，许多主要从肾排泄的药物容易发生蓄积中毒。出生体重越低、日龄越小，药物半衰期越长。随日龄的增加，药物的半衰期也缩短。

2．药物对新生儿的不良反应　新生儿对不少药物有特殊的反应性，有些反应在成年人很少见，但新生儿则非常明显。例如新生儿对吗啡的耐受性差，较易出现呼吸抑制。新生儿期应用某些药物可能产生特殊的不良反应：高胆红素血症、高铁血红蛋白血症、溶血、其他。

3. 合理用药原则　新生儿期一些重要器官尚未完全发育成熟，在此期间其生长发育随日龄增加而迅速变化，因此新生儿用药需注意以下事项。

（1）新生儿期肝均未发育成熟，肝药酶的分泌不足或缺乏，肾清除功能较差，因此，新生儿应避免应用毒性大的药物，确有应用指征时，必须进行血药浓度监测，据此调整给药方案，个体化给药，以确保治疗安全有效。不能进行血药浓度监测者，不可选用上述药物。

（2）新生儿期避免应用或禁用可能发生严重不良反应的药物。如四环素类、喹诺酮类可影响新生儿生长发育的禁用，可导致脑性核黄疸及溶血性贫血的磺胺类药和呋喃类药避免应用。

（3）新生儿期由于肾功能尚不完善，主要经肾排出的药物需减量应用，以防止药物在体内蓄积导致严重毒性反应的发生。

（4）新生儿的体重和组织器官日益成熟，药动学参数亦随日龄增长而变化，因此使用药物时应按日龄、肾功能调整给药方案。

4. 剂量计算　近年来多主张通过监测药物血浓度指导药物的剂量，根据药物半衰期决定给药的间隔时间，尤其是对那些治疗量与中毒量接近的药物及毒副作用较大的药物，需根据单次给药的血浓度和药动学参数计算出安全有效的首次负荷量、维持量及给药间隔时间，这样才能使其在体内既可达到有效的治疗浓度又避免发生毒副反应。

（1）计算药物剂量的基本公式

$$D = \Delta CV_d$$

D 为药物剂量（mg/kg）；V_d 为分布容积（1/kg）；ΔC 为血浆药物峰谷浓度差（mg/L），ΔC ＝预期的药物血浓度－起初的药物血浓度。首次剂量计算时，起初的药物血浓度为 0，以后的剂量计算，ΔC 为本次剂量所预期的高峰血浓度（峰浓度）与首次剂量的低峰血浓度（谷浓度）之差。

（2）负荷量和维持量的计算方法　给予首剂负荷量的目的是为了迅速达到预期的有效血药浓度。给予维持量持续恒速滴注是为了维持稳态血药浓度。

①首次负荷量计算公式为：$D = CV_d$（C 为预期达到的血药浓度）

②维持量和输注速度计算公式为：$K_0 = KC_0$

K_0 为滴注速率［mg/（kg · min）］；K 为药物消除速率（min/L）；C_0 为稳态血药浓度（mg/L）。

四、儿童用药

1. 儿童药效学方面的改变

（1）药酶活性不足引起的药效学改变

①药酶活性不足引起某些药物作用或毒性增加：有些需经药酶作用解毒的药物，可因药酶活性不足导致药物毒性增加。如氯霉素对新生儿的毒性，“灰婴综合征”。

②使用与胆红素竞争力强的药物可致高胆红素血症。

（2）使用具有氧化作用的药物可致高铁血红蛋白症。

（3）神经系统特点对药效的影响：小儿神经系统发育不完善，其胆碱能神经与去甲肾上腺素能神经调节不平衡，血－脑屏障不成熟，对各类药物表现出不同反应，如吗啡类对新生儿、婴幼儿呼吸中枢的抑制作用特别明显。

（4）小儿消化道特点与用药：小儿肠管道相对较长，消化道面积相对较大，通透性高，吸收率高，药物过量易产生毒性和副作用。

（5）泌尿系统对药物作用的影响：新生儿、婴幼儿泌尿系统不成熟，易受具肾毒性药物的伤害，如氨基糖苷类等。

（6）药物对小儿生长发育的影响：小儿长期应用肾上腺皮质激素和苯妥英钠可使骨骼脱钙和生长障碍，含激素营养补剂长期使用可能引起性早熟。

2. 儿童药动学方面的改变

（1）吸收

①口服：吸收程度取决于胃酸度，胃排空时间和病理状态，小儿胃酸度相对较低，胃排空时间较快。

②肌内注射：由小儿臀部肌肉不发达，肌肉纤维软弱，故油脂类药物难以吸收，易造成局部非化脓性炎症，另外，由于局部肌肉收缩力、血流量、肌肉容量少，故肌注后药物吸收不佳。

③皮下注射：由于小儿皮下脂肪少，且易发生感染，吸收注射容量有限，故皮下注射不宜采用。

（2）分布：小儿体液量比成年人多，其间质液比例亦相对较大，故药物在体液内分布相对较多，应用剂量相对较大。

（3）蛋白结合率：小儿药物的蛋白结合率比成年人低，其主要原因是：血浆蛋白水平较成年人低；蛋白与药物结合能力差；小儿特别是婴幼儿由于肾泌氨排氢作用较弱，血 pH 偏低，常影响药物与蛋白质的结合。

（4）代谢：小儿年龄越小，各种酶活性较低或缺乏，使代谢减慢，易致药物在体内蓄积。

（5）排泄：排泄直接与肾功能的完善与否有关，年龄越小，肾滤过及浓缩、排泄功能越不完善，特别是早产儿，故药物剂量和用药间隔都要改变。

3. 儿童用药的一般原则

（1）严格掌握适应证，精心挑选药物：由于儿童正处于生长发育阶段，身体各方面比较娇嫩，组织器官尚不成熟，功能尚不完善，抵御外界侵害的能力极弱。因此，选择药物时应严格掌握适应证，精心挑选疗效确切、不良反应较小的药物，特别是对中枢神经系统、肝、肾功能有损害的药物尽可能少用或不用。

（2）根据儿童特点，选择给药途径口服给药为首选，但要注意食物的影响；肌内注射给药要充分考虑注射部位的吸收状况，避免局部结块、坏死；静脉注射虽然吸收完全，但易给患儿带来痛苦和不安全因素；对儿童，栓剂和灌肠剂不失为一种较安全的剂型，但目前品种较少；儿童皮肤吸收较好，然而敏感性较高，不宜使用含有刺激性较大的品种。

（3）根据儿童不同阶段，严格掌握用药剂量：随着年龄增长，儿童的体重逐步增加，组织器官逐步成熟，功能逐步完善，用药剂量应相应改变。

（4）根据儿童生理特点，注意给药方法：儿童给药，应因势利导。根据儿童年龄不同阶段和自主能力，采取适当的方法。特别是口服给药要防止呕吐，切不能硬灌，以防意外。

（5）由于儿童应激能力较差，较敏感，极易产生药物不良反应，在用药过程中应密切注意药物不良反应，以免造成严重后果。

4. 剂量计算方法　一般可根据年龄、体重、体表面积及成年人剂量换算，方法如下：

（1）根据小儿体重计算

①根据成年人剂量按小儿体重计算：小儿剂量＝成年人剂量 × 小儿体重 /70kg

②根据推荐的小儿剂量按小儿的体重计算：每次（日）剂量＝小儿体重 × 每次（日）药量 /kg

（2）根据小儿年龄计算

① Frled 公式：婴儿量＝月龄 × 成年人量 /150

② Yotmg 公式：儿童量＝年龄 × 成年人量 /（年龄＋ 12）

③其他公式：1 岁以内用量＝ 0.01×（月龄＋ 3）× 成年人剂量

1 岁以上用量＝ 0.05×（年龄＋ 2）× 成年人剂量

（3）根据体表面积计算

小儿剂量＝成年人剂量 × 小儿体表面积（M）/1.73m^2

体表面积＝（体重 ×0.035）＋ 0.1

此公式不适宜于＞ 30kg 的小儿。对 10 岁以上儿童，每增加体重 5kg，增加体表面积 $0.1m^2$。如 30kg ＝ $1.15m^2$，35kg ＝ $1.25m^2$，50kg ＝ $1.55m^2$，70kg ＝ $1.73m^2$。体重超过 50kg 时，则每增加体重 10kg，增加体表面积 $0.1m^2$。

（4）据成年人剂量折算：按下列年龄折算比例表折算；但总的印象是剂量偏小，然而较安全，见表 4-2-1。

表 4-2-1　小儿用药剂量计算表

小儿年龄	相当于成年人用量比例	小儿年龄	相当于成年人用量比例
出生～ 1 个月	1/18 ～ 1/14	2 ～ 4 岁	1/4 ～ 1/3
1 ～ 6 个月	1/14 ～ 1/7	4 ～ 6 岁	1/3 ～ 2/5
6 个月～ 1 岁	1/7 ～ 1/5	6 ～ 9 岁	2/5 ～ 1/2
1 ～ 2 岁	1/5 ～ 1/4	9 ～ 14 岁	1/2 ～ 2/3

五、老年人用药

1. 老年人药效学方面的改变　不同药物在老年人和青年人的药效学有显著差异。临床研究发现，老年人应用阿片类镇痛药（吗啡、芬太尼等）、地高辛、氨茶碱等药物后，血浆药物浓度位于正常的治疗范围，或与青年人血浆药物浓度相似，但老年人药理效应更强，更易出现毒性反应。老年人药效学方面的改变有：

（1）老年人对药物的反应性增加。

（2）老年人用药个体差异大。

（3）老年人药物的不良反应增多。

2. 老年人药动学方面的改变

（1）吸收：老年人唾液分泌减少，口腔黏膜吸收能力降低，使舌下给药吸收较差；食管蠕动障碍，使药物在食管中停留时间延长；胃酸分泌减少，胃液 pH 升高，酸性药物离子型吸收减少；胃肠道蠕动减慢，影响药物的吸收速率，尤其是影响固体制剂的吸收，对液体制剂影响较小。对主要经被动转运的药物和非肠道途径给药的药物无影响。

（2）分布：老年人由于水分减少，脂肪组织增加，因而水溶性药物分布容积减少，血药浓度增高。而脂溶性药物分布容积增大，血药浓度较低。老年人血浆清蛋白减少 20% 左右，因此，使许多与血浆蛋白结合高的药物游离浓度增高，表现为药效增强或毒性增强。

（3）代谢：老年人由于肝重量的降低，肝血流减少，肝药酶活性下降，使肝药物代谢能力下降，药物半衰期延长。老年人肝清除率下降，使血浆中这些药物浓度大大提高。

（4）排泄：老年人肾功能减退，药物易滞留在血浆中，使半衰期延长，特别是以原形从肾排泄的药物。为了避免药物的蓄积和不良反应的出现，必须减少给药药量与延长给药间隔。此外，老年人以肾小球为主的维持体液平衡的功能减退，易引起电解质紊乱，在应用利尿药和补液时需特别注意。

3. 老年人用药的一般原则　老年人的生理、药动学和药效学发生改变，老年人用药要掌握下列原则。

（1）切实掌握用药指征，合理用药：每用一种药都必须有明确的指征。医师要在全面了解老年人整体健康水平及药物治疗史的基础上开出处方，尽量避免多种药物用于同一患者。

（2）慎重地探索“最佳”的用药量：由于老年人个体差异很大，所以要严格遵循个体化原则，寻求最适宜的剂量。老年人用药从小剂量开始缓慢增加。对主要从肾排泄的药物，要按照老年人肾功能情况，调整剂量。有条件的可以做血药浓度监测，根据血药浓度制定个体化给药方案。

（3）用药从简：药物品种应尽量简单，尽管老年人往往同时患有几种疾病，也应避免同时给予太多的药物，宜视病情轻重缓急先后论治，以减少药物的不良反应。

（4）联合用药：为了减少药物的不良反应，老年人用药剂量宜小，如不足以产生疗效，则需要联合用药。

历年考点串讲

老年人用药历年常考，其他内容偶考。除新生儿药动学为了解内容外，其余内容均应掌握。

常考的细节有：

1. 小剂量有效则避免用大剂量。
2. 有疗效肯定的老药则避免用新药。
3. 早孕期间避免应用 C 类药物。
4. 哺乳期妇女在服药期间暂时不哺乳或少哺乳。
5. 哺乳期应禁用抗甲状腺药。
6. 正常乳汁的 pH 低于血浆，分子量小、脂溶性高而又呈弱碱性的药物，在乳汁中含量较高。
7. 和成年人相比，新生儿对药物代谢能力弱、排泄能力弱。
8. 静脉给药可直接进入血液循环，对危重新生儿是较可靠的给药途径。
9. 小儿用药剂量的大小与体重有关。
10. 由于小儿皮下脂肪少，且易发生感染，吸收注射容量有限，故皮下注射不宜采用。
11. 和成年人相比，老年人药物代谢能力下降，药物排泄能力下降。
12. 老年人用药原则有应用最少药物治疗原则、从最低有效剂量开始治疗原则、选择最少不良反应药物治疗原则。
13. 老年人应用华法林时需减量，否则易引发出血，这是因为老年人肝功能减退使血浆蛋白合成减少、老年人凝血因子合成功能减退、老年人血管硬化、弹性下降。

第六节　疾病对药物作用的影响

一、肝疾病对药物作用的影响

肝是大多数药物代谢的场所，肝功能障碍时，药物的吸收、代谢、排泄等各环节均受到不同程度的影响。因此，肝功能不全时会影响药物的效应和增加药物毒性。用药原则如下。

1. 应了解所用药物在肝病时药动学的改变，慢性肝功能不全时，主要经肝代谢的药物其清除率可降低 50%，因而所用剂量应减少一半。

2. 避免或慎用肝毒性药物，不少药物可引起急、慢性肝细胞损害。肝功能不全时，药物在体内滞留时间延长，对肝的毒性也更大。

3. 注意合并用药时药物的相互作用，有些药物具有肝药酶诱导作用，也有的药物具有肝药酶抑制作用。联合应用时，会延缓这些药物代谢、灭活，造成血药浓度增高，出现毒性反应，在肝功能不全时更甚。因此，在合并用药时，必须仔细选择药物并认真观察治疗反应。

二、肾疾病对药物作用的影响

1. 影响药物肾排泄的因素

（1）主要以原型从肾排出的药物，肾衰竭时血药浓度增加，故须减量或延长给药间隔。

（2）活性或毒性代谢产物主要经肾排泄的药物，因肾衰时引起积蓄中毒，须减少剂量。

（3）主要通过肝代谢从体内清除、仅有 15% 以下原形由肾排出的药物，肾衰对其影响较小，可用常用剂量。

2. 肾病时的药物应用

（1）必须弄清肾功能不全时尤其肾衰时药动学改变，合理选择药物，用药时认真观察，随时调整剂量。

（2）肾病时避免或慎用肾毒性药物。

（3）注意合并用药，防止产生不利的药物相互作用。

3. 肾病时的给药方案调整

（1）延长给药间隔时间：根据血肌酐值或肌酐清除率按原给药剂量，计算给药时间。相对的血药浓度波动大。

（2）减少给药剂量：一般给予首剂负荷剂量后，根据血肌酐值或肌酐清除率，按原间隔时间给予计算维持剂量。

（3）个体化给药设计：根据血药浓度监测结果，计算按峰－谷浓度法估算剂量或按药动学方法计算给药剂量及给药间隔。

历年考点串讲

肝、肾疾病对药物作用的影响历年偶考；影响药物肾排泄的因素应重点了解。

常考的细节有：

1. 肝功能不良患者应用主要经肝代谢的药物，需做治疗药物监测。
2. 肝功能不良的患者，应慎重用红霉素。
3. 活性或毒性代谢产物主要经肾排泄的药物，因肾衰时引起积蓄中毒，须减少剂量。
4. 肾衰时根据肌酐清除率或血肌酐值，调整给药剂量或给药间隔。

第七节　呼吸系统常见病的药物治疗

一、急性上呼吸道感染

急性上呼吸道感染是主要由病毒感染引起的最常见的社区获得性感染，少数患者可为细菌性感染或在病毒感染基础上继发细菌性感染，此时可予以抗菌治疗。

治疗原则：有自限性，轻症不用药物治疗，重症可给抗组胺药、解热镇痛药、鼻咽减充血药等对症治疗缓解症状，合并细菌感染方可抗菌药物治疗。

1. 急性细菌性咽炎及扁桃体炎　以链球菌为主，首选青霉素，也可口服第一代或第二代头孢菌素，

对 β 内酰胺类药物过敏患者可口服大环内酯类。

2. 急性细菌性中耳炎、鼻窦炎 病原菌以肺炎链球菌、流感嗜血杆菌和卡他莫拉菌最为常见，初治宜口服阿莫西林，其他可选药物有复方磺胺甲噁唑和第一代、第二代口服头孢菌素。

二、肺 炎

肺炎是细菌感染的常见病，儿童、老年人、体质弱、免疫力低下，以及伴有糖尿病、肿瘤、尿毒症者，感染的概率更大。

1. 抗菌药物的合理应用原则

（1）治疗按病原菌特点选择恰当的抗菌药物治疗，重症肺炎首选广谱强力抗生素。

（2）给予抗菌治疗前先行痰培养，体温高、全身症状严重者同时送血培养。

（3）治疗 48 ～ 72 小时应进行病情评价，有必要时调整治疗方案。

（4）疗程可根据综合评估而定，宜采用注射剂，病情好转或稳定后可改用口服。

2. 社区获得性肺炎的治疗药物选择

表 4-2-2。

表 4-2-2 社区获得性肺炎的治疗药物选择

相伴情况	病原体	宜选药物	可选药物
不需住院、无基础疾病、青年	肺炎链球菌、肺炎支原体、流感嗜血杆菌、嗜肺军团菌	青霉素、氨苄西林或阿莫西林 ± 大环内酯类抗生素	第一代头孢菌素 ± 大环内酯类抗生素
不需住院、有基础疾病、老年	同上，革兰阴性杆菌、金葡菌	第一或第二代头孢菌素 ± 大环内酯类抗生素	氨苄西林 / 舒巴坦、阿莫西林 / 克拉维酸 ± 大环内酯类抗生素、氟喹诺酮类 ± 大环内酯类
需住院	同上，革兰阴性杆菌、金葡菌	第二或第三代头孢菌素 ± 大环内酯类抗生素、氨苄西林 ± 舒巴坦或阿莫西林 / 克拉维酸 ± 大环内酯类抗生素	氟喹诺酮类 ± 大环内酯类
重症患者	同上，革兰阴性杆菌、金葡菌	第三代头孢菌素 ± 大环内酯类 氟喹诺酮类 ± 大环内酯类	具有抗铜绿假单胞菌作用的广谱青霉素 /β 内酰胺酶抑制剂或头孢菌素类 ± 大环内酯类

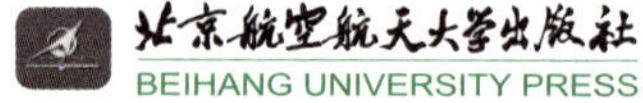

3．医院获得性肺炎的治疗药物选择（表 4-2-3）

表 4-2-3　医院获得性肺炎的治疗药物选择

病原类型	宜选药物	可选药物
甲氧西林敏感金葡菌	苯唑西林、氯唑西林	第一或第二代头孢菌素、克林霉素
甲氧西林耐药金葡菌	万古霉素或去甲万古霉素	磷霉素、利福平、复方甲噁唑与万古霉素或去甲万古霉素联合，不宜单用
肠杆菌科细菌	第二或第三代头孢菌素单用或联合氨基糖苷类	氟喹诺酮、β 内酰胺类 / β 内酰胺酶抑制剂、碳青霉烯类
铜绿假单胞菌	哌拉西林、头孢他啶、头孢哌酮、环丙沙星等氟喹诺酮类，联合氨基糖苷类	具有抗铜绿假单胞菌作用的 β 内酰胺类 / β 内酰胺酶抑制剂或碳青霉烯类 + 氨基糖苷类
不动杆菌属	氨苄西林 / 舒巴坦、头孢哌酮 / 舒巴坦	碳青霉烯类、氟喹诺酮类，重症患者可联合使用氨基糖苷类
真菌	氟康唑、两性霉素 B	氟胞嘧啶（联合用药）
厌氧菌	克林霉素、氨苄西林舒巴坦、阿莫西林 / 克拉维酸	甲硝唑

三、支气管哮喘

根据临床表现哮喘可分为急性发作期、慢性持续期和临床缓解期。

1．治疗原则

（1）争取完全控制症状。

（2）保护和维持尽可能正常的肺功能。

（3）避免或减少药物的不良反应。

（4）用药长期、持续、规范以及个体化。

2．急性发作期用药　正确处理重症哮喘是避免哮喘死亡的重要环节。尽快缓解气道阻塞，纠正低氧血症，恢复肺功能，预防进一步恶化或再次发作，防止并发症。治疗药物如下。

（1）迅速缓解气道痉挛：首选雾化吸入 β_2 受体激动剂，亦可同时加入异丙托溴铵雾化吸入。如果有呼吸缓慢或停止的情况，可用沙丁胺醇或特布他林静脉缓慢注射。静脉滴注氨茶碱有助于缓解气道痉挛。

（2）激素的应用要足量、及时，常用琥珀酸氢化可的松、甲泼尼龙或地塞米松静脉滴注或注射。激素一般需要 3 ～ 6 小时才有明显的平喘效果。

3．慢性持续期用药　采取分级治疗，可分为间歇状态、轻、中、重度持续等四级。除了规则的每天控制药物治疗外，必要时吸入短效 β_2 受体激动剂以缓解症状。其他可选择的缓解药物包括：吸入抗胆碱能药，口服短效 β_2 受体激动剂，短效茶碱等。

（1）间歇状态（第 1 级），不必每天用药，发生严重发作，按中度持续处理。

（2）轻度持续（第 2 级），吸入糖皮质激素。

（3）中度持续（第 3 级），吸入糖皮质激素联合吸入长效 β_2 受体激动剂。

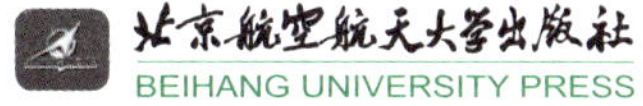

（4）重度持续（第 4 级），吸入糖皮质激素联合吸入长效 β_2 受体激动剂，需要时可再增加一种或一种以上下列药物，如缓释茶碱、白三烯调节剂、口服长效 β_2 受体激动剂、口服糖皮质激素。

4．缓解期用药　哮喘防治的目标是：最少的白天和晚间症状、最少的急诊或住院、最少的急救用药、肺功能接近正常或已达到正常水平、能进行正常体力活动或运动、最少的药物副作用。

5．疗程　年龄＜3 岁、发病时间不到半年的患者，用药时间为 2 年左右；年龄在 3 岁以上、发病时间已超过 1 ～ 2 年以上的，用药时间应为 3 ～ 5 年。

6．特殊患者用药

（1）抗胆碱能药物对有吸烟史的老年哮喘患者较为适宜。但对伴有青光眼、前列腺肥大者、对妊娠早期及哺乳妇女应慎用，对阿托品过敏者应禁用。

（2）茶碱类用于轻、中度哮喘的发作和维持治疗。但是，茶碱治疗窗窄、毒性大，应监测血药浓度，调整给药剂量。此外，特殊病理状态如发热、妊娠、肝疾患、充血性心力衰竭也可影响茶碱代谢，应慎用并监测其血药浓度。

（3）白三烯受体拮抗剂，包括半胱氨酰白三烯受体拮抗剂和 5 – 酯氧化酶抑制剂，如孟鲁司特、扎鲁司特等；应用此类药物可能引起肝损害，避免用于肝损害或肝硬化患者。

四、慢性阻塞性肺疾病

慢性阻塞性肺疾病（简称 COPD）按病程分为稳定期和急性加重期。

1．稳定期药物治疗

（1）支气管舒张药是控制 COPD 症状的重要治疗药物，主要包括 β_2 受体激动剂和抗胆碱能药，首选吸入治疗，短效制剂适用于各级 COPD 患者，长效制剂适用于中度以上患者。甲基黄嘌呤类药物亦有支气管舒张作用。不同作用机制与作用时间的药物合理联合应用可增强支气管舒张作用、减少不良反应。

① β_2 受体激动剂：短效 β_2 受体激动剂（SABA）主要有沙丁胺醇、特布他林等，数分钟内起效，疗效持续 4 ～ 5 小时；长效 β_2 受体激动剂（LABA）主要有沙美特罗、福莫特罗等，作用持续 12 小时以上。

②抗胆碱药：短效抗胆碱药（SAMA）主要有异丙托溴铵定量雾化吸入剂，起效较沙丁胺醇慢，疗效持续 6 ～ 8 小时；长效抗胆碱药（LAMA）主要有噻托溴铵，作用时间长达 24 小时以上。

③甲基黄嘌呤类药物：氨茶碱，常用缓释制剂。由于此类药物的治疗窗窄，建议监测血药浓度。吸烟、饮酒、服用抗惊厥药、利福平等可缩短茶碱半衰期，降低疗效；高龄、持续发热、心力衰竭和肝功能明显障碍者，联合应用西咪替丁、大环内酯类药物、喹诺酮类药物和口服避孕药等均可能使茶碱血药浓度增加。

（2）糖皮质激素：长期规律吸入，不建议长期全身用药。适于重度和极重度且反复急性加重的患者，可减少急性加重次数、增加运动耐量、改善生活质量，但不能阻止 FEV1 的下降趋势。与长效 β2 受体激动剂联合吸入，疗效优于单用。

（3）其他药物

①祛痰药：盐酸氨溴索、乙酰半胱氨酸、羧甲司坦、标准桃金娘油等。

②抗氧化剂：如羧甲司坦、乙酰半胱氨酸等可降低疾病急性加重次数。

③疫苗：接种流感疫苗可预防流感，避免诱引发 COPD 急性加重。超过 65 岁患者可接种肺炎链球菌多糖疫苗等以预防呼吸道细菌感染。

④中医治疗：某些中药具有调理机体状况的作用，可予辨证施治。

2．急性加重期药物治疗

（1）COPD 急性加重的院外治疗，对于病情相对较轻者。适用药物有：

①支气管舒张药：增加给药剂量及次数。可以加用抗胆碱能药物，支气管舒张药亦可与糖皮质激素联合雾化吸入治疗。

②糖皮质激素：全身使用糖皮质激素对急性加重期患者病情缓解和肺功能改善有益。

③抗菌药物：COPD 症状加重、痰量增加，特别是呈脓性时应给予抗菌药物治疗。应根据病情严重程度，结合当地常见致病菌类型、耐药趋势和药敏情况尽早选择敏感抗菌药物。

（2）COPD 急性加重的住院治疗药物

①抗菌药物：当患者呼吸困难加重，咳嗽伴有痰量增多及脓性痰时，应根据病情严重程度，结合当地常见致病菌类型、耐药趋势和药敏情况尽早选择敏感药物。

②支气管舒张药：短效 β_2 受体激动剂较适用于 COPD 急性加重的治疗。若效果不理想加用抗胆碱能药物（异丙托溴铵，噻托溴铵等）。较为严重的 COPD 急性加重，可静脉滴注茶碱类药物。β_2 受体激动剂、抗胆碱能药物及茶碱类药物可合理联合应用以取得协同作用。

③糖皮质激素：COPD 急性加重住院患者在应用支气管舒张药基础上，口服或静脉滴注糖皮质激素。建议短程用药，延长糖皮质激素疗程并不能增加疗效，反而会使副作用风险增加。

④利尿药：合并右心衰竭时可选用利尿药。

⑤强心药：合并有左心室功能不全时可应用强心药，但需慎重，因为 COPD 患者对洋地黄的耐受性低，易发生毒性反应，引起心律失常。

⑥血管扩张药：合并肺动脉高压和右心功能不全时，在改善呼吸功能的前提下可以应用血管扩张药。

⑦抗凝药物：COPD 患者有高凝倾向。如无禁忌证适当使用肝素或低分子肝素可预防深静脉血栓形成和肺栓塞症。

⑧呼吸兴奋药：危重患者，无条件或不同意使用机械通气，在保持气道通畅的前提下可试用呼吸兴奋药治疗，但是，对于已有呼吸肌疲劳的患者应慎用。

五、肺结核

1. 肺结核的分型与临床表现 肺结核分为原发型肺结核、血行播散型肺结核、浸润型肺结核、慢性纤维空洞型肺结核、结核性胸膜炎五类。临床表现如下。

（1）全身症状：为午后低热、乏力、食欲减退、消瘦、盗汗等。若肺部病灶进展播散，常呈不规则高热。妇女可有月经失调或闭经。

（2）呼吸系统症状：通常为干咳或有少量黏液痰，继发感染时，痰呈黏液脓性。约 1/3 患者有不同程度咯血，痰中带血。咯血后常有低热，若发热持续不退，则应考虑结核病灶播散。病灶炎症累及壁层及胸膜时，相应胸壁有刺痛。慢性重症肺结核时，呼吸功能减退，出现渐进性呼吸困难，甚至缺氧发绀。若并发气胸或大量胸腔积液，则呼吸困难症状尤为严重。

2. 结核病的药物治疗原则 “早期、联合、适量、规律和全程”，抗结核化学药物治疗对控制结核病起着决定性作用，合理化疗可使病灶内结核分枝杆菌消灭，最终达到痊愈。

3. 抗结核化学药物治疗

（1）化疗的目的在于缩短传染期、降低病死率、感染率及患病率。对每个具体患者，则为达到临床及生物学治愈的主要措施。其目标是：

①在最短的时间内使痰菌转阴，减少结核病的传播。

②防止耐药菌株的产生。

③达到完全治愈，避免结核复发。

（2）结核病化疗原则

①初治方案：未经抗结核药治疗的病例，根据痰涂片结核菌阳性（涂阳）或阴性（涂阴）以及培

养结果选择不同的治疗方案。初治涂阳（无论培阴还是培阳）：异烟肼（H）、利福平（R）及吡嗪酰胺（Z）组合为基础的 6 个月短程化疗方案，使痰菌很快转阴。初治涂阴培阴患者，除粟粒性肺结核或有明显新洞患者可采用初治涂阳的方案外，可用以下化疗方案。

2S（E）HRZ/4HR。

2S（E）HRZ/4H3R3（全程隔日应用）。

2S（E）H3R3Z3/4H3R3。

2S（E）HRZ/4HRE。

②复治肺结核治疗方案：强化期 3 个月或巩固期 5 个月。常用方案为：2SHRZE/1HRZE/5HRE；2SHRZE/1HRZE/5H3R3E3；2S3H3R3Z3E3/lH3R3Z3E3/5H3R3E3 。复治患者应作药敏试验，慢性排菌者一般认为化疗不理想且具备手术条件的，可考虑手术治疗。

③耐多药肺结核（MDR -TB）治疗方案：对至少包括异烟肼（INH）和利福平（RFP）两种或两种以上药物产生耐药的结核病称耐多药肺结核。治疗主张采用每天用药，疗程要延长至 21 个月为宜。

WHO 推荐，除 INH、RFP 耐药外，仍可根据敏感情况选用部分一线和二线药混合用于治疗耐多药肺结核。二线抗结核药是治疗耐多药肺结核的主药，主要有阿米卡星、卷曲霉素、丙硫异烟胺和乙硫异烟胺，氧氟沙星和左氧氟沙星等以及环丝氨酸、对氨基水杨酸钠、利福布汀、帕司烟肼等。

WHO 推荐的未获得（或缺乏）药敏试验结果但临床考虑耐多药的肺结核患者，可用的方案为：强化期使用 AMK（或 CPM）+TH+ PZA +OFLX 联合至少 3 个月，巩固期使用 TH+OFLX 联合至少 18 个月，总疗程 21 个月以上。

历年考点串讲

急性上呼吸道感染治疗原则及治疗药物选择历年偶考，考点是抗生素的用药指征。

肺炎的常见病原体及经验治疗的药物选择历年常考，重点掌握社区获得性肺炎与医院获得性肺炎的药物选择。

哮喘药物是历年必考，支气管平滑肌松弛药和抗炎平喘药为考试重点，应掌握。

慢性阻塞性肺病的药物是历年偶考。支气管平滑肌舒张药和抗炎平喘药为考试重点，应掌握。

肺结核的药物是历年偶考。抗结核治疗方案为考试重点，应掌握。

常考的细节有：

1．急性上呼吸道感染的抗菌药物的用药指征与选择。
2．肺炎的目标治疗的药物选择。
3．社区获得性肺炎与医院获得性肺炎的抗感染治疗药物的选择。
4．COPD 急性加重期抗菌药物的用药原则。
5．茶碱的在哮喘治疗中作用机制与临床应用。
6．哮喘稳定期的药物治疗与给药方式。
7．哮喘急性发作期的常用药物及作用。
8．初治涂阳与初治涂阴的药物治疗方案。
9．复治与耐多药肺结核（MDR -TB）治疗方案。

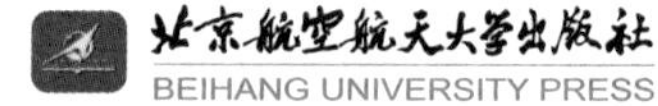

第八节　心血管系统常见病的药物治疗

一、原发性高血压

1. 定义　高血压可分为原发和继发，都是以血压升高为主要临床表现的综合征，简称为高血压。高血压诊断标准为：在未使用降压药物的情况下，非同日 3 次测量血压，收缩压≥ 140mmHg 和（或）舒张压≥ 90mm Hg。收缩压≥ 140mmHg 和舒张压＜ 90mmHg，为单纯性收缩期高血压。

2. 分类　高血压的分类与分层：根据《中国高血压防治指南（第 3 版）》（2010 年修订版）可将高血压按照血压水平和心血管风险进行分层。按血压水平分类，可分为：1 级高血压（轻度）、2 级高血压（中度）、3 级高血压（重度）、单纯收缩期高血压。按高血压患者心血管风险分层：分为低危、中危、高危和很高危 4 个层次。

3. 一般治疗原则　定期测量血压，规范治疗，改善治疗依从性，尽可能实现降压达标，坚持长期平稳有效地控制血压。

4. 高血压的药物治疗原则　小剂量开始，优先选择长效制剂，联合应用及个体化。

5. 常用降压药物的分类、代表药物　常用降压药物包括下列几类。

（1）钙通道阻滞剂（CCB）：硝苯地平、尼群地平、拉西地平、氨氯地平和非洛地平等。此类药物适用于老年高血压、单纯收缩期高血压、伴稳定性心绞痛、冠状动脉或颈动脉粥样硬化及周围血管病患者。常见副作用包括反射性交感神经激活导致心跳加快、面部潮红、足踝部水肿、牙龈增生等。

（2）血管紧张素 I 转换酶抑制剂（ACEI）：卡托普利、依那普利、贝那普利、雷米普利、培哚普利等。此类药物对于高血压患者具有良好的靶器官保护和心血管终点事件预防作用。尤其适用于伴慢性心力衰竭、心肌梗死后伴心功能不全、糖尿病肾病、非糖尿病肾病、代谢综合征、蛋白尿或微量白蛋白尿患者。最常见不良反应为持续性干咳，不能耐受者可改用 ARB。

（3）血管紧张素受体阻断剂（ARB）：缬沙坦、氯沙坦、厄贝沙坦、替米沙坦等。ARB 可降低高血压患者心血管事件危险；糖尿病或肾病患者可降低蛋白尿及微量白蛋白尿。尤其适用于伴左室肥厚、心力衰竭、心房颤动预防、糖尿病肾病、代谢综合征、微量白蛋白尿或蛋白尿患者。不良反应少见，偶有腹泻，长期应用可升高血钾。双侧肾动脉狭窄、妊娠妇女、高钾血症者禁用。

（4）利尿药：氢氯噻嗪和吲哚帕胺等。与其他降压药（尤其 ACEI 或 ARB）合用可显著增加后者的降压作用。此类药物尤其适用于老年高血压、单独收缩期高血压或伴心力衰竭患者，也是难治性高血压的基础药物之一。其不良反应与剂量密切相关，应采用小剂量。氢氯噻嗪为排钾利尿药，应定期监测血钾；痛风者禁用。

（5）β 受体阻滞剂：美托洛尔、比索洛尔、卡维地洛和阿替洛尔等。对 β_1 受体有较高选择性，既可降低血压，也可保护靶器官、降低心血管事件风险。尤其适用于伴快速性心律失常、冠心病心绞痛、慢性心力衰竭的高血压患者。常见的不良反应有疲乏、肢体冷感、激动不安、胃肠不适等，还可能影响糖、脂代谢。高度心脏传导阻滞、哮喘患者为禁忌证。

（6）α 受体阻断药　哌唑嗪、乌拉地尔。不作为一般高血压治疗的首选药，适用高血压伴前列腺增生患者，也用于难治性高血压患者的治疗。建议睡前用药，以防直立性低血压发生。心力衰竭者慎用。直立性低血压者禁用。

有关降压药物的选择详见图 4-2-1。

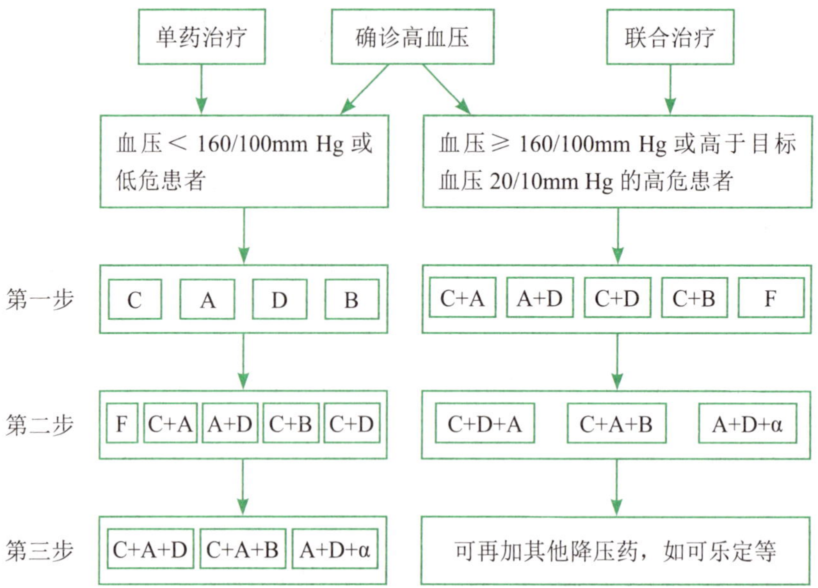

注：A．ACEI 或 ARB；B．β 受体阻滞剂；C．CCB；D．噻嗪类利尿剂；α．α 受体阻滞剂；F．低剂量固定复方制剂

图 4-2-1　降压治疗流程

二、冠状动脉粥样硬化性心脏病

冠状动脉粥样硬化性心脏病（冠心病）最常见表现是心绞痛，心绞痛是由于暂时性心肌缺血引起的以胸痛为主要特征的临床综合征。

1．慢性稳定性心绞痛药物　主要目的是预防心肌梗死和猝死，改善预后、减轻症状和缺血发作，改善生活质量。

（1）改善预后的药物治疗原则

①口服阿司匹林，对于不耐受阿司匹林的患者，推荐使用氯吡格雷作为替代治疗。

②所有冠心病稳定性心绞痛患者均应接受他汀类药物治疗。

③明确冠状动脉疾病的患者，所有合并糖尿病、心力衰竭、高血压、心肌梗死后左室功能不全的患者，推荐使用 ACEI 类。

④心肌梗死后稳定性心绞痛或心力衰竭患者推荐使用 β 受体阻断剂。

（2）减轻症状、改善缺血的药物，主要包括 3 类：β 受体阻断剂、硝酸酯类药物和 CCB。治疗原则为：

①应使用短效硝酸甘油缓解和预防心绞痛急性发作。

②使用 β 受体阻断剂并逐步增加至最大耐受剂量，选择的剂型及给药次数应能 24 小时抗心肌缺血。

③当 β 受体阻断剂不能耐受或作为初始治疗药物效果不满意时，可使用 CCB。

④长效硝酸酯类或尼可地尔可作为减轻症状的治疗药物。

⑤合并高血压的冠心病患者可应用长效 CCB 作为初始治疗药物。

⑥其他治疗药物

a．曲美他嗪通过调节心肌能源底物，优化心肌能量代谢，能改善心肌缺血及左心功能，缓解心绞痛。可与 β 受体阻断剂等抗心肌缺血药物联用。

b．尼可地尔是一种钾通道开放剂，对稳定性心绞痛治疗可能有效。

2. 不稳定型心绞痛［急性冠状动脉综合征（ACS）］的药物　ACS 共同的病理机制：即冠状动脉硬化斑块破裂、血栓形成，导致血管阻塞。治疗目的：即刻缓解缺血和预防严重不良后果。标准的强化治疗包括：

（1）抗缺血治疗：采用舌下含服硝酸甘油后静脉滴注以迅速缓解缺血及相关症状。在硝酸甘油不能即刻缓解症状或出现急性肺充血时，静脉注射硫酸吗啡。如果有进行性胸痛，并且没有禁忌证，口服 β 受体阻断剂，必要时静脉注射。对于频发性心肌缺血并且 β 受体阻断剂为禁忌时，在没有严重左心室功能受损或其他禁忌时，可以开始非二氢吡啶类钙通道阻滞剂，如维拉帕米或地尔硫䓬治疗。ACEI 用于左心室收缩功能障碍或心力衰竭、高血压患者，以及合并糖尿病的 ACS 患者。

（2）抗血小板与抗凝治疗，阿司匹林通过不可逆地抑制血小板内环氧化酶，防止血栓烷 A2 形成，因而阻断血小板聚集。既往没有用过阿司匹林者，可以首剂阿司匹林 0.3g，以后 75 ～ 150mg/d。不能耐受阿司匹林者，氯吡格雷可作为替代治疗，疗效等于或大于阿司匹林。在 PCI 患者中应常规使用氯吡格雷。阿司匹林＋氯吡格雷可以增加择期冠脉旁路移植术患者术中、术后大出血危险，因而准备行此手术者，应停用氯吡格雷 5 ～ 7 天。早期使用肝素可以降低患者 AMI 和心肌缺血的发生率，联合使用阿司匹林获益更大。低分子肝素与普通肝素疗效相似，依诺肝素疗效优于普通肝素。普通肝素和低分子肝素在不稳定性心绞痛和非 ST 段抬高性心绞痛治疗中都被推荐使用。

3. 心肌梗死的治疗原则

（1）休息和护理：发病后需严格卧床休息，一般卧床时间不宜过长（3 ～ 5 天），症状控制并且稳定者应鼓励早期活动，有利于减少并发症。活动量的增加应循序渐进。

（2）吸氧。

（3）监测：生命体征与心电监测，并注意观察神志、出入量以及末梢循环。

（4）饮食：在最初 2 ～ 3 天应以流质为主，以后随着症状减轻而逐渐增加。

（5）阿司匹林：嚼服阿司匹林 300mg，每日 1 次；3 日后改为每天 50 ～ 100mg 吞服。

（6）解除疼痛：硝酸甘油酯、镇痛药、β 受体阻断剂等，能缓解疼痛降低心肌耗氧量。

4. 急性心肌梗死溶栓治疗的药物　早期静脉应用溶栓药物能提高急性心肌梗死患者的生存率。

（1）溶栓治疗

①抗血小板治疗：冠状动脉内斑块破裂诱发局部血栓形成，是导致急性 ST 段抬高心肌梗死（STEMI）的主要原因。在急性血栓形成中，血小板活化起着十分重要的作用，抗血小板治疗已成为 STEMI 常规治疗，溶栓前即应使用。阿司匹林、氢氯吡格雷负荷剂量为 300mg，维持剂量：阿司匹林 100mg/ 氢氯吡格雷 75mg。

②抗凝治疗：凝血酶是使纤维蛋白原转变为纤维蛋白最终形成血栓的关键环节，因此抑制凝血酶至关重要。主张所有 STEMI 患者急性期均进行抗凝治疗，药物有：普通肝素、低分子肝素、磺达肝癸钠、口服抗凝剂治疗（华法林）。若需在阿司匹林和氯吡格雷的基础上加用华法林时，需注意出血的风险。

（2）心肌缺血的治疗药物：硝酸甘油酯类、β 受体阻断剂、ACEI、ARB、醛固酮受体拮抗剂、钙通道阻滞剂、他汀类药物。

三、血脂异常和高脂蛋白血症

血脂异常主要是指：血清总胆固醇（TC）和血清甘油三酯（TG）水平过高、血清高密度脂蛋白胆固醇（HDL -C）水平过低。高脂蛋白血症可分 5 型：I，II，III，Ⅳ，Ⅴ型。治疗药物包括以下几种。

1. 他汀类　是细胞内胆固醇合成限速酶。三羟基三甲基戊二酰辅酶 A（HMG-CoA）还原酶抑制剂，他汀类药物降低 TC 和 LDL-C 的作用虽与药物剂量有相关性，但不呈直线相关。根据患者的心血管疾病、心血管危险因素、血脂水平决定是否需要用降脂治疗，如需用药，先判定治疗的目标值。

常见不良反应：轻度的转氨酶升高，一般不作为治疗的禁忌证；无症状的轻度 CK 升高常见。服用他汀期间出现肌肉不适或无力症状以及排褐色尿时应及时报告，如果发生或高度怀疑肌炎，应立即停止他汀治疗。

2. 贝特类　亦称苯氧芳酸类药物。其适应证为高 TG 血症或以 TG 升高为主的混合型高脂血症和低 HDL-C 血症。此类药物的常见不良反应为消化不良、胆石症等，也可引起肝酶升高和肌病。绝对禁忌证为严重肾病和严重肝病。

3. 烟酸类　烟酸属 B 族维生素，当用量超过作为维生素作用的剂量时，可有明显的降脂作用，既降低胆固醇又降低 TG，同时还具有升高 HDL-C 的作用。绝对禁忌证为：慢性肝病和严重痛风；相对禁忌证为：溃疡、肝毒性和高尿酸血症。缓释型制剂的不良反应轻，易耐受。

4. 胆酸螯合剂　主要为碱性阴离子交换树脂，在肠道内能与胆酸呈不可逆结合，因而阻碍胆酸的肠肝循环，促进胆酸随大便排出体外，阻断胆汁酸中胆固醇的重吸收。常见不良反应有胃肠不适、便秘，影响某些药物的吸收。此类药物的绝对禁忌证为异常 β 脂蛋白血症和 TG ＞ 4.52mmol/L（400mg/dl）；相对禁忌证为 TG ＞ 2.26mmol（200mg/dl）。

5. 胆固醇吸收抑制剂　依折麦布口服后被迅速吸收，且广泛的结合成依折麦布－葡萄糖节酸，作用于小肠细胞的刷状缘，有效地抑制胆固醇和植物固醇的吸收。

6. 其他调脂药　普罗布考，降低血浆 TC 以及 LDL-C 降，而 HDL-C 也明显降低。ω-3 脂肪酸制剂，降低 TG 和轻度升高 HDL -C，对 TC 和 LDL-C 无影响。

四、心力衰竭（CHF）

1. 药物治疗机制

（1）利尿药：在心力衰竭治疗中起关键作用。快速缓解心衰症状，使肺水肿和外周水肿在数小时或数天内消退。唯一能充分控制心力衰竭患者液体潴留的药物，也是标准治疗中必不可少的组成部分。合理使用利尿药是其他治疗心力衰竭药物取得成功的关键因素之一。

（2）ACEI 类：主要包括 2 个机制。

①抑制 RAAS，ACEI 能竞争性地阻断血管紧张素（Ang）I 转化为 AngII，从而降低循环和组织的 Ang II 水平，还能阻断 Ang l - 7 的降解，使其水平增加，进一步起到扩张血管及抗增生作用。组织 RAAS 在心肌重构中起关键作用，当心力衰竭处于相对稳定状态时，心脏组织 RAAS 仍处于待续激活状态；心肌 ACE 活性增加，血管紧张素原 mRNA 水平上升，Ang II 受体密度增加。

②作用于激肽酶 II 抑制缓激肽的降解，提高缓激肽水平，通过缓激肽－前列腺素 -NO 通路而发挥有益作用。ACEI 类已被证实能降低心力衰竭患者死亡率的第一类药物，公认为治疗心力衰竭的基石。

（3）β 受体阻断剂：在应用 ACEI 和利尿药的基础上加用 β 受体阻断剂，能改善临床情况、左心室功能，降低病死率和住院率。目前有证据用于心力衰竭有效的 β 受体阻断剂有美托洛尔、比索洛尔、卡维地洛、布新洛尔。

（4）正性肌力药

①洋地黄类：既是正性肌力药物，也是一种神经内分泌活动的调节剂。此类药物对心衰的作用至少部分是与抑制非心肌组织 Na^+/K^+-ATP 酶有关，使压力感受器敏感性提高，从而增加抑制性传入冲动的数量，减弱中枢神经系统下达的交感兴奋性；还减少肾小管对钠的重吸收和肾分泌的肾素。此类药物中地高辛是唯一经临床研究证实长期治疗不会增加病死率的药物。

②磷酸二酯酶抑制剂：磷酸二酯酶抑制药通常只能短期使用，不推荐常规间歇静脉滴注。常用的药物有米力农。

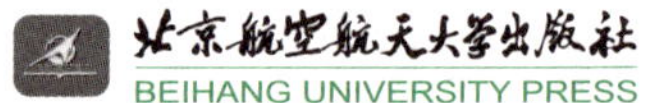

2. 不同类型心力衰竭的药物

（1）急性左心衰竭的药物治疗

①镇静药：主要小剂量静脉注射吗啡，大剂量用药可促使内源性组胺释放，使外周血管扩张导致血压下降。伴 CO_2 潴留者则不宜应用，伴明显和持续低血压、休克、意识障碍、COPD 等禁用吗啡。

②支气管解痉药剂：一般应用氨茶碱，此类药物不宜用于冠心病所致的急性心力衰竭，不可用于伴心动过速或心律失常的患者。

③利尿药：适用于急性心力衰竭伴肺循环和（或）体循环明显淤血以及容量负荷过重的患者。呋塞米、托拉塞米、布美他尼等，静脉应用可以在短时间里迅速降低容量负荷，应列为首选。噻嗪类利尿药、保钾利尿药（阿米洛利、螺内酯）等仅作为辅助或替代药物，或在必要时作为联合用药。

④血管扩张药物：可应用于急性心力衰竭早期阶段。收缩压＞ 110mmHg 的患者安全使用；收缩压在 90 ～ 110mmHg 之间的患者应谨慎使用；而收缩压＜ 90mmHg 的患者则禁忌使用。主要有硝酸酯类、硝普钠、重组 BNP（rh-BNP）、乌拉地尔、酚妥拉明。

⑤正性肌力药物：适用于低心排血量综合征，可缓解组织低灌注所致的症状，保证重要脏器的血流供应。血压较低和对血管扩张药物及利尿药不耐受尤其有效。洋地黄类、多巴胺、多巴酚丁胺、米力农等。

（2）急性右心衰竭的药物治疗

①右心室梗死伴急性右心衰竭

a. 扩容治疗：如存在心源性休克，在监测中心静脉压（PCWP）的基础上首要治疗是大量补液，血压回升和改善低灌注症状。

b. 禁用利尿药、吗啡和硝酸甘油等血管扩张药，以避免进一步降低右心室充盈压。

c. 如右心室梗死同时合并广泛左心室梗死，则不宜盲目扩容，防止造成急性肺水肿。

②急性肺栓塞所致急性右心衰竭：使用吗啡或哌替啶止痛；溶栓治疗：常用尿激酶或人重组组织型纤溶酶原激活剂（rt-PA）。停药后应继续肝素治疗。

③ 右侧心瓣膜病所致急性右心衰竭：主要应用利尿药，以减轻水肿；但要防止过度利尿造成心排血量减少。

（3）慢性心力衰竭的药物治疗：常规治疗包括联合使用 3 大类药物，即利尿药、ACEI（或 ARB）和 β 受体阻断剂。为进一步改善症状、控制心率等，第 4 个联用地高辛应。醛固酮受体拮抗剂则可应用于重度心力衰竭患者。

五、心律失常

不同类型心律失常治疗药物的选择。

1. 室上性快速心律失常

（1）窦性心动过速（窦速）：首选 β 受体阻断剂。若需迅速控制心率，可选用静脉制剂。不能使用 β 受体阻断剂时，可选用维拉帕米或地尔硫䓬。

（2）房性期前收缩：症状十分明显者可考虑使用 β 受体阻断剂。伴有缺血或心力衰竭的房性期前收缩，随着原发因素的控制往往能够好转，而不主张长期用抗心律失常药物治疗。

（3）房性心动过速（房速）：发作时治疗的目的在于终止心动过速或控制心室率。可选用毛花苷 C、β 受体阻断剂、胺碘酮、普罗帕酮、维拉帕米或地尔硫䓬静脉注射。对冠心病患者，选用 β 受体阻断剂、胺碘酮或索他洛尔。对心力衰竭患者，可考虑首选胺碘酮。对特发性房性心动过速，应首选射频消融治疗。无效者可用胺碘酮口服。

（4）室上性心动过速

①维拉帕米静脉注入。

②普罗帕酮缓慢静脉推注。以上两种药物都有负性肌力作用，也都有抑制传导系统功能的副作用，故对有器质性心脏病、心功能不全、基本心律有缓慢型心律失常的患者应慎用。

③腺苷或三磷腺苷静脉快速推注，往往在 10 ～ 40 秒内能终止心动过速。

④毛花苷 C 静注，起效慢，目前已少用。

⑤静脉地尔硫䓬或胺碘酮也可考虑使用。

（5）加速性交界区自主心律：积极治疗基础疾病后心动过速仍反复发作并伴有明显症状者，可选用β受体阻断剂。如系洋地黄过量所致，应停用洋地黄，并给予钾盐、利多卡因、苯妥英或β受体阻断剂。

（6）心房颤动及心房扑动

①心房颤动的治疗：地高辛和 β 受体阻断剂是常用药物。必要时二药可以合用，剂量根据心率控制情况而定。上述药物控制不满意者可以换用地尔硫䓬或维拉帕米。个别难治者也可选用胺碘酮或行射频消融改良房室结。

②心房扑动相对少见，治疗可按心房颤动。

③心房颤动血栓栓塞并发症的预防：风湿性心脏瓣膜病合并心房颤动，尤其是经过置换人工瓣膜的患者，应用华法林抗凝药预防血栓栓塞，使用华法林需要定期检测凝血酶原时间及活动度。调通过整华法林剂量，使 INR 在 2 ～ 3 的范围，可获最佳抗血栓效果。

2. 室性心律失常

（1）室性期前收缩：可短时间使用 Ib 或 Ic 类抗心律失常药（如美西律或普罗帕酮）。

（2）有器质性心脏病基础的室性心动过速

①非持续性室性心动过速：在治疗主要针对病因和诱因基础上，应用β受体阻断剂有助于改善症状和预后。

②持续性室性心动过速：发生于器质性心脏病患者的持续性室速多预后不良，容易引起心脏性猝死。胺碘酮静脉用药安全有效。药物治疗无效应予电复律。

（3）无器质性心脏病基础的室性心动过速药物治疗可分为

①发作时的治疗：对起源于右心室流出道的特发性室速可选用维拉帕米、普罗帕酮、β受体阻断剂、腺苷或利多卡因；对左心室特发性室性心动过速，首选维拉帕米静脉注射。

②预防复发的治疗：对右心室流出道室速，β受体阻断剂、维拉帕米和地尔硫䓬β受体阻断剂和钙通道阻滞剂合用可增强疗效。对左心室特发性室性心动过速，可选用维拉帕米，特发性室性心动过速可用射频消融根治。

历年考点串讲

作用于循环系统的药物为历年必考，其中，常用降压药物的分类及代表药物，降压药物的临床选用原则；抗心绞痛药物为考试重点，应熟练掌握。抗动脉粥样硬化药与调血脂药、抗心律失常药物，应熟悉。掌握利尿药、ACEI、β受体阻断剂、钙通道阻滞剂在循环系统的应用。

常考的细节有：

1. 抗高血压的原则与药物的选用。
2. Ⅱ a 型（高胆固醇）高脂血症患者所应选用的合适调血脂药。
3. 心绞痛急性发作时硝酸甘油剂型的选用。
4. 利尿药的使用及其与其他药物联合应用时的注意事项。
5. 导致动脉粥样硬化的主要脂蛋白。

第九节　神经系统常见病的药物治疗

一、缺血性脑血管病

缺血性脑血管病包括短暂性脑缺血发作（TIA）、脑梗死。

1. 病因和发病机制

（1）病因：TIA 是由动脉粥样硬化、动脉狭窄、心脏疾患、血液成分异常和血流动力学变化等多因素致成的临床综合征。脑梗死：因脑部血液循环障碍，缺血、缺氧所致的局限性脑组织的缺血性坏死或软化。

（2）发病机制：TIA 的发病机制主要有：微栓子、颅内动脉严重狭窄、血液黏度增高、椎动脉－锁骨下动脉盗血。脑梗死：血管壁病变、血液成分和血流动力学改变。

2. 治疗原则　TIA 是卒中的高危因素，要控制危险因素，需对其积极进行治疗，包括抗血小板、抗凝、降纤治疗以及 TIA 的外科治疗。脑梗死治疗原则如下。

（1）早发现、早治疗原则：重视指发病 1 ～ 6 小时内的超早期治疗以及发病 48 小时内急性期的处理。

（2）全程治疗原则：包括急性治疗期、进展期和预防治疗、康复期治疗；强调早期康复治疗和加强护理。

（3）综合治疗与个体化治疗相结合原则。

（4）防止并发症原则：调整血压，防止并发症，防止血栓进展，减少梗死范围。对大面积脑梗死应选用脱水药和利尿药减轻脑水肿。

3. 治疗分期和药物选择　TIA。

（1）抗血小板聚集药物：首选阿司匹林治疗，推荐剂量为 50 ～ 300mg/d。不能耐受者可选用氯吡格雷，75mg/d。频繁发作 TIA 时，可选用静脉滴注的抗血小板聚集药物：奥扎格雷。此外，双嘧达莫、噻氯匹定也用于 TIA。

（2）抗凝药：以华法林为代表，对于伴发房颤和冠心病的 TIA 患者，推荐抗凝治疗（感染性心内膜炎除外）。TIA 患者经抗血小板治疗，症状仍频繁发作，可考虑选用抗凝治疗。

（3）降纤药物：存在血液成分的改变者，如纤维蛋白原含量明显增高，或频繁发作患者可考虑选用巴曲酶或降纤酶治疗。

（4）脑梗死：急性期尤其超早期和进展期常选用溶栓药物，如：组织纤溶酶原激活物（ t-PA ）联合支持疗法，即采用 t-PA 合用脑保护药等方法，同时对于伴有颅压增高者可适当加用脱水药如甘露醇和利尿药如呋塞米；对于高血压患者还要及时调整血压，但不主张使用降压药物，以免减少脑循环灌注量加重梗死。此外常用的溶栓药还有 UK 及 SK 和乙酰化纤溶酶原－链激酶激活剂复合物。也可采用 DSA（监视下超选择性介入动脉溶栓法）。

在进展期防治血栓扩展和新血栓形成的抗凝治疗，常选用肝素、低分子盘肝素（如依诺肝素）及华法林等。

康复期治疗常需根据不同情况采用按摩、被动运动、针灸、理疗、体能及技能训练等。

二、出血性脑血管病

脑出血的治疗要对有指征者及时清除血肿、积极降低颅内压、保护血肿周围脑组织。

1. 一般治疗原则　挽救患者生命，减少神经功能残废程度和降低复发率。

2. 治疗药物的选择

（1）脑出血的药物治疗

①对症药物处置。

②控制血压：血压升高是对颅内压升高的一种反射性自我调节，不急于降血压。对于血压过低者应升压治疗，以保持脑灌注压。

③降低颅内压：颅内压升高是脑出血患者死亡的主要原因，要先降颅内压。药物降颅压治疗首先以高渗脱水药为主，如甘露醇或甘油果糖、甘油氯化钠等。

④止血药一般不用，若有凝血功能障碍，可应用，但时间不超过 1 周。

（2）蛛网膜下腔出血的药物治疗

①对症支持，保持生命体征稳定，痫性发作时可短期应用抗癫痫药如地西泮、卡马西平或丙戊酸钠。

②降低颅内压：同脑出血降颅压治疗。

③防止再出血。

a. 卧床 4 ～ 6 周，镇静、镇痛，避免用力和情绪刺激。

b. 调控血压：保持血压稳定在正常或者起病前水平。可选用钙通道阻滞剂、ACEI 类等。

④抗纤维蛋白溶解药：常用氨基己酸，也可用氨甲苯酸或氨甲环酸。抗纤溶治疗可以降低再出血的发生率，但同时也增加脑血管痉挛和脑梗死的发生率，建议与钙通道阻滞剂同时使用。

⑤防治脑动脉痉挛及脑缺血：维持正常血压和血容量，血压低者，给予胶体溶液（白蛋白、血浆等）扩容升压，必要时使用升压药如多巴胺静脉滴注。早期可以使用尼莫地平，注意其低血压的不良反应。

⑥防治脑积水：轻度的急、慢性脑积水都应先行药物治疗，给予乙酰唑胺等药物减少 CSF 分泌，酌情选用甘露醇、甘油果糖、呋塞米等。必要时可考虑外科干预。

三、癫　痫

1. 发病机制和临床特征　癫痫是指脑神经元异常和过度超同步化放电所造成的临床现象。其特征是突然和一过性症状，有多种多样的表现，并出现相应的神经生物学、认知、心理学以及社会学等方面的后果。可分为：原发性和继发性。

（1）原发性癫痫指无脑部器质性或代谢性疾病表现，病因尚不明确的一类癫痫。

（2）继发性癫痫见于多种脑部疾病和引起脑组织代谢障碍的一些全身性疾病。可能由脑内疾病如脑先天性疾病、颅脑外伤、脑部感染、脑血管病和脑外疾病如脑缺氧、中毒、心血管疾病等引起。

2. 不同类型癫痫的药物选择

（1）全面强直阵挛发作：丙戊酸是新诊断此发作类型患者的一线用药。如果丙戊酸不适用，可选用拉莫三嗪、左乙拉西坦或苯巴比妥。卡马西平和奥卡西平可用于仅有全面强直阵挛发作的患者。

（2）强直或失张力发作：丙戊酸是一线治疗药物。如果丙戊酸无效或不能耐受，可选拉莫三嗪添加治疗。

（3）失神发作：乙琥胺或丙戊酸是一线用药。如果出现全面强直阵挛发作的风险高，如无禁忌证，应优先考虑丙戊酸。

（4）肌阵挛发作：丙戊酸是新诊断肌阵挛发作患者的一线用药。如果丙戊酸不适用或不耐受，可考虑使用左乙拉西坦或托吡酯。

（5）局灶性发作：卡马西平、拉莫三嗪或左乙拉西坦作为一线用药用于新诊断局灶性发作的患者。奥卡西平也可作为一线用药用于儿童新诊断局灶性发作的治疗。

（6）癫痫持续状态：一线治疗药物为苯二氮䓬类，包括劳拉西泮（国内尚无）、地西泮、咪达唑仑（非静脉应用），最为常用的是地西泮静脉注射。

3. 治疗原则

（1）单药治疗的原则：目前癫痫的治疗强调单药治疗的原则，70% ～ 80% 的癫痫可以通过单药治疗控制发作，优点：方案简单、依从性好、药物不良反应和致畸性相对较少、无药物间相互作用、减轻经济负担。

（2）多药联合治疗选药建议

①选择不同作用机制的药物：如 γ-氨基丁酸（GABA）类作用的药物与钠通道阻滞剂合用。如卡马西平、拉莫三嗪或苯妥英钠与丙戊酸钠、托吡酯、加巴喷丁、左乙拉西坦的联合使用。

②避免有相同的不良反应、复杂的相互作用和肝酶诱导的药物合用。加巴喷丁、左乙拉西坦很少与其他药物产生相互作用，适合与其他药物合用。

③如果联合治疗仍不能获得更好的疗效，建议转换为患者最能耐受的治疗，即选择疗效和不良反应之间的最佳平衡点。

4. 用药注意事项

（1）抗癫痫药应长期规则用药，从低剂量开始逐渐增加，直到发作被控制而又无明显的不良反应。

（2）给药的次数要根据该药血浆半衰期来确定给药，以避免出现与高峰血药浓度相关的不良反应。抗癫痫药在儿童体内的代谢比成年人要快，需要更频繁地调整剂量。

（3）应避免突然停药，以免加重发作。减少剂量也应循序渐减，撤药可能需要几个月的时间甚至更长。换药应谨慎，要在新用药达稳态血浓度才可渐减原用药。联合使用多种药物时，不能同时停，应逐个停。避免在患者的青春期、月经期、妊娠期停药。

（4）超过 1 年无发作，或已确定在 3 年中只在睡眠时发作而无觉醒发作时，才有可能驾轿车或小型货车（绝不可驾大货车或大客车及运营车辆）；有晕厥的患者不应驾驶或操作机械。患者不要在撤药期间开车，于撤药后 6 个月再驾车。

（5）孕期和哺乳期应用抗癫痫药有致畸风险，卡马西平、拉莫三嗪、奥卡西平、苯妥英钠、丙戊酸钠联合应用，补充叶酸可降低神经管缺陷的风险。妊娠可影响抗癫痫药的血药浓度，在妊娠期和分娩后应加强监测，并根据临床情况随时调整。在妊娠后期 3 个月补充维生素 K 可以有效预防抗癫痫药物引起的新生儿出血。

四、帕金森病

帕金森病（PD）的发病与缺乏中枢神经递质多巴胺（DA）有关；胆碱能神经元功能相对亢进造成多巴胺能神经功能和胆碱能神经功能失衡，则产生帕金森病症状。临床表现主要有震颤、肌强直、运动徐缓、姿势反射减少等。治疗帕金森病常用药物分为拟多巴胺类药物（左旋多巴、卡比多巴、苄丝肼、溴隐亭、金刚烷胺）和中枢性抗胆碱药物（苯海索）。

治疗药物选择

1. 左旋多巴（*L*-dopa）　属 DA 的前体药，本身无药理活性，在脑内转化为 DA，补充了纹状体中 DA 的不足，提高中枢 DA 神经功能，抑制胆碱能神经功能，产生抗震颤麻痹的作用。主要用于帕金森病治疗和肝昏迷辅助治疗。

2. 苯海索　又称安坦，中枢抗胆碱作用，主要用于抗精神病药引起的锥体外系症状（帕金森综合征）。

3. 保护性治疗的药物　主要是单胺氧化酶 B 型（MAO-B）抑制剂司来吉兰。多巴胺受体激动剂可能有神经保护作用。辅酶 Q10，1200mg/d 有明确的延缓疾病运动功能恶化的作用。

五、老年痴呆

1. 发病机制及临床特征　阿尔茨海默病（AD）即所谓的老年痴呆症，是一种进行性发展的致死性神经退行性疾病，临床表现为认知和记忆功能不断恶化，日常生活能力进行性减退，并有各种神经精神症状和行为障碍。

2. 治疗药物的选择和用药注意事项　目前应用的抗痴呆药有：乙酰胆碱酯酶抑制剂，N- 甲基 -D- 天（门）冬氨酸（NMDA）受体拮抗剂等。

（1）多奈哌齐　适用于轻度或中度阿尔茨海默病痴呆症状。轻中度肝功能不全者宜适当调整剂量；孕妇禁用。

（2）利斯的明　适用于轻、中度阿尔茨海默病痴呆的症状。严重肝损害者禁用。

（3）石杉碱甲　适用于良性记忆障碍，对痴呆患者和脑器质性病变引起的记忆障碍也有改善作用。禁用于癫痫、肾功能不全、机械性肠梗阻、心绞痛者。

（4）美金刚　适用于中到重度阿尔茨海默病。禁用于哺乳期妇女。

历年考点串讲

神经系统常见病的治疗历年偶考。

其中，缺血性脑血管并急性期的治疗是重点掌握，癫痫和帕金森常考，应掌握。

常考的细节有：

1. 阿司匹林和氯吡格雷在 TIA 与脑梗死的治疗。
2. 脑卒中的血压调控要求。
3. 不同癫痫类型的药物选用。
4. 癫痫的药物治疗原则与注意事项。
5. 帕金森病的药物治疗。
6. 老年痴呆的药物治疗。

第十节　消化系统常见病的药物治疗

一、消化性溃疡

1. 消化性溃疡的药物治疗原则

（1）一般治疗原则包括：调节生活和饮食，适当使用镇静抗焦虑药物辅助治疗。

（2）药物治疗原则包括：降低胃酸、修复黏膜、抗 Hp 感染、促进胃肠动力。

2. 质子泵抑制剂的治疗机制和代表药物

（1）质子泵抑制剂的作用机制：抑制胃壁细胞分泌管上的 H^+-K^+-ATP 酶活性，阻断胞质内 H^+ 泵入胃腔形成胃酸，可以阻断任何刺激引起的胃酸分泌。

（2）代表药物

①奥美拉唑：第一个用于临床，服药 2 小时后血浆浓度达高峰，半衰期约 1 小时，对酸不稳定，为肠溶胶囊。抑酸作用强，能持续控制胃酸分泌，每日口服 1 次 40mg 除可控制白天胃酸分泌外，还

可有效地控制夜间胃酸分泌。

②兰索拉唑：兰索拉唑亲脂性较强，可迅速透过壁细胞膜，生物利用度较奥美拉唑高。新的兰索拉唑分散片可快速地在口腔中崩解，易于吞咽，适用于那些吞咽困难和老年患者。

③泮托拉唑：与质子泵结合具有更高的选择性，在分子水平上比奥美拉唑、兰索拉唑作用更为准确，生物利用率比奥美拉唑提高 7 倍，对酸稳定，血浆半衰期为 1.18 小时。

④雷贝拉唑：是一个部分可逆的 H^+-K^+-ATP 酶抑制剂，多结合靶点，作用更快、更持久、制酸强度更强。在肝的代谢通过非酶途径代谢，因此受 CYP 酶系多态性影响较小。

⑤埃索美拉唑：是奥美拉挫的 S 型异构体，肝首关消除较低。由 CYP3A4 代谢，代谢速率很慢，半衰期 2 小时以上。药效比奥美拉唑强而持久。老年人、肾功能不全和轻中度肝功能不全患者不需调整剂量。对健康志愿者研究发现，埃索美拉唑比兰索拉唑或雷贝拉唑抑酸作用更强，而对细胞色素 P450 的抑制能力弱于奥美拉唑。

3. 根除幽门螺杆菌的适应证和常用治疗方案　严格掌握根除 Hp 的适应证，选择规范有效的根治 Hp 方案，避免单一药物治疗，诱导耐药菌株的产生。对根除治疗失败者，再次治疗前先做药物敏感试验。一线方案治疗失败时 PPI 三联方案必要时使用 2 周。

（1）一线方案

PPI+ 阿莫西林（1g）+ 克拉霉素（0.5g），每日 2 次，连续 7 日。

PPI+ 甲硝唑（0.4g）+ 克拉霉素（0.5g），每日 2 次，连续 7 日。

PPI+ 阿莫西林（1g）+ 甲硝唑（0.4g），每日 2 次，连续 7 日。

铋剂 + 甲硝唑（0.4g）+ 阿莫西林（0.5g），每日 2 次，连续 14 日。

铋剂 + 甲硝唑（0.4g）+ 四环素（0.75 ～ 1g），每日 2 次，连续 14 日。

（2）二线方案

PPI+ 铋剂 + 甲硝唑（0.4g）+ 四环素（0.75 ～ 1g），每日 2 次，连续 7 ～ 14 日。

PPI+ 铋剂 + 呋喃唑酮（0.1g）+ 四环素（0.75 ～ 1g），每日 2 次，连续 7 ～ 14 日。

二、胃食管反流病（GERO）

1. 治疗原则　缓解症状，治愈食管炎，提高生活质量，预防复发和并发症。

一般治疗：改变生活方式是基础治疗，饮食宜调整，避免餐后即平卧、束过紧腰带及各种腹压增加情况。

2. 胃食管反流病治疗药物种类和各自特点　主要措施是抑制胃酸分泌，治愈食管炎，疗效不佳时，联合促动力药，特别是对于伴有胃排空延迟的患者。常用的包括多潘立酮和莫沙必利。治疗策略：

（1）降阶治疗：采用最有效的 PPI，迅速缓解症状。

（2）升阶治疗：从 H_2 受体拮抗剂开始用起，若症状不能缓解再改用更强的药物。常用药物包括：

① H_2 受体拮抗剂，适用于轻至中度 GERO 治疗。常用：西咪替丁、雷尼替丁、法莫替丁。

② PPI 疗效明显优于 H_2 受体拮抗剂。常用：奥美拉唑、兰索拉唑、泮托拉唑、埃索美拉唑、雷贝拉唑。

（3）伴有食管炎的 GERD，治疗首选 PPI。

（4）凡具有胃灼热、反流等典型症状者，可予以 PPI 进行经验性治疗。

3. 控制发作治疗药物选择　维持治疗是以最小的剂量达到长期治愈的目的，维持原剂量或减量、间歇用药、按需治疗。

（1）PPI 原剂量或减量维持，症状持久缓解，预防食管炎复发。

（2）间歇治疗，PPI 剂量不变，由每天 1 次改为隔天 1 次。在维持治疗过程中，若症状出现反复，应增至足量 PPI 维持。

（3）按需治疗，在出现症状时用药，症状缓解后停药。

（4）抗酸剂可用于 GERO 的维持治疗。选用铝碳酸镁维持治疗或者出现症状时服用。

历年考点串讲

作用于消化系统药物历年偶考。

其中，抑酸药为考试重点，应熟练掌握。保护胃黏膜药、抗幽门螺杆菌联合治疗方案应熟悉。

常考的细节有：

1. 奥美拉唑的作用机制与临床用途。
2. 哪些抗生素联合用于抗幽门螺杆菌。
3. 抑酸药物的类别。
4. 常用胃黏膜保护药。

第十一节　内分泌与代谢性疾病的药物治疗

一、甲状腺功能亢进症

1. 抗甲状腺药物作用机制

（1）硫脲类药物：能与甲状腺内的过氧化酶结合而使之失活，从而使碘不能被活化，酪氨酸不能被碘化，影响 T_3 和 T_4 的合成。由于只影响合成不影响释放，需待腺泡内 T_3 及 T_4 耗竭后才呈现药效，故起效慢。一般服药 1 ～ 2 周后开始减轻症状，1 ～ 3 月消除症状。T_3 及 T_4 的减少，可反馈引起 TSH 增加，因此，用药后期可使甲状腺细胞和血管增生肿大。丙硫氧嘧啶还可抑制外周组织 T_4 脱碘成 T_3，有利于甲状腺危象的治疗，甲巯咪唑则无此效应。

（2）碘剂：可以抑制甲状腺激素的释放；抑制碘有机化进而抑制甲状腺素的合成；减少腺体血供，使甲状腺变硬变小，有利于手术。

（3）β 受体阻断剂：可减轻或阻断甲状腺激素作用于组织儿茶酚胺，可迅速缓解甲状腺功能亢进症状。所有选择性和非选择性 β 受体阻断剂对缓解甲状腺功能亢进症状具有同等疗效。普萘洛尔还可抑制 T_4 转化为 T_3。

2. 治疗药物的选用

（1）硫脲类药物包括丙硫氧嘧啶（PTU）、甲巯咪唑（MMI）和卡比马唑等，特点是不会引起腺体损伤。但疗程长、依从性差、复发率较高、不良反应危险性大。硫脲类药物可用于甲状腺功能亢进治疗和术前准备用药。MMI 的优势在每天给药 1 次，可提高患者依从性。妊娠期治疗必须时，PTU 相对于 MMI 的胎盘屏障透过率更低，权衡利弊后用于妊娠期妇女。

①丙硫氧嘧啶（PTU）

a. 适用于不能耐受手术者、不适宜手术或放射性碘治疗者、手术后复发而不耐受放射性碘治疗者，可作为放射性碘治疗时的辅助治疗。

b. 用于甲状腺危象或严重甲状腺功能亢进，因其可阻断外周组织 T_4 向 T_3 转化。

c. 术前准备：预防术后发生甲状腺危象。

d. 对患甲状腺功能亢进的妊娠妇女宜用最小有效剂量治疗。药物可能引起胎儿甲状腺功能减退及甲状腺肿大，甚至在分娩时造成难产、窒息。

e．本品可由乳汁分泌，引起婴儿甲状腺功能减退，哺乳期禁用。

f．禁用于白细胞粒细胞缺乏、严重肝功能损害者。老年人血液不良反应的危险性增加。

②甲巯基咪唑（MMI）

a．每天给药 1 次，患者依从性好。

b．相等剂量下 MMI 药效相当于 PTU 的 10 倍，与剂量相关的不良反应较 PTU 低，故不耐受或其他临床不适用 PTU 的情况下可选用 MMI。

c．儿童甲状腺功能亢进的治疗宜选用 MMI 。

d．禁用于妊娠、哺乳期妇女、白细胞粒细胞缺乏、胆汁淤积等患者。

（2）碘剂起效迅速，用于甲状腺危象的抢救。常规于甲状腺手术前服药 10 ～ 14 天，减少腺体血供并增加腺体硬度使其易于切除。可用于硫脲类药物起效之前，缓解甲状腺功能亢进的症状。

二、糖尿病

糖尿病多由于胰岛素分泌相对或绝对不足，或人体组织对胰岛素的敏感性降低（胰岛素抵抗）而表现出以糖、蛋白质、脂肪、水和电解质代谢紊乱，以持续的血糖增高为主要症状的疾病。按病因和发病机制可分为 2 种：1 型（胰岛素依赖型）、2 型（非胰岛素依赖型）。

1. 治疗原则

（1）纠正不良的生活方式和代谢紊乱以防止急性并发症的发生和减低慢性并发症的风险。

（2）采取综合性的治疗，包括饮食控制、运动、血糖监测、糖尿病自我管理教育和药物治疗，以及加强伴随的“代谢综合征”如高血压、血脂异常等的治疗。提高糖尿病患者的生活质量和保持良好的心理状态。

2. 常用口服降糖药的治疗机制

（1）促胰岛素分泌剂

①磺酰脲类：主要代表药：格列本脲、格列吡嗪、格列齐特、格列美脲等，能刺激胰岛 B 细胞释放胰岛素而具有降血糖作用。

②非磺酰脲类：主要代表药：瑞格列奈、那格列奈。作用于胰岛 B 细胞的 K-ATP，促进胰岛素的分泌。药物与受体结合和解离速度快、作用时间短，恢复餐后早期胰岛素分泌时相的作用更显著，控制餐后血糖的效果好，发生低血糖的机会低。因此又被称为餐时血糖调节剂。

（2）双胍类：主要代表药：苯乙双胍、二甲双胍，作用机制：

①抑制肝糖原异生，降低肝糖输出到血液，增加组织对胰岛素的敏感性，增加非胰岛素依赖组织对葡萄糖的利用，从而使基础血糖降低。

②对肠细胞摄取葡萄糖有抑制作用，对直接降低餐后血糖有一定作用。

③抑制胆固醇的生物合成和贮存，降低血甘油三酯和总胆固醇的作用。二甲双胍用于轻症糖尿病，肥胖患者。对胰岛素功能完全丧失者仍有效，不影响正常人的血糖。

（3）α- 糖苷酶抑制药：主要代表药：阿卡波糖（拜糖平）、伏格列波糖等。作用机制：抑制糖类的消化酶（即 α- 葡萄糖苷酶），减缓糖类在肠道消化成葡萄糖的速度，延长吸收时间，降低餐后血糖。特点：不被吸收，只在肠道发挥作用。

（4）噻唑烷二酮类（胰岛素增敏剂）：主要代表药物有：罗格列酮、吡格列酮、曲格列酮等。药理作用：克服胰岛素与细胞膜胰岛素受体结合障碍和（或）结合后细胞内部的活动障碍，打开细胞膜葡萄糖通道，使血中葡萄糖进入细胞内，提高机体对胰岛素敏感性，应用于产生胰岛素抵抗的糖尿病患者，非胰岛素依赖型糖尿病。药物降低胰岛素抵抗的作用对动脉硬化形成的多种因素有抑制作用，从而降低了患心脑血管病的危险度。

3．2 型糖尿病的药物治疗

（1）药物的选择：降糖药物选择的决定因素：肥胖，特别是向心性肥胖是胰岛素抵抗的主要决定因素。其他因素包括副作用、过敏反应、年龄及其他健康状况如肾病和肝病。

（2）联合用药：单一的口服降糖药物治疗一段时间后疗效下降，常采用两种不同作用机制的口服降糖药物进行联合治疗。口服降糖药物的联合治疗仍不能有效地控制血糖，可采用胰岛素与一种口服降糖药物联合治疗。3 种降糖药物之间的联合应用，虽然可进一步改善血糖，但安全性和成本－效益比尚有待评估。

（3）严重高血糖的应首先采用胰岛素降低血糖，减少发生糖尿病急性并发症的危险性。待血糖得到控制后，可根据病情重新制定治疗方案。

（4）肥胖或超重的 2 型糖尿病患者，首先采用非胰岛素促分泌类降糖药，有代谢综合征或伴有其他心血管疾病危险因素者，优先选用双胍类药物或格列酮类；主要表现为餐后高血糖者，优先选用 α- 糖苷酶抑制剂。如血糖控制仍不满意可加用或换用胰岛素促分泌剂，若血糖仍控制不满意，可在口服药基础上开始联合使用胰岛素或换用胰岛素。

（5）体重正常的 2 型糖尿病患者，在饮食和运动不能满意控制血糖的情况下，首先采用胰岛素促分泌剂类降糖药物或 α- 糖苷酶抑制剂。若血糖控制仍不满意可加用非胰岛素促分泌剂，有代谢综合征或伴有其他心血管疾病危险因素者，优先选用双胍类药物或格列酮类。在上述口服药联合治疗的情况下血糖仍控制不满意，可在口服药基础上开始联合使用胰岛素或换用胰岛素。

4．糖尿病合并妊娠的治疗　妊娠期间高血糖的主要危害为增加新生儿畸形、巨大儿（增加母、婴在分娩时发生并发症与创伤的危险）和新生儿低血糖发生的危险性。一般来讲，在糖尿病患者合并妊娠时血糖水平波动较大，血糖较难控制，需要使用胰岛素控制血糖。妊娠后的糖尿病患者血糖波动相对较轻，血糖易于控制，多数患者可通过严格的饮食计划和运动使血糖得到满意控制，仅部分患者需要使用胰岛素控制血糖。

三、骨质疏松症

1．治疗原则　骨质疏松症以促进骨矿化类药物为基础用药，当骨密度减少在骨折阈值以上，选择骨吸收抑制剂；在骨折阈值之下时，选择骨吸收抑制剂和骨形成促进剂联合用药。

2．不同类型骨质疏松症的药物选择　预防和治疗骨质疏松药物可分为促进骨矿化药物、骨吸收抑制剂、促进骨细胞形成的药物和中药 4 大类。

（1）双膦酸盐类：特异性地结合到转化活跃的骨细胞表面，抑制破骨细胞的功能，从而抑制骨吸收。长期应用可延缓绝经后妇女骨质疏松的发展，并减少骨折发生率；用于治疗骨质疏松、变形性骨炎和癌症患者的高钙血症。需空腹服用，服用时应用大量水送服，避免食管损伤。

（2）降钙素：是一种钙调节激素，能抑制破骨细胞的活性，减少破骨细胞的数量，增加骨量。特点为明显缓解骨痛。用于畸形性骨炎、高钙血症和绝经期骨质疏松。

（3）雌激素类：能抑制骨转换，阻止骨丢失。能降低骨质疏松性椎体、非椎体骨折风险。防治绝经后骨质疏松。禁用于雌激素依赖性肿瘤、血栓性疾病、结缔组织病。

（4）甲状旁腺激素（PTH）：是促进骨形成的代表性药物，小剂量有促进骨形成作用。用于治疗男性和女性严重骨质疏松症，可降低椎体和非椎体骨折发生的风险。

（5）选择性雌激素受体调节剂：代表药雷洛昔芬，选择性地在骨骼上与雌激素受体结合，表现出类雌激素的活性，抑制骨吸收。而在乳腺和子宫上，则表现为抗雌激素的活性，因而不刺激乳腺和子宫。国内已被 CFDA 批准的适应证为治疗绝经后骨质疏松症。

四、痛　风

痛风是嘌呤代谢异常所致的尿酸盐结晶在关节或其他结缔组织中沉积。治疗原则：治疗急性痛风性关节炎，治疗高血尿酸血症，预防关节炎急性发作以及尿酸导致关节骨质破坏、肾结石形成。

1. 急性痛风性关节炎　控制症状，常用非甾体抗炎药（NSAIDs）和秋水仙碱，效果差或不宜用时可考虑用糖皮质激素。常用药：

（1）秋水仙碱：有选择性消炎作用，作用机制是与粒细胞的微管蛋白结合，抑制粒细胞浸润。不影响尿酸盐的生成、溶解及排泄，无降血尿酸作用。目前推荐低剂量（1.5 ～ 1.8mg/d）治疗急性痛风，疗效好不良反应低。

（2）非甾体抗炎药（NSAIDs）：为急性痛风的一线用药，良好的抗炎镇痛作用，可缓解急性发作期症状。不及秋水仙碱作用迅速，但不良反应相对较少。

（3)糖皮质激素:用于不能耐受秋水仙碱和NSAIDs或有相对禁忌证患者。关节腔内注射也可缓解症状。

2. 发作间期治疗　降低血尿酸，一般在急性发作控制后 2 ～ 3 周开始。抑制尿酸生成和促使尿酸排泄药可联合应用。常用药：

（1）排尿酸药:为防止尿酸快速排出时引起肾损害及肾结石，应从小剂量开始，并考虑碱化尿液。常用药物：苯溴马隆、丙磺舒。

（2）抑制尿酸生成药：可迅速降低血尿酸值，抑制痛风石和肾结石形成，并促进痛风石溶解。常用药：别嘌醇，罕见严重不良反应：剥脱性皮炎。非布司他，在肾功能不全或者中优于别嘌醇，不良反应相对较少。

历年考点串讲

抗糖尿病药物历年必考，甲状腺功能亢进治疗偶考，骨质疏松及痛风是近年临床热点。

口服降血糖药：双胍类、胰岛素促泌剂、胰岛素增敏剂、α- 糖苷酶抑制药，应熟悉。痛风急性发作的药物选择、降血尿酸药物的选择应掌握。

常考的细节有：

1. 各类型糖尿病如何选药物。
2. 双胍类口服降血糖药的临床适用证。
3. 甲状腺功能亢进治疗药物的对比。
4. 痛风急性发作期与发作间期的治疗药物选择。
5. 骨质疏松治疗药物：降钙素与双膦酸盐的临床适应证。

第十二节　泌尿系统常见病的药物治疗

一、急性肾小球肾炎

以血尿、蛋白尿、水肿、高血压和肾小球滤过率下降为特点的肾小球急性病，称为急性肾炎综合征。

1. 病因　绝大多数为 A 组 β 溶血性链球菌感染后引起的免疫复合物性肾小球肾炎。

2. 发病机制　抗原抗体复合物引起肾小球毛细血管炎症病变，包括循环免疫复合物和原位免疫复合物形成学说。

3. 治疗原则及药物选择　主要通过对症治疗，防治急性期并发症、保护肾功能，以利其自然恢复。

（1）急性期应卧床休息待症状消退逐步增加室内活动量。其次是饮食控制，限制盐、水、蛋白质摄入。

（2）急性期的药物治疗

①抗感染治疗：给予青霉素或其他敏感药物治疗。

②利尿药的应用：利尿消肿作用，且有助于防治并发症。

③降压药的应用：凡经休息、限水盐、利尿而血压仍高者应给予降压药。

（3）急性期并发症的治疗

①急性循环充血的治疗：治疗重点在纠正水钠潴留、恢复血容量。除利尿药外必要时加用酚妥拉明或硝普钠以减轻心脏前后负荷。

②高血压脑病的治疗：除了降压药控制血压外，对持续抽搐者可应用地西泮静脉注射。本症常伴脑水肿，可用脱水、利尿药。

4. 其他治疗　一般不用肾上腺皮质激素。对药物治疗无效的严重少尿或无尿、高度循环充血状态及不能控制的高血压可用透析治疗。

二、慢性肾小球肾炎

慢性肾小球肾炎是指各种病因引起的不同病理类型的双侧肾小球弥漫性或局灶性炎症改变，病情发展缓慢的一组原发性肾小球疾病的总称。

1. 药物治疗机制　治疗以防止或延缓肾功能进行性损害、改善或缓解临床症状及防治严重并发症为主，而不是以消除蛋白尿、血尿为目的。强调休息，限盐低蛋白饮食，预防感染。

（1）激素和细胞毒药物：轻度系膜增生性肾炎、局灶节段性肾小球硬化、膜性肾病对激素有效。根据病理类型试用激素及细胞毒药物，以作用时间快，疗程短为原则。

（2）积极控制高血压：防止肾功能损伤加重。水钠潴留者，首选利尿药，若肾功能好可加噻嗪类药物；肾功能差改用襻利尿药。预防电解质紊乱，以免加重高脂血症及高凝状态。

（3）抗凝和抑制血小板聚集药物：可减轻肾脏病理损伤，延缓肾炎进展，保护肾功能。

（4）积极防治感染性疾病，避免使用肾毒性或易诱发肾功能损伤的药物。

2. 常用抗高血压药的类别和代表药物

（1）钙通道阻滞剂虽可降低全身血压，但增加出球小动脉阻力，对肾功能保护不利。

（2）ACEI 不仅降低外周血管阻力，尚可抑制组织中肾素 - 血管紧张素系统，降低肾小球出球小动脉张力，改善肾小球内血流动力学。ACEI 使组织内缓激肽降解减少，血管扩张效果增强。ACEI 可抑制血管紧张素 II 对肾小球系膜细胞收缩作用，抑制 TGF-β 的促增殖作用。有利于对中、重度高血压，心肌肥厚患者抑制心肌、血管平滑肌增生肥大和血管壁增厚。但 ACEI 引起肾小球出球小动脉张力降低，有时可使肾小球滤过率下降，故在氮质血症时使用 ACEI 剂量不宜过大，不宜使用保钾利尿药，以免发生高钾血症。

（3）常用药物为卡托普利、贝那普利、依那普利、福辛普利，对有肾功能不全者宜使用双通道排泄药物如贝那普利和福辛普利。若未能控制高血压，可加用氨氯地平，也可使用血管紧张素 II 受体拮抗剂如缬沙坦、氯沙坦替代 ACEI。

（4）发生急性高血压甚至高血压危象时使用硝普钠，控制血压在正常上限。

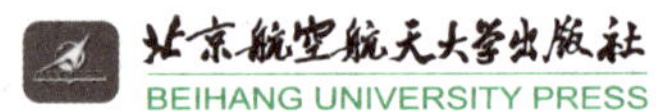

三、肾病综合征

肾病综合征（NS）是常见的临床症候群，其诊断标准是：大量蛋白尿、低蛋白水肿、高脂血症。前两点为必备条件。NS的药物治疗分为对症治疗和对因治疗，对症治疗包括利尿、降压、降脂与抗凝等；对因治疗包括应用糖皮质激素和细胞毒性药物等免疫抑制。治疗目标就是治疗病因的同时消除症状。

1. 对症治疗

（1）利尿消肿：利尿要避免过度和过猛，以免造成血容量不足，加重血液高黏倾向，诱发血栓、栓塞并发症。

①噻嗪类利尿药：适用于轻度水肿患者，长期服用应防止低钾、低钠血症。

②保钾利尿药：适用于低钾血症，常用螺内酯、氨苯蝶啶。单独使用利尿作用不显著，可与噻嗪类利尿药合用。长期使用需防止高钾血症，对肾功能不全患者应慎用。

③襻利尿药：适用于中、重度水肿患者，常用呋塞米或布美他尼。应用袢利尿药时需谨防低钠血症及低钾、低氯血症性碱中毒。

④右旋糖酐或羧甲淀粉：使用后加襻利尿药可增强利尿效果。但对少尿者应慎用或避免使用。

（2）降压、减少尿蛋白：ACEI 或 ARB 能降低尿蛋白，但是剂量要比用于降压剂量大才有效。故在血容量严重不足或应用强利尿药后应慎用，以免诱发急性肾功能不全。

（3）降脂：高脂血症与低蛋白血症密切相关，当纠正低白蛋血症也可缓解高脂血症。

2. 对因治疗　原则：严格掌握适应证和禁忌证，治疗使用最低的药物有效剂量以减少不良反应。药物的选择应根据病因、肾活检病理类型、临床特点、年龄等主要因素掌握。

（1）糖皮质激素：通过抑制炎症反应、免疫反应、醛固酮和抗利尿激素分泌、影响肾小球基底膜通透性等综合作用而发挥其利尿、消除尿蛋白的疗效。使用原则和方案一般是：起始足量、缓慢减量、长期维持。长期应用激素的可出现感染、药物性糖尿病、骨质疏松等副作用。

根据患者对糖皮质激素的治疗反应，可将其分为“激素敏感型”“激素依赖型”和“激素抵抗型”。

（2）免疫抑制药这类药物可用于“激素依赖型”或“激素抵抗型”的患者，协同激素治疗。若无激素禁忌，一般不作为首选或单独治疗用药。

①环磷酰胺：被肝细胞微粒体羟化，产生有烷化作用的代谢产物而具有较强的免疫抑制作用。主要副作用为骨髓抑制及中毒性肝损害，并可出现性腺抑制、脱发、胃肠道反应及出血性膀胱炎。

②环孢素：选择抑制辅助性 T 细胞及细胞毒效应 T 细胞，已作为二线药物用于治疗激素及细胞毒药物无效的难治性 NS。空腹口服，服药期间需监测血药浓度。有肝肾毒性、高血压、高尿酸血症、多毛及牙跟增生等。停药后易复发。

③吗替麦考酚酯：在体内代谢为霉酚酸，抑制鸟嘌呤核苷酸的合成，选择性抑制 T、B 淋巴细胞增殖及抗体形成。对部分难治性 NS 有效，相对副作用较少。偶见严重贫血和个例应用后导致严重感染的报道。

④他克莫司：为具有大环内酯结构的免疫抑制药物。与 FK506 结合，抑制钙调磷酸酶，从而抑制 T 细胞，抑制细胞毒性淋巴细胞的生成。为强抗排异药物，用于难治性 NS，有良好的降尿蛋白疗效。副作用相对较轻，但可引起感染、消化道症状、肝功损害、高血糖和神经毒性等不良反应。

⑤雷公藤总苷：有降尿蛋白作用，可配合激素应用。有抑制免疫、抑制肾小球系膜细胞增生的作用，并能改善肾小球滤过膜通透性。

3. 肾病综合征中高脂血症的治疗方案　高脂血症与低蛋白血症密切相关，纠正白蛋白血症可降低高脂血症程度，但在肾病综合征多次复发，病程较长者，其高脂血症持续时间更久。

（1）贝特类：非诺贝特，降血甘油三酯作用强于降胆固醇。

（2）HMG-CoA 还原酶抑制剂：主要是细胞内胆固醇下降，降低血浆 LDL-C，减少肝细胞产生

VLDL 及 LDL。

（3）ACEI：主要作用有降低血浆中胆固醇及甘油三酯浓度；使血浆中高密度脂蛋白升高，加速清除周围组织中的胆固醇；减少 LDL 对动脉内膜的浸润，保护动脉管壁。

四、急性肾衰竭

治疗药物的选择原则：

1. **少尿期治疗** “量出为入”控制液体入量;注意代谢性酸中毒及高血钾症的监测与处理。代酸：口服或静脉滴注碳酸氢钠；高钾：胰岛素 + 葡萄糖静脉滴注；葡萄糖酸钙静脉注射。

急性肾衰竭（ARF）血液净化的指征：

（1）利尿药难以控制的容量负荷过重。

（2）药物治疗难以控制的高钾血症。

（3）血肌酐水平迅速升高（48 小时升高至基线值的 300% 以上）；

（4）高分解代谢型的急性肾衰竭患者，尽早进行血液净化治疗。血液净化治疗包括血液透析、腹膜透析和连续性血液净化等。

2. **多尿期治疗** 维持水、电解质和酸碱平衡，控制氮质血症和防止各种并发症。

五、慢性肾衰竭

慢性肾衰竭治疗药物的选择：

1. **营养治疗** 从肾功能失代偿期开始，优质低蛋白饮食治疗。已接受血液透析或腹膜透析治疗的患者应适当增加蛋白质的摄量。

2. **控制血压** 能降压又有保护靶器官（心、肾、脑等）作用的药并主张联合用药。ACEI（如福辛普利）或 ARB（厄贝沙坦）+ 利尿药（如氢氯噻嗪或托拉塞米）；长效 CCB（苯磺酸氨氯地平）+ACEI 或 ARB;若血压仍未达标，可以加用 β 和（或）α- 受体阻断剂（卡维地洛、哌唑嗪）及血管扩张药等，也可选用复方制剂；血肌酐＞ 265μmol/L 或 GFR ＜ 30ml/min 的患者慎用 ACEI 或 ARB，已经接受血液净化治疗的可以选用 ACEI 或 ARB。

3. **纠正肾性贫血** 使用重组人促红素（rhEPO）治疗，皮下注射或静脉注射。同时口服铁剂（硫酸亚铁或富马酸亚铁）、叶酸、维生素 B_2 等。

4. **钙磷代谢紊乱和肾性骨病的治疗**

（1）当 GFR ＜ 30ml/min 时，除限制磷摄入外，可口服钙剂以降血磷，以碳酸钙较好，餐中服用。

（2）对明显高磷血症则应暂停钙剂，以防转移性钙化的加重，可短期服用氢氧化铝制剂，待纠正后再服用钙剂。

（3）对明显低钙血症患者，可口服骨化三醇。接受治疗患者要监测血钙、磷、甲状旁腺激素水平以防不良性骨病。

（4）对已有不良性骨病的患者，不宜应用骨化三醇或其类似物。

5. **纠正代谢性中毒** 补充碳酸氢钠可纠正酸中毒，计算总量分 3 ～ 6 次补充。对有心力衰竭的患者，输入速度宜慢，以免加重心脏负荷。

6. **水钠代谢紊乱的防治** 水肿者应限制盐和水的摄入，也可根据需要应用襻利尿药（呋塞米、布美他尼、托拉塞米等），在血肌酐高于 220μmol/L CRF 患者，使用噻嗪类利尿药及保钾利尿药疗效差。对并发急性左心衰竭患者，要及时血液透析或持续性血液滤过治疗。

7. **高钾血症的防治** 积极预防高钾血症的发生，对高钾血症的患者：

（1）给予碳酸氢钠积极纠正酸中毒。

（2）给予襻利尿药：静脉注射呋塞米或布美他尼 。

（3）静脉输入葡萄糖 - 胰岛素。

（4）口服聚磺苯乙烯增加肠道钾排出，释放游离钙。

（5）对严重高钾血症伴有少尿、利尿效果欠佳者，及时血液透析治疗。

8. 促进尿毒症性毒素的肠道排泄 口服吸附剂：药用炭、包醛氧化淀粉等，也可选用大黄制剂口服或保留灌肠，尿毒症期的患者应接受血液净化治疗。

六、肾移植排异反应

1. 药物治疗原则

（1）个体化治疗方案：肾移植患者根据供受者配型相符程度、免疫抑制药的疗效及副作用制定个体化治疗方案，在术后不同时期用药方案有所差异，要终身服用免疫抑制药。

（2）联合用药：为减少药物的不良反应、节省费用，常常是不同作用途径的药物联合应用。

（3）不同时期方案不同

①肾移植早期（1 ～ 3 个月）和移植前预防：最常用的是 CsA 和糖皮质激素。

②移植术后 3 ～ 6 个月（维持治疗），二联、三联治疗。在治疗过程中应特别注意 CsA 或 FK506 的血药浓度，调整药物用量。

2. 治疗药物的选择

（1）环孢素：预防同种异体肾、肝、心、骨髓等器官或组织移植所发生的排斥反应，也适用于预防及治疗骨髓移植时发生的移植物抗宿主反应（GVHD）。一般推荐口服治疗，环孢素的给药剂量根据血药浓度监测结果计算，儿童的用量可按或稍高于成年人剂量计算。

（2）吗替麦考酚酯：用于预防同种肾移植患者的排斥反应及治疗难治性排斥反应，可与环孢素和糖皮质激素同时应用。

（3）他克莫司：用于预防肝、肾移植术后的排斥反应，治疗肝、肾移植术后其他免疫抑制药无法控制的排斥反应。

七、透析

终末期肾病患者需接受透析治疗，以除去体内蓄积的毒性物质以净化血液。血液净化的方式：腹膜透析、血液透析、血液滤过、血液吸附、血浆置换和连续血液净化。透析在清除毒物的同时也可能清除药物，分子量较小、蛋白结合率低、分布容积小以及主要通过肾排泄的药物，易被透析清除，需要调整剂量。

历年考点串讲

急慢性肾炎、肾衰竭以及肾病综合征的对因治疗药物偶考，透析对药物的影响常考。

抗排异药物的选择为新增内容，但要求是熟练掌握。

常考的细节有：

1. 糖皮质激素在急慢性肾小球肾炎与肾综的治疗。
2. ACEI 与 ARB 类药物在肾性高血压的作用。

3. 抗排异药在肾移植的应用与监护。
4. 哪些药物能通过血液透析、腹膜透析、血液滤过。

第十三节　血液系统常见病的药物治疗

一、缺铁性贫血

1. 治疗原则　铁是构成血红蛋白、肌红蛋白及多种酶的重要成分。缺铁性贫血的治疗原则是：补充足够的铁，直到恢复正常铁贮存量，以及去除引起缺铁的病因。

2. 治疗药物的选择　常用的铁剂：硫酸亚铁、富马酸亚铁、琥珀酸亚铁、多糖铁复合物及有机铁制剂。铁剂适用于预防或治疗各种原因引起的缺铁。铁剂以口服制剂首选，亚铁制剂因铁吸收较高为首选。餐后服用可缓解消化道反应，但对药物吸收有所影响。缓释剂型可明显减轻胃肠道反应。

注射剂适用于：口服不耐受者；口服疗效不佳者；需要迅速纠正缺铁；严重消化道疾病，口服铁剂可能加重原发病者；不易控制的慢性出血，口服吸收不及丢失者。

3. 药物的相互作用　口服铁剂与制酸药、磷酸盐及含鞣酸的药物或饮料同用，易产生沉淀而影响吸收。与西咪替丁、去铁胺、二巯丙醇、胰酶、胰脂肪酶等同用，可影响铁的吸收；铁剂可影响四环素类药、喹诺酮类、青霉胺及锌剂的吸收。与维生素 C 同服，可增加吸收，但易致胃肠道反应。

二、再生障碍性贫血

1. 治疗原则

（1）一般治疗原则：对于获得性再生障碍性贫血，寻找病因，脱离接触，防治出血和感染，必要时可成分血输注。强调早期联合治疗，加强支持治疗。

（2）药物治疗原则：慢性或轻型再生障碍性贫血以雄激素治疗为主，急性或重型再生障碍性贫血应以免疫抑制药为主。

2. 常用药物作用特点

（1）雄激素为治疗慢性再生障碍性贫血的首选药物。雄激素必须在一定量残存的造血干细胞基础上才能发挥作用，严重再生障碍性贫血常无效。常用的雄激素有 4 类。

① 17α- 烷基类雄激素：司坦唑酮（康力龙）、甲氧雄烯醇酮、羟甲烯龙、氟甲睾酮等。

②睾酮酯类：如丙酸睾酮、庚酸睾酮、环戊丙酸睾酮、十一酸睾酮和混合睾酮酯等。

③非 17α- 烷基雄激素类：苯丙酸诺龙和葵酸诺龙等。

④中间活性代谢产物：达那唑。

丙酸睾酮的男性化副作用较大，出现痤疮、毛发增多、声音变粗、女性闭经、儿童骨成熟加速及骨际早期融合，且有一定程度的水钠潴留。17α- 烷基类雄激素，男性化副反应较丙酸睾酮为轻，但药物的肝毒性反应显著大于丙酸睾酮。

（2）免疫抑制药适用于年龄大于 40 岁或无合适供髓者的严重型再生障碍性贫血。

常用药：抗胸腺球蛋白（ATG）和抗淋巴细胞球蛋白（ALG）、环孢素（CsA ）。ALG/ATG 和 CsA 联合治疗，已成为严重型再生障碍性贫血的标准治疗。联合治疗也可用于慢性再生障碍性贫血。

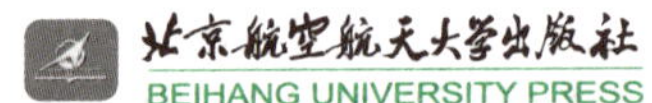

三、巨幼细胞性贫血

1. 病因、发病机制以及治疗原则　巨幼细胞性贫血是由于脱氧核糖核酸（DNA）合成障碍所引起的贫血，主要是体内缺乏维生素 B_{12} 或叶酸所致，亦可因遗传性或药物等获得性 DNA 合成障碍引起。DNA 合成障碍而 RNA 合成不受影响，细胞核浆发育不平衡，浆老核幼，呈巨幼样变。药物治疗原则：补充叶酸、维生素 B_{12} 等造血原料。

2. 治疗药物的选择

（1）维生素 B_{12} 缺乏：肌注维生素 B_{12} 每天 100μg，连续 2 周，改为每周 2 次，4 周或直到血红蛋白恢复正常，以后改为维持量：每月 100μg。维生素 B_{12} 缺乏禁忌单用叶酸治疗，会加重神经系统的损害。

（2）叶酸缺乏：口服叶酸，每天 3 次，每次 5mg，对肠道吸收不良者也可肌内注射亚叶酸钙 3 ～ 6mg/d，直至贫血和病因被纠正。

（3）如不能明确是哪一种缺乏，也可以维生素 B_{12} 和叶酸联合应用。

3. 治疗药物的相互作用

（1）维生素 C 抑制叶酸在胃肠中吸，大量的维生素 C 加速叶酸的排出。

（2）使用苯妥英、雌激素、磺胺类药物、苯巴比妥、阿司匹林者，要额外补充叶酸。

（3）乙胺嘧啶抑制二氢叶酸还原酶，阻止叶酸转化为四氢叶酸，中止叶酸的治疗作用。

（4）甲氨蝶呤、甲氧苄啶、口服避孕药和干扰叶酸吸收的药物都能降低叶酸的血浆浓度，严重时能引起巨幼红细胞性贫血。

历年考点串讲

各种抗贫血药物的选择以及药物的相互作用偶考。

常考的细节有：

1. 促进或影响铁吸收的药物。
2. 再生障碍性贫血治疗中雄激素的选择。
3. 巨幼细胞贫血的治疗药物。
4. 维生素 C 对铁剂、叶酸吸收的影响。

第十四节　恶性肿瘤的药物治疗

一、概　论

恶性肿瘤目前采用综合治疗，包括：手术、放射、化疗、免疫、心理和中医药治疗。化学治疗常联合使用不同药理作用机制的抗肿瘤药，杀灭肿瘤细胞或干扰其生成长和代谢。常用抗肿瘤药物包括细胞毒类、改变机体激素平衡类、生物反应调节剂和单克隆抗体。

1. 细胞毒类药

（1）作用于 DNA 化学结构的药物

①烷化剂：如氮芥、环磷酰胺和噻替哌等，与细胞中的亲核基团发生烷化反应。形成交叉联结或引起脱嘌呤，造成 DNA 结构和功能的损害，属于细胞周期非特异性药物。

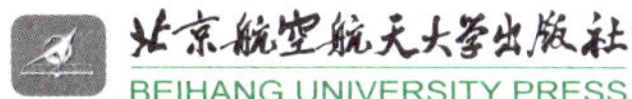

氮芥：用于霍奇金病、恶性淋巴瘤与肺癌，胸腔内注射用于控制癌性胸腔积液。

环磷酰胺：用于恶性淋巴瘤、白血病、骨髓瘤以及多种实体瘤。代谢产物丙烯酸刺激膀胱，导致出血性膀胱炎。

②铂类化合物：如顺铂、卡铂、奥沙利铂等，与 DNA 结合，破坏其结构与功能。

顺铂：用于多种实体瘤。可产生严重肾功能损害，故给药前 2 ～ 16 小时至给药后 6 小时之内，必须进行充分的水化治疗以促进药物的排泄，降低肾毒性。

③蒽环类：如柔红霉素、多柔比星、表柔比星、吡柔比星及米托蒽醌等，放线菌素 D 也属此类药等。

柔红霉素：可嵌入 DNA 核碱对之间，干扰转录过程，阻止 mRNA 的形成。主要用于血液系统恶性肿瘤以及肉瘤的联合化疗。有心脏毒性，不适用于心脏病史的患者，多柔比星的终身剂量不超过 2g。

米托蒽醌：用于恶性淋巴瘤、急性白血病、黑色素瘤、软组织肉瘤、多发性骨髓瘤。

④破坏 DNA 的抗生素：如丝裂霉素、博来霉素等。

丝裂霉素用于多种实体瘤的联合化疗。可用于膀胱灌注治疗。严重不良反应：溶血致溶血性尿毒综合征导致急肾衰竭；间质性肺炎、肺纤维症。

（2）干扰核酸生物合成的药物：属于细胞周期特异性抗肿瘤药，分别在不同环节阻止 DNA 的合成，抑制细胞分裂增殖，属于抗代谢药。分为：

①二氢叶酸还原酶抑制剂，如甲氨蝶呤。

②胸苷酸合成酶抑制剂，如氟尿嘧啶。

③嘌呤核苷酸互变抑制剂，如巯嘌呤、6- 巯鸟嘌呤等。

④核苷酸还原酶抑制剂，如羟基脲。

⑤ DNA 多聚酶抑制剂，如阿糖胞苷等。

甲氨蝶呤：抗瘤谱广，剂量差异大，药物的不良反应多可鞘内注射。

（3）作用于核酸转录药物：包括放线菌素 D、阿柔比星和普拉霉素，均是由微生物所产生的抗肿瘤药，为细胞非特异周期药，对处于各周期时相的肿瘤细胞均有杀灭作用。

（4）拓扑异构酶抑制药：抑制拓扑异构酶，阻止 DNA 复制及抑制 RNA 合成。包括拓扑异构酶 I 抑制药，如依立替康、拓扑替康、羟喜树碱；拓扑异构酶 II 抑制药，如依托泊苷、替尼泊苷。

（5）干扰有丝分裂的药物

①影响微管蛋白装配的药物，干扰有丝分裂中纺锤体的形成，使细胞停止于分裂中期，如长春新碱、长春碱、紫杉醇及秋水仙碱等。

②干扰核蛋白体功能阻止蛋白质合成的药物，如三尖杉酯碱。

③影响氨基酸供应，阻止蛋白质合成的药物如门冬酰胺酶；可降解血中门冬酰胺，使瘤细胞缺乏此氨基酸，不能合成蛋白质。

门冬酰胺酶：用于白血病、霍奇金病及非霍奇金病淋巴瘤、黑色素瘤。用药前皮试，皮试阳性者禁用。

2. 改变机体激素平衡而抑制肿瘤的药物（激素类） 包括雌、孕、雄激素和拮抗剂，通过激素治疗或内分泌腺的切除而使肿瘤缩小。如乳腺癌，前列腺癌，子宫内膜腺癌等激素依赖性组织的肿瘤。

（1）通过内分泌或激素治疗，直接或间接通过垂体的反馈作用，改变原来机体的激素平衡和肿瘤生长的内环境，抑制肿瘤的生长。

（2）激素拮抗剂通过竞争肿瘤表面的受体，干扰雌激素对乳腺癌的刺激。如他莫昔芬。

（3）肾上腺皮质激素通过影响脂肪酸的代谢而引起淋巴细胞溶解，对急性白血病和恶性淋巴瘤有效。

3. 生物反应调节剂生物　一类具有广泛生物学活性和抗肿瘤活性的生物制剂，对机体的免疫功能有增强、调节作用。

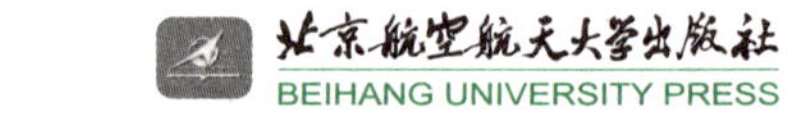

4. 单克隆抗体 通过对受体的高选择亲和性，通过抗体依赖性的细胞毒作用，来杀灭肿瘤细胞或抑制肿瘤细胞增殖。如利妥昔单抗、曲妥珠单抗、西妥昔单抗、群司珠单抗。

二、抗肿瘤药物的应用原则

1. 权衡利弊，最大获益。
2. 目的明确，治疗有序。
3. 医患沟通，知情同意。
4. 治疗适度，规范合理。
5. 不良反应，谨慎处理。
6. 熟知病情，因人而异。
7. 临床试验，积极鼓励。

历年考点串讲

抗肿瘤药物的分类、药物的代表药、作用常考；新增肺癌、乳腺癌、白血病的治疗原则以及药物治疗要求熟练掌握。

常考的细节有：

1. 环磷酰胺、铂类、甲氨蝶呤的分类及作用。
2. 抗代谢类抗肿瘤的分类与代表药。
3. 化疗的一般不良反应。
4. 特殊的药物不良反应，如环磷酰胺的膀胱毒性、铂的肾毒性、多柔比星的心脏毒性等。

第十五节 常见自身免疫性疾病的药物治疗

一、类风湿关节炎

1. 抗类风湿（RA）药物的分类

（1）改善病情的抗风湿药：延缓 RA 病情的发展，但无根治作用，有的能阻止骨质的破坏。

（2）非甾体抗炎药（NSAID）：用于减轻关节肿、痛症状，但不能控制病情进展，需与免疫抑制药同时应用。

（3）糖皮质激素：抗炎力强，可迅速控制关节肿、痛症状，但是不良反应大。

（4）致炎性细胞因子（TNF）拮抗剂：是抑制 TNF 的靶向生物制剂。它对炎性关节症状、炎症指标的控制有较好作用。它亦有一定阻止骨质破坏进展、甚或修复作用，但是然而它不根治 RA。

2. 常用 NSAIDs 类药物的用法及不良反应 NSAIDs 类药物具有抗炎、镇痛以及解热作用；用于炎性骨关节病、软组织风湿疼痛、急性疼痛等。

共同的不良反应：消化道症状如上腹部疼痛、恶心、呕吐、腹泻、消化不良，神经系统症状如头痛、头晕、眩晕，血液系统影响如白、粒细胞计数减少，血压升高、皮疹，肝肾功能损害。罕见严重过敏反应、胃肠道溃疡、出血、穿孔和出血性腹泻。

（1）布洛芬用法

成年人口服：抗风湿：每次 0.4 ～ 0.6g，每日 3 ～ 4 次，类风湿关节炎比骨关节炎用量略大，每日最大剂量为 2.4g。

（2）双氯芬酸用法

①成年人口服，关节炎：每次 25 ～ 50mg，每日 3 次；急性疼痛：首次 50mg，以后 25 ～ 50mg，每日 3 ～ 4 次；每日最大剂批为 150mg。

②小儿常用量：每日 0. 5 ～ 2mg/kg，分 3 次服，每日最大量为 3mg/kg。

③栓剂直肠给药：成年人，每次 50mg，每日 50 ～ 100mg。

（3）塞来昔布用法

①成年人口服

a．骨关节炎：每日 1 次 200mg，最大剂量为：每次 200mg，每日 2 次。

b．类风湿关节炎及强直性脊柱炎：每次 200mg，每日 1 ～ 2 次。

c．镇痛：每次 400mg，每日 1 次，疗程不超过 7 天。

②儿童不推荐使用。

③选择性 COX-2 抑制剂类，不良反应特点如下。

a．导致胃肠黏膜损伤较其他传统非甾体抗炎药少。适用于有消化性溃疡、胃肠道出血病史者。

b．本品心血管栓塞事件的风险，与剂量及疗程相关。

c．有苯磺酰胺结构，与磺胺类药有交叉过敏反应。

d．非常罕见癫痫恶化。

（4）洛索洛芬用法：

成年人口服：每次 60mg，每日 3 次，每日最大剂量不超过 180mg。

严重不良反应：休克、溶血性贫血、皮肤黏膜眼综合征、急性肾衰竭、间质性肺炎。

（5）对乙酰氨基酚用法

①口服退热镇痛

a．成年人：每次 0. 3 ～ 0. 6g，每日 3 ～ 4 次；每日量不超过 2g，退热疗程一般不超过 3 天，镇痛不宜超过 10 天。

b．儿童：按体重：每次 10 ～ 15mg/kg，每 4 ～ 6 小时 1 次。按体表面积：每日 1.5g/m^2，每 4 ～ 6 小时 1 次；12 岁以下的小儿每 24 小时不超过 5 次量。解热用药一般不超过 3 天。

②骨性关节炎

成年人常用量，口服缓释片，每次 0.65 ～ 1.3g，每 8 小时 1 次。每日最大量不超过 4g。

（6）美洛昔康用法

①成年人口服

a．骨性关节炎：每日 7.5mg 每次服用，每日最大剂量为 15mg。

b．强直性脊柱炎和类风湿关节炎：每日 15mg 分 2 次服用，也可减量至每日 7 .5mg。成年人每日最大剂量为 15mg，老年人每日 7.5mg。

②直肠给药：骨性关节炎 7. 5 ～ 15mg，睡前肛内塞入；类风湿关节炎和强直性脊柱炎 15 mg 或 7.5mg，睡前肛内塞入。老年人 7. 5mg，睡前肛内塞入。

③ 15 岁以下儿童不推荐使用。

本品出现胃肠道溃疡和出血风险略低于其他传统 NSAID 。罕见 Steven Johnson 综合征和中毒性表皮坏死松解症和光敏反应等。

（7）氯诺昔康的用法

①急性轻度或中度疼痛：每日 8 ～ 16mg。如需反复用药，每日最大剂量为 16mg。

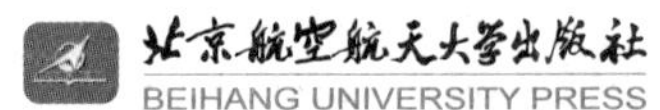

②风湿性疾病引起的关节疼痛和炎症：每日剂量为 12 ～ 16mg。18 岁以下禁用。

（8）奈丁美酮用法

①成年人口服：每晚 1g。每天最大量为 2g，分 2 次服。

②老年人每晚 0.5g。

③儿童不推荐使用。

④餐中服用吸收率增加，推荐餐中或餐后服用。

（9）萘普生用法

①成年人口服：抗风湿，每次 0.25 ～ 0.5g，每天 2 ～ 4 次，每天最大剂量为 1.5g。止痛：每次 0.25g，每天 3 ～ 4 次，首剂加倍。

②成年人直肠给药：每次 0. 25g，睡前肛内塞入。

③儿童：抗风湿每天 10mg/kg，分 2 次口服，每天最大剂量 750mg。

有视、听、感觉神经方面异常的不良反应，肾损害（过敏性肾炎、肾病、肾乳头坏死及肾衰竭等）

（10）吲哚美辛的用法

①成年人口服

a．抗风湿，每次 25 ～ 50mg，每天 2 ～ 3 次，每天最大量不超过 150mg。关节炎患者如有持续性夜间疼痛或晨起时关节发作，可在睡前给予栓剂 50 ～ 100mg。

b．抗痛风：首剂每次 25 ～ 50 mg，继之 25 mg，每天 3 次，直到疼痛缓解，可停药。

c．痛经：每次 25 mg，每天 3 次。

d．退热：口服每次 12. 5 ～ 25mg，每天不超过 3 次。

②成年人直肠给药：每天 50 ～ 100 mg，睡前塞入肛门内。

③口服与直肠联合用药：每天最大剂量 150 ～ 200mg。

④不良反应：影响血液三系，出血时间延长，加重出血倾向，出血性疾病患者应慎用。白细胞计数或血小板减少，甚至再生障碍性贫血。

3．常用的药物治疗方案

（1）金字塔模式：以 NSAIDs 为首选药，不能控制或不耐受时，改用二线药 DMARDs，仍不能控制，改用三线药糖皮质激素。

（2）降台阶模式：对病情较重的 RA，早期使用起效快的糖皮质激素（或 NSAIDs）和甲氨蝶呤抑制炎症，再改用 DMARDs，在关节出现损害之前控制病情，目前已广泛采用。

4．治疗药物的相互作用

（1）NSAIDs 与小剂量阿司匹林同服用会增加胃肠道出血，必须用 NSAID 者应加服质子泵抑制剂（PPJ）或米索前列醇，或选用对乙酰氨基酚。

（2）布洛芬不宜与小剂量阿司匹林者同用，会降低阿司匹林的心脏保护作用。非选择性 NSAIDs 也可能有此现象。选择性 NSAIDs 不影响阿司匹林的抗凝作用。

（3）不宜同时服用一种以上的 NSAIDs，因会增加其不良反应。

（4）选药要个体化，结合患者具体情况选用，如年龄，病史如心梗史、消化性溃疡史、出血史、高血压、肝肾功能、心血管病危险因子等。

二、系统性红斑狼疮

系统性红斑狼疮（SLE）的治疗原则与方法。

1．早期诊断和早期治疗，避免或延缓不可逆的组织脏器的病理损害。

2．轻型的 SLE，治疗药物：NSAID 类和抗疟药，病情重可加用糖皮质激素。必要时考虑使用硫唑嘌呤、甲氨蝶呤等免疫抑制药。

（1）抗疟药：常用氯奎或羟氯奎。主要不良反应是眼底病变，有心动过缓或有传导阻滞者禁用。

（2）沙利度胺：对抗疟药不敏感的顽固性皮损可选择，1 年内有生育意向的患者禁用。

（3）可短期局部应用激素治疗皮疹，使用不应超过 1 周。

（4）小剂量激素有助于控制病情。

（5）权衡利弊，选用硫唑嘌呤、甲氨蝶呤。

3．对中度活动型 SLE，个体化糖皮质激素治疗是必要的，泼尼松联用其他免疫抑制药，如甲氨蝶呤 7.5 ～ 15mg，每周 1 次；硫唑嘌呤：每天 50 ～ 100mg。

4．重型 SLE 的治疗分为诱导缓解和巩固治疗两个阶段。诱导缓解目的在于迅速控制病情，阻止或逆转内脏损害。维持治疗的目的是保持疾病的稳定，防止复发。常用药：

（1）糖皮质激素：泼尼松 1mg/kg，每天 1 次，病情稳定后减量，维持治疗的剂量＜ 10mg。可联合免疫抑制药如环磷酰胺、硫唑嘌呤、甲氨蝶呤等，缓解和巩固疗效，避免大剂量激素导致的严重不良反应，保护下丘脑 - 垂体 - 肾上腺轴。

（2）环磷酰胺：标准冲击疗法是：0.5 ～ 1.0g/m^2 体表面积，每 3 ～ 4 周 1 次。大剂量冲击治疗要监护血常规，及时纠正骨髓抑制以免诱发感染。

（3）吗替麦考酚酯（MMF）：常用剂量为每天 1 ～ 2g，分 2 次口服。随着 MMF 剂量的增加，感染风险也随之增加。

（4）环孢素：剂量每天 3 ～ 5mg/kg，分 2 次口服。总体疗效不如环磷酰胺冲击疗法，对血液系统累及的治疗有其优势。

5．难治性狼疮可以选用 B 细胞清除生物制剂，利妥昔单抗治疗。

6．狼疮危象的治疗目的在于挽救生命、保护受累脏器、防止后遗症。通常需要大剂量甲泼尼龙冲击治疗，甲泼尼龙 500 ～ 1000mg，每天 1 次连续 3 天为 1 个疗程，间隔期 5 ～ 30 天，间隔期和冲击后需给予泼尼松每天 0. 5 ～ 1mg/kg。冲击疗法只能解决急性期的症状，疗效不能持久，必须与其他免疫抑制药冲击疗法配合使用。

历年考点串讲

NSAID 类药物必考，考点在药物的不良反应，新增在类风湿关节炎治疗的应用。

常考的细节有：

1．芬必得或双氯芬酸的用法与不良反应。

2．选择性 COX-2 抑制剂塞来昔布的特点。

3．激素在 RA 治疗的利与弊。

第十六节　病毒性疾病的药物治疗

一、病毒性肝炎

1．**病毒性肝炎的病因及分型**　病毒性肝炎是由肝炎病毒引起的，以肝脏炎症和坏死病变为主的感染性疾病，是法定乙类传染病。目前分为甲、乙、丙、丁、戊五种肝炎病毒。此外，临床上约有10%的病毒性肝炎的病因尚未确定。甲型和戊型肝炎，通过粪口途径传播，起病急、病程短、能够自愈，不会转变为慢性肝炎。乙型、丙型和丁型肝炎主要通过输血、血制品、注射和母婴间传染，起病时症状不明显，可转化为慢性肝炎。

2. 慢性乙型肝炎的抗病毒治疗药物选择　慢性乙肝表面抗原阳性，若HBV-DNA检查阳性，需要启动抗病毒活疗。根据“慢性乙型肝炎防治指南”，对于e– Ag（+）者，干扰素治疗6个月，如有效延长至1年或更长；核苷类似物用至少1年，有效则继续应用至e-Ag转阴，e-Ab转阴后，再用1年。对于e-Ag（一）者的疗程，干扰素至少1年，核苷类似物也至少1年，同时HBV-DNA转阴，至少1.5年后可考虑停药。只要有病毒复制，就应当应用核苷类似物，时间越长越好。

（1）核苷类似物

①药物：拉米夫定、阿德福韦，恩替卡韦等。

②特点：口服，对病毒抑制较强，一般不良反应较少。但是，病毒清除能力较差，疗程长，甚至终身。

（2）干扰素

①药物主要有α及β 2种。国内常用的主要是α，常用的有α-1b，α-2a，α-2h，疗效接近。

②特点：既有抗病毒作用，又有免疫调节作用。疗效相对巩固，但是，不良反应大，需注射，禁忌证较多。

3. 丙型肝炎的抗病毒治疗　目前唯一有效的抗病毒治疗是干扰素＋利巴韦林，其中以长效干扰素＋利巴韦林疗效更好。常规剂量无效者，可加大干扰素或利巴韦林的剂量。

二、艾滋病

1. 病因　艾滋病（AIDs）是人类因为感染人类免疫缺陷病毒（HIV）后导致免疫缺陷。感染者和艾滋病患者是本病的唯一传染源。通过血液、精液、阴道分泌物、乳汁传播。一般的日常生活接触不会传播HIV。

2. AIDs的抗HIV治疗药物选择

（1）首选药物：齐多夫定、拉米夫定、司他夫定、奈韦拉平、依非韦仑，空腹，睡前服用较好。

（2）次选药物：阿巴卡韦、替诺福韦、洛匹那韦/利托那韦（克力芝），印地那韦和去羟肌苷（咀嚼片或散剂）要求餐前1小时或餐后2小时服用。

（3）联合用药：要求3种药联合使用。一线方案：齐多夫定或司他夫定＋拉米夫定＋奈韦拉平；对奈韦拉平不能耐受或禁忌的患者选用：齐多夫定或司他夫定＋拉米夫定＋依非韦仑。

三、带状疱疹

带状疱疹是由水痘-带状疱疹病毒感染引起的一种以沿周围神经分布的群集疱疹和神经痛为特征的病毒性皮肤病。本病的病原体与水痘病毒一致，属DNA疱疹病毒，具有亲神经和皮肤的特性。

1. 治疗机制　带状疱疹的治疗主要是对症镇痛和对因抗病毒治疗，辅助神经营养和加强免疫，皮肤局部注意预防感染。

2. 带状疱疹神经痛的治疗药物选择　首选NSAIDs抗炎镇痛药：对乙酰氨基酚、布洛芬、双氯芬酸、吲哚美辛、洛索洛芬等。通过抑制前列腺素PG的合成，降低机体对缓激肽等致痛物质的敏感性，从而发挥镇痛和抗炎作用。在镇痛效果不理想时，联合卡马西平或加巴喷丁等，卡马西平镇痛的机制是阻滞Na^+通道，抑制疼痛引起的神经元放电，从而减轻疼痛。严重的可行普鲁卡因局部封闭。

3. 急性带状疱疹治疗药物选择

（1）抗病毒：病毒感染有自限性，但是在带状疱疹感染的急性期，应采用抗病毒治疗。阿昔洛韦为嘌呤核苷类抗病毒药，对疱疹病毒作用比阿糖腺苷强 160 倍。作用机制是：阿昔洛韦在感染细胞中生成三磷酸无环鸟苷，干扰病毒 DNA 多聚酶而抑制病毒的复制，对单纯疱疹病毒、水痘带状疱疹病毒、巨细胞病毒等具抑制作用。阿昔洛韦早期应用能减轻疼痛，减少新的皮损，减少内脏并发症。此外，伐昔洛韦、聚肌胞也用于抗病毒。

（2）免疫调节：转移因子、α- 干扰素、胸腺肽或丙种球蛋白等可改善免疫，以减轻症状，缩短病程。带状疱疹免疫球蛋白含高浓度中和抗体，疗效显著。

（3）感染局部：以干燥、清洁为主，如疱疹未破时可外涂阿昔洛韦软膏或炉甘石洗剂；若疱疹已破溃，可用 3% 硼酸液湿敷，新霉素软膏等外涂。

历年考点串讲

抗病毒药物的应用偶考，重点掌握带状疱疹的治疗。

常考的细节有：

1．核苷类抗乙肝病毒的治疗药物有哪些。

2．带状疱疹的镇痛治疗药物。

3．抗病毒治疗在带状疱疹急性期的意义。

第十七节　精神病的药物治疗

一、精神分裂症

1．发病机制及临床表现特点　精神分裂症是一种持续、慢性的具有思维、情感、行为分裂，精神活动与环境不协调特征的严重精神疾病。精神分裂症临床表现特点：基本的思考结构及认知发生碎裂，造成思考形式障碍并导致无法分辨内在及外在的经验。发病机制目前有 3 个假说。

（1）多巴胺假说：中枢多巴胺功能亢进，多巴胺受体阻断剂物可用于治疗精神分裂症的阳性体征。称为第一代治疗药物。

（2）5- 羟色胺假说：可能与 5- 羟色胺代谢障碍有关，5- 羟色胺受体拮抗剂能很好地控制精神分裂症。称为第二代药物。

（3）氨基酸类神经递质假说：谷氨酸是皮质神经元重要的兴奋性递质，中枢谷氨酸功能不足可能是精神分裂症的病因之一。

2．治疗原则及治疗药物选择　治疗原则：综合考虑临床症状特点、药物作用特点、药物不良反应、患者个体因素、经济因素等来选择合适的抗精神病药物。

（1）以兴奋、激惹为主要表现的患者，选用有镇静作用的一代药物如氟哌啶醇、氯丙嗪肌内注射或二代药物口服合并苯二氮䓬类药物注射。

（2）以幻觉、妄想等阳性症状为主要表现的患者，可选择一代药物：氯丙嗪、奋乃静、氟奋乃静、氟哌啶醇、三氟拉嗪等，二代药物如利培酮、奥氮平、氯氮平等，两类药物的疗效相当。

（3）伴有躁狂症状的精神分裂症患者，首选二代药物，也可选择一代药物如氟哌啶醇、氯丙嗪等，若治疗无效可合并使用碳酸锂、丙戊酸钠或卡马西平。

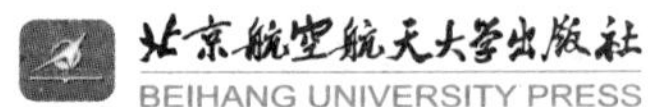

（4）伴有抑郁症状的精神分裂症患者，宜选用二代药物如利培酮、奥氮平、氯氮平或一代药物如舒必利、硫利达嗪，若单用抗精神病药物不能完全改善抑郁症状时可合并使用抗抑郁药物。

（5）以淡漠退缩、主动性缺乏等症状为主要表现的患者，首选二代药物，也可选择第一代药物如舒必利、氟奋乃静、三唑拉嗪等，二代疗效优于一代药物。

（6）以紧张症状群（木僵状态）为主的患者，首选舒必利，先注射治疗有效再继续口服舒必利或二代药物。

（7）精神分裂症复发患者，参考既往用药史，首选治疗反应最好的药物和有效剂量，若治疗无效再换用其他抗精神病药物。

二、焦虑症

病理性焦虑症是一种轻症的精神病，表现为无缘故的、没有明确对象和内容的焦急、紧张和恐惧，目前认为与遗传、神经生理学、精神动力学和社会等方面因素有关。治疗药物机制与选择：

抗焦虑药物治疗目标是减轻或消除患者的恐惧、紧张、忧虑及伴随等症状。主要包括苯二氮䓬类、阿扎哌隆类、具有抗焦虑作用的抗抑郁药、具有抗焦虑作用的非典型抗精神病药。

1．苯二氮䓬类的主要药理作用是镇静催眠、抗惊厥、抗焦虑、中枢性肌松作用，作用机制是通过与中枢神经系统苯二氮䓬受体结合，从而增强中枢 GABA 能神经的功能。选药原则为：

（1）苯二氮䓬类从小剂量开始用药，逐渐增加至焦虑得到良好控制为止。

（2）缓慢减量停药，过程不应短于 2 周，以免出现停药综合征。

（3）苯二氮䓬类易产生耐受性和依赖性，且各药物之间有交叉耐受性和依赖性，宜短期或间断性用药。

2．阿扎哌隆类药物的代表药是丁螺环酮，具有与苯二氮䓬类相似的抗焦虑作用，其抗焦虑作用是通过影响突触前膜和突触后膜的 5-HT 受体从而使 5-HT 受体功能降低而产生的。

丁螺环酮用于广泛性焦虑障碍，同时能缓解抑郁症状。特点：

（1）起效较慢，6 周以上才能决定是否有效，故治疗初期一般联用苯二氮䓬类药物。

（2）无耐受性、依赖性和戒断症状，不引起记忆障碍，不影响精神运动功能。

（3）对惊恐障碍无效。

（4）老年人、儿童用药较安全。严重肝肾疾病、青光眼、重症肌无力、孕妇禁用。

3．抗抑郁药物与苯二氮䓬类有相似的抗焦虑作用。对精神性焦虑和躯体性焦虑均有较好疗效，且无依赖性。对于伴抑郁症状者首选。本类药物要 1 ～ 2 周起效，在治疗初期宜联合苯二氮䓬类药物。

三、情感性精神障碍

情感性精神障碍是指：各种原因引起的显著而持久的心境或情感改变的一组疾病。临床主要表现为：情感高涨或低落，并伴有相应的认知和行为改变，精神病性症状，如幻觉、妄想等。发作症状可表现为抑郁发作或躁狂发作，或两者交替，交替发作者称为双相情感障碍，仅有抑郁发作或躁狂发作称为单相情感障碍。

抗抑郁药物为情感性精神障碍的主要治疗药物。按化学结构可分为三环类、四环类和其他类抗抑郁药；按作用机制可分为 5-HT 和 NA 再摄取抑制剂（选择与非选择性）以及单胺氧化酶抑制剂。抗抑郁药物能有效缓解抑郁心境及伴随的焦虑、紧张和躯体症状。作用机制是通过不同的途径增强中枢 5-HT 能神经和（或）NA 能神经的功能。

1．伴有精神病症状者可优先选用阿莫沙平，不宜使用安非他酮，在抗抑郁药的基础上联合舒必利、

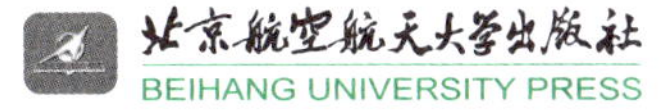

利培酮、奥氮平等抗精神病药。

2. 伴有明显精神运动性迟滞者，选用丙米嗪。

3. 伴有明显激越者优先选用有镇静作用的抗抑郁药，如帕罗西汀、氟伏沙明、米塔扎平、曲唑酮、文拉法辛、阿米替林、氯米帕明。

4. 伴有明显失眠和焦虑症状者宜选用三环类抗抑郁药，也可联合苯二氮䓬类。

5. 伴有强迫症状者可优先选用 5-HT 再摄取抑制剂和氯米帕明。

6. 非典型抑郁者可选用选择性 5-HT 再摄取抑制剂以及单胺氧化酶抑制剂。

7. 既往治疗复发患者的处置原则为治疗有效、因减量或停药而复发者，用原药大多有效；足量足疗程应用仍无效、充分的维持治疗仍不能阻止复发者，应更换药物。

历年考点串讲

精神分裂症、焦虑症、抗抑郁药历年偶考。

常考的细节有：

1. 各种苯二氮䓬类药物在各种疾病中的治疗作用。
2. 抗抑郁药的分类及作用机制。
3. 各种类型的精神分裂症药物的选择。

第十八节　药物（毒物）中毒和急救药物应用

一、镇静药、催眠药、阿片类及其他常用药物中毒

1. 巴比妥类镇静催眠药　巴比妥类镇静催眠药主要有苯巴比妥、异戊巴比妥、司可巴比妥。

（1）急性中毒症状：中枢神经系统症状有头痛、嗜睡、语言迟钝、动作不协调；重度中毒表现为先兴奋谵妄、幻觉、惊厥，后抑制角膜、咽、腱反射均消失、昏迷逐渐加深；呼吸抑制、血压下降，终致休克。

（2）救治措施

①吸氧、呼吸机支持治疗。

②洗胃：一般可用 1∶5000 高锰酸钾溶液。

③碱化尿液、利尿加速毒物排泄。用 5% 碳酸氢钠液静脉滴注、20% 甘露醇快速静脉滴注。

④深昏迷时可酌用中枢兴奋药：贝美格、尼可刹米、洛贝林等，应用中注意防止惊厥和心律失常。给予输液支持血液循环。

2. 苯二氮䓬类镇静催眠药　常用的有地西泮、硝西泮、氯硝西泮、氟西泮、三唑仑等。

（1）急性中毒症状：乏力、口干、嗜睡、头痛、眩晕、反应迟钝、运动失调、精神错乱等。严重中毒时，可出现昏迷、血压降低、呼吸抑制、心动缓慢和晕厥。

（2）救治措施

①催吐、洗胃、硫酸钠导泻，以排出药物。

②血压下降时，用升压药如去甲肾上腺素、间羟胺等，也可用哌甲酯和安钠咖。

③给氧、呼吸机支持治疗。呼吸抑制时酌用呼吸中枢兴奋药如尼可刹米、二甲弗林（回苏灵）等。

④特异性治疗药物为氟马西尼（本品也是特异性诊断药物）。

⑤阿普唑仑与其他苯二氮䓬类药物混合中毒时可引起死亡。另外，阿普唑仑和酒精混合中毒也可引起死亡。

3. 醛类镇静催眠药　以水合氯醛为例，口服 4 ～ 5g 可引起急性中毒，致死量为 10g 左右。

（1）急性中毒症状：大剂量时可发生胃肠道刺激症状。急性中毒症状与巴比妥类相似（昏迷、呼吸抑制、血压下降等），致死原因多为中枢衰竭和呼吸麻痹。

（2）中毒解救

①可用温茶水或 1 ∶ 2000 高锰酸钾溶液洗胃；由直肠给药发生中毒时，应立即洗肠。

②硫酸钠导泻。

③静滴 10% 葡萄糖注射液促进排泄。血压下降可静脉滴注去甲肾上腺素或美芬丁胺。静脉注射毒毛花苷 K，可以解除水合氯醛对心脏的抑制。禁用肾上腺素。

④保肝治疗可用葡萄糖、维生素 C、葡醛内酯等，神志清醒后用高糖、高蛋白饮食。

⑤对症治疗，包括保温、吸氧，治疗心力衰竭、呼吸衰竭和休克等。

4. 其他类镇静催眠药　此类镇静催眠药包括：氨基甲酸酯类，甲丙氨酯（安宁）；哌啶酮类，格鲁米特（导眠能）；溴化物，溴化钠、溴化钾等。

（1）甲丙氨酯（安宁、氨甲丙二酯、安乐神、眠尔通）

①急性中毒症状：超剂量中毒，可发生昏迷、反射消失、血压降低、瞳孔先缩小后扩大、呼吸麻痹、呼吸有鼾声且节律慢，渐至停止，亦可发生心律失常和循环衰竭，如不及时抢救，可危及生命。

②中毒解救：

a．洗胃，并用硫酸钠导泻。

b．静脉滴注 10% 葡萄糖注射液以促进排泄，注意调节水电解质平衡。

c．较重的中枢神经抑制症状，可用哌甲酯。

d．有心脏及周围循环衰竭情况，可用安钠咖、麻黄碱等。严重血压下降时，静滴去甲肾上腺素或间羟胺（阿拉明）等。

e．有呼吸抑制，给氧，呼吸机辅助，可注射呼吸中枢兴奋药。

（2）溴化物

①急性中毒症状

a．恶心、呕吐、口有腐臭味、舌苔增厚、便秘；

b．神经系统症状为感觉迟钝、精神萎靡、记忆减退、失眠、眩晕、意识障碍等。

c．神经乳头水肿，视物模糊、畏光，色视觉紊乱，瞳孔不等大、对光反射消失，偶有眼球突出。

d．中毒严重时还可发生昏迷、休克以及呼吸抑制等。

②中毒解救

a．高渗盐水催吐，用等渗盐水洗胃，硫酸钠导泻。

b．应用氯化钠可以加速溴离子的排泄，口服或静滴，同时应用利尿药。

c．其他对症治疗如呼吸抑制时，应用中枢兴奋药，给氧，必要时人工呼吸。

5. 阿片类中毒

（1）中毒表现

①昏迷、针尖样瞳孔和呼吸的极度抑制，为吗啡中毒的三联症状。

②一般中毒症状为头痛、头晕、恶心、呕吐、兴奋或抑郁、呼气中有阿片味，肌张力先增强而后弛缓、幻想、失去时间和空间感，或有便秘、尿潴留及血糖增高等。

③摄入剂量过大时，先出现呼吸浅慢、肺水肿、发绀、迅速进入昏迷休克状态；偶有发生蛛网膜下腔出血及过高热等。

④急性吗啡中毒后，在 6 ～ 12 小时内多死于呼吸麻痹；超过 12 小时后，往往是呼吸道感染而死于肺炎；超过 48 小时者预后较好。故应争取时间迅速治疗。

⑤慢性中毒（即阿片瘾或吗啡瘾），有食欲缺乏、便秘、消瘦、贫血、早衰、阳痿等，有戒断症状甚至虚脱或意识丧失。

⑥美沙酮超剂量用药，可出现头晕、嗜睡、惊厥、呼吸表浅、频繁的阵发性抽搐、皮肤湿冷、四肢厥冷、瞳孔缩小、心率减慢，甚至神志昏迷和死亡。

⑦大剂量和快速静脉注射芬太尼，可出现颈、胸、腹壁等骨骼肌僵直，顺应性降低，并影响通气功能。偶尔出现心率减慢、血压下降、瞳孔极度缩小等。

⑧哌替啶中毒可出现过量出汗、兴奋、瞳孔散大、定向障碍、幻觉、嗅觉迟钝、运动失调、震颤等阿托品样中毒症状。严重中毒可有呼吸障碍，深度昏迷、休克、呼吸抑制等。

（2）中毒解救

①1 ：2000 高锰酸钾溶液洗胃，以 50% 硫酸镁溶液 60ml 导泻，禁用阿扑吗啡催吐，以免加重中毒。

②静滴葡萄糖氯化钠注射液，促进排泄，防止脱水，注意保温。

③吸氧，有呼吸抑制时，呼吸机支持，交替给予尼可刹米（可拉明）等呼吸兴奋剂。防止吸入性肺炎，可给予抗感染药物。

④及早应用纳洛酮和纳洛芬，特异性拮抗剂。

⑤救治期间，禁用中枢兴奋剂（士的宁等），可与吗啡类的中枢神经的兴奋作用相加而诱发惊厥。

⑥在美沙酮中毒解救的恢复过程中可能发生下肢运动障碍、瘫痪，失明，可用维生素 B_6、维生素 B_{12}、烟酸及静脉滴注能量合剂。

⑦对芬太尼造成的肌肉僵直，可用肌松药和吗啡拮抗剂如纳洛酮、纳洛芬等对抗；对心动过缓者可用阿托品治疗。

二、有机磷、香豆素类杀鼠药、氟乙酰胺、氰化物、磷化锌以及各种重金属中毒时的解毒药和拮抗剂

1. 有机磷中毒与解救　有机磷以农药为主，可分为高、中、低毒性 3 类。

（1）中毒表现：有机磷农药急性中毒有一定的潜伏期，经消化道中毒者，其潜伏期约半小时，皮肤接触者潜伏期 8 ～ 12 小时，呼吸道吸入者在 1 ～ 2 小时。表现为毒蕈碱样、烟碱样及中枢神经系统症状三大症候群。

①毒蕈碱样症状：食欲缺乏、恶心、呕吐、腹痛、腹泻、瞳孔缩小、视物模糊、多汗、流涎、支气管痉挛、呼吸道分泌物增多、呼吸困难、发绀等。

②烟碱样症状：肌肉震颤、抽搐、肌无力、心跳加速、血压升高等。

③中枢神经系统症状：眩晕、头痛、倦乏无力、烦躁不安、发热、失眠、震颤、精神恍惚、言语不清、惊厥、昏迷等。

（2）治疗原则和药物选择

①脱离中毒环境，用肥皂水或碳酸氢钠溶液反复清洗被污染部位。

②洗胃，用 20% 碳酸氢钠（敌百虫中毒者忌用）或 1 ：5000 高锰酸钾溶液（硫磷中毒者忌用）反复洗胃，硫酸镁导泻。

③应用解毒剂。

a. 阿托品 1 ～ 2mg（严重中毒时可加大 5 ～ 10 倍），每 15 ～ 20 分钟重复 1 次，直到青紫消失后改维持量，有时需用药 2 ～ 3 日。宜多指标综合评估“阿托品化”以免延误抢救时机，在阿托品化的同时要警惕阿托品过量中毒。

b. 胆碱酯酶复活剂：解磷定和氯磷定，特异性解毒剂。不宜联合使用以免加重毒性；慢性中毒以及中毒超过 3 天，胆碱酯酶已老化，效果不理想；用量过大、注射过快或未经稀释直接注射，均可引起中毒。

④危重患者可输血或换血，以补充胆碱酯酶。

⑤对症治疗。维持呼吸功能，防治脑水肿、心搏骤停及感染。

2. 香豆素类杀鼠药中毒与解救

（1）中毒表现：恶心、呕吐、食欲缺乏及精神不振等。继而出现鼻出血、齿龈出血、咯血、便血、尿血等出血现象。并可有关节疼痛、腹痛等。皮肤紫癜的特点为斑丘疹及疱疹状，圆形及多形性红斑，极易与血友病混淆。

（2）治疗原则与药物选择

①口服中毒者，应及早催吐、洗胃和导泻。注意洗胃禁用碳酸氢钠溶液。

②特效解毒剂：静脉滴注维生素 K_1。严重出血时每天总量可用至 300mg。维生素 K_3 与维生素 K_4 无效。

（3）其他措施：大剂量维生素 C 可降低血管的通透性，促进止血，出血严重者可输新鲜全血治疗。

3. 有机氟中毒与解救

（1）中毒表现：可出现中枢神经系统障碍和心血管系统障碍为主的两大症候群。前者称神经型，后者称心脏型。中毒潜伏期较短（30 ～ 120 分钟）。口服者有明显的上腹灼痛、恶心、呕吐、口渴、头痛、心跳加快；重者可出现烦躁不安、全身强直性或间歇性痉挛、抽搐，继而出现呼吸抑制、血压降低、昏迷、大小便失禁、瞳孔缩小、发绀等。严重者多死于心力衰竭。

（2）治疗原则与药物选择

①口服者用 1 ∶ 5000 高锰酸钾溶液或 0.5% ～ 2% 氯化钙溶液洗胃，忌用碳酸氢钠。口服氢氧化铝凝胶或蛋清保护消化道黏膜。

②使用特殊解毒剂：乙酰胺（解氟灵）肌内注射，一般连续注射 5 ～ 7 天，危重病例一次可给予 5 ～ 10g。乙酰胺剂量过大时可出现血尿，宜减量并加用肾上腺皮质激素。

③对症治疗

a. 有抽搐、惊厥患者可给予镇静药或冬眠疗法。

b. 呼吸抑制患者给予呼吸兴奋剂。

c. 腹痛者可给予阿托品。

d. 有频繁室性期前收缩或心室颤动时，可给予普鲁卡因胺或利多卡因，同时给予心脏保护剂，有心脏损害者禁用钙剂。

4. 氰化物中毒与解救

（1）中毒症状：出现流涎、恶心、呕吐、腹痛、腹泻、头晕、乏力、嗜睡、气急、心悸等症状。重症者可有呼吸困难、意识丧失、血压下降、心动过缓、阵发性抽搐、昏迷、呼吸中枢麻痹而死亡。

（2）救治原则及药物选择

①催吐、洗胃：用硫代硫酸钠溶液洗胃，或口服硫酸亚铁溶液，形成亚铁氰化物以解毒。

②特效解毒药：包括亚硝酸异戊酯、亚甲蓝或亚硝酸钠、硫代硫酸钠以及钴化物等。

a. 亚硝酸异戊酯、亚甲蓝或亚硝酸钠：可将血红蛋白迅速氧化成为能与氰化物结合的变性高铁血红蛋白，夺取与细胞色素氧化酶中高铁离子结合的氰离子，从而恢复细胞色素氧化酶的活性。但此结合并不牢固，不久即可释放出氰离子，必须随即注射硫代硫酸钠，使氰化物变为毒性相对较低的硫氰化物，排出体外。所以它们必须与硫代硫酸钠交替使用。亚硝酸钠的解毒作用强于亚甲蓝。

b. 硫代硫酸钠：能和体内游离的氰离子或与高铁血红蛋白结合的氰离子结合，形成无毒硫氰酸盐由尿排出。

c．钴化物：如依地酸二钴、氯钴胺及羟钴胺，可与体内氰离子结合成毒性较低或无毒物排出体外。但作用不及硫代硫酸钠强。

③紧急静脉注射 25% ～ 50% 葡萄糖溶液 100 ～ 200ml，因葡萄糖可与氢氰酸结合成无毒的腈类。

④抽搐者予以地西泮、苯巴比妥、苯妥英钠及水合氯醛等药治疗。

⑤呼吸困难者吸氧及呼吸兴奋剂，或者呼吸机辅助呼吸。

⑥恢复期可使用大剂量的维生素 C，使产生的高铁血红蛋白还原为血红蛋白，亦可使用细胞色素 C。

5．磷化锌、磷化铝、磷化钙等磷化物中毒与解救

（1）中毒表现：磷化锌中毒后，潜伏期约 24 小时。轻度中毒以消化道症状多见，有恶心、呕吐、腹痛、腹泻及头痛、乏力、胸闷、咳嗽等。严重者可出现意识障碍、抽搐、呼吸困难，甚至昏迷、惊厥、肺水肿、呼吸衰竭、心肌及肝损伤。

（2）中毒解救：口服中毒者，立即用 1% 硫酸铜溶液催吐。禁用阿朴吗啡。然后再用 0.5% 硫酸铜溶液或 1 ∶ 2000 高锰酸钾溶液洗胃，直至洗胃液无蒜味为止。洗胃后口服硫酸钠（忌用硫酸镁）30g 导泻。禁用油类泻剂，也不宜用蛋清、牛奶、动植物油类。呼吸困难时给氧，并给氨茶碱。禁用胆碱酯酶复活剂。

6．重金属中毒与解救　是指原子质量＞ 65 的重金属元素或其化合物引起的中毒，常见的有：砷、镉、铬、铜、汞、锰、镍、铅、锌等。重金属能使蛋白质的结构发生不可逆的改变，从而影响组织细胞功能，一般使用金属螯合剂解救。

（1）二巯丙醇（BAL）：用于砷、汞、金、铋及酒石酸锑钾中毒。可有恶心、呕吐、头痛、心跳加快。肝、肾功能减退者慎用。

（2）二巯丁二钠（二巯琥珀酸钠）：用于锑、铅、汞、砷的中毒治疗，并预防镉、钴、镍的中毒。头痛、恶心、四肢酸痛等，数小时后自行消失。此药放置后，如出现浑浊不可再用。

（3）依地酸钙钠（解铅乐、EDTA Na-Ca）：用于铅、锰、铜、镉等中毒，尤以铅中毒疗效好，也可用于镭、钚、铀、钍中毒的治疗。可有短暂的头晕、恶心、腹痛，用药期间应作尿常规检查，如有异常应停药，肾病患者禁用。与 BAL 伍用可增效。

（4）青霉胺（D- 盐酸青霉胺）：用于铜、汞、铅中毒的解毒，治疗肝豆状核变性病。偶见头痛、咽痛、乏力、恶心、腹痛。对骨髓有抑制作用。青霉素过敏者禁用。

（5）硫代硫酸钠（次亚硫酸钠）：用于氰化物中毒，也用于砷、汞、铅中毒等。有头晕、乏力等反应。一般用 0.9% 氯化钠注射液稀释成 5% ～ 10% 溶液后静脉滴注。

（6）谷胱甘肽　主要用于重金属、丙烯腈、氟化物、一氧化碳等中毒。本品不得与维生素 B_{12}、维生素 K_3、泛酸钙、抗组胺药、磺胺药、四环素类制剂合用。

三、一般救治措施

1．催吐药、泻药的选择应用　经消化道吸收中毒对神志清醒的患者，只要胃内尚有毒物，均应采取催吐、洗胃的方法以清除胃内毒物。

（1）催吐

①对昏迷状态患者应禁止催吐。

②中毒引起抽搐、惊厥未被控制之前不宜催吐。

③患有食管静脉曲张、主动脉瘤、胃溃疡出血、严重心脏病等患者不宜催吐。

④孕妇慎用。

⑤预防吸入气管发生窒息或引起肺炎。

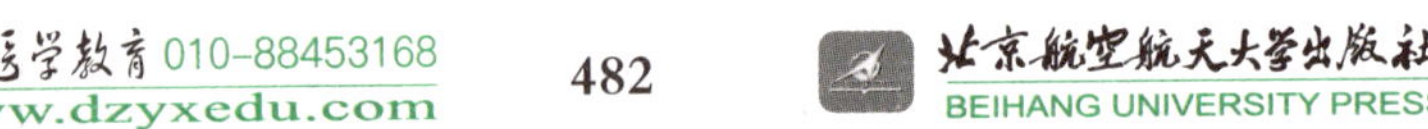

（2）洗胃

①毒物进入体内 4 ～ 6 小时之内应洗胃，超过 4 ～ 6 小时胃已排空，如果服毒量很大或所服毒物存在胃 - 血 - 胃循环，尽管超过 6 小时，仍有洗胃的指征。

②惊厥未被控制之前禁止洗胃。

③每次灌入洗胃液为 300 ～ 400ml，过多则易将毒物驱入肠中。

④强腐蚀剂中毒患者禁止洗胃，因可能引起食管及胃穿孔。

⑤洗胃时要注意减少注入液体压力，防止胃穿孔。

⑥挥发性烃类化合物（如汽油）不宜洗胃，因胃反流后可引起类脂质性肺炎。

⑦应将胃内容物抽出做毒物分析鉴定。

常用洗胃液的作用及注意事项见表 4-2-4。

表 4-2-4　常用洗胃液的作用及注意事项

洗胃液	作用与用途	注意事项
1 ： 5000 ～ 1 ： 2000 高锰酸钾溶液	为氧化剂，可破坏生物碱及有机物，常用于巴比妥类、阿片类、士的宁、烟碱、奎宁、毒扁豆碱及砷化物、氰化物、无机磷等药物中毒	①有很强的刺激性、未溶解的颗粒不得与胃黏膜或其他组织接触。② 1605，1059，3911，乐果等中毒时禁用
药用炭 2 份，鞣酸、氧化镁各 1 份的混合物 5g 加温水 500ml	可吸附、沉淀或中和中毒药物，用于各种口服药物或毒物中毒，如士的宁、奎宁、洋地黄、水杨酸及铅、银、铜、锌等中毒	用本剂内服或洗胃，也应用清水洗去，不应留置胃内
3% 过氧化氢溶液 10ml，加入 100ml 水中	为强氧化剂，可氧化中毒药物，常用于阿片类、士的宁、氰化物、高锰酸钾等药物中毒	对黏膜有刺激作用并易产生气体
1% ～ 2% 氯化钠溶液或生理盐水	常用于中毒药物不明的急性中毒，砷化物、硝酸银等药物中毒可用生理盐水	应避免使用热溶液以防血管扩张，促进中毒药物吸收
3% ～ 5% 鞣酸溶液	可使大部分有机及无机化合物沉淀，如阿扑吗啡、士的宁、生物碱、洋地黄及铅、铝等重金属	可用浓茶代替，不易在胃内滞留

（3）导泻与洗肠：多数毒物经小肠及大肠吸收后引起肠道刺激症状，导泻及洗肠，使进入肠道的毒物尽可能迅速排出，以减少毒物在肠道的吸收。

①导泻一般用硫酸钠或硫酸镁高渗液内服导泻。注意事项：

a. 若毒物引起的严重腹泻，不能用导泻法。

b. 腐蚀性毒物中毒或极度衰弱者禁用导泻法。

c. 镇静药与催眠药中毒时，避免使用硫酸镁导泻。

②洗肠一般用 1% 微温盐水，1% 肥皂水或清水，或将药用炭加于洗肠液中，以加速毒物吸附后排出。

2. 毒物吸附及阻滞吸收

（1）吸入性中毒应尽快使患者脱离中毒环境，呼吸新鲜空气，必要时给予氧气吸入、进行人工呼吸。

（2）经皮肤和黏膜吸收中毒

①除去污染的衣物，清除皮肤、黏膜上的毒物，并用适当的中和液或解毒液冲洗。

②对由伤口进入或其他原因进入局部的药物中毒，要用止血带结扎，尽量减少毒物吸收，必要时行局部引流排毒。

③眼内污染毒物时，立即用清水冲洗至少 5 分钟，并滴入相应的中和剂；对固体的腐蚀性毒物颗粒，要用器械的方法取出结膜和角膜异物。

常见皮肤化学性灼伤的急救处理见表 4-2-5。

表 4-2-5　常见皮肤化学性灼伤的急救处理

化学物质名称	局部的急救处理
硫酸、硝酸、盐酸、三氯醋酸等	立即用 5% 碳酸氢钠溶液冲洗后，再用清水冲洗，然后以氧化镁：甘油（1：2）糊剂外涂
氢氧化钠（钾）、氨、碳酸钠（钾）等	用 2% 醋酸或 4% 硼酸溶液冲洗，再用清水冲洗，然后以 3% 硼酸溶液湿敷或 5% ～ 10% 硼酸软膏外涂
氢氟酸	以饱和氢氧化钙溶液冲洗，如为肢体，浸入该溶液中，如有水疱，切开水疱或抽出疱液，然后酌情涂上氧化镁甘油糊剂，灼烧部位行钙离子透入治疗，具有良好的止痛作用
苯酚	先以大量清水或肥皂水冲洗，继以 30% ～ 50% 乙醇擦洗，再以饱和硫酸钠溶液湿敷，24 小时内忌用油膏
黄磷	立即用清水冲洗，如为肢体，浸泡于流动清水中清除皮肤上的磷粒。继以 2% 硫酸铜溶液冲洗，再以 5% 碳酸氢钠溶液冲洗，最后以生理盐水湿敷，必要时转外科行扩创术，忌用含油敷料，如由五氧化磷、五氯化磷、五硫化磷等物灼伤，禁止直接用水冲洗，应先用消毒的布、纸、棉花等吸去毒物，再用水冲洗
铬酸	以 5% 硫代硫酸钠溶液冲洗，再以清水冲洗，然后涂 5% 硫代硫酸钠软膏或 3% 二巯丙醇软膏
溴	立即用清水冲洗，继以 30% ～ 50% 乙醇洗涤，再以 5% 碳酸氢钠溶液冲洗并湿敷
氧化钙（生石灰）	先用植物油清除皮肤上的石灰微粒，再以 2% 醋酸溶液洗涤
氟化钠	以 5% 氯化钙溶液清洗
氯乙烯	用大量的清水冲洗后以 5% 碳酸氢钠溶液冲洗或湿敷
氯化锌、硝酸银	用水冲洗、再以 5% 碳酸氢钠溶液洗涤
硫酸二甲酯	先以大量清水冲洗，再以 5% 碳酸氢钠溶液冲洗并湿敷
焦油、沥青	以棉花蘸二甲苯、松节油清除黏在皮肤上的焦油或沥青，然后涂上羊毛脂

3. 加速体内毒物排泄，减少吸收

（1）利尿：强化利尿加速毒物排泄，静脉补液后，给予利尿药。注意事项：

①对电解质平衡影响较大，避免发生电解质紊乱。

②肾衰竭者不宜采用强利尿药。

③考虑心脏负荷等情况。

（2）血液净化：毒物突然进入体内，在短时间内导致中毒患者心、肾等脏器功能受损，血液净化疗法可以迅速清除体内毒物，使重症中毒患者的预后大为改观。血液净化的方法主要有血液透析、腹膜透析、血液灌注、血液滤过和血浆置换等。

4．解毒药和拮抗剂的选择和应用及作用原理

（1）拮抗剂的分类

①物理性拮抗：药用炭等可吸附中毒物质，蛋白、牛乳可沉淀重金属，并对黏膜起保护润滑作用。

②化学性拮抗：如弱酸中和强碱，弱碱中和强酸，二巯丙醇夺取已与组织中酶系统结合的金属物等。

③生理性拮抗：能拮抗中毒物对机体生理功能的扰乱作用，例如，阿托品拮抗有机磷中毒、毛果芸香碱拮抗颠茄碱类中毒。

（2）特殊解毒剂介绍

①亚甲蓝（美蓝）

〖适应证〗用于氰化物中毒，小剂量可治疗高铁血红蛋白症（亚硝酸盐中毒等）

〖用法用量〗静脉注射，治疗氰化物中毒，每次 10mg/kg，治疗高铁血红蛋白血症，每次 1 ～ 2mg/kg，用 25% 葡萄糖注射液稀释后缓慢静脉注射。

〖不良反应与注意事项〗解救氰化物中毒时应与硫代硫酸钠交替使用，大剂量时可出现全身发蓝。

②硫代硫酸钠（次亚硫酸钠）

〖适应证〗主要用于氰化物中毒，也用于砷、汞、铅中毒等。

〖用法用量〗氰化物中毒：每次 12.5 ～ 25g，缓慢静脉注射。砷、汞、铅等中毒：每次 0.5 ～ 1.0g，静脉注射或肌内注射。解救氰化物中毒时应先给予其他作用快的药物，然后再用此药。

〖不良反应与注意事项〗有头晕、乏力等反应。一般用 0.9% 氯化钠注射液稀释成 5% ～ 10% 溶液后应用。

③碘解磷定（解磷定）

〖适应证〗用于有机磷中毒的解救。

〖用法用量〗轻度中毒：静脉注射 0.4g，必要时 2 小时后重复给药 1 次。中度中毒：静脉注射 0.8 ～ 1g，以后每小时给 0.4 ～ 0.8g。重度中毒：缓慢静脉注射 1.0 ～ 1.2g，30 分钟后如不显效，可重复给药，好转后逐步停药。

〖不良反应与注意事项〗头痛、胸闷、恶心、呕吐。用于重症解救时，可与阿托品合用。

④氯磷定

〖适应证〗用于有机磷中毒的解救。

〖用法用量〗轻度中毒：肌内注射 0.25 ～ 0.5g，必要时 2 小时后重复给药 1 次。中度中毒：肌内注射 0.5g ～ 0.75g。重度中毒：静脉注射 1g，用注射用水 20ml 稀释，其余解毒方法与解磷定同。

〖不良反应与注意事项〗与解磷定同，中、重度中毒必须合用阿托品注射液。

⑤双复磷

〖适应证〗用途同氯磷定。其特点是能通过血 - 脑屏障。

〖用法用量〗轻度中毒：肌内注射 0.125 ～ 0.5g。中度中毒：肌内注射或静脉注射 0.5g，2 ～ 3 小时后再注射 0.25g，必要时可重复 2 ～ 3 次。重度中毒：静脉注射 0.5 ～ 0.75g，2 小时后再注射 0.5g，以后酌情使用。

〖不良反应与注意事项〗注射过快可出现全身发热，口干、面部潮红，少数人有头胀、心律失常、口舌发麻，重症与阿托品合用。

⑥双解磷

〖适应证〗用途同双复磷。但其不能通过血 - 脑屏障。

〖用法用量〗轻度中毒：肌内注射 0.15g。中度中毒：肌内注射或静脉注射 0.3 ～ 0.45g，必要时可重复 2 ～ 3 次。重度中毒：静脉注射 0.3 ～ 0.75g，4 小时后再静脉注射 0.3g，以后酌情使用。

〖不良反应与注意事项〗可见阵发性抽搐、心律失常等反应。

⑦亚硝酸钠

〖适应证〗治疗氰化物中毒。

〖用法用量〗静脉注射，每次 3% 溶液 10 ～ 20ml（或 6 ～ 12mg/kg）。注射速度宜慢。

〖不良反应与注意事项〗给药量不宜过小，以免达不到迅速解毒的效果。

⑧盐酸烯丙吗啡（纳洛芬）

〖适应证〗主要用于吗啡、哌替啶急性中毒的解救。

〖用法用量〗皮下、肌内注射或静脉注射，每次 5 ～ 10mg，必要时隔 10 ～ 15 分钟可重复给药，但总药量不超过 40mg。

〖不良反应与注意事项〗可出现眩晕、嗜睡、出汗、感觉异常等反应。

⑨谷胱甘肽

〖适应证〗主要用于丙烯腈、氟化物、一氧化碳、重金属等中毒。

〖用法用量〗肌内注射或静脉注射，每次 50 ～ 100mg，每天 1 ～ 2 次。使用时，以所附的维生素 C 注射液溶解后注射。

〖不良反应与注意事项〗本品不得与维生素 B_{12}、维生素 K_3、泛酸钙、抗组胺药、磺胺药、四环素类制剂合用。

⑩乙酰胺（解氟灵）

〖适应证〗用于有机氟杀虫农药乙酰胺中毒。

〖用法用量〗肌内注射，每次 2.5 ～ 5g，每天 2 ～ 4 次。或每天 0.1 ～ 0.2g/kg，分为 2 ～ 4 次注射。一般连续给药 5 ～ 7 天。

〖不良反应与注意事项〗本品局部注射有疼痛。

⑪乙酰半胱氨酸

〖适应证〗对乙酰氨基酚过量。

〖用法用量〗口服，初始剂量 140mg/kg，70mg/kg 为后续量，4 小时 1 次，连续 17 次（共 68 小时）可达解救的负荷量。病情严重时可将药物溶于 5% 葡萄糖注射液 200ml 中静脉给药。

〖不良反应与注意事项〗可发生皮疹、瘙痒、恶心、呕吐、喘鸣、血管神经性水肿、心动过速、支气管哮喘、高血压、皮肤潮红和低血压；每天测定 ALT 及 AST、血胆红素和凝血时间，以监测肝功能。此解毒剂开始应用得越早越好，以减少肝损害，静脉注射与口服给药无显著差异。

⑫纳洛酮

〖适应证〗急性阿片类中毒（表现为中枢和呼吸抑制）及急性乙醇中毒。

〖用法用量〗肌内注射或静脉注射，每次 0.4 ～ 0.8mg。

〖不良反应与注意事项〗肺水肿、心室颤动。阿片成瘾者可出现急性戒断综合征，与其他兴奋剂合用可出现激动不安、高血压、室性心律失常。

⑬氟马西尼

〖适应证〗用于苯二氮䓬类药物过量或中毒。

〖用法用量〗静脉注射或静脉滴注，开始时静脉注射 0.3mg，60 秒内如果尚未清醒，再注射 0.3mg，直至清醒或总量达到 2mg 为止。如清醒后又困倦，则可静脉滴注每小时 0.1 ～ 0.4mg，滴速个体化，直至清醒为止。

〖不良反应与注意事项〗焦虑、头痛、眩晕、恶心、呕吐、震颤等，可能引起急性戒断状态；对本品过敏者、对苯二氮䓬类药物或乙醇曾经出现过戒断症状者、对苯二氮䓬类药物有身体依赖者、癫痫患者和颅内压较高者禁用。

（3）特殊解毒剂使用注意事项

①抓紧时机，使用时对毒物本身的毒副作用和解毒剂的局限性必须要有充分的认识，有机磷和氨基甲酸酯中毒时解毒药应尽快使用，但汞中毒用巯基类络合剂的治疗时机要恰当，过分积极反而可能加强汞对肾脏的毒性。

②注意剂量：不多不少使用解毒剂，既不能用量不足，也不能过量造成解毒剂中毒。

③适应证和禁忌证：了如指掌熟知解毒剂的适应证和禁忌证，根据不同情况掌握使用。

历年考点串讲

药物毒物中毒解救历年必考，特殊解毒拮抗剂常考，中毒解救一般处理偶考。

常考的细节有：

1. 重金属中毒的特殊解救药物。
2. 有机磷中毒解救药物与机制。
3. 阿片类中毒解救的特异性拮抗剂。
4. 氰化物中毒的解救方法。
5. 各种毒物中毒清洗、洗胃、灌肠、导泻所用的解毒药物。

第三章　专业进展

第一节　治疗药物评价

一、治疗药物的有效性评价原则

治疗药物的有效性评价一般是借助于药效学、药动学、药剂学方法及临床疗效方法给予评价的。

1. 药效学评价　药效学是研究药物对机体的作用及作用机制的科学。对一个药物的药效观察应进行多种动物模型或多种指标的实验，要与同类型的药物进行等剂量的疗效对比，药效学研究对阐明药物的作用机制至关重要。

2. 药动学评价　药动学是研究药物在体内的处置过程的动态变化规律的科学。为了定量研究药物体内过程的速度规律建立了一定的药动学模型，常用的有房室模型和生理药动学模型。建立模型有助于评价、比较药物和药物治疗的特点，有助于设计、制订、修饰个体化剂量方案。

3. 临床疗效评价　一般属于药物的Ⅱ期、Ⅲ期临床试验。Ⅱ期、Ⅲ期临床试验以观察药物的明确、客观疗效指标为目的。此外，还要观察药物使用后患者的症状变化及对疾病过程的感觉程度。

4. 药剂学评价　药物剂型及给药途径的研究对于评价药物的有效性至关重要，一个药物的剂型和给药途径是根据病情需要和药物理化性质来确定的。

二、治疗药物的安全性评价

1. 治疗药物安全性评价的重要性　从现代医药的发展史来看，药物治疗可能存在即发性或近期、远期不良反应的危害。由“反应停”事件就可以看出，药物不良反应的危害是多么的触目惊心。因此，世界各国对药物研究中的安全性试验和评价做了许多严格的规定和要求。

2. 治疗药物安全性评价的内容　药物的安全性评价是从实验室到临床，又从临床回到实验室的多次往复过程。在临床前实验研究阶段中，主要是在实验室应用实验动物进行药物的安全性评价；在临床实验阶段中是在临床上应用小样本的人体试验进行药物安全性评价；新药批准上市后评价阶段是在社会人群大样本的使用中考察药物对人体的安全性评价。

药物安全性评价分为上述 3 个阶段，每个阶段都有其特定的评价标准。新药临床前安全性评价有药品非临床安全性研究质量管理规范（GLP）的标准；新药的临床安全性研究则有药品临床研究质量管理规范（GCP）的标准。

三、治疗药物的药物经济学评价

药物经济学是运用经济学的原理和方法来研究药物，提高药物资源的优化配置，控制药品费用增长，促进临床合理用药，为药品的市场营销提供科学的依据，为政府制定药品政策提供决策依据。

1. 药物经济学评价的作用

（1）帮助临床医生和患者在取得相同治疗效果的情况下，得到更加经济的治疗方案。

（2）进行药物治疗与其他疗法的经济学评价，得出更经济、可行的治疗方法。

（3）可提高药物治疗合理性，减少药费开支，提高患者服药依从性和药物治疗效率等。

（4）对已有病例资料中的药物治疗结果做回顾性的评价与分析，得出不同的药物治疗方案对同类或同种疾病治疗产生的经济学效果，用于指导现行临床药物治疗方案的选择与实施。

（5）为制定政府药品报销目录、医院用药目录、临床药物治疗指南、政府制定药品政策等提供经济学依据。

2. 评价方法　常用的药物经济学评价方法主要有 4 种：最小成本分析、成本效益分析、成本效果分析和成本效用分析。

3. 药物经济学研究步骤

（1）明确研究的问题，确定药物经济学评价的角度。

（2）确定比较方案，选用恰当的药物经济学评价方法。

（3）治疗成本的估算，治疗结果的测量。

（4）确定贴现率和时间偏好。

（5）计算经济学评价指标。

（6）敏感性分析，做出合理结论与解释。

四、药物利用研究

1. 基本概念、分类、方法和应用

（1）基本概念：药物利用研究是对全社会的药物市场、供给、处方及其使用的研究，研究重点是药物利用所引起的医药的、社会的和经济的后果以及各种药物和非药物的因素对药物利用的影响。

药物利用研究的目的是力求实现用药的合理化。其研究范围甚广，涉及药剂学、药理学、药事管理学、社会人类学、行为学和经济学等诸多学科领域，关于药物滥用及其控制，也是药物利用研究的范畴。

（2）分类

①定量研究，是对某个国家、区域、地区或单位在不同水平上的药物利用的时态量化研究。

②定性研究，是对药物利用的质量、必要性和恰当性进行评价，从而提供一个可供对照的、明确的、超前决策性的技术规范。

（3）药物利用研究的方法

①药物的临床评价。

②处方用药剂量的衡量方法。

③医药市场信息分析。

④药物情报分析。

2. 药物利用的影响因素

（1）药物因素

①药剂学因素：与药物制备有关的药剂学诸因素，包括药物组成、药物剂型、生产环境和制备工艺、药物贮存、药物价格、药物质量等。

②给药方法与药物效应：药物利用除涉及治疗药物的选择外，还涉及给药途径、用法、用量、给药时间与间隔、疗程是否合适等各个方面。

③不良反应因素。

（2）非药物因素：影响药物利用的非药物因素包括社会经济发展水平、人口健康状况及疾病谱变化、国民健康意识、社会医疗体制和管理制度、国家医疗水平、医药市场以及患者的用药依从性等。

五、生命质量评价

生命质量是指一种用于评价人体健康水平的指标体系。治疗药物与生命质量的关系是对于患有某种疾病的患者使用相同治疗目的的不同品种药物后，其对不同治疗药物所获得的各自相应疗效的主观和客观的满意度。因此，治疗药物的生命质量评价方法不仅单纯考虑治疗药物对疾病本身的改变作用，而应同时强调或侧重患者对药物治疗结果的心理、生理和生活感觉的满意程度。

治疗药物生命质量评价的内容主要有：

1. 患者对药物治疗疾病效果的感觉如何。
2. 患者在药物治疗后自体功能状况如体力、活动能力、生活能力如何。
3. 患者在药物治疗后心理健康状况和生理健康状况如何。
4. 患者在药物治疗后的社会综合能力如何。

六、治疗药物品种的质量评价

药品品种质量因产地（国别）、生产工艺、生产技术、生产条件的差异造成品种质量的差异是客观存在的事实，在治疗药物的评价中，应着重强调如下几种关系。

1. 药品质量（效价）与疗效的关系。
2. 药品质量（生物利用度）与治疗方案的关系。
3. 药品质量（生产工艺）与制剂配伍依从性的关系。
4. 药品质量（杂质含量）与不良反应的关系。

历年考点串讲

本单元历年很少考。治疗药物的安全性评价的还应掌握，其他内容应了解。

可能考的细节有：

1. 药效学是研究药物对机体的作用及作用机制的科学。
2. 药动学是研究药物在体内的处置过程的动态变化规律的科学。
3. 药物的安全性评价是从实验室到临床，又从临床回到实验室的多次往复过程。
4. 新药临床前安全性评价有药品非临床安全性研究质量管理规范（GLP）的标准；新药的临床安全性研究则有药品临床研究质量管理规范（GCP）的标准。
5. 常用的药物经济学评价方法主要有4种：最小成本分析、成本效益分析、成本效果分析和成本效用分析。
6. 药物利用研究的重点是药物利用所引起的医药的、社会的和经济的后果以及各种药物和非药物的因素对药物利用的影响。
7. 影响药物利用的药物因素有药剂学因素、不良反应因素、给药方法与药物效应等方面的因素。
8. 生命质量是指人们对于个人生活的满意程度及对个人健康状况的自我感觉。
9. 治疗药物的生命质量评价方法不仅单纯考虑治疗药物对疾病本身的改变作用，而应同时强调或侧重患者对药物治疗结果的心理、生理和生活感觉的满意程度。

第二节　时辰药理学及其临床应用

一、时辰药理学含义

时辰药理学又称时间药理学，主要研究药物效应、药动学和不良反应与生物节律性的关系。同一种药物同等剂量因给药时间不同，作用可能不一样，时辰药理学就是研究最佳给药时间，以期获得最佳疗效而毒副作用最小。

二、机体节律性的影响

1. 机体节律性对药动学的影响　时间药动学是研究药物在体内的吸收、分布、代谢、排泄过程中的时辰节律性。

（1）药物吸收的时间性差异。研究表明，人体对多数脂溶性药物以早晨服用较傍晚服用吸收快。例如硝酸异山梨醇酯早晨给药其达峰时间显著短于傍晚给药。

（2）药物分布的时间性差异。例如成年人口服地西泮 5mg，上午 7：00 给药血药浓度 1 小时后达最高峰值，下午 7：00 给药 4 小时后方能达到最高峰值。

（3）药物代谢的时间性差异。例如吲哚美辛在 3 个不同时间（下午 8：00，上午 8：00，夜间 12：00）服药，其代谢产物甲基吲哚美辛在下午 8：00 服后含量最高。

（4）药物排泄的时间性差异。肾小球滤过率、肾血流量、尿 pH 和肾小管重吸收等肾功能具昼夜节律性，例如水杨酸傍晚给药较早晨给药排泄快。

2. 机体节律性对药效学的影响

（1）时间药效学：药物对机体的作用呈时辰周期性节律，称为时间药效学。时间药效学的差异包括药物剂量 - 反应的昼夜节律，药物剂量 - 血药浓度的昼夜节律，药物浓度 - 反应的昼夜节律等，还有药物释放系统的时间药理学，都应在制订用药方案时加以考虑，从而达到药物安全有效。

（2）利用时辰药理学选择最佳服药时间：药物的时间治疗主要是根据药物作用的时间规律，结合患者的生理和病理过程的节律，选择最佳时间给药。药物的时间治疗对于指导临床合理用药、增强药物疗效、降低药物的毒性和不良反应有着极其重要的意义。

例如抗组胺药赛庚啶在上午 7：00 口服，下午 7：00 服药的效应发生较慢、较弱，但反应时间较长，晚间过早服药其抗组胺作用在次晨是很低的，所以赛庚啶在早晨给药是最合理的。而心脏患者对洋地黄的敏感性以早晨 4：00 为最高，此时给药可减少剂量但同样可达到应有的作用。

历年考点串讲

时辰药理学概述历年很少考，机体节律性的影响历年偶考，但本单元内容应全部掌握。

可能考的细节有：

1. 时辰药理学主要研究药物效应、药动学和不良反应与生物节律性的关系。

2. 时辰药理学研究最佳给药时间，以期获得最佳疗效而毒副作用最小。

3. 吲哚美辛在 3 个不同时间（下午 8：00，上午 8：00，夜间 12：00）服药，其代谢产物甲基吲哚美辛在下午 8：00 服后含量最高。

4. 人体对多数脂溶性药物以早晨服用较傍晚服用吸收快。

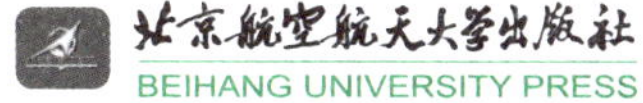

5．水杨酸傍晚给药较早晨给药排泄快。

6．心脏患者对洋地黄的敏感性以早晨 4：00 为最高，此时给药可减少剂量但同样可达到应有的作用。

第三节　药物基因组学

一、药物基因组学

药物基因组学是研究人类基因变异和药物反应的关系，利用基因组学信息解答不同个体对同一药物反应存在差异的原因。药物反应不仅与机体的生理状态、病理状态有关，还与机体的遗传特征即基因多态性有关。随着人类对自身基因的不断认识和医学的发展，药物基因组学在概念和实践中正在成为未来药物治疗学的重要组成部分。

二、基因多态性

基因多态性是指在一个生物群体中，呈不连续多峰曲线分布的一个或多个等位基因发生突变而产生的遗传变异。

药物的代谢过程分为Ⅰ相代谢反应（主要是细胞色素 P450）和Ⅱ相代谢反应（葡萄糖醛酸转移酶、谷胱甘肽 -S- 转移酶等），其中细胞色素 P450 酶系是一个超大家族，是参与药物、致癌物、类固醇、脂肪酸等的主要酶系，涉及药物代谢的包括 CYP1，CYP2，CYP3 等 9 个家族。其中以 CYP 酶系最大的家族 CYP2 为例：CYP2 代谢约 50% 的目前临床用药，CYP2C 是哺乳动物中最大的亚家族，具有遗传多态性和种族差异。

药物转运体是指存在于细胞膜上的蛋白质和多肽，主要作用是参与对内外源性的摄取和外排，在体内药物的吸收、分布、代谢及排泄过程中发挥着关键的作用。转运体在各组织器官中的不同分布以及其基因的多态性，导致某些药物在体内的吸收、分布、代谢和排泄过程中存在明显的个体差异。

三、在个体化给药中的应用

基因的多态性可能引起人群中个体出现药效学、药动学及不良反应发生率的差异。如果已知患者与用药相关的药物基因组信息，应该根据其变异基因的特点进行个体化给药，进行加量、减量或选用其他药物。

药物代谢酶的表型决定大多数药物代谢能力，基因多态性决定表型多态性，也同样决定药物代谢酶的活性而且呈显著的基因剂量效应关系。另外，药物的靶向作用也是个体化给药的因素之一。当药物的靶向作用非常明显时，若靶蛋白的基因发生突变，也可能会显著的降低药效；而有些药物只对突变的基因有疗效。例如吉非替尼只对约 10% 表皮生长因子（EGFR）突变过度表达的晚期非小细胞肺癌患者疗效显著。

以药物基因组学为基础的靶向治疗即医师对患者的遗传学状况进行分析后，从一开始就可以制定出最佳药物方案及药物剂量。可以说，根据药物基因组学来制定个体化用药，是科研人员和医师追求的用药目标。我过原卫生部 2007 年颁布的《医疗机构临床检验目录》首次将与临床个体化用药相关的基因检测纳入其中，个体化用药基因诊断将逐渐成为保障用药安全、节省医药开支的重要举措。

历年考点串讲

本单元内容历年很少考，其中基因组学基本概念和基因剂量效应掌握。

常考的细节有：

1. 基因的多态性可能引起人群中个体出现药效学、药动学及不良反应发生率的差异。
2. 基因多态性与药物剂量的关系。

第四节　群体药动学

1. 研究内容　群体药动学即药动学群体分析法。群体药动学是应用药动学基本原理结合统计学方法，研究某一群体药动学参数的分布特征，即群体典型患者的药动学参数和群体中存在的变异性。

2. 研究的意义　群体药动学在临床上可用于以下几个方面。

（1）优化个体化给药方案。

（2）治疗药物监测。

（3）特殊患者群体分析。

（4）生物利用度研究。

（5）药物相互作用研究。

（6）新药的临床评价。

历年考点串讲

群体药动学历年很少考，但还应掌握。

可能考的细节有：

1. 群体药动学是应用药动学基本原理结合统计学方法，研究某一群体药动学参数的分布特征，即群体典型患者的药动学参数和群体中存在的变异性。

2. 群体药动学在临床上可用于优化个体化给药方案、治疗药物监测、特殊患者群体分析、生物利用度研究、药物相互作用研究、新药的临床评价。

第五节　循证医学与药物治疗

一、循证医学的基本知识

1. 概念　循证医学是整合最佳研究证据、临床经验和患者价值观的一门学科，是 20 世纪 90 年代医药学信息领域的重大进展。其根据是，当今医学与药学信息浩如烟海、真伪混杂，人们在临床实践中必须去伪存真。

2. 循证医学研究的基本步骤与方法　循证医学实践概括起来有 5 个步骤：提出临床问题、寻找解决问题的证据、评价获得证据的质量、应用临床最佳证据并结合患者的价值观和意愿制订诊疗决策、总结和评价。

3. 循证医学在药物治疗决策中的应用 医务人员，包括临床药师或药师，应该通过系统收集文献，评价药物研究证据，货的药物疗效、安全性、经济性等资料，评估其在制订合理用药方案中的作用，并以此作为临床药物治疗的决策依据，常应用于制订合理用药方案、提供设计个体化给药方案的依据、提供评价药物不良反应的真实证据等。

二、荟萃分析与循证医学

1. 荟萃分析的概念和方法 荟萃分析，又称“Meta 分析”，定义为一种对不同研究结果进行收集、合并及统计分析的方法。这种方法逐渐发展成为一门新兴学科——“循证医学”的主要内容和研究手段。荟萃分析的主要目的是将以往的研究结果更为可观的综合反映出来。研究者并不进行原始的研究，而是将研究已获得的结果进行综合分析。荟萃分析的步骤包括计划阶段、寻找和选择临床试验、试验的质量、对试验进行描述和分析。

2. 循证医学的局限性 同任何学科一样，循证医学存在诸多局限。

（1）由于不同的临床试验设计的科学性和规模不一致，故所获证据的可靠性程度不尽相同。

（2）不同的临床试验中，入选和排除标准限于针对一些疾病的影响因素（如年龄、性别、种族、国家等)，不能盲目推广到所有患者，同时，不同的亚组之间不尽相同，应具体分析。

（3）即使良好的随机对照试验本身也有不足，如观察时间不够、非安慰剂对照、观察对象的局限性、效益易被低估，除死亡及重要心脑血管事件外，其他临床效益未被列入观察指标（如减少致残、防止疾病进展、生活质量的改善等)。

（4）目前临床试验仅仅解决了临床实践中大量问题的很小一部分，临床中许多疾病的治疗研究未被纳入荟萃分析，许多疾病的治疗研究尚无定论或互相矛盾，而且临床试验耗资巨大、时间长，因此，临床试验尚有很多灰区，即有不确定的问题存在。

（吴红卫 陈丽丽 赖 莎）

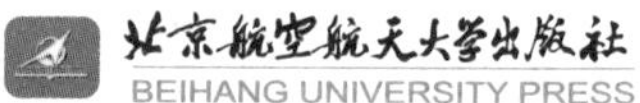

参考文献

[1] 全国卫生专业技术资格考试用书编写专家委员会 .2017 全国卫生专业技术资格考试指导药学（师）. 北京：人民卫生出版社 ,2016.

[2] 刘建平 . 生物药剂学与药物动力学 .5 版 . 北京：人民卫生出版社 ,2016

[3] 邓树海 , 刘兆平 . 药物动力学——理论与实践 . 北京：人民卫生出版社 ,1998

[4] 方亮 . 药剂学 .8 版 . 北京：人民卫生出版社 ,2016

[5] 徐智策 . 胎儿发育生理学 . 北京：高等教育出版社 ,2008

[6] 国家药典委员会 . 中华人民共和国药典 2015 版四部 . 北京：中国医药科技出版社 ,2015

[7] 中华医学会心血管病学分会 , 中华心血管病杂志编辑委员会 . 中国心力衰竭诊断与治疗指南 2014. 中华心血管病杂志 ,2014, 42：98-118.

[8] 中国生物医学工程学会心律分会 , 中华医学会心血管病学分会 , 胺碘酮抗心律失常治疗应用指南工作组 . 胺碘酮抗心律失常治疗应用指南（2008）.

[9] 中国高血压防治指南修订委员会 . 中国高血压防治指南 2010. 中华高血压杂志 , 2011, 19：701-743.

[10] 高血压联盟(中国), 国家心血管病中心 , 中华医学会心血管病学分会 , 中国医师协会高血压专业委员会 . 中国高血压患者教育指南 . 中国医学前沿杂志（电子版）, 2014, 6：78-110.

[11] 杨宝峰 , 陈建国 . 药理学 .9 版 . 北京：人民卫生出版社 , 2018.

[12] 陈新谦 , 金有豫 , 汤光 . 新编药物学 . 17 版 . 北京：人民卫生出版社 , 2011.

[13] 吴孟超 , 吴在德 , 吴肇汉 . 外科学 . 8 版 . 北京：人民卫生出版社 , 2013.

[14] 赵玉沛 , 陈孝平 . 外科学 . 3 版 . 北京：人民卫生出版社 , 2015.

[15] 中华医学会风湿病学分会 . 原发性痛风诊断和治疗指南 . 柳州医学 , 2012, 25(3)：184-188.

[16] 中华医学会内分泌学分会《中国甲状腺疾病诊治指南》编写组 . 中国甲状腺疾病诊治指南——甲状腺功能亢进症 . 中华内科杂志 , 2007, 46(10)：876-882.

[17] 杨世民 . 药事管理学 .6 版 . 北京：人民卫生出版社 ,2016.

[18] 沈关心 , 徐威 . 微生物学与免疫学 .8 版 . 北京：人民卫生出版社 ,2016.

[19] 王建枝 , 钱睿哲 . 病理生理学 .9 版 . 北京：人民卫生出版社 ,2018.

[20] 王卫平 , 孙锟 , 常立文 . 儿科学 .9 版 . 北京：人民卫生出版社 ,2018.

[21] 谢幸 , 孔北华 , 段涛 . 妇产科学 .9 版 . 北京：人民卫生出版社 ,2018.

[22] 陈灏珠 , 钟南山 , 陆再英 . 儿科学 .9 版 . 北京：人民卫生出版社 ,2018.

[23] 王庭槐 . 生理学 .9 版 . 北京：人民卫生出版社 ,2018.

[24] 陈孝平 , 汪建平 , 赵继宗 . 外科学 .9 版 . 北京：人民卫生出版社 ,2018.

[25] 陈新谦 , 金有豫 , 汤光 . 新编药物学 . 17 版 . 北京：人民卫生出版社 , 2011.

[26] 江载芳 , 申昆玲 , 沈颖 . 诸福棠实用儿科学 . 8 版 . 北京：人民卫生出版社 , 2014.

[27] 2018 中国类风湿关节炎诊治指南 . 中华医学会杂志 . 2018.4-57 卷 .4 期 .

[28] 2018 中国痴呆与认知障碍诊治指南（五）：轻度认知障碍的诊断与指南 . 中华医学会杂志 . 2018.8-98 卷 .17 期 .

[29] 中华医学会计划生育学分会 . 米非司酮配伍米索前列醇终止 8 ～ 16 周妊娠的应用指南 . 中华妇产科杂志 . 2015.5-50 卷 .5 期 .

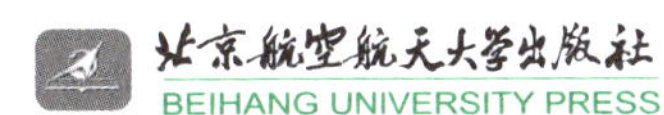